Einheitlicher Bewertungsmaßstab (EBM)

Band 2

KBV

Kassenärztliche
Bundesvereinigung
Körperschaft des öffentlichen Rechts

Dienstauflage der Kassenärztlichen Bundesvereinigung

Einheitlicher Bewertungsmaßstab (EBM)

Band 2

Stand: 1. April 2005

Deutscher Ärzte-Verlag

ISBN 3-7691-3171-1

Herausgeber:
Kassenärztliche Bundesvereinigung

Weitere Informationen einschließlich eventueller Ergänzungen, Änderungen und Erratumlisten im Internet unter:
www.kbv.de

Bibliografische Information Der Deutschen Bibliothek
Die Deutsche Bibliothek verzeichnet diese Publikation in der Deutschen Nationalbibliografie; detaillierte bibliografische Daten sind im Internet über http://dnb.ddb.de abrufbar.

Satz: (DIMDI und) Deutscher Ärzte-Verlag GmbH, 50859 Köln
Druck und Bindung: Ebner & Spiegel, Ulm

5 4 3 2 1 0 / 611

Inhaltsverzeichnis

Band 2

VI Anhänge

1 Verzeichnis der nicht gesondert abrechnungsfähigen und in Komplexen enthaltenen Leistungen, sofern diese nicht als Leistungen in arztgruppenspezifischen Kapiteln ausgewiesen sind

Dokumentationen im Rahmen der berufsrechtlichen Verpflichtung

Ausstellung von Wiederholungsrezepten ohne Arzt-Patienten-Kontakt, ausgenommen Rezepte im Rahmen der Empfängnisregelung

Ausstellung von Überweisungsscheinen ohne Arzt-Patienten-Kontakt

Schriftliche ärztliche Empfehlungen an den Patienten ohne Arzt-Patienten-Kontakt

Übermittlung von Befunden oder ärztlichen Anordnungen an den Patienten im Auftrag des Arztes durch das Praxispersonal, auch mittels technischer Kommunikationseinrichtungen

Ausstellung einer Arbeitsunfähigkeitsbescheinigung gemäß § 3 des Entgeltfortzahlungsgesetzes

Schriftlicher Diätplan bei schweren Ernährungs- oder Stoffwechselstörungen, speziell für den betreffenden Patienten aufgestellte Beratungen

Symptombezogene klinische Untersuchungen

Beratung der Bezugsperson(en), sofern nicht gesondert ausgewiesen

Konsiliarische Erörterungen zwischen zwei oder mehr behandelnden Ärzten oder zwischen behandelnden Ärzten und Psychologischen Psychotherapeuten bzw. Kinder- und Jugendlichenpsychotherapeuten über bei demselben Patienten in demselben Quartal erhobenen Befunde

Erörterung, Planung und Koordination gezielter therapeutischer Maßnahmen insbesondere mit dem Ziel sparsamer Arzneimitteltherapie

Beistand eines Vertragsarztes bei der ärztlichen Leistung eines anderen Vertragsarztes

Assistenz durch einen Arzt, der nicht selbst an der vertragsärztlichen Versorgung teilnimmt, bei ambulanten operativen Eingriffen eines Vertragsarztes oder Assistenz eines genehmigten Assistenten bei operativen belegärztlichen Leistungen

Anamnese(n), sofern nicht gesondert ausgewiesen

Fremdanamnese(n), sofern nicht gesondert ausgewiesen

Erhebung des Ganzkörperstatus (nicht im hausärztlichen Versorgungsbereich)

Erhebung eines Organstatus

Anorektale Untersuchung der Prostata, Prostatamassage, sofern nicht gesondert ausgewiesen

Austastung des Anorektums

Einsatz von Messskalen, Messungen, sofern nicht gesondert ausgewiesen

Quantitative Auswertung mit Messung und Dokumentation von Impulsraten pro Flächenelement und/oder pro Volumenelement und/oder von Zeit-Aktivitätskurven

Klinisch neurologische Basisdiagnostik (nicht im hausärztlichen Versorgungsbereich)

Orientierende psychopathologische Befunderhebung, sofern nicht gesondert ausgewiesen

Vegetative Funktionsdiagnostik

Geruchs- und Geschmacksprüfung

Sensibilitätsprüfungen an den Zähnen

Hautfunktionsproben

Kampimetrie in Fern- und/oder Nahbereich

Diasklerale Durchleuchtung

Orientierende Hörprüfung mittels einfacher audiologischer Testverfahren

Bestimmung des Relexdecay

Untersuchung(en) mittels CERA

Rhinomanometrische Funktionsprüfung(en)

Gezielte medikamentöse Behandlung der Portio und/oder der Vagina

Kolposkopie

Entnahme und Aufbereitung von Abstrichmaterial, sofern nicht gesondert ausgewiesen

Untersuchung des Analkanals mit dem Spreizspekulum

Digitale Ausräumung des Mastdarms

Unblutige Erweiterung des Mastdarm-Schließmuskels

Einbringung von Drainagefäden in eine Analfistel

Definierte Kreislauffunktionsprüfungen

Ergometrische Funktionsprüfungen

Elektrokardiographische Untersuchungen mit weniger als 12 Ableitungen

Vektorkardiographie

EKG-Monitoring

Pulsoxymetrische Untersuchungen

Oszillographische Untersuchungen

Rheographische Untersuchungen

Licht-Reflexions-Rheographische Untersuchungen

Transkutane Messung des Sauerstoffpartialdrucks

Pulsschreibung oder Druckmessung an den Digitalarterien mit und ohne Exposition

Orientierende Farbsinnprüfungen

Verbände (Schnell- und Sprühverbände, Anlegen von Augenklappen, Anlegen von Ohrenklappen, Anlegen von Finger- oder Zehennagelspangen, Verbände mit Dreiecktüchern, zirkuläre Verbände, Verbände mit vorgefertigten Druckklebepflastern, Wundverbände, Druckverbände, entstauende Funktionsverbände, redressierende Verbände, Dachziegelverbände, Tape-Verbände, fixierende Verbände mit wiederverwendbaren Materialien, fixierende Verbände unter Verwendung erstarrender nicht weiterverwendbarer Materialien, Streckverbände, Quengelverbände, Fensterungen, Spaltungen, Schieneneinsetzungen, Anlegen von Gehbügeln oder Abrollsohlen bei Gipsverbänden, Abnahme von Gipsverbänden, Tamponaden jeglicher Art), sofern nicht gesondert ausgewiesen

Blutentnahme durch Venenpunktion

Aderlass

Punktion(en) zu therapeutischen Zwecken

Injektionen (intrakutan, subkutan, submukös, subkonjunktival, intramuskulär, intravenös, intraartikulär, Einbringungen von Medikamenten in einen parenteralen Katheter)

Auffüllungen eines subkutanen Medikamentenreservoirs, sofern nicht gesondert ausgewiesen

Einbringungen (Instillationen) von Medikamenten in Körperöffnungen

Spülungen jeglicher Art

Infiltration gewebehärtender Mittel oder Implantation von Hormonpresslingen o.ä.

Insufflationen

Intravenöse Einbringung des Kontrastmittels mittels Injektion oder Infusion oder intraarterielle Einbringung des Kontrastmittels

Intravenöse Einbringung des Kontrastmittels mittels Hochdruckinjektion oder durch apparativ gesteuerte Kontrastmittelverabfolgung mit kontinuierlicher Flußrate, peripher

Intravenöse Einbringung des Kontrastmittels mittels Hochdruckinjektion oder durch apparativ gesteuerte Kontrastmittelverabfolgung mit kontinuierlicher Flußrate, zentral

Einbringung des Kontrastmittels in die zerebralen und/oder spinalen Liquorräume

Einbringung des Kontrastmittels zur Sialographie oder zur Galaktographie

Einbringung des Kontrastmittels in ein Gelenk oder zur Röntgendarstellung natürlicher oder fehlerhaft entstandener Gänge, Gangsysteme, Höhlen oder Fisteln, ggf. intraoperativ

Einbringung des Kontrastmittels zur Hysterosalpingographie

Einbringung des Kontrastmittels in einen Zwischenwirbelraum

Biomathematische Auswertung der Haplotyp-Befunde bei indirekter Genotyp-Diagnostik mit ausführlicher schriftlicher Befundmitteilung und -erläuterung

Einbringen, Wechsel oder Entfernen von Saugdrainagen

Absaugungen körpereigener Flüssigkeiten

Katheterisierung von Körperhöhlen, sofern nicht gesondert ausgewiesen

Einlegung, Wechsel und Entfernung von Verweilkathetern, sofern nicht gesondert ausgewiesen

Einlegung, Wechseln und Enfernung von Verweilröhrchen

Dehnung der weiblichen Harnröhre

Prostatamassage

Gewinnung von Sekreten

Unblutige Beseitigung einer Paraphimose

Lösung einer Vorhautverklebung

Elektrolytische oder mechanische Epilation von Wimpernhaaren

Entfernung von Ohrschmalzpfröpfen

Entfernung nichthaftender Fremdkörper

Instrumentelle Entfernung von Fremdkörpern ohne Eröffnung von Haut oder Schleimhaut

Instrumentelle Entfernung von Fremdkörpern von der Hornhautoberfläche

Instrumentelle Entfernung von Kalkinfarkten aus der Bindehaut

Instrumentelle Entfernung von Milien aus den Lidern

Lokalisierung von Netzhautveränderungen für einen gezielten operativen Eingriff

Entfernung eingebrannter Fremdkörper aus der Hornhaut oder Bindehaut

Ausfräsen eines Rostringes

Chemische Ätzung der Hornhaut

Abschabung der Hornhaut

Kryotherapie oder Schleifen oder Fräsen von Haut oder Nägel

Entfernung von vulgären Warzen, Mollusken oder vergleichbaren Hautveränderungen oder von pendelnden Fibromen

Warzenentfernung mittels scharfem Löffel

Chemo-chirurgische Behandlung spitzer Kondylome oder von Präkanzerosen

Chemo-chirurgische Behandlung eines Basalioms

Entfernung eines einwurzeligen Zahnes, einschl. Wundversorgung

Entfernung eines mehrwurzeligen Zahnes, einschl. Wundversorgung

Thermo- oder Kryokoagulation der Portio und/oder kryochirurgischer Eingriff an Vagina und/oder Vulva

Eröffnung disseminierter Abszessbildungen der Haut

Spaltung thrombosierter oberflächlicher Beinvenen mit Thrombus-Expression

Operative Entfernung von palmaren, plantaren, sub- oder paraungualen Warzen oder vergleichbaren Hautveränderungen

Entfernung von Polypen aus dem Gebärmutterhalskanal und/oder von der Portio

Eröffnung eines Gerstenkorns (Hordeolum)

Entfernung von festsitzenden Fremdkörpern aus der Nase

Nasenmuschelkaustik

Abtragung einer Nasenmuschel

Entfernung von bis zu 2 Nasenpolypen und/oder anderen Neubildungen je Nasenseite

Operation im äußeren Gehörgang (z. B. Entfernung gutartiger Hautneubildungen)

Entfernung von Polypen aus dem Gehörgang

Exzision eines kleinen Bezirks aus Haut, Schleimhaut oder einer kleinen intradermalen Geschwulst

Entfernung sichtbarer Kirschnerdrähte ohne Eröffnung der Haut

Durchtrennung oder Sprengung von Narbensträngen ohne Eröffnung einer Körperhöhle

Einbringen einer oder mehrerer Spüldrainagen in Gelenke, Weichteile oder Knochen

Stillung von Blutungen

Stillung von Nachblutungen

Anlegen einer Blutleere oder Blutsperre

Subkutane Infusionen

Infusionen in das Knochenmark mit einer Dauer von weniger als 20 Minuten
Intrakutane Reiztherapie (Quaddelbehandlung)
Medikamentöse Infiltrationsbehandlungen
Oberflächenanästhesien
Stichkanalanästhesien
Infiltrationsanästhesien
Infrarotkoagulation im anorektalen Bereich
Lokalanästhesien
Leitungsanästhesien
Applikationen von ätzenden oder abschwellenden Substanzen
Trepanation eines Nagels
Extraktion eines Nagels
Zahnextraktion beim Kind
Mobilisierende Behandlung mittels Weichteiltechniken
Versorgung einer kleinen Wunde, einschl. Wundverschluss
Erstversorgung einer großen Wunde
Entfernung von Fäden oder Klammern aus einer kleinen Wunde
Entfernung von Fäden oder Klammern aus einer großen Wunde
Gezielte Übungsbehandlung bei gestörter Gelenk- und/oder Muskelfunktion
Extensionsbehandlung
Ansteigende Teil(Voll-)bäder
Kältetherapie
Spirometrie
Untersuchung der oberen Trachea
Standardisierte thermische Labyrinthprüfung
Elektrotonographie

2 Zuordnung der operativen Prozeduren nach § 301 SGB V (OPS-301) zu den Leistungen des Kapitels 31

2.1 Präambel

1. Die nachfolgende tabellarische Aufstellung umfasst die nach OPS-301 codierten operativen Eingriffe des Abschnittes 31.2, die zugeordnete OP-Leistung, die OP-Kategorie, die in diesem Zusammenhang abrechenbaren Überwachungskomplexe, die postoperativen Behandlungskomplexe bei Durchführung auf Überweisung und bei Durchführung durch den Operateur sowie die zugeordneten Narkoseleistungen.
2. Erfolgen mehrere operative Prozeduren unter einer Diagnose und/ oder über einen gemeinsamen operativen Zugangsweg, so wird nur der am höchsten bewertete Eingriff vergütet.
3. Abweichend von 2. kann bei Simultaneingriffen (zusätzliche, vom Haupteingriff unterschiedliche Diagnose und gesonderter operativer Zugangsweg) die durch das OP- und/oder das Narkoseprotokoll nachgewiesene Überschreitung der Schnitt-Naht-Zeit des Haupteingriffes durch die zusätzliche Berechnung der entsprechenden Zuschlagspositionen vergütet werden. Die abrechenbare Höchstzeit bei Simultaneingriffen entspricht der Summe der Zeiten der Einzeleingriffe. Als Berechnungsgrundlagen für Simultaneingriffe gelten folgende Zeiten:
   - Kategorie 1: 15 Minuten,
   - Kategorie 2: 30 Minuten,
   - Kategorie 3: 45 Minuten,
   - Kategorie 4: 60 Minuten,
   - Kategorie 5: 90 Minuten,
   - Kategorie 6: 120 Minuten.
4. Bei den Leistungen nach den Nrn. 31107, 31117, 31127, 31137, 31147, 31157, 31167, 31177, 31187, 31197, 31207, 31217, 31227, 31237, 31247, 31257, 31267, 31277, 31287, 31297, 31307, 31317, 31327, 31337 und 31347 kann die über die Schnitt-Naht-Zeit von 120 Minuten hinausgehende Schnitt-Naht-Zeit durch Gewährung der entsprechenden Zuschläge bis zu einer maximalen Schnitt-Naht-Zeit von 3 Stunden 30 Minuten berechnet werden. Die Schnitt-Naht-Zeit ist durch das OP- oder Narkoseprotokoll nachzuweisen.
5. Abweichend von Nr. 8 der Präambel zum Abschnitt 31.2 sind Revisionen und Zweiteingriffe wegen Wundinfektionen und postoperativen Komplikationen unter Angabe des Erst-OP-Datums, der aufgetretenen Komplikation und der ICD-10-Codierung (T79.3, T81.0 bis T81.7, T84.5 bis T84.7, T85.1 bis T85.8) abrechenbar.
6. Abweichend von Nr. 8 der Präambel zum Abschnitt 31.2 sind die Leistungen nach den OP-Codes 5-745.0, 5-757, 5-758.1, 5-758.5 bis 5-758.8 am Operationstag neben den Leistungen des Kapitels 8.4 berechnungsfähig.
7. Die alleinige Abrechnung eines temporären Wundverschlusses ist nur zur Konditionierung des Wundgrundes zulässig, wenn mindestens 3 operative Eingriffe erforderlich waren.
8. Bei der Codierung der operativen Versorgung von Frakturen bezieht sich die Lokalisationsangabe auf die Fraktur, bei der Entfernung des Osteosynthesematerials auf den Zugangsweg.

9. Eingriffe, die als radikal und oder ausgedehnt bezeichnet sind, setzen die Überschreitung von Grenzstrukturen (z. B. Faszie) voraus.
10. Die Abrechnung einer histographischen Leistung kann nur bei malignen Befunden erfolgen, der histologische Befund ist vorzuhalten. Der temporäre Wundverschluss und die ggf. erforderliche Nachresektion(en) sind nicht gesondert berechnungsfähig.
11. Die Kombination mehrerer Verfahren setzt voraus, dass alle einzelnen Verfahren in diesem Anhang genannt sind.
12. Eingriffe der Kategorie RR sind nur dann berechnungsfähig, wenn ihre Durchführung nach Maßgabe der Strahlenschutzverordnung, Röntgenverordnung und des Medizinproduktegesetzes sowie der jeweiligen Qualitätsbeurteilungsrichtlinien für die radiologische Diagnostik gemäß § 136 SGB V i. V. m. § 92 Abs. 1 SGB V erfolgt. Die Berechnung der Leistungen setzt jeweils eine Genehmigung der Kassenärztlichen Vereinigung entweder nach der Vereinbarung zur Strahlendiagnostik und -therapie, zur Vereinbarung zur invasiven Strahlendiagnostik und -therapie, zur Vereinbarung zur invasiven Kardiologie oder zur Vereinbarung zur interventionellen Radiologie gemäß § 135 Abs. 2 SGB V voraus. Die Anwendung von Röntgenstrahlen bei anderen Eingriffen steht unter den gleichen Voraussetzungen.

Erläuterung der KBV:

Bis zum Redaktionsschluss der amtlichen Bekanntmachung des EBM lag für den OPS 2005 nur eine vorläufige Version vor. Daher sind in der folgenden Tabelle die Zuordnungen der EBM-Leistungen zu den OPS-Versionen 2004 und 2005 dargestellt, die zum größten Teil identisch sind. Bei Unterschieden ist sowohl der OPS als auch die OPS-Bezeichnung für jede Version angegeben.

Sollte der OPS 2005 durch das Bundesministerium für Gesundheit und Soziale Sicherung zum 1.1.2005 in Kraft gesetzt werden, ist zur Umsetzung von Nr. 9 der Präambel zu 31.2 der OPS 2005 zu verwenden. Andernfalls ist zum 1.1.2005 zur Umsetzung der Nr. 9 der Präambel zu 31.2 der OPS-301 2004 zu verwenden.

2.2 Biopsie durch Inzision

lfd. Nr	OPS-301 2004	OPS 2005	Bezeichnung OPS-301 2004	Bezeichnung OPS 2005	Kategorie	OP-Leistung	Überwachung	Nachbeh. Überw.	Nachbeh. Operat.	Narkose
1	1-502.0		Biopsie an Muskeln und Weichteilen durch Inzision: Hals		C1B	31121	31501	31614	31615	31821
2	1-502.1		Biopsie an Muskeln und Weichteilen durch Inzision: Schulterregion		C1B	31121	31501	31614	31615	31821
3	1-502.2		Biopsie an Muskeln und Weichteilen durch Inzision: Oberarm und Ellenbogen		C1B	31121	31501	31614	31615	31821
4	1-502.3		Biopsie an Muskeln und Weichteilen durch Inzision: Unterarm und Hand		C1B	31121	31501	31614	31615	31821
5	1-502.4		Biopsie an Muskeln und Weichteilen durch Inzision: Rumpf		C1B	31121	31501	31614	31615	31821
6	1-502.5		Biopsie an Muskeln und Weichteilen durch Inzision: Oberschenkel		C1B	31121	31501	31614	31615	31821
7	1-502.6		Biopsie an Muskeln und Weichteilen durch Inzision: Unterschenkel		C1B	31121	31501	31614	31615	31821
8	1-502.7		Biopsie an Muskeln und Weichteilen durch Inzision: Fuß		C1B	31121	31501	31614	31615	31821
9	1-513.0		Biopsie an peripheren Nerven durch Inzision: Hirnnerven, extrakraniell		C2	31122	31503	31614	31615	31822
10	1-513.3		Biopsie an peripheren Nerven durch Inzision: Nerven Arm		C1B	31121	31501	31614	31615	31821
11	1-513.4		Biopsie an peripheren Nerven durch Inzision: Nerven Hand		C1B	31121	31501	31614	31615	31821
12	1-513.5		Biopsie an peripheren Nerven durch Inzision: Nerven Rumpf		C1B	31121	31501	31614	31615	31821
13	1-513.8		Biopsie an peripheren Nerven durch Inzision: Nerven Bein		C1B	31121	31501	31614	31615	31821
14	1-513.9		Biopsie an peripheren Nerven durch Inzision: Nerven Fuß		C1B	31121	31501	31614	31615	31821
15	1-581.0		Biopsie am Mediastinum und anderen intrathorakalen Organen durch Inzision: Mediastinum		J4	31194		31610	31611	31824
16	1-581.1		Biopsie am Mediastinum und anderen intrathorakalen Organen durch Inzision: Thymus		J4	31194		31610	31611	31824
17	1-581.3		Biopsie am Mediastinum und anderen intrathorakalen Organen durch Inzision: Lunge		J4	31194		31610	31611	31824
18	1-581.4		Biopsie am Mediastinum und anderen intrathorakalen Organen durch Inzision: Pleura		J2	31192	31504	31608	31609	31822
19	1-586.0		Biopsie an Lymphknoten durch Inzision: Zervikal		C1	31121	31502	31614	31615	31821
20	1-586.1		Biopsie an Lymphknoten durch Inzision: Links supraklavikulär (Virchow-Drüse)		C1	31121	31502	31614	31615	31821
21	1-586.2		Biopsie an Lymphknoten durch Inzision: Axillär		C1	31121	31502	31614	31615	31821
22	1-586.3		Biopsie an Lymphknoten durch Inzision: Mediastinal		J3	31193		31608	31609	31823
23	1-586.6		Biopsie an Lymphknoten durch Inzision: Inguinal		C1	31121	31502	31614	31615	31821

2.3 Diagnostische Endoskopie

lfd. Nr	OPS-301 2004	OPS 2005	Bezeichnung OPS-301 2004	Bezeichnung OPS 2005	Kategorie	OP-Leistung	Überwachung	Nachbeh. Überw.	Nachbeh. Operat.	Narkose
24	1-665		Diagnostische Ureterorenoskopie		RR2	31292	31503	31684	31685	31822
25	1-668.2		Diagnostische Endoskopie der Harnwege über ein Stoma: Diagnostische Ureterorenoskopie		RR2	31292	31503	31684	31685	31822
26	1-672		Diagnostische Hysteroskopie		T1	31311	31503	31695	31696	31821
27	1-673		Diagnostische Hysterosalpingoskopie		T2	31312	31503	31697	31698	31822
28	1-694		Diagnostische Laparoskopie (Peritoneoskopie)		T2	31312	31503	31697	31698	31822
29	1-696		Diagnostische Endoskopie des Douglasraumes (Kuldoskopie)		T1	31311	31503	31695	31696	31821
30	1-697.0		Diagnostische Arthroskopie: Kiefergelenk		E1	31141	31502	31601	31602	31821
31	1-697.1		Diagnostische Arthroskopie: Schultergelenk		E2	31142	31503	31614	31615	31822
32	1-697.2		Diagnostische Arthroskopie: Ellenbogengelenk		E2	31142	31503	31614	31615	31822
33	1-697.3		Diagnostische Arthroskopie: Handgelenk		E2	31142	31503	31614	31615	31822
34	1-697.6		Diagnostische Arthroskopie: Hüftgelenk		E2	31142	31503	31614	31615	31822
35	1-697.7		Diagnostische Arthroskopie: Kniegelenk		E1	31141	31502	31601	31602	31821
36	1-697.8		Diagnostische Arthroskopie: Oberes Sprunggelenk		E2	31142	31503	31614	31615	31822

2.4 Operationen am Nervensystem

lfd. Nr	OPS-301 2004	OPS 2005	Bezeichnung OPS-301 2004	Bezeichnung OPS 2005	Kategorie	OP-Leistung	Überwachung	Nachbeh. Überw.	Nachbeh. Operat.	Narkose
37	5-010.00		Schädeleröffnung über die Kalotte: Kraniotomie (Kalotte): Kalotte		P2	31252	31504	31669	31670	31822
38	5-010.01		Schädeleröffnung über die Kalotte: Kraniotomie (Kalotte): Kalotte über die Mittellinie		P4	31254		31673	31674	31824
39	5-010.02		Schädeleröffnung über die Kalotte: Kraniotomie (Kalotte): Bifrontal		P5	31255		31673	31674	31825
40	5-010.03		Schädeleröffnung über die Kalotte: Kraniotomie (Kalotte): Temporal		P4	31254		31673	31674	31824
41	5-010.04		Schädeleröffnung über die Kalotte: Kraniotomie (Kalotte): Subokzipital		P4	31254		31673	31674	31824
42	5-010.10		Schädeleröffnung über die Kalotte: Kraniektomie (Kalotte): Kalotte		P2	31252	31504	31669	31670	31822
43	5-010.11		Schädeleröffnung über die Kalotte: Kraniektomie (Kalotte): Kalotte über die Mittellinie		P4	31254		31673	31674	31824
44	5-010.12		Schädeleröffnung über die Kalotte: Kraniektomie (Kalotte): Bifrontal		P5	31255		31673	31674	31825
45	5-010.13		Schädeleröffnung über die Kalotte: Kraniektomie (Kalotte): Temporal		P4	31254		31673	31674	31824
46	5-010.14		Schädeleröffnung über die Kalotte: Kraniektomie (Kalotte): Subokzipital		P4	31254		31673	31674	31824
47	5-010.2		Schädeleröffnung über die Kalotte: Bohrlochtrepanation		P1	31251	31504	31669	31670	31821
48	5-012.0		Inzision der Schädelknochen [Kraniotomie und Kraniektomie]: Dekompression		P5	31255		31673	31674	31825
49	5-012.1		Inzision der Schädelknochen [Kraniotomie und Kraniektomie]: Drainage epiduraler Flüssigkeit		P5	31255		31673	31674	31825
50	5-012.2		Inzision der Schädelknochen [Kraniotomie und Kraniektomie]: Entleerung eines epiduralen Hämatoms		P5	31255		31673	31674	31825
51	5-012.3		Inzision der Schädelknochen [Kraniotomie und Kraniektomie]: Entleerung eines epiduralen Empyems		P5	31255		31673	31674	31825
52	5-012.4		Inzision der Schädelknochen [Kraniotomie und Kraniektomie]: Entfernung eines Fremdkörpers aus einem Schädelknochen		P4	31254		31673	31674	31824
53	5-012.5		Inzision der Schädelknochen [Kraniotomie und Kraniektomie]: Entfernung von alloplastischem Material aus einem Schädelknochen		P4	31254		31673	31674	31824
54	5-012.6		Inzision der Schädelknochen [Kraniotomie und Kraniektomie]: Reoperation mit Einbringen einer Drainage		P4	31254		31673	31674	31824
55	5-012.7		Inzision der Schädelknochen [Kraniotomie und Kraniektomie]: Einlegen eines Medikamententrägers		P5	31255		31673	31674	31825
56	5-012.8		Inzision der Schädelknochen [Kraniotomie und Kraniektomie]: Entfernung eines Medikamententrägers		P4	31254		31673	31674	31824
57	5-013.0		Inzision von Gehirn und Hirnhäuten: Drainage von subduraler Flüssigkeit		P3	31253		31671	31672	31823
58	5-013.1		Inzision von Gehirn und Hirnhäuten: Entleerung eines subduralen Hämatoms		P3	31253		31671	31672	31823
59	5-013.2		Inzision von Gehirn und Hirnhäuten: Entleerung eines subduralen Empyems		P3	31253		31671	31672	31823

Fortsetzung 2.4 Operationen am Nervensystem

lfd. Nr	OPS-301 2004	OPS 2005	Bezeichnung OPS-301 2004	Bezeichnung OPS 2005	Kate-gorie	OP-Leistung	Über-wachung	Nachbeh. Überw.	Nachbeh. Operat.	Narkose
60	5-013.3		Inzision von Gehirn und Hirnhäuten: Drainage intrazerebraler Flüssigkeit		P6	31256		31675	31676	31826
61	5-013.4		Inzision von Gehirn und Hirnhäuten: Entleerung eines intrazerebralen Hämatoms		P6	31256		31675	31676	31826
62	5-013.5		Inzision von Gehirn und Hirnhäuten: Entleerung eines intrazerebralen Abszesses		P6	31256		31675	31676	31826
63	5-013.6		Inzision von Gehirn und Hirnhäuten: Entfernung eines intrazerebralen Fremdkörpers		P7	31257		31675	31676	31827
64	5-015.0		Exzision und Destruktion von erkranktem intrakraniellem Gewebe: Intrazerebrales Tumorgewebe, hirneigen		P7	31257		31675	31676	31827
65	5-015.1		Exzision und Destruktion von erkranktem intrakraniellem Gewebe: Intrazerebrales Tumorgewebe, nicht hirneigen		P7	31257		31675	31676	31827
66	5-015.20		Exzision und Destruktion von erkranktem intrakraniellem Gewebe: Intrazerebrales sonstiges erkranktes Gewebe: Monolobulär		P7	31257		31675	31676	31827
67	5-015.21		Exzision und Destruktion von erkranktem intrakraniellem Gewebe: Intrazerebrales sonstiges erkranktes Gewebe: Multilobulär		P7	31257		31675	31676	31827
68	5-015.3		Exzision und Destruktion von erkranktem intrakraniellem Gewebe: Hirnhäute, Tumorgewebe ohne Infiltration von intrakraniellem Gewebe		P7	31257		31675	31676	31827
69	5-015.4		Exzision und Destruktion von erkranktem intrakraniellem Gewebe: Hirnhäute, Tumorgewebe mit Präparation von infiltriertem Nachbargewebe		P7	31257		31675	31676	31827
70	5-015.5		Exzision und Destruktion von erkranktem intrakraniellem Gewebe: Hirnhäute, sonstiges erkranktes Gewebe		P7	31257		31675	31676	31827
71	5-016.00		Exzision und Destruktion von erkranktem Gewebe der Schädelknochen: Schädelbasis, Tumorgewebe: Vordere Schädelgrube		P7	31257		31675	31676	31827
72	5-016.01		Exzision und Destruktion von erkranktem Gewebe der Schädelknochen: Schädelbasis, Tumorgewebe: Mittlere Schädelgrube		P7	31257		31675	31676	31827
73	5-016.02		Exzision und Destruktion von erkranktem Gewebe der Schädelknochen: Schädelbasis, Tumorgewebe: Hintere Schädelgrube		P7	31257		31675	31676	31827
74	5-016.03		Exzision und Destruktion von erkranktem Gewebe der Schädelknochen: Schädelbasis, Tumorgewebe: Kombination mehrerer Schädelgruben		P7	31257		31675	31676	31827
75	5-016.10		Exzision und Destruktion von erkranktem Gewebe der Schädelknochen: Schädelbasis, sonstiges erkranktes Gewebe: Vordere Schädelgrube		P7	31257		31675	31676	31827
76	5-016.11		Exzision und Destruktion von erkranktem Gewebe der Schädelknochen: Schädelbasis, sonstiges erkranktes Gewebe: Mittlere Schädelgrube		P7	31257		31675	31676	31827
77	5-016.12		Exzision und Destruktion von erkranktem Gewebe der Schädelknochen: Schädelbasis, sonstiges erkranktes Gewebe: Hintere Schädelgrube		P7	31257		31675	31676	31827
78	5-016.13		Exzision und Destruktion von erkranktem Gewebe der Schädelknochen: Schädelbasis, sonstiges erkranktes Gewebe: Kombination mehrerer Schädelgruben		P7	31257		31675	31676	31827
79	5-016.2		Exzision und Destruktion von erkranktem Gewebe der Schädelknochen: Kalotte, Tumorgewebe		P5	31255		31673	31674	31825

Fortsetzung 2.4 Operationen am Nervensystem

lfd. Nr	OPS-301 2004	OPS 2005	Bezeichnung OPS-301 2004	Bezeichnung OPS 2005	Kate-gorie	OP-Leistung	Über-wachung	Nachbeh. Überw.	Nachbeh. Operat.	Narkose
80	5-016.40		Exzision und Destruktion von erkranktem Gewebe der Schädelknochen: Schädelbasis und Hirnhäute, Tumorgewebe: Vordere Schädelgrube		P7	31257		31675	31676	31827
81	5-016.41		Exzision und Destruktion von erkranktem Gewebe der Schädelknochen: Schädelbasis und Hirnhäute, Tumorgewebe: Mittlere Schädelgrube		P7	31257		31675	31676	31827
82	5-016.42		Exzision und Destruktion von erkranktem Gewebe der Schädelknochen: Schädelbasis und Hirnhäute, Tumorgewebe: Hintere Schädelgrube		P7	31257		31675	31676	31827
83	5-016.43		Exzision und Destruktion von erkranktem Gewebe der Schädelknochen: Schädelbasis und Hirnhäute, Tumorgewebe: Kombination mehrerer Schädelgruben		P7	31257		31675	31676	31827
84	5-016.50		Exzision und Destruktion von erkranktem Gewebe der Schädelknochen: Schädelbasis und Hirnhäute, sonstiges erkranktes Gewebe: Vordere Schädelgrube		P7	31257		31675	31676	31827
85	5-016.51		Exzision und Destruktion von erkranktem Gewebe der Schädelknochen: Schädelbasis und Hirnhäute, sonstiges erkranktes Gewebe: Mittlere Schädelgrube		P7	31257		31675	31676	31827
86	5-016.52		Exzision und Destruktion von erkranktem Gewebe der Schädelknochen: Schädelbasis und Hirnhäute, sonstiges erkranktes Gewebe: Hintere Schädelgrube		P7	31257		31675	31676	31827
87	5-016.53		Exzision und Destruktion von erkranktem Gewebe der Schädelknochen: Schädelbasis und Hirnhäute, sonstiges erkranktes Gewebe: Kombination mehrerer Schädelgruben		P7	31257		31675	31676	31827
88	5-016.6		Exzision und Destruktion von erkranktem Gewebe der Schädelknochen: Kalotte und Hirnhäute, Tumorgewebe		P7	31257		31675	31676	31827
89	5-016.7		Exzision und Destruktion von erkranktem Gewebe der Schädelknochen: Kalotte und Hirnhäute, sonstiges erkranktes Gewebe		P7	31257		31675	31676	31827
90	5-017.1		Inzision, Resektion und Destruktion an intrakraniellen Anteilen von Hirnnerven und Ganglien: Resektion		P7	31257		31675	31676	31827
91	5-020.10		Kranioplastik: Behandlung einer Impressionsfraktur: Elevation einer geschlossenen Fraktur		P5	31255		31673	31674	31825
92	5-020.11		Kranioplastik: Behandlung einer Impressionsfraktur: Elevation einer offenen Fraktur		P6	31256		31675	31676	31826
93	5-020.12		Kranioplastik: Behandlung einer Impressionsfraktur: Elevation einer offenen Fraktur mit Debridement		P7	31257		31675	31676	31827
94	5-020.2		Kranioplastik: Schädeldach mit Transposition (mit zuvor entferntem Schädelknochenstück)		P7	31257		31675	31676	31827
95	5-022.00		Inzision am Liquorsystem: Anlegen einer externen Drainage: Ventrikulär		P1	31251	31504	31669	31670	31821
96	5-023.00		Anlegen eines Liquorshuntes [Shunt-Implantation]: Ableitung in den Herzvorhof: Ventrikuloatrial		P5	31255		31673	31674	31825
97	5-023.10		Anlegen eines Liquorshuntes [Shunt-Implantation]: Ableitung in den Peritonealraum: Ventrikuloperitoneal		P6	31256		31675	31676	31826

Fortsetzung 2.4 Operationen am Nervensystem

lfd. Nr	OPS-301 2004	OPS 2005	Bezeichnung OPS-301 2004	Bezeichnung OPS 2005	Kategorie	OP-Leistung	Überwachung	Nachbeh. Überw.	Nachbeh. Operat.	Narkose
98	5-023.20		Anlegen eines Liquorshuntes [Shunt-Implantation]: Ableitung in den Pleuraspalt: Ventrikulopleural		P6	31256		31675	31676	31826
99	5-024.0		Revision und Entfernung von Liquorableitungen: Revision eines Ventils		P5	31255		31673	31674	31825
100	5-024.1		Revision und Entfernung von Liquorableitungen: Revision eines zentralen Katheters		P2	31252	31504	31669	31670	31822
101	5-024.2		Revision und Entfernung von Liquorableitungen: Revision eines peripheren Katheters		P2	31252	31504	31669	31670	31822
102	5-024.6		Revision und Entfernung von Liquorableitungen: Entfernung eines Liquorshuntes (oder Hirnwasserableitung)		P2	31252	31504	31669	31670	31822
103	5-024.8		Revision und Entfernung von Liquorableitungen: Entfernung eines Reservoirs		P2	31252	31504	31669	31670	31822
104	5-025.0		Inzision, Exzision, Destruktion und Verschluß von intrakraniellen Blutgefäßen: Inzision		P7	31257		31675	31676	31827
105	5-025.1		Inzision, Exzision, Destruktion und Verschluß von intrakraniellen Blutgefäßen: Exzision einer vaskulären Läsion		P7	31257		31675	31676	31827
106	5-025.2		Inzision, Exzision, Destruktion und Verschluß von intrakraniellen Blutgefäßen: Präparation und Resektion		P7	31257		31675	31676	31827
107	5-025.3		Inzision, Exzision, Destruktion und Verschluß von intrakraniellen Blutgefäßen: Präparation und Abklippen, intrazerebral		P7	31257		31675	31676	31827
108	5-025.4		Inzision, Exzision, Destruktion und Verschluß von intrakraniellen Blutgefäßen: Präparation und Abklippen, extrazerebral		P7	31257		31675	31676	31827
109	5-025.5		Inzision, Exzision, Destruktion und Verschluß von intrakraniellen Blutgefäßen: Präparation und Destruktion, intrazerebral		P7	31257		31675	31676	31827
110	5-025.6		Inzision, Exzision, Destruktion und Verschluß von intrakraniellen Blutgefäßen: Präparation und Destruktion, extrazerebral		P7	31257		31675	31676	31827
111	5-025.7		Inzision, Exzision, Destruktion und Verschluß von intrakraniellen Blutgefäßen: Abklippen		P7	31257		31675	31676	31827
112	5-025.8		Inzision, Exzision, Destruktion und Verschluß von intrakraniellen Blutgefäßen: Ligatur		P7	31257		31675	31676	31827
113	5-025.9		Inzision, Exzision, Destruktion und Verschluß von intrakraniellen Blutgefäßen: Sonstige kombinierte Verfahren		P7	31257		31675	31676	31827
114	5-026.0		Rekonstruktion von intrakraniellen Blutgefäßen: Naht (nach Verletzung)		P7	31257		31675	31676	31827
115	5-026.1		Rekonstruktion von intrakraniellen Blutgefäßen: Muskelumscheidung		P7	31257		31675	31676	31827
116	5-026.2		Rekonstruktion von intrakraniellen Blutgefäßen: Umscheidung mit alloplastischem Material		P7	31257		31675	31676	31827
117	5-026.3		Rekonstruktion von intrakraniellen Blutgefäßen: Kombinierte Verfahren		P7	31257		31675	31676	31827

Fortsetzung 2.4 Operationen am Nervensystem

lfd. Nr	OPS-301 2004	OPS 2005	Bezeichnung OPS-301 2004	Bezeichnung OPS 2005	Kategorie	OP-Leistung	Überwachung	Nachbeh. Überw.	Nachbeh. Operat.	Narkose
118	5-027.0		Anlegen eines Bypasses und Transposition von intrakraniellen Blutgefäßen: Extra-intrakranieller Bypass ohne Interponat [Transposition]		P7	31257		31675	31676	31827
119	5-027.1		Anlegen eines Bypasses und Transposition von intrakraniellen Blutgefäßen: Extra-intrakranieller Bypass mit Interponat		P7	31257		31675	31676	31827
120	5-027.2		Anlegen eines Bypasses und Transposition von intrakraniellen Blutgefäßen: Intra-intrakranieller Bypass ohne Interponat [Transposition]		P7	31257		31675	31676	31827
121	5-027.3		Anlegen eines Bypasses und Transposition von intrakraniellen Blutgefäßen: Intra-intrakranieller Bypass mit Interponat		P7	31257		31675	31676	31827
122	5-030.40		Zugang zum kraniozervikalen Übergang und zur Halswirbelsäule: Laminotomie HWS: 1 Segment		D4	31134	31504	31618	31619	31824
123	5-030.41		Zugang zum kraniozervikalen Übergang und zur Halswirbelsäule: Laminotomie HWS: 2 Segmente		D5	31135	31505	31618	31619	31825
124	5-030.42		Zugang zum kraniozervikalen Übergang und zur Halswirbelsäule: Laminotomie HWS: Mehr als 2 Segmente		D6	31136	31506	31620	31621	31826
125	5-030.50		Zugang zum kraniozervikalen Übergang und zur Halswirbelsäule: Hemilaminektomie HWS: 1 Segment		D4	31134	31504	31618	31619	31824
126	5-030.51		Zugang zum kraniozervikalen Übergang und zur Halswirbelsäule: Hemilaminektomie HWS: 2 Segmente		D5	31135	31505	31618	31619	31825
127	5-030.52		Zugang zum kraniozervikalen Übergang und zur Halswirbelsäule: Hemilaminektomie HWS: Mehr als 2 Segmente		D6	31136	31506	31620	31621	31826
128	5-030.60		Zugang zum kraniozervikalen Übergang und zur Halswirbelsäule: Laminektomie HWS: 1 Segment		D5	31135	31505	31618	31619	31825
129	5-030.61		Zugang zum kraniozervikalen Übergang und zur Halswirbelsäule: Laminektomie HWS: 2 Segmente		D6	31136	31506	31620	31621	31826
130	5-030.62		Zugang zum kraniozervikalen Übergang und zur Halswirbelsäule: Laminektomie HWS: Mehr als 2 Segmente		D7	31137	31507	31620	31621	31827
131	5-031.10		Zugang zur Brustwirbelsäule: Laminotomie BWS: 1 Segment		D6	31136	31506	31620	31621	31826
132	5-031.11		Zugang zur Brustwirbelsäule: Laminotomie BWS: 2 Segmente		D7	31137	31507	31620	31621	31827
133	5-031.20		Zugang zur Brustwirbelsäule: Hemilaminektomie BWS: 1 Segment		D5	31135	31505	31618	31619	31825
134	5-031.21		Zugang zur Brustwirbelsäule: Hemilaminektomie BWS: 2 Segmente		D6	31136	31506	31620	31621	31826
135	5-031.22		Zugang zur Brustwirbelsäule: Hemilaminektomie BWS: Mehr als 2 Segmente		D7	31137	31507	31620	31621	31827
136	5-031.30		Zugang zur Brustwirbelsäule: Laminektomie BWS: 1 Segment		D5	31135	31505	31618	31619	31825
137	5-031.31		Zugang zur Brustwirbelsäule: Laminektomie BWS: 2 Segmente		D6	31136	31506	31620	31621	31826
138	5-031.32		Zugang zur Brustwirbelsäule: Laminektomie BWS: Mehr als 2 Segmente		D7	31137	31507	31620	31621	31827

Fortsetzung 2.4 Operationen am Nervensystem

lfd. Nr	OPS-301 2004	OPS 2005	Bezeichnung OPS-301 2004	Bezeichnung OPS 2005	Kategorie	OP-Leistung	Überwachung	Nachbeh. Überw.	Nachbeh. Operat.	Narkose
139	5-032.10		Zugang zur Lendenwirbelsäule, zum Os sacrum und zum Os coccygis: Flavektomie LWS: 1 Segment		D4	31134	31504	31618	31619	31824
140	5-032.11		Zugang zur Lendenwirbelsäule, zum Os sacrum und zum Os coccygis: Flavektomie LWS: 2 Segmente		D5	31135	31505	31618	31619	31825
141	5-032.12		Zugang zur Lendenwirbelsäule, zum Os sacrum und zum Os coccygis: Flavektomie LWS: Mehr als 2 Segmente		D6	31136	31506	31620	31621	31826
142	5-032.20		Zugang zur Lendenwirbelsäule, zum Os sacrum und zum Os coccygis: Laminotomie LWS: 1 Segment		D4	31134	31504	31618	31619	31824
143	5-032.21		Zugang zur Lendenwirbelsäule, zum Os sacrum und zum Os coccygis: Laminotomie LWS: 2 Segmente		D5	31135	31505	31618	31619	31825
144	5-032.22		Zugang zur Lendenwirbelsäule, zum Os sacrum und zum Os coccygis: Laminotomie LWS: Mehr als 2 Segmente		D6	31136	31506	31620	31621	31826
145	5-032.30		Zugang zur Lendenwirbelsäule, zum Os sacrum und zum Os coccygis: Hemilaminektomie LWS: 1 Segment		D4	31134	31504	31618	31619	31824
146	5-032.31		Zugang zur Lendenwirbelsäule, zum Os sacrum und zum Os coccygis: Hemilaminektomie LWS: 2 Segmente		D5	31135	31505	31618	31619	31825
147	5-032.32		Zugang zur Lendenwirbelsäule, zum Os sacrum und zum Os coccygis: Hemilaminektomie LWS: Mehr als 2 Segmente		D6	31136	31506	31620	31621	31826
148	5-032.40		Zugang zur Lendenwirbelsäule, zum Os sacrum und zum Os coccygis: Laminektomie LWS: 1 Segment		D5	31135	31505	31618	31619	31825
149	5-032.41		Zugang zur Lendenwirbelsäule, zum Os sacrum und zum Os coccygis: Laminektomie LWS: 2 Segmente		D6	31136	31506	31620	31621	31826
150	5-032.42		Zugang zur Lendenwirbelsäule, zum Os sacrum und zum Os coccygis: Laminektomie LWS: Mehr als 2 Segmente		D7	31137	31507	31620	31621	31827
151	5-033.0		Inzision des Spinalkanals: Dekompression		P4	31254		31673	31674	31824
152	5-033.1		Inzision des Spinalkanals: Drainage epiduraler Flüssigkeit		P6	31256		31675	31676	31826
153	5-033.2		Inzision des Spinalkanals: Entleerung eines epiduralen Hämatoms		P6	31256		31675	31676	31826
154	5-033.3		Inzision des Spinalkanals: Entleerung eines epiduralen Empyems		P6	31256		31675	31676	31826
155	5-033.4		Inzision des Spinalkanals: Entfernung eines Fremdkörpers aus dem Epiduralraum		P6	31256		31675	31676	31826
156	5-034.0		Inzision von Rückenmark und Rückenmarkhäuten: Drainage von subduraler Flüssigkeit		P7	31257		31675	31676	31827
157	5-034.1		Inzision von Rückenmark und Rückenmarkhäuten: Entleerung eines subduralen Hämatoms		P7	31257		31675	31676	31827
158	5-034.2		Inzision von Rückenmark und Rückenmarkhäuten: Entleerung eines subduralen Empyems		P7	31257		31675	31676	31827

Fortsetzung 2.4 Operationen am Nervensystem

lfd. Nr	OPS-301 2004	OPS 2005	Bezeichnung OPS-301 2004	Bezeichnung OPS 2005	Kategorie	OP-Leistung	Überwachung	Nachbeh. Überw.	Nachbeh. Operat.	Narkose
159	5-034.3		Inzision von Rückenmark und Rückenmarkhäuten: Drainage von intramedullärer Flüssigkeit		P7	31257		31675	31676	31827
160	5-034.4		Inzision von Rückenmark und Rückenmarkhäuten: Entleerung eines intramedullären Hämatoms		P7	31257		31675	31676	31827
161	5-034.5		Inzision von Rückenmark und Rückenmarkhäuten: Entleerung eines intramedullären Abszesses		P7	31257		31675	31676	31827
162	5-034.6		Inzision von Rückenmark und Rückenmarkhäuten: Entfernung eines intraspinalen Fremdkörpers		P7	31257		31675	31676	31827
163	5-035.0		Exzision und Destruktion von erkranktem Gewebe des Rückenmarkes und der Rückenmarkhäute: Intramedulläres Tumorgewebe		P7	31257		31675	31676	31827
164	5-035.1		Exzision und Destruktion von erkranktem Gewebe des Rückenmarkes und der Rückenmarkhäute: Intramedulläres sonstiges erkranktes Gewebe		P7	31257		31675	31676	31827
165	5-035.2		Exzision und Destruktion von erkranktem Gewebe des Rückenmarkes und der Rückenmarkhäute: Rückenmarkhäute, Tumorgewebe		P7	31257		31675	31676	31827
166	5-035.3		Exzision und Destruktion von erkranktem Gewebe des Rückenmarkes und der Rückenmarkhäute: Rückenmarkhäute, sonstiges erkranktes Gewebe		P7	31257		31675	31676	31827
167	5-035.4		Exzision und Destruktion von erkranktem Gewebe des Rückenmarkes und der Rückenmarkhäute: Rückenmarkhäute und Knochen, Tumorgewebe		P7	31257		31675	31676	31827
168	5-035.5		Exzision und Destruktion von erkranktem Gewebe des Rückenmarkes und der Rückenmarkhäute: Rückenmarkhäute und Knochen, sonstiges erkranktes Gewebe		P7	31257		31675	31676	31827
169	5-035.6		Exzision und Destruktion von erkranktem Gewebe des Rückenmarkes und der Rückenmarkhäute: Intraspinale Nervenwurzeln und Ganglien, Tumorgewebe		P7	31257		31675	31676	31827
170	5-035.7		Exzision und Destruktion von erkranktem Gewebe des Rückenmarkes und der Rückenmarkhäute: Intraspinale Nervenwurzeln und Ganglien, sonstiges erkranktes Gewebe		P7	31257		31675	31676	31827
171	5-037.0		Operationen an intraspinalen Blutgefäßen: Präparation und Resektion		P7	31257		31675	31676	31827
172	5-037.1		Operationen an intraspinalen Blutgefäßen: Präparation und Destruktion		P7	31257		31675	31676	31827
173	5-037.2		Operationen an intraspinalen Blutgefäßen: Ligatur		P7	31257		31675	31676	31827
174	5-038.d		Operationen am spinalen Liquorsystem: Entfernung einer Medikamentenpumpe zur intrathekalen und epiduralen Infusion		P1	31251	31504	31669	31670	31821
175	5-039.a5		Andere Operationen an Rückenmark und Rückenmarkstrukturen: Entfernung von Elektroden: Epidural, Plattenelektrode, Mehrelektrodensystem		P3	31253		31671	31672	31823
176	5-039.a7		Andere Operationen an Rückenmark und Rückenmarkstrukturen: Entfernung von Elektroden: Subdural, Mehrelektrodensystem		P3	31253		31671	31672	31823

Fortsetzung 2.4 Operationen am Nervensystem

lfd. Nr	OPS-301 2004	OPS 2005	Bezeichnung OPS-301 2004	Bezeichnung OPS 2005	Kategorie	OP-Leistung	Überwachung	Nachbeh. Überw.	Nachbeh. Operat.	Narkose
177	5-039.d		Andere Operationen an Rückenmark und Rückenmarkstrukturen: Entfernung von Neurostimulatoren zur epiduralen Rückenmarkstimulation und zur Vorderwurzelstimulation		P4	31254		31673	31674	31824
178	5-039.20		Andere Operationen an Rückenmark und Rückenmarkstrukturen: Implantation oder Wechsel eines Neurostimulators zur epiduralen Rückenmarkstimulation: Einzelelektrodensystem		P5	31255		31673	31674	31825
179	5-039.21		Andere Operationen an Rückenmark und Rückenmarkstrukturen: Implantation oder Wechsel eines Neurostimulators zur epiduralen Rückenmarkstimulation: Mehrelektrodensystem		P6	31256		31675	31676	31826
180	5-039.32	5-039.32	Andere Operationen an Rückenmark und Rückenmarkstrukturen: Implantation oder Wechsel einer Neurostimulationselektrode zur epiduralen Rückenmarkstimulation: Implantation eines temporären Einzelelektrodensystems zur epiduralen Teststimulation	Andere Operationen an Rückenmark und Rückenmarkstrukturen: Implantation oder Wechsel einer Neurostimulationselektrode zur Rückenmarkstimulation: Implantation eines temporären Einzelelektrodensystems zur epiduralen Teststimulation	P5	31255		31673	31674	31825
181	5-039.33	5-039.33	Andere Operationen an Rückenmark und Rückenmarkstrukturen: Implantation oder Wechsel einer Neurostimulationselektrode zur epiduralen Rückenmarkstimulation: Implantation eines temporären Mehrelektrodensystems zur epiduralen Teststimulation	Andere Operationen an Rückenmark und Rückenmarkstrukturen: Implantation oder Wechsel einer Neurostimulationselektrode zur Rückenmarkstimulation: Implantation eines temporären Mehrelektrodensystems zur epiduralen Teststimulation	P6	31256		31675	31676	31826
182	5-039.34	5-039.34	Implantation oder Wechsel einer Neurostimulationselektrode zur epiduralen Rückenmarkstimulation: Implantation oder Wechsel eines permanenten Einzelelektrodensystems zur epiduralen Dauerstimulation, perkutan	Andere Operationen an Rückenmark und Rückenmarkstrukturen: Implantation oder Wechsel einer Neurostimulationselektrode zur Rückenmarkstimulation: Implantation oder Wechsel eines permanenten Einzelelektrodensystems zur epiduralen Dauerstimulation, perkutan	P5	31255		31673	31674	31825

Fortsetzung 2.4 Operationen am Nervensystem

lfd. Nr	OPS-301 2004	OPS 2005	Bezeichnung OPS-301 2004	Bezeichnung OPS 2005	Kategorie	OP-Leistung	Überwachung	Nachbeh. Überw.	Nachbeh. Operat.	Narkose
183	5-039.35	5-039.35	Implantation oder Wechsel einer Neurostimulationselektrode zur epiduralen Rückenmarkstimulation: Implantation oder Wechsel eines permanenten Mehrelektrodensystems zur epiduralen Dauerstimulation, perkutan	Andere Operationen an Rückenmark und Rückenmarkstrukturen: Implantation oder Wechsel einer Neurostimulationselektrode zur Rückenmarkstimulation: Implantation oder Wechsel eines permanenten Mehrelektrodensystems zur epiduralen Dauerstimulation, perkutan	P6	31256		31675	31676	31826
184	5-039.36	5-039.36	Implantation oder Wechsel einer Neurostimulationselektrode zur epiduralen Rückenmarkstimulation: Implantation oder Wechsel eines permanenten Einzelelektrodensystems (Plattenelektrode) zur epiduralen Dauerstimulation, offen chirurgisch	Andere Operationen an Rückenmark und Rückenmarkstrukturen: Implantation oder Wechsel eines permanenten Einzelelektrodensystems (Plattenelektrode) zur epiduralen Dauerstimulation	P5	31255		31673	31674	31825
185	5-039.37	5-039.37	Implantation oder Wechsel einer Neurostimulationselektrode zur epiduralen Rückenmarkstimulation: Implantation oder Wechsel eines permanenten Mehrelektrodensystems (Plattenelektrode) zur epiduralen Dauerstimulation, offen chirurgisch	Andere Operationen an Rückenmark und Rückenmarkstrukturen: Implantation oder Wechsel eines permanenten Mehrelektrodensystems (Plattenelektrode) zur epiduralen Dauerstimulation	P6	31256		31675	31676	31826
186	5-039.7		Andere Operationen an Rückenmark und Rückenmarkstrukturen: Implantation oder Wechsel des Neurostimulators zur Vorderwurzelstimulation		P4	31254		31673	31674	31824
187	5-039.8		Andere Operationen an Rückenmark und Rückenmarkstrukturen: Implantation oder Wechsel einer subduralen Elektrode zur Vorderwurzelstimulation		P5	31255		31673	31674	31825
188	5-041.0		Exzision und Destruktion von erkranktem Gewebe von Nerven: Hirnnerven extrakraniell		O2	31242	31503	31614	31615	31822
189	5-041.1		Exzision und Destruktion von erkranktem Gewebe von Nerven: Plexus brachialis		O2	31242	31503	31614	31615	31822
190	5-041.2		Exzision und Destruktion von erkranktem Gewebe von Nerven: Nerven Schulter		O2	31242	31503	31614	31615	31822
191	5-041.3		Exzision und Destruktion von erkranktem Gewebe von Nerven: Nerven Arm		O2	31242	31503	31614	31615	31822
192	5-041.4		Exzision und Destruktion von erkranktem Gewebe von Nerven: Nerven Hand		O2	31242	31503	31614	31615	31822
193	5-041.5		Exzision und Destruktion von erkranktem Gewebe von Nerven: Nerven Rumpf		O2	31242	31503	31614	31615	31822
194	5-041.6		Exzision und Destruktion von erkranktem Gewebe von Nerven: Plexus lumbosacralis		O2	31242	31503	31614	31615	31822
195	5-041.7		Exzision und Destruktion von erkranktem Gewebe von Nerven: Nerven Leiste und Beckenboden		O2	31242	31503	31614	31615	31822

Fortsetzung 2.4 Operationen am Nervensystem

lfd. Nr	OPS-301 2004	OPS 2005	Bezeichnung OPS-301 2004	Bezeichnung OPS 2005	Kate-gorie	OP-Leistung	Über-wachung	Nachbeh. Überw.	Nachbeh. Operat.	Narkose
196	5-041.8		Exzision und Destruktion von erkranktem Gewebe von Nerven: Nerven Bein		O2	31242	31503	31614	31615	31822
197	5-041.9		Exzision und Destruktion von erkranktem Gewebe von Nerven: Nerven Fuß		O2	31242	31503	31614	31615	31822
198	5-044.0		Epineurale Naht eines Nerven und Nervenplexus, primär: Hirnnerven extrakraniell		O3	31243	31504	31616	31617	31823
199	5-044.1		Epineurale Naht eines Nerven und Nervenplexus, primär: Plexus brachialis		O4	31244	31504	31618	31619	31824
200	5-044.2		Epineurale Naht eines Nerven und Nervenplexus, primär: Nerven Schulter		O3	31243	31504	31616	31617	31823
201	5-044.3		Epineurale Naht eines Nerven und Nervenplexus, primär: Nerven Arm		O3	31243	31504	31616	31617	31823
202	5-044.4		Epineurale Naht eines Nerven und Nervenplexus, primär: Nerven Hand		O3	31243	31504	31616	31617	31823
203	5-044.5		Epineurale Naht eines Nerven und Nervenplexus, primär: Nerven Rumpf		O2	31242	31503	31614	31615	31822
204	5-044.6		Epineurale Naht eines Nerven und Nervenplexus, primär: Plexus lumbosacralis		O4	31244	31504	31618	31619	31824
205	5-044.7		Epineurale Naht eines Nerven und Nervenplexus, primär: Nerven Leiste und Beckenboden		O3	31243	31504	31616	31617	31823
206	5-044.8		Epineurale Naht eines Nerven und Nervenplexus, primär: Nerven Bein		O3	31243	31504	31616	31617	31823
207	5-044.9		Epineurale Naht eines Nerven und Nervenplexus, primär: Nerven Fuß		O3	31243	31504	31616	31617	31823
208	5-045.0		Interfaszikuläre Naht eines Nerven und Nervenplexus, primär: Hirnnerven extrakraniell		O4	31244	31504	31618	31619	31824
209	5-045.1		Interfaszikuläre Naht eines Nerven und Nervenplexus, primär: Plexus brachialis		O7	31247	31507	31620	31621	31827
210	5-045.2		Interfaszikuläre Naht eines Nerven und Nervenplexus, primär: Nerven Schulter		O5	31245	31505	31618	31619	31825
211	5-045.3		Interfaszikuläre Naht eines Nerven und Nervenplexus, primär: Nerven Arm		O4	31244	31504	31618	31619	31824
212	5-045.4		Interfaszikuläre Naht eines Nerven und Nervenplexus, primär: Nerven Hand		O4	31244	31504	31618	31619	31824
213	5-045.5		Interfaszikuläre Naht eines Nerven und Nervenplexus, primär: Nerven Rumpf		O3	31243	31504	31616	31617	31823
214	5-045.6		Interfaszikuläre Naht eines Nerven und Nervenplexus, primär: Plexus lumbosacralis		O6	31246	31506	31620	31621	31826
215	5-045.7		Interfaszikuläre Naht eines Nerven und Nervenplexus, primär: Nerven Leiste und Beckenboden		O5	31245	31505	31618	31619	31825
216	5-045.8		Interfaszikuläre Naht eines Nerven und Nervenplexus, primär: Nerven Bein		O5	31245	31505	31618	31619	31825
217	5-045.9		Interfaszikuläre Naht eines Nerven und Nervenplexus, primär: Nerven Fuß		O4	31244	31504	31618	31619	31824
218	5-046.0		Epineurale Naht eines Nerven und Nervenplexus, sekundär: Hirnnerven extrakraniell		O4	31244	31504	31618	31619	31824
219	5-046.1		Epineurale Naht eines Nerven und Nervenplexus, sekundär: Plexus brachialis		O5	31245	31505	31618	31619	31825
220	5-046.2		Epineurale Naht eines Nerven und Nervenplexus, sekundär: Nerven Schulter		O4	31244	31504	31618	31619	31824
221	5-046.3		Epineurale Naht eines Nerven und Nervenplexus, sekundär: Nerven Arm		O4	31244	31504	31618	31619	31824

Fortsetzung 2.4 Operationen am Nervensystem

lfd. Nr	OPS-301 2004	OPS 2005	Bezeichnung OPS-301 2004	Bezeichnung OPS 2005	Kategorie	OP-Leistung	Überwachung	Nachbeh. Überw.	Nachbeh. Operat.	Narkose
222	5-046.4		Epineurale Naht eines Nerven und Nervenplexus, sekundär: Nerven Hand		O4	31244	31504	31618	31619	31824
223	5-046.5		Epineurale Naht eines Nerven und Nervenplexus, sekundär: Nerven Rumpf		O3	31243	31504	31616	31617	31823
224	5-046.6		Epineurale Naht eines Nerven und Nervenplexus, sekundär: Plexus lumbosacralis		O4	31244	31504	31618	31619	31824
225	5-046.7		Epineurale Naht eines Nerven und Nervenplexus, sekundär: Nerven Leiste und Beckenboden		O4	31244	31504	31618	31619	31824
226	5-046.8		Epineurale Naht eines Nerven und Nervenplexus, sekundär: Nerven Bein		O4	31244	31504	31618	31619	31824
227	5-046.9		Epineurale Naht eines Nerven und Nervenplexus, sekundär: Nerven Fuß		O4	31244	31504	31618	31619	31824
228	5-047.0		Interfaszikuläre Naht eines Nerven und Nervenplexus, sekundär: Hirnnerven extrakraniell		O5	31245	31505	31618	31619	31825
229	5-047.1		Interfaszikuläre Naht eines Nerven und Nervenplexus, sekundär: Plexus brachialis		O7	31247	31507	31620	31621	31827
230	5-047.2		Interfaszikuläre Naht eines Nerven und Nervenplexus, sekundär: Nerven Schulter		O6	31246	31506	31620	31621	31826
231	5-047.3		Interfaszikuläre Naht eines Nerven und Nervenplexus, sekundär: Nerven Arm		O5	31245	31505	31618	31619	31825
232	5-047.4		Interfaszikuläre Naht eines Nerven und Nervenplexus, sekundär: Nerven Hand		O5	31245	31505	31618	31619	31825
233	5-047.5		Interfaszikuläre Naht eines Nerven und Nervenplexus, sekundär: Nerven Rumpf		O4	31244	31504	31618	31619	31824
234	5-047.6		Interfaszikuläre Naht eines Nerven und Nervenplexus, sekundär: Plexus lumbosacralis		O6	31246	31506	31620	31621	31826
235	5-047.7		Interfaszikuläre Naht eines Nerven und Nervenplexus, sekundär: Nerven Leiste und Beckenboden		O5	31245	31505	31618	31619	31825
236	5-047.8		Interfaszikuläre Naht eines Nerven und Nervenplexus, sekundär: Nerven Bein		O5	31245	31505	31618	31619	31825
237	5-047.9		Interfaszikuläre Naht eines Nerven und Nervenplexus, sekundär: Nerven Fuß		O5	31245	31505	31618	31619	31825
238	5-048.0		Epineurale Naht eines Nerven und Nervenplexus mit Transplantation: Hirnnerven extrakraniell		O6	31246	31506	31620	31621	31826
239	5-048.1		Epineurale Naht eines Nerven und Nervenplexus mit Transplantation: Plexus brachialis		O7	31247	31507	31620	31621	31827
240	5-048.2		Epineurale Naht eines Nerven und Nervenplexus mit Transplantation: Nerven Schulter		O6	31246	31506	31620	31621	31826
241	5-048.3		Epineurale Naht eines Nerven und Nervenplexus mit Transplantation: Nerven Arm		O6	31246	31506	31620	31621	31826
242	5-048.4		Epineurale Naht eines Nerven und Nervenplexus mit Transplantation: Nerven Hand		O6	31246	31506	31620	31621	31826
243	5-048.5		Epineurale Naht eines Nerven und Nervenplexus mit Transplantation: Nerven Rumpf		O5	31245	31505	31618	31619	31825
244	5-048.6		Epineurale Naht eines Nerven und Nervenplexus mit Transplantation: Plexus lumbosacralis		O7	31247	31507	31620	31621	31827

Fortsetzung 2.4 Operationen am Nervensystem

lfd. Nr	OPS-301 2004	OPS 2005	Bezeichnung OPS-301 2004	Bezeichnung OPS 2005	Kategorie	OP-Leistung	Überwachung	Nachbeh. Überw.	Nachbeh. Operat.	Narkose
245	5-048.7		Epineurale Naht eines Nerven und Nervenplexus mit Transplantation: Nerven Leiste und Beckenboden		O7	31247	31507	31620	31621	31827
246	5-048.8		Epineurale Naht eines Nerven und Nervenplexus mit Transplantation: Nerven Bein		O6	31246	31506	31620	31621	31826
247	5-048.9		Epineurale Naht eines Nerven und Nervenplexus mit Transplantation: Nerven Fuß		O6	31246	31506	31620	31621	31826
248	5-049.0		Interfaszikuläre Naht eines Nerven und Nervenplexus mit Transplantation: Hirnnerven extrakraniell		O7	31247	31507	31620	31621	31827
249	5-049.1		Interfaszikuläre Naht eines Nerven und Nervenplexus mit Transplantation: Plexus brachialis		O7	31247	31507	31620	31621	31827
250	5-049.2		Interfaszikuläre Naht eines Nerven und Nervenplexus mit Transplantation: Nerven Schulter		O7	31247	31507	31620	31621	31827
251	5-049.3		Interfaszikuläre Naht eines Nerven und Nervenplexus mit Transplantation: Nerven Arm		O7	31247	31507	31620	31621	31827
252	5-049.4		Interfaszikuläre Naht eines Nerven und Nervenplexus mit Transplantation: Nerven Hand		O7	31247	31507	31620	31621	31827
253	5-049.5		Interfaszikuläre Naht eines Nerven und Nervenplexus mit Transplantation: Nerven Rumpf		O7	31247	31507	31620	31621	31827
254	5-049.6		Interfaszikuläre Naht eines Nerven und Nervenplexus mit Transplantation: Plexus lumbosacralis		O7	31247	31507	31620	31621	31827
255	5-049.7		Interfaszikuläre Naht eines Nerven und Nervenplexus mit Transplantation: Nerven Leiste und Beckenboden		O7	31247	31507	31620	31621	31827
256	5-049.8		Interfaszikuläre Naht eines Nerven und Nervenplexus mit Transplantation: Nerven Bein		O7	31247	31507	31620	31621	31827
257	5-049.9		Interfaszikuläre Naht eines Nerven und Nervenplexus mit Transplantation: Nerven Fuß		O7	31247	31507	31620	31621	31827
258	5-050.0		Epineurale Naht eines Nerven und Nervenplexus mit Transposition, primär: Hirnnerven extrakraniell		O4	31244	31504	31618	31619	31824
259	5-050.1		Epineurale Naht eines Nerven und Nervenplexus mit Transposition, primär: Plexus brachialis		O5	31245	31505	31618	31619	31825
260	5-050.2		Epineurale Naht eines Nerven und Nervenplexus mit Transposition, primär: Nerven Schulter		O4	31244	31504	31618	31619	31824
261	5-050.3		Epineurale Naht eines Nerven und Nervenplexus mit Transposition, primär: Nerven Arm		O4	31244	31504	31618	31619	31824
262	5-050.4		Epineurale Naht eines Nerven und Nervenplexus mit Transposition, primär: Nerven Hand		O4	31244	31504	31618	31619	31824
263	5-050.5		Epineurale Naht eines Nerven und Nervenplexus mit Transposition, primär: Nerven Rumpf		O3	31243	31504	31616	31617	31823

Fortsetzung 2.4 Operationen am Nervensystem

lfd. Nr	OPS-301 2004	OPS 2005	Bezeichnung OPS-301 2004	Bezeichnung OPS 2005	Kate-gorie	OP-Leistung	Über-wachung	Nachbeh. Überw.	Nachbeh. Operat.	Narkose
264	5-050.6		Epineurale Naht eines Nerven und Nervenplexus mit Transposition, primär: Plexus lumbosacralis		O4	31244	31504	31618	31619	31824
265	5-050.7		Epineurale Naht eines Nerven und Nervenplexus mit Transposition, primär: Nerven Leiste und Beckenboden		O4	31244	31504	31618	31619	31824
266	5-050.8		Epineurale Naht eines Nerven und Nervenplexus mit Transposition, primär: Nerven Bein		O4	31244	31504	31618	31619	31824
267	5-050.9		Epineurale Naht eines Nerven und Nervenplexus mit Transposition, primär: Nerven Fuß		O4	31244	31504	31618	31619	31824
268	5-051.0		Interfaszikuläre Naht eines Nerven und Nervenplexus mit Transposition, primär: Hirnnerven extrakraniell		O5	31245	31505	31618	31619	31825
269	5-051.1		Interfaszikuläre Naht eines Nerven und Nervenplexus mit Transposition, primär: Plexus brachialis		O7	31247	31507	31620	31621	31827
270	5-051.2		Interfaszikuläre Naht eines Nerven und Nervenplexus mit Transposition, primär: Nerven Schulter		O6	31246	31506	31620	31621	31826
271	5-051.3		Interfaszikuläre Naht eines Nerven und Nervenplexus mit Transposition, primär: Nerven Arm		O5	31245	31505	31618	31619	31825
272	5-051.4		Interfaszikuläre Naht eines Nerven und Nervenplexus mit Transposition, primär: Nerven Hand		O5	31245	31505	31618	31619	31825
273	5-051.5		Interfaszikuläre Naht eines Nerven und Nervenplexus mit Transposition, primär: Nerven Rumpf		O4	31244	31504	31618	31619	31824
274	5-051.6		Interfaszikuläre Naht eines Nerven und Nervenplexus mit Transposition, primär: Plexus lumbosacralis		O6	31246	31506	31620	31621	31826
275	5-051.7		Interfaszikuläre Naht eines Nerven und Nervenplexus mit Transposition, primär: Nerven Leiste und Beckenboden		O5	31245	31505	31618	31619	31825
276	5-051.8		Interfaszikuläre Naht eines Nerven und Nervenplexus mit Transposition, primär: Nerven Bein		O5	31245	31505	31618	31619	31825
277	5-051.9		Interfaszikuläre Naht eines Nerven und Nervenplexus mit Transposition, primär: Nerven Fuß		O5	31245	31505	31618	31619	31825
278	5-052.0		Epineurale Naht eines Nerven und Nervenplexus mit Transposition, sekundär: Hirnnerven extrakraniell		O4	31244	31504	31618	31619	31824
279	5-052.1		Epineurale Naht eines Nerven und Nervenplexus mit Transposition, sekundär: Plexus brachialis		O5	31245	31505	31618	31619	31825
280	5-052.2		Epineurale Naht eines Nerven und Nervenplexus mit Transposition, sekundär: Nerven Schulter		O4	31244	31504	31618	31619	31824
281	5-052.3		Epineurale Naht eines Nerven und Nervenplexus mit Transposition, sekundär: Nerven Arm		O4	31244	31504	31618	31619	31824

Fortsetzung 2.4 Operationen am Nervensystem

lfd. Nr	OPS-301 2004	OPS 2005	Bezeichnung OPS-301 2004	Bezeichnung OPS 2005	Kategorie	OP-Leistung	Überwachung	Nachbeh. Überw.	Nachbeh. Operat.	Narkose
282	5-052.4		Epineurale Naht eines Nerven und Nervenplexus mit Transposition, sekundär: Nerven Hand		O4	31244	31504	31618	31619	31824
283	5-052.5		Epineurale Naht eines Nerven und Nervenplexus mit Transposition, sekundär: Nerven Rumpf		O3	31243	31504	31616	31617	31823
284	5-052.6		Epineurale Naht eines Nerven und Nervenplexus mit Transposition, sekundär: Plexus lumbosacralis		O4	31244	31504	31618	31619	31824
285	5-052.7		Epineurale Naht eines Nerven und Nervenplexus mit Transposition, sekundär: Nerven Leiste und Beckenboden		O4	31244	31504	31618	31619	31824
286	5-052.8		Epineurale Naht eines Nerven und Nervenplexus mit Transposition, sekundär: Nerven Bein		O4	31244	31504	31618	31619	31824
287	5-052.9		Epineurale Naht eines Nerven und Nervenplexus mit Transposition, sekundär: Nerven Fuß		O4	31244	31504	31618	31619	31824
288	5-053.0		Interfaszikuläre Naht eines Nerven und Nervenplexus mit Transposition, sekundär: Hirnnerven extrakraniell		O5	31245	31505	31618	31619	31825
289	5-053.1		Interfaszikuläre Naht eines Nerven und Nervenplexus mit Transposition, sekundär: Plexus brachialis		O7	31247	31507	31620	31621	31827
290	5-053.2		Interfaszikuläre Naht eines Nerven und Nervenplexus mit Transposition, sekundär: Nerven Schulter		O6	31246	31506	31620	31621	31826
291	5-053.3		Interfaszikuläre Naht eines Nerven und Nervenplexus mit Transposition, sekundär: Nerven Arm		O5	31245	31505	31618	31619	31825
292	5-053.4		Interfaszikuläre Naht eines Nerven und Nervenplexus mit Transposition, sekundär: Nerven Hand		O5	31245	31505	31618	31619	31825
293	5-053.5		Interfaszikuläre Naht eines Nerven und Nervenplexus mit Transposition, sekundär: Nerven Rumpf		O4	31244	31504	31618	31619	31824
294	5-053.6		Interfaszikuläre Naht eines Nerven und Nervenplexus mit Transposition, sekundär: Plexus lumbosacralis		O6	31246	31506	31620	31621	31826
295	5-053.7		Interfaszikuläre Naht eines Nerven und Nervenplexus mit Transposition, sekundär: Nerven Leiste und Beckenboden		O5	31245	31505	31618	31619	31825
296	5-053.8		Interfaszikuläre Naht eines Nerven und Nervenplexus mit Transposition, sekundär: Nerven Bein		O5	31245	31505	31618	31619	31825
297	5-053.9		Interfaszikuläre Naht eines Nerven und Nervenplexus mit Transposition, sekundär: Nerven Fuß		O5	31245	31505	31618	31619	31825
298	5-054.0		Epineurale Naht eines Nerven und Nervenplexus mit Transplantation und Transposition: Hirnnerven extrakraniell		O6	31246	31506	31620	31621	31826
299	5-054.1		Epineurale Naht eines Nerven und Nervenplexus mit Transplantation und Transposition: Plexus brachialis		O7	31247	31507	31620	31621	31827

Fortsetzung 2.4 Operationen am Nervensystem

lfd. Nr	OPS-301 2004	OPS 2005	Bezeichnung OPS-301 2004	Bezeichnung OPS 2005	Kategorie	OP-Leistung	Überwachung	Nachbeh. Überw.	Nachbeh. Operat.	Narkose
300	5-054.2		Epineurale Naht eines Nerven und Nervenplexus mit Transplantation und Transposition: Nerven Schulter		O6	31246	31506	31620	31621	31826
301	5-054.3		Epineurale Naht eines Nerven und Nervenplexus mit Transplantation und Transposition: Nerven Arm		O6	31246	31506	31620	31621	31826
302	5-054.4		Epineurale Naht eines Nerven und Nervenplexus mit Transplantation und Transposition: Nerven Hand		O6	31246	31506	31620	31621	31826
303	5-054.5		Epineurale Naht eines Nerven und Nervenplexus mit Transplantation und Transposition: Nerven Rumpf		O5	31245	31505	31618	31619	31825
304	5-054.6		Epineurale Naht eines Nerven und Nervenplexus mit Transplantation und Transposition: Plexus lumbosacralis		O7	31247	31507	31620	31621	31827
305	5-054.7		Epineurale Naht eines Nerven und Nervenplexus mit Transplantation und Transposition: Nerven Leiste und Beckenboden		O6	31246	31506	31620	31621	31826
306	5-054.8		Epineurale Naht eines Nerven und Nervenplexus mit Transplantation und Transposition: Nerven Bein		O6	31246	31506	31620	31621	31826
307	5-054.9		Epineurale Naht eines Nerven und Nervenplexus mit Transplantation und Transposition: Nerven Fuß		O5	31245	31505	31618	31619	31825
308	5-055.0		Interfaszikuläre Naht eines Nerven und Nervenplexus mit Transplantation und Transposition: Hirnnerven extrakraniell		O7	31247	31507	31620	31621	31827
309	5-055.1		Interfaszikuläre Naht eines Nerven und Nervenplexus mit Transplantation und Transposition: Plexus brachialis		O7	31247	31507	31620	31621	31827
310	5-055.2		Interfaszikuläre Naht eines Nerven und Nervenplexus mit Transplantation und Transposition: Nerven Schulter		O7	31247	31507	31620	31621	31827
311	5-055.3		Interfaszikuläre Naht eines Nerven und Nervenplexus mit Transplantation und Transposition: Nerven Arm		O7	31247	31507	31620	31621	31827
312	5-055.4		Interfaszikuläre Naht eines Nerven und Nervenplexus mit Transplantation und Transposition: Nerven Hand		O7	31247	31507	31620	31621	31827
313	5-055.5		Interfaszikuläre Naht eines Nerven und Nervenplexus mit Transplantation und Transposition: Nerven Rumpf		O7	31247	31507	31620	31621	31827
314	5-055.6		Interfaszikuläre Naht eines Nerven und Nervenplexus mit Transplantation und Transposition: Plexus lumbosacralis		O7	31247	31507	31620	31621	31827
315	5-055.7		Interfaszikuläre Naht eines Nerven und Nervenplexus mit Transplantation und Transposition: Nerven Leiste und Beckenboden		O7	31247	31507	31620	31621	31827
316	5-055.8		Interfaszikuläre Naht eines Nerven und Nervenplexus mit Transplantation und Transposition: Nerven Bein		O7	31247	31507	31620	31621	31827
317	5-055.9		Interfaszikuläre Naht eines Nerven und Nervenplexus mit Transplantation und Transposition: Nerven Fuß		O7	31247	31507	31620	31621	31827

Fortsetzung 2.4 Operationen am Nervensystem

lfd. Nr	OPS-301 2004	OPS 2005	Bezeichnung OPS-301 2004	Bezeichnung OPS 2005	Kategorie	OP-Leistung	Überwachung	Nachbeh. Überw.	Nachbeh. Operat.	Narkose
318	5-056.0		Neurolyse und Dekompression eines Nerven: Hirnnerven extrakraniell		O2	31242	31503	31614	31615	31822
319	5-056.1		Neurolyse und Dekompression eines Nerven: Plexus brachialis		O3	31243	31504	31616	31617	31823
320	5-056.2		Neurolyse und Dekompression eines Nerven: Nerven Schulter		O2	31242	31503	31614	31615	31822
321	5-056.3		Neurolyse und Dekompression eines Nerven: Nerven Arm		O2	31242	31503	31614	31615	31822
322	5-056.40		Neurolyse und Dekompression eines Nerven: Nerven Hand: Offen chirurgisch		O2	31242	31503	31614	31615	31822
323	5-056.41		Neurolyse und Dekompression eines Nerven: Nerven Hand: Endoskopisch		O2	31242	31503	31614	31615	31822
324	5-056.5		Neurolyse und Dekompression eines Nerven: Nerven Rumpf		O2	31242	31503	31614	31615	31822
325	5-056.6		Neurolyse und Dekompression eines Nerven: Plexus lumbosacralis		O4	31244	31504	31618	31619	31824
326	5-056.7		Neurolyse und Dekompression eines Nerven: Nerven Leiste und Beckenboden		O3	31243	31504	31616	31617	31823
327	5-056.8		Neurolyse und Dekompression eines Nerven: Nerven Bein		O2	31242	31503	31614	31615	31822
328	5-056.9		Neurolyse und Dekompression eines Nerven: Nerven Fuß		O2	31242	31503	31614	31615	31822
329	5-057.0		Neurolyse und Dekompression eines Nerven mit Transposition: Hirnnerven extrakraniell		O3	31243	31504	31616	31617	31823
330	5-057.1		Neurolyse und Dekompression eines Nerven mit Transposition: Plexus brachialis		O3	31243	31504	31616	31617	31823
331	5-057.2		Neurolyse und Dekompression eines Nerven mit Transposition: Nerven Schulter		O3	31243	31504	31616	31617	31823
332	5-057.3		Neurolyse und Dekompression eines Nerven mit Transposition: Nerven Arm		O2	31242	31503	31614	31615	31822
333	5-057.4		Neurolyse und Dekompression eines Nerven mit Transposition: Nerven Hand		O2	31242	31503	31614	31615	31822
334	5-057.5		Neurolyse und Dekompression eines Nerven mit Transposition: Nerven Rumpf		O2	31242	31503	31614	31615	31822
335	5-057.6		Neurolyse und Dekompression eines Nerven mit Transposition: Plexus lumbosacralis		O3	31243	31504	31616	31617	31823
336	5-057.7		Neurolyse und Dekompression eines Nerven mit Transposition: Nerven Leiste und Beckenboden		O3	31243	31504	31616	31617	31823
337	5-057.8		Neurolyse und Dekompression eines Nerven mit Transposition: Nerven Bein		O2	31242	31503	31614	31615	31822
338	5-057.9		Neurolyse und Dekompression eines Nerven mit Transposition: Nerven Fuß		O2	31242	31503	31614	31615	31822

2.5 Operationen an endokrinen Drüsen

lfd. Nr	OPS-301 2004	OPS 2005	Bezeichnung OPS-301 2004	Bezeichnung OPS 2005	Kategorie	OP-Leistung	Überwachung	Nachbeh. Überw.	Nachbeh. Operat.	Narkose
339	5-061.0	5-061.0	Hemithyreoidektomie: Ohne Parathyreoidektomie, ohne Monitoring des N. recurrens	Hemithyreoidektomie: Ohne Parathyreoidektomie	F4	31154	31505	31610	31611	31824
340	5-061.1	5-061.0	Hemithyreoidektomie: Ohne Parathyreoidektomie, mit Monitoring des N. recurrens	Hemithyreoidektomie: Ohne Parathyreoidektomie	F5	31155	31506	31610	31611	31825
341	5-062.0		Andere partielle Schilddrüsenresektion: Exzision von erkranktem Gewebe		F3	31153	31505	31608	31609	31823
342	5-062.1		Andere partielle Schilddrüsenresektion: Exzision eines Knotens		F3	31153	31505	31608	31609	31823
343	5-062.2	5-062.8R	Andere partielle Schilddrüsenresektion: Subtotale Resektion, einseitig	Andere partielle Schilddrüsenresektion: Subtotale Resektion	F5	31155	31506	31610	31611	31825
344	5-062.2	5-062.8L	Andere partielle Schilddrüsenresektion: Subtotale Resektion, einseitig	Andere partielle Schilddrüsenresektion: Subtotale Resektion	F5	31155	31506	31610	31611	31825
345	5-062.3	5-062.8B	Andere partielle Schilddrüsenresektion: Subtotale Resektion, beidseitig	Andere partielle Schilddrüsenresektion: Subtotale Resektion	F6	31156	31507	31612	31613	31826
346	5-062.4		Andere partielle Schilddrüsenresektion: Subtotale Resektion, einseitig mit Exzision eines Knotens der Gegenseite		F5	31155	31506	31610	31611	31825
347	5-062.5		Andere partielle Schilddrüsenresektion: Subtotale Resektion, einseitig mit Hemithyreoidektomie der Gegenseite		F6	31156	31507	31612	31613	31826
348	5-062.7		Andere partielle Schilddrüsenresektion: Resektion des Isthmus		F3	31153	31505	31608	31609	31823
349	5-063.0	5-063.0	Thyreoidektomie: Ohne Parathyreoidektomie, ohne Monitoring des N. recurrens	Thyreoidektomie: Ohne Parathyreoidektomie	F7	31157	31507	31612	31613	31827
350	5-063.1	5-063.0	Thyreoidektomie: Ohne Parathyreoidektomie, mit Monitoring des N. recurrens	Thyreoidektomie: Ohne Parathyreoidektomie	F7	31157	31507	31612	31613	31827
351	5-064.0		Operationen an der Schilddrüse durch Sternotomie: Exzision von erkranktem Gewebe		F7	31157	31507	31612	31613	31827
352	5-064.1		Operationen an der Schilddrüse durch Sternotomie: Subtotale Resektion		F7	31157	31507	31612	31613	31827
353	5-064.2		Operationen an der Schilddrüse durch Sternotomie: Hemithyreoidektomie		F7	31157	31507	31612	31613	31827
354	5-064.3		Operationen an der Schilddrüse durch Sternotomie: Thyreoidektomie		F7	31157	31507	31612	31613	31827
355	5-065.0		Exzision des Ductus thyreoglossus: Exzision einer medianen Halszyste, ohne Resektion des medialen Zungenbeines		F3	31153	31505	31608	31609	31823
356	5-065.1		Exzision des Ductus thyreoglossus: Exzision einer medianen Halszyste, mit Resektion des medialen Zungenbeines		F4	31154	31505	31610	31611	31824
357	5-065.2		Exzision des Ductus thyreoglossus: Exzision einer medianen Halsfistel, ohne Resektion des medialen Zungenbeines		F3	31153	31505	31608	31609	31823

Fortsetzung 2.5 Operationen an endokrinen Drüsen

lfd. Nr	OPS-301 2004	OPS 2005	Bezeichnung OPS-301 2004	Bezeichnung OPS 2005	Kategorie	OP-Leistung	Überwachung	Nachbeh. Überw.	Nachbeh. Operat.	Narkose
358	5-065.3		Exzision des Ductus thyreoglossus: Exzision einer medianen Halsfistel, mit Resektion des medialen Zungenbeines		F4	31154	31505	31610	31611	31824
359	5-065.4		Exzision des Ductus thyreoglossus: Sekundärer Eingriff, ohne Resektion des medialen Zungenbeines		F4	31154	31505	31610	31611	31824
360	5-065.5		Exzision des Ductus thyreoglossus: Sekundärer Eingriff, mit Resektion des medialen Zungenbeines		F5	31155	31506	31610	31611	31825
361	5-074.0		Exzision und Resektion von erkranktem Gewebe des Corpus pineale: Ohne Präparation von infiltriertem Nachbargewebe		P7	31257		31675	31676	31827
362	5-074.1		Exzision und Resektion von erkranktem Gewebe des Corpus pineale: Mit Präparation von infiltriertem Nachbargewebe		P7	31257		31675	31676	31827
363	5-075.0		Exzision und Resektion von erkranktem Gewebe der Hypophyse: Intrasellär, partiell		P7	31257		31675	31676	31827
364	5-075.1		Exzision und Resektion von erkranktem Gewebe der Hypophyse: Intrasellär, total		P7	31257		31675	31676	31827
365	5-075.2		Exzision und Resektion von erkranktem Gewebe der Hypophyse: Extrasellär		P7	31257		31675	31676	31827
366	5-075.3		Exzision und Resektion von erkranktem Gewebe der Hypophyse: Extrasellär mit Präparation von infiltriertem Nachbargewebe		P7	31257		31675	31676	31827
367	5-075.4		Exzision und Resektion von erkranktem Gewebe der Hypophyse: Kombiniert intra- und extrasellär		P7	31257		31675	31676	31827
368	5-077.0		Exzision und Resektion des Thymus: Exzision, durch Mediastinoskopie		J5	31195		31610	31611	31825

2.6 Operationen an den Augen

lfd. Nr	OPS-301 2004	OPS 2005	Bezeichnung OPS-301 2004	Bezeichnung OPS 2005	Kate-gorie	OP-Leistung	Über-wachung	Nachbeh. Überw.	Nachbeh. Operat.	Narkose
369	5-081.0		Exzision von (erkranktem) Gewebe der Tränendrüse: Partielle Exzision		U1	31321	31502	31708	31709	31821
370	5-081.1		Exzision von (erkranktem) Gewebe der Tränendrüse: Komplette Exzision		U2	31322	31503	31708	31709	31822
371	5-085.3		Exzision von erkranktem Gewebe an Tränensack und sonstigen Tränenwegen: Ductus nasolacrimalis		U1	31321	31502	31708	31709	31821
372	5-086.30		Rekonstruktion des Tränenkanals und Tränenpunktes: Rekonstruktion des Tränenkanals: Mit Ringintubation		U2	31322	31503	31708	31709	31822
373	5-087.00		Dakryozystorhinostomie: Transkutan: Ohne Intubation		U2	31322	31503	31708	31709	31822
374	5-087.01		Dakryozystorhinostomie: Transkutan: Mit Intubation		U3	31323	31504	31710	31711	31823
375	5-087.1		Dakryozystorhinostomie: Endonasal		U2	31322	31503	31708	31709	31822
376	5-087.2		Dakryozystorhinostomie: Canaliculorhinostomie		U3	31323	31504	31710	31711	31823
377	5-088.01		Andere Rekonstruktion der Tränenwege: Konjunktivorhinostomie: Mit Röhrchen		U2	31322	31503	31708	31709	31822
378	5-091.10		Exzision und Destruktion von (erkranktem) Gewebe des Augenlides: Oberflächliche Exzision, histographisch kontrolliert (mikrographische Chirurgie): Ohne Beteiligung der Lidkante		U2	31322	31503	31708	31709	31822
379	5-091.11		Exzision und Destruktion von (erkranktem) Gewebe des Augenlides: Oberflächliche Exzision, histographisch kontrolliert (mikrographische Chirurgie): Mit Beteiligung der Lidkante		U2	31322	31503	31708	31709	31822
380	5-091.30		Exzision und Destruktion von (erkranktem) Gewebe des Augenlides: Tiefe Exzision, histographisch kontrolliert (mikrographische Chirurgie): Ohne Beteiligung der Lidkante		U2	31322	31503	31708	31709	31822
381	5-091.31		Exzision und Destruktion von (erkranktem) Gewebe des Augenlides: Tiefe Exzision, histographisch kontrolliert (mikrographische Chirurgie): Mit Beteiligung der Lidkante		U2	31322	31503	31708	31709	31822
382	5-092.00		Operationen an Kanthus und Epikanthus: Tarsorrhaphie: Ohne Lidkantenexzision		U1	31321	31502	31708	31709	31821
383	5-092.01		Operationen an Kanthus und Epikanthus: Tarsorrhaphie: Mit Lidkantenexzision		U2	31322	31503	31708	31709	31822
384	5-092.40		Operationen an Kanthus und Epikanthus: Korrekturoperation bei Epikanthus: Y-V-Plastik		U2	31322	31503	31708	31709	31822
385	5-092.41		Operationen an Kanthus und Epikanthus: Korrekturoperation bei Epikanthus: Doppel-Z-Plastik		U2	31322	31503	31708	31709	31822
386	5-093.0		Korrekturoperation bei Entropium und Ektropium: Durch Thermokoagulation		U1	31321	31502	31708	31709	31821
387	5-093.1		Korrekturoperation bei Entropium und Ektropium: Durch Naht		U1	31321	31502	31708	31709	31821
388	5-093.2		Korrekturoperation bei Entropium und Ektropium: Durch horizontale Verkürzung des Augenlides		U2	31322	31503	31708	31709	31822
389	5-093.3		Korrekturoperation bei Entropium und Ektropium: Durch Operation an den Lidretraktoren		U3	31323	31504	31710	31711	31823

Fortsetzung 2.6 Operationen an den Augen

lfd. Nr	OPS-301 2004	OPS 2005	Bezeichnung OPS-301 2004	Bezeichnung OPS 2005	Kate-gorie	OP-Leistung	Über-wachung	Nachbeh. Überw.	Nachbeh. Operat.	Narkose
390	5-093.5		Korrekturoperation bei Entropium und Ektropium: Durch Verschiebe- oder Schwenkplastik		U3	31323	31504	31710	31711	31823
391	5-093.6		Korrekturoperation bei Entropium und Ektropium: Durch Reposition einer Lidlamelle		U3	31323	31504	31710	31711	31823
392	5-094.0		Korrekturoperation bei Blepharoptosis: Tarsusresektion		U2	31322	31503	31708	31709	31822
393	5-094.1		Korrekturoperation bei Blepharoptosis: Levator-/Aponeurosenfaltung		U3	31323	31504	31710	31711	31823
394	5-094.2		Korrekturoperation bei Blepharoptosis: Levator-/Aponeurosenresektion		U3	31323	31504	31710	31711	31823
395	5-095.11		Naht des Augenlides: Verschluß tiefer Liddefekte: Mit Beteiligung der Lidkante		U3	31323	31504	31710	31711	31823
396	5-096.00		Andere Rekonstruktion der Augenlider: Durch Hautlappenplastik: Mit Hautverschiebung		U1	31321	31502	31708	31709	31821
397	5-096.01		Andere Rekonstruktion der Augenlider: Durch Hautlappenplastik: Mit Hautschwenkung		U2	31322	31503	31708	31709	31822
398	5-096.02		Andere Rekonstruktion der Augenlider: Durch Hautlappenplastik: Mit Hautrotation		U2	31322	31503	31708	31709	31822
399	5-096.10		Andere Rekonstruktion der Augenlider: Durch Verschiebeplastik der Lidkante: Mit Kanthotomie		U2	31322	31503	31708	31709	31822
400	5-096.11		Andere Rekonstruktion der Augenlider: Durch Verschiebeplastik der Lidkante: Mit Bogenverschiebeplastik		U4	31324	31504	31712	31713	31824
401	5-096.20		Andere Rekonstruktion der Augenlider: Durch Transplantation: Haut		U3	31323	31504	31710	31711	31823
402	5-096.21		Andere Rekonstruktion der Augenlider: Durch Transplantation: Schleimhaut		U3	31323	31504	31710	31711	31823
403	5-096.24		Andere Rekonstruktion der Augenlider: Durch Transplantation: Alloplastisches Material		U2	31322	31503	31708	31709	31822
404	5-096.30		Andere Rekonstruktion der Augenlider: Mit Tarsokonjunktival-Transplantat: Gestielt		U3	31323	31504	31710	31711	31823
405	5-096.31		Andere Rekonstruktion der Augenlider: Mit Tarsokonjunktival-Transplantat: Frei		U3	31323	31504	31710	31711	31823
406	5-096.32		Andere Rekonstruktion der Augenlider: Mit Tarsokonjunktival-Transplantat: Tarsomarginal		U3	31323	31504	31710	31711	31823
407	5-096.40		Andere Rekonstruktion der Augenlider: Mit Verschiebe- und Rotationsplastik des Lides: Wangenrotationsplastik		U3	31323	31504	31710	31711	31823
408	5-096.41		Andere Rekonstruktion der Augenlider: Mit Verschiebe- und Rotationsplastik des Lides: Schwenklappenplastik		U4	31324	31504	31712	31713	31824
409	5-096.42		Andere Rekonstruktion der Augenlider: Mit Verschiebe- und Rotationsplastik des Lides: Oberlidersatz durch Unterlidplastik		U5	31325	31505	31712	31713	31825
410	5-096.50		Andere Rekonstruktion der Augenlider: Rekonstruktion des Lidwinkels: Medial		U2	31322	31503	31708	31709	31822
411	5-096.51		Andere Rekonstruktion der Augenlider: Rekonstruktion des Lidwinkels: Lateral		U2	31322	31503	31708	31709	31822

Fortsetzung 2.6 Operationen an den Augen

lfd. Nr	OPS-301 2004	OPS 2005	Bezeichnung OPS-301 2004	Bezeichnung OPS 2005	Kate-gorie	OP-Leistung	Über-wachung	Nachbeh. Überw.	Nachbeh. Operat.	Narkose
412	5-096.6		Andere Rekonstruktion der Augenlider: Lideröffnung nach Lidrekonstruktion		U1	31321	31502	31708	31709	31821
413	5-097.1		Blepharoplastik: Blepharoplastik des Oberlides		U1	31321	31502	31708	31709	31821
414	5-097.2		Blepharoplastik: Blepharoplastik des Unterlides		U1	31321	31502	31708	31709	31821
415	5-097.3		Blepharoplastik: Entfernung eines Fettgewebeprolapses der Orbita		U2	31322	31503	31708	31709	31822
416	5-098.00		Vertikale Lidverlängerung: Oberlidverlängerung: Mit Z-Plastik		U3	31323	31504	31710	31711	31823
417	5-098.01		Vertikale Lidverlängerung: Oberlidverlängerung: Mit Transplantat		U3	31323	31504	31710	31711	31823
418	5-098.02		Vertikale Lidverlängerung: Oberlidverlängerung: Durch Rezession des Oberlidretraktors		U3	31323	31504	31710	31711	31823
419	5-098.03		Vertikale Lidverlängerung: Oberlidverlängerung: Durch Ektomie des Müller-Muskels (M. tarsalis sup.)		U3	31323	31504	31710	31711	31823
420	5-098.1		Vertikale Lidverlängerung: Unterlidverlängerung		U2	31322	31503	31708	31709	31822
421	neu V.2005	5-10k.6	neu Version 2005	Kombinierte Operationen an den Augenmuskeln: Operation an 1 geraden Augenmuskel und 2 schrägen Augenmuskeln	U4	31324	31504	31712	31713	31824
422	neu V.2005	5-10k.7	neu Version 2005	Kombinierte Operationen an den Augenmuskeln: Operation an 2 geraden Augenmuskeln und 1 schrägen Augenmuskel	U4	31324	31504	31712	31713	31824
423	neu V.2005	5-10k.8	neu Version 2005	Kombinierte Operationen an den Augenmuskeln: Myopexie an 2 geraden Augenmuskeln	U3	31323	31504	31710	31711	31823
424	neu V.2005	5-10k.9	neu Version 2005	Kombinierte Operationen an den Augenmuskeln: Myopexie an mindestens 2 geraden Augenmuskeln mit Operation an mindestens 1 weiteren Augenmuskel	U4	31324	31504	31712	31713	31824
425	neu V.2005	5-10k.5	neu Version 2005	Kombinierte Operationen an den Augenmuskeln: Operation an 1 geraden Augenmuskel und 1 schrägen Augenmuskel	U3	31323	31504	31710	31711	31823
426	neu V.2005	5-399.b	neu Version 2005	Andere Operationen an Blutgefäßen: Implantation und Wechsel einer implantierbaren Medikamentenpumpe (z. B. zur Chemotherapie oder zur Schmerztherapie)	L2	31212	31503	31608	31609	31822

Fortsetzung 2.6 Operationen an den Augen

lfd. Nr	OPS-301 2004	OPS 2005	Bezeichnung OPS-301 2004	Bezeichnung OPS 2005	Kate-gorie	OP-Leistung	Über-wachung	Nachbeh. Überw.	Nachbeh. Operat.	Narkose
427	neu V.2005	5-399.c	neu Version 2005	Andere Operationen an Blutgefäßen: Revision einer implantierbaren Medikamentenpumpe (z.B. zur Chemotherapie oder zur Schmerztherapie)	L2	31212	31503	31608	31609	31822
428	neu V.2005	5-399.d	neu Version 2005	Andere Operationen an Blutgefäßen: Entfernung einer implantierbaren Medikamentenpumpe (z.B. zur Chemotherapie oder zur Schmerztherapie)	L1	31211	31503	31601	31602	31821
429	neu V.2005	5-916.a0	neu Version 2005	Temporäre Weichteildeckung: Anlage oder Wechsel eines Systems zur Vakuumversiegelung: An Haut und Unterhaut	A2	31102	31503	31608	31609	31822
430	5-10a.01		Verstärkende Eingriffe an einem geraden Augenmuskel: Resektion: M. rectus medialis		U2	31322	31503	31708	31709	31822
431	5-10a.02		Verstärkende Eingriffe an einem geraden Augenmuskel: Resektion: M. rectus lateralis		U2	31322	31503	31708	31709	31822
432	5-10a.03		Verstärkende Eingriffe an einem geraden Augenmuskel: Resektion: M. rectus inferior		U2	31322	31503	31708	31709	31822
433	5-10a.04		Verstärkende Eingriffe an einem geraden Augenmuskel: Resektion: M. rectus superior		U2	31322	31503	31708	31709	31822
434	5-10a.11		Verstärkende Eingriffe an einem geraden Augenmuskel: Faltung: M. rectus medialis		U2	31322	31503	31708	31709	31822
435	5-10a.12		Verstärkende Eingriffe an einem geraden Augenmuskel: Faltung: M. rectus lateralis		U2	31322	31503	31708	31709	31822
436	5-10a.13		Verstärkende Eingriffe an einem geraden Augenmuskel: Faltung: M. rectus inferior		U2	31322	31503	31708	31709	31822
437	5-10a.14		Verstärkende Eingriffe an einem geraden Augenmuskel: Faltung: M. rectus superior		U2	31322	31503	31708	31709	31822
438	5-10a.21		Verstärkende Eingriffe an einem geraden Augenmuskel: Vorlagerung: M. rectus medialis		U2	31322	31503	31708	31709	31822
439	5-10a.22		Verstärkende Eingriffe an einem geraden Augenmuskel: Vorlagerung: M. rectus lateralis		U2	31322	31503	31708	31709	31822
440	5-10a.23		Verstärkende Eingriffe an einem geraden Augenmuskel: Vorlagerung: M. rectus inferior		U2	31322	31503	31708	31709	31822
441	5-10a.24		Verstärkende Eingriffe an einem geraden Augenmuskel: Vorlagerung: M. rectus superior		U2	31322	31503	31708	31709	31822
442	5-10a.3		Verstärkende Eingriffe an einem geraden Augenmuskel: Kombination aus Resektion, Faltung und/oder Vorlagerung		U2	31322	31503	31708	31709	31822

Fortsetzung 2.6 Operationen an den Augen

lfd. Nr	OPS-301 2004	OPS 2005	Bezeichnung OPS-301 2004	Bezeichnung OPS 2005	Kategorie	OP-Leistung	Überwachung	Nachbeh. Überw.	Nachbeh. Operat.	Narkose
443	5-10a.31		Verstärkende Eingriffe an einem geraden Augenmuskel: Kombination aus Resektion, Faltung und/oder Vorlagerung: M. rectus medialis		U2	31322	31503	31708	31709	31822
444	5-10a.32		Verstärkende Eingriffe an einem geraden Augenmuskel: Kombination aus Resektion, Faltung und/oder Vorlagerung: M. rectus lateralis		U2	31322	31503	31708	31709	31822
445	5-10a.33		Verstärkende Eingriffe an einem geraden Augenmuskel: Kombination aus Resektion, Faltung und/oder Vorlagerung: M. rectus inferior		U2	31322	31503	31708	31709	31822
446	5-10a.34		Verstärkende Eingriffe an einem geraden Augenmuskel: Kombination aus Resektion, Faltung und/oder Vorlagerung: M. rectus superior		U2	31322	31503	31708	31709	31822
447	5-10b.01		Schwächende Eingriffe an einem geraden Augenmuskel: Einfache Rücklagerung: M. rectus medialis		U2	31322	31503	31708	31709	31822
448	5-10b.02		Schwächende Eingriffe an einem geraden Augenmuskel: Einfache Rücklagerung: M. rectus lateralis		U2	31322	31503	31708	31709	31822
449	5-10b.03		Schwächende Eingriffe an einem geraden Augenmuskel: Einfache Rücklagerung: M. rectus inferior		U2	31322	31503	31708	31709	31822
450	5-10b.04		Schwächende Eingriffe an einem geraden Augenmuskel: Einfache Rücklagerung: M. rectus superior		U2	31322	31503	31708	31709	31822
451	5-10b.11		Schwächende Eingriffe an einem geraden Augenmuskel: Rücklagerung an Schlingen: M. rectus medialis		U2	31322	31503	31708	31709	31822
452	5-10b.12		Schwächende Eingriffe an einem geraden Augenmuskel: Rücklagerung an Schlingen: M. rectus lateralis		U2	31322	31503	31708	31709	31822
453	5-10b.13		Schwächende Eingriffe an einem geraden Augenmuskel: Rücklagerung an Schlingen: M. rectus inferior		U2	31322	31503	31708	31709	31822
454	5-10b.14		Schwächende Eingriffe an einem geraden Augenmuskel: Rücklagerung an Schlingen: M. rectus superior		U2	31322	31503	31708	31709	31822
455	5-10b.2		Schwächende Eingriffe an einem geraden Augenmuskel: Tenotomie, Myotomie, Tenektomie und Myektomie		U2	31322	31503	31708	31709	31822
456	5-10b.21		Schwächende Eingriffe an einem geraden Augenmuskel: Tenotomie, Myotomie, Tenektomie und Myektomie: M. rectus medialis		U2	31322	31503	31708	31709	31822
457	5-10b.22		Schwächende Eingriffe an einem geraden Augenmuskel: Tenotomie, Myotomie, Tenektomie und Myektomie: M. rectus lateralis		U2	31322	31503	31708	31709	31822
458	5-10b.23		Schwächende Eingriffe an einem geraden Augenmuskel: Tenotomie, Myotomie, Tenektomie und Myektomie: M. rectus inferior		U2	31322	31503	31708	31709	31822
459	5-10b.24		Schwächende Eingriffe an einem geraden Augenmuskel: Tenotomie, Myotomie, Tenektomie und Myektomie: M. rectus superior		U2	31322	31503	31708	31709	31822
460	5-10b.31		Schwächende Eingriffe an einem geraden Augenmuskel: Partielle Tenotomie und Myotomie: M. rectus medialis		U2	31322	31503	31708	31709	31822

Fortsetzung 2.6 Operationen an den Augen

lfd. Nr	OPS-301 2004	OPS 2005	Bezeichnung OPS-301 2004	Bezeichnung OPS 2005	Kategorie	OP-Leistung	Überwachung	Nachbeh. Überw.	Nachbeh. Operat.	Narkose
461	5-10b.32		Schwächende Eingriffe an einem geraden Augenmuskel: Partielle Tenotomie und Myotomie: M. rectus lateralis		U2	31322	31503	31708	31709	31822
462	5-10b.33		Schwächende Eingriffe an einem geraden Augenmuskel: Partielle Tenotomie und Myotomie: M. rectus inferior		U2	31322	31503	31708	31709	31822
463	5-10b.34		Schwächende Eingriffe an einem geraden Augenmuskel: Partielle Tenotomie und Myotomie: M. rectus superior		U2	31322	31503	31708	31709	31822
464	5-10c.01		Chirurgie der Abrollstrecke (Faden-Operation, Myopexie): Einfach: M. rectus medialis		U4	31324	31504	31712	31713	31824
465	5-10c.02		Chirurgie der Abrollstrecke (Faden-Operation, Myopexie): Einfach: M. rectus lateralis		U4	31324	31504	31712	31713	31824
466	5-10c.03		Chirurgie der Abrollstrecke (Faden-Operation, Myopexie): Einfach: M. rectus inferior		U4	31324	31504	31712	31713	31824
467	5-10c.04		Chirurgie der Abrollstrecke (Faden-Operation, Myopexie): Einfach: M. rectus superior		U4	31324	31504	31712	31713	31824
468	5-10c.11		Chirurgie der Abrollstrecke (Faden-Operation, Myopexie): Kombiniert mit weiteren Maßnahmen am selben Muskel: M. rectus medialis		U5	31325	31505	31712	31713	31825
469	5-10c.12		Chirurgie der Abrollstrecke (Faden-Operation, Myopexie): Kombiniert mit weiteren Maßnahmen am selben Muskel: M. rectus lateralis		U5	31325	31505	31712	31713	31825
470	5-10c.13		Chirurgie der Abrollstrecke (Faden-Operation, Myopexie): Kombiniert mit weiteren Maßnahmen am selben Muskel: M. rectus inferior		U5	31325	31505	31712	31713	31825
471	5-10c.14		Chirurgie der Abrollstrecke (Faden-Operation, Myopexie): Kombiniert mit weiteren Maßnahmen am selben Muskel: M. rectus superior		U5	31325	31505	31712	31713	31825
472	5-10d.01		Transposition eines geraden Augenmuskels: Gesamter Muskel: M. rectus medialis		U4	31324	31504	31712	31713	31824
473	5-10d.02		Transposition eines geraden Augenmuskels: Gesamter Muskel: M. rectus lateralis		U4	31324	31504	31712	31713	31824
474	5-10d.03		Transposition eines geraden Augenmuskels: Gesamter Muskel: M. rectus inferior		U4	31324	31504	31712	31713	31824
475	5-10d.04		Transposition eines geraden Augenmuskels: Gesamter Muskel: M. rectus superior		U4	31324	31504	31712	31713	31824
476	5-10d.11		Transposition eines geraden Augenmuskels: Muskelteil: M. rectus medialis		U4	31324	31504	31712	31713	31824
477	5-10d.12		Transposition eines geraden Augenmuskels: Muskelteil: M. rectus lateralis		U4	31324	31504	31712	31713	31824
478	5-10d.13		Transposition eines geraden Augenmuskels: Muskelteil: M. rectus inferior		U4	31324	31504	31712	31713	31824
479	5-10d.14		Transposition eines geraden Augenmuskels: Muskelteil: M. rectus superior		U4	31324	31504	31712	31713	31824
480	5-10e.01		Andere Operationen an den geraden Augenmuskeln: Adhäsiolyse: M. rectus medialis		U2	31322	31503	31708	31709	31822
481	5-10e.02		Andere Operationen an den geraden Augenmuskeln: Adhäsiolyse: M. rectus lateralis		U2	31322	31503	31708	31709	31822

Fortsetzung 2.6 Operationen an den Augen

lfd. Nr	OPS-301 2004	OPS 2005	Bezeichnung OPS-301 2004	Bezeichnung OPS 2005	Kategorie	OP-Leistung	Überwachung	Nachbeh. Überw.	Nachbeh. Operat.	Narkose
482	5-10e.03		Andere Operationen an den geraden Augenmuskeln: Adhäsiolyse: M. rectus inferior		U2	31322	31503	31708	31709	31822
483	5-10e.04		Andere Operationen an den geraden Augenmuskeln: Adhäsiolyse: M. rectus superior		U2	31322	31503	31708	31709	31822
484	5-10e.11		Andere Operationen an den geraden Augenmuskeln: Entfernen einer Muskelnaht: M. rectus medialis		U1	31321	31502	31708	31709	31821
485	5-10e.12		Andere Operationen an den geraden Augenmuskeln: Entfernen einer Muskelnaht: M. rectus lateralis		U1	31321	31502	31708	31709	31821
486	5-10e.13		Andere Operationen an den geraden Augenmuskeln: Entfernen einer Muskelnaht: M. rectus inferior		U1	31321	31502	31708	31709	31821
487	5-10e.14		Andere Operationen an den geraden Augenmuskeln: Entfernen einer Muskelnaht: M. rectus superior		U1	31321	31502	31708	31709	31821
488	5-10e.21		Andere Operationen an den geraden Augenmuskeln: Absetzen eines Augenmuskels: M. rectus medialis		U2	31322	31503	31708	31709	31822
489	5-10e.22		Andere Operationen an den geraden Augenmuskeln: Absetzen eines Augenmuskels: M. rectus lateralis		U2	31322	31503	31708	31709	31822
490	5-10e.23		Andere Operationen an den geraden Augenmuskeln: Absetzen eines Augenmuskels: M. rectus inferior		U2	31322	31503	31708	31709	31822
491	5-10e.24		Andere Operationen an den geraden Augenmuskeln: Absetzen eines Augenmuskels: M. rectus superior		U2	31322	31503	31708	31709	31822
492	5-10e.31		Andere Operationen an den geraden Augenmuskeln: Refixation eines Augenmuskels: M. rectus medialis		U2	31322	31503	31708	31709	31822
493	5-10e.32		Andere Operationen an den geraden Augenmuskeln: Refixation eines Augenmuskels: M. rectus lateralis		U2	31322	31503	31708	31709	31822
494	5-10e.33		Andere Operationen an den geraden Augenmuskeln: Refixation eines Augenmuskels: M. rectus inferior		U2	31322	31503	31708	31709	31822
495	5-10e.34		Andere Operationen an den geraden Augenmuskeln: Refixation eines Augenmuskels: M. rectus superior		U2	31322	31503	31708	31709	31822
496	5-10e.41		Andere Operationen an den geraden Augenmuskeln: Operation mit justierbaren Fäden: M. rectus medialis		U2	31322	31503	31708	31709	31822
497	5-10e.42		Andere Operationen an den geraden Augenmuskeln: Operation mit justierbaren Fäden: M. rectus lateralis		U2	31322	31503	31708	31709	31822
498	5-10e.43		Andere Operationen an den geraden Augenmuskeln: Operation mit justierbaren Fäden: M. rectus inferior		U2	31322	31503	31708	31709	31822
499	5-10e.44		Andere Operationen an den geraden Augenmuskeln: Operation mit justierbaren Fäden: M. rectus superior		U2	31322	31503	31708	31709	31822
500	5-10f.05		Verstärkende Eingriffe an einem schrägen Augenmuskel: Resektion: M. obliquus inferior		U2	31322	31503	31708	31709	31822

Fortsetzung 2.6 Operationen an den Augen

lfd. Nr	OPS-301 2004	OPS 2005	Bezeichnung OPS-301 2004	Bezeichnung OPS 2005	Kategorie	OP-Leistung	Überwachung	Nachbeh. Überw.	Nachbeh. Operat.	Narkose
501	5-10f.06		Verstärkende Eingriffe an einem schrägen Augenmuskel: Resektion: M. obliquus superior		U2	31322	31503	31708	31709	31822
502	5-10f.15		Verstärkende Eingriffe an einem schrägen Augenmuskel: Faltung: M. obliquus inferior		U2	31322	31503	31708	31709	31822
503	5-10f.16		Verstärkende Eingriffe an einem schrägen Augenmuskel: Faltung: M. obliquus superior		U2	31322	31503	31708	31709	31822
504	5-10f.25		Verstärkende Eingriffe an einem schrägen Augenmuskel: Vorlagerung: M. obliquus inferior		U2	31322	31503	31708	31709	31822
505	5-10f.26		Verstärkende Eingriffe an einem schrägen Augenmuskel: Vorlagerung: M. obliquus superior		U2	31322	31503	31708	31709	31822
506	5-10f.35		Verstärkende Eingriffe an einem schrägen Augenmuskel: Kombination aus Resektion, Faltung und/oder Vorlagerung: M. obliquus inferior		U2	31322	31503	31708	31709	31822
507	5-10f.36		Verstärkende Eingriffe an einem schrägen Augenmuskel: Kombination aus Resektion, Faltung und/oder Vorlagerung: M. obliquus superior		U2	31322	31503	31708	31709	31822
508	5-10g.05		Schwächende Eingriffe an einem schrägen Augenmuskel: Einfache Rücklagerung: M. obliquus inferior		U2	31322	31503	31708	31709	31822
509	5-10g.06		Schwächende Eingriffe an einem schrägen Augenmuskel: Einfache Rücklagerung: M. obliquus superior		U2	31322	31503	31708	31709	31822
510	5-10g.15		Schwächende Eingriffe an einem schrägen Augenmuskel: Rücklagerung an Schlingen: M. obliquus inferior		U2	31322	31503	31708	31709	31822
511	5-10g.16		Schwächende Eingriffe an einem schrägen Augenmuskel: Rücklagerung an Schlingen: M. obliquus superior		U2	31322	31503	31708	31709	31822
512	5-10g.25		Schwächende Eingriffe an einem schrägen Augenmuskel: Tenotomie, Myotomie, Tenektomie und Myektomie: M. obliquus inferior		U2	31322	31503	31708	31709	31822
513	5-10g.26		Schwächende Eingriffe an einem schrägen Augenmuskel: Tenotomie, Myotomie, Tenektomie und Myektomie: M. obliquus superior		U2	31322	31503	31708	31709	31822
514	5-10g.35		Schwächende Eingriffe an einem schrägen Augenmuskel: Partielle Tenotomie und Myotomie: M. obliquus inferior		U2	31322	31503	31708	31709	31822
515	5-10g.36		Schwächende Eingriffe an einem schrägen Augenmuskel: Partielle Tenotomie und Myotomie: M. obliquus superior		U2	31322	31503	31708	31709	31822
516	5-10h.05		Transposition eines schrägen Augenmuskels: Gesamter Muskel: M. obliquus inferior		U2	31322	31503	31708	31709	31822
517	5-10h.06		Transposition eines schrägen Augenmuskels: Gesamter Muskel: M. obliquus superior		U2	31322	31503	31708	31709	31822
518	5-10h.15		Transposition eines schrägen Augenmuskels: Muskelteil: M. obliquus inferior		U2	31322	31503	31708	31709	31822
519	5-10h.16		Transposition eines schrägen Augenmuskels: Muskelteil: M. obliquus superior		U2	31322	31503	31708	31709	31822

Fortsetzung 2.6 Operationen an den Augen

lfd. Nr	OPS-301 2004	OPS 2005	Bezeichnung OPS-301 2004	Bezeichnung OPS 2005	Kate-gorie	OP-Leistung	Über-wachung	Nachbeh. Überw.	Nachbeh. Operat.	Narkose
520	5-10j.05		Andere Operationen an den schrägen Augenmuskeln: Adhäsiolyse: M. obliquus inferior		U2	31322	31503	31708	31709	31822
521	5-10j.06		Andere Operationen an den schrägen Augenmuskeln: Adhäsiolyse: M. obliquus superior		U2	31322	31503	31708	31709	31822
522	5-10j.15		Andere Operationen an den schrägen Augenmuskeln: Entfernen einer Muskelnaht: M. obliquus inferior		U1	31321	31502	31708	31709	31821
523	5-10j.16		Andere Operationen an den schrägen Augenmuskeln: Entfernen einer Muskelnaht: M. obliquus superior		U1	31321	31502	31708	31709	31821
524	5-10j.25		Andere Operationen an den schrägen Augenmuskeln: Absetzen eines Augenmuskels: M. obliquus inferior		U2	31322	31503	31708	31709	31822
525	5-10j.26		Andere Operationen an den schrägen Augenmuskeln: Absetzen eines Augenmuskels: M. obliquus superior		U2	31322	31503	31708	31709	31822
526	5-10j.35		Andere Operationen an den schrägen Augenmuskeln: Refixation eines Augenmuskels: M. obliquus inferior		U2	31322	31503	31708	31709	31822
527	5-10j.36		Andere Operationen an den schrägen Augenmuskeln: Refixation eines Augenmuskels: M. obliquus superior		U2	31322	31503	31708	31709	31822
528	5-10k.0		Kombinierte Operationen an den Augenmuskeln: Operation an 2 geraden Augenmuskeln		U3	31323	31504	31710	31711	31823
529	5-10k.1		Kombinierte Operationen an den Augenmuskeln: Operation an mindestens 3 geraden Augenmuskeln		U3	31323	31504	31710	31711	31823
530	5-10k.2		Kombinierte Operationen an den Augenmuskeln: Operation an 2 schrägen Augenmuskeln		U3	31323	31504	31710	31711	31823
531	5-10k.3		Kombinierte Operationen an den Augenmuskeln: Operation an mindestens 3 schrägen Augenmuskeln		U3	31323	31504	31710	31711	31823
532	5-10k.4		Kombinierte Operationen an den Augenmuskeln: Operation an mindestens 2 geraden und mindestens 2 schrägen Augenmuskeln		U5	31325	31505	31712	31713	31825
533	5-112.2		Exzision und Destruktion von (erkranktem) Gewebe der Konjunktiva: Exzision mit Plastik		U1	31321	31502	31708	31709	31821
534	5-112.3		Exzision und Destruktion von (erkranktem) Gewebe der Konjunktiva: Peritomie		V1	31331	31502	31716	31717	31821
535	5-112.4		Exzision und Destruktion von (erkranktem) Gewebe der Konjunktiva: Periektomie		U2	31322	31503	31708	31709	31822
536	5-113.1		Konjunktivaplastik: Transplantation von Nasenschleimhaut		U3	31323	31504	31710	31711	31823
537	5-113.2		Konjunktivaplastik: Transplantation von Mundschleimhaut		U3	31323	31504	31710	31711	31823
538	5-113.3		Konjunktivaplastik: Tenonplastik		U3	31323	31504	31710	31711	31823
539	5-114.1		Lösung von Adhäsionen zwischen Konjunktiva und Augenlid: Mit Bindehautplastik		U2	31322	31503	31708	31709	31822

Fortsetzung 2.6 Operationen an den Augen

lfd. Nr	OPS-301 2004	OPS 2005	Bezeichnung OPS-301 2004	Bezeichnung OPS 2005	Kategorie	OP-Leistung	Überwachung	Nachbeh. Überw.	Nachbeh. Operat.	Narkose
540	5-123.20		Exzision und Destruktion von (erkranktem) Gewebe der Kornea: Keratektomie: Superfiziell		V1	31331	31502	31716	31717	31821
541	5-125.0		Hornhauttransplantation und Keratoprothetik: Hornhauttransplantation, lamellär		V4	31334	31504	31720	31721	31824
542	5-125.0	5-125.5	Hornhauttransplantation und Keratoprothetik: Hornhauttransplantation, lamellär	Hornhauttransplantation und Keratoprothetik: Hornhaut-Retransplantation während desselben stationären Aufenthalts	V4	31334	31504	31720	31721	31824
543	5-125.1		Hornhauttransplantation und Keratoprothetik: Hornhauttransplantation, perforierend		V4	31334	31504	31720	31721	31824
544	5-125.2		Hornhauttransplantation und Keratoprothetik: Autorotationskeratoplastik		V4	31334	31504	31720	31721	31824
545	5-125.3		Hornhauttransplantation und Keratoprothetik: Austausch-Keratoplastik		V4	31334	31504	31720	31721	31824
546	5-125.4		Hornhauttransplantation und Keratoprothetik: Insertion einer Keratoprothese		V5	31335	31505	31720	31721	31825
547	5-129.y		Andere Operationen an der Kornea: N.n.bez.		V3	31333	31504	31718	31719	31823
548	5-129.1		Andere Operationen an der Kornea: Deckung der Kornea durch Bindehaut		V3	31333	31504	31718	31719	31823
549	5-129.2		Andere Operationen an der Kornea: Deckung der Kornea duch eine Amnionmembran		V3	31333	31504	31718	31719	31823
550	5-129.3		Andere Operationen an der Kornea: Verschluß eines Defektes mit Gewebekleber		V2	31332	31503	31718	31719	31822
551	5-129.4		Andere Operationen an der Kornea: Entfernung einer Hornhautnaht		U1	31321	31502	31708	31709	31821
552	5-129.5		Andere Operationen an der Kornea: Entfernung einer Keratoprothese		V3	31333	31504	31718	31719	31823
553	5-130.0		Operative Entfernung eines Fremdkörpers aus der vorderen Augenkammer: Mit Magnet		V1	31331	31502	31716	31717	31821
554	5-130.1		Operative Entfernung eines Fremdkörpers aus der vorderen Augenkammer: Durch Inzision		V1	31331	31502	31716	31717	31821
555	5-131.00		Senkung des Augeninnendruckes durch filtrierende Operationen: Gedeckte Goniotrepanation oder Trabekulektomie: Ohne adjuvante medikamentöse Therapie		V2	31332	31503	31718	31719	31822
556	5-131.01		Senkung des Augeninnendruckes durch filtrierende Operationen: Gedeckte Goniotrepanation oder Trabekulektomie: Mit Einbringen von Medikamenten zur Fibrosehemmung		V3	31333	31504	31718	31719	31823
557	5-131.1		Senkung des Augeninnendruckes durch filtrierende Operationen: Nicht gedeckte Trepanation der Sklera		V2	31332	31503	31718	31719	31822
558	5-131.2		Senkung des Augeninnendruckes durch filtrierende Operationen: Iridenkleisis		V2	31332	31503	31718	31719	31822
559	5-131.5		Senkung des Augeninnendruckes durch filtrierende Operationen: Lasersklerostomie		V2	31332	31503	31718	31719	31822
560	5-131.6		Senkung des Augeninnendruckes durch filtrierende Operationen: Filtrationsoperation mit Kunststoffimplantat		V2	31332	31503	31718	31719	31822

Fortsetzung 2.6 Operationen an den Augen

lfd. Nr	OPS-301 2004	OPS 2005	Bezeichnung OPS-301 2004	Bezeichnung OPS 2005	Kategorie	OP-Leistung	Überwachung	Nachbeh. Überw.	Nachbeh. Operat.	Narkose
561	5-132.0		Senkung des Augeninnendruckes durch Operationen am Corpus ciliare: Zyklodiathermie		V1	31331	31502	31716	31717	31821
562	5-132.1		Senkung des Augeninnendruckes durch Operationen am Corpus ciliare: Zyklokryotherapie		V1	31331	31502	31716	31717	31821
563	5-132.2		Senkung des Augeninnendruckes durch Operationen am Corpus ciliare: Zyklophotokoagulation		V1	31331	31502	31716	31717	31821
564	5-133.0		Senkung des Augeninnendruckes durch Verbesserung der Kammerwasserzirkulation: Chirurgische Iridektomie		V1	31331	31502	31716	31717	31821
565	5-133.1		Senkung des Augeninnendruckes durch Verbesserung der Kammerwasserzirkulation: Trabekulotomie		V3	31333	31504	31718	31719	31823
566	5-133.2		Senkung des Augeninnendruckes durch Verbesserung der Kammerwasserzirkulation: Goniotomie		V3	31333	31504	31718	31719	31823
567	5-133.3		Senkung des Augeninnendruckes durch Verbesserung der Kammerwasserzirkulation: Lasertrabekuloplastik		W1	31341	31501	31724	31725	31821
568	5-133.4		Senkung des Augeninnendruckes durch Verbesserung der Kammerwasserzirkulation: Gonioplastik oder Iridoplastik durch Laser		W1	31341	31501	31724	31725	31821
569	5-133.5		Senkung des Augeninnendruckes durch Verbesserung der Kammerwasserzirkulation: Zyklodialyse		V2	31332	31503	31718	31719	31822
570	5-133.6		Senkung des Augeninnendruckes durch Verbesserung der Kammerwasserzirkulation: Laseriridotomie		W1	31341	31501	31724	31725	31821
571	5-133.7		Senkung des Augeninnendruckes durch Verbesserung der Kammerwasserzirkulation: Aspiration und Kürettage am Trabelwerk		V2	31332	31503	31718	31719	31822
572	5-134.0		Senkung des Augeninnendruckes durch nicht-filtrierende Operationen: Viskokanalostomie		V3	31333	31504	31718	31719	31823
573	5-134.1		Senkung des Augeninnendruckes durch nicht-filtrierende Operationen: Tiefe Sklerektomie		V3	31333	31504	31718	31719	31823
574	5-135.0		Exzision und Destruktion von erkranktem Gewebe an Iris, Corpus ciliare und Sklera: Exzision von erkranktem Gewebe der Iris		V4	31334	31504	31720	31721	31824
575	5-135.1		Exzision und Destruktion von erkranktem Gewebe an Iris, Corpus ciliare und Sklera: Exzision von erkranktem Gewebe des Corpus ciliare		V4	31334	31504	31720	31721	31824
576	5-135.2		Exzision und Destruktion von erkranktem Gewebe an Iris, Corpus ciliare und Sklera: Exzision von erkranktem Gewebe der Sklera		V4	31334	31504	31720	31721	31824
577	5-135.3		Exzision und Destruktion von erkranktem Gewebe an Iris, Corpus ciliare und Sklera: Destruktion von erkranktem Gewebe der Iris		V4	31334	31504	31720	31721	31824
578	5-135.4		Exzision und Destruktion von erkranktem Gewebe an Iris, Corpus ciliare und Sklera: Destruktion von erkranktem Gewebe des Corpus ciliare		V4	31334	31504	31720	31721	31824

Fortsetzung 2.6 Operationen an den Augen

lfd. Nr	OPS-301 2004	OPS 2005	Bezeichnung OPS-301 2004	Bezeichnung OPS 2005	Kate-gorie	OP-Leistung	Über-wachung	Nachbeh. Überw.	Nachbeh. Operat.	Narkose
579	5-135.5		Exzision und Destruktion von erkranktem Gewebe an Iris, Corpus ciliare und Sklera: Destruktion von erkranktem Gewebe der Sklera		V4	31334	31504	31720	31721	31824
580	5-136.1		Andere Iridektomie und Iridotomie: Iridotomie mit Laser		W1	31341	31501	31724	31725	31821
581	5-136.2		Andere Iridektomie und Iridotomie: Iridektomie, chirurgisch		V1	31331	31502	31716	31717	31821
582	5-136.3		Andere Iridektomie und Iridotomie: Exzision der prolabierten Iris		V1	31331	31502	31716	31717	31821
583	5-137.0		Andere Operationen an der Iris: Iridoplastik durch Laser		W1	31341	31501	31724	31725	31821
584	5-137.1		Andere Operationen an der Iris: Iridoplastik, chirurgisch		V2	31332	31503	31718	31719	31822
585	5-137.2		Andere Operationen an der Iris: Lösung vorderer Synechien (zwischen Iris und Kornea)		V1	31331	31502	31716	31717	31821
586	5-137.3		Andere Operationen an der Iris: Lösung von Goniosynechien (Augenkammerwinkel)		V1	31331	31502	31716	31717	31821
587	5-137.4		Andere Operationen an der Iris: Lösung hinterer Synechien (zwischen Iris und Linse)		V1	31331	31502	31716	31717	31821
588	5-137.5		Andere Operationen an der Iris: Entfernung einer Pupillarmembran		V2	31332	31503	31718	31719	31822
589	5-137.6		Andere Operationen an der Iris: Operation mit einem Irisdiaphragma		V2	31332	31503	31718	31719	31822
590	5-139.3		Andere Operationen an Sklera, vorderer Augenkammer, Iris und Corpus ciliare: Exzision einer Epitheleinwachsung		V4	31334	31504	31720	31721	31824
591	5-139.4		Andere Operationen an Sklera, vorderer Augenkammer, Iris und Corpus ciliare: Fixation des Ziliarkörpers		V4	31334	31504	31720	31721	31824
592	5-140.0		Entfernung eines Fremdkörpers aus der Augenlinse: Mit Magnet		V2	31332	31503	31718	31719	31822
593	5-142.0		Kapsulotomie der Linse: Laserpolitur der Intraokularlinse		W1	31341	31501	31724	31725	31821
594	5-142.1		Kapsulotomie der Linse: Kapsulotomie, chirurgisch		V1	31331	31502	31716	31717	31821
595	5-142.2		Kapsulotomie der Linse: Kapsulotomie durch Laser		W1	31341	31501	31724	31725	31821
596	5-142.3		Kapsulotomie der Linse: Nachstarabsaugung		V1	31331	31502	31716	31717	31821
597	5-143.00		Intrakapsuläre Extraktion der Linse: Über sklero-kornealen Zugang: Ohne Implantation einer alloplastischen Linse		V1	31331	31502	31716	31717	31821
598	5-143.01		Intrakapsuläre Extraktion der Linse: Über sklero-kornealen Zugang: Mit Einführung einer kapselfixierten Hinterkammerlinse		V2	31332	31503	31718	31719	31822
599	5-143.02		Intrakapsuläre Extraktion der Linse: Über sklero-kornealen Zugang: Mit Einführung einer sulkusfixierten Hinterkammerlinse		V2	31332	31503	31718	31719	31822
600	5-143.03		Intrakapsuläre Extraktion der Linse: Über sklero-kornealen Zugang: Mit Einführung einer sklerafixierten Hinterkammerlinse		V2	31332	31503	31718	31719	31822
601	5-143.05		Intrakapsuläre Extraktion der Linse: Über sklero-kornealen Zugang: Mit Einführung einer kammerwinkelgestützten Vorderkammerlinse		V2	31332	31503	31718	31719	31822

Fortsetzung 2.6 Operationen an den Augen

lfd. Nr	OPS-301 2004	OPS 2005	Bezeichnung OPS-301 2004	Bezeichnung OPS 2005	Kategorie	OP-Leistung	Überwachung	Nachbeh. Überw.	Nachbeh. Operat.	Narkose
602	5-143.06		Intrakapsuläre Extraktion der Linse: Über sklero-kornealen Zugang: Mit Einführung einer irisfixierten Vorderkammerlinse		V2	31332	31503	31718	31719	31822
603	5-143.07		Intrakapsuläre Extraktion der Linse: Über sklero-kornealen Zugang: Mit Einführung einer sonstigen Vorderkammerlinse		V2	31332	31503	31718	31719	31822
604	5-143.08		Intrakapsuläre Extraktion der Linse: Über sklero-kornealen Zugang: Mit Einführung einer Vorderkammerlinse, n.n.bez.		V2	31332	31503	31718	31719	31822
605	5-143.09		Intrakapsuläre Extraktion der Linse: Über sklero-kornealen Zugang: Mit Einführung mehrerer alloplastischer Linsen		V2	31332	31503	31718	31719	31822
606	5-143.10		Intrakapsuläre Extraktion der Linse: Über kornealen Zugang: Ohne Implantation einer alloplastischen Linse		V1	31331	31502	31716	31717	31821
607	5-143.11		Intrakapsuläre Extraktion der Linse: Über kornealen Zugang: Mit Einführung einer kapselfixierten Hinterkammerlinse		V2	31332	31503	31718	31719	31822
608	5-143.12		Intrakapsuläre Extraktion der Linse: Über kornealen Zugang: Mit Einführung einer sulkusfixierten Hinterkammerlinse		V2	31332	31503	31718	31719	31822
609	5-143.13		Intrakapsuläre Extraktion der Linse: Über kornealen Zugang: Mit Einführung einer sklerafixierten Hinterkammerlinse		V2	31332	31503	31718	31719	31822
610	5-143.15		Intrakapsuläre Extraktion der Linse: Über kornealen Zugang: Mit Einführung einer kammerwinkelgestützten Vorderkammerlinse		V2	31332	31503	31718	31719	31822
611	5-143.16		Intrakapsuläre Extraktion der Linse: Über kornealen Zugang: Mit Einführung einer irisfixierten Vorderkammerlinse		V2	31332	31503	31718	31719	31822
612	5-143.17		Intrakapsuläre Extraktion der Linse: Über kornealen Zugang: Mit Einführung einer sonstigen Vorderkammerlinse		V2	31332	31503	31718	31719	31822
613	5-143.19		Intrakapsuläre Extraktion der Linse: Über kornealen Zugang: Mit Einführung mehrerer alloplastischer Linsen		V2	31332	31503	31718	31719	31822
614	5-144.00		Extrakapsuläre Extraktion der Linse [ECCE]: Über sklero-kornealen Zugang: Ohne Implantation einer alloplastischen Linse		V1	31331	31502	31716	31717	31821
615	5-144.01		Extrakapsuläre Extraktion der Linse [ECCE]: Über sklero-kornealen Zugang: Mit Einführung einer kapselfixierten Hinterkammerlinse		V2	31332	31503	31718	31719	31822
616	5-144.02		Extrakapsuläre Extraktion der Linse [ECCE]: Über sklero-kornealen Zugang: Mit Einführung einer sulkusfixierten Hinterkammerlinse		V2	31332	31503	31718	31719	31822
617	5-144.03		Extrakapsuläre Extraktion der Linse [ECCE]: Über sklero-kornealen Zugang: Mit Einführung einer sklerafixierten Hinterkammerlinse		V2	31332	31503	31718	31719	31822
618	5-144.05		Extrakapsuläre Extraktion der Linse [ECCE]: Über sklero-kornealen Zugang: Mit Einführung einer kammerwinkelgestützten Vorderkammerlinse		V2	31332	31503	31718	31719	31822
619	5-144.06		Extrakapsuläre Extraktion der Linse [ECCE]: Über sklero-kornealen Zugang: Mit Einführung einer irisfixierten Vorderkammerlinse		V2	31332	31503	31718	31719	31822

Fortsetzung 2.6 Operationen an den Augen

lfd. Nr	OPS-301 2004	OPS 2005	Bezeichnung OPS-301 2004	Bezeichnung OPS 2005	Kate-gorie	OP-Leistung	Über-wachung	Nachbeh. Überw.	Nachbeh. Operat.	Narkose
620	5-144.07		Extrakapsuläre Extraktion der Linse [ECCE]: Über sklero-kornealen Zugang: Mit Einführung einer sonstigen Vorderkammerlinse		V2	31332	31503	31718	31719	31822
621	5-144.09		Extrakapsuläre Extraktion der Linse [ECCE]: Über sklero-kornealen Zugang: Mit Einführung mehrerer alloplastischer Linsen		V2	31332	31503	31718	31719	31822
622	5-144.10		Extrakapsuläre Extraktion der Linse [ECCE]: Über kornealen Zugang: Ohne Implantation einer alloplastischen Linse		V1	31331	31502	31716	31717	31821
623	5-144.11		Extrakapsuläre Extraktion der Linse [ECCE]: Über kornealen Zugang: Mit Einführung einer kapselfixierten Hinterkammerlinse		V2	31332	31503	31718	31719	31822
624	5-144.12		Extrakapsuläre Extraktion der Linse [ECCE]: Über kornealen Zugang: Mit Einführung einer sulkusfixierten Hinterkammerlinse		V2	31332	31503	31718	31719	31822
625	5-144.13		Extrakapsuläre Extraktion der Linse [ECCE]: Über kornealen Zugang: Mit Einführung einer sklerafixierten Hinterkammerlinse		V2	31332	31503	31718	31719	31822
626	5-144.15		Extrakapsuläre Extraktion der Linse [ECCE]: Über kornealen Zugang: Mit Einführung einer kammerwinkelgestützten Vorderkammerlinse		V2	31332	31503	31718	31719	31822
627	5-144.16		Extrakapsuläre Extraktion der Linse [ECCE]: Über kornealen Zugang: Mit Einführung einer irisfixierten Vorderkammerlinse		V2	31332	31503	31718	31719	31822
628	5-144.17		Extrakapsuläre Extraktion der Linse [ECCE]: Über kornealen Zugang: Mit Einführung einer sonstigen Vorderkammerlinse		V2	31332	31503	31718	31719	31822
629	5-144.19		Extrakapsuläre Extraktion der Linse [ECCE]: Über kornealen Zugang: Mit Einführung mehrerer alloplastischer Linsen		V2	31332	31503	31718	31719	31822
630	5-145.00		Andere Linsenextraktionen: Über die Pars plana: Ohne Implantation einer alloplastischen Linse		V2	31332	31503	31718	31719	31822
631	5-145.01		Andere Linsenextraktionen: Über die Pars plana: Mit Einführung einer kapselfixierten Hinterkammerlinse		V2	31332	31503	31718	31719	31822
632	5-145.02		Andere Linsenextraktionen: Über die Pars plana: Mit Einführung einer sulkusfixierten Hinterkammerlinse		V2	31332	31503	31718	31719	31822
633	5-145.03		Andere Linsenextraktionen: Über die Pars plana: Mit Einführung einer sklerafixierten Hinterkammerlinse		V2	31332	31503	31718	31719	31822
634	5-145.04		Andere Linsenextraktionen: Über die Pars plana: Mit Einführung einer Hinterkammerlinse, n.n.bez.		V2	31332	31503	31718	31719	31822
635	5-145.05		Andere Linsenextraktionen: Über die Pars plana: Mit Einführung einer kammerwinkelgestützten Vorderkammerlinse		V2	31332	31503	31718	31719	31822
636	5-145.06		Andere Linsenextraktionen: Über die Pars plana: Mit Einführung einer irisfixierten Vorderkammerlinse		V2	31332	31503	31718	31719	31822
637	5-145.07		Andere Linsenextraktionen: Über die Pars plana: Mit Einführung einer sonstigen Vorderkammerlinse		V2	31332	31503	31718	31719	31822

Fortsetzung 2.6 Operationen an den Augen

lfd. Nr	OPS-301 2004	OPS 2005	Bezeichnung OPS-301 2004	Bezeichnung OPS 2005	Kategorie	OP-Leistung	Überwachung	Nachbeh. Überw.	Nachbeh. Operat.	Narkose
638	5-145.08		Andere Linsenextraktionen: Über die Pars plana: Mit Einführung einer Vorderkammerlinse, n.n.bez.		V2	31332	31503	31718	31719	31822
639	5-145.09		Andere Linsenextraktionen: Über die Pars plana: Mit Einführung mehrerer alloplastischer Linsen		V2	31332	31503	31718	31719	31822
640	5-145.10		Andere Linsenextraktionen: Entfernung einer luxierten Linse aus der Vorderkammer: Ohne Implantation einer alloplastischen Linse		V2	31332	31503	31718	31719	31822
641	5-145.11		Andere Linsenextraktionen: Entfernung einer luxierten Linse aus der Vorderkammer: Mit Einführung einer kapselfixierten Hinterkammerlinse		V3	31333	31504	31718	31719	31823
642	5-145.12		Andere Linsenextraktionen: Entfernung einer luxierten Linse aus der Vorderkammer: Mit Einführung einer sulkusfixierten Hinterkammerlinse		V3	31333	31504	31718	31719	31823
643	5-145.13		Andere Linsenextraktionen: Entfernung einer luxierten Linse aus der Vorderkammer: Mit Einführung einer sklerafixierten Hinterkammerlinse		V3	31333	31504	31718	31719	31823
644	5-145.14		Andere Linsenextraktionen: Entfernung einer luxierten Linse aus der Vorderkammer: Mit Einführung einer Hinterkammerlinse, n.n.bez.		V3	31333	31504	31718	31719	31823
645	5-145.15		Andere Linsenextraktionen: Entfernung einer luxierten Linse aus der Vorderkammer: Mit Einführung einer kammerwinkelgestützten Vorderkammerlinse		V3	31333	31504	31718	31719	31823
646	5-145.16		Andere Linsenextraktionen: Entfernung einer luxierten Linse aus der Vorderkammer: Mit Einführung einer irisfixierten Vorderkammerlinse		V3	31333	31504	31718	31719	31823
647	5-145.17		Andere Linsenextraktionen: Entfernung einer luxierten Linse aus der Vorderkammer: Mit Einführung einer sonstigen Vorderkammerlinse		V3	31333	31504	31718	31719	31823
648	5-145.18		Andere Linsenextraktionen: Entfernung einer luxierten Linse aus der Vorderkammer: Mit Einführung einer Vorderkammerlinse, n.n.bez.		V3	31333	31504	31718	31719	31823
649	5-145.19		Andere Linsenextraktionen: Entfernung einer luxierten Linse aus der Vorderkammer: Mit Einführung mehrerer alloplastischer Linsen		V3	31333	31504	31718	31719	31823
650	5-145.20		Andere Linsenextraktionen: Entfernung einer luxierten Linse aus dem Glaskörper: Ohne Implantation einer alloplastischen Linse		V3	31333	31504	31718	31719	31823
651	5-145.21		Andere Linsenextraktionen: Entfernung einer luxierten Linse aus dem Glaskörper: Mit Einführung einer kapselfixierten Hinterkammerlinse		V4	31334	31504	31720	31721	31824
652	5-145.22		Andere Linsenextraktionen: Entfernung einer luxierten Linse aus dem Glaskörper: Mit Einführung einer sulkusfixierten Hinterkammerlinse		V4	31334	31504	31720	31721	31824
653	5-145.23		Andere Linsenextraktionen: Entfernung einer luxierten Linse aus dem Glaskörper: Mit Einführung einer sklerafixierten Hinterkammerlinse		V4	31334	31504	31720	31721	31824
654	5-145.24		Andere Linsenextraktionen: Entfernung einer luxierten Linse aus dem Glaskörper: Mit Einführung einer Hinterkammerlinse, n.n.bez.		V4	31334	31504	31720	31721	31824
655	5-145.25		Andere Linsenextraktionen: Entfernung einer luxierten Linse aus dem Glaskörper: Mit Einführung einer kammerwinkelgestützten Vorderkammerlinse		V4	31334	31504	31720	31721	31824

Fortsetzung 2.6 Operationen an den Augen

lfd. Nr	OPS-301 2004	OPS 2005	Bezeichnung OPS-301 2004	Bezeichnung OPS 2005	Kate-gorie	OP-Leistung	Über-wachung	Nachbeh. Überw.	Nachbeh. Operat.	Narkose
656	5-145.26		Andere Linsenextraktionen: Entfernung einer luxierten Linse aus dem Glaskörper: Mit Einführung einer irisfixierten Vorderkammerlinse		V4	31334	31504	31720	31721	31824
657	5-145.27		Andere Linsenextraktionen: Entfernung einer luxierten Linse aus dem Glaskörper: Mit Einführung einer sonstigen Vorderkammerlinse		V4	31334	31504	31720	31721	31824
658	5-145.28		Andere Linsenextraktionen: Entfernung einer luxierten Linse aus dem Glaskörper: Mit Einführung einer Vorderkammerlinse, n.n.bez.		V4	31334	31504	31720	31721	31824
659	5-145.29		Andere Linsenextraktionen: Entfernung einer luxierten Linse aus dem Glaskörper: Mit Einführung mehrerer alloplastischer Linsen		V4	31334	31504	31720	31721	31824
660	5-146.00		(Sekundäre) Einführung und Wechsel einer alloplastischen Linse: Sekundäre Einführung bei aphakem Auge: Ohne Implantation einer alloplastischen Linse		V1	31331	31502	31716	31717	31821
661	5-146.01		(Sekundäre) Einführung und Wechsel einer alloplastischen Linse: Sekundäre Einführung bei aphakem Auge: Mit Einführung einer kapselfixierten Hinterkammerlinse		V2	31332	31503	31718	31719	31822
662	5-146.02		(Sekundäre) Einführung und Wechsel einer alloplastischen Linse: Sekundäre Einführung bei aphakem Auge: Mit Einführung einer sulkusfixierten Hinterkammerlinse		V2	31332	31503	31718	31719	31822
663	5-146.03		(Sekundäre) Einführung und Wechsel einer alloplastischen Linse: Sekundäre Einführung bei aphakem Auge: Mit Einführung einer sklerafixierten Hinterkammerlinse		V3	31333	31504	31718	31719	31823
664	5-146.04		(Sekundäre) Einführung und Wechsel einer alloplastischen Linse: Sekundäre Einführung bei aphakem Auge: Mit Einführung einer Hinterkammerlinse, n.n.bez.		V2	31332	31503	31718	31719	31822
665	5-146.05		(Sekundäre) Einführung und Wechsel einer alloplastischen Linse: Sekundäre Einführung bei aphakem Auge: Mit Einführung einer kammerwinkelgestützten Vorderkammerlinse		V2	31332	31503	31718	31719	31822
666	5-146.06		(Sekundäre) Einführung und Wechsel einer alloplastischen Linse: Sekundäre Einführung bei aphakem Auge: Mit Einführung einer irisfixierten Vorderkammerlinse		V2	31332	31503	31718	31719	31822
667	5-146.07		(Sekundäre) Einführung und Wechsel einer alloplastischen Linse: Sekundäre Einführung bei aphakem Auge: Mit Einführung einer sonstigen Vorderkammerlinse		V2	31332	31503	31718	31719	31822
668	5-146.08		(Sekundäre) Einführung und Wechsel einer alloplastischen Linse: Sekundäre Einführung bei aphakem Auge: Mit Einführung einer Vorderkammerlinse, n.n.bez.		V2	31332	31503	31718	31719	31822
669	5-146.09		(Sekundäre) Einführung und Wechsel einer alloplastischen Linse: Sekundäre Einführung bei aphakem Auge: Mit Einführung mehrerer alloplastischer Linsen		V2	31332	31503	31718	31719	31822
670	5-146.20		(Sekundäre) Einführung und Wechsel einer alloplastischen Linse: Wechsel: Ohne Implantation einer alloplastischen Linse		V2	31332	31503	31718	31719	31822
671	5-146.21		(Sekundäre) Einführung und Wechsel einer alloplastischen Linse: Wechsel: Mit Einführung einer kapselfixierten Hinterkammerlinse		V3	31333	31504	31718	31719	31823
672	5-146.22		(Sekundäre) Einführung und Wechsel einer alloplastischen Linse: Wechsel: Mit Einführung einer sulkusfixierten Hinterkammerlinse		V3	31333	31504	31718	31719	31823

Fortsetzung 2.6 Operationen an den Augen

lfd. Nr	OPS-301 2004	OPS 2005	Bezeichnung OPS-301 2004	Bezeichnung OPS 2005	Kategorie	OP-Leistung	Überwachung	Nachbeh. Überw.	Nachbeh. Operat.	Narkose
673	5-146.23		(Sekundäre) Einführung und Wechsel einer alloplastischen Linse: Wechsel: Mit Einführung einer sklerafixierten Hinterkammerlinse		V3	31333	31504	31718	31719	31823
674	5-146.24		(Sekundäre) Einführung und Wechsel einer alloplastischen Linse: Wechsel: Mit Einführung einer Hinterkammerlinse, n.n.bez.		V3	31333	31504	31718	31719	31823
675	5-146.25		(Sekundäre) Einführung und Wechsel einer alloplastischen Linse: Wechsel: Mit Einführung einer kammerwinkelgestützten Vorderkammerlinse		V3	31333	31504	31718	31719	31823
676	5-146.26		(Sekundäre) Einführung und Wechsel einer alloplastischen Linse: Wechsel: Mit Einführung einer irisfixierten Vorderkammerlinse		V3	31333	31504	31718	31719	31823
677	5-146.27		(Sekundäre) Einführung und Wechsel einer alloplastischen Linse: Wechsel: Mit Einführung einer sonstigen Vorderkammerlinse		V3	31333	31504	31718	31719	31823
678	5-146.28		(Sekundäre) Einführung und Wechsel einer alloplastischen Linse: Wechsel: Mit Einführung einer Vorderkammerlinse, n.n.bez.		V3	31333	31504	31718	31719	31823
679	5-146.29		(Sekundäre) Einführung und Wechsel einer alloplastischen Linse: Wechsel: Mit Einführung mehrerer alloplastischer Linsen		V3	31333	31504	31718	31719	31823
680	5-147.2		Revision und Entfernung einer alloplastischen Linse: Entfernung einer Vorderkammerlinse		V2	31332	31503	31718	31719	31822
681	5-147.3		Revision und Entfernung einer alloplastischen Linse: Entfernung einer Hinterkammerlinse		V2	31332	31503	31718	31719	31822
682	5-149.0		Andere Operationen an der Linse: Einführung eines Kapselspannringes		V2	31332	31503	31718	31719	31822
683	5-149.1		Andere Operationen an der Linse: Verschluß eines Defektes mit Gewebekleber		V2	31332	31503	31718	31719	31822
684	5-150.0		Entfernung eines Fremdkörpers aus dem hinteren Augenabschnitt: Mit Magnet, transskleral		V2	31332	31503	31718	31719	31822
685	5-150.1		Entfernung eines Fremdkörpers aus dem hinteren Augenabschnitt: Durch Inzision, transskleral		V2	31332	31503	31718	31719	31822
686	5-150.2		Entfernung eines Fremdkörpers aus dem hinteren Augenabschnitt: Transpupillar		V2	31332	31503	31718	31719	31822
687	5-152.0		Fixation der Netzhaut durch eindellende Operationen: Durch permanente Plombe		V3	31333	31504	31718	31719	31823
688	5-152.1		Fixation der Netzhaut durch eindellende Operationen: Durch temporäre Plombe		V3	31333	31504	31718	31719	31823
689	5-152.2		Fixation der Netzhaut durch eindellende Operationen: Durch Cerclage		V5	31335	31505	31720	31721	31825
690	5-153.2		Revision, Wechsel und Entfernung einer Cerclage oder Plombe an der Retina: Entfernung		V2	31332	31503	31718	31719	31822
691	5-154.0		Andere Operationen zur Fixation der Netzhaut: Kryopexie		V1	31331	31502	31716	31717	31821
692	5-154.2		Andere Operationen zur Fixation der Netzhaut: Laser-Retinopexie		W1	31341	31501	31724	31725	31821
693	5-155.0		Destruktion von erkranktem Gewebe an Retina und Choroidea: Durch Diathermie		V2	31332	31503	31718	31719	31822

Fortsetzung 2.6 Operationen an den Augen

lfd. Nr	OPS-301 2004	OPS 2005	Bezeichnung OPS-301 2004	Bezeichnung OPS 2005	Kate-gorie	OP-Leistung	Über-wachung	Nachbeh. Überw.	Nachbeh. Operat.	Narkose
694	5-155.2		Destruktion von erkranktem Gewebe an Retina und Choroidea: Durch Photokoagulation		V2	31332	31503	31718	31719	31822
695	5-155.3		Destruktion von erkranktem Gewebe an Retina und Choroidea: Durch lokale Laserkoagulation		W2	31342	31501	31726	31727	31822
696	5-155.4		Destruktion von erkranktem Gewebe an Retina und Choroidea: Durch flächige Laserkoagulation		W2	31342	31501	31726	31727	31822
697	5-158.00		Pars-plana-Vitrektomie: Vordere Vitrektomie über Pars plana: Elektrolytlösung		V4	31334	31504	31720	31721	31824
698	5-158.01		Pars-plana-Vitrektomie: Vordere Vitrektomie über Pars plana: Luft		V4	31334	31504	31720	31721	31824
699	5-158.02		Pars-plana-Vitrektomie: Vordere Vitrektomie über Pars plana: Andere Gase		V4	31334	31504	31720	31721	31824
700	5-158.03		Pars-plana-Vitrektomie: Vordere Vitrektomie über Pars plana: Silikonölimplantation		V4	31334	31504	31720	31721	31824
701	5-158.04		Pars-plana-Vitrektomie: Vordere Vitrektomie über Pars plana: Silikonölwechsel/-auffüllung		V4	31334	31504	31720	31721	31824
702	5-158.05		Pars-plana-Vitrektomie: Vordere Vitrektomie über Pars plana: Silikonölentfernung		V4	31334	31504	31720	31721	31824
703	5-158.06		Pars-plana-Vitrektomie: Vordere Vitrektomie über Pars plana: Medikamente		V4	31334	31504	31720	31721	31824
704	5-158.10		Pars-plana-Vitrektomie: Ohne chirurgische Manipulation der Netzhaut: Elektrolytlösung		V4	31334	31504	31720	31721	31824
705	5-158.11		Pars-plana-Vitrektomie: Ohne chirurgische Manipulation der Netzhaut: Luft		V4	31334	31504	31720	31721	31824
706	5-158.12		Pars-plana-Vitrektomie: Ohne chirurgische Manipulation der Netzhaut: Andere Gase		V4	31334	31504	31720	31721	31824
707	5-158.13		Pars-plana-Vitrektomie: Ohne chirurgische Manipulation der Netzhaut: Silikonölimplantation		V4	31334	31504	31720	31721	31824
708	5-158.14		Pars-plana-Vitrektomie: Ohne chirurgische Manipulation der Netzhaut: Silikonölwechsel/-auffüllung		V4	31334	31504	31720	31721	31824
709	5-158.15		Pars-plana-Vitrektomie: Ohne chirurgische Manipulation der Netzhaut: Silikonölentfernung		V4	31334	31504	31720	31721	31824
710	5-158.16		Pars-plana-Vitrektomie: Ohne chirurgische Manipulation der Netzhaut: Medikamente		V4	31334	31504	31720	31721	31824
711	5-159.10		Vitrektomie über anderen Zugang und andere Operationen am Corpus vitreum: Abtragung eines Glaskörperprolapses: Elektrolytlösung		V3	31333	31504	31718	31719	31823
712	5-159.11	entfallen	Vitrektomie über anderen Zugang und andere Operationen am Corpus vitreum: Abtragung eines Glaskörperprolapses: Luft	In Version 2005 entfallen	V3	31333	31504	31718	31719	31823

Fortsetzung 2.6 Operationen an den Augen

lfd. Nr	OPS-301 2004	OPS 2005	Bezeichnung OPS-301 2004	Bezeichnung OPS 2005	Kategorie	OP-Leistung	Überwachung	Nachbeh. Überw.	Nachbeh. Operat.	Narkose
713	5-159.12	entfallen	Vitrektomie über anderen Zugang und andere Operationen am Corpus vitreum: Abtragung eines Glaskörperprolapses: Andere Gase	In Version 2005 entfallen	V3	31333	31504	31718	31719	31823
714	5-159.13	entfallen	Vitrektomie über anderen Zugang und andere Operationen am Corpus vitreum: Abtragung eines Glaskörperprolapses: Silikonölimplantation	In Version 2005 entfallen	V3	31333	31504	31718	31719	31823
715	5-159.14	entfallen	Vitrektomie über anderen Zugang und andere Operationen am Corpus vitreum: Abtragung eines Glaskörperprolapses: Silikonölwechsel/-auffüllung	In Version 2005 entfallen	V3	31333	31504	31718	31719	31823
716	5-159.15		Vitrektomie über anderen Zugang und andere Operationen am Corpus vitreum: Abtragung eines Glaskörperprolapses: Silikonölentfernung		V3	31333	31504	31718	31719	31823
717	5-159.16		Vitrektomie über anderen Zugang und andere Operationen am Corpus vitreum: Abtragung eines Glaskörperprolapses: Medikamente		V3	31333	31504	31718	31719	31823
718	5-159.20		Vitrektomie über anderen Zugang und andere Operationen am Corpus vitreum: Entfernung von Glaskörpersträngen: Elektrolytlösung		V3	31333	31504	31718	31719	31823
719	5-159.21	entfallen	Vitrektomie über anderen Zugang und andere Operationen am Corpus vitreum: Entfernung von Glaskörpersträngen: Luft	In Version 2005 entfallen	V3	31333	31504	31718	31719	31823
720	5-159.22	entfallen	Vitrektomie über anderen Zugang und andere Operationen am Corpus vitreum: Entfernung von Glaskörpersträngen: Andere Gase	In Version 2005 entfallen	V3	31333	31504	31718	31719	31823
721	5-159.23	entfallen	Vitrektomie über anderen Zugang und andere Operationen am Corpus vitreum: Entfernung von Glaskörpersträngen: Silikonölimplantation	In Version 2005 entfallen	V3	31333	31504	31718	31719	31823
722	5-159.24	entfallen	Vitrektomie über anderen Zugang und andere Operationen am Corpus vitreum: Entfernung von Glaskörpersträngen: Silikonölwechsel/-auffüllung	In Version 2005 entfallen	V3	31333	31504	31718	31719	31823
723	5-159.25		Vitrektomie über anderen Zugang und andere Operationen am Corpus vitreum: Entfernung von Glaskörpersträngen: Silikonölentfernung		V3	31333	31504	31718	31719	31823
724	5-159.26		Vitrektomie über anderen Zugang und andere Operationen am Corpus vitreum: Entfernung von Glaskörpersträngen: Medikamente		V3	31333	31504	31718	31719	31823

Fortsetzung 2.6 Operationen an den Augen

lfd. Nr	OPS-301 2004	OPS 2005	Bezeichnung OPS-301 2004	Bezeichnung OPS 2005	Kategorie	OP-Leistung	Überwachung	Nachbeh. Überw.	Nachbeh. Operat.	Narkose
725	5-161.0		Entfernung eines Fremdkörpers aus Orbita und Augapfel, n.n.bez.: Orbita, mit Magnet		V3	31333	31504	31718	31719	31823
726	5-161.1		Entfernung eines Fremdkörpers aus Orbita und Augapfel, n.n.bez.: Augapfel, n.n. bez., mit Magnet		V3	31333	31504	31718	31719	31823
727	5-161.2		Entfernung eines Fremdkörpers aus Orbita und Augapfel, n.n.bez.: Orbita, durch Inzision		V3	31333	31504	31718	31719	31823
728	5-161.3		Entfernung eines Fremdkörpers aus Orbita und Augapfel, n.n.bez.: Augapfel, n.n. bez., durch Inzision		V3	31333	31504	31718	31719	31823
729	5-163.0		Entfernung des Augapfels [Enukleation]: Ohne Einführung eines Orbitaimplantates		V2	31332	31503	31718	31719	31822
730	5-163.10		Entfernung des Augapfels [Enukleation]: Mit gleichzeitiger Einführung eines Orbitaimplantates in die Tenonsche Kapsel: Alloplastisches Implantat		U5	31325	31505	31712	31713	31825
731	5-163.11		Entfernung des Augapfels [Enukleation]: Mit gleichzeitiger Einführung eines Orbitaimplantates in die Tenonsche Kapsel: Ummanteltes alloplastisches Implantat		U5	31325	31505	31712	31713	31825
732	5-163.12		Entfernung des Augapfels [Enukleation]: Mit gleichzeitiger Einführung eines Orbitaimplantates in die Tenonsche Kapsel: Haut-Fettgewebe-Transplantat		U5	31325	31505	31712	31713	31825
733	5-167.0		Rekonstruktion der Orbitawand: Mit Osteoplastik		U4	31324	31504	31712	31713	31824
734	5-167.1		Rekonstruktion der Orbitawand: Mit Metallplatten oder Implantaten		U4	31324	31504	31712	31713	31824
735	5-167.2		Rekonstruktion der Orbitawand: Mit alloplastischem Material		U4	31324	31504	31712	31713	31824
736	5-167.3		Rekonstruktion der Orbitawand: Mit Galea-Lappen		U5	31325	31505	31712	31713	31825

2.7 Operationen an den Ohren

lfd. Nr	OPS-301 2004	OPS 2005	Bezeichnung OPS-301 2004	Bezeichnung OPS 2005	Kategorie	OP-Leistung	Überwachung	Nachbeh. Überw.	Nachbeh. Operat.	Narkose
737	5-181.1		Exzision und Destruktion von erkranktem Gewebe des äußeren Ohres: Exzision an der Ohrmuschel, histographisch kontrolliert (mikrographische Chirurgie)		N2	31232	31503	31658	31659	31822
738	5-181.4		Exzision und Destruktion von erkranktem Gewebe des äußeren Ohres: Exzision präaurikulär, histographisch kontrolliert (mikrographische Chirurgie)		N2	31232	31503	31658	31659	31822
739	5-181.6		Exzision und Destruktion von erkranktem Gewebe des äußeren Ohres: Exzision retroaurikulär, histographisch kontrolliert (mikrographische Chirurgie)		N2	31232	31503	31658	31659	31822
740	5-182.0		Resektion der Ohrmuschel: Partiell		N1	31231	31502	31656	31657	31821
741	5-182.1		Resektion der Ohrmuschel: Partiell, histographisch kontrolliert (mikrographische Chirurgie)		N2	31232	31503	31658	31659	31822
742	5-182.2		Resektion der Ohrmuschel: Total		N2	31232	31503	31658	31659	31822
743	5-182.3		Resektion der Ohrmuschel: Total, histographisch kontrolliert (mikrographische Chirurgie)		N3	31233	31504	31658	31659	31823
744	5-183.1		Wundversorgung am äußeren Ohr: Replantation		N4	31234	31504	31660	31661	31824
745	5-184.0		Plastische Korrektur abstehender Ohren: Durch Korrektur des Ohrknorpels		N3	31233	31504	31658	31659	31823
746	5-184.1		Plastische Korrektur abstehender Ohren: Durch Exzision von Weichteilen		N2	31232	31503	31658	31659	31822
747	5-184.2		Plastische Korrektur abstehender Ohren: Durch Korrektur des Ohrknorpels und Exzision von Weichteilen		N5	31235	31505	31660	31661	31825
748	5-184.3		Plastische Korrektur abstehender Ohren: Concharotation		N4	31234	31504	31660	31661	31824
749	5-185.0		Konstruktion und Rekonstruktion des äußeren Gehörganges: Erweiterung (z.B. bei Gehörgangsstenose)		N3	31233	31504	31658	31659	31823
750	5-185.1		Konstruktion und Rekonstruktion des äußeren Gehörganges: Konstruktion eines (nicht bestehenden) äußeren Gehörganges (z.B. bei Atresie)		N5	31235	31505	31660	31661	31825
751	5-185.2		Konstruktion und Rekonstruktion des äußeren Gehörganges: Rekonstruktion eines (bestehenden) äußeren Gehörganges		N2	31232	31503	31658	31659	31822
752	5-186.1		Plastische Rekonstruktion von Teilen der Ohrmuschel: Mit Galea-Lappen		N3	31233	31504	31658	31659	31823
753	5-186.2		Plastische Rekonstruktion von Teilen der Ohrmuschel: Mit Knorpeltransplantat		N5	31235	31505	31660	31661	31825
754	5-187.1		Plastische Rekonstruktion der gesamten Ohrmuschel: Mit Galea-Lappen		N7	31237	31507	31662	31663	31827
755	5-187.2		Plastische Rekonstruktion der gesamten Ohrmuschel: Mit Knorpeltransplantat		N6	31236	31506	31662	31663	31826
756	5-187.4		Plastische Rekonstruktion der gesamten Ohrmuschel: Mit alloplastischem Material		N6	31236	31506	31662	31663	31826
757	5-188.0		Andere Rekonstruktion des äußeren Ohres: Reduktionsplastik (z.B. bei Makrotie)		N3	31233	31504	31658	31659	31823
758	5-188.1		Andere Rekonstruktion des äußeren Ohres: Korrektur eines Schneckenohres		N5	31235	31505	31660	31661	31825
759	5-188.2		Andere Rekonstruktion des äußeren Ohres: Korrektur eines Stahlohres		N5	31235	31505	31660	31661	31825

Fortsetzung 2.7 Operationen an den Ohren

lfd. Nr	OPS-301 2004	OPS 2005	Bezeichnung OPS-301 2004	Bezeichnung OPS 2005	Kategorie	OP-Leistung	Überwachung	Nachbeh. Überw.	Nachbeh. Operat.	Narkose
760	5-188.3		Andere Rekonstruktion des äußeren Ohres: Plastik des Ohrläppchens		N2	31232	31503	31658	31659	31822
761	5-191.0		Stapedektomie: Mit Interposition und Implantation einer Prothese		N3	31233	31504	31658	31659	31823
762	5-191.1		Stapedektomie: Mit Fensterung des Promontoriums und Implantation einer Prothese		N4	31234	31504	31660	31661	31824
763	5-192.0		Revision einer Stapedektomie: Ohne Wiedereröffnung des ovalen Fensters		N3	31233	31504	31658	31659	31823
764	5-192.1		Revision einer Stapedektomie: Mit Wiedereröffnung des ovalen Fensters		N4	31234	31504	31660	31661	31824
765	5-193.0		Andere Operationen an den Gehörknöchelchen: Rekonstruktion		N3	31233	31504	31658	31659	31823
766	5-193.1		Andere Operationen an den Gehörknöchelchen: Mobilisation durch Entfernung von Briden		N2	31232	31503	31658	31659	31822
767	5-194.0		Myringoplastik [Tympanoplastik Typ I]: Endomeatal oder endaural		N2	31232	31503	31658	31659	31822
768	5-194.1		Myringoplastik [Tympanoplastik Typ I]: Retroaurikulär		N2	31232	31503	31658	31659	31822
769	5-195.0		Tympanoplastik (Verschluß einer Trommelfellperforation und Rekonstruktion der Gehörknöchelchen): Typ II		N4	31234	31504	31660	31661	31824
770	5-195.1		Tympanoplastik (Verschluß einer Trommelfellperforation und Rekonstruktion der Gehörknöchelchen): Typ III		N4	31234	31504	31660	31661	31824
771	5-195.2		Tympanoplastik (Verschluß einer Trommelfellperforation und Rekonstruktion der Gehörknöchelchen): Typ III mit Antrotomie oder Mastoidektomie		N5	31235	31505	31660	31661	31825
772	5-195.30		Tympanoplastik (Verschluß einer Trommelfellperforation und Rekonstruktion der Gehörknöchelchen): Typ III mit Attikotomie oder Attikoantrotomie: Mit Höhlenverkleinerung		N5	31235	31505	31660	31661	31825
773	5-195.31		Tympanoplastik (Verschluß einer Trommelfellperforation und Rekonstruktion der Gehörknöchelchen): Typ III mit Attikotomie oder Attikoantrotomie: Mit Rekonstruktion der hinteren Gehörgangswand		N6	31236	31506	31662	31663	31826
774	5-195.4		Tympanoplastik (Verschluß einer Trommelfellperforation und Rekonstruktion der Gehörknöchelchen): Typ III mit Ersatzkolumella		N4	31234	31504	31660	31661	31824
775	5-195.5		Tympanoplastik (Verschluß einer Trommelfellperforation und Rekonstruktion der Gehörknöchelchen): Typ III mit Ersatzkolumella und Antrotomie oder Mastoidektomie		N6	31236	31506	31662	31663	31826
776	5-195.60		Tympanoplastik (Verschluß einer Trommelfellperforation und Rekonstruktion der Gehörknöchelchen): Typ III mit Ersatzkolumella und Attikotomie oder Attikoantrotomie: Mit Höhlenverkleinerung		N5	31235	31505	31660	31661	31825
777	5-195.61		Tympanoplastik (Verschluß einer Trommelfellperforation und Rekonstruktion der Gehörknöchelchen): Typ III mit Ersatzkolumella und Attikotomie oder Attikoantrotomie: Mit Rekonstruktion der hinteren Gehörgangswand		N5	31235	31505	31660	31661	31825

Fortsetzung 2.7 Operationen an den Ohren

lfd. Nr	OPS-301 2004	OPS 2005	Bezeichnung OPS-301 2004	Bezeichnung OPS 2005	Kategorie	OP-Leistung	Überwachung	Nachbeh. Überw.	Nachbeh. Operat.	Narkose
778	5-195.7		Tympanoplastik (Verschluß einer Trommelfellperforation und Rekonstruktion der Gehörknöchelchen): Typ IV		N4	31234	31504	31660	31661	31824
779	5-195.8		Tympanoplastik (Verschluß einer Trommelfellperforation und Rekonstruktion der Gehörknöchelchen): Typ V		N4	31234	31504	31660	31661	31824
780	5-199.1		Andere mikrochirurgische Operationen am Mittelohr: Vestibulotomie		N3	31233	31504	31658	31659	31823
781	5-202.0		Inzision an Warzenfortsatz und Mittelohr: Antrotomie		N2	31232	31503	31658	31659	31822
782	5-202.1		Inzision an Warzenfortsatz und Mittelohr: Attikotomie		N2	31232	31503	31658	31659	31822
783	5-202.2		Inzision an Warzenfortsatz und Mittelohr: Explorative Tympanotomie		N1	31231	31502	31656	31657	31821
784	5-202.3		Inzision an Warzenfortsatz und Mittelohr: Tympanotomie mit Abdichtung der runden Fenstermembran		N2	31232	31503	31658	31659	31822
785	5-202.4		Inzision an Warzenfortsatz und Mittelohr: Tympanotomie mit Abdichtung der ovalen Fenstermembran		N2	31232	31503	31658	31659	31822
786	5-203.0		Mastoidektomie: Einfache Mastoidektomie		N3	31233	31504	31658	31659	31823
787	5-203.1		Mastoidektomie: Radikale Mastoidektomie		N4	31234	31504	31660	31661	31824
788	5-203.2		Mastoidektomie: Radikale Mastoidektomie mit Myringoplastik		N4	31234	31504	31660	31661	31824
789	5-203.3		Mastoidektomie: Radikale Mastoidektomie, modifiziert		N4	31234	31504	31660	31661	31824
790	5-203.4		Mastoidektomie: Radikale Mastoidektomie, modifiziert mit Myringoplastik		N4	31234	31504	31660	31661	31824
791	5-203.5		Mastoidektomie: Mit Darstellung des Sinus sigmoideus und der Dura mater		N5	31235	31505	31660	31661	31825
792	5-203.6		Mastoidektomie: Mit hinterer Tympanotomie		N5	31235	31505	31660	31661	31825
793	5-203.70		Mastoidektomie: Mit Freilegung des Fazialiskanals: Ohne Dekompression des Nerven		N4	31234	31504	31660	31661	31824
794	5-203.71		Mastoidektomie: Mit Freilegung des Fazialiskanals: Mit Dekompression des Nerven		N7	31237	31507	31662	31663	31827
795	5-203.8		Mastoidektomie: Mit partieller Resektion des Os temporale		N6	31236	31506	31662	31663	31826
796	5-203.9		Mastoidektomie: Mit Petrosektomie		N7	31237	31507	31662	31663	31827
797	5-204.0		Rekonstruktion des Mittelohres: Verkleinerung der Radikalhöhle		N3	31233	31504	31658	31659	31823
798	5-204.1		Rekonstruktion des Mittelohres: Reimplantation der hinteren Gehörgangswand		N2	31232	31503	31658	31659	31822
799	5-204.2		Rekonstruktion des Mittelohres: Rekonstruktion der hinteren Gehörgangswand		N3	31233	31504	31658	31659	31823
800	5-204.3		Rekonstruktion des Mittelohres: Plastik des Eingangs des Gehörgangs		N2	31232	31503	31658	31659	31822
801	5-206.0	5-206.3L	Fensterung des Innenohres: Einseitig	Fensterung des Innenohres: Ohne weitere Maßnahmen	N3	31233	31504	31658	31659	31823

Fortsetzung 2.7 Operationen an den Ohren

lfd. Nr	OPS-301 2004	OPS 2005	Bezeichnung OPS-301 2004	Bezeichnung OPS 2005	Kate-gorie	OP-Leistung	Über-wachung	Nachbeh. Überw.	Nachbeh. Operat.	Narkose
802	5-206.0	5-206.3R	Fensterung des Innenohres: Einseitig	Fensterung des Innenohres: Ohne weitere Maßnahmen	N3	31233	31504	31658	31659	31823
803	5-206.1	5-206.3B	Fensterung des Innenohres: Beidseitig	Fensterung des Innenohres: Ohne weitere Maßnahmen	N6	31236	31506	31662	31663	31826
804	5-206.2		Fensterung des Innenohres: Venenpatch der Fensterungshöhle		N5	31235	31505	31660	31661	31825
805	5-208.0		Inzision [Eröffnung] und Destruktion [Ausschaltung] des Innenohres: Kochleosaccotomie		N4	31234	31504	31660	31661	31824
806	5-208.1		Inzision [Eröffnung] und Destruktion [Ausschaltung] des Innenohres: Dekompression oder Drainage des Saccus endolymphaticus (mit Shunt)		N4	31234	31504	31660	31661	31824
807	5-208.2		Inzision [Eröffnung] und Destruktion [Ausschaltung] des Innenohres: Labyrinthektomie, transtympanal		N5	31235	31505	31660	31661	31825
808	5-208.3		Inzision [Eröffnung] und Destruktion [Ausschaltung] des Innenohres: Labyrinthektomie, transmastoidal		N5	31235	31505	31660	31661	31825
809	5-208.4		Inzision [Eröffnung] und Destruktion [Ausschaltung] des Innenohres: Labyrinthdestruktion, transtympanal		N5	31235	31505	31660	31661	31825
810	5-208.5		Inzision [Eröffnung] und Destruktion [Ausschaltung] des Innenohres: Labyrinthdestruktion, transmastoidal		N5	31235	31505	31660	31661	31825
811	5-209.20		Andere Operationen am Mittel- und Innenohr: Einführung eines Kochleaimplantates: Intrakochleär		N7	31237	31507	31662	31663	31827
812	5-209.21		Andere Operationen am Mittel- und Innenohr: Einführung eines Kochleaimplantates: Extrakochleär		N7	31237	31507	31662	31663	31827
813	5-209.3		Andere Operationen am Mittel- und Innenohr: Implantation von Knochenankern		N1	31231	31502	31656	31657	31821
814	5-209.4		Andere Operationen am Mittel- und Innenohr: Verschluß einer Labyrinthfistel		N4	31234	31504	31660	31661	31824
815	5-209.5		Andere Operationen am Mittel- und Innenohr: Verschluß einer Mastoidfistel		N3	31233	31504	31658	31659	31823
816	5-209.6		Andere Operationen am Mittel- und Innenohr: Remastoidektomie		N3	31233	31504	31658	31659	31823
817	5-209.7		Andere Operationen am Mittel- und Innenohr: Wechsel eines Kochleaimplantates		N7	31237	31507	31662	31663	31827
818	5-209.8		Andere Operationen am Mittel- und Innenohr: Entfernung eines Kochleaimplantates		N3	31233	31504	31658	31659	31823

2.8 Operationen an Nase und Nasennebenhöhlen

lfd. Nr	OPS-301 2004	OPS 2005	Bezeichnung OPS-301 2004	Bezeichnung OPS 2005	Kategorie	OP-Leistung	Überwachung	Nachbeh. Überw.	Nachbeh. Operat.	Narkose
819	5-210.4		Operative Behandlung einer Nasenblutung: Ligatur einer Arterie (A. maxillaris oder A. ethmoidalis)		N4	31234	31504	31660	31661	31824
820	5-210.5		Operative Behandlung einer Nasenblutung: Dermatoplastik am Vestibulum nasi		N3	31233	31504	31658	31659	31823
821	5-211.11		Inzision der Nase: Drainage eines Hämatoms sonstiger Teile der Nase: Mit Einnähen von Septumstützfolien		N1	31231	31502	31656	31657	31821
822	5-211.21		Inzision der Nase: Drainage eines Septumabszesses: Mit Einnähen von Septumstützfolien		N1	31231	31502	31656	31657	31821
823	5-211.41		Inzision der Nase: Durchtrennung von Synechien: Mit Einnähen von Septumstützfolien		N1	31231	31502	31656	31657	31821
824	5-212.1		Exzision und Destruktion von erkranktem Gewebe der Nase: Exzision an der äußeren Nase, histographisch kontrolliert (mikrographische Chirurgie)		N2	31232	31503	31658	31659	31822
825	5-212.3		Exzision und Destruktion von erkranktem Gewebe der Nase: Exzision an der inneren Nase durch laterale Rhinotomie		N5	31235	31505	31660	31661	31825
826	5-212.4		Exzision und Destruktion von erkranktem Gewebe der Nase: Exzision an der inneren Nase mit Midfacedegloving		N7	31237	31507	31662	31663	31827
827	5-213.0		Resektion der Nase: Partiell		N2	31232	31503	31658	31659	31822
828	5-213.1		Resektion der Nase: Partiell, histographisch kontrolliert (mikrographische Chirurgie)		N3	31233	31504	31658	31659	31823
829	5-213.2		Resektion der Nase: Subtotal		N2	31232	31503	31658	31659	31822
830	5-213.3		Resektion der Nase: Subtotal, histographisch kontrolliert (mikrographische Chirurgie)		N3	31233	31504	31658	31659	31823
831	5-213.4		Resektion der Nase: Total [Ablatio nasi]		N3	31233	31504	31658	31659	31823
832	5-213.5		Resektion der Nase: Total, histographisch kontrolliert (mikrographische Chirurgie)		N4	31234	31504	31660	31661	31824
833	5-214.0		Submuköse Resektion und plastische Rekonstruktion des Nasenseptums: Submuköse Resektion		N2	31232	31503	31658	31659	31822
834	5-214.1		Submuköse Resektion und plastische Rekonstruktion des Nasenseptums: Plastische Rekonstruktion ohne Resektion		N3	31233	31504	31658	31659	31823
835	5-214.2		Submuköse Resektion und plastische Rekonstruktion des Nasenseptums: Plastische Rekonstruktion mit Resektion		N3	31233	31504	31658	31659	31823
836	5-214.3		Submuköse Resektion und plastische Rekonstruktion des Nasenseptums: Septumunterfütterung (z.B. bei Ozaena)		N5	31235	31505	31660	31661	31825
837	5-214.4		Submuköse Resektion und plastische Rekonstruktion des Nasenseptums: Dermatoplastik (z.B. bei Septumperforation)		N4	31234	31504	31660	31661	31824
838	5-215.30	5-215.3L	Operationen an der unteren Nasenmuschel [Concha nasalis]: Submuköse Resektion: Einseitig	Operationen an der unteren Nasenmuschel [Concha nasalis]: Submuköse Resektion	N1	31231	31502	31656	31657	31821

Fortsetzung 2.8 Operationen an Nase und Nasennebenhöhlen

lfd. Nr	OPS-301 2004	OPS 2005	Bezeichnung OPS-301 2004	Bezeichnung OPS 2005	Kate-gorie	OP-Leistung	Über-wachung	Nachbeh. Überw.	Nachbeh. Operat.	Narkose
839	5-215.30	5-215.3R	Operationen an der unteren Nasenmuschel [Concha nasalis]: Submuköse Resektion: Einseitig	Operationen an der unteren Nasenmuschel [Concha nasalis]: Submuköse Resektion	N1	31231	31502	31656	31657	31821
840	5-215.31	5-215.3B	Operationen an der unteren Nasenmuschel [Concha nasalis]: Submuköse Resektion: Beidseitig	Operationen an der unteren Nasenmuschel [Concha nasalis]: Submuköse Resektion	N2	31232	31503	31658	31659	31822
841	5-216.1		Reposition einer Nasenfraktur: Offen, endonasal		N2	31232	31503	31658	31659	31822
842	5-216.2		Reposition einer Nasenfraktur: Offen, von außen		N2	31232	31503	31658	31659	31822
843	5-217.0		Plastische Rekonstruktion der äußeren Nase: Nasensteg		N2	31232	31503	31658	31659	31822
844	5-217.1		Plastische Rekonstruktion der äußeren Nase: Nasenflügel		N2	31232	31503	31658	31659	31822
845	5-217.2		Plastische Rekonstruktion der äußeren Nase: Nasenrücken		N2	31232	31503	31658	31659	31822
846	5-217.3		Plastische Rekonstruktion der äußeren Nase: Mehrere Teile der Nase		N4	31234	31504	31660	31661	31824
847	5-218.00		Plastische Rekonstruktion der inneren und äußeren Nase [Septorhinoplastik]: Septorhinoplastik mit Korrektur des Knorpels: Mit lokalen Transplantaten		N3	31233	31504	31658	31659	31823
848	5-218.01		Plastische Rekonstruktion der inneren und äußeren Nase [Septorhinoplastik]: Septorhinoplastik mit Korrektur des Knorpels: Mit distalen Transplantaten		N5	31235	31505	31660	31661	31825
849	5-218.10		Plastische Rekonstruktion der inneren und äußeren Nase [Septorhinoplastik]: Septorhinoplastik mit Korrektur des Knochens: Mit lokalen Transplantaten		N5	31235	31505	31660	31661	31825
850	5-218.11		Plastische Rekonstruktion der inneren und äußeren Nase [Septorhinoplastik]: Septorhinoplastik mit Korrektur des Knochens: Mit distalen Transplantaten		N6	31236	31506	31662	31663	31826
851	5-218.20		Plastische Rekonstruktion der inneren und äußeren Nase [Septorhinoplastik]: Septorhinoplastik mit Korrektur des Knorpels und Knochens: Mit lokalen Transplantaten		N5	31235	31505	31660	31661	31825
852	5-218.21		Plastische Rekonstruktion der inneren und äußeren Nase [Septorhinoplastik]: Septorhinoplastik mit Korrektur des Knorpels und Knochens: Mit distalen Transplantaten		N6	31236	31506	31662	31663	31826
853	5-218.3		Plastische Rekonstruktion der inneren und äußeren Nase [Septorhinoplastik]: Septorhinoplastik mit lokalen oder distalen Lappen		N5	31235	31505	31660	31661	31825
854	5-219.0		Andere Operationen an der Nase: Exstirpation einer Nasenfistel		N3	31233	31504	31658	31659	31823
855	5-219.1		Andere Operationen an der Nase: Resektion einer Choanalatresie, transpalatinal		N3	31233	31504	31658	31659	31823
856	5-219.2		Andere Operationen an der Nase: Resektion einer Choanalatresie, transnasal		N2	31232	31503	31658	31659	31822
857	5-220.3		Nasennebenhöhlenpunktion: Stirnhöhlenpunktion nach Beck		N1	31231	31502	31656	31657	31821

Fortsetzung 2.8 Operationen an Nase und Nasennebenhöhlen

lfd. Nr	OPS-301 2004	OPS 2005	Bezeichnung OPS-301 2004	Bezeichnung OPS 2005	Kategorie	OP-Leistung	Überwachung	Nachbeh. Überw.	Nachbeh. Operat.	Narkose
858	5-221.10	5-221.1L	Operationen an der Kieferhöhle: Fensterung über mittleren Nasengang: Einseitig	Operationen an der Kieferhöhle: Fensterung über mittleren Nasengang	N1	31231	31502	31656	31657	31821
859	5-221.10	5-221.1R	Operationen an der Kieferhöhle: Fensterung über mittleren Nasengang: Einseitig	Operationen an der Kieferhöhle: Fensterung über mittleren Nasengang	N1	31231	31502	31656	31657	31821
860	5-221.11	5-221.1B	Operationen an der Kieferhöhle: Fensterung über mittleren Nasengang: Beidseitig	Operationen an der Kieferhöhle: Fensterung über mittleren Nasengang	N2	31232	31503	31658	31659	31822
861	5-221.20	5-221.2L	Operationen an der Kieferhöhle: Schleimhauterhaltende Operation, transoral oder transnasal: Einseitig	Operationen an der Kieferhöhle: Schleimhauterhaltende Operation, transoral oder transnasal	N1	31231	31502	31656	31657	31821
862	5-221.20	5-221.2R	Operationen an der Kieferhöhle: Schleimhauterhaltende Operation, transoral oder transnasal: Einseitig	Operationen an der Kieferhöhle: Schleimhauterhaltende Operation, transoral oder transnasal	N1	31231	31502	31656	31657	31821
863	5-221.21	5-221.2B	Operationen an der Kieferhöhle: Schleimhauterhaltende Operation, transoral oder transnasal: Beidseitig	Operationen an der Kieferhöhle: Schleimhauterhaltende Operation, transoral oder transnasal	N2	31232	31503	31658	31659	31822
864	5-221.30	5-221.3L	Operationen an der Kieferhöhle: Osteoplastische Operation, transoral oder transnasal: Einseitig	Operationen an der Kieferhöhle: Osteoplastische Operation, transoral oder transnasal	N2	31232	31503	31658	31659	31822
865	5-221.30	5-221.3R	Operationen an der Kieferhöhle: Osteoplastische Operation, transoral oder transnasal: Einseitig	Operationen an der Kieferhöhle: Osteoplastische Operation, transoral oder transnasal	N2	31232	31503	31658	31659	31822
866	5-221.31	5-221.3B	Operationen an der Kieferhöhle: Osteoplastische Operation, transoral oder transnasal: Beidseitig	Operationen an der Kieferhöhle: Osteoplastische Operation, transoral oder transnasal	N3	31233	31504	31658	31659	31823
867	5-221.40	5-221.4L	Operationen an der Kieferhöhle: Radikaloperation, transoral oder transnasal: Einseitig	Operationen an der Kieferhöhle: Radikaloperation, transoral oder transnasal	N2	31232	31503	31658	31659	31822
868	5-221.40	5-221.4R	Operationen an der Kieferhöhle: Radikaloperation, transoral oder transnasal: Einseitig	Operationen an der Kieferhöhle: Radikaloperation, transoral oder transnasal	N2	31232	31503	31658	31659	31822
869	5-221.41	5-221.4B	Operationen an der Kieferhöhle: Radikaloperation, transoral oder transnasal: Beidseitig	Operationen an der Kieferhöhle: Radikaloperation, transoral oder transnasal	N3	31233	31504	31658	31659	31823
870	5-222.0		Operation am Siebbein und an der Keilbeinhöhle: Infundibulotomie		N1	31231	31502	31656	31657	31821

Fortsetzung 2.8 Operationen an Nase und Nasennebenhöhlen

lfd. Nr	OPS-301 2004	OPS 2005	Bezeichnung OPS-301 2004	Bezeichnung OPS 2005	Kategorie	OP-Leistung	Überwachung	Nachbeh. Überw.	Nachbeh. Operat.	Narkose
871	5-222.10		Operation am Siebbein und an der Keilbeinhöhle: Ethmoidektomie von außen: Ohne Darstellung der Schädelbasis		N3	31233	31504	31658	31659	31823
872	5-222.11		Operation am Siebbein und an der Keilbeinhöhle: Ethmoidektomie von außen: Mit Darstellung der Schädelbasis		N3	31233	31504	31658	31659	31823
873	5-222.20		Operation am Siebbein und an der Keilbeinhöhle: Ethmoidektomie, transnasal: Ohne Darstellung der Schädelbasis		N2	31232	31503	31658	31659	31822
874	5-222.21		Operation am Siebbein und an der Keilbeinhöhle: Ethmoidektomie, transnasal: Mit Darstellung der Schädelbasis		N2	31232	31503	31658	31659	31822
875	5-222.30		Operation am Siebbein und an der Keilbeinhöhle: Ethmoidektomie, transmaxillär: Ohne Darstellung der Schädelbasis		N3	31233	31504	31658	31659	31823
876	5-222.31		Operation am Siebbein und an der Keilbeinhöhle: Ethmoidektomie, transmaxillär: Mit Darstellung der Schädelbasis		N3	31233	31504	31658	31659	31823
877	5-222.4		Operation am Siebbein und an der Keilbeinhöhle: Sphenoidotomie		N2	31232	31503	31658	31659	31822
878	5-222.50		Operation am Siebbein und an der Keilbeinhöhle: Sphenoidektomie von außen: Ohne Darstellung der Schädelbasis		N3	31233	31504	31658	31659	31823
879	5-222.51		Operation am Siebbein und an der Keilbeinhöhle: Sphenoidektomie von außen: Mit Darstellung der Schädelbasis		N4	31234	31504	31660	31661	31824
880	5-222.6		Operation am Siebbein und an der Keilbeinhöhle: Sphenoidektomie, transseptal		N3	31233	31504	31658	31659	31823
881	5-222.70		Operation am Siebbein und an der Keilbeinhöhle: Sphenoidektomie, transmaxilloethmoidal: Ohne Darstellung der Schädelbasis		N4	31234	31504	31660	31661	31824
882	5-222.71		Operation am Siebbein und an der Keilbeinhöhle: Sphenoidektomie, transmaxilloethmoidal: Mit Darstellung der Schädelbasis		N4	31234	31504	31660	31661	31824
883	5-223.0		Operationen an der Stirnhöhle: Von außen mit Fensterung des Stirnhöhlenbodens (OP nach Ritter-Jansen)		N4	31234	31504	31660	31661	31824
884	5-223.1		Operationen an der Stirnhöhle: Von außen mit Fensterung des Stirnhöhlenbodens und der Stirnhöhlenvorderwand (OP nach Killian)		N4	31234	31504	31660	31661	31824
885	5-223.2		Operationen an der Stirnhöhle: Radikaloperation von außen mit Resektion des Stirnhöhlenbodens und der Stirnhöhlenvorderwand (OP nach Riedel)		N4	31234	31504	31660	31661	31824
886	5-223.3		Operationen an der Stirnhöhle: Osteoplastische Operation		N4	31234	31504	31660	31661	31824
887	5-223.5		Operationen an der Stirnhöhle: Transnasal		N3	31233	31504	31658	31659	31823
888	5-224.0		Operationen an mehreren Nasennebenhöhlen: Sanierung der Sinus maxillaris et ethmoidalis, kombiniert transnasal und transantral (Luc-de Lima)		N4	31234	31504	31660	31661	31824
889	5-224.1		Operationen an mehreren Nasennebenhöhlen: Sanierung der Sinus frontalis et ethmoidalis, kombiniert transnasal und von außen (nach Lynch, osteoplastische Operation)		N5	31235	31505	31660	31661	31825

Fortsetzung 2.8 Operationen an Nase und Nasennebenhöhlen

lfd. Nr	OPS-301 2004	OPS 2005	Bezeichnung OPS-301 2004	Bezeichnung OPS 2005	Kategorie	OP-Leistung	Überwachung	Nachbeh. Überw.	Nachbeh. Operat.	Narkose
890	5-224.2		Operationen an mehreren Nasennebenhöhlen: Sanierung der Sinus maxillaris, ethmoidalis et sphenoidalis, transmaxillo-ethmoidal		N5	31235	31505	31660	31661	31825
891	5-224.3		Operationen an mehreren Nasennebenhöhlen: Ethmoidsphenoidektomie, transnasal		N5	31235	31505	31660	31661	31825
892	5-224.4		Operationen an mehreren Nasennebenhöhlen: Mehrere Nasennebenhöhlen, radikal		N5	31235	31505	31660	31661	31825
893	5-224.5		Operationen an mehreren Nasennebenhöhlen: Mehrere Nasennebenhöhlen, radikal mit Einbruch in die Flügelgaumengrube, kombiniert transfazial und transmandibulär		N7	31237	31507	31662	31663	31827
894	5-224.60		Operationen an mehreren Nasennebenhöhlen: Mehrere Nasennebenhöhlen, transnasal: Mit Teilentfernung der Lamina papyracea		N5	31235	31505	31660	31661	31825
895	5-224.61		Operationen an mehreren Nasennebenhöhlen: Mehrere Nasennebenhöhlen, transnasal: Mit Schlitzung der Periorbita		N5	31235	31505	31660	31661	31825
896	5-224.62		Operationen an mehreren Nasennebenhöhlen: Mehrere Nasennebenhöhlen, transnasal: Mit Entlastung eines Abszesses		N5	31235	31505	31660	31661	31825
897	5-224.70		Operationen an mehreren Nasennebenhöhlen: Mehrere Nasennebenhöhlen, kombiniert transnasal und von außen: Mit Teilentfernung der Lamina papyracea		N6	31236	31506	31662	31663	31826
898	5-224.71		Operationen an mehreren Nasennebenhöhlen: Mehrere Nasennebenhöhlen, kombiniert transnasal und von außen: Mit Schlitzung der Periorbita		N6	31236	31506	31662	31663	31826
899	5-224.72		Operationen an mehreren Nasennebenhöhlen: Mehrere Nasennebenhöhlen, kombiniert transnasal und von außen: Mit Entlastung eines Abszesses		N6	31236	31506	31662	31663	31826
900	5-225.4		Plastische Rekonstruktion der Nasennebenhöhlen: Verschluß einer alveoloantralen Fistel		N3	31233	31504	31658	31659	31823

2.9 Operationen an Mundhöhle und Gesicht

lfd. Nr	OPS-301 2004	OPS 2005	Bezeichnung OPS-301 2004	Bezeichnung OPS 2005	Kate-gorie	OP-Leistung	Über-wachung	Nachbeh. Überw.	Nachbeh. Operat.	Narkose
901	5-230.2		Zahnextraktion: Mehrere Zähne eines Quadranten		M2	31222	31503	31643	31644	31822
902	5-230.3		Zahnextraktion: Mehrere Zähne verschiedener Quadranten		M3	31223	31504	31645	31646	31823
903	5-230.4		Zahnextraktion: Sämtliche Zähne einer Kieferhälfte		M2	31222	31503	31643	31644	31822
904	5-231.01		Operative Zahnentfernung (durch Osteotomie): Tief zerstörter Zahn: Mehrere Zähne eines Quadranten		M1	31221	31502	31643	31644	31821
905	5-231.02		Operative Zahnentfernung (durch Osteotomie): Tief zerstörter Zahn: Mehrere Zähne eines Kiefers		M2	31222	31503	31643	31644	31822
906	5-231.03		Operative Zahnentfernung (durch Osteotomie): Tief zerstörter Zahn: Mehrere Zähne des Ober- und Unterkiefers		M2	31222	31503	31643	31644	31822
907	5-231.11		Operative Zahnentfernung (durch Osteotomie): Teilweise retinierter oder verlagerter Zahn: Mehrere Zähne eines Quadranten		M1	31221	31502	31643	31644	31821
908	5-231.12		Operative Zahnentfernung (durch Osteotomie): Teilweise retinierter oder verlagerter Zahn: Mehrere Zähne eines Kiefers		M2	31222	31503	31643	31644	31822
909	5-231.13		Operative Zahnentfernung (durch Osteotomie): Teilweise retinierter oder verlagerter Zahn: Mehrere Zähne des Ober- und Unterkiefers		M2	31222	31503	31643	31644	31822
910	5-231.21		Operative Zahnentfernung (durch Osteotomie): Vollständig retinierter oder verlagerter (impaktierter) Zahn: Mehrere Zähne eines Quadranten		M1	31221	31502	31643	31644	31821
911	5-231.22		Operative Zahnentfernung (durch Osteotomie): Vollständig retinierter oder verlagerter (impaktierter) Zahn: Mehrere Zähne eines Kiefers		M2	31222	31503	31643	31644	31822
912	5-231.23		Operative Zahnentfernung (durch Osteotomie): Vollständig retinierter oder verlagerter (impaktierter) Zahn: Mehrere Zähne des Ober- und Unterkiefers		M2	31222	31503	31643	31644	31822
913	5-231.40		Operative Zahnentfernung (durch Osteotomie): Entnahme eines Zahnes zur Transplantation: Ein Zahn		M1	31221	31502	31643	31644	31821
914	5-231.41		Operative Zahnentfernung (durch Osteotomie): Entnahme eines Zahnes zur Transplantation: Mehrere Zähne eines Quadranten		M1	31221	31502	31643	31644	31821
915	5-231.42		Operative Zahnentfernung (durch Osteotomie): Entnahme eines Zahnes zur Transplantation: Mehrere Zähne eines Kiefers		M2	31222	31503	31643	31644	31822
916	5-231.43		Operative Zahnentfernung (durch Osteotomie): Entnahme eines Zahnes zur Transplantation: Mehrere Zähne des Ober- und Unterkiefers		M2	31222	31503	31643	31644	31822
917	5-231.51		Operative Zahnentfernung (durch Osteotomie): Entfernung einer frakturierten Wurzel oder Radix relicta: Mehrere Zähne eines Quadranten		M1	31221	31502	31643	31644	31821
918	5-231.52		Operative Zahnentfernung (durch Osteotomie): Entfernung einer frakturierten Wurzel oder Radix relicta: Mehrere Zähne eines Kiefers		M2	31222	31503	31643	31644	31822
919	5-231.53		Operative Zahnentfernung (durch Osteotomie): Entfernung einer frakturierten Wurzel oder Radix relicta: Mehrere Zähne des Ober- und Unterkiefers		M2	31222	31503	31643	31644	31822

Fortsetzung 2.9 Operationen an Mundhöhle und Gesicht

lfd. Nr	OPS-301 2004	OPS 2005	Bezeichnung OPS-301 2004	Bezeichnung OPS 2005	Kategorie	OP-Leistung	Überwachung	Nachbeh. Überw.	Nachbeh. Operat.	Narkose
920	5-231.61		Operative Zahnentfernung (durch Osteotomie): Entfernung eines Zahnfragmentes aus Weichgewebe: Mehrere Zähne eines Quadranten		M1	31221	31502	31643	31644	31821
921	5-231.62		Operative Zahnentfernung (durch Osteotomie): Entfernung eines Zahnfragmentes aus Weichgewebe: Mehrere Zähne eines Kiefers		M2	31222	31503	31643	31644	31822
922	5-231.63		Operative Zahnentfernung (durch Osteotomie): Entfernung eines Zahnfragmentes aus Weichgewebe: Mehrere Zähne des Ober- und Unterkiefers		M2	31222	31503	31643	31644	31822
923	5-232.01		Zahnsanierung durch Füllung: Adhäsive Füllungstechnik: Mehrere Zähne eines Quadranten		M1	31221	31502	31643	31644	31821
924	5-232.02		Zahnsanierung durch Füllung: Adhäsive Füllungstechnik: Mehrere Zähne eines Kiefers		M2	31222	31503	31643	31644	31822
925	5-232.03		Zahnsanierung durch Füllung: Adhäsive Füllungstechnik: Mehrere Zähne des Ober- und Unterkiefers		M2	31222	31503	31643	31644	31822
926	5-235.0		Replantation, Transplantation, Implantation und Stabilisierung eines Zahnes: Replantation (in die ursprüngliche Alveole)		M2	31222	31503	31643	31644	31822
927	5-235.1		Replantation, Transplantation, Implantation und Stabilisierung eines Zahnes: Transplantation		M2	31222	31503	31643	31644	31822
928	5-237.0		Wurzelspitzenresektion und Wurzelkanalbehandlung: Wurzelkanalbehandlung		M1	31221	31502	31643	31644	31821
929	5-240.2		Inzision des Zahnfleisches und Osteotomie des Alveolarkammes: Osteotomie des Alveolarkammes [Alveolotomie]		M1	31221	31502	31643	31644	31821
930	5-241.0		Gingivaplastik: Lappenoperation		M1	31221	31502	31643	31644	31821
931	5-241.1		Gingivaplastik: Mit Schleimhauttransplantat		M2	31222	31503	31643	31644	31822
932	5-241.4		Gingivaplastik: Korrektur von Schleimhautbändern		M1	31221	31502	31643	31644	31821
933	5-242.1		Andere Operationen am Zahnfleisch: Operation am Schlotterkamm		M1	31221	31502	31643	31644	31821
934	5-242.3		Andere Operationen am Zahnfleisch: Gingivektomie		M1	31221	31502	31643	31644	31821
935	5-242.5		Andere Operationen am Zahnfleisch: Entnahme eines Schleimhauttransplantates vom harten Gaumen		M1	31221	31502	31643	31644	31821
936	5-242.6		Andere Operationen am Zahnfleisch: Entnahme eines Schleimhauttransplantates von der Wange		M1	31221	31502	31643	31644	31821
937	5-243.0		Exzision einer odontogenen pathologischen Veränderung des Kiefers: Am Oberkiefer ohne Eröffnung der Kieferhöhle		M1	31221	31502	31643	31644	31821
938	5-243.1		Exzision einer odontogenen pathologischen Veränderung des Kiefers: Am Oberkiefer mit Eröffnung der Kieferhöhle		M2	31222	31503	31643	31644	31822
939	5-243.2		Exzision einer odontogenen pathologischen Veränderung des Kiefers: Am Oberkiefer mit Eröffnung des Nasenbodens		M2	31222	31503	31643	31644	31822

Fortsetzung 2.9 Operationen an Mundhöhle und Gesicht

lfd. Nr	OPS-301 2004	OPS 2005	Bezeichnung OPS-301 2004	Bezeichnung OPS 2005	Kategorie	OP-Leistung	Überwachung	Nachbeh. Überw.	Nachbeh. Operat.	Narkose
940	5-243.3		Exzision einer odontogenen pathologischen Veränderung des Kiefers: Am Unterkiefer		M1	31221	31502	31643	31644	31821
941	5-243.4		Exzision einer odontogenen pathologischen Veränderung des Kiefers: Am Unterkiefer mit Darstellung des N. alveolaris inferior		M2	31222	31503	31643	31644	31822
942	5-243.5		Exzision einer odontogenen pathologischen Veränderung des Kiefers: Am Unterkiefer mit Darstellung des N. lingualis		M2	31222	31503	31643	31644	31822
943	5-244.00		Alveolarkammplastik und Vestibulumplastik: Alveolarkammplastik (Umschlagfalte): Ohne Transplantat		M1	31221	31502	31643	31644	31821
944	5-244.01		Alveolarkammplastik und Vestibulumplastik: Alveolarkammplastik (Umschlagfalte): Mit Hauttransplantat		M3	31223	31504	31645	31646	31823
945	5-244.02		Alveolarkammplastik und Vestibulumplastik: Alveolarkammplastik (Umschlagfalte): Mit Schleimhauttransplantat		M3	31223	31504	31645	31646	31823
946	5-244.10		Alveolarkammplastik und Vestibulumplastik: Mundbodensenkung: Ohne Transplantat		M3	31223	31504	31645	31646	31823
947	5-244.11		Alveolarkammplastik und Vestibulumplastik: Mundbodensenkung: Mit Hauttransplantat		M4	31224	31504	31647	31648	31824
948	5-244.12		Alveolarkammplastik und Vestibulumplastik: Mundbodensenkung: Mit Schleimhauttransplantat		M4	31224	31504	31647	31648	31824
949	5-244.20		Alveolarkammplastik und Vestibulumplastik: Vestibulumplastik: Ohne Transplantat		M2	31222	31503	31643	31644	31822
950	5-244.21		Alveolarkammplastik und Vestibulumplastik: Vestibulumplastik: Mit Hauttransplantat		M3	31223	31504	31645	31646	31823
951	5-244.22		Alveolarkammplastik und Vestibulumplastik: Vestibulumplastik: Mit Schleimhauttransplantat		M3	31223	31504	31645	31646	31823
952	5-244.30		Alveolarkammplastik und Vestibulumplastik: Mundbodensenkung mit Vestibulumplastik: Ohne Transplantat		M3	31223	31504	31645	31646	31823
953	5-244.31		Alveolarkammplastik und Vestibulumplastik: Mundbodensenkung mit Vestibulumplastik: Mit Hauttransplantat		M5	31225	31505	31647	31648	31825
954	5-244.32		Alveolarkammplastik und Vestibulumplastik: Mundbodensenkung mit Vestibulumplastik: Mit Schleimhauttransplantat		M5	31225	31505	31647	31648	31825
955	5-244.40		Alveolarkammplastik und Vestibulumplastik: Tuberplastik: Ohne Transplantat		M2	31222	31503	31643	31644	31822
956	5-244.41		Alveolarkammplastik und Vestibulumplastik: Tuberplastik: Mit Hauttransplantat		M3	31223	31504	31645	31646	31823
957	5-244.42		Alveolarkammplastik und Vestibulumplastik: Tuberplastik: Mit Schleimhauttransplantat		M3	31223	31504	31645	31646	31823
958	5-245.1		Zahnfreilegung: Mit Osteotomie		M1	31221	31502	31643	31644	31821
959	5-251.00		Partielle Glossektomie: Transoral: Rekonstruktion mit gestieltem regionalen Lappen		M5	31225	31505	31647	31648	31825

Fortsetzung 2.9 Operationen an Mundhöhle und Gesicht

lfd. Nr	OPS-301 2004	OPS 2005	Bezeichnung OPS-301 2004	Bezeichnung OPS 2005	Kate-gorie	OP-Leistung	Über-wachung	Nachbeh. Überw.	Nachbeh. Operat.	Narkose
960	5-251.10		Partielle Glossektomie: Durch temporäre Mandibulotomie: Rekonstruktion mit gestieltem regionalen Lappen		M5	31225	31505	31647	31648	31825
961	5-251.20		Partielle Glossektomie: Durch Pharyngotomie: Rekonstruktion mit gestieltem regionalen Lappen		M5	31225	31505	31647	31648	31825
962	5-259.2		Andere Operationen an der Zunge: Plastik des Frenulum linguae		M1	31221	31502	31643	31644	31821
963	5-260.20		Inzision und Schlitzung einer Speicheldrüse und eines Speicheldrüsenausführungsganges: Entfernung eines Speichelsteines: Speicheldrüse		N1	31231	31502	31656	31657	31821
964	5-261.0		Exzision von erkranktem Gewebe einer Speicheldrüse und eines Speicheldrüsenausführungsganges: Marsupialisation des Ductus parotideus (Stenon-Gang)		N1	31231	31502	31656	31657	31821
965	5-261.1		Exzision von erkranktem Gewebe einer Speicheldrüse und eines Speicheldrüsenausführungsganges: Marsupialisation des Ductus submandibularis (Warthon-Gang)		N1	31231	31502	31656	31657	31821
966	5-261.2		Exzision von erkranktem Gewebe einer Speicheldrüse und eines Speicheldrüsenausführungsganges: Marsupialisation an der Glandula sublingualis (Ranula)		N1	31231	31502	31656	31657	31821
967	5-261.3		Exzision von erkranktem Gewebe einer Speicheldrüse und eines Speicheldrüsenausführungsganges: Exzision an der Glandula parotis		N2	31232	31503	31658	31659	31822
968	5-261.4		Exzision von erkranktem Gewebe einer Speicheldrüse und eines Speicheldrüsenausführungsganges: Exzision an der Glandula submandibularis		N2	31232	31503	31658	31659	31822
969	5-261.5		Exzision von erkranktem Gewebe einer Speicheldrüse und eines Speicheldrüsenausführungsganges: Exzision an der Glandula sublingualis (Ranula)		N1	31231	31502	31656	31657	31821
970	5-262.00		Resektion einer Speicheldrüse: Parotidektomie, partiell: Ohne intraoperatives Fazialismonitoring		N4	31234	31504	31660	31661	31824
971	5-262.01		Resektion einer Speicheldrüse: Parotidektomie, partiell: Mit intraoperativem Fazialismonitoring		N5	31235	31505	31660	31661	31825
972	5-262.10		Resektion einer Speicheldrüse: Parotidektomie, komplett mit Erhalt des N. facialis: Ohne intraoperatives Fazialismonitoring		N5	31235	31505	31660	31661	31825
973	5-262.11		Resektion einer Speicheldrüse: Parotidektomie, komplett mit Erhalt des N. facialis: Mit intraoperativem Fazialismonitoring		N6	31236	31506	31662	31663	31826
974	5-262.20		Resektion einer Speicheldrüse: Parotidektomie, komplett mit Resektion des N. facialis: Mit Teilresektion des N. facialis		N6	31236	31506	31662	31663	31826
975	5-262.21		Resektion einer Speicheldrüse: Parotidektomie, komplett mit Resektion des N. facialis: Mit Resektion des N. facialis		N5	31235	31505	31660	31661	31825
976	5-262.3		Resektion einer Speicheldrüse: Parotidektomie, komplett mit Resektion und Rekonstruktion des N. facialis		N6	31236	31506	31662	31663	31826

Fortsetzung 2.9 Operationen an Mundhöhle und Gesicht

lfd. Nr	OPS-301 2004	OPS 2005	Bezeichnung OPS-301 2004	Bezeichnung OPS 2005	Kategorie	OP-Leistung	Überwachung	Nachbeh. Überw.	Nachbeh. Operat.	Narkose
977	5-262.40		Resektion einer Speicheldrüse: Glandula submandibularis: Ohne intraoperatives Monitoring des Ramus marginalis N. facialis		N3	31233	31504	31658	31659	31823
978	5-262.41		Resektion einer Speicheldrüse: Glandula submandibularis: Mit intraoperativem Monitoring des Ramus marginalis N. facialis		N3	31233	31504	31658	31659	31823
979	5-262.5		Resektion einer Speicheldrüse: Glandula sublingualis		N2	31232	31503	31658	31659	31822
980	5-263.10		Rekonstruktion einer Speicheldrüse und eines Speicheldrüsenausführungsganges: Verschluß einer Fistel: Speicheldrüse		N2	31232	31503	31658	31659	31822
981	5-263.11		Rekonstruktion einer Speicheldrüse und eines Speicheldrüsenausführungsganges: Verschluß einer Fistel: Ausführungsgang		N1	31231	31502	31656	31657	31821
982	5-263.2		Rekonstruktion einer Speicheldrüse und eines Speicheldrüsenausführungsganges: Verlagerung eines Speicheldrüsenausführungsganges		N2	31232	31503	31658	31659	31822
983	5-272.0		Exzision und Destruktion des (erkrankten) harten und weichen Gaumens: Exzision, lokal		M1	31221	31502	31643	31644	31821
984	5-272.1		Exzision und Destruktion des (erkrankten) harten und weichen Gaumens: Exzision, partiell		M1	31221	31502	31643	31644	31821
985	5-272.2		Exzision und Destruktion des (erkrankten) harten und weichen Gaumens: Exstirpation, total, transoral		M5	31225	31505	31647	31648	31825
986	5-272.3		Exzision und Destruktion des (erkrankten) harten und weichen Gaumens: Exzision, radikal [En-bloc-Resektion], transmandibulär		M6	31226	31506	31649	31650	31826
987	5-272.4		Exzision und Destruktion des (erkrankten) harten und weichen Gaumens: Exzision, radikal [En-bloc-Resektion], transfazial		M6	31226	31506	31649	31650	31826
988	5-272.5		Exzision und Destruktion des (erkrankten) harten und weichen Gaumens: Uvulektomie		N1	31231	31502	31656	31657	31821
989	5-272.6		Exzision und Destruktion des (erkrankten) harten und weichen Gaumens: Destruktion		N1	31231	31502	31656	31657	31821
990	5-274.1		Mundbodenplastik: Plastische Rekonstruktion		M2	31222	31503	31643	31644	31822
991	5-274.2		Mundbodenplastik: Verschluß einer Fistel		M2	31222	31503	31643	31644	31822
992	5-275.0		Palatoplastik: Naht (nach Verletzung)		M1	31221	31502	31643	31644	31821
993	5-275.1		Palatoplastik: Primäre Hartgaumenplastik ohne Knochentransplantat		M3	31223	31504	31645	31646	31823
994	5-275.2		Palatoplastik: Primäre Hartgaumenplastik mit Knochentransplantat		M5	31225	31505	31647	31648	31825
995	5-275.3		Palatoplastik: Sekundäre Hartgaumenplastik ohne Knochentransplantat		M3	31223	31504	31645	31646	31823
996	5-275.4		Palatoplastik: Sekundäre Hartgaumenplastik mit Knochentransplantat		M4	31224	31504	31647	31648	31824
997	5-275.7		Palatoplastik: Velopharyngolyse		M2	31222	31503	31643	31644	31822

Fortsetzung 2.9 Operationen an Mundhöhle und Gesicht

lfd. Nr	OPS-301 2004	OPS 2005	Bezeichnung OPS-301 2004	Bezeichnung OPS 2005	Kategorie	OP-Leistung	Überwachung	Nachbeh. Überw.	Nachbeh. Operat.	Narkose
998	5-275.8		Palatoplastik: Velopharyngoplastik		M3	31223	31504	31645	31646	31823
999	5-276.0	5-276.aL	Plastische Rekonstruktion einer (angeborenen) Lippenspalte und Lippen-Kieferspalte: Lippenplastik, einseitig	Plastische Rekonstruktion einer (angeborenen) Lippenspalte und Lippen-Kieferspalte: Lippenplastik	M3	31223	31504	31645	31646	31823
1000	5-276.0	5-276.aR	Plastische Rekonstruktion einer (angeborenen) Lippenspalte und Lippen-Kieferspalte: Lippenplastik, einseitig	Plastische Rekonstruktion einer (angeborenen) Lippenspalte und Lippen-Kieferspalte: Lippenplastik	M3	31223	31504	31645	31646	31823
1001	5-276.1	5-276.bL	Plastische Rekonstruktion einer (angeborenen) Lippenspalte und Lippen-Kieferspalte: Kieferplastik, einseitig	Plastische Rekonstruktion einer (angeborenen) Lippenspalte und Lippen-Kieferspalte: Kieferplastik	M5	31225	31505	31647	31648	31825
1002	5-276.1	5-276.bR	Plastische Rekonstruktion einer (angeborenen) Lippenspalte und Lippen-Kieferspalte: Kieferplastik, einseitig	Plastische Rekonstruktion einer (angeborenen) Lippenspalte und Lippen-Kieferspalte: Kieferplastik	M5	31225	31505	31647	31648	31825
1003	5-276.2	5-276.cL	Plastische Rekonstruktion einer (angeborenen) Lippenspalte und Lippen-Kieferspalte: Kieferplastik, einseitig, mit Osteoplastik	Plastische Rekonstruktion einer (angeborenen) Lippenspalte und Lippen-Kieferspalte: Kieferplastik, mit Osteoplastik	M5	31225	31505	31647	31648	31825
1004	5-276.2	5-276.cR	Plastische Rekonstruktion einer (angeborenen) Lippenspalte und Lippen-Kieferspalte: Kieferplastik, einseitig, mit Osteoplastik	Plastische Rekonstruktion einer (angeborenen) Lippenspalte und Lippen-Kieferspalte: Kieferplastik, mit Osteoplastik	M5	31225	31505	31647	31648	31825
1005	5-276.3	5-276.aB	Plastische Rekonstruktion einer (angeborenen) Lippenspalte und Lippen-Kieferspalte: Lippenplastik, beidseitig	Plastische Rekonstruktion einer (angeborenen) Lippenspalte und Lippen-Kieferspalte: Lippenplastik	M5	31225	31505	31647	31648	31825
1006	5-276.4	5-276.bB	Plastische Rekonstruktion einer (angeborenen) Lippenspalte und Lippen-Kieferspalte: Kieferplastik, beidseitig	Plastische Rekonstruktion einer (angeborenen) Lippenspalte und Lippen-Kieferspalte: Kieferplastik	M6	31226	31506	31649	31650	31826
1007	5-276.5	5-276.cB	Plastische Rekonstruktion einer (angeborenen) Lippenspalte und Lippen-Kieferspalte: Kieferplastik, beidseitig, mit Osteoplastik	Plastische Rekonstruktion einer (angeborenen) Lippenspalte und Lippen-Kieferspalte: Kieferplastik, mit Osteoplastik	M6	31226	31506	31649	31650	31826
1008	5-276.7		Plastische Rekonstruktion einer (angeborenen) Lippenspalte und Lippen-Kieferspalte: Sekundäroperation der Lippenspalte		M3	31223	31504	31645	31646	31823
1009	5-276.8		Plastische Rekonstruktion einer (angeborenen) Lippenspalte und Lippen-Kieferspalte: Operation bei Makrostomie		M5	31225	31505	31647	31648	31825
1010	5-279.0		Andere Operationen am Mund: Operative Blutstillung		M1	31221	31502	31643	31644	31821
1011	5-281.0		Tonsillektomie (ohne Adenotomie): Mit Dissektionstechnik		N2	31232	31503	31658	31659	31822

Fortsetzung 2.9 Operationen an Mundhöhle und Gesicht

lfd. Nr	OPS-301 2004	OPS 2005	Bezeichnung OPS-301 2004	Bezeichnung OPS 2005	Kategorie	OP-Leistung	Überwachung	Nachbeh. Überw.	Nachbeh. Operat.	Narkose
1012	5-281.1		Tonsillektomie (ohne Adenotomie): Abszeßtonsillektomie		N3	31233	31504	31658	31659	31823
1013	5-281.2		Tonsillektomie (ohne Adenotomie): Radikal, transoral		N2	31232	31503	31658	31659	31822
1014	5-281.3		Tonsillektomie (ohne Adenotomie): Radikal, durch Pharyngotomie		N3	31233	31504	31658	31659	31823
1015	5-281.4		Tonsillektomie (ohne Adenotomie): Rest-Tonsillektomie		N1	31231	31502	31656	31657	31821
1016	5-282.0		Tonsillektomie mit Adenotomie: Mit Dissektionstechnik		N3	31233	31504	31658	31659	31823
1017	5-284.0		Exzision und Destruktion einer Zungengrundtonsille: Transoral		N2	31232	31503	31658	31659	31822
1018	5-284.1		Exzision und Destruktion einer Zungengrundtonsille: Durch Pharyngotomie		N3	31233	31504	31658	31659	31823
1019	5-285.0		Adenotomie (ohne Tonsillektomie): Primäreingriff		N1	31231	31502	31656	31657	31821
1020	5-285.1		Adenotomie (ohne Tonsillektomie): Readenotomie		N1	31231	31502	31656	31657	31821
1021	5-289.1		Andere Operationen an Gaumen- und Rachenmandeln: Operative Blutstillung nach Tonsillektomie		N2	31232	31503	31658	31659	31822
1022	5-289.2		Andere Operationen an Gaumen- und Rachenmandeln: Operative Blutstillung nach Adenotomie		N1	31231	31502	31656	31657	31821

2.10 Operationen an Pharynx, Larynx und Trachea

lfd. Nr	OPS-301 2004	OPS 2005	Bezeichnung OPS-301 2004	Bezeichnung OPS 2005	Kategorie	OP-Leistung	Überwachung	Nachbeh. Überw.	Nachbeh. Operat.	Narkose
1023	5-290.0		Pharyngotomie: Median		N3	31233	31504	31658	31659	31823
1024	5-290.1		Pharyngotomie: Median, translingual		N4	31234	31504	31660	31661	31824
1025	5-290.2		Pharyngotomie: Median, transhyoidal		N5	31235	31505	31660	31661	31825
1026	5-290.3		Pharyngotomie: Lateral		N5	31235	31505	31660	31661	31825
1027	5-291.1		Operationen an Kiemengangsresten: Exzision einer lateralen Halszyste		N3	31233	31504	31658	31659	31823
1028	5-291.2		Operationen an Kiemengangsresten: Exzision einer lateralen Halsfistel		N4	31234	31504	31660	31661	31824
1029	5-292.11		Exzision und Destruktion von erkranktem Gewebe des Pharynx: Resektion, partiell: Durch Pharyngotomie		N5	31235	31505	31660	31661	31825
1030	5-294.4		Andere Rekonstruktionen des Pharynx: (Uvulo-)Palatopharyngoplastik		N3	31233	31504	31658	31659	31823
1031	5-299.00		Andere Operationen am Pharynx: Myotomie des M. constrictor pharyngis: Ohne Pharyngotomie		N2	31232	31503	31658	31659	31822
1032	5-299.01		Andere Operationen am Pharynx: Myotomie des M. constrictor pharyngis: Mit Pharyngotomie		N3	31233	31504	31658	31659	31823
1033	5-299.2		Andere Operationen am Pharynx: Schwellendurchtrennung eines Zenker-Divertikels		N2	31232	31503	31658	31659	31822
1034	5-300.0		Exzision und Destruktion von erkranktem Gewebe des Larynx: Exzision, endolaryngeal		N2	31232	31503	31658	31659	31822
1035	5-300.1		Exzision und Destruktion von erkranktem Gewebe des Larynx: Exzision, laryngoskopisch		N2	31232	31503	31658	31659	31822
1036	5-300.2		Exzision und Destruktion von erkranktem Gewebe des Larynx: Exzision, mikrolaryngoskopisch		N2	31232	31503	31658	31659	31822
1037	5-300.4		Exzision und Destruktion von erkranktem Gewebe des Larynx: Dekortikation einer Stimmlippe, durch Thyreotomie		N4	31234	31504	31660	31661	31824
1038	5-300.5		Exzision und Destruktion von erkranktem Gewebe des Larynx: Dekortikation einer Stimmlippe, mikrolaryngoskopisch		N2	31232	31503	31658	31659	31822
1039	5-300.6		Exzision und Destruktion von erkranktem Gewebe des Larynx: Stripping einer Stimmlippe, durch Thyreotomie		N4	31234	31504	31660	31661	31824
1040	5-300.7		Exzision und Destruktion von erkranktem Gewebe des Larynx: Stripping einer Stimmlippe, mikrolaryngoskopisch		N2	31232	31503	31658	31659	31822
1041	5-301.0		Hemilaryngektomie: Horizontal, supraglottisch		N7	31237	31507	31662	31663	31827
1042	5-301.1		Hemilaryngektomie: Horizontal, supraglottisch mit Zungengrundresektion		N7	31237	31507	31662	31663	31827
1043	5-302.0		Andere partielle Laryngektomie: Epiglottektomie, endolaryngeal		N3	31233	31504	31658	31659	31823
1044	5-302.1		Andere partielle Laryngektomie: Chordektomie, endolaryngeal		N3	31233	31504	31658	31659	31823
1045	5-302.2		Andere partielle Laryngektomie: Chordektomie durch Thyreotomie		N4	31234	31504	31660	31661	31824

Fortsetzung 2.10 Operationen an Pharynx, Larynx und Trachea

lfd. Nr	OPS-301 2004	OPS 2005	Bezeichnung OPS-301 2004	Bezeichnung OPS 2005	Kategorie	OP-Leistung	Überwachung	Nachbeh. Überw.	Nachbeh. Operat.	Narkose
1046	5-302.3		Andere partielle Laryngektomie: Cricothyreoidektomie		N5	31235	31505	31660	31661	31825
1047	5-302.6		Andere partielle Laryngektomie: Teilresektion, frontal (Huet)		N5	31235	31505	31660	31661	31825
1048	5-302.7		Andere partielle Laryngektomie: Teilresektion, frontolateral (Leroux-Robert)		N5	31235	31505	31660	31661	31825
1049	5-302.8		Andere partielle Laryngektomie: Arytenoidektomie, laryngoskopisch		N3	31233	31504	31658	31659	31823
1050	5-302.9		Andere partielle Laryngektomie: Arytenoidektomie, mikrolaryngoskopisch		N3	31233	31504	31658	31659	31823
1051	5-311.0		Temporäre Tracheostomie: Tracheotomie		N2	31232	31503	31658	31659	31822
1052	5-311.1		Temporäre Tracheostomie: Punktionstracheotomie		N1	31231	31502	31656	31657	31821
1053	5-311.2		Temporäre Tracheostomie: Minitracheotomie		N2	31232	31503	31658	31659	31822
1054	5-314.12		Exzision, Resektion und Destruktion (von erkranktem Gewebe) der Trachea: Resektion: Mit Anlegen eines Tracheostoma		N4	31234	31504	31660	31661	31824
1055	5-315.0		Rekonstruktion des Larynx: Naht (nach Verletzung)		N4	31234	31504	31660	31661	31824
1056	5-315.1		Rekonstruktion des Larynx: Verschluß einer Fistel		N3	31233	31504	31658	31659	31823
1057	5-315.2		Rekonstruktion des Larynx: Erweiterungsplastik der Glottis (endolaryngeal)		N3	31233	31504	31658	31659	31823
1058	5-315.9		Rekonstruktion des Larynx: Lateralfixation der Stimmlippen von außen		N2	31232	31503	31658	31659	31822
1059	5-316.0		Rekonstruktion der Trachea: Naht (nach Verletzung)		N4	31234	31504	31660	31661	31824
1060	5-316.1		Rekonstruktion der Trachea: Verschluß einer Fistel		N4	31234	31504	31660	31661	31824
1061	5-316.2		Rekonstruktion der Trachea: Verschluß eines Tracheostoma		N2	31232	31503	31658	31659	31822
1062	5-316.3		Rekonstruktion der Trachea: Erweiterungsplastik eines Tracheostoma		N3	31233	31504	31658	31659	31823

2.11 Operationen an Lunge und Bronchus

lfd. Nr	OPS-301 2004	OPS 2005	Bezeichnung OPS-301 2004	Bezeichnung OPS 2005	Kategorie	OP-Leistung	Überwachung	Nachbeh. Überw.	Nachbeh. Operat.	Narkose
1063	5-320.2		Exzision und Destruktion von erkranktem Gewebe eines Bronchus: Durch Thorakoskopie		J4	31194		31610	31611	31824
1064	5-321.0		Andere Exzision und Resektion eines Bronchus (ohne Resektion des Lungenparenchyms): Keilexzision		J5	31195		31610	31611	31825
1065	5-322.a1	5-322.h1L	Atypische Lungenresektion: Keilresektion, mehrfach, einseitig, thorakoskopisch: Ohne Lymphadenektomie	Atypische Lungenresektion: Keilresektion, mehrfach, thorakoskopisch: Ohne Lymphadenektomie	J3	31193		31608	31609	31823
1066	5-322.a1	5-322.h1R	Atypische Lungenresektion: Keilresektion, mehrfach, einseitig, thorakoskopisch: Ohne Lymphadenektomie	Atypische Lungenresektion: Keilresektion, mehrfach, thorakoskopisch: Ohne Lymphadenektomie	J3	31193		31608	31609	31823
1067	5-322.a2	5-322.h2L	Atypische Lungenresektion: Keilresektion, mehrfach, einseitig, thorakoskopisch: Mit Entfernung einzelner Lymphknoten	Atypische Lungenresektion: Keilresektion, mehrfach, thorakoskopisch: Mit Entfernung einzelner Lymphknoten	J5	31195		31610	31611	31825
1068	5-322.a2	5-322.h2R	Atypische Lungenresektion: Keilresektion, mehrfach, einseitig, thorakoskopisch: Mit Entfernung einzelner Lymphknoten	Atypische Lungenresektion: Keilresektion, mehrfach, thorakoskopisch: Mit Entfernung einzelner Lymphknoten	J5	31195		31610	31611	31825
1069	5-322.b1	5-322.h1B	Atypische Lungenresektion: Keilresektion, mehrfach, beidseitig, thorakoskopisch: Ohne Lymphadenektomie	Atypische Lungenresektion: Keilresektion, mehrfach, thorakoskopisch: Ohne Lymphadenektomie	J5	31195		31610	31611	31825
1070	5-322.b2	5-322.h2B	Atypische Lungenresektion: Keilresektion, mehrfach, beidseitig, thorakoskopisch: Mit Entfernung einzelner Lymphknoten	Atypische Lungenresektion: Keilresektion, mehrfach, thorakoskopisch: Mit Entfernung einzelner Lymphknoten	J7	31197		31612	31613	31827
1071	5-322.01	5-322.c1L	Atypische Lungenresektion: Enukleation, einseitig, offen chirurgisch: Ohne Lymphadenektomie	Atypische Lungenresektion: Enukleation, offen chirurgisch: Ohne Lymphadenektomie	J4	31194		31610	31611	31824
1072	5-322.01	5-322.c1R	Atypische Lungenresektion: Enukleation, einseitig, offen chirurgisch: Ohne Lymphadenektomie	Atypische Lungenresektion: Enukleation, offen chirurgisch: Ohne Lymphadenektomie	J4	31194		31610	31611	31824
1073	5-322.02	5-322.c2L	Atypische Lungenresektion: Enukleation, einseitig, offen chirurgisch: Mit Entfernung einzelner Lymphknoten	Atypische Lungenresektion: Enukleation, offen chirurgisch: Mit Entfernung einzelner Lymphknoten	J5	31195		31610	31611	31825

Fortsetzung 2.11 Operationen an Lunge und Bronchus

lfd. Nr	OPS-301 2004	OPS 2005	Bezeichnung OPS-301 2004	Bezeichnung OPS 2005	Kategorie	OP-Leistung	Überwachung	Nachbeh. Überw.	Nachbeh. Operat.	Narkose
1074	5-322.02	5-322.c2R	Atypische Lungenresektion: Enukleation, einseitig, offen chirurgisch: Mit Entfernung einzelner Lymphknoten	Atypische Lungenresektion: Enukleation, offen chirurgisch: Mit Entfernung einzelner Lymphknoten	J5	31195		31610	31611	31825
1075	5-322.11	5-322.c1B	Atypische Lungenresektion: Enukleation, beidseitig, offen chirurgisch: Ohne Lymphadenektomie	Atypische Lungenresektion: Enukleation, offen chirurgisch: Ohne Lymphadenektomie	J7	31197		31612	31613	31827
1076	5-322.12	5-322.c2B	Atypische Lungenresektion: Enukleation, beidseitig, offen chirurgisch: Mit Entfernung einzelner Lymphknoten	Atypische Lungenresektion: Enukleation, offen chirurgisch: Mit Entfernung einzelner Lymphknoten	J7	31197		31612	31613	31827
1077	5-322.21	5-322.d1L	Atypische Lungenresektion: Keilresektion, einfach, einseitig, offen chirurgisch: Ohne Lymphadenektomie	Atypische Lungenresektion: Keilresektion, einfach, offen chirurgisch: Ohne Lymphadenektomie	J5	31195		31610	31611	31825
1078	5-322.21	5-322.d1R	Atypische Lungenresektion: Keilresektion, einfach, einseitig, offen chirurgisch: Ohne Lymphadenektomie	Atypische Lungenresektion: Keilresektion, einfach, offen chirurgisch: Ohne Lymphadenektomie	J5	31195		31610	31611	31825
1079	5-322.22	5-322.d2L	Atypische Lungenresektion: Keilresektion, einfach, einseitig, offen chirurgisch: Mit Entfernung einzelner Lymphknoten	Atypische Lungenresektion: Keilresektion, einfach, offen chirurgisch: Mit Entfernung einzelner Lymphknoten	J5	31195		31610	31611	31825
1080	5-322.22	5-322.d2R	Atypische Lungenresektion: Keilresektion, einfach, einseitig, offen chirurgisch: Mit Entfernung einzelner Lymphknoten	Atypische Lungenresektion: Keilresektion, einfach, offen chirurgisch: Mit Entfernung einzelner Lymphknoten	J5	31195		31610	31611	31825
1081	5-322.32	5-322.d2B	Atypische Lungenresektion: Keilresektion, einfach, beidseitig, offen chirurgisch: Mit Entfernung einzelner Lymphknoten	Atypische Lungenresektion: Keilresektion, einfach, offen chirurgisch: Mit Entfernung einzelner Lymphknoten	J7	31197		31612	31613	31827
1082	5-322.41	5-322.f1L	Atypische Lungenresektion: Enukleation, einseitig, thorakoskopisch: Ohne Lymphadenektomie	Atypische Lungenresektion: Enukleation, thorakoskopisch: Ohne Lymphadenektomie	J3	31193		31608	31609	31823
1083	5-322.41	5-322.f1R	Atypische Lungenresektion: Enukleation, einseitig, thorakoskopisch: Ohne Lymphadenektomie	Atypische Lungenresektion: Enukleation, thorakoskopisch: Ohne Lymphadenektomie	J3	31193		31608	31609	31823
1084	5-322.42	5-322.f2L	Atypische Lungenresektion: Enukleation, einseitig, thorakoskopisch: Mit Entfernung einzelner Lymphknoten	Atypische Lungenresektion: Enukleation, thorakoskopisch: Mit Entfernung einzelner Lymphknoten	J5	31195		31610	31611	31825
1085	5-322.42	5-322.f2R	Atypische Lungenresektion: Enukleation, einseitig, thorakoskopisch: Mit Entfernung einzelner Lymphknoten	Atypische Lungenresektion: Enukleation, thorakoskopisch: Mit Entfernung einzelner Lymphknoten	J5	31195		31610	31611	31825

Fortsetzung 2.11 Operationen an Lunge und Bronchus

lfd. Nr	OPS-301 2004	OPS 2005	Bezeichnung OPS-301 2004	Bezeichnung OPS 2005	Kategorie	OP-Leistung	Überwachung	Nachbeh. Überw.	Nachbeh. Operat.	Narkose
1086	5-322.51	5-322.f1B	Atypische Lungenresektion: Enukleation, beidseitig, thorakoskopisch: Ohne Lymphadenektomie	Atypische Lungenresektion: Enukleation, thorakoskopisch: Ohne Lymphadenektomie	J7	31197		31612	31613	31827
1087	5-322.52	5-322.f2B	Atypische Lungenresektion: Enukleation, beidseitig, thorakoskopisch: Mit Entfernung einzelner Lymphknoten	Atypische Lungenresektion: Enukleation, thorakoskopisch: Mit Entfernung einzelner Lymphknoten	J7	31197		31612	31613	31827
1088	5-322.91	5-322.e1B	Atypische Lungenresektion: Keilresektion, mehrfach, beidseitig, offen chirurgisch : Ohne Lymphadenektomie	Atypische Lungenresektion: Keilresektion, mehrfach, offen chirurgisch: Ohne Lymphadenektomie	J7	31197		31612	31613	31827
1089	5-330.0		Inzision eines Bronchus: Ohne weitere Maßnahmen		J4	31194		31610	31611	31824
1090	5-330.1		Inzision eines Bronchus: Entfernung eines Fremdkörpers		J4	31194		31610	31611	31824
1091	5-340.0		Inzision von Brustwand und Pleura: Drainage der Brustwand oder Pleurahöhle, offen chirurgisch		J1	31191	31504	31601	31602	31821
1092	5-340.1		Inzision von Brustwand und Pleura: Explorative Thorakotomie		J3	31193		31608	31609	31823
1093	5-340.2		Inzision von Brustwand und Pleura: Thorakotomie zur Fremdkörperentfernung		J4	31194		31610	31611	31824
1094	5-340.8		Inzision von Brustwand und Pleura: Osteotomie der Rippe mit Osteosynthese		D2	31132	31503	31614	31615	31822
1095	5-341.21		Inzision des Mediastinums: Extrapleural, durch Sternotomie: Spülung		D4	31134	31504	31618	31619	31824
1096	5-342.02		Exzision und Destruktion von erkranktem Gewebe des Mediastinums: Exzision: Durch Mediastinoskopie		J4	31194		31610	31611	31824
1097	5-342.11		Exzision und Destruktion von erkranktem Gewebe des Mediastinums: Resektion: Ohne Resektion an mediastinalen Organen		J4	31194		31610	31611	31824
1098	5-343.0		Exzision und Destruktion von erkranktem Gewebe der Brustwand: Exzision von Weichteilen		C1	31121	31502	31614	31615	31821
1099	5-343.1		Exzision und Destruktion von erkranktem Gewebe der Brustwand: Destruktion von Weichteilen		C1	31121	31502	31614	31615	31821
1100	5-343.2		Exzision und Destruktion von erkranktem Gewebe der Brustwand: Partielle Resektion am knöchernen Thorax, Rippe		D2	31132	31503	31614	31615	31822
1101	5-343.3		Exzision und Destruktion von erkranktem Gewebe der Brustwand: Partielle Resektion am knöchernen Thorax, Sternum		D2	31132	31503	31614	31615	31822
1102	5-343.4		Exzision und Destruktion von erkranktem Gewebe der Brustwand: Komplette Resektion am knöchernen Thorax, Rippe		D3	31133	31504	31616	31617	31823
1103	5-343.5		Exzision und Destruktion von erkranktem Gewebe der Brustwand: Komplette Resektion einer Halsrippe		D3	31133	31504	31616	31617	31823
1104	5-343.6		Exzision und Destruktion von erkranktem Gewebe der Brustwand: Komplette Resektion am knöchernen Thorax, Sternum		D5	31135	31505	31618	31619	31825

Fortsetzung 2.11 Operationen an Lunge und Bronchus

lfd. Nr	OPS-301 2004	OPS 2005	Bezeichnung OPS-301 2004	Bezeichnung OPS 2005	Kate-gorie	OP-Leistung	Über-wachung	Nachbeh. Überw.	Nachbeh. Operat.	Narkose
1105	5-343.7		Exzision und Destruktion von erkranktem Gewebe der Brustwand: Brustwandteilresektion ohne plastische Deckung		D6	31136	31506	31620	31621	31826
1106	5-344.4		Pleurektomie: Pleurektomie, partiell, thorakoskopisch		J3	31193		31608	31609	31823
1107	5-346.1		Plastische Rekonstruktion der Brustwand: Naht (nach Verletzung), thorakoskopisch		J3	31193		31608	31609	31823
1108	5-346.3		Plastische Rekonstruktion der Brustwand: Verschluß einer Fistel, thorakoskopisch		J3	31193		31608	31609	31823
1109	5-346.4		Plastische Rekonstruktion der Brustwand: Sekundärer Verschluß einer Thorakotomie		J3	31193		31608	31609	31823
1110	5-346.5		Plastische Rekonstruktion der Brustwand: Stabilisierung der Thoraxwand, offen chirurgisch		D5	31135	31505	31618	31619	31825
1111	5-346.60		Plastische Rekonstruktion der Brustwand: Resektion am knöchernen Thorax mit Rekonstruktion: Partielle Resektion, Rippe		D2	31132	31503	31614	31615	31822
1112	5-346.61		Plastische Rekonstruktion der Brustwand: Resektion am knöchernen Thorax mit Rekonstruktion: Partielle Resektion, Sternum		D3	31133	31504	31616	31617	31823
1113	5-346.62		Plastische Rekonstruktion der Brustwand: Resektion am knöchernen Thorax mit Rekonstruktion: Komplette Resektion, Rippe		D3	31133	31504	31616	31617	31823
1114	5-346.63		Plastische Rekonstruktion der Brustwand: Resektion am knöchernen Thorax mit Rekonstruktion: Komplette Resektion, Sternum		D5	31135	31505	31618	31619	31825
1115	5-346.7		Plastische Rekonstruktion der Brustwand: Knochenplastik und Knochentransplantation		D5	31135	31505	31618	31619	31825
1116	5-347.2		Operationen am Zwerchfell: Naht (nach Verletzung), thorakoskopisch		J7	31197		31612	31613	31827
1117	5-349.0		Andere Operationen am Thorax: Offene Reposition einer Sternumfraktur		D2	31132	31503	31614	31615	31822
1118	5-349.1		Andere Operationen am Thorax: Sequesterotomie an Rippe oder Sternum		D2	31132	31503	31614	31615	31822
1119	5-349.2		Andere Operationen am Thorax: Sequesterotomie an Rippe oder Sternum mit Einlegen eines Medikamententrägers		D2	31132	31503	31614	31615	31822

2.12 Operationen am Herzen

lfd. Nr	OPS-301 2004	OPS 2005	Bezeichnung OPS-301 2004	Bezeichnung OPS 2005	Kategorie	OP-Leistung	Überwachung	Nachbeh. Überw.	Nachbeh. Operat.	Narkose
1120	5-377.1		Implantation eines Herzschrittmachers und Defibrillators: Schrittmacher, Einkammersystem		L2	31212	31503	31608	31609	31822
1121	5-377.2		Implantation eines Herzschrittmachers und Defibrillators: Schrittmacher, Zweikammersystem, mit einer Schrittmachersonde		L2	31212	31503	31608	31609	31822
1122	5-377.3	5-377.31	Implantation eines Herzschrittmachers und Defibrillators: Schrittmacher, Zweikammersystem, mit zwei Schrittmachersonden	Implantation eines Herzschrittmachers und Defibrillators: Schrittmacher, Zweikammersystem, mit zwei Schrittmachersonden: Mit antitachykarder Stimulation	L4	31214	31505	31610	31611	31824
1123	5-378.0		Entfernung, Wechsel und Korrektur eines Herzschrittmachers und Defibrillators: Aggregatentfernung		L1	31211	31503	31601	31602	31821
1124	5-378.10		Entfernung, Wechsel und Korrektur eines Herzschrittmachers und Defibrillators: Sondenentfernung: Konventionell		L2	31212	31503	31608	31609	31822
1125	5-378.2		Entfernung, Wechsel und Korrektur eines Herzschrittmachers und Defibrillators: Aggregat- und Sondenentfernung		L2	31212	31503	31608	31609	31822
1126	5-378.3		Entfernung, Wechsel und Korrektur eines Herzschrittmachers und Defibrillators: Sondenkorrektur		L2	31212	31503	31608	31609	31822
1127	5-378.4		Entfernung, Wechsel und Korrektur eines Herzschrittmachers und Defibrillators: Lagekorrektur des Aggregats		L2	31212	31503	31608	31609	31822
1128	5-378.51		Entfernung, Wechsel und Korrektur eines Herzschrittmachers und Defibrillators: Aggregatwechsel (ohne Änderung der Sonde): Schrittmacher, Einkammersystem		L2	31212	31503	31608	31609	31822
1129	5-378.52		Entfernung, Wechsel und Korrektur eines Herzschrittmachers und Defibrillators: Aggregatwechsel (ohne Änderung der Sonde): Schrittmacher, Zweikammersystem		L2	31212	31503	31608	31609	31822
1130	5-378.61		Entfernung, Wechsel und Korrektur eines Herzschrittmachers und Defibrillators: Aggregat- und Sondenwechsel: Schrittmacher, Einkammersystem		L4	31214	31505	31610	31611	31824
1131	5-378.62		Entfernung, Wechsel und Korrektur eines Herzschrittmachers und Defibrillators: Aggregat- und Sondenwechsel: Schrittmacher, Zweikammersystem		L5	31215	31506	31610	31611	31825
1132	5-378.71		Entfernung, Wechsel und Korrektur eines Herzschrittmachers und Defibrillators: Sondenwechsel: Schrittmacher, Einkammersystem		L4	31214	31505	31610	31611	31824
1133	5-378.72		Entfernung, Wechsel und Korrektur eines Herzschrittmachers und Defibrillators: Sondenwechsel: Schrittmacher, Zweikammersystem		L5	31215	31506	31610	31611	31825
1134	5-378.8		Entfernung, Wechsel und Korrektur eines Herzschrittmachers und Defibrillators: Kupplungskorrektur		L1	31211	31503	31601	31602	31821

Fortsetzung 2.12 Operationen am Herzen

lfd. Nr	OPS-301 2004	OPS 2005	Bezeichnung OPS-301 2004	Bezeichnung OPS 2005	Kategorie	OP-Leistung	Überwachung	Nachbeh. Überw.	Nachbeh. Operat.	Narkose
1135	5-378.90		Entfernung, Wechsel und Korrektur eines Herzschrittmachers und Defibrillators: Systemumstellung: Einkammersystem auf Zweikammersystem		L5	31215	31506	31610	31611	31825
1136	5-378.92		Entfernung, Wechsel und Korrektur eines Herzschrittmachers und Defibrillators: Systemumstellung: Zweikammersystem auf Einkammersystem		L4	31214	31505	31610	31611	31824

2.13 Operationen an den Blutgefäßen

lfd. Nr	OPS-301 2004	OPS 2005	Bezeichnung OPS-301 2004	Bezeichnung OPS 2005	Kategorie	OP-Leistung	Überwachung	Nachbeh. Überw.	Nachbeh. Operat.	Narkose
1137	5-380.01		Inzision, Embolektomie und Thrombektomie von Blutgefäßen: Arterien Kopf, extrakraniell, und Hals: A. carotis communis mit Sinus caroticus		K4	31204	31505	31634	31635	31824
1138	5-380.02		Inzision, Embolektomie und Thrombektomie von Blutgefäßen: Arterien Kopf, extrakraniell, und Hals: A. carotis interna extrakraniell		K4	31204	31505	31634	31635	31824
1139	5-380.03		Inzision, Embolektomie und Thrombektomie von Blutgefäßen: Arterien Kopf, extrakraniell, und Hals: A. carotis externa		K4	31204	31505	31634	31635	31824
1140	5-380.04		Inzision, Embolektomie und Thrombektomie von Blutgefäßen: Arterien Kopf, extrakraniell, und Hals: A. vertebralis extrakraniell		K5	31205	31506	31634	31635	31825
1141	5-380.05		Inzision, Embolektomie und Thrombektomie von Blutgefäßen: Arterien Kopf, extrakraniell, und Hals: A. carotis, Stent		K4	31204	31505	31634	31635	31824
1142	5-380.11		Inzision, Embolektomie und Thrombektomie von Blutgefäßen: Arterien Schulter und Oberarm: A. axillaris		K3	31203	31505	31632	31633	31823
1143	5-380.12		Inzision, Embolektomie und Thrombektomie von Blutgefäßen: Arterien Schulter und Oberarm: A. brachialis		K3	31203	31505	31632	31633	31823
1144	5-380.20		Inzision, Embolektomie und Thrombektomie von Blutgefäßen: Arterien Unterarm und Hand: A. ulnaris		K3	31203	31505	31632	31633	31823
1145	5-380.21		Inzision, Embolektomie und Thrombektomie von Blutgefäßen: Arterien Unterarm und Hand: Arcus palmaris profundus		K3	31203	31505	31632	31633	31823
1146	5-380.22		Inzision, Embolektomie und Thrombektomie von Blutgefäßen: Arterien Unterarm und Hand: Arcus palmaris superficialis		K3	31203	31505	31632	31633	31823
1147	5-380.23		Inzision, Embolektomie und Thrombektomie von Blutgefäßen: Arterien Unterarm und Hand: Aa. digitales palmares communes		K3	31203	31505	31632	31633	31823
1148	5-380.24		Inzision, Embolektomie und Thrombektomie von Blutgefäßen: Arterien Unterarm und Hand: A. radialis		K3	31203	31505	31632	31633	31823
1149	5-380.25		Inzision, Embolektomie und Thrombektomie von Blutgefäßen: Arterien Unterarm und Hand: R. carpalis palmaris		K3	31203	31505	31632	31633	31823
1150	5-380.26		Inzision, Embolektomie und Thrombektomie von Blutgefäßen: Arterien Unterarm und Hand: R. carpalis dorsalis		K3	31203	31505	31632	31633	31823
1151	5-380.27		Inzision, Embolektomie und Thrombektomie von Blutgefäßen: Arterien Unterarm und Hand: A. princeps pollicis		K3	31203	31505	31632	31633	31823
1152	5-380.30		Inzision, Embolektomie und Thrombektomie von Blutgefäßen: Aorta: Aorta ascendens		J7	31197		31612	31613	31827
1153	5-380.31		Inzision, Embolektomie und Thrombektomie von Blutgefäßen: Aorta: Arcus aortae		J7	31197		31612	31613	31827
1154	5-380.32		Inzision, Embolektomie und Thrombektomie von Blutgefäßen: Aorta: Aorta thoracica		J7	31197		31612	31613	31827
1155	5-380.33		Inzision, Embolektomie und Thrombektomie von Blutgefäßen: Aorta: Aorta abdominalis		F7	31157	31507	31612	31613	31827

Fortsetzung 2.13 Operationen an den Blutgefäßen

lfd. Nr	OPS-301 2004	OPS 2005	Bezeichnung OPS-301 2004	Bezeichnung OPS 2005	Kate-gorie	OP-Leistung	Über-wachung	Nachbeh. Überw.	Nachbeh. Operat.	Narkose
1156	5-380.34		Inzision, Embolektomie und Thrombektomie von Blutgefäßen: Aorta: Aorta, Stent		F7	31157	31507	31612	31613	31827
1157	5-380.40		Inzision, Embolektomie und Thrombektomie von Blutgefäßen: Arterien thorakal: A. subclavia		J4	31194		31610	31611	31824
1158	5-380.41		Inzision, Embolektomie und Thrombektomie von Blutgefäßen: Arterien thorakal: Truncus brachiocephalicus		J5	31195		31610	31611	31825
1159	5-380.42		Inzision, Embolektomie und Thrombektomie von Blutgefäßen: Arterien thorakal: A. pulmonalis		J7	31197		31612	31613	31827
1160	5-380.51		Inzision, Embolektomie und Thrombektomie von Blutgefäßen: Arterien abdominal und pelvin: Aa. lumbales		F6	31156	31507	31612	31613	31826
1161	5-380.53		Inzision, Embolektomie und Thrombektomie von Blutgefäßen: Arterien abdominal und pelvin: A. iliaca communis		F6	31156	31507	31612	31613	31826
1162	5-380.54		Inzision, Embolektomie und Thrombektomie von Blutgefäßen: Arterien abdominal und pelvin: A. iliaca externa		F5	31155	31506	31610	31611	31825
1163	5-380.55		Inzision, Embolektomie und Thrombektomie von Blutgefäßen: Arterien abdominal und pelvin: A. iliaca interna		F6	31156	31507	31612	31613	31826
1164	5-380.70		Inzision, Embolektomie und Thrombektomie von Blutgefäßen: Arterien Oberschenkel: A. femoralis		K3	31203	31505	31632	31633	31823
1165	5-380.71		Inzision, Embolektomie und Thrombektomie von Blutgefäßen: Arterien Oberschenkel: A. profunda femoris		K3	31203	31505	31632	31633	31823
1166	5-380.72		Inzision, Embolektomie und Thrombektomie von Blutgefäßen: Arterien Oberschenkel: A. poplitea		K3	31203	31505	31632	31633	31823
1167	5-380.80		Inzision, Embolektomie und Thrombektomie von Blutgefäßen: Arterien Unterschenkel und Fuß: A. tibialis anterior		K3	31203	31505	31632	31633	31823
1168	5-380.81		Inzision, Embolektomie und Thrombektomie von Blutgefäßen: Arterien Unterschenkel und Fuß: Aa. recurrentes		K3	31203	31505	31632	31633	31823
1169	5-380.82		Inzision, Embolektomie und Thrombektomie von Blutgefäßen: Arterien Unterschenkel und Fuß: A. dorsalis pedis		K2	31202	31503	31632	31633	31822
1170	5-380.83		Inzision, Embolektomie und Thrombektomie von Blutgefäßen: Arterien Unterschenkel und Fuß: A. tibialis posterior		K3	31203	31505	31632	31633	31823
1171	5-380.84		Inzision, Embolektomie und Thrombektomie von Blutgefäßen: Arterien Unterschenkel und Fuß: A. fibularis		K3	31203	31505	31632	31633	31823
1172	5-380.85		Inzision, Embolektomie und Thrombektomie von Blutgefäßen: Arterien Unterschenkel und Fuß: A. plantaris medialis		K3	31203	31505	31632	31633	31823
1173	5-380.86		Inzision, Embolektomie und Thrombektomie von Blutgefäßen: Arterien Unterschenkel und Fuß: A. plantaris lateralis		K3	31203	31505	31632	31633	31823
1174	5-380.9a		Inzision, Embolektomie und Thrombektomie von Blutgefäßen: Tiefe Venen: V. iliaca interna		F6	31156	31507	31612	31613	31826

Fortsetzung 2.13 Operationen an den Blutgefäßen

lfd. Nr	OPS-301 2004	OPS 2005	Bezeichnung OPS-301 2004	Bezeichnung OPS 2005	Kategorie	OP-Leistung	Überwachung	Nachbeh. Überw.	Nachbeh. Operat.	Narkose
1175	5-380.9b		Inzision, Embolektomie und Thrombektomie von Blutgefäßen: Tiefe Venen: V. femoralis		K3	31203	31505	31632	31633	31823
1176	5-380.9c		Inzision, Embolektomie und Thrombektomie von Blutgefäßen: Tiefe Venen: V. poplitea		K3	31203	31505	31632	31633	31823
1177	5-380.91		Inzision, Embolektomie und Thrombektomie von Blutgefäßen: Tiefe Venen: V. jugularis		K4	31204	31505	31634	31635	31824
1178	5-380.92		Inzision, Embolektomie und Thrombektomie von Blutgefäßen: Tiefe Venen: V. pulmonalis		J7	31197		31612	31613	31827
1179	5-380.93		Inzision, Embolektomie und Thrombektomie von Blutgefäßen: Tiefe Venen: V. subclavia		K4	31204	31505	31634	31635	31824
1180	5-380.94		Inzision, Embolektomie und Thrombektomie von Blutgefäßen: Tiefe Venen: V. axillaris		K3	31203	31505	31632	31633	31823
1181	5-380.95		Inzision, Embolektomie und Thrombektomie von Blutgefäßen: Tiefe Venen: V. brachiocephalica		K4	31204	31505	31634	31635	31824
1182	5-380.98		Inzision, Embolektomie und Thrombektomie von Blutgefäßen: Tiefe Venen: V. iliaca communis		F6	31156	31507	31612	31613	31826
1183	5-380.99		Inzision, Embolektomie und Thrombektomie von Blutgefäßen: Tiefe Venen: V. iliaca externa		F5	31155	31506	31610	31611	31825
1184	5-381.01		Endarteriektomie: Arterien Kopf, extrakraniell, und Hals: A. carotis communis mit Sinus caroticus		K4	31204	31505	31634	31635	31824
1185	5-381.02		Endarteriektomie: Arterien Kopf, extrakraniell, und Hals: A. carotis interna extrakraniell		K4	31204	31505	31634	31635	31824
1186	5-381.03		Endarteriektomie: Arterien Kopf, extrakraniell, und Hals: A. carotis externa		K4	31204	31505	31634	31635	31824
1187	5-381.04		Endarteriektomie: Arterien Kopf, extrakraniell, und Hals: A. vertebralis extrakraniell		K5	31205	31506	31634	31635	31825
1188	5-381.05		Endarteriektomie: Arterien Kopf, extrakraniell, und Hals: A. carotis, Stent		K4	31204	31505	31634	31635	31824
1189	5-381.11		Endarteriektomie: Arterien Schulter und Oberarm: A. axillaris		K3	31203	31505	31632	31633	31823
1190	5-381.12		Endarteriektomie: Arterien Schulter und Oberarm: A. brachialis		K3	31203	31505	31632	31633	31823
1191	5-381.20		Endarteriektomie: Arterien Unterarm und Hand: A. ulnaris		K3	31203	31505	31632	31633	31823
1192	5-381.21	entfallen	Endarteriektomie: Arterien Unterarm und Hand: Arcus palmaris profundus	In Version 2005 entfallen	K3	31203	31505	31632	31633	31823
1193	5-381.22	entfallen	Endarteriektomie: Arterien Unterarm und Hand: Arcus palmaris superficialis	In Version 2005 entfallen	K3	31203	31505	31632	31633	31823
1194	5-381.23	entfallen	Endarteriektomie: Arterien Unterarm und Hand: Aa. digitales palmares communes	In Version 2005 entfallen	K3	31203	31505	31632	31633	31823

Fortsetzung 2.13 Operationen an den Blutgefäßen

lfd. Nr	OPS-301 2004	OPS 2005	Bezeichnung OPS-301 2004	Bezeichnung OPS 2005	Kategorie	OP-Leistung	Überwachung	Nachbeh. Überw.	Nachbeh. Operat.	Narkose
1195	5-381.24		Endarteriektomie: Arterien Unterarm und Hand: A. radialis		K3	31203	31505	31632	31633	31823
1196	5-381.25	entfallen	Endarteriektomie: Arterien Unterarm und Hand: R. carpalis palmaris	In Version 2005 entfallen	K3	31203	31505	31632	31633	31823
1197	5-381.26	entfallen	Endarteriektomie: Arterien Unterarm und Hand: R. carpalis dorsalis	In Version 2005 entfallen	K3	31203	31505	31632	31633	31823
1198	5-381.27	entfallen	Endarteriektomie: Arterien Unterarm und Hand: A. princeps pollicis	In Version 2005 entfallen	K3	31203	31505	31632	31633	31823
1199	5-381.33		Endarteriektomie: Aorta: Aorta abdominalis		F7	31157	31507	31612	31613	31827
1200	5-381.34	entfallen	Endarteriektomie: Aorta: Aorta, Stent	In Version 2005 entfallen	F7	31157	31507	31612	31613	31827
1201	5-381.40		Endarteriektomie: Arterien thorakal: A. subclavia		J5	31195		31610	31611	31825
1202	5-381.41		Endarteriektomie: Arterien thorakal: Truncus brachiocephalicus		J7	31197		31612	31613	31827
1203	5-381.51		Endarteriektomie: Arterien abdominal und pelvin: Aa. lumbales		F6	31156	31507	31612	31613	31826
1204	5-381.53		Endarteriektomie: Arterien abdominal und pelvin: A. iliaca communis		F6	31156	31507	31612	31613	31826
1205	5-381.54		Endarteriektomie: Arterien abdominal und pelvin: A. iliaca externa		F5	31155	31506	31610	31611	31825
1206	5-381.55		Endarteriektomie: Arterien abdominal und pelvin: A. iliaca interna		F6	31156	31507	31612	31613	31826
1207	5-381.70		Endarteriektomie: Arterien Oberschenkel: A. femoralis		K3	31203	31505	31632	31633	31823
1208	5-381.71		Endarteriektomie: Arterien Oberschenkel: A. profunda femoris		K3	31203	31505	31632	31633	31823
1209	5-381.72		Endarteriektomie: Arterien Oberschenkel: A. poplitea		K4	31204	31505	31634	31635	31824
1210	5-381.80		Endarteriektomie: Arterien Unterschenkel und Fuß: A. tibialis anterior		K3	31203	31505	31632	31633	31823
1211	5-381.81	entfallen	Endarteriektomie: Arterien Unterschenkel und Fuß: Aa. recurrentes	In Version 2005 entfallen	K3	31203	31505	31632	31633	31823
1212	5-381.82		Endarteriektomie: Arterien Unterschenkel und Fuß: A. dorsalis pedis		K2	31202	31503	31632	31633	31822
1213	5-381.83		Endarteriektomie: Arterien Unterschenkel und Fuß: A. tibialis posterior		K3	31203	31505	31632	31633	31823
1214	5-381.84		Endarteriektomie: Arterien Unterschenkel und Fuß: A. fibularis		K3	31203	31505	31632	31633	31823
1215	5-381.85	entfallen	Endarteriektomie: Arterien Unterschenkel und Fuß: A. plantaris medialis	In Version 2005 entfallen	K3	31203	31505	31632	31633	31823
1216	5-381.86	entfallen	Endarteriektomie: Arterien Unterschenkel und Fuß: A. plantaris lateralis	In Version 2005 entfallen	K3	31203	31505	31632	31633	31823
1217	5-382.a5		Resektion von Blutgefäßen mit Reanastomosierung: Oberflächliche Venen: Oberschenkel		K2	31202	31503	31632	31633	31822

Fortsetzung 2.13 Operationen an den Blutgefäßen

lfd. Nr	OPS-301 2004	OPS 2005	Bezeichnung OPS-301 2004	Bezeichnung OPS 2005	Kategorie	OP-Leistung	Überwachung	Nachbeh. Überw.	Nachbeh. Operat.	Narkose
1218	5-382.a6		Resektion von Blutgefäßen mit Reanastomosierung: Oberflächliche Venen: Unterschenkel und Fuß		K2	31202	31503	31632	31633	31822
1219	5-382.01		Resektion von Blutgefäßen mit Reanastomosierung: Arterien Kopf, extrakraniell, und Hals: A. carotis communis mit Sinus caroticus		K4	31204	31505	31634	31635	31824
1220	5-382.02		Resektion von Blutgefäßen mit Reanastomosierung: Arterien Kopf, extrakraniell, und Hals: A. carotis interna extrakraniell		K4	31204	31505	31634	31635	31824
1221	5-382.03		Resektion von Blutgefäßen mit Reanastomosierung: Arterien Kopf, extrakraniell, und Hals: A. carotis externa		K4	31204	31505	31634	31635	31824
1222	5-382.04		Resektion von Blutgefäßen mit Reanastomosierung: Arterien Kopf, extrakraniell, und Hals: A. vertebralis extrakraniell		K5	31205	31506	31634	31635	31825
1223	5-382.05	entfallen	Resektion von Blutgefäßen mit Reanastomosierung: Arterien Kopf, extrakraniell, und Hals: A. carotis, Stent	In Version 2005 entfallen	K4	31204	31505	31634	31635	31824
1224	5-382.11		Resektion von Blutgefäßen mit Reanastomosierung: Arterien Schulter und Oberarm: A. axillaris		K4	31204	31505	31634	31635	31824
1225	5-382.12		Resektion von Blutgefäßen mit Reanastomosierung: Arterien Schulter und Oberarm: A. brachialis		K4	31204	31505	31634	31635	31824
1226	5-382.20		Resektion von Blutgefäßen mit Reanastomosierung: Arterien Unterarm und Hand: A. ulnaris		K3	31203	31505	31632	31633	31823
1227	5-382.21	entfallen	Resektion von Blutgefäßen mit Reanastomosierung: Arterien Unterarm und Hand: Arcus palmaris profundus	In Version 2005 entfallen	K3	31203	31505	31632	31633	31823
1228	5-382.22	entfallen	Resektion von Blutgefäßen mit Reanastomosierung: Arterien Unterarm und Hand: Arcus palmaris superficialis	In Version 2005 entfallen	K3	31203	31505	31632	31633	31823
1229	5-382.23	entfallen	Resektion von Blutgefäßen mit Reanastomosierung: Arterien Unterarm und Hand: Aa. digitales palmares communes	In Version 2005 entfallen	K3	31203	31505	31632	31633	31823
1230	5-382.24		Resektion von Blutgefäßen mit Reanastomosierung: Arterien Unterarm und Hand: A. radialis		K3	31203	31505	31632	31633	31823
1231	5-382.25	entfallen	Resektion von Blutgefäßen mit Reanastomosierung: Arterien Unterarm und Hand: R. carpalis palmaris	In Version 2005 entfallen	K3	31203	31505	31632	31633	31823
1232	5-382.26	entfallen	Resektion von Blutgefäßen mit Reanastomosierung: Arterien Unterarm und Hand: R. carpalis dorsalis	In Version 2005 entfallen	K3	31203	31505	31632	31633	31823

Fortsetzung 2.13 Operationen an den Blutgefäßen

lfd. Nr	OPS-301 2004	OPS 2005	Bezeichnung OPS-301 2004	Bezeichnung OPS 2005	Kategorie	OP-Leistung	Überwachung	Nachbeh. Überw.	Nachbeh. Operat.	Narkose
1233	5-382.27	entfallen	Resektion von Blutgefäßen mit Reanastomosierung: Arterien Unterarm und Hand: A. princeps pollicis	In Version 2005 entfallen	K3	31203	31505	31632	31633	31823
1234	5-382.33		Resektion von Blutgefäßen mit Reanastomosierung: Aorta: Aorta abdominalis		F7	31157	31507	31612	31613	31827
1235	5-382.34	entfallen	Resektion von Blutgefäßen mit Reanastomosierung: Aorta: Aorta, Stent	In Version 2005 entfallen	F7	31157	31507	31612	31613	31827
1236	5-382.40		Resektion von Blutgefäßen mit Reanastomosierung: Arterien thorakal: A. subclavia		J5	31195		31610	31611	31825
1237	5-382.41		Resektion von Blutgefäßen mit Reanastomosierung: Arterien thorakal: Truncus brachiocephalicus		J7	31197		31612	31613	31827
1238	5-382.42		Resektion von Blutgefäßen mit Reanastomosierung: Arterien thorakal: A. pulmonalis		J7	31197		31612	31613	31827
1239	5-382.51	entfallen	Resektion von Blutgefäßen mit Reanastomosierung: Arterien abdominal und pelvin: Aa. lumbales	In Version 2005 entfallen	F6	31156	31507	31612	31613	31826
1240	5-382.53		Resektion von Blutgefäßen mit Reanastomosierung: Arterien abdominal und pelvin: A. iliaca communis		F6	31156	31507	31612	31613	31826
1241	5-382.54		Resektion von Blutgefäßen mit Reanastomosierung: Arterien abdominal und pelvin: A. iliaca externa		F5	31155	31506	31610	31611	31825
1242	5-382.55		Resektion von Blutgefäßen mit Reanastomosierung: Arterien abdominal und pelvin: A. iliaca interna		F6	31156	31507	31612	31613	31826
1243	5-382.70		Resektion von Blutgefäßen mit Reanastomosierung: Arterien Oberschenkel: A. femoralis		K3	31203	31505	31632	31633	31823
1244	5-382.71		Resektion von Blutgefäßen mit Reanastomosierung: Arterien Oberschenkel: A. profunda femoris		K4	31204	31505	31634	31635	31824
1245	5-382.72		Resektion von Blutgefäßen mit Reanastomosierung: Arterien Oberschenkel: A. poplitea		K4	31204	31505	31634	31635	31824
1246	5-382.80		Resektion von Blutgefäßen mit Reanastomosierung: Arterien Unterschenkel und Fuß: A. tibialis anterior		K3	31203	31505	31632	31633	31823
1247	5-382.81	entfallen	Resektion von Blutgefäßen mit Reanastomosierung: Arterien Unterschenkel und Fuß: Aa. recurrentes	In Version 2005 entfallen	K3	31203	31505	31632	31633	31823
1248	5-382.82		Resektion von Blutgefäßen mit Reanastomosierung: Arterien Unterschenkel und Fuß: A. dorsalis pedis		K2	31202	31503	31632	31633	31822
1249	5-382.83		Resektion von Blutgefäßen mit Reanastomosierung: Arterien Unterschenkel und Fuß: A. tibialis posterior		K3	31203	31505	31632	31633	31823
1250	5-382.84		Resektion von Blutgefäßen mit Reanastomosierung: Arterien Unterschenkel und Fuß: A. fibularis		K3	31203	31505	31632	31633	31823

Fortsetzung 2.13 Operationen an den Blutgefäßen

lfd. Nr	OPS-301 2004	OPS 2005	Bezeichnung OPS-301 2004	Bezeichnung OPS 2005	Kate-gorie	OP-Leistung	Über-wachung	Nachbeh. Überw.	Nachbeh. Operat.	Narkose
1251	5-382.85	entfallen	Resektion von Blutgefäßen mit Reanastomosierung: Arterien Unterschenkel und Fuß: A. plantaris medialis	In Version 2005 entfallen	K3	31203	31505	31632	31633	31823
1252	5-382.86	entfallen	Resektion von Blutgefäßen mit Reanastomosierung: Arterien Unterschenkel und Fuß: A. plantaris lateralis	In Version 2005 entfallen	K3	31203	31505	31632	31633	31823
1253	5-382.9a		Resektion von Blutgefäßen mit Reanastomosierung: Tiefe Venen: V. iliaca interna		F6	31156	31507	31612	31613	31826
1254	5-382.9b		Resektion von Blutgefäßen mit Reanastomosierung: Tiefe Venen: V. femoralis		K5	31205	31506	31634	31635	31825
1255	5-382.9c		Resektion von Blutgefäßen mit Reanastomosierung: Tiefe Venen: V. poplitea		K5	31205	31506	31634	31635	31825
1256	5-382.91		Resektion von Blutgefäßen mit Reanastomosierung: Tiefe Venen: V. jugularis		K4	31204	31505	31634	31635	31824
1257	5-382.93		Resektion von Blutgefäßen mit Reanastomosierung: Tiefe Venen: V. subclavia		K4	31204	31505	31634	31635	31824
1258	5-382.94		Resektion von Blutgefäßen mit Reanastomosierung: Tiefe Venen: V. axillaris		K4	31204	31505	31634	31635	31824
1259	5-382.95		Resektion von Blutgefäßen mit Reanastomosierung: Tiefe Venen: V. brachiocephalica		K5	31205	31506	31634	31635	31825
1260	5-382.96		Resektion von Blutgefäßen mit Reanastomosierung: Tiefe Venen: V. cava superior		J7	31197		31612	31613	31827
1261	5-382.98		Resektion von Blutgefäßen mit Reanastomosierung: Tiefe Venen: V. iliaca communis		F6	31156	31507	31612	31613	31826
1262	5-382.99		Resektion von Blutgefäßen mit Reanastomosierung: Tiefe Venen: V. iliaca externa		F5	31155	31506	31610	31611	31825
1263	5-383.01		Resektion und Ersatz (Interposition) von (Teilen von) Blutgefäßen: Arterien Kopf, extrakraniell, und Hals: A. carotis communis mit Sinus caroticus		K5	31205	31506	31634	31635	31825
1264	5-383.02		Resektion und Ersatz (Interposition) von (Teilen von) Blutgefäßen: Arterien Kopf, extrakraniell, und Hals: A. carotis interna extrakraniell		K5	31205	31506	31634	31635	31825
1265	5-383.03		Resektion und Ersatz (Interposition) von (Teilen von) Blutgefäßen: Arterien Kopf, extrakraniell, und Hals: A. carotis externa		K5	31205	31506	31634	31635	31825
1266	5-383.04	entfallen	Resektion und Ersatz (Interposition) von (Teilen von) Blutgefäßen: Arterien Kopf, extrakraniell, und Hals: A. vertebralis extrakraniell	In Version 2005 entfallen	K5	31205	31506	31634	31635	31825
1267	5-383.05	entfallen	Resektion und Ersatz (Interposition) von (Teilen von) Blutgefäßen: Arterien Kopf, extrakraniell, und Hals: A. carotis, Stent	In Version 2005 entfallen	K5	31205	31506	31634	31635	31825
1268	5-383.11		Resektion und Ersatz (Interposition) von (Teilen von) Blutgefäßen: Arterien Schulter und Oberarm: A. axillaris		K5	31205	31506	31634	31635	31825

Fortsetzung 2.13 Operationen an den Blutgefäßen

lfd. Nr	OPS-301 2004	OPS 2005	Bezeichnung OPS-301 2004	Bezeichnung OPS 2005	Kategorie	OP-Leistung	Überwachung	Nachbeh. Überw.	Nachbeh. Operat.	Narkose
1269	5-383.12		Resektion und Ersatz (Interposition) von (Teilen von) Blutgefäßen: Arterien Schulter und Oberarm: A. brachialis		K5	31205	31506	31634	31635	31825
1270	5-383.20		Resektion und Ersatz (Interposition) von (Teilen von) Blutgefäßen: Arterien Unterarm und Hand: A. ulnaris		K5	31205	31506	31634	31635	31825
1271	5-383.21	entfallen	Resektion und Ersatz (Interposition) von (Teilen von) Blutgefäßen: Arterien Unterarm und Hand: Arcus palmaris profundus	In Version 2005 entfallen	K5	31205	31506	31634	31635	31825
1272	5-383.22	entfallen	Resektion und Ersatz (Interposition) von (Teilen von) Blutgefäßen: Arterien Unterarm und Hand: Arcus palmaris superficialis	In Version 2005 entfallen	K5	31205	31506	31634	31635	31825
1273	5-383.23	entfallen	Resektion und Ersatz (Interposition) von (Teilen von) Blutgefäßen: Arterien Unterarm und Hand: Aa. digitales palmares communes	In Version 2005 entfallen	K5	31205	31506	31634	31635	31825
1274	5-383.24		Resektion und Ersatz (Interposition) von (Teilen von) Blutgefäßen: Arterien Unterarm und Hand: A. radialis		K5	31205	31506	31634	31635	31825
1275	5-383.25	entfallen	Resektion und Ersatz (Interposition) von (Teilen von) Blutgefäßen: Arterien Unterarm und Hand: R. carpalis palmaris	In Version 2005 entfallen	K5	31205	31506	31634	31635	31825
1276	5-383.26	entfallen	Resektion und Ersatz (Interposition) von (Teilen von) Blutgefäßen: Arterien Unterarm und Hand: R. carpalis dorsalis	In Version 2005 entfallen	K5	31205	31506	31634	31635	31825
1277	5-383.27	entfallen	Resektion und Ersatz (Interposition) von (Teilen von) Blutgefäßen: Arterien Unterarm und Hand: A. princeps pollicis	In Version 2005 entfallen	K5	31205	31506	31634	31635	31825
1278	5-383.40		Resektion und Ersatz (Interposition) von (Teilen von) Blutgefäßen: Arterien thorakal: A. subclavia		J6	31196		31612	31613	31826
1279	5-383.41		Resektion und Ersatz (Interposition) von (Teilen von) Blutgefäßen: Arterien thorakal: Truncus brachiocephalicus		J7	31197		31612	31613	31827
1280	5-383.51	entfallen	Resektion und Ersatz (Interposition) von (Teilen von) Blutgefäßen: Arterien abdominal und pelvin: Aa. lumbales	In Version 2005 entfallen	F7	31157	31507	31612	31613	31827
1281	5-383.53		Resektion und Ersatz (Interposition) von (Teilen von) Blutgefäßen: Arterien abdominal und pelvin: A. iliaca communis		F6	31156	31507	31612	31613	31826
1282	5-383.54		Resektion und Ersatz (Interposition) von (Teilen von) Blutgefäßen: Arterien abdominal und pelvin: A. iliaca externa		F6	31156	31507	31612	31613	31826

Fortsetzung 2.13 Operationen an den Blutgefäßen

lfd. Nr	OPS-301 2004	OPS 2005	Bezeichnung OPS-301 2004	Bezeichnung OPS 2005	Kategorie	OP-Leistung	Überwachung	Nachbeh. Überw.	Nachbeh. Operat.	Narkose
1283	5-383.55		Resektion und Ersatz (Interposition) von (Teilen von) Blutgefäßen: Arterien abdominal und pelvin: A. iliaca interna		F6	31156	31507	31612	31613	31826
1284	5-383.70		Resektion und Ersatz (Interposition) von (Teilen von) Blutgefäßen: Arterien Oberschenkel: A. femoralis		K5	31205	31506	31634	31635	31825
1285	5-383.71		Resektion und Ersatz (Interposition) von (Teilen von) Blutgefäßen: Arterien Oberschenkel: A. profunda femoris		K6	31206	31507	31636	31637	31826
1286	5-383.72		Resektion und Ersatz (Interposition) von (Teilen von) Blutgefäßen: Arterien Oberschenkel: A. poplitea		K5	31205	31506	31634	31635	31825
1287	5-383.80		Resektion und Ersatz (Interposition) von (Teilen von) Blutgefäßen: Arterien Unterschenkel und Fuß: A. tibialis anterior		K5	31205	31506	31634	31635	31825
1288	5-383.81	entfallen	Resektion und Ersatz (Interposition) von (Teilen von) Blutgefäßen: Arterien Unterschenkel und Fuß: Aa. recurrentes	In Version 2005 entfallen	K5	31205	31506	31634	31635	31825
1289	5-383.82	entfallen	Resektion und Ersatz (Interposition) von (Teilen von) Blutgefäßen: Arterien Unterschenkel und Fuß: A. dorsalis pedis	In Version 2005 entfallen	K4	31204	31505	31634	31635	31824
1290	5-383.83		Resektion und Ersatz (Interposition) von (Teilen von) Blutgefäßen: Arterien Unterschenkel und Fuß: A. tibialis posterior		K5	31205	31506	31634	31635	31825
1291	5-383.84		Resektion und Ersatz (Interposition) von (Teilen von) Blutgefäßen: Arterien Unterschenkel und Fuß: A. fibularis		K6	31206	31507	31636	31637	31826
1292	5-383.85	entfallen	Resektion und Ersatz (Interposition) von (Teilen von) Blutgefäßen: Arterien Unterschenkel und Fuß: A. plantaris medialis	In Version 2005 entfallen	K5	31205	31506	31634	31635	31825
1293	5-383.86	entfallen	Resektion und Ersatz (Interposition) von (Teilen von) Blutgefäßen: Arterien Unterschenkel und Fuß: A. plantaris lateralis	In Version 2005 entfallen	K5	31205	31506	31634	31635	31825
1294	5-383.9a		Resektion und Ersatz (Interposition) von (Teilen von) Blutgefäßen: Tiefe Venen: V. iliaca interna		F6	31156	31507	31612	31613	31826
1295	5-383.9b		Resektion und Ersatz (Interposition) von (Teilen von) Blutgefäßen: Tiefe Venen: V. femoralis		F5	31155	31506	31610	31611	31825
1296	5-383.9c		Resektion und Ersatz (Interposition) von (Teilen von) Blutgefäßen: Tiefe Venen: V. poplitea		F5	31155	31506	31610	31611	31825
1297	5-383.91		Resektion und Ersatz (Interposition) von (Teilen von) Blutgefäßen: Tiefe Venen: V. jugularis		K5	31205	31506	31634	31635	31825
1298	5-383.93		Resektion und Ersatz (Interposition) von (Teilen von) Blutgefäßen: Tiefe Venen: V. subclavia		K5	31205	31506	31634	31635	31825

Fortsetzung 2.13 Operationen an den Blutgefäßen

lfd. Nr	OPS-301 2004	OPS 2005	Bezeichnung OPS-301 2004	Bezeichnung OPS 2005	Kategorie	OP-Leistung	Überwachung	Nachbeh. Überw.	Nachbeh. Operat.	Narkose
1299	5-383.94		Resektion und Ersatz (Interposition) von (Teilen von) Blutgefäßen: Tiefe Venen: V. axillaris		K5	31205	31506	31634	31635	31825
1300	5-383.95		Resektion und Ersatz (Interposition) von (Teilen von) Blutgefäßen: Tiefe Venen: V. brachiocephalica		K5	31205	31506	31634	31635	31825
1301	5-383.98		Resektion und Ersatz (Interposition) von (Teilen von) Blutgefäßen: Tiefe Venen: V. iliaca communis		F6	31156	31507	31612	31613	31826
1302	5-383.99		Resektion und Ersatz (Interposition) von (Teilen von) Blutgefäßen: Tiefe Venen: V. iliaca externa		F5	31155	31506	31610	31611	31825
1303	5-384.61		Resektion und Ersatz (Interposition) an der Aorta: Aorta abdominalis, suprarenal: Mit Rohrprothese		F7	31157	31507	31612	31613	31827
1304	5-384.62		Resektion und Ersatz (Interposition) an der Aorta: Aorta abdominalis, suprarenal: Mit Rohrprothese bei Aneurysma		F7	31157	31507	31612	31613	31827
1305	5-384.63		Resektion und Ersatz (Interposition) an der Aorta: Aorta abdominalis, suprarenal: Mit Bifurkationsprothese biiliakal		F7	31157	31507	31612	31613	31827
1306	5-384.64		Resektion und Ersatz (Interposition) an der Aorta: Aorta abdominalis, suprarenal: Mit Bifurkationsprothese biiliakal bei Aneurysma		F7	31157	31507	31612	31613	31827
1307	5-384.65		Resektion und Ersatz (Interposition) an der Aorta: Aorta abdominalis, suprarenal: Mit Bifurkationsprothese bifemoral		F7	31157	31507	31612	31613	31827
1308	5-384.66		Resektion und Ersatz (Interposition) an der Aorta: Aorta abdominalis, suprarenal: Mit Bifurkationsprothese bifemoral bei Aneurysma		F7	31157	31507	31612	31613	31827
1309	5-384.71		Resektion und Ersatz (Interposition) an der Aorta: Aorta abdominalis, infrarenal: Mit Rohrprothese		F7	31157	31507	31612	31613	31827
1310	5-384.72		Resektion und Ersatz (Interposition) an der Aorta: Aorta abdominalis, infrarenal: Mit Rohrprothese bei Aneurysma		F7	31157	31507	31612	31613	31827
1311	5-384.73		Resektion und Ersatz (Interposition) an der Aorta: Aorta abdominalis, infrarenal: Mit Bifurkationsprothese biiliakal		F7	31157	31507	31612	31613	31827
1312	5-384.74		Resektion und Ersatz (Interposition) an der Aorta: Aorta abdominalis, infrarenal: Mit Bifurkationsprothese biiliakal bei Aneurysma		F7	31157	31507	31612	31613	31827
1313	5-384.75		Resektion und Ersatz (Interposition) an der Aorta: Aorta abdominalis, infrarenal: Mit Bifurkationsprothese bifemoral		F7	31157	31507	31612	31613	31827
1314	5-384.76		Resektion und Ersatz (Interposition) an der Aorta: Aorta abdominalis, infrarenal: Mit Bifurkationsprothese bifemoral bei Aneurysma		F7	31157	31507	31612	31613	31827
1315	5-385.4		Unterbindung, Exzision und Stripping von Varizen: Transkutane Unterbindung der Vv. perforantes (als selbständiger Eingriff)		K1	31201	31503	31630	31631	31821
1316	5-385.5		Unterbindung, Exzision und Stripping von Varizen: Endoskopische Diszision der Vv. perforantes (als selbständiger Eingriff)		K2	31202	31503	31632	31633	31822

Fortsetzung 2.13 Operationen an den Blutgefäßen

lfd. Nr	OPS-301 2004	OPS 2005	Bezeichnung OPS-301 2004	Bezeichnung OPS 2005	Kate-gorie	OP-Leistung	Über-wachung	Nachbeh. Überw.	Nachbeh. Operat.	Narkose
1317	5-385.6		Unterbindung, Exzision und Stripping von Varizen: Endoskopische Diszision der Vv. Perforantes mit Fasziotomie (als selbständiger Eingriff)		K3	31203	31505	31632	31633	31823
1318	5-385.70		Unterbindung, Exzision und Stripping von Varizen: Crossektomie und Stripping: V. saphena magna		K4	31204	31505	31634	31635	31824
1319	5-385.72		Unterbindung, Exzision und Stripping von Varizen: Crossektomie und Stripping: V. saphena parva		K3	31203	31505	31632	31633	31823
1320	5-385.74		Unterbindung, Exzision und Stripping von Varizen: Crossektomie und Stripping: Vv. saphena magna et parva		K5	31205	31506	31634	31635	31825
1321	5-385.80		Unterbindung, Exzision und Stripping von Varizen: (Isolierte) Crossektomie: V. saphena magna		K2	31202	31503	31632	31633	31822
1322	5-385.82		Unterbindung, Exzision und Stripping von Varizen: (Isolierte) Crossektomie: V. saphena parva		K2	31202	31503	31632	31633	31822
1323	5-385.84		Unterbindung, Exzision und Stripping von Varizen: (Isolierte) Crossektomie: Vv. saphena magna et parva		K4	31204	31505	31634	31635	31824
1324	5-385.90		Unterbindung, Exzision und Stripping von Varizen: Exhairese (als selbständiger Eingriff): V. saphena magna		K2	31202	31503	31632	31633	31822
1325	5-385.92		Unterbindung, Exzision und Stripping von Varizen: Exhairese (als selbständiger Eingriff): V. saphena parva		K2	31202	31503	31632	31633	31822
1326	5-385.94		Unterbindung, Exzision und Stripping von Varizen: Exhairese (als selbständiger Eingriff): Vv. saphena magna et parva		K4	31204	31505	31634	31635	31824
1327	5-385.96		Unterbindung, Exzision und Stripping von Varizen: Exhairese (als selbständiger Eingriff): Seitenastvarize		K1	31201	31503	31630	31631	31821
1328	5-386.42		Andere Exzision von (erkrankten) Blutgefäßen und Transplantatentnahme: Arterien thorakal: A. pulmonalis		J7	31197		31612	31613	31827
1329	5-386.51		Andere Exzision von (erkrankten) Blutgefäßen und Transplantatentnahme: Arterien abdominal und pelvin: Aa. lumbales		F6	31156	31507	31612	31613	31826
1330	5-386.53		Andere Exzision von (erkrankten) Blutgefäßen und Transplantatentnahme: Arterien abdominal und pelvin: A. iliaca communis		F6	31156	31507	31612	31613	31826
1331	5-386.54		Andere Exzision von (erkrankten) Blutgefäßen und Transplantatentnahme: Arterien abdominal und pelvin: A. iliaca externa		F5	31155	31506	31610	31611	31825
1332	5-386.55		Andere Exzision von (erkrankten) Blutgefäßen und Transplantatentnahme: Arterien abdominal und pelvin: A. iliaca interna		F6	31156	31507	31612	31613	31826
1333	5-387.0		Ligatur und Teilverschluß der Vena cava: Ligatur		F5	31155	31506	31610	31611	31825
1334	5-387.1		Ligatur und Teilverschluß der Vena cava: Clippen		F5	31155	31506	31610	31611	31825
1335	5-387.2		Ligatur und Teilverschluß der Vena cava: Einführung eines Antiembolie-Schirmes, offen chirurgisch		F6	31156	31507	31612	31613	31826

Fortsetzung 2.13 Operationen an den Blutgefäßen

lfd. Nr	OPS-301 2004	OPS 2005	Bezeichnung OPS-301 2004	Bezeichnung OPS 2005	Kategorie	OP-Leistung	Überwachung	Nachbeh. Überw.	Nachbeh. Operat.	Narkose
1336	5-388.01		Naht von Blutgefäßen: Arterien Kopf, extrakraniell, und Hals: A. carotis communis mit Sinus caroticus		K4	31204	31505	31634	31635	31824
1337	5-388.02		Naht von Blutgefäßen: Arterien Kopf, extrakraniell, und Hals: A. carotis interna extrakraniell		K4	31204	31505	31634	31635	31824
1338	5-388.03		Naht von Blutgefäßen: Arterien Kopf, extrakraniell, und Hals: A. carotis externa		K4	31204	31505	31634	31635	31824
1339	5-388.04		Naht von Blutgefäßen: Arterien Kopf, extrakraniell, und Hals: A. vertebralis extrakraniell		K5	31205	31506	31634	31635	31825
1340	5-388.05		Naht von Blutgefäßen: Arterien Kopf, extrakraniell, und Hals: A. carotis, Stent		K4	31204	31505	31634	31635	31824
1341	5-388.11		Naht von Blutgefäßen: Arterien Schulter und Oberarm: A. axillaris		K3	31203	31505	31632	31633	31823
1342	5-388.12		Naht von Blutgefäßen: Arterien Schulter und Oberarm: A. brachialis		K3	31203	31505	31632	31633	31823
1343	5-388.20		Naht von Blutgefäßen: Arterien Unterarm und Hand: A. ulnaris		K3	31203	31505	31632	31633	31823
1344	5-388.21		Naht von Blutgefäßen: Arterien Unterarm und Hand: Arcus palmaris profundus		K3	31203	31505	31632	31633	31823
1345	5-388.22		Naht von Blutgefäßen: Arterien Unterarm und Hand: Arcus palmaris superficialis		K3	31203	31505	31632	31633	31823
1346	5-388.23		Naht von Blutgefäßen: Arterien Unterarm und Hand: Aa. digitales palmares communes		K3	31203	31505	31632	31633	31823
1347	5-388.24		Naht von Blutgefäßen: Arterien Unterarm und Hand: A. radialis		K3	31203	31505	31632	31633	31823
1348	5-388.25	entfallen	Naht von Blutgefäßen: Arterien Unterarm und Hand: R. carpalis palmaris	In Version 2005 entfallen	K3	31203	31505	31632	31633	31823
1349	5-388.26	entfallen	Naht von Blutgefäßen: Arterien Unterarm und Hand: R. carpalis dorsalis	In Version 2005 entfallen	K3	31203	31505	31632	31633	31823
1350	5-388.27	entfallen	Naht von Blutgefäßen: Arterien Unterarm und Hand: A. princeps pollicis	In Version 2005 entfallen	K3	31203	31505	31632	31633	31823
1351	5-388.30		Naht von Blutgefäßen: Aorta: Aorta ascendens		J7	31197		31612	31613	31827
1352	5-388.31		Naht von Blutgefäßen: Aorta: Arcus aortae		J7	31197		31612	31613	31827
1353	5-388.32		Naht von Blutgefäßen: Aorta: Aorta thoracica		J7	31197		31612	31613	31827
1354	5-388.33		Naht von Blutgefäßen: Aorta: Aorta abdominalis		F5	31155	31506	31610	31611	31825
1355	5-388.34	entfallen	Naht von Blutgefäßen: Aorta: Aorta, Stent	In Version 2005 entfallen	F5	31155	31506	31610	31611	31825
1356	5-388.40		Naht von Blutgefäßen: Arterien thorakal: A. subclavia		J4	31194		31610	31611	31824
1357	5-388.41		Naht von Blutgefäßen: Arterien thorakal: Truncus brachiocephalicus		J7	31197		31612	31613	31827
1358	5-388.51		Naht von Blutgefäßen: Arterien abdominal und pelvin: Aa. lumbales		F5	31155	31506	31610	31611	31825

Fortsetzung 2.13 Operationen an den Blutgefäßen

lfd. Nr	OPS-301 2004	OPS 2005	Bezeichnung OPS-301 2004	Bezeichnung OPS 2005	Kategorie	OP-Leistung	Überwachung	Nachbeh. Überw.	Nachbeh. Operat.	Narkose
1359	5-388.53		Naht von Blutgefäßen: Arterien abdominal und pelvin: A. iliaca communis		F5	31155	31506	31610	31611	31825
1360	5-388.54		Naht von Blutgefäßen: Arterien abdominal und pelvin: A. iliaca externa		F4	31154	31505	31610	31611	31824
1361	5-388.55		Naht von Blutgefäßen: Arterien abdominal und pelvin: A. iliaca interna		F5	31155	31506	31610	31611	31825
1362	5-388.60		Naht von Blutgefäßen: Arterien viszeral: Truncus coeliacus		F5	31155	31506	31610	31611	31825
1363	5-388.61		Naht von Blutgefäßen: Arterien viszeral: A. hepatica		F5	31155	31506	31610	31611	31825
1364	5-388.62		Naht von Blutgefäßen: Arterien viszeral: A. gastrica		F5	31155	31506	31610	31611	31825
1365	5-388.63		Naht von Blutgefäßen: Arterien viszeral: A. lienalis		F5	31155	31506	31610	31611	31825
1366	5-388.64		Naht von Blutgefäßen: Arterien viszeral: A. renalis		F5	31155	31506	31610	31611	31825
1367	5-388.65		Naht von Blutgefäßen: Arterien viszeral: A. mesenterica superior		F5	31155	31506	31610	31611	31825
1368	5-388.66		Naht von Blutgefäßen: Arterien viszeral: A. mesenterica inferior		F5	31155	31506	31610	31611	31825
1369	5-388.70		Naht von Blutgefäßen: Arterien Oberschenkel: A. femoralis		K3	31203	31505	31632	31633	31823
1370	5-388.71		Naht von Blutgefäßen: Arterien Oberschenkel: A. profunda femoris		K3	31203	31505	31632	31633	31823
1371	5-388.72		Naht von Blutgefäßen: Arterien Oberschenkel: A. poplitea		K3	31203	31505	31632	31633	31823
1372	5-388.80		Naht von Blutgefäßen: Arterien Unterschenkel und Fuß: A. tibialis anterior		K3	31203	31505	31632	31633	31823
1373	5-388.81	entfallen	Naht von Blutgefäßen: Arterien Unterschenkel und Fuß: Aa. recurrentes	In Version 2005 entfallen	K3	31203	31505	31632	31633	31823
1374	5-388.82		Naht von Blutgefäßen: Arterien Unterschenkel und Fuß: A. dorsalis pedis		K3	31203	31505	31632	31633	31823
1375	5-388.83		Naht von Blutgefäßen: Arterien Unterschenkel und Fuß: A. tibialis posterior		K3	31203	31505	31632	31633	31823
1376	5-388.84		Naht von Blutgefäßen: Arterien Unterschenkel und Fuß: A. fibularis		K4	31204	31505	31634	31635	31824
1377	5-388.85	entfallen	Naht von Blutgefäßen: Arterien Unterschenkel und Fuß: A. plantaris medialis	In Version 2005 entfallen	K3	31203	31505	31632	31633	31823
1378	5-388.86	entfallen	Naht von Blutgefäßen: Arterien Unterschenkel und Fuß: A. plantaris lateralis	In Version 2005 entfallen	K3	31203	31505	31632	31633	31823
1379	5-388.9a		Naht von Blutgefäßen: Tiefe Venen: V. iliaca interna		F5	31155	31506	31610	31611	31825
1380	5-388.9b		Naht von Blutgefäßen: Tiefe Venen: V. femoralis		K3	31203	31505	31632	31633	31823
1381	5-388.9c		Naht von Blutgefäßen: Tiefe Venen: V. poplitea		K3	31203	31505	31632	31633	31823
1382	5-388.91		Naht von Blutgefäßen: Tiefe Venen: V. jugularis		K3	31203	31505	31632	31633	31823

Fortsetzung 2.13 Operationen an den Blutgefäßen

lfd. Nr	OPS-301 2004	OPS 2005	Bezeichnung OPS-301 2004	Bezeichnung OPS 2005	Kate-gorie	OP-Leistung	Über-wachung	Nachbeh. Überw.	Nachbeh. Operat.	Narkose
1383	5-388.92		Naht von Blutgefäßen: Tiefe Venen: V. pulmonalis		J7	31197		31612	31613	31827
1384	5-388.93		Naht von Blutgefäßen: Tiefe Venen: V. subclavia		K3	31203	31505	31632	31633	31823
1385	5-388.94		Naht von Blutgefäßen: Tiefe Venen: V. axillaris		K3	31203	31505	31632	31633	31823
1386	5-388.95		Naht von Blutgefäßen: Tiefe Venen: V. brachiocephalica		K5	31205	31506	31634	31635	31825
1387	5-388.96		Naht von Blutgefäßen: Tiefe Venen: V. cava superior		J6	31196		31612	31613	31826
1388	5-388.97		Naht von Blutgefäßen: Tiefe Venen: V. cava inferior		F5	31155	31506	31610	31611	31825
1389	5-388.98		Naht von Blutgefäßen: Tiefe Venen: V. iliaca communis		F5	31155	31506	31610	31611	31825
1390	5-388.99		Naht von Blutgefäßen: Tiefe Venen: V. iliaca externa		F4	31154	31505	31610	31611	31824
1391	5-389.02		Anderer operativer Verschluß an Blutgefäßen: Arterien Kopf, extrakraniell, und Hals: A. carotis interna extrakraniell		K2	31202	31503	31632	31633	31822
1392	5-389.03		Anderer operativer Verschluß an Blutgefäßen: Arterien Kopf, extrakraniell, und Hals: A. carotis externa		K2	31202	31503	31632	31633	31822
1393	5-389.04		Anderer operativer Verschluß an Blutgefäßen: Arterien Kopf, extrakraniell, und Hals: A. vertebralis extrakraniell		K2	31202	31503	31632	31633	31822
1394	5-389.05		Anderer operativer Verschluß an Blutgefäßen: Arterien Kopf, extrakraniell, und Hals: A. carotis, Stent		K2	31202	31503	31632	31633	31822
1395	5-389.11		Anderer operativer Verschluß an Blutgefäßen: Arterien Schulter und Oberarm: A. axillaris		K2	31202	31503	31632	31633	31822
1396	5-389.12		Anderer operativer Verschluß an Blutgefäßen: Arterien Schulter und Oberarm: A. brachialis		K2	31202	31503	31632	31633	31822
1397	5-389.20		Anderer operativer Verschluß an Blutgefäßen: Arterien Unterarm und Hand: A. ulnaris		K1	31201	31503	31630	31631	31821
1398	5-389.21		Anderer operativer Verschluß an Blutgefäßen: Arterien Unterarm und Hand: Arcus palmaris profundus		K1	31201	31503	31630	31631	31821
1399	5-389.22		Anderer operativer Verschluß an Blutgefäßen: Arterien Unterarm und Hand: Arcus palmaris superficialis		K1	31201	31503	31630	31631	31821
1400	5-389.23		Anderer operativer Verschluß an Blutgefäßen: Arterien Unterarm und Hand: Aa. digitales palmares communes		K1	31201	31503	31630	31631	31821
1401	5-389.24		Anderer operativer Verschluß an Blutgefäßen: Arterien Unterarm und Hand: A. radialis		K1	31201	31503	31630	31631	31821
1402	5-389.25		Anderer operativer Verschluß an Blutgefäßen: Arterien Unterarm und Hand: R. carpalis palmaris		K1	31201	31503	31630	31631	31821
1403	5-389.26		Anderer operativer Verschluß an Blutgefäßen: Arterien Unterarm und Hand: R. carpalis dorsalis		K1	31201	31503	31630	31631	31821

Fortsetzung 2.13 Operationen an den Blutgefäßen

lfd. Nr	OPS-301 2004	OPS 2005	Bezeichnung OPS-301 2004	Bezeichnung OPS 2005	Kate-gorie	OP-Leistung	Über-wachung	Nachbeh. Überw.	Nachbeh. Operat.	Narkose
1404	5-389.27		Anderer operativer Verschluß an Blutgefäßen: Arterien Unterarm und Hand: A. princeps pollicis		K1	31201	31503	31630	31631	31821
1405	5-389.30		Anderer operativer Verschluß an Blutgefäßen: Aorta: Aorta ascendens		J7	31197		31612	31613	31827
1406	5-389.31		Anderer operativer Verschluß an Blutgefäßen: Aorta: Arcus aortae		J7	31197		31612	31613	31827
1407	5-389.32		Anderer operativer Verschluß an Blutgefäßen: Aorta: Aorta thoracica		J7	31197		31612	31613	31827
1408	5-389.33		Anderer operativer Verschluß an Blutgefäßen: Aorta: Aorta abdominalis		F5	31155	31506	31610	31611	31825
1409	5-389.34		Anderer operativer Verschluß an Blutgefäßen: Aorta: Aorta, Stent		F5	31155	31506	31610	31611	31825
1410	5-389.40		Anderer operativer Verschluß an Blutgefäßen: Arterien thorakal: A. subclavia		K3	31203	31505	31632	31633	31823
1411	5-389.41		Anderer operativer Verschluß an Blutgefäßen: Arterien thorakal: Truncus brachiocephalicus		J7	31197		31612	31613	31827
1412	5-389.42		Anderer operativer Verschluß an Blutgefäßen: Arterien thorakal: A. pulmonalis		J7	31197		31612	31613	31827
1413	5-389.51		Anderer operativer Verschluß an Blutgefäßen: Arterien abdominal und pelvin: Aa. lumbales		F5	31155	31506	31610	31611	31825
1414	5-389.53		Anderer operativer Verschluß an Blutgefäßen: Arterien abdominal und pelvin: A. iliaca communis		F5	31155	31506	31610	31611	31825
1415	5-389.54		Anderer operativer Verschluß an Blutgefäßen: Arterien abdominal und pelvin: A. iliaca externa		F4	31154	31505	31610	31611	31824
1416	5-389.55		Anderer operativer Verschluß an Blutgefäßen: Arterien abdominal und pelvin: A. iliaca interna		F5	31155	31506	31610	31611	31825
1417	5-389.60		Anderer operativer Verschluß an Blutgefäßen: Arterien viszeral: Truncus coeliacus		F5	31155	31506	31610	31611	31825
1418	5-389.61		Anderer operativer Verschluß an Blutgefäßen: Arterien viszeral: A. hepatica		F5	31155	31506	31610	31611	31825
1419	5-389.62		Anderer operativer Verschluß an Blutgefäßen: Arterien viszeral: A. gastrica		F5	31155	31506	31610	31611	31825
1420	5-389.63		Anderer operativer Verschluß an Blutgefäßen: Arterien viszeral: A. lienalis		F5	31155	31506	31610	31611	31825
1421	5-389.64		Anderer operativer Verschluß an Blutgefäßen: Arterien viszeral: A. renalis		F5	31155	31506	31610	31611	31825
1422	5-389.65		Anderer operativer Verschluß an Blutgefäßen: Arterien viszeral: A. mesenterica superior		F5	31155	31506	31610	31611	31825
1423	5-389.66		Anderer operativer Verschluß an Blutgefäßen: Arterien viszeral: A. mesenterica inferior		F5	31155	31506	31610	31611	31825
1424	5-389.70		Anderer operativer Verschluß an Blutgefäßen: Arterien Oberschenkel: A. femoralis		K2	31202	31503	31632	31633	31822
1425	5-389.71		Anderer operativer Verschluß an Blutgefäßen: Arterien Oberschenkel: A. profunda femoris		K2	31202	31503	31632	31633	31822
1426	5-389.72		Anderer operativer Verschluß an Blutgefäßen: Arterien Oberschenkel: A. poplitea		K2	31202	31503	31632	31633	31822

Fortsetzung 2.13 Operationen an den Blutgefäßen

lfd. Nr	OPS-301 2004	OPS 2005	Bezeichnung OPS-301 2004	Bezeichnung OPS 2005	Kategorie	OP-Leistung	Überwachung	Nachbeh. Überw.	Nachbeh. Operat.	Narkose
1427	5-389.80		Anderer operativer Verschluß an Blutgefäßen: Arterien Unterschenkel und Fuß: A. tibialis anterior		K1	31201	31503	31630	31631	31821
1428	5-389.81		Anderer operativer Verschluß an Blutgefäßen: Arterien Unterschenkel und Fuß: Aa. recurrentes		K1	31201	31503	31630	31631	31821
1429	5-389.82		Anderer operativer Verschluß an Blutgefäßen: Arterien Unterschenkel und Fuß: A. dorsalis pedis		K1	31201	31503	31630	31631	31821
1430	5-389.83		Anderer operativer Verschluß an Blutgefäßen: Arterien Unterschenkel und Fuß: A. tibialis posterior		K1	31201	31503	31630	31631	31821
1431	5-389.84		Anderer operativer Verschluß an Blutgefäßen: Arterien Unterschenkel und Fuß: A. fibularis		K1	31201	31503	31630	31631	31821
1432	5-389.85		Anderer operativer Verschluß an Blutgefäßen: Arterien Unterschenkel und Fuß: A. plantaris medialis		K1	31201	31503	31630	31631	31821
1433	5-389.86		Anderer operativer Verschluß an Blutgefäßen: Arterien Unterschenkel und Fuß: A. plantaris lateralis		K1	31201	31503	31630	31631	31821
1434	5-389.9a		Anderer operativer Verschluß an Blutgefäßen: Tiefe Venen: V. iliaca interna		F5	31155	31506	31610	31611	31825
1435	5-389.9b		Anderer operativer Verschluß an Blutgefäßen: Tiefe Venen: V. femoralis		K2	31202	31503	31632	31633	31822
1436	5-389.9c		Anderer operativer Verschluß an Blutgefäßen: Tiefe Venen: V. poplitea		K1	31201	31503	31630	31631	31821
1437	5-389.91		Anderer operativer Verschluß an Blutgefäßen: Tiefe Venen: V. jugularis		K1	31201	31503	31630	31631	31821
1438	5-389.92		Anderer operativer Verschluß an Blutgefäßen: Tiefe Venen: V. pulmonalis		J7	31197		31612	31613	31827
1439	5-389.93		Anderer operativer Verschluß an Blutgefäßen: Tiefe Venen: V. subclavia		K3	31203	31505	31632	31633	31823
1440	5-389.94		Anderer operativer Verschluß an Blutgefäßen: Tiefe Venen: V. axillaris		K2	31202	31503	31632	31633	31822
1441	5-389.95		Anderer operativer Verschluß an Blutgefäßen: Tiefe Venen: V. brachiocephalica		K3	31203	31505	31632	31633	31823
1442	5-389.96		Anderer operativer Verschluß an Blutgefäßen: Tiefe Venen: V. cava superior		J6	31196		31612	31613	31826
1443	5-389.97		Anderer operativer Verschluß an Blutgefäßen: Tiefe Venen: V. cava inferior		F5	31155	31506	31610	31611	31825
1444	5-389.98		Anderer operativer Verschluß an Blutgefäßen: Tiefe Venen: V. iliaca communis		F5	31155	31506	31610	31611	31825
1445	5-389.99		Anderer operativer Verschluß an Blutgefäßen: Tiefe Venen: V. iliaca externa		F5	31155	31506	31610	31611	31825
1446	5-392.0		Anlegen eines arteriovenösen Shuntes: Äußerer AV-Shunt		K3	31203	31505	31632	31633	31823
1447	5-392.1		Anlegen eines arteriovenösen Shuntes: Innere AV-Fistel (Cimino-Fistel)		K2	31202	31503	31632	31633	31822
1448	5-392.2		Anlegen eines arteriovenösen Shuntes: Innere AV-Fistel mit allogenem Material		K3	31203	31505	31632	31633	31823
1449	5-392.3		Anlegen eines arteriovenösen Shuntes: Innere AV-Fistel mit alloplastischem Material		K3	31203	31505	31632	31633	31823

Fortsetzung 2.13 Operationen an den Blutgefäßen

lfd. Nr	OPS-301 2004	OPS 2005	Bezeichnung OPS-301 2004	Bezeichnung OPS 2005	Kategorie	OP-Leistung	Überwachung	Nachbeh. Überw.	Nachbeh. Operat.	Narkose
1450	5-393.00		Anlegen eines anderen Shuntes und Bypasses an Blutgefäßen: Arterien Kopf, extrakraniell, und Hals: A. carotis		K5	31205	31506	31634	31635	31825
1451	5-393.01		Anlegen eines anderen Shuntes und Bypasses an Blutgefäßen: Arterien Kopf, extrakraniell, und Hals: A. carotis - A. carotis		K5	31205	31506	31634	31635	31825
1452	5-393.02		Anlegen eines anderen Shuntes und Bypasses an Blutgefäßen: Arterien Kopf, extrakraniell, und Hals: A. carotis - A. subclavia		K5	31205	31506	31634	31635	31825
1453	5-393.03		Anlegen eines anderen Shuntes und Bypasses an Blutgefäßen: Arterien Kopf, extrakraniell, und Hals: A. carotis - A. vertebralis		K5	31205	31506	31634	31635	31825
1454	5-393.11		Anlegen eines anderen Shuntes und Bypasses an Blutgefäßen: Arterien Schulter: A. subclavia		K5	31205	31506	31634	31635	31825
1455	5-393.12		Anlegen eines anderen Shuntes und Bypasses an Blutgefäßen: Arterien Schulter: A. subclavia - A. subclavia, extraanatomisch		K5	31205	31506	31634	31635	31825
1456	5-393.13		Anlegen eines anderen Shuntes und Bypasses an Blutgefäßen: Arterien Schulter: Subclaviafemoral		K5	31205	31506	31634	31635	31825
1457	5-393.14		Anlegen eines anderen Shuntes und Bypasses an Blutgefäßen: Arterien Schulter: Subclaviabifemoral		K6	31206	31507	31636	31637	31826
1458	5-393.15		Anlegen eines anderen Shuntes und Bypasses an Blutgefäßen: Arterien Schulter: A. axillaris		K5	31205	31506	31634	31635	31825
1459	5-393.16		Anlegen eines anderen Shuntes und Bypasses an Blutgefäßen: Arterien Schulter: Axilloaxillär, extraanatomisch		K5	31205	31506	31634	31635	31825
1460	5-393.17		Anlegen eines anderen Shuntes und Bypasses an Blutgefäßen: Arterien Schulter: Axillofemoral, extraanatomisch		K5	31205	31506	31634	31635	31825
1461	5-393.18		Anlegen eines anderen Shuntes und Bypasses an Blutgefäßen: Arterien Schulter: Axillobifemoral, extraanatomisch		K6	31206	31507	31636	31637	31826
1462	5-393.2		Anlegen eines anderen Shuntes und Bypasses an Blutgefäßen: Arterien obere Extremität		K4	31204	31505	31634	31635	31824
1463	5-393.30		Anlegen eines anderen Shuntes und Bypasses an Blutgefäßen: Aorta: Aorta - A. carotis		F7	31157	31507	31612	31613	31827
1464	5-393.31		Anlegen eines anderen Shuntes und Bypasses an Blutgefäßen: Aorta: Aorta - A. subclavia		F7	31157	31507	31612	31613	31827
1465	5-393.33	5-393.33	Anlegen eines anderen Shuntes und Bypasses an Blutgefäßen: Aorta: Aortoiliakal (einseitig)	Anlegen eines anderen Shuntes und Bypasses an Blutgefäßen: Aorta: Aortoiliakal	F6	31156	31507	31612	31613	31826
1466	5-393.34		Anlegen eines anderen Shuntes und Bypasses an Blutgefäßen: Aorta: Aortobiiliakal		F7	31157	31507	31612	31613	31827
1467	5-393.35		Anlegen eines anderen Shuntes und Bypasses an Blutgefäßen: Aorta: Aortoiliofemoral		F6	31156	31507	31612	31613	31826

Fortsetzung 2.13 Operationen an den Blutgefäßen

lfd. Nr	OPS-301 2004	OPS 2005	Bezeichnung OPS-301 2004	Bezeichnung OPS 2005	Kategorie	OP-Leistung	Überwachung	Nachbeh. Überw.	Nachbeh. Operat.	Narkose
1468	5-393.36	5-393.36	Anlegen eines anderen Shuntes und Bypasses an Blutgefäßen: Aorta: Aortofemoral (einseitig)	Anlegen eines anderen Shuntes und Bypasses an Blutgefäßen: Aorta: Aortofemoral	F6	31156	31507	31612	31613	31826
1469	5-393.37		Anlegen eines anderen Shuntes und Bypasses an Blutgefäßen: Aorta: Aortobifemoral		F7	31157	31507	31612	31613	31827
1470	5-393.38	5-393.38	Anlegen eines anderen Shuntes und Bypasses an Blutgefäßen: Aorta: Aortopopliteal (einseitig)	Anlegen eines anderen Shuntes und Bypasses an Blutgefäßen: Aorta: Aortopopliteal	F7	31157	31507	31612	31613	31827
1471	5-393.39		Anlegen eines anderen Shuntes und Bypasses an Blutgefäßen: Aorta: Aortobipopliteal		F7	31157	31507	31612	31613	31827
1472	5-393.41		Anlegen eines anderen Shuntes und Bypasses an Blutgefäßen: A. iliaca und viszerale Arterien: Ilioiliakal		K6	31206	31507	31636	31637	31826
1473	5-393.42		Anlegen eines anderen Shuntes und Bypasses an Blutgefäßen: A. iliaca und viszerale Arterien: Iliofemoral		K6	31206	31507	31636	31637	31826
1474	5-393.44		Anlegen eines anderen Shuntes und Bypasses an Blutgefäßen: A. iliaca und viszerale Arterien: Iliopopliteal, oberhalb des Kniegelenkes		K6	31206	31507	31636	31637	31826
1475	5-393.45		Anlegen eines anderen Shuntes und Bypasses an Blutgefäßen: A. iliaca und viszerale Arterien: Iliopopliteal, unterhalb des Kniegelenkes		K6	31206	31507	31636	31637	31826
1476	5-393.46		Anlegen eines anderen Shuntes und Bypasses an Blutgefäßen: A. iliaca und viszerale Arterien: Iliocrural		K6	31206	31507	31636	31637	31826
1477	5-393.47		Anlegen eines anderen Shuntes und Bypasses an Blutgefäßen: A. iliaca und viszerale Arterien: Obturator-Bypass, extraanatomisch		K6	31206	31507	31636	31637	31826
1478	5-393.51		Anlegen eines anderen Shuntes und Bypasses an Blutgefäßen: A. femoralis: Femorofemoral		K5	31205	31506	31634	31635	31825
1479	5-393.53		Anlegen eines anderen Shuntes und Bypasses an Blutgefäßen: A. femoralis: Femoropopliteal, oberhalb des Kniegelenkes		K5	31205	31506	31634	31635	31825
1480	5-393.54		Anlegen eines anderen Shuntes und Bypasses an Blutgefäßen: A. femoralis: Femoropopliteal, unterhalb des Kniegelenkes		K5	31205	31506	31634	31635	31825
1481	5-393.55		Anlegen eines anderen Shuntes und Bypasses an Blutgefäßen: A. femoralis: Femorocrural		K5	31205	31506	31634	31635	31825
1482	5-393.56		Anlegen eines anderen Shuntes und Bypasses an Blutgefäßen: A. femoralis: Femoropedal		K5	31205	31506	31634	31635	31825
1483	5-393.57		Anlegen eines anderen Shuntes und Bypasses an Blutgefäßen: A. femoralis: Femorofemoral, extraanatomisch		K5	31205	31506	31634	31635	31825
1484	5-393.61		Anlegen eines anderen Shuntes und Bypasses an Blutgefäßen: A. poplitea: Popliteocrural		K5	31205	31506	31634	31635	31825

Fortsetzung 2.13 Operationen an den Blutgefäßen

lfd. Nr	OPS-301 2004	OPS 2005	Bezeichnung OPS-301 2004	Bezeichnung OPS 2005	Kategorie	OP-Leistung	Überwachung	Nachbeh. Überw.	Nachbeh. Operat.	Narkose
1485	5-393.62		Anlegen eines anderen Shuntes und Bypasses an Blutgefäßen: A. poplitea: Popliteopedal		K5	31205	31506	31634	31635	31825
1486	5-393.7		Anlegen eines anderen Shuntes und Bypasses an Blutgefäßen: Arterien Unterschenkel		K5	31205	31506	31634	31635	31825
1487	5-393.8		Anlegen eines anderen Shuntes und Bypasses an Blutgefäßen: Venös		K4	31204	31505	31634	31635	31824
1488	5-394.0		Revision einer Blutgefäßoperation: Operative Behandlung einer Blutung nach Gefäßoperation		K3	31203	31505	31632	31633	31823
1489	5-394.1		Revision einer Blutgefäßoperation: Revision einer Anastomose		K3	31203	31505	31632	31633	31823
1490	5-394.2		Revision einer Blutgefäßoperation: Revision eines vaskulären Implantates		K3	31203	31505	31632	31633	31823
1491	5-394.3		Revision einer Blutgefäßoperation: Wechsel eines vaskulären Implantates		K3	31203	31505	31632	31633	31823
1492	5-394.4		Revision einer Blutgefäßoperation: Entfernung eines vaskulären Implantates		K3	31203	31505	31632	31633	31823
1493	5-394.5		Revision einer Blutgefäßoperation: Revision eines arteriovenösen Shuntes		K3	31203	31505	31632	31633	31823
1494	5-394.6		Revision einer Blutgefäßoperation: Verschluß eines arteriovenösen Shuntes		K3	31203	31505	31632	31633	31823
1495	5-395.01		Patchplastik an Blutgefäßen: Arterien Kopf, extrakraniell, und Hals: A. carotis communis mit Sinus caroticus		K4	31204	31505	31634	31635	31824
1496	5-395.02		Patchplastik an Blutgefäßen: Arterien Kopf, extrakraniell, und Hals: A. carotis interna extrakraniell		K4	31204	31505	31634	31635	31824
1497	5-395.03		Patchplastik an Blutgefäßen: Arterien Kopf, extrakraniell, und Hals: A. carotis externa		K4	31204	31505	31634	31635	31824
1498	5-395.04		Patchplastik an Blutgefäßen: Arterien Kopf, extrakraniell, und Hals: A. vertebralis extrakraniell		K5	31205	31506	31634	31635	31825
1499	5-395.05	entfallen	Patchplastik an Blutgefäßen: Arterien Kopf, extrakraniell, und Hals: A. carotis, Stent	In Version 2005 entfallen	K4	31204	31505	31634	31635	31824
1500	5-395.11		Patchplastik an Blutgefäßen: Arterien Schulter und Oberarm: A. axillaris		K3	31203	31505	31632	31633	31823
1501	5-395.12		Patchplastik an Blutgefäßen: Arterien Schulter und Oberarm: A. brachialis		K3	31203	31505	31632	31633	31823
1502	5-395.20		Patchplastik an Blutgefäßen: Arterien Unterarm und Hand: A. ulnaris		K3	31203	31505	31632	31633	31823
1503	5-395.21	entfallen	Patchplastik an Blutgefäßen: Arterien Unterarm und Hand: Arcus palmaris profundus	In Version 2005 entfallen	K3	31203	31505	31632	31633	31823
1504	5-395.22	entfallen	Patchplastik an Blutgefäßen: Arterien Unterarm und Hand: Arcus palmaris superficialis	In Version 2005 entfallen	K3	31203	31505	31632	31633	31823

Fortsetzung 2.13 Operationen an den Blutgefäßen

lfd. Nr	OPS-301 2004	OPS 2005	Bezeichnung OPS-301 2004	Bezeichnung OPS 2005	Kategorie	OP-Leistung	Überwachung	Nachbeh. Überw.	Nachbeh. Operat.	Narkose
1505	5-395.23	entfallen	Patchplastik an Blutgefäßen: Arterien Unterarm und Hand: Aa. digitales palmares communes	In Version 2005 entfallen	K3	31203	31505	31632	31633	31823
1506	5-395.24		Patchplastik an Blutgefäßen: Arterien Unterarm und Hand: A. radialis		K3	31203	31505	31632	31633	31823
1507	5-395.25	entfallen	Patchplastik an Blutgefäßen: Arterien Unterarm und Hand: R. carpalis palmaris	In Version 2005 entfallen	K3	31203	31505	31632	31633	31823
1508	5-395.26	entfallen	Patchplastik an Blutgefäßen: Arterien Unterarm und Hand: R. carpalis dorsalis	In Version 2005 entfallen	K2	31202	31503	31632	31633	31822
1509	5-395.27	entfallen	Patchplastik an Blutgefäßen: Arterien Unterarm und Hand: A. princeps pollicis	In Version 2005 entfallen	K3	31203	31505	31632	31633	31823
1510	5-395.33		Patchplastik an Blutgefäßen: Aorta: Aorta abdominalis		F6	31156	31507	31612	31613	31826
1511	5-395.34	entfallen	Patchplastik an Blutgefäßen: Aorta: Aorta, Stent	In Version 2005 entfallen	F6	31156	31507	31612	31613	31826
1512	5-395.40		Patchplastik an Blutgefäßen: Arterien thorakal: A. subclavia		K4	31204	31505	31634	31635	31824
1513	5-395.41		Patchplastik an Blutgefäßen: Arterien thorakal: Truncus brachiocephalicus		J7	31197		31612	31613	31827
1514	5-395.42		Patchplastik an Blutgefäßen: Arterien thorakal: A. pulmonalis		J7	31197		31612	31613	31827
1515	5-395.51	entfallen	Patchplastik an Blutgefäßen: Arterien abdominal und pelvin: Aa. lumbales	In Version 2005 entfallen	F7	31157	31507	31612	31613	31827
1516	5-395.53		Patchplastik an Blutgefäßen: Arterien abdominal und pelvin: A. iliaca communis		F6	31156	31507	31612	31613	31826
1517	5-395.54		Patchplastik an Blutgefäßen: Arterien abdominal und pelvin: A. iliaca externa		F5	31155	31506	31610	31611	31825
1518	5-395.55		Patchplastik an Blutgefäßen: Arterien abdominal und pelvin: A. iliaca interna		F6	31156	31507	31612	31613	31826
1519	5-395.70		Patchplastik an Blutgefäßen: Arterien Oberschenkel: A. femoralis		K3	31203	31505	31632	31633	31823
1520	5-395.71		Patchplastik an Blutgefäßen: Arterien Oberschenkel: A. profunda femoris		K4	31204	31505	31634	31635	31824
1521	5-395.72		Patchplastik an Blutgefäßen: Arterien Oberschenkel: A. poplitea		K3	31203	31505	31632	31633	31823
1522	5-395.80		Patchplastik an Blutgefäßen: Arterien Unterschenkel und Fuß: A. tibialis anterior		K3	31203	31505	31632	31633	31823
1523	5-395.81	entfallen	Patchplastik an Blutgefäßen: Arterien Unterschenkel und Fuß: Aa. recurrentes	In Version 2005 entfallen	K3	31203	31505	31632	31633	31823
1524	5-395.82		Patchplastik an Blutgefäßen: Arterien Unterschenkel und Fuß: A. dorsalis pedis		K3	31203	31505	31632	31633	31823
1525	5-395.83		Patchplastik an Blutgefäßen: Arterien Unterschenkel und Fuß: A. tibialis posterior		K3	31203	31505	31632	31633	31823
1526	5-395.84		Patchplastik an Blutgefäßen: Arterien Unterschenkel und Fuß: A. fibularis		K3	31203	31505	31632	31633	31823

Fortsetzung 2.13 Operationen an den Blutgefäßen

lfd. Nr	OPS-301 2004	OPS 2005	Bezeichnung OPS-301 2004	Bezeichnung OPS 2005	Kategorie	OP-Leistung	Überwachung	Nachbeh. Überw.	Nachbeh. Operat.	Narkose
1527	5-395.85	entfallen	Patchplastik an Blutgefäßen: Arterien Unterschenkel und Fuß: A. plantaris medialis	In Version 2005 entfallen	K3	31203	31505	31632	31633	31823
1528	5-395.86	entfallen	Patchplastik an Blutgefäßen: Arterien Unterschenkel und Fuß: A. plantaris lateralis	In Version 2005 entfallen	K3	31203	31505	31632	31633	31823
1529	5-395.9a		Patchplastik an Blutgefäßen: Tiefe Venen: V. iliaca interna		F5	31155	31506	31610	31611	31825
1530	5-395.9b		Patchplastik an Blutgefäßen: Tiefe Venen: V. femoralis		K3	31203	31505	31632	31633	31823
1531	5-395.9c		Patchplastik an Blutgefäßen: Tiefe Venen: V. poplitea		K3	31203	31505	31632	31633	31823
1532	5-395.91		Patchplastik an Blutgefäßen: Tiefe Venen: V. jugularis		K3	31203	31505	31632	31633	31823
1533	5-395.93		Patchplastik an Blutgefäßen: Tiefe Venen: V. subclavia		K4	31204	31505	31634	31635	31824
1534	5-395.94		Patchplastik an Blutgefäßen: Tiefe Venen: V. axillaris		K3	31203	31505	31632	31633	31823
1535	5-395.95		Patchplastik an Blutgefäßen: Tiefe Venen: V. brachiocephalica		J7	31197		31612	31613	31827
1536	5-395.96		Patchplastik an Blutgefäßen: Tiefe Venen: V. cava superior		J7	31197		31612	31613	31827
1537	5-395.98		Patchplastik an Blutgefäßen: Tiefe Venen: V. iliaca communis		F5	31155	31506	31610	31611	31825
1538	5-395.99		Patchplastik an Blutgefäßen: Tiefe Venen: V. iliaca externa		F5	31155	31506	31610	31611	31825
1539	5-397.33		Andere plastische Rekonstruktion von Blutgefäßen: Aorta: Aorta abdominalis		F6	31156	31507	31612	31613	31826
1540	5-397.34		Andere plastische Rekonstruktion von Blutgefäßen: Aorta: Aorta, Stent		F6	31156	31507	31612	31613	31826
1541	5-397.51		Andere plastische Rekonstruktion von Blutgefäßen: Arterien abdominal und pelvin: Aa. lumbales		F6	31156	31507	31612	31613	31826
1542	5-397.53		Andere plastische Rekonstruktion von Blutgefäßen: Arterien abdominal und pelvin: A. iliaca communis		F6	31156	31507	31612	31613	31826
1543	5-397.54		Andere plastische Rekonstruktion von Blutgefäßen: Arterien abdominal und pelvin: A. iliaca externa		F5	31155	31506	31610	31611	31825
1544	5-397.55		Andere plastische Rekonstruktion von Blutgefäßen: Arterien abdominal und pelvin: A. iliaca interna		F6	31156	31507	31612	31613	31826
1545	5-397.9a		Andere plastische Rekonstruktion von Blutgefäßen: Tiefe Venen: V. iliaca interna		F6	31156	31507	31612	31613	31826
1546	5-397.98		Andere plastische Rekonstruktion von Blutgefäßen: Tiefe Venen: V. iliaca communis		F6	31156	31507	31612	31613	31826
1547	5-397.99		Andere plastische Rekonstruktion von Blutgefäßen: Tiefe Venen: V. iliaca externa		F5	31155	31506	31610	31611	31825
1548	5-399.1		Andere Operationen an Blutgefäßen: Verschluß einer arteriovenösen Fistel		K2	31202	31503	31632	31633	31822

Fortsetzung 2.13 Operationen an den Blutgefäßen

lfd. Nr	OPS-301 2004	OPS 2005	Bezeichnung OPS-301 2004	Bezeichnung OPS 2005	Kategorie	OP-Leistung	Überwachung	Nachbeh. Überw.	Nachbeh. Operat.	Narkose
1549	5-399.5	5-399.5	Andere Operationen an Blutgefäßen: Implantation von venösen Katheterverweilsystemen (z.B. zur Chemotherapie oder zur Schmerztherapie)	Andere Operationen an Blutgefäßen: Implantation und Wechsel von venösen Katheterverweilsystemen (z.B. zur Chemotherapie oder zur Schmerztherapie)	L2	31212	31503	31608	31609	31822
1550	5-399.7		Andere Operationen an Blutgefäßen: Entfernung von venösen Katheterverweilsystemen (z.B. zur Chemotherapie oder zur Schmerztherapie)		L1	31211	31503	31601	31602	31821

2.14 Operationen am hämatopoetischen und Lymphgefäßsystem

lfd. Nr	OPS-301 2004	OPS 2005	Bezeichnung OPS-301 2004	Bezeichnung OPS 2005	Kategorie	OP-Leistung	Überwachung	Nachbeh. Überw.	Nachbeh. Operat.	Narkose
1551	5-401.b		Exzision einzelner Lymphknoten und Lymphgefäße: Mehrere abdominale Lymphknotenstationen mit Leberbiopsie, laparoskopisch [Staging-Laparoskopie]		G4	31164	31505	31610	31611	31824
1552	5-401.c		Exzision einzelner Lymphknoten und Lymphgefäße: Lymphangiom oder Hygroma cysticum		C1	31121	31502	31614	31615	31821
1553	5-401.00		Exzision einzelner Lymphknoten und Lymphgefäße: Zervikal: Ohne Markierung		C1	31121	31502	31614	31615	31821
1554	5-401.01		Exzision einzelner Lymphknoten und Lymphgefäße: Zervikal: Mit Radionuklidmarkierung (Sentinel-Lymphonodektomie)		C2	31122	31503	31614	31615	31822
1555	5-401.02		Exzision einzelner Lymphknoten und Lymphgefäße: Zervikal: Mit Farbmarkierung (Sentinel-Lymphonodektomie)		C2	31122	31503	31614	31615	31822
1556	5-401.10		Exzision einzelner Lymphknoten und Lymphgefäße: Axillär: Ohne Markierung		C1	31121	31502	31614	31615	31821
1557	5-401.11		Exzision einzelner Lymphknoten und Lymphgefäße: Axillär: Mit Radionuklidmarkierung (Sentinel-Lymphonodektomie)		C2	31122	31503	31614	31615	31822
1558	5-401.12		Exzision einzelner Lymphknoten und Lymphgefäße: Axillär: Mit Farbmarkierung (Sentinel-Lymphonodektomie)		C2	31122	31503	31614	31615	31822
1559	5-401.3		Exzision einzelner Lymphknoten und Lymphgefäße: Paraaortal, offen chirurgisch		F4	31154	31505	31610	31611	31824
1560	5-401.4		Exzision einzelner Lymphknoten und Lymphgefäße: Iliakal, offen chirurgisch		F4	31154	31505	31610	31611	31824
1561	5-401.50		Exzision einzelner Lymphknoten und Lymphgefäße: Inguinal, offen chirurgisch: Ohne Markierung		C1	31121	31502	31614	31615	31821
1562	5-401.51		Exzision einzelner Lymphknoten und Lymphgefäße: Inguinal, offen chirurgisch: Mit Radionuklidmarkierung (Sentinel-Lymphonodektomie)		C2	31122	31503	31614	31615	31822
1563	5-401.52		Exzision einzelner Lymphknoten und Lymphgefäße: Inguinal, offen chirurgisch: Mit Farbmarkierung (Sentinel-Lymphonodektomie)		C2	31122	31503	31614	31615	31822
1564	5-401.6		Exzision einzelner Lymphknoten und Lymphgefäße: Mehrere abdominale Lymphknotenstationen mit Leberbiopsie, offen chirurgisch [Staging-Laparotomie]		F5	31155	31506	31610	31611	31825
1565	5-401.7		Exzision einzelner Lymphknoten und Lymphgefäße: Mediastinal, thorakoskopisch		J4	31194		31610	31611	31824
1566	5-401.8		Exzision einzelner Lymphknoten und Lymphgefäße: Paraaortal, laparoskopisch		G4	31164	31505	31610	31611	31824
1567	5-401.9		Exzision einzelner Lymphknoten und Lymphgefäße: Iliakal, laparoskopisch		G3	31163	31505	31608	31609	31823
1568	5-402.a		Regionale Lymphadenektomie (Ausräumung mehrerer Lymphknoten einer Region) als selbständiger Eingriff: Pelvin, laparoskopisch		G4	31164	31505	31610	31611	31824
1569	5-402.0		Regionale Lymphadenektomie (Ausräumung mehrerer Lymphknoten einer Region) als selbständiger Eingriff: Zervikal		C2	31122	31503	31614	31615	31822
1570	5-402.1		Regionale Lymphadenektomie (Ausräumung mehrerer Lymphknoten einer Region) als selbständiger Eingriff: Axillär		C2	31122	31503	31614	31615	31822
1571	5-402.2		Regionale Lymphadenektomie (Ausräumung mehrerer Lymphknoten einer Region) als selbständiger Eingriff: Paraaortal, offen chirurgisch		F5	31155	31506	31610	31611	31825

Fortsetzung 2.14 Operationen am hämatopoetischen und Lymphgefäßsystem

lfd. Nr	OPS-301 2004	OPS 2005	Bezeichnung OPS-301 2004	Bezeichnung OPS 2005	Kategorie	OP-Leistung	Überwachung	Nachbeh. Überw.	Nachbeh. Operat.	Narkose
1572	5-402.3		Regionale Lymphadenektomie (Ausräumung mehrerer Lymphknoten einer Region) als selbständiger Eingriff: Iliakal, offen chirurgisch		F5	31155	31506	31610	31611	31825
1573	5-402.4		Regionale Lymphadenektomie (Ausräumung mehrerer Lymphknoten einer Region) als selbständiger Eingriff: Inguinal, offen chirurgisch		C2	31122	31503	31614	31615	31822
1574	5-402.5		Regionale Lymphadenektomie (Ausräumung mehrerer Lymphknoten einer Region) als selbständiger Eingriff: Pelvin, offen chirurgisch		F5	31155	31506	31610	31611	31825
1575	5-402.6		Regionale Lymphadenektomie (Ausräumung mehrerer Lymphknoten einer Region) als selbständiger Eingriff: Obturatorisch, offen chirurgisch		F5	31155	31506	31610	31611	31825
1576	5-402.7		Regionale Lymphadenektomie (Ausräumung mehrerer Lymphknoten einer Region) als selbständiger Eingriff: Paraaortal, laparoskopisch		G4	31164	31505	31610	31611	31824
1577	5-402.8		Regionale Lymphadenektomie (Ausräumung mehrerer Lymphknoten einer Region) als selbständiger Eingriff: Iliakal, laparoskopisch		G3	31163	31505	31608	31609	31823
1578	5-403.01		Radikale zervikale Lymphadenektomie [Neck dissection]: Selektiv (funktionell): 2 Regionen		N3	31233	31504	31658	31659	31823
1579	5-403.02		Radikale zervikale Lymphadenektomie [Neck dissection]: Selektiv (funktionell): 3 Regionen		N3	31233	31504	31658	31659	31823
1580	5-403.03		Radikale zervikale Lymphadenektomie [Neck dissection]: Selektiv (funktionell): 4 Regionen		N5	31235	31505	31660	31661	31825
1581	5-403.04		Radikale zervikale Lymphadenektomie [Neck dissection]: Selektiv (funktionell): 5 Regionen		N5	31235	31505	31660	31661	31825
1582	5-403.05		Radikale zervikale Lymphadenektomie [Neck dissection]: Selektiv (funktionell): 6 Regionen		N5	31235	31505	31660	31661	31825
1583	5-403.10		Radikale zervikale Lymphadenektomie [Neck dissection]: Radikal: 4 Regionen		N4	31234	31504	31660	31661	31824
1584	5-403.11		Radikale zervikale Lymphadenektomie [Neck dissection]: Radikal: 5 Regionen		N4	31234	31504	31660	31661	31824
1585	5-403.12		Radikale zervikale Lymphadenektomie [Neck dissection]: Radikal: 6 Regionen		N5	31235	31505	31660	31661	31825
1586	5-403.20		Radikale zervikale Lymphadenektomie [Neck dissection]: Radikal, modifiziert: 4 Regionen		N4	31234	31504	31660	31661	31824
1587	5-403.21		Radikale zervikale Lymphadenektomie [Neck dissection]: Radikal, modifiziert: 5 Regionen		N4	31234	31504	31660	31661	31824
1588	5-403.22		Radikale zervikale Lymphadenektomie [Neck dissection]: Radikal, modifiziert: 6 Regionen		N4	31234	31504	31660	31661	31824
1589	5-403.30		Radikale zervikale Lymphadenektomie [Neck dissection]: Radikal, erweitert: 4 Regionen		N4	31234	31504	31660	31661	31824
1590	5-403.31		Radikale zervikale Lymphadenektomie [Neck dissection]: Radikal, erweitert: 5 Regionen		N4	31234	31504	31660	31661	31824

Fortsetzung 2.14 Operationen am hämatopoetischen und Lymphgefäßsystem

lfd. Nr	OPS-301 2004	OPS 2005	Bezeichnung OPS-301 2004	Bezeichnung OPS 2005	Kate-gorie	OP-Leistung	Über-wachung	Nachbeh. Überw.	Nachbeh. Operat.	Narkose
1591	5-403.32		Radikale zervikale Lymphadenektomie [Neck dissection]: Radikal, erweitert: 6 Regionen		N4	31234	31504	31660	31661	31824
1592	5-404.a	5-404.eB	Radikale (systematische) Lymphadenektomie als selbständiger Eingriff: Retroperitoneal (iliakal, paraaortal), beidseitig, laparoskopisch	Radikale (systematische) Lymphadenektomie als selbständiger Eingriff: Retroperitoneal (iliakal, paraaortal), laparoskopisch	R7	31287	31507	31688	31689	31827
1593	5-404.b	5-404.gL	Radikale (systematische) Lymphadenektomie als selbständiger Eingriff: Pelvin, einseitig, laparoskopisch	Radikale (systematische) Lymphadenektomie als selbständiger Eingriff: Pelvin, laparoskopisch	G4	31164	31505	31610	31611	31824
1594	5-404.b	5-404.gR	Radikale (systematische) Lymphadenektomie als selbständiger Eingriff: Pelvin, einseitig, laparoskopisch	Radikale (systematische) Lymphadenektomie als selbständiger Eingriff: Pelvin, laparoskopisch	G4	31164	31505	31610	31611	31824
1595	5-404.c	5-404.gB	Radikale (systematische) Lymphadenektomie als selbständiger Eingriff: Pelvin, beidseitig, laparoskopisch	Radikale (systematische) Lymphadenektomie als selbständiger Eingriff: Pelvin, laparoskopisch	R4	31284	31505	31686	31687	31824
1596	5-404.0		Radikale (systematische) Lymphadenektomie als selbständiger Eingriff: Im Mammaabflußgebiet		B4	31114	31504	31610	31611	31824
1597	5-404.2	5-404.dL	Radikale (systematische) Lymphadenektomie als selbständiger Eingriff: Retroperitoneal (iliakal, paraaortal, parakaval), einseitig, offen chirurgisch	Radikale (systematische) Lymphadenektomie als selbständiger Eingriff: Retroperitoneal (iliakal, paraaortal, parakaval), offen chirurgisch	F6	31156	31507	31612	31613	31826
1598	5-404.2	5-404.dR	Radikale (systematische) Lymphadenektomie als selbständiger Eingriff: Retroperitoneal (iliakal, paraaortal, parakaval), einseitig, offen chirurgisch	Radikale (systematische) Lymphadenektomie als selbständiger Eingriff: Retroperitoneal (iliakal, paraaortal, parakaval), offen chirurgisch	F6	31156	31507	31612	31613	31826
1599	5-404.3	5-404.dB	Radikale (systematische) Lymphadenektomie als selbständiger Eingriff: Retroperitoneal (iliakal, paraaortal, parakaval), beidseitig, offen chirurgisch	Radikale (systematische) Lymphadenektomie als selbständiger Eingriff: Retroperitoneal (iliakal, paraaortal, parakaval), offen chirurgisch	Q7	31277	31507	31612	31613	31827
1600	5-404.4	5-404.fL	Radikale (systematische) Lymphadenektomie als selbständiger Eingriff: Pelvin, einseitig, offen chirurgisch	Radikale (systematische) Lymphadenektomie als selbständiger Eingriff: Pelvin, offen chirurgisch	F5	31155	31506	31610	31611	31825

Fortsetzung 2.14 Operationen am hämatopoetischen und Lymphgefäßsystem

lfd. Nr	OPS-301 2004	OPS 2005	Bezeichnung OPS-301 2004	Bezeichnung OPS 2005	Kategorie	OP-Leistung	Überwachung	Nachbeh. Überw.	Nachbeh. Operat.	Narkose
1601	5-404.4	5-404.fR	Radikale (systematische) Lymphadenektomie als selbständiger Eingriff: Pelvin, einseitig, offen chirurgisch	Radikale (systematische) Lymphadenektomie als selbständiger Eingriff: Pelvin, offen chirurgisch	F5	31155	31506	31610	31611	31825
1602	5-404.5	5-404.fB	Radikale (systematische) Lymphadenektomie als selbständiger Eingriff: Pelvin, beidseitig, offen chirurgisch	Radikale (systematische) Lymphadenektomie als selbständiger Eingriff: Pelvin, offen chirurgisch	Q5	31275	31506	31610	31611	31825
1603	5-404.6	5-404.hR	Radikale (systematische) Lymphadenektomie als selbständiger Eingriff: Inguinal, einseitig	Radikale (systematische) Lymphadenektomie als selbständiger Eingriff: Inguinal	F4	31154	31505	31610	31611	31824
1604	5-404.6	5-404.hL	Radikale (systematische) Lymphadenektomie als selbständiger Eingriff: Inguinal, einseitig	Radikale (systematische) Lymphadenektomie als selbständiger Eingriff: Inguinal	F4	31154	31505	31610	31611	31824
1605	5-404.7	5-404.hB	Radikale (systematische) Lymphadenektomie als selbständiger Eingriff: Inguinal, beidseitig	Radikale (systematische) Lymphadenektomie als selbständiger Eingriff: Inguinal	F5	31155	31506	31610	31611	31825
1606	5-404.9	5-404.eL	Radikale (systematische) Lymphadenektomie als selbständiger Eingriff: Retroperitoneal (iliakal, paraaortal), einseitig, laparoskopisch	Radikale (systematische) Lymphadenektomie als selbständiger Eingriff: Retroperitoneal (iliakal, paraaortal), laparoskopisch	G5	31165	31506	31610	31611	31825
1607	5-404.9	5-404.eR	Radikale (systematische) Lymphadenektomie als selbständiger Eingriff: Retroperitoneal (iliakal, paraaortal), einseitig, laparoskopisch	Radikale (systematische) Lymphadenektomie als selbständiger Eingriff: Retroperitoneal (iliakal, paraaortal), laparoskopisch	G5	31165	31506	31610	31611	31825
1608	5-408.1		Andere Operationen am Lymphgefäßsystem: Inzision einer Lymphozele		C1	31121	31502	31614	31615	31821
1609	5-408.2		Andere Operationen am Lymphgefäßsystem: Drainage einer Lymphozele		C1	31121	31502	31614	31615	31821
1610	5-408.3		Andere Operationen am Lymphgefäßsystem: Drainage eines Lymphödems, offen chirurgisch		C1	31121	31502	31614	31615	31821
1611	5-413.0		Splenektomie: Partiell		F7	31157	31507	31612	31613	31827
1612	5-413.1		Splenektomie: Total		F6	31156	31507	31612	31613	31826

2.15 Operationen am Verdauungstrakt

lfd. Nr	OPS-301 2004	OPS 2005	Bezeichnung OPS-301 2004	Bezeichnung OPS 2005	Kategorie	OP-Leistung	Überwachung	Nachbeh. Überw.	Nachbeh. Operat.	Narkose
1613	5-430.0		Gastrotomie: Ohne weitere Maßnahmen		F4	31154	31505	31610	31611	31824
1614	5-430.1		Gastrotomie: Mit Einlegen eines Ösophagustubus		F4	31154	31505	31610	31611	31824
1615	5-431.0		Gastrostomie: Offen chirurgisch		F4	31154	31505	31610	31611	31824
1616	5-432.0		Operationen am Pylorus: Pyloromyotomie		F4	31154	31505	31610	31611	31824
1617	5-432.1		Operationen am Pylorus: Pyloroplastik		F4	31154	31505	31610	31611	31824
1618	5-432.2		Operationen am Pylorus: Pylorusresektion mit Gastroduodenostomie (z.B. bei Pylorusatresie)		F6	31156	31507	31612	31613	31826
1619	5-433.1		Lokale Exzision und Destruktion von erkranktem Gewebe des Magens: Exzision, laparoskopisch		G4	31164	31505	31610	31611	31824
1620	5-434.0		Atypische partielle Magenresektion: Segmentresektion		F7	31157	31507	31612	31613	31827
1621	5-434.1		Atypische partielle Magenresektion: Kardiaresektion mit Hochzug des Restmagens		F7	31157	31507	31612	31613	31827
1622	5-434.2		Atypische partielle Magenresektion: Antrektomie		F7	31157	31507	31612	31613	31827
1623	5-435.0		Partielle Magenresektion (2/3-Resektion): Mit Gastroduodenostomie [Billroth I]		F6	31156	31507	31612	31613	31826
1624	5-435.1		Partielle Magenresektion (2/3-Resektion): Mit Gastrojejunostomie [Billroth II]		F6	31156	31507	31612	31613	31826
1625	5-435.2		Partielle Magenresektion (2/3-Resektion): Mit Gastrojejunostomie durch Roux-Y-Anastomose		F6	31156	31507	31612	31613	31826
1626	5-436.01		Subtotale Magenresektion (4/5-Resektion): Mit Gastrojejunostomie analog Billroth II: Ohne Lymphadenektomie		F6	31156	31507	31612	31613	31826
1627	5-436.02		Subtotale Magenresektion (4/5-Resektion): Mit Gastrojejunostomie analog Billroth II: Exzision einzelner Lymphknoten des Kompartimentes II oder III		F7	31157	31507	31612	31613	31827
1628	5-436.03		Subtotale Magenresektion (4/5-Resektion): Mit Gastrojejunostomie analog Billroth II: Systematische Lymphadenektomie Kompartiment II		F7	31157	31507	31612	31613	31827
1629	5-436.04		Subtotale Magenresektion (4/5-Resektion): Mit Gastrojejunostomie analog Billroth II: Systematische Lymphadenektomie Kompartiment II und partiell III		F7	31157	31507	31612	31613	31827
1630	5-436.05		Subtotale Magenresektion (4/5-Resektion): Mit Gastrojejunostomie analog Billroth II: Systematische Lymphadenektomie Kompartiment II und III		F7	31157	31507	31612	31613	31827
1631	5-436.11		Subtotale Magenresektion (4/5-Resektion): Mit Gastrojejunostomie durch Roux-Y-Anastomose: Ohne Lymphadenektomie		F6	31156	31507	31612	31613	31826
1632	5-436.12		Subtotale Magenresektion (4/5-Resektion): Mit Gastrojejunostomie durch Roux-Y-Anastomose: Exzision einzelner Lymphknoten des Kompartimentes II oder III		F7	31157	31507	31612	31613	31827
1633	5-436.13		Subtotale Magenresektion (4/5-Resektion): Mit Gastrojejunostomie durch Roux-Y-Anastomose: Systematische Lymphadenektomie Kompartiment II		F7	31157	31507	31612	31613	31827
1634	5-436.14		Subtotale Magenresektion (4/5-Resektion): Mit Gastrojejunostomie durch Roux-Y-Anastomose: Systematische Lymphadenektomie Kompartiment II und partiell III		F7	31157	31507	31612	31613	31827

Fortsetzung 2.15 Operationen am Verdauungstrakt

lfd. Nr	OPS-301 2004	OPS 2005	Bezeichnung OPS-301 2004	Bezeichnung OPS 2005	Kategorie	OP-Leistung	Überwachung	Nachbeh. Überw.	Nachbeh. Operat.	Narkose
1635	5-436.15		Subtotale Magenresektion (4/5-Resektion): Mit Gastrojejunostomie durch Roux-Y-Anastomose: Systematische Lymphadenektomie Kompartiment II und III		F7	31157	31507	31612	31613	31827
1636	5-440.0		Erweiterte subtotale Magenresektion ohne systematische Lymphadenektomie: Mit Gastrojejunostomie analog Billroth II		F7	31157	31507	31612	31613	31827
1637	5-440.1		Erweiterte subtotale Magenresektion ohne systematische Lymphadenektomie: Mit Gastrojejunostomie durch Roux-Y-Anastomose		F6	31156	31507	31612	31613	31826
1638	5-441.0		Erweiterte subtotale Magenresektion mit systematischer Lymphadenektomie: Mit Gastrojejunostomie analog Billroth II		F7	31157	31507	31612	31613	31827
1639	5-441.1		Erweiterte subtotale Magenresektion mit systematischer Lymphadenektomie: Mit Gastrojejunostomie durch Roux-Y-Anastomose		F7	31157	31507	31612	31613	31827
1640	5-444.0		Vagotomie: Trunkulär		F5	31155	31506	31610	31611	31825
1641	5-444.11		Vagotomie: Selektiv, gastrisch: Ohne Pyloroplastik		F5	31155	31506	31610	31611	31825
1642	5-444.12		Vagotomie: Selektiv, gastrisch: Mit Pyloroplastik		F6	31156	31507	31612	31613	31826
1643	5-444.21		Vagotomie: Selektiv, proximal: Ohne Pyloroplastik		F5	31155	31506	31610	31611	31825
1644	5-444.22		Vagotomie: Selektiv, proximal: Mit Pyloroplastik		F6	31156	31507	31612	31613	31826
1645	5-444.3		Vagotomie: Magenstumpf-Vagotomie (im Rahmen von Rezidivoperationen am Magen)		F7	31157	31507	31612	31613	31827
1646	5-444.4		Vagotomie: Laparoskopisch (alle Verfahren)		F5	31155	31506	31610	31611	31825
1647	5-444.5		Vagotomie: Thorakoskopisch (alle Verfahren)		F4	31154	31505	31610	31611	31824
1648	5-445.00		Gastroenterostomie ohne Magenresektion [Bypassverfahren]: Gastroduodenostomie (z. B. nach Jaboulay): Offen chirurgisch		F5	31155	31506	31610	31611	31825
1649	5-445.01		Gastroenterostomie ohne Magenresektion [Bypassverfahren]: Gastroduodenostomie (z. B. nach Jaboulay): Laparoskopisch		F5	31155	31506	31610	31611	31825
1650	5-445.02		Gastroenterostomie ohne Magenresektion [Bypassverfahren]: Gastroduodenostomie (z. B. nach Jaboulay): Umsteigen laparoskopisch - offen chirurgisch		F6	31156	31507	31612	31613	31826
1651	5-445.10		Gastroenterostomie ohne Magenresektion [Bypassverfahren]: Gastroenterostomie, vordere: Offen chirurgisch		F5	31155	31506	31610	31611	31825
1652	5-445.11		Gastroenterostomie ohne Magenresektion [Bypassverfahren]: Gastroenterostomie, vordere: Laparoskopisch		F5	31155	31506	31610	31611	31825
1653	5-445.12		Gastroenterostomie ohne Magenresektion [Bypassverfahren]: Gastroenterostomie, vordere: Umsteigen laparoskopisch - offen chirurgisch		F6	31156	31507	31612	31613	31826
1654	5-445.20		Gastroenterostomie ohne Magenresektion [Bypassverfahren]: Gastroenterostomie, hintere: Offen chirurgisch		F5	31155	31506	31610	31611	31825

Fortsetzung 2.15 Operationen am Verdauungstrakt

lfd. Nr	OPS-301 2004	OPS 2005	Bezeichnung OPS-301 2004	Bezeichnung OPS 2005	Kategorie	OP-Leistung	Überwachung	Nachbeh. Überw.	Nachbeh. Operat.	Narkose
1655	5-445.21		Gastroenterostomie ohne Magenresektion [Bypassverfahren]: Gastroenterostomie, hintere: Laparoskopisch		F6	31156	31507	31612	31613	31826
1656	5-445.22		Gastroenterostomie ohne Magenresektion [Bypassverfahren]: Gastroenterostomie, hintere: Umsteigen laparoskopisch - offen chirurgisch		F6	31156	31507	31612	31613	31826
1657	5-447.0		Revision nach Magenresektion: Nachresektion nach Billroth-I-Resektion		F7	31157	31507	31612	31613	31827
1658	5-447.1		Revision nach Magenresektion: Umwandlung einer Billroth-I-Resektion in eine Billroth-II-Rekonstruktion		F7	31157	31507	31612	31613	31827
1659	5-447.2		Revision nach Magenresektion: Umwandlung einer Billroth-I-Resektion in eine Roux-Y-Anastomose		F7	31157	31507	31612	31613	31827
1660	5-447.3		Revision nach Magenresektion: Nachresektion nach Billroth-II-Resektion		F7	31157	31507	31612	31613	31827
1661	5-447.4		Revision nach Magenresektion: Umwandlung einer Billroth-II-Resektion in eine Billroth-I-Rekonstruktion		F7	31157	31507	31612	31613	31827
1662	5-447.5		Revision nach Magenresektion: Umwandlung einer Billroth-II-Resektion in eine Roux-Y-Anastomose		F7	31157	31507	31612	31613	31827
1663	5-447.7		Revision nach Magenresektion: Revision eines Dünndarm-Interponates oder einer Roux-Y-Anastomose		F7	31157	31507	31612	31613	31827
1664	5-448.00		Andere Rekonstruktion am Magen: Naht (nach Verletzung): Offen chirurgisch abdominal		F4	31154	31505	31610	31611	31824
1665	5-448.01		Andere Rekonstruktion am Magen: Naht (nach Verletzung): Offen chirurgisch thorakal		F5	31155	31506	31610	31611	31825
1666	5-448.02		Andere Rekonstruktion am Magen: Naht (nach Verletzung): Laparoskopisch		G3	31163	31505	31608	31609	31823
1667	5-448.03		Andere Rekonstruktion am Magen: Naht (nach Verletzung): Umsteigen laparoskopisch - offen chirurgisch		F5	31155	31506	31610	31611	31825
1668	5-448.10		Andere Rekonstruktion am Magen: Verschluß einer Gastrostomie oder (Ernährungs-)Fistel: Offen chirurgisch abdominal		F5	31155	31506	31610	31611	31825
1669	5-448.12		Andere Rekonstruktion am Magen: Verschluß einer Gastrostomie oder (Ernährungs-)Fistel: Laparoskopisch		G2	31162	31503	31608	31609	31822
1670	5-448.20		Andere Rekonstruktion am Magen: Gastropexie: Offen chirurgisch abdominal		F5	31155	31506	31610	31611	31825
1671	5-448.22		Andere Rekonstruktion am Magen: Gastropexie: Laparoskopisch		G5	31165	31506	31610	31611	31825
1672	5-448.23		Andere Rekonstruktion am Magen: Gastropexie: Umsteigen laparoskopisch - offen chirurgisch		F6	31156	31507	31612	31613	31826
1673	5-448.40		Andere Rekonstruktion am Magen: Fundoplikatio: Offen chirurgisch abdominal		F5	31155	31506	31610	31611	31825
1674	5-448.42		Andere Rekonstruktion am Magen: Fundoplikatio: Laparoskopisch		G6	31166	31507	31612	31613	31826
1675	5-448.43		Andere Rekonstruktion am Magen: Fundoplikatio: Umsteigen laparoskopisch - offen chirurgisch		F6	31156	31507	31612	31613	31826

Fortsetzung 2.15 Operationen am Verdauungstrakt

lfd. Nr	OPS-301 2004	OPS 2005	Bezeichnung OPS-301 2004	Bezeichnung OPS 2005	Kategorie	OP-Leistung	Überwachung	Nachbeh. Überw.	Nachbeh. Operat.	Narkose
1676	5-448.50		Andere Rekonstruktion am Magen: Hemifundoplikatio: Offen chirurgisch abdominal		F6	31156	31507	31612	31613	31826
1677	5-448.52		Andere Rekonstruktion am Magen: Hemifundoplikatio: Laparoskopisch		G6	31166	31507	31612	31613	31826
1678	5-448.60		Andere Rekonstruktion am Magen: Hemifundoplikatio mit Hiatusnaht: Offen chirurgisch abdominal		F7	31157	31507	31612	31613	31827
1679	5-448.62		Andere Rekonstruktion am Magen: Hemifundoplikatio mit Hiatusnaht: Laparoskopisch		G6	31166	31507	31612	31613	31826
1680	5-448.63		Andere Rekonstruktion am Magen: Hemifundoplikatio mit Hiatusnaht: Umsteigen laparoskopisch - offen chirurgisch		F6	31156	31507	31612	31613	31826
1681	5-449.00		Andere Operationen am Magen: Sklerosierung von Fundusvarizen: Offen chirurgisch		F5	31155	31506	31610	31611	31825
1682	5-449.10		Andere Operationen am Magen: Umstechung von Fundusvarizen: Offen chirurgisch		F5	31155	31506	31610	31611	31825
1683	5-449.30		Andere Operationen am Magen: Beseitigung eines Magenvolvulus: Offen chirurgisch		F5	31155	31506	31610	31611	31825
1684	5-449.31		Andere Operationen am Magen: Beseitigung eines Magenvolvulus: Laparoskopisch		G5	31165	31506	31610	31611	31825
1685	5-449.32		Andere Operationen am Magen: Beseitigung eines Magenvolvulus: Umsteigen laparoskopisch - offen chirurgisch		F6	31156	31507	31612	31613	31826
1686	5-449.40		Andere Operationen am Magen: Verschluß einer Kolon-Magen-Fistel: Offen chirurgisch		F5	31155	31506	31610	31611	31825
1687	5-449.41		Andere Operationen am Magen: Verschluß einer Kolon-Magen-Fistel: Laparoskopisch		G5	31165	31506	31610	31611	31825
1688	5-449.42		Andere Operationen am Magen: Verschluß einer Kolon-Magen-Fistel: Umsteigen laparoskopisch - offen chirurgisch		F6	31156	31507	31612	31613	31826
1689	5-449.50		Andere Operationen am Magen: Umstechung eines Ulcus ventriculi: Offen chirurgisch		F4	31154	31505	31610	31611	31824
1690	5-449.51		Andere Operationen am Magen: Umstechung eines Ulcus ventriculi: Laparoskopisch		G4	31164	31505	31610	31611	31824
1691	5-449.52		Andere Operationen am Magen: Umstechung eines Ulcus ventriculi: Umsteigen laparoskopisch - offen chirurgisch		F5	31155	31506	31610	31611	31825
1692	5-451.1		Lokale Exzision und Destruktion von erkranktem Gewebe des Dünndarmes: Sonstige Exzision, offen chirurgisch		F3	31153	31505	31608	31609	31823
1693	5-451.2		Lokale Exzision und Destruktion von erkranktem Gewebe des Dünndarmes: Exzision, laparoskopisch		G3	31163	31505	31608	31609	31823
1694	5-452.1		Lokale Exzision und Destruktion von erkranktem Gewebe des Dickdarmes: Exzision, laparoskopisch		G3	31163	31505	31608	31609	31823
1695	5-453.0		Ausschaltung eines Darmsegmentes als selbständiger Eingriff (z. B. bei zweizeitigen plastischen Operationen): Duodenum		F5	31155	31506	31610	31611	31825

Fortsetzung 2.15 Operationen am Verdauungstrakt

lfd. Nr	OPS-301 2004	OPS 2005	Bezeichnung OPS-301 2004	Bezeichnung OPS 2005	Kategorie	OP-Leistung	Überwachung	Nachbeh. Überw.	Nachbeh. Operat.	Narkose
1696	5-453.1		Ausschaltung eines Darmsegmentes als selbständiger Eingriff (z. B. bei zweizeitigen plastischen Operationen): Jejunum oder Ileum		F5	31155	31506	31610	31611	31825
1697	5-453.2		Ausschaltung eines Darmsegmentes als selbständiger Eingriff (z. B. bei zweizeitigen plastischen Operationen): Kolon		F5	31155	31506	31610	31611	31825
1698	5-454.5		Resektion des Dünndarmes: (Teil-)Resektion des Jejunums		F5	31155	31506	31610	31611	31825
1699	5-454.6		Resektion des Dünndarmes: (Teil-)Resektion des Ileums		F5	31155	31506	31610	31611	31825
1700	5-455.01		Partielle Resektion des Dickdarmes: Segmentresektion: Offen chirurgisch mit Anastomose		F6	31156	31507	31612	31613	31826
1701	5-455.02		Partielle Resektion des Dickdarmes: Segmentresektion: Offen chirurgisch mit Enterostoma und Blindverschluß		F6	31156	31507	31612	31613	31826
1702	5-455.03		Partielle Resektion des Dickdarmes: Segmentresektion: Offen chirurgisch mit zwei Enterostomata		F6	31156	31507	31612	31613	31826
1703	5-455.04		Partielle Resektion des Dickdarmes: Segmentresektion: Offen chirurgisch mit Anastomosen-Anus praeter		F6	31156	31507	31612	31613	31826
1704	5-455.05		Partielle Resektion des Dickdarmes: Segmentresektion: Laparoskopisch mit Anastomose		G6	31166	31507	31612	31613	31826
1705	5-455.06		Partielle Resektion des Dickdarmes: Segmentresektion: Laparoskopisch mit Enterostoma		G6	31166	31507	31612	31613	31826
1706	5-455.07		Partielle Resektion des Dickdarmes: Segmentresektion: Umsteigen laparoskopisch - offen chirurgisch		G6	31166	31507	31612	31613	31826
1707	5-455.11		Partielle Resektion des Dickdarmes: Multiple Segmentresektionen: Offen chirurgisch mit Anastomose		F7	31157	31507	31612	31613	31827
1708	5-455.12		Partielle Resektion des Dickdarmes: Multiple Segmentresektionen: Offen chirurgisch mit Enterostoma und Blindverschluß		F7	31157	31507	31612	31613	31827
1709	5-455.13		Partielle Resektion des Dickdarmes: Multiple Segmentresektionen: Offen chirurgisch mit zwei Enterostomata		F7	31157	31507	31612	31613	31827
1710	5-455.14		Partielle Resektion des Dickdarmes: Multiple Segmentresektionen: Offen chirurgisch mit Anastomosen-Anus praeter		F7	31157	31507	31612	31613	31827
1711	5-455.15		Partielle Resektion des Dickdarmes: Multiple Segmentresektionen: Laparoskopisch mit Anastomose		G7	31167	31507	31612	31613	31827
1712	5-455.16		Partielle Resektion des Dickdarmes: Multiple Segmentresektionen: Laparoskopisch mit Enterostoma		G7	31167	31507	31612	31613	31827
1713	5-455.17		Partielle Resektion des Dickdarmes: Multiple Segmentresektionen: Umsteigen laparoskopisch - offen chirurgisch		G7	31167	31507	31612	31613	31827
1714	5-455.21		Partielle Resektion des Dickdarmes: Ileozäkalresektion: Offen chirurgisch mit Anastomose		F6	31156	31507	31612	31613	31826

Fortsetzung 2.15 Operationen am Verdauungstrakt

lfd. Nr	OPS-301 2004	OPS 2005	Bezeichnung OPS-301 2004	Bezeichnung OPS 2005	Kate-gorie	OP-Leistung	Über-wachung	Nachbeh. Überw.	Nachbeh. Operat.	Narkose
1715	5-455.22		Partielle Resektion des Dickdarmes: Ileozäkalresektion: Offen chirurgisch mit Enterostoma und Blindverschluß		F6	31156	31507	31612	31613	31826
1716	5-455.23		Partielle Resektion des Dickdarmes: Ileozäkalresektion: Offen chirurgisch mit zwei Enterostomata		F6	31156	31507	31612	31613	31826
1717	5-455.24		Partielle Resektion des Dickdarmes: Ileozäkalresektion: Offen chirurgisch mit Anastomosen-Anus praeter		F6	31156	31507	31612	31613	31826
1718	5-455.25		Partielle Resektion des Dickdarmes: Ileozäkalresektion: Laparoskopisch mit Anastomose		G6	31166	31507	31612	31613	31826
1719	5-455.26		Partielle Resektion des Dickdarmes: Ileozäkalresektion: Laparoskopisch mit Enterostoma		G6	31166	31507	31612	31613	31826
1720	5-455.27		Partielle Resektion des Dickdarmes: Ileozäkalresektion: Umsteigen laparoskopisch - offen chirurgisch		G6	31166	31507	31612	31613	31826
1721	5-455.31	5-455.31	Partielle Resektion des Dickdarmes: Zäkumresektion: Offen chirurgisch mit Anastomose	Partielle Resektion des Dickdarmes: Zäkumresektion: Offen chirurgisch	F6	31156	31507	31612	31613	31826
1722	5-455.32	5-455.31	Partielle Resektion des Dickdarmes: Zäkumresektion: Offen chirurgisch mit Enterostoma und Blindverschluß	Partielle Resektion des Dickdarmes: Zäkumresektion: Offen chirurgisch	F6	31156	31507	31612	31613	31826
1723	5-455.33	5-455.31	Partielle Resektion des Dickdarmes: Zäkumresektion: Offen chirurgisch mit zwei Enterostomata	Partielle Resektion des Dickdarmes: Zäkumresektion: Offen chirurgisch	F6	31156	31507	31612	31613	31826
1724	5-455.34	5-455.31	Partielle Resektion des Dickdarmes: Zäkumresektion: Offen chirurgisch mit Anastomosen-Anus praeter	Partielle Resektion des Dickdarmes: Zäkumresektion: Offen chirurgisch	F6	31156	31507	31612	31613	31826
1725	5-455.35	5-455.35	Partielle Resektion des Dickdarmes: Zäkumresektion: Laparoskopisch mit Anastomose	Partielle Resektion des Dickdarmes: Zäkumresektion: Laparoskopisch	G6	31166	31507	31612	31613	31826
1726	5-455.36	5-455.35	Partielle Resektion des Dickdarmes: Zäkumresektion: Laparoskopisch mit Enterostoma	Partielle Resektion des Dickdarmes: Zäkumresektion: Laparoskopisch	G6	31166	31507	31612	31613	31826
1727	5-455.37		Partielle Resektion des Dickdarmes: Zäkumresektion: Umsteigen laparoskopisch - offen chirurgisch		G6	31166	31507	31612	31613	31826
1728	5-455.41		Partielle Resektion des Dickdarmes: Hemikolektomie rechts: Offen chirurgisch mit Anastomose		F6	31156	31507	31612	31613	31826
1729	5-455.42		Partielle Resektion des Dickdarmes: Hemikolektomie rechts: Offen chirurgisch mit Enterostoma und Blindverschluß		F6	31156	31507	31612	31613	31826
1730	5-455.43		Partielle Resektion des Dickdarmes: Hemikolektomie rechts: Offen chirurgisch mit zwei Enterostomata		F6	31156	31507	31612	31613	31826

Fortsetzung 2.15 Operationen am Verdauungstrakt

lfd. Nr	OPS-301 2004	OPS 2005	Bezeichnung OPS-301 2004	Bezeichnung OPS 2005	Kategorie	OP-Leistung	Überwachung	Nachbeh. Überw.	Nachbeh. Operat.	Narkose
1731	5-455.44		Partielle Resektion des Dickdarmes: Hemikolektomie rechts: Offen chirurgisch mit Anastomosen-Anus praeter		F6	31156	31507	31612	31613	31826
1732	5-455.45		Partielle Resektion des Dickdarmes: Hemikolektomie rechts: Laparoskopisch mit Anastomose		G6	31166	31507	31612	31613	31826
1733	5-455.46		Partielle Resektion des Dickdarmes: Hemikolektomie rechts: Laparoskopisch mit Enterostoma		G6	31166	31507	31612	31613	31826
1734	5-455.47		Partielle Resektion des Dickdarmes: Hemikolektomie rechts: Umsteigen laparoskopisch - offen chirurgisch		G6	31166	31507	31612	31613	31826
1735	5-455.51		Partielle Resektion des Dickdarmes: Transversumresektion: Offen chirurgisch mit Anastomose		F6	31156	31507	31612	31613	31826
1736	5-455.52		Partielle Resektion des Dickdarmes: Transversumresektion: Offen chirurgisch mit Enterostoma und Blindverschluß		F6	31156	31507	31612	31613	31826
1737	5-455.53		Partielle Resektion des Dickdarmes: Transversumresektion: Offen chirurgisch mit zwei Enterostomata		F6	31156	31507	31612	31613	31826
1738	5-455.54		Partielle Resektion des Dickdarmes: Transversumresektion: Offen chirurgisch mit Anastomosen-Anus praeter		F6	31156	31507	31612	31613	31826
1739	5-455.55		Partielle Resektion des Dickdarmes: Transversumresektion: Laparoskopisch mit Anastomose		G7	31167	31507	31612	31613	31827
1740	5-455.56		Partielle Resektion des Dickdarmes: Transversumresektion: Laparoskopisch mit Enterostoma		G7	31167	31507	31612	31613	31827
1741	5-455.57		Partielle Resektion des Dickdarmes: Transversumresektion: Umsteigen laparoskopisch - offen chirurgisch		G7	31167	31507	31612	31613	31827
1742	5-455.61		Partielle Resektion des Dickdarmes: Hemikolektomie links: Offen chirurgisch mit Anastomose		F6	31156	31507	31612	31613	31826
1743	5-455.62		Partielle Resektion des Dickdarmes: Hemikolektomie links: Offen chirurgisch mit Enterostoma und Blindverschluß		F6	31156	31507	31612	31613	31826
1744	5-455.63		Partielle Resektion des Dickdarmes: Hemikolektomie links: Offen chirurgisch mit zwei Enterostomata		F6	31156	31507	31612	31613	31826
1745	5-455.64		Partielle Resektion des Dickdarmes: Hemikolektomie links: Offen chirurgisch mit Anastomosen-Anus praeter		F6	31156	31507	31612	31613	31826
1746	5-455.65		Partielle Resektion des Dickdarmes: Hemikolektomie links: Laparoskopisch mit Anastomose		G7	31167	31507	31612	31613	31827
1747	5-455.66		Partielle Resektion des Dickdarmes: Hemikolektomie links: Laparoskopisch mit Enterostoma		G7	31167	31507	31612	31613	31827
1748	5-455.67		Partielle Resektion des Dickdarmes: Hemikolektomie links: Umsteigen laparoskopisch - offen chirurgisch		G7	31167	31507	31612	31613	31827

Fortsetzung 2.15 Operationen am Verdauungstrakt

lfd. Nr	OPS-301 2004	OPS 2005	Bezeichnung OPS-301 2004	Bezeichnung OPS 2005	Kategorie	OP-Leistung	Überwachung	Nachbeh. Überw.	Nachbeh. Operat.	Narkose
1749	5-455.71		Partielle Resektion des Dickdarmes: Sigmaresektion: Offen chirurgisch mit Anastomose		F6	31156	31507	31612	31613	31826
1750	5-455.72		Partielle Resektion des Dickdarmes: Sigmaresektion: Offen chirurgisch mit Enterostoma und Blindverschluß		F6	31156	31507	31612	31613	31826
1751	5-455.73		Partielle Resektion des Dickdarmes: Sigmaresektion: Offen chirurgisch mit zwei Enterostomata		F6	31156	31507	31612	31613	31826
1752	5-455.74		Partielle Resektion des Dickdarmes: Sigmaresektion: Offen chirurgisch mit Anastomosen-Anus praeter		F6	31156	31507	31612	31613	31826
1753	5-455.75		Partielle Resektion des Dickdarmes: Sigmaresektion: Laparoskopisch mit Anastomose		G7	31167	31507	31612	31613	31827
1754	5-455.76		Partielle Resektion des Dickdarmes: Sigmaresektion: Laparoskopisch mit Enterostoma		G7	31167	31507	31612	31613	31827
1755	5-455.77		Partielle Resektion des Dickdarmes: Sigmaresektion: Umsteigen laparoskopisch - offen chirurgisch		G7	31167	31507	31612	31613	31827
1756	5-455.81		Partielle Resektion des Dickdarmes: Resektion mehrerer benachbarter Dickdarmabschnitte [Subtotale Kolonresektion]: Offen chirurgisch mit Anastomose		F7	31157	31507	31612	31613	31827
1757	5-455.82		Partielle Resektion des Dickdarmes: Resektion mehrerer benachbarter Dickdarmabschnitte [Subtotale Kolonresektion]: Offen chirurgisch mit Enterostoma und Blindverschluß		F7	31157	31507	31612	31613	31827
1758	5-455.83		Partielle Resektion des Dickdarmes: Resektion mehrerer benachbarter Dickdarmabschnitte [Subtotale Kolonresektion]: Offen chirurgisch mit zwei Enterostomata		F7	31157	31507	31612	31613	31827
1759	5-455.84		Partielle Resektion des Dickdarmes: Resektion mehrerer benachbarter Dickdarmabschnitte [Subtotale Kolonresektion]: Offen chirurgisch mit Anastomosen-Anus praeter		F7	31157	31507	31612	31613	31827
1760	5-455.85		Partielle Resektion des Dickdarmes: Resektion mehrerer benachbarter Dickdarmabschnitte [Subtotale Kolonresektion]: Laparoskopisch mit Anastomose		G7	31167	31507	31612	31613	31827
1761	5-455.86		Partielle Resektion des Dickdarmes: Resektion mehrerer benachbarter Dickdarmabschnitte [Subtotale Kolonresektion]: Laparoskopisch mit Enterostoma		G7	31167	31507	31612	31613	31827
1762	5-455.87		Partielle Resektion des Dickdarmes: Resektion mehrerer benachbarter Dickdarmabschnitte [Subtotale Kolonresektion]: Umsteigen laparoskopisch - offen chirurgisch		G7	31167	31507	31612	31613	31827
1763	5-456.00		(Totale) Kolektomie und Proktokolektomie: Kolektomie: Offen chirurgisch mit Ileostoma		F7	31157	31507	31612	31613	31827
1764	5-456.01		(Totale) Kolektomie und Proktokolektomie: Kolektomie: Offen chirurgisch mit ileorektaler Anastomose mit Reservoir (Pouch)		F7	31157	31507	31612	31613	31827
1765	5-456.02		(Totale) Kolektomie und Proktokolektomie: Kolektomie: Offen chirurgisch mit ileorektaler Anastomose ohne Reservoir (Pouch)		F7	31157	31507	31612	31613	31827

Fortsetzung 2.15 Operationen am Verdauungstrakt

lfd. Nr	OPS-301 2004	OPS 2005	Bezeichnung OPS-301 2004	Bezeichnung OPS 2005	Kategorie	OP-Leistung	Überwachung	Nachbeh. Überw.	Nachbeh. Operat.	Narkose
1766	5-456.03		(Totale) Kolektomie und Proktokolektomie: Kolektomie: Offen chirurgisch mit ileoanaler Anastomose mit Reservoir (Pouch)		F7	31157	31507	31612	31613	31827
1767	5-456.04		(Totale) Kolektomie und Proktokolektomie: Kolektomie: Offen chirurgisch mit ileoanaler Anastomose ohne Reservoir (Pouch)		F7	31157	31507	31612	31613	31827
1768	5-456.05		(Totale) Kolektomie und Proktokolektomie: Kolektomie: Laparoskopisch mit Anastomose mit Reservoir (Pouch)		G7	31167	31507	31612	31613	31827
1769	5-456.06		(Totale) Kolektomie und Proktokolektomie: Kolektomie: Laparoskopisch mit Anastomose ohne Reservoir (Pouch)		G7	31167	31507	31612	31613	31827
1770	5-456.07		(Totale) Kolektomie und Proktokolektomie: Kolektomie: Laparoskopisch mit Ileostoma		G7	31167	31507	31612	31613	31827
1771	5-456.08		(Totale) Kolektomie und Proktokolektomie: Kolektomie: Umsteigen laparoskopisch - offen chirurgisch		G7	31167	31507	31612	31613	31827
1772	5-456.10		(Totale) Kolektomie und Proktokolektomie: Proktokolektomie: Offen chirurgisch mit Ileostoma		F7	31157	31507	31612	31613	31827
1773	5-456.11		(Totale) Kolektomie und Proktokolektomie: Proktokolektomie: Offen chirurgisch mit ileorektaler Anastomose mit Reservoir (Pouch)		F7	31157	31507	31612	31613	31827
1774	5-456.12		(Totale) Kolektomie und Proktokolektomie: Proktokolektomie: Offen chirurgisch mit ileorektaler Anastomose ohne Reservoir (Pouch)		F7	31157	31507	31612	31613	31827
1775	5-456.13		(Totale) Kolektomie und Proktokolektomie: Proktokolektomie: Offen chirurgisch mit ileoanaler Anastomose mit Reservoir (Pouch)		F7	31157	31507	31612	31613	31827
1776	5-456.14		(Totale) Kolektomie und Proktokolektomie: Proktokolektomie: Offen chirurgisch mit ileoanaler Anastomose ohne Reservoir (Pouch)		F7	31157	31507	31612	31613	31827
1777	5-456.15		(Totale) Kolektomie und Proktokolektomie: Proktokolektomie: Laparoskopisch mit Anastomose mit Reservoir (Pouch)		G7	31167	31507	31612	31613	31827
1778	5-456.16		(Totale) Kolektomie und Proktokolektomie: Proktokolektomie: Laparoskopisch mit Anastomose ohne Reservoir (Pouch)		G7	31167	31507	31612	31613	31827
1779	5-456.17		(Totale) Kolektomie und Proktokolektomie: Proktokolektomie: Laparoskopisch mit Ileostoma		G7	31167	31507	31612	31613	31827
1780	5-456.18		(Totale) Kolektomie und Proktokolektomie: Proktokolektomie: Umsteigen laparoskopisch - offen chirurgisch		G7	31167	31507	31612	31613	31827
1781	5-456.20		(Totale) Kolektomie und Proktokolektomie: Kolektomie mit Proktomukosektomie: Offen chirurgisch mit Ileostoma		F7	31157	31507	31612	31613	31827
1782	5-456.21		(Totale) Kolektomie und Proktokolektomie: Kolektomie mit Proktomukosektomie: Offen chirurgisch mit ileorektaler Anastomose mit Reservoir (Pouch)		F7	31157	31507	31612	31613	31827
1783	5-456.22		(Totale) Kolektomie und Proktokolektomie: Kolektomie mit Proktomukosektomie: Offen chirurgisch mit ileorektaler Anastomose ohne Reservoir (Pouch)		F7	31157	31507	31612	31613	31827

Fortsetzung 2.15 Operationen am Verdauungstrakt

lfd. Nr	OPS-301 2004	OPS 2005	Bezeichnung OPS-301 2004	Bezeichnung OPS 2005	Kate-gorie	OP-Leistung	Über-wachung	Nachbeh. Überw.	Nachbeh. Operat.	Narkose
1784	5-456.23		(Totale) Kolektomie und Proktokolektomie: Kolektomie mit Proktomukosektomie: Offen chirurgisch mit ileoanaler Anastomose mit Reservoir (Pouch)		F7	31157	31507	31612	31613	31827
1785	5-456.24		(Totale) Kolektomie und Proktokolektomie: Kolektomie mit Proktomukosektomie: Offen chirurgisch mit ileoanaler Anastomose ohne Reservoir (Pouch)		F7	31157	31507	31612	31613	31827
1786	5-456.25		(Totale) Kolektomie und Proktokolektomie: Kolektomie mit Proktomukosektomie: Laparoskopisch mit Anastomose mit Reservoir (Pouch)		G7	31167	31507	31612	31613	31827
1787	5-456.26		(Totale) Kolektomie und Proktokolektomie: Kolektomie mit Proktomukosektomie: Laparoskopisch mit Anastomose ohne Reservoir (Pouch)		G7	31167	31507	31612	31613	31827
1788	5-456.27		(Totale) Kolektomie und Proktokolektomie: Kolektomie mit Proktomukosektomie: Laparoskopisch mit Ileostoma		G7	31167	31507	31612	31613	31827
1789	5-456.28		(Totale) Kolektomie und Proktokolektomie: Kolektomie mit Proktomukosektomie: Umsteigen laparoskopisch - offen chirurgisch		G7	31167	31507	31612	31613	31827
1790	5-458.x5		Erweiterte Kolonresektion mit Resektion von Dünndarmabschnitten und Entfernung weiterer Nachbarorgane: Sonstige: Laparoskopisch mit Anastomose		G7	31167	31507	31612	31613	31827
1791	5-458.x6		Erweiterte Kolonresektion mit Resektion von Dünndarmabschnitten und Entfernung weiterer Nachbarorgane: Sonstige: Laparoskopisch ohne Anastomose		G7	31167	31507	31612	31613	31827
1792	5-458.01		Erweiterte Kolonresektion mit Resektion von Dünndarmabschnitten und Entfernung weiterer Nachbarorgane: Hemikolektomie rechts: Offen chirurgisch mit Anastomose		F7	31157	31507	31612	31613	31827
1793	5-458.02		Erweiterte Kolonresektion mit Resektion von Dünndarmabschnitten und Entfernung weiterer Nachbarorgane: Hemikolektomie rechts: Offen chirurgisch mit Enterostoma und Blindverschluß		F7	31157	31507	31612	31613	31827
1794	5-458.03		Erweiterte Kolonresektion mit Resektion von Dünndarmabschnitten und Entfernung weiterer Nachbarorgane: Hemikolektomie rechts: Offen chirurgisch mit zwei Enterostomata		F7	31157	31507	31612	31613	31827
1795	5-458.04		Erweiterte Kolonresektion mit Resektion von Dünndarmabschnitten und Entfernung weiterer Nachbarorgane: Hemikolektomie rechts: Offen chirurgisch mit Anastomosen-Anus praeter		F7	31157	31507	31612	31613	31827
1796	5-458.05		Erweiterte Kolonresektion mit Resektion von Dünndarmabschnitten und Entfernung weiterer Nachbarorgane: Hemikolektomie rechts: Laparoskopisch mit Anastomose		G7	31167	31507	31612	31613	31827
1797	5-458.06		Erweiterte Kolonresektion mit Resektion von Dünndarmabschnitten und Entfernung weiterer Nachbarorgane: Hemikolektomie rechts: Laparoskopisch ohne Anastomose		G7	31167	31507	31612	31613	31827
1798	5-458.07		Erweiterte Kolonresektion mit Resektion von Dünndarmabschnitten und Entfernung weiterer Nachbarorgane: Hemikolektomie rechts: Umsteigen laparoskopisch - offen chirurgisch		F7	31157	31507	31612	31613	31827
1799	5-458.11		Erweiterte Kolonresektion mit Resektion von Dünndarmabschnitten und Entfernung weiterer Nachbarorgane: Hemikolektomie links: Offen chirurgisch mit Anastomose		F7	31157	31507	31612	31613	31827

Fortsetzung 2.15 Operationen am Verdauungstrakt

lfd. Nr	OPS-301 2004	OPS 2005	Bezeichnung OPS-301 2004	Bezeichnung OPS 2005	Kategorie	OP-Leistung	Über-wachung	Nachbeh. Überw.	Nachbeh. Operat.	Narkose
1800	5-458.12		Erweiterte Kolonresektion mit Resektion von Dünndarmabschnitten und Entfernung weiterer Nachbarorgane: Hemikolektomie links: Offen chirurgisch mit Enterostoma und Blindverschluß		F7	31157	31507	31612	31613	31827
1801	5-458.13		Erweiterte Kolonresektion mit Resektion von Dünndarmabschnitten und Entfernung weiterer Nachbarorgane: Hemikolektomie links: Offen chirurgisch mit zwei Enterostomata		F7	31157	31507	31612	31613	31827
1802	5-458.14		Erweiterte Kolonresektion mit Resektion von Dünndarmabschnitten und Entfernung weiterer Nachbarorgane: Hemikolektomie links: Offen chirurgisch mit Anastomosen-Anus praeter		F7	31157	31507	31612	31613	31827
1803	5-458.15		Erweiterte Kolonresektion mit Resektion von Dünndarmabschnitten und Entfernung weiterer Nachbarorgane: Hemikolektomie links: Laparoskopisch mit Anastomose		G7	31167	31507	31612	31613	31827
1804	5-458.16		Erweiterte Kolonresektion mit Resektion von Dünndarmabschnitten und Entfernung weiterer Nachbarorgane: Hemikolektomie links: Laparoskopisch ohne Anastomose		G7	31167	31507	31612	31613	31827
1805	5-458.17		Erweiterte Kolonresektion mit Resektion von Dünndarmabschnitten und Entfernung weiterer Nachbarorgane: Hemikolektomie links: Umsteigen laparoskopisch - offen chirurgisch		F7	31157	31507	31612	31613	31827
1806	5-458.21		Erweiterte Kolonresektion mit Resektion von Dünndarmabschnitten und Entfernung weiterer Nachbarorgane: Subtotale Kolonresektion: Offen chirurgisch mit Anastomose		F7	31157	31507	31612	31613	31827
1807	5-458.22		Erweiterte Kolonresektion mit Resektion von Dünndarmabschnitten und Entfernung weiterer Nachbarorgane: Subtotale Kolonresektion: Offen chirurgisch mit Enterostoma und Blindverschluß		F7	31157	31507	31612	31613	31827
1808	5-458.23		Erweiterte Kolonresektion mit Resektion von Dünndarmabschnitten und Entfernung weiterer Nachbarorgane: Subtotale Kolonresektion: Offen chirurgisch mit zwei Enterostomata		F7	31157	31507	31612	31613	31827
1809	5-458.24		Erweiterte Kolonresektion mit Resektion von Dünndarmabschnitten und Entfernung weiterer Nachbarorgane: Subtotale Kolonresektion: Offen chirurgisch mit Anastomosen-Anus praeter		F7	31157	31507	31612	31613	31827
1810	5-458.25		Erweiterte Kolonresektion mit Resektion von Dünndarmabschnitten und Entfernung weiterer Nachbarorgane: Subtotale Kolonresektion: Laparoskopisch mit Anastomose		G7	31167	31507	31612	31613	31827
1811	5-458.26		Erweiterte Kolonresektion mit Resektion von Dünndarmabschnitten und Entfernung weiterer Nachbarorgane: Subtotale Kolonresektion: Laparoskopisch ohne Anastomose		G7	31167	31507	31612	31613	31827
1812	5-458.27		Erweiterte Kolonresektion mit Resektion von Dünndarmabschnitten und Entfernung weiterer Nachbarorgane: Subtotale Kolonresektion: Umsteigen laparoskopisch - offen chirurgisch		F7	31157	31507	31612	31613	31827

Fortsetzung 2.15 Operationen am Verdauungstrakt

lfd. Nr	OPS-301 2004	OPS 2005	Bezeichnung OPS-301 2004	Bezeichnung OPS 2005	Kategorie	OP-Leistung	Überwachung	Nachbeh. Überw.	Nachbeh. Operat.	Narkose
1813	5-458.31		Erweiterte Kolonresektion mit Resektion von Dünndarmabschnitten und Entfernung weiterer Nachbarorgane: Kolektomie: Offen chirurgisch mit Anastomose		F7	31157	31507	31612	31613	31827
1814	5-458.32		Erweiterte Kolonresektion mit Resektion von Dünndarmabschnitten und Entfernung weiterer Nachbarorgane: Kolektomie: Offen chirurgisch mit Enterostoma und Blindverschluß		F7	31157	31507	31612	31613	31827
1815	5-458.33		Erweiterte Kolonresektion mit Resektion von Dünndarmabschnitten und Entfernung weiterer Nachbarorgane: Kolektomie: Offen chirurgisch mit zwei Enterostomata		F7	31157	31507	31612	31613	31827
1816	5-458.34		Erweiterte Kolonresektion mit Resektion von Dünndarmabschnitten und Entfernung weiterer Nachbarorgane: Kolektomie: Offen chirurgisch mit Anastomosen-Anus praeter		F7	31157	31507	31612	31613	31827
1817	5-458.35		Erweiterte Kolonresektion mit Resektion von Dünndarmabschnitten und Entfernung weiterer Nachbarorgane: Kolektomie: Laparoskopisch mit Anastomose		G7	31167	31507	31612	31613	31827
1818	5-458.36		Erweiterte Kolonresektion mit Resektion von Dünndarmabschnitten und Entfernung weiterer Nachbarorgane: Kolektomie: Laparoskopisch ohne Anastomose		G7	31167	31507	31612	31613	31827
1819	5-458.37		Erweiterte Kolonresektion mit Resektion von Dünndarmabschnitten und Entfernung weiterer Nachbarorgane: Kolektomie: Umsteigen laparoskopisch - offen chirurgisch		F7	31157	31507	31612	31613	31827
1820	5-458.41		Erweiterte Kolonresektion mit Resektion von Dünndarmabschnitten und Entfernung weiterer Nachbarorgane: Proktokolektomie: Offen chirurgisch mit Anastomose		F7	31157	31507	31612	31613	31827
1821	5-458.42		Erweiterte Kolonresektion mit Resektion von Dünndarmabschnitten und Entfernung weiterer Nachbarorgane: Proktokolektomie: Offen chirurgisch mit Enterostoma und Blindverschluß		F7	31157	31507	31612	31613	31827
1822	5-458.43		Erweiterte Kolonresektion mit Resektion von Dünndarmabschnitten und Entfernung weiterer Nachbarorgane: Proktokolektomie: Offen chirurgisch mit zwei Enterostomata		F7	31157	31507	31612	31613	31827
1823	5-458.44		Erweiterte Kolonresektion mit Resektion von Dünndarmabschnitten und Entfernung weiterer Nachbarorgane: Proktokolektomie: Offen chirurgisch mit Anastomosen-Anus praeter		F7	31157	31507	31612	31613	31827
1824	5-458.45		Erweiterte Kolonresektion mit Resektion von Dünndarmabschnitten und Entfernung weiterer Nachbarorgane: Proktokolektomie: Laparoskopisch mit Anastomose		G7	31167	31507	31612	31613	31827
1825	5-458.46		Erweiterte Kolonresektion mit Resektion von Dünndarmabschnitten und Entfernung weiterer Nachbarorgane: Proktokolektomie: Laparoskopisch ohne Anastomose		G7	31167	31507	31612	31613	31827
1826	5-458.47		Erweiterte Kolonresektion mit Resektion von Dünndarmabschnitten und Entfernung weiterer Nachbarorgane: Proktokolektomie: Umsteigen laparoskopisch - offen chirurgisch		F7	31157	31507	31612	31613	31827
1827	5-459.0		Bypass-Anastomose des Darmes: Dünndarm zu Dünndarm		F4	31154	31505	31610	31611	31824
1828	5-459.2		Bypass-Anastomose des Darmes: Dünndarm zu Dickdarm		F5	31155	31506	31610	31611	31825

Fortsetzung 2.15 Operationen am Verdauungstrakt

lfd. Nr	OPS-301 2004	OPS 2005	Bezeichnung OPS-301 2004	Bezeichnung OPS 2005	Kategorie	OP-Leistung	Überwachung	Nachbeh. Überw.	Nachbeh. Operat.	Narkose
1829	5-459.3		Bypass-Anastomose des Darmes: Dickdarm zu Dickdarm		F5	31155	31506	31610	31611	31825
1830	5-459.4		Bypass-Anastomose des Darmes: Mehrfache Anastomosen		F5	31155	31506	31610	31611	31825
1831	5-460.0		Anlegen eines Enterostoma, doppelläufig, als selbständiger Eingriff: Jejunostoma		F4	31154	31505	31610	31611	31824
1832	5-460.1		Anlegen eines Enterostoma, doppelläufig, als selbständiger Eingriff: Ileostoma		F4	31154	31505	31610	31611	31824
1833	5-460.2		Anlegen eines Enterostoma, doppelläufig, als selbständiger Eingriff: Aszendostoma		F4	31154	31505	31610	31611	31824
1834	5-460.3		Anlegen eines Enterostoma, doppelläufig, als selbständiger Eingriff: Transversostoma		F4	31154	31505	31610	31611	31824
1835	5-460.4		Anlegen eines Enterostoma, doppelläufig, als selbständiger Eingriff: Deszendostoma		F4	31154	31505	31610	31611	31824
1836	5-460.5		Anlegen eines Enterostoma, doppelläufig, als selbständiger Eingriff: Sigmoideostoma		F4	31154	31505	31610	31611	31824
1837	5-461.00		Anlegen eines Enterostoma, endständig, als selbständiger Eingriff: Zäkostoma: Offen chirurgisch		F4	31154	31505	31610	31611	31824
1838	5-461.01		Anlegen eines Enterostoma, endständig, als selbständiger Eingriff: Zäkostoma: Laparoskopisch		G5	31165	31506	31610	31611	31825
1839	5-461.02		Anlegen eines Enterostoma, endständig, als selbständiger Eingriff: Zäkostoma: Umsteigen laparoskopisch - offen chirurgisch		G5	31165	31506	31610	31611	31825
1840	5-461.10		Anlegen eines Enterostoma, endständig, als selbständiger Eingriff: Aszendostoma: Offen chirurgisch		F4	31154	31505	31610	31611	31824
1841	5-461.11		Anlegen eines Enterostoma, endständig, als selbständiger Eingriff: Aszendostoma: Laparoskopisch		G5	31165	31506	31610	31611	31825
1842	5-461.12		Anlegen eines Enterostoma, endständig, als selbständiger Eingriff: Aszendostoma: Umsteigen laparoskopisch - offen chirurgisch		G5	31165	31506	31610	31611	31825
1843	5-461.20		Anlegen eines Enterostoma, endständig, als selbständiger Eingriff: Transversostoma: Offen chirurgisch		F4	31154	31505	31610	31611	31824
1844	5-461.21		Anlegen eines Enterostoma, endständig, als selbständiger Eingriff: Transversostoma: Laparoskopisch		G5	31165	31506	31610	31611	31825
1845	5-461.22		Anlegen eines Enterostoma, endständig, als selbständiger Eingriff: Transversostoma: Umsteigen laparoskopisch - offen chirurgisch		G5	31165	31506	31610	31611	31825
1846	5-461.30		Anlegen eines Enterostoma, endständig, als selbständiger Eingriff: Deszendostoma: Offen chirurgisch		F4	31154	31505	31610	31611	31824
1847	5-461.31		Anlegen eines Enterostoma, endständig, als selbständiger Eingriff: Deszendostoma: Laparoskopisch		G5	31165	31506	31610	31611	31825
1848	5-461.32		Anlegen eines Enterostoma, endständig, als selbständiger Eingriff: Deszendostoma: Umsteigen laparoskopisch - offen chirurgisch		G5	31165	31506	31610	31611	31825

Fortsetzung 2.15 Operationen am Verdauungstrakt

lfd. Nr	OPS-301 2004	OPS 2005	Bezeichnung OPS-301 2004	Bezeichnung OPS 2005	Kategorie	OP-Leistung	Überwachung	Nachbeh. Überw.	Nachbeh. Operat.	Narkose
1849	5-461.40		Anlegen eines Enterostoma, endständig, als selbständiger Eingriff: Sigmoideostoma: Offen chirurgisch		F4	31154	31505	31610	31611	31824
1850	5-461.41		Anlegen eines Enterostoma, endständig, als selbständiger Eingriff: Sigmoideostoma: Laparoskopisch		G5	31165	31506	31610	31611	31825
1851	5-461.42		Anlegen eines Enterostoma, endständig, als selbständiger Eingriff: Sigmoideostoma: Umsteigen laparoskopisch - offen chirurgisch		G5	31165	31506	31610	31611	31825
1852	5-461.50		Anlegen eines Enterostoma, endständig, als selbständiger Eingriff: Ileostoma: Offen chirurgisch		F4	31154	31505	31610	31611	31824
1853	5-461.51		Anlegen eines Enterostoma, endständig, als selbständiger Eingriff: Ileostoma: Laparoskopisch		G5	31165	31506	31610	31611	31825
1854	5-461.52		Anlegen eines Enterostoma, endständig, als selbständiger Eingriff: Ileostoma: Umsteigen laparoskopisch - offen chirurgisch		F4	31154	31505	31610	31611	31824
1855	5-463.00		Anlegen anderer Enterostomata: Duodenostomie (Anlegen einer Ernährungsfistel): Offen chirurgisch		F4	31154	31505	31610	31611	31824
1856	5-463.01		Anlegen anderer Enterostomata: Duodenostomie (Anlegen einer Ernährungsfistel): Laparoskopisch		G4	31164	31505	31610	31611	31824
1857	5-463.02		Anlegen anderer Enterostomata: Duodenostomie (Anlegen einer Ernährungsfistel): Umsteigen laparoskopisch - offen chirurgisch		G4	31164	31505	31610	31611	31824
1858	5-463.10		Anlegen anderer Enterostomata: Jejunostomie (Anlegen einer Ernährungsfistel): Offen chirurgisch		F4	31154	31505	31610	31611	31824
1859	5-463.11		Anlegen anderer Enterostomata: Jejunostomie (Anlegen einer Ernährungsfistel): Laparoskopisch		G4	31164	31505	31610	31611	31824
1860	5-463.12		Anlegen anderer Enterostomata: Jejunostomie (Anlegen einer Ernährungsfistel): Umsteigen laparoskopisch - offen chirurgisch		G4	31164	31505	31610	31611	31824
1861	5-464.20		Revision und andere Eingriffe an einem Enterostoma: Neueinpflanzung: Duodenum		F4	31154	31505	31610	31611	31824
1862	5-464.21		Revision und andere Eingriffe an einem Enterostoma: Neueinpflanzung: Jejunum		F4	31154	31505	31610	31611	31824
1863	5-464.22		Revision und andere Eingriffe an einem Enterostoma: Neueinpflanzung: Ileum		F4	31154	31505	31610	31611	31824
1864	5-464.23		Revision und andere Eingriffe an einem Enterostoma: Neueinpflanzung: Kolon		F4	31154	31505	31610	31611	31824
1865	5-464.30		Revision und andere Eingriffe an einem Enterostoma: Abtragung des vorverlagerten Teiles: Duodenum		F2	31152	31503	31608	31609	31822
1866	5-464.31		Revision und andere Eingriffe an einem Enterostoma: Abtragung des vorverlagerten Teiles: Jejunum		F2	31152	31503	31608	31609	31822
1867	5-464.32		Revision und andere Eingriffe an einem Enterostoma: Abtragung des vorverlagerten Teiles: Ileum		F2	31152	31503	31608	31609	31822
1868	5-464.33		Revision und andere Eingriffe an einem Enterostoma: Abtragung des vorverlagerten Teiles: Kolon		F2	31152	31503	31608	31609	31822

Fortsetzung 2.15 Operationen am Verdauungstrakt

lfd. Nr	OPS-301 2004	OPS 2005	Bezeichnung OPS-301 2004	Bezeichnung OPS 2005	Kate-gorie	OP-Leistung	Über-wachung	Nachbeh. Überw.	Nachbeh. Operat.	Narkose
1869	5-464.50		Revision und andere Eingriffe an einem Enterostoma: Korrektur einer parastomalen Hernie: Duodenum		F4	31154	31505	31610	31611	31824
1870	5-464.51		Revision und andere Eingriffe an einem Enterostoma: Korrektur einer parastomalen Hernie: Jejunum		F4	31154	31505	31610	31611	31824
1871	5-464.52		Revision und andere Eingriffe an einem Enterostoma: Korrektur einer parastomalen Hernie: Ileum		F4	31154	31505	31610	31611	31824
1872	5-464.53		Revision und andere Eingriffe an einem Enterostoma: Korrektur einer parastomalen Hernie: Kolon		F4	31154	31505	31610	31611	31824
1873	5-465.0		Rückverlagerung eines doppelläufigen Enterostoma: Jejunostoma		F4	31154	31505	31610	31611	31824
1874	5-465.1		Rückverlagerung eines doppelläufigen Enterostoma: Ileostoma		F4	31154	31505	31610	31611	31824
1875	5-465.2		Rückverlagerung eines doppelläufigen Enterostoma: Kolostoma		F4	31154	31505	31610	31611	31824
1876	5-466.0		Wiederherstellung der Kontinuität des Darmes bei endständigen Enterostomata: Jejunostoma		F4	31154	31505	31610	31611	31824
1877	5-466.1		Wiederherstellung der Kontinuität des Darmes bei endständigen Enterostomata: Ileostoma		F4	31154	31505	31610	31611	31824
1878	5-466.2		Wiederherstellung der Kontinuität des Darmes bei endständigen Enterostomata: Kolostoma		F4	31154	31505	31610	31611	31824
1879	5-467.00		Andere Rekonstruktion des Darmes: Naht (nach Verletzung): Duodenum		F3	31153	31505	31608	31609	31823
1880	5-467.01		Andere Rekonstruktion des Darmes: Naht (nach Verletzung): Jejunum		F3	31153	31505	31608	31609	31823
1881	5-467.02		Andere Rekonstruktion des Darmes: Naht (nach Verletzung): Ileum		F3	31153	31505	31608	31609	31823
1882	5-467.03		Andere Rekonstruktion des Darmes: Naht (nach Verletzung): Kolon		F3	31153	31505	31608	31609	31823
1883	5-468.00		Intraabdominale Manipulation am Darm: Desinvagination (z.B. nach Hutchinson): Duodenum		F4	31154	31505	31610	31611	31824
1884	5-468.01		Intraabdominale Manipulation am Darm: Desinvagination (z.B. nach Hutchinson): Jejunum		F4	31154	31505	31610	31611	31824
1885	5-468.02		Intraabdominale Manipulation am Darm: Desinvagination (z.B. nach Hutchinson): Ileum		F4	31154	31505	31610	31611	31824
1886	5-468.03		Intraabdominale Manipulation am Darm: Desinvagination (z.B. nach Hutchinson): Kolon		F4	31154	31505	31610	31611	31824
1887	5-468.10		Intraabdominale Manipulation am Darm: Detorsion eines Volvulus: Duodenum		F4	31154	31505	31610	31611	31824
1888	5-468.11		Intraabdominale Manipulation am Darm: Detorsion eines Volvulus: Jejunum		F4	31154	31505	31610	31611	31824
1889	5-468.12		Intraabdominale Manipulation am Darm: Detorsion eines Volvulus: Ileum		F4	31154	31505	31610	31611	31824
1890	5-468.13		Intraabdominale Manipulation am Darm: Detorsion eines Volvulus: Kolon		F4	31154	31505	31610	31611	31824

Fortsetzung 2.15 Operationen am Verdauungstrakt

lfd. Nr	OPS-301 2004	OPS 2005	Bezeichnung OPS-301 2004	Bezeichnung OPS 2005	Kategorie	OP-Leistung	Überwachung	Nachbeh. Überw.	Nachbeh. Operat.	Narkose
1891	5-469.g1		Andere Operationen am Darm: Transduodenale Drainage einer Pankreaszyste: Laparoskopisch		G7	31167	31507	31612	31613	31827
1892	5-469.10		Andere Operationen am Darm: Bridenlösung: Offen chirurgisch		F3	31153	31505	31608	31609	31823
1893	5-469.11		Andere Operationen am Darm: Bridenlösung: Laparoskopisch		G3	31163	31505	31608	31609	31823
1894	5-469.12		Andere Operationen am Darm: Bridenlösung: Umsteigen laparoskopisch - offen chirurgisch		F3	31153	31505	31608	31609	31823
1895	5-469.20		Andere Operationen am Darm: Adhäsiolyse: Offen chirurgisch		F4	31154	31505	31610	31611	31824
1896	5-469.21		Andere Operationen am Darm: Adhäsiolyse: Laparoskopisch		G3	31163	31505	31608	31609	31823
1897	5-469.22		Andere Operationen am Darm: Adhäsiolyse: Umsteigen laparoskopisch - offen chirurgisch		F4	31154	31505	31610	31611	31824
1898	5-469.30		Andere Operationen am Darm: Dünndarmfaltung (Jejunoplikatio nach Noble) (OP nach Philipps-Child): Offen chirurgisch		F7	31157	31507	31612	31613	31827
1899	5-469.31		Andere Operationen am Darm: Dünndarmfaltung (Jejunoplikatio nach Noble) (OP nach Philipps-Child): Laparoskopisch		G5	31165	31506	31610	31611	31825
1900	5-469.32		Andere Operationen am Darm: Dünndarmfaltung (Jejunoplikatio nach Noble) (OP nach Philipps-Child): Umsteigen laparoskopisch - offen chirurgisch		F7	31157	31507	31612	31613	31827
1901	5-469.50		Andere Operationen am Darm: Fixation des Dünndarmes an der rechten Bauchwandseite und des Dickdarmes an der linken Bauchwandseite: Offen chirurgisch		F7	31157	31507	31612	31613	31827
1902	5-469.52		Andere Operationen am Darm: Fixation des Dünndarmes an der rechten Bauchwandseite und des Dickdarmes an der linken Bauchwandseite: Umsteigen laparoskopisch - offen chirurgisch		F7	31157	31507	31612	31613	31827
1903	5-469.61		Andere Operationen am Darm: Durchtrennung der Ladd'schen Bänder: Laparoskopisch		G5	31165	31506	31610	31611	31825
1904	5-469.70		Andere Operationen am Darm: Übernähung eines Ulkus: Offen chirurgisch		F3	31153	31505	31608	31609	31823
1905	5-469.71		Andere Operationen am Darm: Übernähung eines Ulkus: Laparoskopisch		G4	31164	31505	31610	31611	31824
1906	5-469.72		Andere Operationen am Darm: Übernähung eines Ulkus: Umsteigen laparoskopisch - offen chirurgisch		F3	31153	31505	31608	31609	31823
1907	5-469.80		Andere Operationen am Darm: Umstechung eines Ulkus: Offen chirurgisch		F3	31153	31505	31608	31609	31823
1908	5-469.81		Andere Operationen am Darm: Umstechung eines Ulkus: Laparoskopisch		G4	31164	31505	31610	31611	31824
1909	5-469.82		Andere Operationen am Darm: Umstechung eines Ulkus: Umsteigen laparoskopisch - offen chirurgisch		F3	31153	31505	31608	31609	31823
1910	5-470.0		Appendektomie: Offen chirurgisch		F3	31153	31505	31608	31609	31823
1911	5-470.1		Appendektomie: Laparoskopisch		G3	31163	31505	31608	31609	31823

Fortsetzung 2.15 Operationen am Verdauungstrakt

lfd. Nr	OPS-301 2004	OPS 2005	Bezeichnung OPS-301 2004	Bezeichnung OPS 2005	Kategorie	OP-Leistung	Überwachung	Nachbeh. Überw.	Nachbeh. Operat.	Narkose
1912	5-470.2		Appendektomie: Umsteigen laparoskopisch - offen chirurgisch		F4	31154	31505	31610	31611	31824
1913	5-479.0		Andere Operationen an der Appendix: Inzision und Drainage eines perityphlitischen Abszesses		F3	31153	31505	31608	31609	31823
1914	5-479.1		Andere Operationen an der Appendix: Sekundäre Appendektomie (nach Drainage eines perityphlitischen Abszesses)		F4	31154	31505	31610	31611	31824
1915	5-482.10		Peranale lokale Exzision und Destruktion von erkranktem Gewebe des Rektums: Submuköse Exzision: Transanal		H5	31175	31506	31626	31627	31825
1916	5-482.20		Peranale lokale Exzision und Destruktion von erkranktem Gewebe des Rektums: Vollwandexzision: Transanal		H7	31177	31507	31628	31629	31827
1917	5-484.01		Rektumresektion unter Sphinktererhaltung: Anteriore Segmentresektion: Offen chirurgisch mit Anastomose		H7	31177	31507	31628	31629	31827
1918	5-484.02		Rektumresektion unter Sphinktererhaltung: Anteriore Segmentresektion: Offen chirurgisch mit Enterostoma und Blindverschluß		H7	31177	31507	31628	31629	31827
1919	5-484.04	entfallen	Rektumresektion unter Sphinktererhaltung: Anteriore Segmentresektion: Offen chirurgisch mit Anastomosen-Anus praeter	In Version 2005 entfallen	H7	31177	31507	31628	31629	31827
1920	5-484.05		Rektumresektion unter Sphinktererhaltung: Anteriore Segmentresektion: Laparoskopisch mit Anastomose		G7	31167	31507	31612	31613	31827
1921	5-484.06	5-484.06	Rektumresektion unter Sphinktererhaltung: Anteriore Segmentresektion: Laparoskopisch mit Enterostoma	Rektumresektion unter Sphinktererhaltung: Anteriore Segmentresektion: Laparoskopisch mit Enterostoma und Blindverschluß	G7	31167	31507	31612	31613	31827
1922	5-484.11		Rektumresektion unter Sphinktererhaltung: Posteriore Segmentresektion (Rectotomia posterior): Offen chirurgisch mit Anastomose		H7	31177	31507	31628	31629	31827
1923	5-484.12		Rektumresektion unter Sphinktererhaltung: Posteriore Segmentresektion (Rectotomia posterior): Offen chirurgisch mit Enterostoma und Blindverschluß		H7	31177	31507	31628	31629	31827
1924	5-484.14	entfallen	Rektumresektion unter Sphinktererhaltung: Posteriore Segmentresektion (Rectotomia posterior): Offen chirurgisch mit Anastomosen-Anus praeter	In Version 2005 entfallen	H7	31177	31507	31628	31629	31827
1925	5-484.21		Rektumresektion unter Sphinktererhaltung: Tubuläre Resektion unter Belassen des Paraproktiums: Offen chirurgisch mit Anastomose		H7	31177	31507	31628	31629	31827
1926	5-484.22		Rektumresektion unter Sphinktererhaltung: Tubuläre Resektion unter Belassen des Paraproktiums: Offen chirurgisch mit Enterostoma und Blindverschluß		H7	31177	31507	31628	31629	31827

Fortsetzung 2.15 Operationen am Verdauungstrakt

lfd. Nr	OPS-301 2004	OPS 2005	Bezeichnung OPS-301 2004	Bezeichnung OPS 2005	Kategorie	OP-Leistung	Überwachung	Nachbeh. Überw.	Nachbeh. Operat.	Narkose
1927	5-484.24	entfallen	Rektumresektion unter Sphinktererhaltung: Tubuläre Resektion unter Belassen des Paraproktiums: Offen chirurgisch mit Anastomosen-Anus praeter	In Version 2005 entfallen	H7	31177	31507	31628	31629	31827
1928	5-484.31		Rektumresektion unter Sphinktererhaltung: Anteriore Resektion: Offen chirurgisch mit Anastomose		H7	31177	31507	31628	31629	31827
1929	5-484.32		Rektumresektion unter Sphinktererhaltung: Anteriore Resektion: Offen chirurgisch mit Enterostoma und Blindverschluß		H7	31177	31507	31628	31629	31827
1930	5-484.34	entfallen	Rektumresektion unter Sphinktererhaltung: Anteriore Resektion: Offen chirurgisch mit Anastomosen-Anus praeter	In Version 2005 entfallen	H7	31177	31507	31628	31629	31827
1931	5-484.35		Rektumresektion unter Sphinktererhaltung: Anteriore Resektion: Laparoskopisch mit Anastomose		G7	31167	31507	31612	31613	31827
1932	5-484.36	5-484.36	Rektumresektion unter Sphinktererhaltung: Anteriore Resektion: Laparoskopisch mit Enterostoma	Rektumresektion unter Sphinktererhaltung: Anteriore Resektion: Laparoskopisch mit Enterostoma und Blindverschluß	G7	31167	31507	31612	31613	31827
1933	5-484.41		Rektumresektion unter Sphinktererhaltung: Hohe anteriore Resektion: Offen chirurgisch mit Anastomose		H7	31177	31507	31628	31629	31827
1934	5-484.42		Rektumresektion unter Sphinktererhaltung: Hohe anteriore Resektion: Offen chirurgisch mit Enterostoma und Blindverschluß		H7	31177	31507	31628	31629	31827
1935	5-484.44	entfallen	Rektumresektion unter Sphinktererhaltung: Hohe anteriore Resektion: Offen chirurgisch mit Anastomosen-Anus praeter	In Version 2005 entfallen	H7	31177	31507	31628	31629	31827
1936	5-484.45		Rektumresektion unter Sphinktererhaltung: Hohe anteriore Resektion: Laparoskopisch mit Anastomose		G7	31167	31507	31612	31613	31827
1937	5-484.46	5-484.46	Rektumresektion unter Sphinktererhaltung: Hohe anteriore Resektion: Laparoskopisch mit Enterostoma	Rektumresektion unter Sphinktererhaltung: Hohe anteriore Resektion: Laparoskopisch mit Enterostoma und Blindverschluß	G7	31167	31507	31612	31613	31827
1938	5-484.51		Rektumresektion unter Sphinktererhaltung: Tiefe anteriore Resektion: Offen chirurgisch mit Anastomose		H7	31177	31507	31628	31629	31827
1939	5-484.52		Rektumresektion unter Sphinktererhaltung: Tiefe anteriore Resektion: Offen chirurgisch mit Enterostoma und Blindverschluß		H7	31177	31507	31628	31629	31827

Fortsetzung 2.15 Operationen am Verdauungstrakt

lfd. Nr	OPS-301 2004	OPS 2005	Bezeichnung OPS-301 2004	Bezeichnung OPS 2005	Kategorie	OP-Leistung	Überwachung	Nachbeh. Überw.	Nachbeh. Operat.	Narkose
1940	5-484.54	entfallen	Rektumresektion unter Sphinktererhaltung: Tiefe anteriore Resektion: Offen chirurgisch mit Anastomosen-Anus praeter	In Version 2005 entfallen	H7	31177	31507	31628	31629	31827
1941	5-484.55		Rektumresektion unter Sphinktererhaltung: Tiefe anteriore Resektion: Laparoskopisch mit Anastomose		G7	31167	31507	31612	31613	31827
1942	5-484.56	5-484.56	Rektumresektion unter Sphinktererhaltung: Tiefe anteriore Resektion: Laparoskopisch mit Enterostoma	Rektumresektion unter Sphinktererhaltung: Tiefe anteriore Resektion: Laparoskopisch mit Enterostoma und Blindverschluß	G7	31167	31507	31612	31613	31827
1943	5-484.61		Rektumresektion unter Sphinktererhaltung: Tiefe anteriore Resektion mit peranaler Anastomose: Offen chirurgisch mit Anastomose		H7	31177	31507	31628	31629	31827
1944	5-484.62		Rektumresektion unter Sphinktererhaltung: Tiefe anteriore Resektion mit peranaler Anastomose: Offen chirurgisch mit Enterostoma und Blindverschluß		H7	31177	31507	31628	31629	31827
1945	5-484.64	entfallen	Rektumresektion unter Sphinktererhaltung: Tiefe anteriore Resektion mit peranaler Anastomose: Offen chirurgisch mit Anastomosen-Anus praeter	In Version 2005 entfallen	H7	31177	31507	31628	31629	31827
1946	5-484.65		Rektumresektion unter Sphinktererhaltung: Tiefe anteriore Resektion mit peranaler Anastomose: Laparoskopisch mit Anastomose		G7	31167	31507	31612	31613	31827
1947	5-484.66	5-484.66	Rektumresektion unter Sphinktererhaltung: Tiefe anteriore Resektion mit peranaler Anastomose: Laparoskopisch mit Enterostoma	Rektumresektion unter Sphinktererhaltung: Tiefe anteriore Resektion mit peranaler Anastomose: Laparoskopisch mit Enterostoma und Blindverschluß	G7	31167	31507	31612	31613	31827
1948	5-484.71		Rektumresektion unter Sphinktererhaltung: Erweiterte anteriore Resektion mit Entfernung von Nachbarorganen: Offen chirurgisch mit Anastomose		H7	31177	31507	31628	31629	31827
1949	5-484.72		Rektumresektion unter Sphinktererhaltung: Erweiterte anteriore Resektion mit Entfernung von Nachbarorganen: Offen chirurgisch mit Enterostoma und Blindverschluß		H7	31177	31507	31628	31629	31827
1950	5-484.74	entfallen	Rektumresektion unter Sphinktererhaltung: Erweiterte anteriore Resektion mit Entfernung von Nachbarorganen: Offen chirurgisch mit Anastomosen-Anus praeter	In Version 2005 entfallen	H7	31177	31507	31628	31629	31827
1951	5-484.75		Rektumresektion unter Sphinktererhaltung: Erweiterte anteriore Resektion mit Entfernung von Nachbarorganen: Laparoskopisch mit Anastomose		G7	31167	31507	31612	31613	31827

Fortsetzung 2.15 Operationen am Verdauungstrakt

lfd. Nr	OPS-301 2004	OPS 2005	Bezeichnung OPS-301 2004	Bezeichnung OPS 2005	Kategorie	OP-Leistung	Überwachung	Nachbeh. Überw.	Nachbeh. Operat.	Narkose
1952	5-484.76	5-484.76	Rektumresektion unter Sphinktererhaltung: Erweiterte anteriore Resektion mit Entfernung von Nachbarorganen: Laparoskopisch mit Enterostoma	Rektumresektion unter Sphinktererhaltung: Erweiterte anteriore Resektion mit Entfernung von Nachbarorganen: Laparoskopisch mit Enterostoma und Blindverschluß	G7	31167	31507	31612	31613	31827
1953	5-485.01		Rektumresektion ohne Sphinktererhaltung: Abdominoperineal: Offen chirurgisch		H7	31177	31507	31628	31629	31827
1954	5-485.1		Rektumresektion ohne Sphinktererhaltung: Abdominoperineal mit Entfernung von Nachbarorganen		H7	31177	31507	31628	31629	31827
1955	5-485.21		Rektumresektion ohne Sphinktererhaltung: Abdominosakral: Offen chirurgisch		H7	31177	31507	31628	31629	31827
1956	5-485.22		Rektumresektion ohne Sphinktererhaltung: Abdominosakral: Kombiniert offen chirurgisch-laparoskopisch		H7	31177	31507	31628	31629	31827
1957	5-485.3		Rektumresektion ohne Sphinktererhaltung: Abdominosakral mit Entfernung von Nachbarorganen		H7	31177	31507	31628	31629	31827
1958	5-485.4		Rektumresektion ohne Sphinktererhaltung: Sakroperineal		H7	31177	31507	31628	31629	31827
1959	5-485.5		Rektumresektion ohne Sphinktererhaltung: Perineal		H7	31177	31507	31628	31629	31827
1960	5-486.0		Rekonstruktion des Rektums: Naht (nach Verletzung)		H4	31174	31505	31626	31627	31824
1961	5-486.1		Rekonstruktion des Rektums: Plastische Rekonstruktion		H5	31175	31506	31626	31627	31825
1962	5-486.3		Rekonstruktion des Rektums: Abdominale Rektopexie, offen chirurgisch		H7	31177	31507	31628	31629	31827
1963	5-486.4		Rekonstruktion des Rektums: Abdominale Rektopexie, laparoskopisch		G7	31167	31507	31612	31613	31827
1964	5-486.5		Rekonstruktion des Rektums: Rektopexie durch Rectotomia posterior		H7	31177	31507	31628	31629	31827
1965	5-486.6		Rekonstruktion des Rektums: Extraanale Mukosaresektion (Rehn-Delorme)		H7	31177	31507	31628	31629	31827
1966	5-491.11		Operative Behandlung von Analfisteln: Exzision: Intersphinktär		H2	31172	31503	31624	31625	31822
1967	5-491.12		Operative Behandlung von Analfisteln: Exzision: Transsphinktär		H3	31173	31505	31624	31625	31823
1968	5-491.13		Operative Behandlung von Analfisteln: Exzision: Suprasphinktär		H3	31173	31505	31624	31625	31823
1969	5-491.14		Operative Behandlung von Analfisteln: Exzision: Extrasphinktär		H4	31174	31505	31626	31627	31824
1970	5-493.2		Operative Behandlung von Hämorrhoiden: Exzision (z.B. nach Parks, Milligan-Morgan)		H3	31173	31505	31624	31625	31823
1971	5-494.1		Durchtrennung des Sphincter ani [Spinkterotomie]: Lateral		H2	31172	31503	31624	31625	31822
1972	5-496.0		Rekonstruktion des Anus und des Sphinkterapparates: Naht (nach Verletzung)		H5	31175	31506	31626	31627	31825
1973	5-501.01		Lokale Exzision und Destruktion von erkranktem Gewebe der Leber (atypische Leberresektion): Exzision, lokal: Laparoskopisch		G3	31163	31505	31608	31609	31823

Fortsetzung 2.15 Operationen am Verdauungstrakt

lfd. Nr	OPS-301 2004	OPS 2005	Bezeichnung OPS-301 2004	Bezeichnung OPS 2005	Kategorie	OP-Leistung	Überwachung	Nachbeh. Überw.	Nachbeh. Operat.	Narkose
1974	5-511.01		Cholezystektomie: Einfach, offen chirugisch: Ohne operative Revision der Gallengänge		F4	31154	31505	31610	31611	31824
1975	5-511.02		Cholezystektomie: Einfach, offen chirugisch: Mit operativer Revision der Gallengänge		F5	31155	31506	31610	31611	31825
1976	5-511.11		Cholezystektomie: Einfach, laparoskopisch: Ohne laparoskopische Revision der Gallengänge		G4	31164	31505	31610	31611	31824
1977	5-511.12		Cholezystektomie: Einfach, laparoskopisch: Mit laparoskopischer Revision der Gallengänge		G5	31165	31506	31610	31611	31825
1978	5-511.21		Cholezystektomie: Einfach, Umsteigen laparoskopisch - offen chirurgisch: Ohne operative Revision der Gallengänge		G5	31165	31506	31610	31611	31825
1979	5-511.22		Cholezystektomie: Einfach, Umsteigen laparoskopisch - offen chirurgisch: Mit operativer Revision der Gallengänge		G6	31166	31507	31612	31613	31826
1980	5-512.1		Biliodigestive Anastomose (von Ductus hepaticus, Ductus choledochus und Leberparenchym): Zum Duodenum		F6	31156	31507	31612	31613	31826
1981	5-512.2		Biliodigestive Anastomose (von Ductus hepaticus, Ductus choledochus und Leberparenchym): Zum Jejunum		F6	31156	31507	31612	31613	31826
1982	5-512.3		Biliodigestive Anastomose (von Ductus hepaticus, Ductus choledochus und Leberparenchym): Zum Jejunum, mit Interposition einer Darmschlinge		F6	31156	31507	31612	31613	31826
1983	5-512.4		Biliodigestive Anastomose (von Ductus hepaticus, Ductus choledochus und Leberparenchym): Zum Jejunum, mit Roux-Y-Anastomose		F6	31156	31507	31612	31613	31826
1984	5-514.20		Andere Operationen an den Gallengängen: Steinentfernung: Offen chirurgisch		F5	31155	31506	31610	31611	31825
1985	5-514.21		Andere Operationen an den Gallengängen: Steinentfernung: Laparoskopisch		G6	31166	31507	31612	31613	31826
1986	5-514.22		Andere Operationen an den Gallengängen: Steinentfernung: Umsteigen laparoskopisch - offen chirurgisch		G6	31166	31507	31612	31613	31826
1987	5-515.0		Exzision und Resektion von erkranktem Gewebe der Gallengänge: Exzision eines Reststumpfes des Ductus cysticus		F5	31155	31506	31610	31611	31825
1988	5-515.2		Exzision und Resektion von erkranktem Gewebe der Gallengänge: Resektion, mit biliodigestiver Anastomose		F6	31156	31507	31612	31613	31826
1989	5-521.0		Lokale Exzision und Destruktion von erkranktem Gewebe des Pankreas: Exzision		F4	31154	31505	31610	31611	31824
1990	5-524.0		Partielle Resektion des Pankreas: Linksseitige Resektion (ohne Anastomose)		F6	31156	31507	31612	31613	31826
1991	5-530.00		Verschluß einer Hernia inguinalis: Ohne Plastik: Mit hoher Bruchsackunterbindung und Teilresektion		F3	31153	31505	31608	31609	31823
1992	5-530.01		Verschluß einer Hernia inguinalis: Ohne Plastik: Mit Hydrozelenwandresektion		F3	31153	31505	31608	31609	31823
1993	5-530.02		Verschluß einer Hernia inguinalis: Ohne Plastik: Mit Funikulolyse und Hodenverlagerung		F4	31154	31505	31610	31611	31824

Fortsetzung 2.15 Operationen am Verdauungstrakt

lfd. Nr	OPS-301 2004	OPS 2005	Bezeichnung OPS-301 2004	Bezeichnung OPS 2005	Kategorie	OP-Leistung	Überwachung	Nachbeh. Überw.	Nachbeh. Operat.	Narkose
1994	5-530.1		Verschluß einer Hernia inguinalis: Mit Plastik		F4	31154	31505	31610	31611	31824
1995	5-530.2		Verschluß einer Hernia inguinalis: Mit autogenem Material		F4	31154	31505	31610	31611	31824
1996	5-530.30		Verschluß einer Hernia inguinalis: Mit alloplastischem Material: Offen chirurgisch		F3	31153	31505	31608	31609	31823
1997	5-530.31		Verschluß einer Hernia inguinalis: Mit alloplastischem Material: Laparoskopisch transperitoneal		G3	31163	31505	31608	31609	31823
1998	5-530.32		Verschluß einer Hernia inguinalis: Mit alloplastischem Material: Endoskopisch total extraperitoneal		G3	31163	31505	31608	31609	31823
1999	5-530.4		Verschluß einer Hernia inguinalis: Mit Darmresektion, ohne zusätzliche Laparotomie		F6	31156	31507	31612	31613	31826
2000	5-530.50		Verschluß einer Hernia inguinalis: Bei Rezidiv, mit Plastik: Ohne Funikulo-Orchidolyse		F4	31154	31505	31610	31611	31824
2001	5-530.51		Verschluß einer Hernia inguinalis: Bei Rezidiv, mit Plastik: Mit Funikulo-Orchidolyse		F5	31155	31506	31610	31611	31825
2002	5-530.6		Verschluß einer Hernia inguinalis: Bei Rezidiv, mit autogenem Material		F5	31155	31506	31610	31611	31825
2003	5-530.70		Verschluß einer Hernia inguinalis: Bei Rezidiv, mit alloplastischem Material: Offen chirurgisch		F5	31155	31506	31610	31611	31825
2004	5-530.71		Verschluß einer Hernia inguinalis: Bei Rezidiv, mit alloplastischem Material: Laparoskopisch transperitoneal		G4	31164	31505	31610	31611	31824
2005	5-530.72		Verschluß einer Hernia inguinalis: Bei Rezidiv, mit alloplastischem Material: Endoskopisch total extraperitoneal		G4	31164	31505	31610	31611	31824
2006	5-530.8		Verschluß einer Hernia inguinalis: Bei Rezidiv, mit Darmresektion, ohne zusätzliche Laparotomie		F6	31156	31507	31612	31613	31826
2007	5-531.0		Verschluß einer Hernia femoralis: Ohne Plastik		F3	31153	31505	31608	31609	31823
2008	5-531.1		Verschluß einer Hernia femoralis: Mit Plastik		F3	31153	31505	31608	31609	31823
2009	5-531.2		Verschluß einer Hernia femoralis: Mit autogenem Material		F4	31154	31505	31610	31611	31824
2010	5-531.30		Verschluß einer Hernia femoralis: Mit alloplastischem Material: Offen chirurgisch		F3	31153	31505	31608	31609	31823
2011	5-531.31		Verschluß einer Hernia femoralis: Mit alloplastischem Material: Laparoskopisch transperitoneal		G3	31163	31505	31608	31609	31823
2012	5-531.32		Verschluß einer Hernia femoralis: Mit alloplastischem Material: Endoskopisch total extraperitoneal		G3	31163	31505	31608	31609	31823
2013	5-531.4		Verschluß einer Hernia femoralis: Mit Darmresektion, ohne zusätzliche Laparotomie		F6	31156	31507	31612	31613	31826
2014	5-531.5		Verschluß einer Hernia femoralis: Bei Rezidiv, mit Plastik		F4	31154	31505	31610	31611	31824
2015	5-531.6		Verschluß einer Hernia femoralis: Bei Rezidiv, mit autogenem Material		F4	31154	31505	31610	31611	31824
2016	5-531.70		Verschluß einer Hernia femoralis: Bei Rezidiv, mit alloplastischem Material: Offen chirurgisch		F4	31154	31505	31610	31611	31824

Fortsetzung 2.15 Operationen am Verdauungstrakt

lfd. Nr	OPS-301 2004	OPS 2005	Bezeichnung OPS-301 2004	Bezeichnung OPS 2005	Kate-gorie	OP-Leistung	Über-wachung	Nachbeh. Überw.	Nachbeh. Operat.	Narkose
2017	5-531.71		Verschluß einer Hernia femoralis: Bei Rezidiv, mit alloplastischem Material: Laparoskopisch transperitoneal		G4	31164	31505	31610	31611	31824
2018	5-531.72		Verschluß einer Hernia femoralis: Bei Rezidiv, mit alloplastischem Material: Endoskopisch total extraperitoneal		G4	31164	31505	31610	31611	31824
2019	5-531.8		Verschluß einer Hernia femoralis: Bei Rezidiv, mit Darmresektion, ohne zusätzliche Laparotomie		F6	31156	31507	31612	31613	31826
2020	5-534.01		Verschluß einer Hernia umbilicalis: Ohne Plastik: Mit Exstirpation einer Nabelzyste		F2	31152	31503	31608	31609	31822
2021	5-534.02		Verschluß einer Hernia umbilicalis: Ohne Plastik: Mit Abtragung des Urachus		F2	31152	31503	31608	31609	31822
2022	5-534.2		Verschluß einer Hernia umbilicalis: Mit autogenem Material		F3	31153	31505	31608	31609	31823
2023	5-534.3		Verschluß einer Hernia umbilicalis: Mit alloplastischem Material		F2	31152	31503	31608	31609	31822
2024	5-535.0		Verschluß einer Hernia epigastrica: Ohne Plastik		F3	31153	31505	31608	31609	31823
2025	5-535.1		Verschluß einer Hernia epigastrica: Mit Plastik		F4	31154	31505	31610	31611	31824
2026	5-535.2		Verschluß einer Hernia epigastrica: Mit autogenem Material		F4	31154	31505	31610	31611	31824
2027	5-535.30		Verschluß einer Hernia epigastrica: Mit alloplastischem Material: Offen chirurgisch		F3	31153	31505	31608	31609	31823
2028	5-535.31		Verschluß einer Hernia epigastrica: Mit alloplastischem Material: Laparoskopisch transperitoneal		G3	31163	31505	31608	31609	31823
2029	5-535.32		Verschluß einer Hernia epigastrica: Mit alloplastischem Material: Endoskopisch total extraperitoneal		G3	31163	31505	31608	31609	31823
2030	5-536.0		Verschluß einer Narbenhernie: Ohne Plastik		F2	31152	31503	31608	31609	31822
2031	5-536.1		Verschluß einer Narbenhernie: Mit Plastik		F3	31153	31505	31608	31609	31823
2032	5-536.2		Verschluß einer Narbenhernie: Mit autogenem Material		F4	31154	31505	31610	31611	31824
2033	5-536.3		Verschluß einer Narbenhernie: Mit allogenem Material		F3	31153	31505	31608	31609	31823
2034	5-536.40	5-536.43	Verschluß einer Narbenhernie: Mit alloplastischem Material: Offen chirurgisch	Verschluß einer Narbenhernie: Mit alloplastischem Material: Offen chirurgisch als Bauchwandverstärkung	F3	31153	31505	31608	31609	31823
2035	5-536.41		Verschluß einer Narbenhernie: Mit alloplastischem Material: Laparoskopisch transperitoneal		G3	31163	31505	31608	31609	31823
2036	5-536.42	entfallen	Verschluß einer Narbenhernie: Mit alloplastischem Material: Endoskopisch total extraperitoneal	In Version 2005 entfallen	G3	31163	31505	31608	31609	31823
2037	5-538.0		Verschluß einer Hernia diaphragmatica: Ohne Plastik		F5	31155	31506	31610	31611	31825
2038	5-538.1		Verschluß einer Hernia diaphragmatica: Mit Plastik		F5	31155	31506	31610	31611	31825

Fortsetzung 2.15 Operationen am Verdauungstrakt

lfd. Nr	OPS-301 2004	OPS 2005	Bezeichnung OPS-301 2004	Bezeichnung OPS 2005	Kategorie	OP-Leistung	Überwachung	Nachbeh. Überw.	Nachbeh. Operat.	Narkose
2039	5-538.2		Verschluß einer Hernia diaphragmatica: Mit autogenem Material		F6	31156	31507	31612	31613	31826
2040	5-538.3		Verschluß einer Hernia diaphragmatica: Mit allogenem Material		F5	31155	31506	31610	31611	31825
2041	5-538.40		Verschluß einer Hernia diaphragmatica: Mit alloplastischem Material: Offen chirurgisch		F5	31155	31506	31610	31611	31825
2042	5-538.41		Verschluß einer Hernia diaphragmatica: Mit alloplastischem Material: Laparoskopisch transperitoneal		G5	31165	31506	31610	31611	31825
2043	5-538.43		Verschluß einer Hernia diaphragmatica: Mit alloplastischem Material: Transthorakal		J7	31197		31612	31613	31827
2044	5-538.44		Verschluß einer Hernia diaphragmatica: Mit alloplastischem Material: Thorakoabdominal		J7	31197		31612	31613	31827
2045	5-538.5		Verschluß einer Hernia diaphragmatica: Bei Rezidiv, ohne Plastik		F7	31157	31507	31612	31613	31827
2046	5-538.6		Verschluß einer Hernia diaphragmatica: Bei Rezidiv, mit Plastik		F7	31157	31507	31612	31613	31827
2047	5-538.7		Verschluß einer Hernia diaphragmatica: Bei Rezidiv, mit autogenem Material		F7	31157	31507	31612	31613	31827
2048	5-538.8		Verschluß einer Hernia diaphragmatica: Bei Rezidiv, mit allogenem Material		F7	31157	31507	31612	31613	31827
2049	5-538.90		Verschluß einer Hernia diaphragmatica: Bei Rezidiv, mit alloplastischem Material: Offen chirurgisch		F7	31157	31507	31612	31613	31827
2050	5-538.91		Verschluß einer Hernia diaphragmatica: Bei Rezidiv, mit alloplastischem Material: Laparoskopisch transperitoneal		G5	31165	31506	31610	31611	31825
2051	5-538.93		Verschluß einer Hernia diaphragmatica: Bei Rezidiv, mit alloplastischem Material: Transthorakal		J7	31197		31612	31613	31827
2052	5-538.94		Verschluß einer Hernia diaphragmatica: Bei Rezidiv, mit alloplastischem Material: Thorakoabdominal		J7	31197		31612	31613	31827
2053	5-539.0		Verschluß anderer abdominaler Hernien: Ohne Plastik		F3	31153	31505	31608	31609	31823
2054	5-539.1		Verschluß anderer abdominaler Hernien: Mit Plastik		F3	31153	31505	31608	31609	31823
2055	5-539.2		Verschluß anderer abdominaler Hernien: Mit autogenem Material		F4	31154	31505	31610	31611	31824
2056	5-539.3		Verschluß anderer abdominaler Hernien: Mit alloplastischem Material		F3	31153	31505	31608	31609	31823
2057	5-541.0		Laparotomie und Eröffnung des Retroperitoneums: Explorative Laparotomie		F3	31153	31505	31608	31609	31823
2058	5-541.1		Laparotomie und Eröffnung des Retroperitoneums: Laparotomie mit Drainage		F3	31153	31505	31608	31609	31823
2059	5-541.2		Laparotomie und Eröffnung des Retroperitoneums: Relaparotomie		F3	31153	31505	31608	31609	31823
2060	5-541.3		Laparotomie und Eröffnung des Retroperitoneums: Second-look-Laparotomie (programmierte Relaparotomie)		F3	31153	31505	31608	31609	31823
2061	5-543.0		Exzision und Destruktion von peritonealem Gewebe: Exzision einer Appendix epiploica		F3	31153	31505	31608	31609	31823

Fortsetzung 2.15 Operationen am Verdauungstrakt

lfd. Nr	OPS-301 2004	OPS 2005	Bezeichnung OPS-301 2004	Bezeichnung OPS 2005	Kate-gorie	OP-Leistung	Über-wachung	Nachbeh. Überw.	Nachbeh. Operat.	Narkose
2062	5-545.0		Verschluß von Bauchwand und Peritoneum: Sekundärer Verschluß der Bauchwand (bei postoperativer Wunddehiszenz)		F2	31152	31503	31608	31609	31822
2063	5-545.1		Verschluß von Bauchwand und Peritoneum: Definitiver Verschluß eines temporären Bauchdeckenverschlusses		F2	31152	31503	31608	31609	31822
2064	5-546.0		Plastische Rekonstruktion von Bauchwand und Peritoneum: Naht der Bauchwand (nach Verletzung)		F2	31152	31503	31608	31609	31822
2065	5-546.1		Plastische Rekonstruktion von Bauchwand und Peritoneum: Naht von Mesenterium, Omentum majus oder minus (nach Verletzung)		F3	31153	31505	31608	31609	31823

2.16 Operationen an den Harnorganen

lfd. Nr	OPS-301 2004	OPS 2005	Bezeichnung OPS-301 2004	Bezeichnung OPS 2005	Kategorie	OP-Leistung	Überwachung	Nachbeh. Überw.	Nachbeh. Operat.	Narkose
2066	5-550.0		Perkutan-transrenale Nephrotomie, Nephrostomie, Steinentfernung und Pyeloplastik: Nephrotomie		RR4	31294	31505	31686	31687	31824
2067	5-550.1		Perkutan-transrenale Nephrotomie, Nephrostomie, Steinentfernung und Pyeloplastik: Nephrostomie		RR4	31294	31505	31686	31687	31824
2068	5-550.2		Perkutan-transrenale Nephrotomie, Nephrostomie, Steinentfernung und Pyeloplastik: Entfernung eines Steines		RR4	31294	31505	31686	31687	31824
2069	5-550.3		Perkutan-transrenale Nephrotomie, Nephrostomie, Steinentfernung und Pyeloplastik: Entfernung eines Steines mit Desintegration (Lithotripsie)		RR5	31295	31506	31686	31687	31825
2070	5-550.4		Perkutan-transrenale Nephrotomie, Nephrostomie, Steinentfernung und Pyeloplastik: Erweiterung des pyeloureteralen Überganges		RR4	31294	31505	31686	31687	31824
2071	5-551.0		Offen chirurgische Nephrotomie, Nephrostomie, Pyelotomie und Pyelostomie: Nephrotomie		Q4	31274	31505	31610	31611	31824
2072	5-551.1		Offen chirurgische Nephrotomie, Nephrostomie, Pyelotomie und Pyelostomie: Nephrostomie		Q5	31275	31506	31610	31611	31825
2073	5-551.2		Offen chirurgische Nephrotomie, Nephrostomie, Pyelotomie und Pyelostomie: Pyelotomie		Q4	31274	31505	31610	31611	31824
2074	5-551.3		Offen chirurgische Nephrotomie, Nephrostomie, Pyelotomie und Pyelostomie: Pyelostomie		Q4	31274	31505	31610	31611	31824
2075	5-551.4		Offen chirurgische Nephrotomie, Nephrostomie, Pyelotomie und Pyelostomie: Pyelokalikotomie		Q5	31275	31506	31610	31611	31825
2076	5-551.5		Offen chirurgische Nephrotomie, Nephrostomie, Pyelotomie und Pyelostomie: Nephropyelokalikotomie		Q5	31275	31506	31610	31611	31825
2077	5-552.0		Exzision und Destruktion von (erkranktem) Gewebe der Niere: Exzision, offen chirurgisch		Q4	31274	31505	31610	31611	31824
2078	5-552.1		Exzision und Destruktion von (erkranktem) Gewebe der Niere: Exzision, perkutan-transrenal		RR4	31294	31505	31686	31687	31824
2079	5-552.2		Exzision und Destruktion von (erkranktem) Gewebe der Niere: Exzision, ureterorenoskopisch		RR4	31294	31505	31686	31687	31824
2080	5-552.3		Exzision und Destruktion von (erkranktem) Gewebe der Niere: Exzision, laparoskopisch		R5	31285	31506	31686	31687	31825
2081	5-552.5		Exzision und Destruktion von (erkranktem) Gewebe der Niere: Destruktion, perkutan-transrenal		RR4	31294	31505	31686	31687	31824
2082	5-552.6		Exzision und Destruktion von (erkranktem) Gewebe der Niere: Destruktion, ureterorenoskopisch		RR4	31294	31505	31686	31687	31824
2083	5-553.00		Partielle Resektion der Niere: Teilresektion: Offen chirurgisch lumbal		Q7	31277	31507	31612	31613	31827
2084	5-553.01		Partielle Resektion der Niere: Teilresektion: Offen chirurgisch abdominal		Q7	31277	31507	31612	31613	31827

Fortsetzung 2.16 Operationen an den Harnorganen

lfd. Nr	OPS-301 2004	OPS 2005	Bezeichnung OPS-301 2004	Bezeichnung OPS 2005	Kate-gorie	OP-Leistung	Über-wachung	Nachbeh. Überw.	Nachbeh. Operat.	Narkose
2085	5-553.02		Partielle Resektion der Niere: Teilresektion: Thorakoabdominal		Q7	31277	31507	31612	31613	31827
2086	5-553.03		Partielle Resektion der Niere: Teilresektion: Laparoskopisch		R7	31287	31507	31688	31689	31827
2087	5-553.10		Partielle Resektion der Niere: Teilresektion mit Ureterektomie: Offen chirurgisch lumbal		Q7	31277	31507	31612	31613	31827
2088	5-553.11		Partielle Resektion der Niere: Teilresektion mit Ureterektomie: Offen chirurgisch abdominal		Q7	31277	31507	31612	31613	31827
2089	5-553.12		Partielle Resektion der Niere: Teilresektion mit Ureterektomie: Thorakoabdominal		Q7	31277	31507	31612	31613	31827
2090	5-553.13		Partielle Resektion der Niere: Teilresektion mit Ureterektomie: Laparoskopisch		R7	31287	31507	31688	31689	31827
2091	5-554.00	5-554.a0L	Nephrektomie: Einfach: Offen chirurgisch lumbal	Nephrektomie: Nephrektomie ohne weitere Maßnahmen: Offen chirurgisch lumbal	Q5	31275	31506	31610	31611	31825
2092	5-554.00	5-554.a0R	Nephrektomie: Einfach: Offen chirurgisch lumbal	Nephrektomie: Nephrektomie ohne weitere Maßnahmen: Offen chirurgisch lumbal	Q5	31275	31506	31610	31611	31825
2093	5-554.01	5-554.a1L	Nephrektomie: Einfach: Offen chirurgisch abdominal	Nephrektomie: Nephrektomie ohne weitere Maßnahmen: Offen chirurgisch abdominal	Q5	31275	31506	31610	31611	31825
2094	5-554.01	5-554.a1R	Nephrektomie: Einfach: Offen chirurgisch abdominal	Nephrektomie: Nephrektomie ohne weitere Maßnahmen: Offen chirurgisch abdominal	Q5	31275	31506	31610	31611	31825
2095	5-554.02	5-554.a2L	Nephrektomie: Einfach: Thorakoabdominal	Nephrektomie: Nephrektomie ohne weitere Maßnahmen: Thorakoabdominal	Q6	31276	31507	31612	31613	31826
2096	5-554.02	5-554.a2R	Nephrektomie: Einfach: Thorakoabdominal	Nephrektomie: Nephrektomie ohne weitere Maßnahmen: Thorakoabdominal	Q6	31276	31507	31612	31613	31826
2097	5-554.03	5-554.a3L	Nephrektomie: Einfach: Laparoskopisch	Nephrektomie: Nephrektomie ohne weitere Maßnahmen: Laparoskopisch	R7	31287	31507	31688	31689	31827
2098	5-554.03	5-554.a3R	Nephrektomie: Einfach: Laparoskopisch	Nephrektomie: Nephrektomie ohne weitere Maßnahmen: Laparoskopisch	R7	31287	31507	31688	31689	31827
2099	5-554.10	5-554.b0L	Nephrektomie: Nephrektomie mit Ureterektomie: Offen chirurgisch lumbal	Nephrektomie: Nephrektomie, mit Ureterektomie: Offen chirurgisch lumbal	Q6	31276	31507	31612	31613	31826
2100	5-554.10	5-554.b0R	Nephrektomie: Nephrektomie mit Ureterektomie: Offen chirurgisch lumbal	Nephrektomie: Nephrektomie, mit Ureterektomie: Offen chirurgisch lumbal	Q6	31276	31507	31612	31613	31826
2101	5-554.11	5-554.b1L	Nephrektomie: Nephrektomie mit Ureterektomie: Offen chirurgisch abdominal	Nephrektomie: Nephrektomie, mit Ureterektomie: Offen chirurgisch abdominal	Q6	31276	31507	31612	31613	31826

Fortsetzung 2.16 Operationen an den Harnorganen

lfd. Nr	OPS-301 2004	OPS 2005	Bezeichnung OPS-301 2004	Bezeichnung OPS 2005	Kategorie	OP-Leistung	Überwachung	Nachbeh. Überw.	Nachbeh. Operat.	Narkose
2102	5-554.11	5-554.b1R	Nephrektomie: Nephrektomie mit Ureterektomie: Offen chirurgisch abdominal	Nephrektomie: Nephrektomie, mit Ureterektomie: Offen chirurgisch abdominal	Q6	31276	31507	31612	31613	31826
2103	5-554.12	5-554.b2L	Nephrektomie: Nephrektomie mit Ureterektomie: Thorakoabdominal	Nephrektomie: Nephrektomie, mit Ureterektomie: Thorakoabdominal	Q7	31277	31507	31612	31613	31827
2104	5-554.12	5-554.b2R	Nephrektomie: Nephrektomie mit Ureterektomie: Thorakoabdominal	Nephrektomie: Nephrektomie, mit Ureterektomie: Thorakoabdominal	Q7	31277	31507	31612	31613	31827
2105	5-554.13	5-554.b3L	Nephrektomie: Nephrektomie mit Ureterektomie: Laparoskopisch	Nephrektomie: Nephrektomie, mit Ureterektomie: Laparoskopisch	R7	31287	31507	31688	31689	31827
2106	5-554.13	5-554.b3R	Nephrektomie: Nephrektomie mit Ureterektomie: Laparoskopisch	Nephrektomie: Nephrektomie, mit Ureterektomie: Laparoskopisch	R7	31287	31507	31688	31689	31827
2107	5-554.20	5-554.a0B	Nephrektomie: Nephrektomie, beidseitig: Offen chirurgisch lumbal	Nephrektomie: Nephrektomie ohne weitere Maßnahmen: Offen chirurgisch lumbal	Q7	31277	31507	31612	31613	31827
2108	5-554.21	5-554.a1B	Nephrektomie: Nephrektomie, beidseitig: Offen chirurgisch abdominal	Nephrektomie: Nephrektomie ohne weitere Maßnahmen: Offen chirurgisch abdominal	Q7	31277	31507	31612	31613	31827
2109	5-554.22	5-554.a2B	Nephrektomie: Nephrektomie, beidseitig: Thorakoabdominal	Nephrektomie: Nephrektomie ohne weitere Maßnahmen: Thorakoabdominal	Q7	31277	31507	31612	31613	31827
2110	5-554.23	5-554.a3B	Nephrektomie: Nephrektomie, beidseitig: Laparoskopisch	Nephrektomie: Nephrektomie ohne weitere Maßnahmen: Laparoskopisch	R7	31287	31507	31688	31689	31827
2111	5-554.30	5-554.b0B	Nephrektomie: Nephrektomie, beidseitig, mit Ureterektomie: Offen chirurgisch lumbal	Nephrektomie: Nephrektomie, mit Ureterektomie: Offen chirurgisch lumbal	Q7	31277	31507	31612	31613	31827
2112	5-554.31	5-554.b1B	Nephrektomie: Nephrektomie, beidseitig, mit Ureterektomie: Offen chirurgisch abdominal	Nephrektomie: Nephrektomie, mit Ureterektomie: Offen chirurgisch abdominal	Q7	31277	31507	31612	31613	31827
2113	5-554.32	5-554.b2B	Nephrektomie: Nephrektomie, beidseitig, mit Ureterektomie: Thorakoabdominal	Nephrektomie: Nephrektomie, mit Ureterektomie: Thorakoabdominal	Q7	31277	31507	31612	31613	31827
2114	5-554.33	5-554.b3B	Nephrektomie: Nephrektomie, beidseitig, mit Ureterektomie: Laparoskopisch	Nephrektomie: Nephrektomie, mit Ureterektomie: Laparoskopisch	R7	31287	31507	31688	31689	31827
2115	5-554.40		Nephrektomie: Nephrektomie, radikal: Offen chirurgisch lumbal		Q6	31276	31507	31612	31613	31826
2116	5-554.41		Nephrektomie: Nephrektomie, radikal: Offen chirurgisch abdominal		Q6	31276	31507	31612	31613	31826
2117	5-554.42		Nephrektomie: Nephrektomie, radikal: Thorakoabdominal		Q7	31277	31507	31612	31613	31827
2118	5-554.43		Nephrektomie: Nephrektomie, radikal: Laparoskopisch		R7	31287	31507	31688	31689	31827
2119	5-554.50		Nephrektomie: Nephrektomie, radikal, mit Ureterektomie: Offen chirurgisch lumbal		Q7	31277	31507	31612	31613	31827

Fortsetzung 2.16 Operationen an den Harnorganen

lfd. Nr	OPS-301 2004	OPS 2005	Bezeichnung OPS-301 2004	Bezeichnung OPS 2005	Kategorie	OP-Leistung	Überwachung	Nachbeh. Überw.	Nachbeh. Operat.	Narkose
2120	5-554.51		Nephrektomie: Nephrektomie, radikal, mit Ureterektomie: Offen chirurgisch abdominal		Q7	31277	31507	31612	31613	31827
2121	5-554.52		Nephrektomie: Nephrektomie, radikal, mit Ureterektomie: Thorakoabdominal		Q7	31277	31507	31612	31613	31827
2122	5-554.53		Nephrektomie: Nephrektomie, radikal, mit Ureterektomie: Laparoskopisch		R7	31287	31507	31688	31689	31827
2123	5-554.60		Nephrektomie: Nephrektomie, radikal, mit endoskopischer Ureterexhairese: Offen chirurgisch lumbal		R7	31287	31507	31688	31689	31827
2124	5-554.61		Nephrektomie: Nephrektomie, radikal, mit endoskopischer Ureterexhairese: Offen chirurgisch abdominal		R7	31287	31507	31688	31689	31827
2125	5-554.62		Nephrektomie: Nephrektomie, radikal, mit endoskopischer Ureterexhairese: Thorakoabdominal		R7	31287	31507	31688	31689	31827
2126	5-554.63		Nephrektomie: Nephrektomie, radikal, mit endoskopischer Ureterexhairese: Laparoskopisch		R7	31287	31507	31688	31689	31827
2127	5-554.70		Nephrektomie: Nephrektomie einer transplantierten Niere: Offen chirurgisch lumbal		Q7	31277	31507	31612	31613	31827
2128	5-554.71		Nephrektomie: Nephrektomie einer transplantierten Niere: Offen chirurgisch abdominal		Q5	31275	31506	31610	31611	31825
2129	5-554.73		Nephrektomie: Nephrektomie einer transplantierten Niere: Laparoskopisch		R7	31287	31507	31688	31689	31827
2130	5-554.83		Nephrektomie: Nephrektomie zur Transplantation, Lebendspender: Laparoskopisch		R7	31287	31507	31688	31689	31827
2131	5-557.a0		Rekonstruktion der Niere: Dilatation eines Nephrostoma: Offen chirurgisch lumbal		Q3	31273	31505	31608	31609	31823
2132	5-557.00		Rekonstruktion der Niere: Naht (nach Verletzung): Offen chirurgisch lumbal		Q5	31275	31506	31610	31611	31825
2133	5-557.01		Rekonstruktion der Niere: Naht (nach Verletzung): Offen chirurgisch abdominal		Q6	31276	31507	31612	31613	31826
2134	5-557.02		Rekonstruktion der Niere: Naht (nach Verletzung): Thorakoabdominal		Q7	31277	31507	31612	31613	31827
2135	5-557.03		Rekonstruktion der Niere: Naht (nach Verletzung): Laparoskopisch		Q6	31276	31507	31612	31613	31826
2136	5-557.10		Rekonstruktion der Niere: Plastische Rekonstruktion: Offen chirurgisch lumbal		Q6	31276	31507	31612	31613	31826
2137	5-557.11		Rekonstruktion der Niere: Plastische Rekonstruktion: Offen chirurgisch abdominal		Q6	31276	31507	31612	31613	31826
2138	5-557.12		Rekonstruktion der Niere: Plastische Rekonstruktion: Thorakoabdominal		Q7	31277	31507	31612	31613	31827
2139	5-557.20		Rekonstruktion der Niere: Verschluß einer Fistel: Offen chirurgisch lumbal		Q4	31274	31505	31610	31611	31824
2140	5-557.21		Rekonstruktion der Niere: Verschluß einer Fistel: Offen chirurgisch abdominal		Q5	31275	31506	31610	31611	31825
2141	5-557.22		Rekonstruktion der Niere: Verschluß einer Fistel: Thorakoabdominal		Q5	31275	31506	31610	31611	31825
2142	5-557.23		Rekonstruktion der Niere: Verschluß einer Fistel: Laparoskopisch		Q5	31275	31506	31610	31611	31825
2143	5-557.40		Rekonstruktion der Niere: Nierenbeckenplastik: Offen chirurgisch lumbal		Q7	31277	31507	31612	31613	31827

Fortsetzung 2.16 Operationen an den Harnorganen

lfd. Nr	OPS-301 2004	OPS 2005	Bezeichnung OPS-301 2004	Bezeichnung OPS 2005	Kategorie	OP-Leistung	Überwachung	Nachbeh. Überw.	Nachbeh. Operat.	Narkose
2144	5-557.41		Rekonstruktion der Niere: Nierenbeckenplastik: Offen chirurgisch abdominal		Q7	31277	31507	31612	31613	31827
2145	5-557.42		Rekonstruktion der Niere: Nierenbeckenplastik: Thorakoabdominal		Q7	31277	31507	31612	31613	31827
2146	5-557.43		Rekonstruktion der Niere: Nierenbeckenplastik: Laparoskopisch		R7	31287	31507	31688	31689	31827
2147	5-557.90		Rekonstruktion der Niere: Verschluß eines Nephrostoma: Offen chirurgisch lumbal		Q3	31273	31505	31608	31609	31823
2148	5-557.92		Rekonstruktion der Niere: Verschluß eines Nephrostoma: Thorakoabdominal		Q5	31275	31506	31610	31611	31825
2149	5-557.93		Rekonstruktion der Niere: Verschluß eines Nephrostoma: Laparoskopisch		Q5	31275	31506	31610	31611	31825
2150	5-559.00		Andere Operationen an der Niere: Freilegung der Niere (zur Exploration): Offen chirurgisch lumbal		Q3	31273	31505	31608	31609	31823
2151	5-559.01		Andere Operationen an der Niere: Freilegung der Niere (zur Exploration): Offen chirurgisch abdominal		Q4	31274	31505	31610	31611	31824
2152	5-559.02		Andere Operationen an der Niere: Freilegung der Niere (zur Exploration): Thorakoabdominal		Q5	31275	31506	31610	31611	31825
2153	5-559.03		Andere Operationen an der Niere: Freilegung der Niere (zur Exploration): Laparoskopisch		R5	31285	31506	31686	31687	31825
2154	5-559.10		Andere Operationen an der Niere: Dekapsulation: Offen chirurgisch lumbal		Q4	31274	31505	31610	31611	31824
2155	5-559.11		Andere Operationen an der Niere: Dekapsulation: Offen chirurgisch abdominal		Q5	31275	31506	31610	31611	31825
2156	5-559.12		Andere Operationen an der Niere: Dekapsulation: Thorakoabdominal		Q5	31275	31506	31610	31611	31825
2157	5-559.13		Andere Operationen an der Niere: Dekapsulation: Laparoskopisch		R6	31286	31507	31688	31689	31826
2158	5-559.20		Andere Operationen an der Niere: Nephropexie: Offen chirurgisch lumbal		Q4	31274	31505	31610	31611	31824
2159	5-559.21		Andere Operationen an der Niere: Nephropexie: Offen chirurgisch abdominal		Q4	31274	31505	31610	31611	31824
2160	5-559.22		Andere Operationen an der Niere: Nephropexie: Thorakoabdominal		Q5	31275	31506	31610	31611	31825
2161	5-559.23		Andere Operationen an der Niere: Nephropexie: Laparoskopisch		R4	31284	31505	31686	31687	31824
2162	5-560.0		Transurethrale und perkutan-transrenale Erweiterung des Ureters: Inzision, ureterorenoskopisch		RR3	31293	31505	31684	31685	31823
2163	5-560.1		Transurethrale und perkutan-transrenale Erweiterung des Ureters: Ballondilatation, transurethral		RR3	31293	31505	31684	31685	31823
2164	5-560.2		Transurethrale und perkutan-transrenale Erweiterung des Ureters: Bougierung, transurethral		RR3	31293	31505	31684	31685	31823
2165	5-560.3		Transurethrale und perkutan-transrenale Erweiterung des Ureters: Einlegen eines Stent, transurethral		RR3	31293	31505	31684	31685	31823
2166	5-560.4		Transurethrale und perkutan-transrenale Erweiterung des Ureters: Inzision, perkutan-transrenal		RR4	31294	31505	31686	31687	31824

Fortsetzung 2.16 Operationen an den Harnorganen

lfd. Nr	OPS-301 2004	OPS 2005	Bezeichnung OPS-301 2004	Bezeichnung OPS 2005	Kategorie	OP-Leistung	Überwachung	Nachbeh. Überw.	Nachbeh. Operat.	Narkose
2167	5-560.5		Transurethrale und perkutan-transrenale Erweiterung des Ureters: Ballondilatation, perkutan-transrenal		RR4	31294	31505	31686	31687	31824
2168	5-560.6		Transurethrale und perkutan-transrenale Erweiterung des Ureters: Bougierung, perkutan-transrenal		RR4	31294	31505	31686	31687	31824
2169	5-560.7		Transurethrale und perkutan-transrenale Erweiterung des Ureters: Einlegen eines Stent, perkutan-transrenal		RR4	31294	31505	31686	31687	31824
2170	5-560.8		Transurethrale und perkutan-transrenale Erweiterung des Ureters: Entfernung eines Stent, transurethral		R3	31283	31505	31684	31685	31823
2171	5-561.2		Inzision, Resektion und (andere) Erweiterung des Ureterostiums: Inzision, transurethral		R2	31282	31503	31684	31685	31822
2172	5-561.3		Inzision, Resektion und (andere) Erweiterung des Ureterostiums: Resektion, offen chirurgisch		Q4	31274	31505	31610	31611	31824
2173	5-561.5		Inzision, Resektion und (andere) Erweiterung des Ureterostiums: Resektion, transurethral		R2	31282	31503	31684	31685	31822
2174	5-562.0		Ureterotomie, perkutan-transrenale und transurethrale Steinbehandlung: Ureterotomie, offen chirurgisch		Q4	31274	31505	31610	31611	31824
2175	5-562.1		Ureterotomie, perkutan-transrenale und transurethrale Steinbehandlung: Ureterotomie, laparoskopisch		R4	31284	31505	31686	31687	31824
2176	5-562.2		Ureterotomie, perkutan-transrenale und transurethrale Steinbehandlung: Schlingenextraktion		RR2	31292	31503	31684	31685	31822
2177	5-562.3		Ureterotomie, perkutan-transrenale und transurethrale Steinbehandlung: Einlegen einer Verweilschlinge		RR2	31292	31503	31684	31685	31822
2178	5-562.4		Ureterotomie, perkutan-transrenale und transurethrale Steinbehandlung: Entfernung eines Steines, ureterorenoskopisch		RR4	31294	31505	31686	31687	31824
2179	5-562.5		Ureterotomie, perkutan-transrenale und transurethrale Steinbehandlung: Entfernung eines Steines, ureterorenoskopisch, mit Desintegration (Lithotripsie)		RR4	31294	31505	31686	31687	31824
2180	5-562.6		Ureterotomie, perkutan-transrenale und transurethrale Steinbehandlung: Entfernung eines Steines, perkutan-transrenal		RR4	31294	31505	31686	31687	31824
2181	5-562.7		Ureterotomie, perkutan-transrenale und transurethrale Steinbehandlung: Entfernung eines Steines, perkutan-transrenal, mit Desintegration (Lithotripsie)		RR5	31295	31506	31686	31687	31825
2182	5-562.8		Ureterotomie, perkutan-transrenale und transurethrale Steinbehandlung: Extraktion mit Dormia-Körbchen		RR2	31292	31503	31684	31685	31822
2183	5-562.9		Ureterotomie, perkutan-transrenale und transurethrale Steinbehandlung: Steinreposition		RR2	31292	31503	31684	31685	31822
2184	5-563.00		Ureterresektion und Ureterektomie: Ureterresektion, partiell: Offen chirurgisch lumbal		Q5	31275	31506	31610	31611	31825

Fortsetzung 2.16 Operationen an den Harnorganen

lfd. Nr	OPS-301 2004	OPS 2005	Bezeichnung OPS-301 2004	Bezeichnung OPS 2005	Kategorie	OP-Leistung	Überwachung	Nachbeh. Überw.	Nachbeh. Operat.	Narkose
2185	5-563.01		Ureterresektion und Ureterektomie: Ureterresektion, partiell: Offen chirurgisch abdominal		Q5	31275	31506	31610	31611	31825
2186	5-563.02		Ureterresektion und Ureterektomie: Ureterresektion, partiell: Laparoskopisch		R6	31286	31507	31688	31689	31826
2187	5-563.10		Ureterresektion und Ureterektomie: Ureterektomie: Offen chirurgisch lumbal		Q5	31275	31506	31610	31611	31825
2188	5-563.11		Ureterresektion und Ureterektomie: Ureterektomie: Offen chirurgisch abdominal		Q5	31275	31506	31610	31611	31825
2189	5-563.12		Ureterresektion und Ureterektomie: Ureterektomie: Laparoskopisch		R6	31286	31507	31688	31689	31826
2190	5-563.20		Ureterresektion und Ureterektomie: Resektion eines Ureterstumpfes: Offen chirurgisch lumbal		Q4	31274	31505	31610	31611	31824
2191	5-563.21		Ureterresektion und Ureterektomie: Resektion eines Ureterstumpfes: Offen chirurgisch abdominal		Q5	31275	31506	31610	31611	31825
2192	5-563.22		Ureterresektion und Ureterektomie: Resektion eines Ureterstumpfes: Laparoskopisch		R5	31285	31506	31686	31687	31825
2193	5-565.00		Kutane Harnableitung mit Darminterponat [Conduit] (nicht kontinentes Stoma): Ureteroileokutaneostomie [Ileum-Conduit]: Offen chirurgisch		Q7	31277	31507	31612	31613	31827
2194	5-565.10		Kutane Harnableitung mit Darminterponat [Conduit] (nicht kontinentes Stoma): Ureterokolokutaneostomie [Kolon-/Sigma-Conduit]: Offen chirurgisch		Q7	31277	31507	31612	31613	31827
2195	5-566.00		Kutane Harnableitung mit Darmreservoir (kontinentes Stoma): Anlegen eines Ileumreservoirs: Offen chirurgisch		Q7	31277	31507	31612	31613	31827
2196	5-566.10		Kutane Harnableitung mit Darmreservoir (kontinentes Stoma): Anlegen eines Ileozäkalreservoirs: Offen chirurgisch		Q7	31277	31507	31612	31613	31827
2197	5-566.20		Kutane Harnableitung mit Darmreservoir (kontinentes Stoma): Anlegen eines Kolonreservoirs: Offen chirurgisch		Q7	31277	31507	31612	31613	31827
2198	5-568.00		Rekonstruktion des Ureters: Naht (nach Verletzung): Offen chirurgisch		Q4	31274	31505	31610	31611	31824
2199	5-568.01		Rekonstruktion des Ureters: Naht (nach Verletzung): Laparoskopisch		R6	31286	31507	31688	31689	31826
2200	5-568.10		Rekonstruktion des Ureters: Reanastomose: Offen chirurgisch		Q4	31274	31505	31610	31611	31824
2201	5-568.11		Rekonstruktion des Ureters: Reanastomose: Laparoskopisch		R7	31287	31507	31688	31689	31827
2202	5-568.20		Rekonstruktion des Ureters: Verschluß einer ureterokutanen Fistel: Offen chirurgisch		Q4	31274	31505	31610	31611	31824
2203	5-569.00		Andere Operationen am Ureter: Freilegung des Ureters (zur Exploration): Offen chirurgisch		Q4	31274	31505	31610	31611	31824
2204	5-569.01		Andere Operationen am Ureter: Freilegung des Ureters (zur Exploration): Laparoskopisch		R6	31286	31507	31688	31689	31826
2205	5-569.10		Andere Operationen am Ureter: Ligatur des Ureters: Offen chirurgisch		Q3	31273	31505	31608	31609	31823
2206	5-569.11		Andere Operationen am Ureter: Ligatur des Ureters: Laparoskopisch		R6	31286	31507	31688	31689	31826

Fortsetzung 2.16 Operationen an den Harnorganen

lfd. Nr	OPS-301 2004	OPS 2005	Bezeichnung OPS-301 2004	Bezeichnung OPS 2005	Kategorie	OP-Leistung	Überwachung	Nachbeh. Überw.	Nachbeh. Operat.	Narkose
2207	5-569.20		Andere Operationen am Ureter: Verschluß des Ureters: Offen chirurgisch		Q3	31273	31505	31608	31609	31823
2208	5-569.21		Andere Operationen am Ureter: Verschluß des Ureters: Laparoskopisch		R6	31286	31507	31688	31689	31826
2209	5-569.30		Andere Operationen am Ureter: Ureterolyse (ohne intraperitoneale Verlagerung): Offen chirurgisch		Q5	31275	31506	31610	31611	31825
2210	5-569.31		Andere Operationen am Ureter: Ureterolyse (ohne intraperitoneale Verlagerung): Laparoskopisch		R6	31286	31507	31688	31689	31826
2211	5-569.40		Andere Operationen am Ureter: Ureterolyse mit intraperitonealer Verlagerung: Offen chirurgisch		Q7	31277	31507	31612	31613	31827
2212	5-569.41		Andere Operationen am Ureter: Ureterolyse mit intraperitonealer Verlagerung: Laparoskopisch		R7	31287	31507	31688	31689	31827
2213	5-569.50		Andere Operationen am Ureter: Ureterolyse mit Umscheidung mit Omentum: Offen chirurgisch		Q7	31277	31507	31612	31613	31827
2214	5-569.51		Andere Operationen am Ureter: Ureterolyse mit Umscheidung mit Omentum: Laparoskopisch		R7	31287	31507	31688	31689	31827
2215	5-569.62		Andere Operationen am Ureter: Injektion bei Ostiuminsuffizienz: Transurethral		R2	31282	31503	31684	31685	31822
2216	5-569.80		Andere Operationen am Ureter: Resektion einer Ureterozele: Offen chirurgisch		Q3	31273	31505	31608	31609	31823
2217	5-569.81		Andere Operationen am Ureter: Resektion einer Ureterozele: Laparoskopisch		R3	31283	31505	31684	31685	31823
2218	5-569.82		Andere Operationen am Ureter: Resektion einer Ureterozele: Transurethral		RR3	31293	31505	31684	31685	31823
2219	5-570.0		Endoskopische Entfernung von Steinen, Fremdkörpern und Tamponaden der Harnblase: Entfernung eines Steines, transurethral, mit Desintegration (Lithotripsie)		R4	31284	31505	31686	31687	31824
2220	5-570.1		Endoskopische Entfernung von Steinen, Fremdkörpern und Tamponaden der Harnblase: Entfernung eines Steines, perkutan-transvesikal		R3	31283	31505	31684	31685	31823
2221	5-570.2		Endoskopische Entfernung von Steinen, Fremdkörpern und Tamponaden der Harnblase: Entfernung eines Steines, perkutan-transvesikal, mit Desintegration (Lithotripsie)		R4	31284	31505	31686	31687	31824
2222	5-570.3		Endoskopische Entfernung von Steinen, Fremdkörpern und Tamponaden der Harnblase: Entfernung eines Fremdkörpers, perkutan-transvesikal		R3	31283	31505	31684	31685	31823
2223	5-571.0		Zystotomie [Sectio alta]: Ohne weitere Maßnahmen		Q3	31273	31505	31608	31609	31823
2224	5-571.1		Zystotomie [Sectio alta]: Entfernung eines Steines		Q3	31273	31505	31608	31609	31823
2225	5-571.2		Zystotomie [Sectio alta]: Entfernung eines Fremdkörpers		Q3	31273	31505	31608	31609	31823
2226	5-571.3		Zystotomie [Sectio alta]: Operative Ausräumung einer Harnblasentamponade		Q3	31273	31505	31608	31609	31823
2227	5-572.0		Zystostomie: Offen chirurgisch		Q3	31273	31505	31608	31609	31823
2228	5-572.2		Zystostomie: Vesikokutaneostomie mit nicht kontinentem Stoma		Q4	31274	31505	31610	31611	31824

Fortsetzung 2.16 Operationen an den Harnorganen

lfd. Nr	OPS-301 2004	OPS 2005	Bezeichnung OPS-301 2004	Bezeichnung OPS 2005	Kategorie	OP-Leistung	Überwachung	Nachbeh. Überw.	Nachbeh. Operat.	Narkose
2229	5-573.1		Transurethrale Inzision, Exzision, Destruktion und Resektion von (erkranktem) Gewebe der Harnblase: Inzision des Harnblasenhalses		R2	31282	31503	31684	31685	31822
2230	5-573.3		Transurethrale Inzision, Exzision, Destruktion und Resektion von (erkranktem) Gewebe der Harnblase: Destruktion		R3	31283	31505	31684	31685	31823
2231	5-573.4		Transurethrale Inzision, Exzision, Destruktion und Resektion von (erkranktem) Gewebe der Harnblase: Resektion		R3	31283	31505	31684	31685	31823
2232	5-577.00		Ersatz der Harnblase: Rekonstruktion mit Ileum: Offen chirurgisch		Q7	31277	31507	31612	31613	31827
2233	5-578.10		Andere plastische Rekonstruktion der Harnblase: Verschluß einer Zystostomie: Offen chirurgisch		Q3	31273	31505	31608	31609	31823
2234	5-579.04		Andere Operationen an der Harnblase: Entfernung eines Steines aus einer Ersatzharnblase: Über ein Stoma		R3	31283	31505	31684	31685	31823
2235	5-579.14		Andere Operationen an der Harnblase: Entfernung eines Fremdkörpers aus einer Ersatzharnblase: Über ein Stoma		R2	31282	31503	31684	31685	31822
2236	5-579.34		Andere Operationen an der Harnblase: Exzision von erkranktem Gewebe aus einer Ersatzharnblase: Über ein Stoma		R3	31283	31505	31684	31685	31823
2237	5-579.40		Andere Operationen an der Harnblase: Operative Blutstillung: Offen chirurgisch		Q5	31275	31506	31610	31611	31825
2238	5-579.43		Andere Operationen an der Harnblase: Operative Blutstillung: Perkutan		R5	31285	31506	31686	31687	31825
2239	5-579.44		Andere Operationen an der Harnblase: Operative Blutstillung: Über ein Stoma		R2	31282	31503	31684	31685	31822
2240	5-580.0		Offen chirurgische Urethrotomie und Urethrostomie: Urethrotomie		Q3	31273	31505	31608	31609	31823
2241	5-580.1		Offen chirurgische Urethrotomie und Urethrostomie: Urethrostomie		Q4	31274	31505	31610	31611	31824
2242	5-582.0		Exzision, Destruktion und Resektion von (erkranktem) Gewebe der Urethra: Exzision, offen chirurgisch		Q4	31274	31505	31610	31611	31824
2243	5-582.1		Exzision, Destruktion und Resektion von (erkranktem) Gewebe der Urethra: Resektion, transurethral		R2	31282	31503	31684	31685	31822
2244	5-582.3		Exzision, Destruktion und Resektion von (erkranktem) Gewebe der Urethra: Destruktion, transurethral		R2	31282	31503	31684	31685	31822
2245	5-583.0		Urethrektomie als selbständiger Eingriff: Einfach, beim Mann		Q5	31275	31506	31610	31611	31825
2246	5-583.1		Urethrektomie als selbständiger Eingriff: Einfach, bei der Frau		Q5	31275	31506	31610	31611	31825
2247	5-583.2		Urethrektomie als selbständiger Eingriff: Radikal, beim Mann		Q6	31276	31507	31612	31613	31826
2248	5-583.3		Urethrektomie als selbständiger Eingriff: Radikal, bei der Frau		Q5	31275	31506	31610	31611	31825
2249	5-584.a		Rekonstruktion der Urethra: Plastische (Re-)Konstruktion bei weiblicher Hypospadie		Q7	31277	31507	31612	31613	31827
2250	5-584.0		Rekonstruktion der Urethra: Rekonstruktion der Pars prostatica oder der Pars membranacea (nach Verletzung)		Q7	31277	31507	31612	31613	31827

Fortsetzung 2.16 Operationen an den Harnorganen

lfd. Nr	OPS-301 2004	OPS 2005	Bezeichnung OPS-301 2004	Bezeichnung OPS 2005	Kategorie	OP-Leistung	Überwachung	Nachbeh. Überw.	Nachbeh. Operat.	Narkose
2251	5-584.1		Rekonstruktion der Urethra: Rekonstruktion des distalen Teils (nach Verletzung)		Q5	31275	31506	31610	31611	31825
2252	5-584.2		Rekonstruktion der Urethra: Verschluß einer Urethrostomie		Q4	31274	31505	31610	31611	31824
2253	5-584.3		Rekonstruktion der Urethra: Verschluß einer urethrokutanen Fistel		Q4	31274	31505	31610	31611	31824
2254	5-584.4		Rekonstruktion der Urethra: Verschluß einer urethrorektalen Fistel		Q7	31277	31507	31612	31613	31827
2255	5-584.5		Rekonstruktion der Urethra: (Re-)Anastomose nach Verletzung		Q4	31274	31505	31610	31611	31824
2256	5-584.6		Rekonstruktion der Urethra: (Re-)Anastomose mit Strikturresektion		Q5	31275	31506	31610	31611	31825
2257	5-584.70		Rekonstruktion der Urethra: Plastische Rekonstruktion, einzeitig: Mit Präputialhaut		Q7	31277	31507	31612	31613	31827
2258	5-584.71		Rekonstruktion der Urethra: Plastische Rekonstruktion, einzeitig: Mit Penishaut		Q7	31277	31507	31612	31613	31827
2259	5-584.72		Rekonstruktion der Urethra: Plastische Rekonstruktion, einzeitig: Transplantation von Mundschleimhaut		Q7	31277	31507	31612	31613	31827
2260	5-584.73		Rekonstruktion der Urethra: Plastische Rekonstruktion, einzeitig: Transplantation von Harnblasenschleimhaut		Q7	31277	31507	31612	31613	31827
2261	5-584.80		Rekonstruktion der Urethra: Plastische Rekonstruktion, zweizeitig, erste Sitzung: Mit Präputialhaut		Q7	31277	31507	31612	31613	31827
2262	5-584.81		Rekonstruktion der Urethra: Plastische Rekonstruktion, zweizeitig, erste Sitzung: Mit Penishaut		Q7	31277	31507	31612	31613	31827
2263	5-584.82		Rekonstruktion der Urethra: Plastische Rekonstruktion, zweizeitig, erste Sitzung: Transplantation von Mundschleimhaut		Q7	31277	31507	31612	31613	31827
2264	5-584.83		Rekonstruktion der Urethra: Plastische Rekonstruktion, zweizeitig, erste Sitzung: Transplantation von Harnblasenschleimhaut		Q7	31277	31507	31612	31613	31827
2265	5-584.9		Rekonstruktion der Urethra: Plastische (Re-)Konstruktion bei weiblicher Epispadie		Q7	31277	31507	31612	31613	31827
2266	5-585.1		Transurethrale Inzision von (erkranktem) Gewebe der Urethra: Urethrotomia interna, unter Sicht		R1	31281	31502	31682	31683	31821
2267	5-585.2		Transurethrale Inzision von (erkranktem) Gewebe der Urethra: Urethrotomia interna, mit Laser		R1	31281	31502	31682	31683	31821
2268	5-585.3		Transurethrale Inzision von (erkranktem) Gewebe der Urethra: Inzision des Sphincter urethrae externus		R1	31281	31502	31682	31683	31821
2269	5-589.0		Andere Operationen an Urethra und periurethralem Gewebe: Einlegen eines Stent		R2	31282	31503	31684	31685	31822
2270	5-589.1		Andere Operationen an Urethra und periurethralem Gewebe: Entfernung eines Stent		R2	31282	31503	31684	31685	31822
2271	5-590.00		Inzision und Exzision von retroperitonealem Gewebe: Inzision, perirenal: Offen chirurgisch lumbal		Q4	31274	31505	31610	31611	31824
2272	5-590.01		Inzision und Exzision von retroperitonealem Gewebe: Inzision, perirenal: Offen chirurgisch abdominal		Q4	31274	31505	31610	31611	31824

Fortsetzung 2.16 Operationen an den Harnorganen

lfd. Nr	OPS-301 2004	OPS 2005	Bezeichnung OPS-301 2004	Bezeichnung OPS 2005	Kategorie	OP-Leistung	Überwachung	Nachbeh. Überw.	Nachbeh. Operat.	Narkose
2273	5-590.02		Inzision und Exzision von retroperitonealem Gewebe: Inzision, perirenal: Thorakoabdominal		Q5	31275	31506	31610	31611	31825
2274	5-590.03		Inzision und Exzision von retroperitonealem Gewebe: Inzision, perirenal: Laparoskopisch		R3	31283	31505	31684	31685	31823
2275	5-590.10		Inzision und Exzision von retroperitonealem Gewebe: Drainage, perirenal: Offen chirurgisch lumbal		Q4	31274	31505	31610	31611	31824
2276	5-590.11		Inzision und Exzision von retroperitonealem Gewebe: Drainage, perirenal: Offen chirurgisch abdominal		Q4	31274	31505	31610	31611	31824
2277	5-590.12		Inzision und Exzision von retroperitonealem Gewebe: Drainage, perirenal: Thorakoabdominal		Q5	31275	31506	31610	31611	31825
2278	5-590.20		Inzision und Exzision von retroperitonealem Gewebe: Drainage, retroperitoneal: Offen chirurgisch lumbal		Q4	31274	31505	31610	31611	31824
2279	5-590.21		Inzision und Exzision von retroperitonealem Gewebe: Drainage, retroperitoneal: Offen chirurgisch abdominal		Q4	31274	31505	31610	31611	31824
2280	5-590.22		Inzision und Exzision von retroperitonealem Gewebe: Drainage, retroperitoneal: Thorakoabdominal		Q5	31275	31506	31610	31611	31825
2281	5-590.23		Inzision und Exzision von retroperitonealem Gewebe: Drainage, retroperitoneal: Laparoskopisch		R6	31286	31507	31688	31689	31826
2282	5-590.31		Inzision und Exzision von retroperitonealem Gewebe: Drainage, pelvin: Offen chirurgisch abdominal		Q4	31274	31505	31610	31611	31824
2283	5-590.40		Inzision und Exzision von retroperitonealem Gewebe: Exzision von perirenalem Gewebe: Offen chirurgisch lumbal		Q4	31274	31505	31610	31611	31824
2284	5-590.41		Inzision und Exzision von retroperitonealem Gewebe: Exzision von perirenalem Gewebe: Offen chirurgisch abdominal		Q4	31274	31505	31610	31611	31824
2285	5-590.42		Inzision und Exzision von retroperitonealem Gewebe: Exzision von perirenalem Gewebe: Thorakoabdominal		Q5	31275	31506	31610	31611	31825
2286	5-590.43		Inzision und Exzision von retroperitonealem Gewebe: Exzision von perirenalem Gewebe: Laparoskopisch		R7	31287	31507	31688	31689	31827
2287	5-590.50		Inzision und Exzision von retroperitonealem Gewebe: Exzision von retroperitonealem Gewebe: Offen chirurgisch lumbal		Q4	31274	31505	31610	31611	31824
2288	5-590.51		Inzision und Exzision von retroperitonealem Gewebe: Exzision von retroperitonealem Gewebe: Offen chirurgisch abdominal		Q4	31274	31505	31610	31611	31824
2289	5-590.52		Inzision und Exzision von retroperitonealem Gewebe: Exzision von retroperitonealem Gewebe: Thorakoabdominal		Q5	31275	31506	31610	31611	31825
2290	5-591.1		Inzision und Exzision von perivesikalem Gewebe: Exzision		Q3	31273	31505	31608	31609	31823
2291	5-592		Raffung des urethrovesikalen Überganges		Q4	31274	31505	31610	31611	31824

Fortsetzung 2.16 Operationen an den Harnorganen

lfd. Nr	OPS-301 2004	OPS 2005	Bezeichnung OPS-301 2004	Bezeichnung OPS 2005	Kategorie	OP-Leistung	Überwachung	Nachbeh. Überw.	Nachbeh. Operat.	Narkose
2292	5-593.00		Transvaginale Suspensionsoperation [Zügeloperation]: Mit autogenem Material: Levatorplastik		Q6	31276	31507	31612	31613	31826
2293	5-593.01		Transvaginale Suspensionsoperation [Zügeloperation]: Mit autogenem Material: Pubokokzygeusplastik		Q6	31276	31507	31612	31613	31826
2294	5-593.02		Transvaginale Suspensionsoperation [Zügeloperation]: Mit autogenem Material: Faszienzügelplastik		Q6	31276	31507	31612	31613	31826
2295	5-593.10		Transvaginale Suspensionsoperation [Zügeloperation]: Mit allogenem Material: Dura		Q3	31273	31505	31608	31609	31823
2296	5-593.11		Transvaginale Suspensionsoperation [Zügeloperation]: Mit allogenem Material: Faszie		Q3	31273	31505	31608	31609	31823
2297	5-593.2		Transvaginale Suspensionsoperation [Zügeloperation]: Mit alloplastischem Material		Q3	31273	31505	31608	31609	31823
2298	5-594.0		Suprapubische (urethrovesikale) Zügeloperation [Schlingenoperation]: Mit Faszie		Q4	31274	31505	31610	31611	31824
2299	5-594.1		Suprapubische (urethrovesikale) Zügeloperation [Schlingenoperation]: Mit Muskulatur		Q5	31275	31506	31610	31611	31825
2300	5-594.2		Suprapubische (urethrovesikale) Zügeloperation [Schlingenoperation]: Mit Dura		Q4	31274	31505	31610	31611	31824
2301	5-594.3		Suprapubische (urethrovesikale) Zügeloperation [Schlingenoperation]: Mit alloplastischem Material		Q4	31274	31505	31610	31611	31824
2302	5-595.0		Abdominale retropubische und paraurethrale Suspensionsoperation: Urethropubopexie (z.B. nach Marshall-Marchetti-Krantz)		Q6	31276	31507	31612	31613	31826
2303	5-595.1		Abdominale retropubische und paraurethrale Suspensionsoperation: Urethrokolposuspension (z.B. nach Burch)		Q6	31276	31507	31612	31613	31826
2304	5-595.2		Abdominale retropubische und paraurethrale Suspensionsoperation: Urethrokolposuspension mit lateraler Fixation der Scheide		Q6	31276	31507	31612	31613	31826
2305	5-595.3		Abdominale retropubische und paraurethrale Suspensionsoperation: Paraurethrale Nadelsuspension (z.B. nach Stamey-Pereyra, nach Raz)		Q4	31274	31505	31610	31611	31824
2306	5-596.0		Andere Harninkontinenzoperationen: Paraurethrale Injektionsbehandlung		R2	31282	31503	31684	31685	31822
2307	5-596.1		Andere Harninkontinenzoperationen: Konstruktion einer Neourethra, einzeitig		Q7	31277	31507	31612	31613	31827
2308	5-596.2		Andere Harninkontinenzoperationen: Konstruktion einer Neourethra, zweizeitig, erste Sitzung		Q7	31277	31507	31612	31613	31827
2309	5-596.3		Andere Harninkontinenzoperationen: Durchzug einer Neourethra, zweizeitig, zweite Sitzung		Q5	31275	31506	31610	31611	31825
2310	5-596.5		Andere Harninkontinenzoperationen: Interpositionsoperation		Q7	31277	31507	31612	31613	31827
2311	5-596.6		Andere Harninkontinenzoperationen: Urethro(zysto)lyse bei der Frau		Q7	31277	31507	31612	31613	31827

2.17 Operationen an den männlichen Geschlechtsorganen

lfd. Nr	OPS-301 2004	OPS 2005	Bezeichnung OPS-301 2004	Bezeichnung OPS 2005	Kategorie	OP-Leistung	Überwachung	Nachbeh. Überw.	Nachbeh. Operat.	Narkose
2312	5-600.0		Inzision der Prostata: Transurethral		R2	31282	31503	31684	31685	31822
2313	5-601.0		Transurethrale Exzision und Destruktion von Prostatagewebe: Elektroresektion		R3	31283	31505	31684	31685	31823
2314	5-601.1		Transurethrale Exzision und Destruktion von Prostatagewebe: Elektroresektion mit Trokarzystostomie		R3	31283	31505	31684	31685	31823
2315	5-601.41		Transurethrale Exzision und Destruktion von Prostatagewebe: Laserdestruktion: Visuell kontrollierte laserunterstützte Resektion (VLAP)		R4	31284	31505	31686	31687	31824
2316	5-603.0		Offen chirurgische Exzision und Destruktion von Prostatagewebe: Suprapubisch-transvesikal		Q5	31275	31506	31610	31611	31825
2317	5-603.1		Offen chirurgische Exzision und Destruktion von Prostatagewebe: Retropubisch		Q5	31275	31506	31610	31611	31825
2318	5-603.2		Offen chirurgische Exzision und Destruktion von Prostatagewebe: Perineal		Q5	31275	31506	31610	31611	31825
2319	5-604.01		Radikale Prostatovesikulektomie: Retropubisch: Ohne regionale Lymphadenektomie		Q6	31276	31507	31612	31613	31826
2320	5-604.02		Radikale Prostatovesikulektomie: Retropubisch: Mit regionaler Lymphadenektomie		Q7	31277	31507	31612	31613	31827
2321	5-604.11		Radikale Prostatovesikulektomie: Retropubisch, gefäß- und nervenerhaltend: Ohne regionale Lymphadenektomie		Q7	31277	31507	31612	31613	31827
2322	5-604.12		Radikale Prostatovesikulektomie: Retropubisch, gefäß- und nervenerhaltend: Mit regionaler Lymphadenektomie		Q7	31277	31507	31612	31613	31827
2323	5-604.21		Radikale Prostatovesikulektomie: Perineal: Ohne regionale Lymphadenektomie		Q7	31277	31507	31612	31613	31827
2324	5-604.22		Radikale Prostatovesikulektomie: Perineal: Mit laparoskopischer regionaler Lymphadenektomie		R7	31287	31507	31688	31689	31827
2325	5-604.31		Radikale Prostatovesikulektomie: Perineal, gefäß- und nervenerhaltend: Ohne regionale Lymphadenektomie		Q7	31277	31507	31612	31613	31827
2326	5-604.32		Radikale Prostatovesikulektomie: Perineal, gefäß- und nervenerhaltend: Mit laparoskopischer regionaler Lymphadenektomie		R7	31287	31507	31688	31689	31827
2327	5-604.41		Radikale Prostatovesikulektomie: Laparoskopisch: Ohne regionale Lymphadenektomie		R7	31287	31507	31688	31689	31827
2328	5-604.42		Radikale Prostatovesikulektomie: Laparoskopisch: Mit regionaler Lymphadenektomie		R7	31287	31507	31688	31689	31827
2329	5-606.2		Operationen an den Vesiculae seminales: Exstirpation		Q6	31276	31507	31612	31613	31826
2330	5-607.1		Inzision und Exzision von periprostatischem Gewebe: Inzision und Drainage		Q2	31272	31503	31608	31609	31822
2331	5-609.0		Andere Operationen an der Prostata: Behandlung einer Prostatablutung, transurethral		R2	31282	31503	31684	31685	31822
2332	5-609.1		Andere Operationen an der Prostata: Behandlung einer Prostatablutung, offen chirurgisch		Q4	31274	31505	31610	31611	31824

Fortsetzung 2.17 Operationen an den männlichen Geschlechtsorganen

lfd. Nr	OPS-301 2004	OPS 2005	Bezeichnung OPS-301 2004	Bezeichnung OPS 2005	Kategorie	OP-Leistung	Überwachung	Nachbeh. Überw.	Nachbeh. Operat.	Narkose
2333	5-609.4		Andere Operationen an der Prostata: Einlegen eines Stent in die prostatische Harnröhre		R2	31282	31503	31684	31685	31822
2334	5-609.5		Andere Operationen an der Prostata: Wechsel eines Stent in der prostatischen Harnröhre		R3	31283	31505	31684	31685	31823
2335	5-609.6		Andere Operationen an der Prostata: Entfernung eines Stent aus der prostatischen Harnröhre		R2	31282	31503	31684	31685	31822
2336	5-611		Operation einer Hydrocele testis		Q2	31272	31503	31608	31609	31822
2337	5-612.0		Exzision und Destruktion von erkranktem Skrotumgewebe: Exzision einer Fistel		Q2	31272	31503	31608	31609	31822
2338	5-612.1		Exzision und Destruktion von erkranktem Skrotumgewebe: Partielle Resektion		Q2	31272	31503	31608	31609	31822
2339	5-612.2		Exzision und Destruktion von erkranktem Skrotumgewebe: Totale Resektion		Q4	31274	31505	31610	31611	31824
2340	5-612.3		Exzision und Destruktion von erkranktem Skrotumgewebe: Radikale Resektion		Q4	31274	31505	31610	31611	31824
2341	5-613.0		Plastische Rekonstruktion von Skrotum und Tunica vaginalis testis: Naht (nach Verletzung)		Q1	31271	31502	31601	31602	31821
2342	5-621		Exzision und Destruktion von erkranktem Gewebe des Hodens		Q2	31272	31503	31608	31609	31822
2343	5-622.0	5-622.0L	Einseitige Orchidektomie: Skrotal, ohne Epididymektomie	Orchidektomie: Skrotal, ohne Epididymektomie	Q3	31273	31505	31608	31609	31823
2344	5-622.0	5-622.0R	Einseitige Orchidektomie: Skrotal, ohne Epididymektomie	Orchidektomie: Skrotal, ohne Epididymektomie	Q3	31273	31505	31608	31609	31823
2345	5-622.1	5-622.1L	Einseitige Orchidektomie: Skrotal, mit Epididymektomie	Orchidektomie: Skrotal, mit Epididymektomie	Q2	31272	31503	31608	31609	31822
2346	5-622.1	5-622.1R	Einseitige Orchidektomie: Skrotal, mit Epididymektomie	Orchidektomie: Skrotal, mit Epididymektomie	Q2	31272	31503	31608	31609	31822
2347	5-622.2	5-622.2L	Einseitige Orchidektomie: Inguinalhoden	Orchidektomie: Inguinalhoden, ohne Epididymektomie	Q3	31273	31505	31608	31609	31823
2348	5-622.2	5-622.2R	Einseitige Orchidektomie: Inguinalhoden	Orchidektomie: Inguinalhoden, ohne Epididymektomie	Q3	31273	31505	31608	31609	31823
2349	5-622.3	5-622.3L	Einseitige Orchidektomie: Abdominalhoden, offen chirurgisch	Orchidektomie: Abdominalhoden, offen chirurgisch	Q4	31274	31505	31610	31611	31824
2350	5-622.3	5-622.3R	Einseitige Orchidektomie: Abdominalhoden, offen chirurgisch	Orchidektomie: Abdominalhoden, offen chirurgisch	Q4	31274	31505	31610	31611	31824
2351	5-622.4	5-622.4L	Einseitige Orchidektomie: Abdominalhoden, laparoskopisch	Orchidektomie: Abdominalhoden, laparoskopisch	R6	31286	31507	31688	31689	31826
2352	5-622.4	5-622.4R	Einseitige Orchidektomie: Abdominalhoden, laparoskopisch	Orchidektomie: Abdominalhoden, laparoskopisch	R6	31286	31507	31688	31689	31826

Fortsetzung 2.17 Operationen an den männlichen Geschlechtsorganen

lfd. Nr	OPS-301 2004	OPS 2005	Bezeichnung OPS-301 2004	Bezeichnung OPS 2005	Kate-gorie	OP-Leistung	Über-wachung	Nachbeh. Überw.	Nachbeh. Operat.	Narkose
2353	5-622.5	5-622.5L	Einseitige Orchidektomie: Radikale (inguinale) Orchidektomie (mit Epididymektomie und Resektion des Samenstranges)	Orchidektomie: Radikale (inguinale) Orchidektomie (mit Epididymektomie und Resektion des Samenstranges)	Q3	31273	31505	31608	31609	31823
2354	5-622.5	5-622.5R	Einseitige Orchidektomie: Radikale (inguinale) Orchidektomie (mit Epididymektomie und Resektion des Samenstranges)	Orchidektomie: Radikale (inguinale) Orchidektomie (mit Epididymektomie und Resektion des Samenstranges)	Q3	31273	31505	31608	31609	31823
2355	5-623.00	5-622.0B	Beidseitige Orchidektomie: Ohne Epididymektomie: Skrotal	Orchidektomie: Skrotal, ohne Epididymektomie	Q4	31274	31505	31610	31611	31824
2356	5-623.01	5-622.2B	Beidseitige Orchidektomie: Ohne Epididymektomie: Inguinal	Orchidektomie: Inguinalhoden, ohne Epididymektomie	Q5	31275	31506	31610	31611	31825
2357	5-623.10	5-622.1B	Beidseitige Orchidektomie: Mit Epididymektomie: Skrotal	Orchidektomie: Skrotal, mit Epididymektomie	Q3	31273	31505	31608	31609	31823
2358	5-623.11	5-622.6B	Beidseitige Orchidektomie: Mit Epididymektomie: Inguinal	Orchidektomie: Inguinalhoden, mit Epididymektomie	Q4	31274	31505	31610	31611	31824
2359	5-623.20	5-622.8B	Beidseitige Orchidektomie: Entfernung eines Resthodens: Skrotal	Orchidektomie: Skrotalhoden, Entfernung eines Resthodens	Q3	31273	31505	31608	31609	31823
2360	5-623.21	5-622.7B	Beidseitige Orchidektomie: Entfernung eines Resthodens: Inguinal	Orchidektomie: Inguinalhoden, Entfernung eines Resthodens	Q4	31274	31505	31610	31611	31824
2361	5-624.0	5-624.4L	Orchidopexie: Mit Funikulolyse, einseitig	Orchidopexie: Mit Funikulolyse	Q4	31274	31505	31610	31611	31824
2362	5-624.0	5-624.4R	Orchidopexie: Mit Funikulolyse, einseitig	Orchidopexie: Mit Funikulolyse	Q4	31274	31505	31610	31611	31824
2363	5-624.1	5-624.4B	Orchidopexie: Mit Funikulolyse, beidseitig	Orchidopexie: Mit Funikulolyse	Q5	31275	31506	31610	31611	31825
2364	5-624.2	5-624.5L	Orchidopexie: Skrotal, einseitig	Orchidopexie: Skrotal	Q1	31271	31502	31601	31602	31821
2365	5-624.2	5-624.5R	Orchidopexie: Skrotal, einseitig	Orchidopexie: Skrotal	Q1	31271	31502	31601	31602	31821
2366	5-624.3	5-624.5B	Orchidopexie: Skrotal, beidseitig	Orchidopexie: Skrotal	Q2	31272	31503	31608	31609	31822
2367	5-625.0	5-625.5L	Exploration bei Kryptorchismus: Abdominal, einseitig, offen chirurgisch	Exploration bei Kryptorchismus: Abdominal, offen chirurgisch	Q4	31274	31505	31610	31611	31824
2368	5-625.0	5-625.5R	Exploration bei Kryptorchismus: Abdominal, einseitig, offen chirurgisch	Exploration bei Kryptorchismus: Abdominal, offen chirurgisch	Q4	31274	31505	31610	31611	31824
2369	5-625.1	5-625.6L	Exploration bei Kryptorchismus: Abdominal, einseitig, laparoskopisch	Exploration bei Kryptorchismus: Abdominal, laparoskopisch	R5	31285	31506	31686	31687	31825
2370	5-625.1	5-625.6R	Exploration bei Kryptorchismus: Abdominal, einseitig, laparoskopisch	Exploration bei Kryptorchismus: Abdominal, laparoskopisch	R5	31285	31506	31686	31687	31825

Fortsetzung 2.17 Operationen an den männlichen Geschlechtsorganen

lfd. Nr	OPS-301 2004	OPS 2005	Bezeichnung OPS-301 2004	Bezeichnung OPS 2005	Kategorie	OP-Leistung	Überwachung	Nachbeh. Überw.	Nachbeh. Operat.	Narkose
2371	5-625.2	5-625.5B	Exploration bei Kryptorchismus: Abdominal, beidseitig, offen chirurgisch	Exploration bei Kryptorchismus: Abdominal, offen chirurgisch	Q5	31275	31506	31610	31611	31825
2372	5-625.3	5-625.6B	Exploration bei Kryptorchismus: Abdominal, beidseitig, laparoskopisch	Exploration bei Kryptorchismus: Abdominal, laparoskopisch	R5	31285	31506	31686	31687	31825
2373	5-625.4		Exploration bei Kryptorchismus: Inguinal		Q3	31273	31505	31608	31609	31823
2374	5-626.0		Operative Verlagerung eines Abdominalhodens: Ohne mikrovaskuläre Anastomose, offen chirurgisch		Q5	31275	31506	31610	31611	31825
2375	5-626.1		Operative Verlagerung eines Abdominalhodens: Mit mikrovaskulärer Anastomose, offen chirurgisch		Q7	31277	31507	31612	31613	31827
2376	5-626.2		Operative Verlagerung eines Abdominalhodens: Ohne mikrovaskuläre Anastomose, laparoskopisch		R6	31286	31507	31688	31689	31826
2377	5-626.3		Operative Verlagerung eines Abdominalhodens: Mit mikrovaskulärer Anastomose, laparoskopisch		R7	31287	31507	31688	31689	31827
2378	5-627.0	5-627.2L	Rekonstruktion des Hodens: Naht (nach Verletzung), einseitig	Rekonstruktion des Hodens: Naht (nach Verletzung)	Q2	31272	31503	31608	31609	31822
2379	5-627.0	5-627.2R	Rekonstruktion des Hodens: Naht (nach Verletzung), einseitig	Rekonstruktion des Hodens: Naht (nach Verletzung)	Q2	31272	31503	31608	31609	31822
2380	5-627.1	5-627.2B	Rekonstruktion des Hodens: Naht (nach Verletzung), beidseitig	Rekonstruktion des Hodens: Naht (nach Verletzung)	Q3	31273	31505	31608	31609	31823
2381	5-630.0		Operative Behandlung einer Varikozele und einer Hydrocele funiculi spermatici: Sklerosierung der V. spermatica, skrotal		Q2	31272	31503	31608	31609	31822
2382	5-630.1		Operative Behandlung einer Varikozele und einer Hydrocele funiculi spermatici: Resektion der V. spermatica (und A. spermatica) [Varikozelenoperation], inguinal		Q3	31273	31505	31608	31609	31823
2383	5-630.2		Operative Behandlung einer Varikozele und einer Hydrocele funiculi spermatici: Resektion der V. spermatica (und A. spermatica) [Varikozelenoperation], lumbal		Q3	31273	31505	31608	31609	31823
2384	5-630.3		Operative Behandlung einer Varikozele und einer Hydrocele funiculi spermatici: Resektion der V. spermatica (und A. spermatica) [Varikozelenoperation], abdominal, offen chirurgisch		Q3	31273	31505	31608	31609	31823
2385	5-630.4		Operative Behandlung einer Varikozele und einer Hydrocele funiculi spermatici: Resektion der V. spermatica (und A. spermatica) [Varikozelenoperation], abdominal, laparoskopisch		R4	31284	31505	31686	31687	31824
2386	5-630.5		Operative Behandlung einer Varikozele und einer Hydrocele funiculi spermatici: Operation einer Hydrocele funiculi spermatici		Q2	31272	31503	31608	31609	31822
2387	5-631.0		Exzision im Bereich der Epididymis: Zyste		Q2	31272	31503	31608	31609	31822
2388	5-631.1		Exzision im Bereich der Epididymis: Spermatozele		Q2	31272	31503	31608	31609	31822
2389	5-631.2		Exzision im Bereich der Epididymis: Morgagni-Hydatide		Q2	31272	31503	31608	31609	31822

Fortsetzung 2.17 Operationen an den männlichen Geschlechtsorganen

lfd. Nr	OPS-301 2004	OPS 2005	Bezeichnung OPS-301 2004	Bezeichnung OPS 2005	Kategorie	OP-Leistung	Überwachung	Nachbeh. Überw.	Nachbeh. Operat.	Narkose
2390	5-633.0		Epididymektomie: Partiell		Q2	31272	31503	31608	31609	31822
2391	5-633.1		Epididymektomie: Total		Q3	31273	31505	31608	31609	31823
2392	5-634.0		Rekonstruktion des Funiculus spermaticus: Naht (nach Verletzung)		Q3	31273	31505	31608	31609	31823
2393	5-634.1		Rekonstruktion des Funiculus spermaticus: Plastische Rekonstruktion		Q3	31273	31505	31608	31609	31823
2394	5-634.2		Rekonstruktion des Funiculus spermaticus: Rücklagerung bei Torsion		Q2	31272	31503	31608	31609	31822
2395	5-635		Vasotomie des Ductus deferens		Q1	31271	31502	31601	31602	31821
2396	5-636.00	5-636.0L	Destruktion, Ligatur und Resektion des Ductus deferens: Sklerosierung: Einseitig	Destruktion, Ligatur und Resektion des Ductus deferens: Sklerosierung	Q1	31271	31502	31601	31602	31821
2397	5-636.00	5-636.0R	Destruktion, Ligatur und Resektion des Ductus deferens: Sklerosierung: Einseitig	Destruktion, Ligatur und Resektion des Ductus deferens: Sklerosierung	Q1	31271	31502	31601	31602	31821
2398	5-636.01	5-636.0B	Destruktion, Ligatur und Resektion des Ductus deferens: Sklerosierung: Beidseitig	Destruktion, Ligatur und Resektion des Ductus deferens: Sklerosierung	Q2	31272	31503	31608	31609	31822
2399	5-636.10	5-636.1L	Destruktion, Ligatur und Resektion des Ductus deferens: Ligatur: Einseitig	Destruktion, Ligatur und Resektion des Ductus deferens: Ligatur	Q1	31271	31502	31601	31602	31821
2400	5-636.10	5-636.1R	Destruktion, Ligatur und Resektion des Ductus deferens: Ligatur: Einseitig	Destruktion, Ligatur und Resektion des Ductus deferens: Ligatur	Q1	31271	31502	31601	31602	31821
2401	5-636.11	5-636.1B	Destruktion, Ligatur und Resektion des Ductus deferens: Ligatur: Beidseitig	Destruktion, Ligatur und Resektion des Ductus deferens: Ligatur	Q2	31272	31503	31608	31609	31822
2402	5-636.20	5-636.2L	Destruktion, Ligatur und Resektion des Ductus deferens: Resektion [Vasoresektion]: Einseitig	Destruktion, Ligatur und Resektion des Ductus deferens: Resektion [Vasoresektion]	Q1	31271	31502	31601	31602	31821
2403	5-636.20	5-636.2R	Destruktion, Ligatur und Resektion des Ductus deferens: Resektion [Vasoresektion]: Einseitig	Destruktion, Ligatur und Resektion des Ductus deferens: Resektion [Vasoresektion]	Q1	31271	31502	31601	31602	31821
2404	5-636.21	5-636.2B	Destruktion, Ligatur und Resektion des Ductus deferens: Resektion [Vasoresektion]: Beidseitig	Destruktion, Ligatur und Resektion des Ductus deferens: Resektion [Vasoresektion]	Q2	31272	31503	31608	31609	31822
2405	5-637.00	5-637.0L	Rekonstruktion von Ductus deferens und Epididymis: Naht (nach Verletzung): Einseitig	Rekonstruktion von Ductus deferens und Epididymis: Naht (nach Verletzung)	Q3	31273	31505	31608	31609	31823
2406	5-637.00	5-637.0R	Rekonstruktion von Ductus deferens und Epididymis: Naht (nach Verletzung): Einseitig	Rekonstruktion von Ductus deferens und Epididymis: Naht (nach Verletzung)	Q3	31273	31505	31608	31609	31823

Fortsetzung 2.17 Operationen an den männlichen Geschlechtsorganen

lfd. Nr	OPS-301 2004	OPS 2005	Bezeichnung OPS-301 2004	Bezeichnung OPS 2005	Kategorie	OP-Leistung	Überwachung	Nachbeh. Überw.	Nachbeh. Operat.	Narkose
2407	5-637.01	5-637.0B	Rekonstruktion von Ductus deferens und Epididymis: Naht (nach Verletzung): Beidseitig	Rekonstruktion von Ductus deferens und Epididymis: Naht (nach Verletzung)	Q5	31275	31506	31610	31611	31825
2408	5-637.10	5-637.1L	Rekonstruktion von Ductus deferens und Epididymis: Vasovasostomie: Einseitig	Rekonstruktion von Ductus deferens und Epididymis: Vasovasostomie	Q4	31274	31505	31610	31611	31824
2409	5-637.10	5-637.1R	Rekonstruktion von Ductus deferens und Epididymis: Vasovasostomie: Einseitig	Rekonstruktion von Ductus deferens und Epididymis: Vasovasostomie	Q4	31274	31505	31610	31611	31824
2410	5-640.2		Operationen am Präputium: Zirkumzision		A1	31101	31502	31601	31602	31821
2411	5-640.3		Operationen am Präputium: Frenulum- und Präputiumplastik		A2	31102	31503	31608	31609	31822
2412	5-642.0		Amputation des Penis: Partiell		Q3	31273	31505	31608	31609	31823
2413	5-642.1		Amputation des Penis: Total		Q5	31275	31506	31610	31611	31825
2414	5-642.2		Amputation des Penis: Emaskulation		Q7	31277	31507	31612	31613	31827
2415	5-645.0		Plastische Rekonstruktion bei männlicher Hypospadie: Meatoglanduloplastik (bei Hypospadia coronaria)		Q6	31276	31507	31612	31613	31826
2416	5-645.1		Plastische Rekonstruktion bei männlicher Hypospadie: Schaftaufrichtung und Chordektomie		Q6	31276	31507	31612	31613	31826
2417	5-645.20		Plastische Rekonstruktion bei männlicher Hypospadie: Konstruktion der Urethra: Mit Präputialhaut		Q6	31276	31507	31612	31613	31826
2418	5-645.21		Plastische Rekonstruktion bei männlicher Hypospadie: Konstruktion der Urethra: Mit Penishaut		Q6	31276	31507	31612	31613	31826
2419	5-645.22		Plastische Rekonstruktion bei männlicher Hypospadie: Konstruktion der Urethra: Transplantation von Mundschleimhaut		Q7	31277	31507	31612	31613	31827
2420	5-645.23		Plastische Rekonstruktion bei männlicher Hypospadie: Konstruktion der Urethra: Transplantation von Harnblasenschleimhaut		Q7	31277	31507	31612	31613	31827

2.18 Operationen an den weiblichen Geschlechtsorganen

lfd. Nr	OPS-301 2004	OPS 2005	Bezeichnung OPS-301 2004	Bezeichnung OPS 2005	Kategorie	OP-Leistung	Überwachung	Nachbeh. Überw.	Nachbeh. Operat.	Narkose
2421	5-650.00	5-650.2L	Inzision des Ovars: Einseitig: Offen chirurgisch (abdominal)	Inzision des Ovars: Offen chirurgisch (abdominal)	S2	31302	31503	31697	31698	31822
2422	5-650.00	5-650.2R	Inzision des Ovars: Einseitig: Offen chirurgisch (abdominal)	Inzision des Ovars: Offen chirurgisch (abdominal)	S2	31302	31503	31697	31698	31822
2423	5-650.02	5-650.4R	Inzision des Ovars: Einseitig: Endoskopisch (laparoskopisch)	Inzision des Ovars: Endoskopisch (laparoskopisch)	T2	31312	31503	31697	31698	31822
2424	5-650.02	5-650.4L	Inzision des Ovars: Einseitig: Endoskopisch (laparoskopisch)	Inzision des Ovars: Endoskopisch (laparoskopisch)	T2	31312	31503	31697	31698	31822
2425	5-650.03	5-650.5L	Inzision des Ovars: Einseitig: Umsteigen endoskopisch - offen chirurgisch	Inzision des Ovars: Umsteigen endoskopisch - offen chirurgisch	T3	31313	31505	31697	31698	31823
2426	5-650.03	5-650.5R	Inzision des Ovars: Einseitig: Umsteigen endoskopisch - offen chirurgisch	Inzision des Ovars: Umsteigen endoskopisch - offen chirurgisch	T3	31313	31505	31697	31698	31823
2427	5-650.04	5-650.6L	Inzision des Ovars: Einseitig: Umsteigen vaginal - offen chirurgisch	Inzision des Ovars: Umsteigen vaginal - offen chirurgisch	S3	31303	31505	31697	31698	31823
2428	5-650.04	5-650.6R	Inzision des Ovars: Einseitig: Umsteigen vaginal - offen chirurgisch	Inzision des Ovars: Umsteigen vaginal - offen chirurgisch	S3	31303	31505	31697	31698	31823
2429	5-650.10	5-650.2B	Inzision des Ovars: Beidseitig: Offen chirurgisch (abdominal)	Inzision des Ovars: Offen chirurgisch (abdominal)	S3	31303	31505	31697	31698	31823
2430	5-650.12	5-650.4B	Inzision des Ovars: Beidseitig: Endoskopisch (laparoskopisch)	Inzision des Ovars: Endoskopisch (laparoskopisch)	T2	31312	31503	31697	31698	31822
2431	5-650.13	5-650.5B	Inzision des Ovars: Beidseitig: Umsteigen endoskopisch - offen chirurgisch	Inzision des Ovars: Umsteigen endoskopisch - offen chirurgisch	T3	31313	31505	31697	31698	31823
2432	5-650.14	5-650.6B	Inzision des Ovars: Beidseitig: Umsteigen vaginal - offen chirurgisch	Inzision des Ovars: Umsteigen vaginal - offen chirurgisch	S4	31304	31505	31699	31700	31824
2433	5-651.00	5-651.80L	Lokale Exzision und Destruktion von Ovarialgewebe: Exzisionsbiopsie, einseitig: Offen chirurgisch (abdominal)	Lokale Exzision und Destruktion von Ovarialgewebe: Exzisionsbiopsie: Offen chirurgisch (abdominal)	S2	31302	31503	31697	31698	31822
2434	5-651.00	5-651.80R	Lokale Exzision und Destruktion von Ovarialgewebe: Exzisionsbiopsie, einseitig: Offen chirurgisch (abdominal)	Lokale Exzision und Destruktion von Ovarialgewebe: Exzisionsbiopsie: Offen chirurgisch (abdominal)	S2	31302	31503	31697	31698	31822
2435	5-651.02	5-651.82L	Lokale Exzision und Destruktion von Ovarialgewebe: Exzisionsbiopsie, einseitig: Endoskopisch (laparoskopisch)	Lokale Exzision und Destruktion von Ovarialgewebe: Exzisionsbiopsie: Endoskopisch (laparoskopisch)	T2	31312	31503	31697	31698	31822
2436	5-651.02	5-651.82R	Lokale Exzision und Destruktion von Ovarialgewebe: Exzisionsbiopsie, einseitig: Endoskopisch (laparoskopisch)	Lokale Exzision und Destruktion von Ovarialgewebe: Exzisionsbiopsie: Endoskopisch (laparoskopisch)	T2	31312	31503	31697	31698	31822

Fortsetzung 2.18 Operationen an den weiblichen Geschlechtsorganen

lfd. Nr	OPS-301 2004	OPS 2005	Bezeichnung OPS-301 2004	Bezeichnung OPS 2005	Kategorie	OP-Leistung	Überwachung	Nachbeh. Überw.	Nachbeh. Operat.	Narkose
2437	5-651.03	5-651.83L	Lokale Exzision und Destruktion von Ovarialgewebe: Exzisionsbiopsie, einseitig: Umsteigen endoskopisch - offen chirurgisch	Lokale Exzision und Destruktion von Ovarialgewebe: Exzisionsbiopsie: Umsteigen endoskopisch - offen chirurgisch	T3	31313	31505	31697	31698	31823
2438	5-651.03	5-651.83R	Lokale Exzision und Destruktion von Ovarialgewebe: Exzisionsbiopsie, einseitig: Umsteigen endoskopisch - offen chirurgisch	Lokale Exzision und Destruktion von Ovarialgewebe: Exzisionsbiopsie: Umsteigen endoskopisch - offen chirurgisch	T3	31313	31505	31697	31698	31823
2439	5-651.04	5-651.84L	Lokale Exzision und Destruktion von Ovarialgewebe: Exzisionsbiopsie, einseitig: Umsteigen vaginal - offen chirurgisch	Lokale Exzision und Destruktion von Ovarialgewebe: Exzisionsbiopsie: Umsteigen vaginal - offen chirurgisch	S3	31303	31505	31697	31698	31823
2440	5-651.04	5-651.84R	Lokale Exzision und Destruktion von Ovarialgewebe: Exzisionsbiopsie, einseitig: Umsteigen vaginal - offen chirurgisch	Lokale Exzision und Destruktion von Ovarialgewebe: Exzisionsbiopsie: Umsteigen vaginal - offen chirurgisch	S3	31303	31505	31697	31698	31823
2441	5-651.10	5-651.80B	Lokale Exzision und Destruktion von Ovarialgewebe: Exzisionsbiopsie, beidseitig: Offen chirurgisch (abdominal)	Lokale Exzision und Destruktion von Ovarialgewebe: Exzisionsbiopsie: Offen chirurgisch (abdominal)	S3	31303	31505	31697	31698	31823
2442	5-651.12	5-651.82B	Lokale Exzision und Destruktion von Ovarialgewebe: Exzisionsbiopsie, beidseitig: Endoskopisch (laparoskopisch)	Lokale Exzision und Destruktion von Ovarialgewebe: Exzisionsbiopsie: Endoskopisch (laparoskopisch)	T3	31313	31505	31697	31698	31823
2443	5-651.13	5-651.83B	Lokale Exzision und Destruktion von Ovarialgewebe: Exzisionsbiopsie, beidseitig: Umsteigen endoskopisch - offen chirurgisch	Lokale Exzision und Destruktion von Ovarialgewebe: Exzisionsbiopsie: Umsteigen endoskopisch - offen chirurgisch	T4	31314	31505	31699	31700	31824
2444	5-651.14	5-651.84B	Lokale Exzision und Destruktion von Ovarialgewebe: Exzisionsbiopsie, beidseitig: Umsteigen vaginal - offen chirurgisch	Lokale Exzision und Destruktion von Ovarialgewebe: Exzisionsbiopsie: Umsteigen vaginal - offen chirurgisch	S4	31304	31505	31699	31700	31824
2445	5-651.20	5-651.90L	Lokale Exzision und Destruktion von Ovarialgewebe: Exzision einer Ovarialzyste, einseitig: Offen chirurgisch (abdominal)	Lokale Exzision und Destruktion von Ovarialgewebe: Exzision einer Ovarialzyste: Offen chirurgisch (abdominal)	S3	31303	31505	31697	31698	31823
2446	5-651.20	5-651.90R	Lokale Exzision und Destruktion von Ovarialgewebe: Exzision einer Ovarialzyste, einseitig: Offen chirurgisch (abdominal)	Lokale Exzision und Destruktion von Ovarialgewebe: Exzision einer Ovarialzyste: Offen chirurgisch (abdominal)	S3	31303	31505	31697	31698	31823

Fortsetzung 2.18 Operationen an den weiblichen Geschlechtsorganen

lfd. Nr	OPS-301 2004	OPS 2005	Bezeichnung OPS-301 2004	Bezeichnung OPS 2005	Kate-gorie	OP-Leistung	Über-wachung	Nachbeh. Überw.	Nachbeh. Operat.	Narkose
2447	5-651.22	5-651.92L	Lokale Exzision und Destruktion von Ovarialgewebe: Exzision einer Ovarialzyste, einseitig: Endoskopisch (laparoskopisch)	Lokale Exzision und Destruktion von Ovarialgewebe: Exzision einer Ovarialzyste: Endoskopisch (laparoskopisch)	T2	31312	31503	31697	31698	31822
2448	5-651.22	5-651.92R	Lokale Exzision und Destruktion von Ovarialgewebe: Exzision einer Ovarialzyste, einseitig: Endoskopisch (laparoskopisch)	Lokale Exzision und Destruktion von Ovarialgewebe: Exzision einer Ovarialzyste: Endoskopisch (laparoskopisch)	T2	31312	31503	31697	31698	31822
2449	5-651.23	5-651.93R	Lokale Exzision und Destruktion von Ovarialgewebe: Exzision einer Ovarialzyste, einseitig: Umsteigen endoskopisch - offen chirurgisch	Lokale Exzision und Destruktion von Ovarialgewebe: Exzision einer Ovarialzyste: Umsteigen endoskopisch - offen chirurgisch	T4	31314	31505	31699	31700	31824
2450	5-651.23	5-651.93L	Lokale Exzision und Destruktion von Ovarialgewebe: Exzision einer Ovarialzyste, einseitig: Umsteigen endoskopisch - offen chirurgisch	Lokale Exzision und Destruktion von Ovarialgewebe: Exzision einer Ovarialzyste: Umsteigen endoskopisch - offen chirurgisch	T4	31314	31505	31699	31700	31824
2451	5-651.24	5-651.94L	Lokale Exzision und Destruktion von Ovarialgewebe: Exzision einer Ovarialzyste, einseitig: Umsteigen vaginal - offen chirurgisch	Lokale Exzision und Destruktion von Ovarialgewebe: Exzision einer Ovarialzyste: Umsteigen vaginal - offen chirurgisch	S4	31304	31505	31699	31700	31824
2452	5-651.24	5-651.94R	Lokale Exzision und Destruktion von Ovarialgewebe: Exzision einer Ovarialzyste, einseitig: Umsteigen vaginal - offen chirurgisch	Lokale Exzision und Destruktion von Ovarialgewebe: Exzision einer Ovarialzyste: Umsteigen vaginal - offen chirurgisch	S4	31304	31505	31699	31700	31824
2453	5-651.30	5-651.90B	Lokale Exzision und Destruktion von Ovarialgewebe: Exzision einer Ovarialzyste, beidseitig: Offen chirurgisch (abdominal)	Lokale Exzision und Destruktion von Ovarialgewebe: Exzision einer Ovarialzyste: Offen chirurgisch (abdominal)	S4	31304	31505	31699	31700	31824
2454	5-651.32	5-651.92B	Lokale Exzision und Destruktion von Ovarialgewebe: Exzision einer Ovarialzyste, beidseitig: Endoskopisch (laparoskopisch)	Lokale Exzision und Destruktion von Ovarialgewebe: Exzision einer Ovarialzyste: Endoskopisch (laparoskopisch)	T3	31313	31505	31697	31698	31823
2455	5-651.33	5-651.93B	Lokale Exzision und Destruktion von Ovarialgewebe: Exzision einer Ovarialzyste, beidseitig: Umsteigen endoskopisch - offen chirurgisch	Lokale Exzision und Destruktion von Ovarialgewebe: Exzision einer Ovarialzyste: Umsteigen endoskopisch - offen chirurgisch	T4	31314	31505	31699	31700	31824

Fortsetzung 2.18 Operationen an den weiblichen Geschlechtsorganen

lfd. Nr	OPS-301 2004	OPS 2005	Bezeichnung OPS-301 2004	Bezeichnung OPS 2005	Kategorie	OP-Leistung	Überwachung	Nachbeh. Überw.	Nachbeh. Operat.	Narkose
2456	5-651.34	5-651.94B	Lokale Exzision und Destruktion von Ovarialgewebe: Exzision einer Ovarialzyste, beidseitig: Umsteigen vaginal - offen chirurgisch	Lokale Exzision und Destruktion von Ovarialgewebe: Exzision einer Ovarialzyste: Umsteigen vaginal - offen chirurgisch	S5	31305	31506	31699	31700	31825
2457	5-651.40	5-651.a0L	Lokale Exzision und Destruktion von Ovarialgewebe: Keilexzision des Ovars, einseitig: Offen chirurgisch (abdominal)	Lokale Exzision und Destruktion von Ovarialgewebe: Keilexzision des Ovars: Offen chirurgisch (abdominal)	S2	31302	31503	31697	31698	31822
2458	5-651.40	5-651.a0R	Lokale Exzision und Destruktion von Ovarialgewebe: Keilexzision des Ovars, einseitig: Offen chirurgisch (abdominal)	Lokale Exzision und Destruktion von Ovarialgewebe: Keilexzision des Ovars: Offen chirurgisch (abdominal)	S2	31302	31503	31697	31698	31822
2459	5-651.42	5-651.a2L	Lokale Exzision und Destruktion von Ovarialgewebe: Keilexzision des Ovars, einseitig: Endoskopisch (laparoskopisch)	Lokale Exzision und Destruktion von Ovarialgewebe: Keilexzision des Ovars: Endoskopisch (laparoskopisch)	T2	31312	31503	31697	31698	31822
2460	5-651.42	5-651.a2R	Lokale Exzision und Destruktion von Ovarialgewebe: Keilexzision des Ovars, einseitig: Endoskopisch (laparoskopisch)	Lokale Exzision und Destruktion von Ovarialgewebe: Keilexzision des Ovars: Endoskopisch (laparoskopisch)	T2	31312	31503	31697	31698	31822
2461	5-651.43	5-651.a3L	Lokale Exzision und Destruktion von Ovarialgewebe: Keilexzision des Ovars, einseitig: Umsteigen endoskopisch - offen chirurgisch	Lokale Exzision und Destruktion von Ovarialgewebe: Keilexzision des Ovars: Umsteigen endoskopisch - offen chirurgisch	T3	31313	31505	31697	31698	31823
2462	5-651.43	5-651.a3R	Lokale Exzision und Destruktion von Ovarialgewebe: Keilexzision des Ovars, einseitig: Umsteigen endoskopisch - offen chirurgisch	Lokale Exzision und Destruktion von Ovarialgewebe: Keilexzision des Ovars: Umsteigen endoskopisch - offen chirurgisch	T3	31313	31505	31697	31698	31823
2463	5-651.44	5-651.a4L	Lokale Exzision und Destruktion von Ovarialgewebe: Keilexzision des Ovars, einseitig: Umsteigen vaginal - offen chirurgisch	Lokale Exzision und Destruktion von Ovarialgewebe: Keilexzision des Ovars: Umsteigen vaginal - offen chirurgisch	S3	31303	31505	31697	31698	31823
2464	5-651.44	5-651.a4R	Lokale Exzision und Destruktion von Ovarialgewebe: Keilexzision des Ovars, einseitig: Umsteigen vaginal - offen chirurgisch	Lokale Exzision und Destruktion von Ovarialgewebe: Keilexzision des Ovars: Umsteigen vaginal - offen chirurgisch	S3	31303	31505	31697	31698	31823
2465	5-651.50	5-651.a0B	Lokale Exzision und Destruktion von Ovarialgewebe: Keilexzision des Ovars, beidseitig: Offen chirurgisch (abdominal)	Lokale Exzision und Destruktion von Ovarialgewebe: Keilexzision des Ovars: Offen chirurgisch (abdominal)	S3	31303	31505	31697	31698	31823
2466	5-651.52	5-651.a2B	Lokale Exzision und Destruktion von Ovarialgewebe: Keilexzision des Ovars, beidseitig: Endoskopisch (laparoskopisch)	Lokale Exzision und Destruktion von Ovarialgewebe: Keilexzision des Ovars: Endoskopisch (laparoskopisch)	T3	31313	31505	31697	31698	31823

Fortsetzung 2.18 Operationen an den weiblichen Geschlechtsorganen

lfd. Nr	OPS-301 2004	OPS 2005	Bezeichnung OPS-301 2004	Bezeichnung OPS 2005	Kate-gorie	OP-Leistung	Über-wachung	Nachbeh. Überw.	Nachbeh. Operat.	Narkose
2467	5-651.53	5-651.a3B	Lokale Exzision und Destruktion von Ovarialgewebe: Keilexzision des Ovars, beidseitig: Umsteigen endoskopisch - offen chirurgisch	Lokale Exzision und Destruktion von Ovarialgewebe: Keilexzision des Ovars: Umsteigen endoskopisch - offen chirurgisch	T4	31314	31505	31699	31700	31824
2468	5-651.54	5-651.a4B	Lokale Exzision und Destruktion von Ovarialgewebe: Keilexzision des Ovars, beidseitig: Umsteigen vaginal - offen chirurgisch	Lokale Exzision und Destruktion von Ovarialgewebe: Keilexzision des Ovars: Umsteigen vaginal - offen chirurgisch	S4	31304	31505	31699	31700	31824
2469	5-651.60	5-651.b0L	Lokale Exzision und Destruktion von Ovarialgewebe: Destruktion von Endometrioseherden, einseitig: Offen chirurgisch (abdominal)	Lokale Exzision und Destruktion von Ovarialgewebe: Destruktion von Endometrioseherden: Offen chirurgisch (abdominal)	S3	31303	31505	31697	31698	31823
2470	5-651.60	5-651.b0R	Lokale Exzision und Destruktion von Ovarialgewebe: Destruktion von Endometrioseherden, einseitig: Offen chirurgisch (abdominal)	Lokale Exzision und Destruktion von Ovarialgewebe: Destruktion von Endometrioseherden: Offen chirurgisch (abdominal)	S3	31303	31505	31697	31698	31823
2471	5-651.62	5-651.b2L	Lokale Exzision und Destruktion von Ovarialgewebe: Destruktion von Endometrioseherden, einseitig: Endoskopisch (laparoskopisch)	Lokale Exzision und Destruktion von Ovarialgewebe: Destruktion von Endometrioseherden: Endoskopisch (laparoskopisch)	T2	31312	31503	31697	31698	31822
2472	5-651.62	5-651.b2R	Lokale Exzision und Destruktion von Ovarialgewebe: Destruktion von Endometrioseherden, einseitig: Endoskopisch (laparoskopisch)	Lokale Exzision und Destruktion von Ovarialgewebe: Destruktion von Endometrioseherden: Endoskopisch (laparoskopisch)	T2	31312	31503	31697	31698	31822
2473	5-651.63	5-651.b3L	Lokale Exzision und Destruktion von Ovarialgewebe: Destruktion von Endometrioseherden, einseitig: Umsteigen endoskopisch - offen chirurgisch	Lokale Exzision und Destruktion von Ovarialgewebe: Destruktion von Endometrioseherden: Umsteigen endoskopisch - offen chirurgisch	T3	31313	31505	31697	31698	31823
2474	5-651.63	5-651.b3R	Lokale Exzision und Destruktion von Ovarialgewebe: Destruktion von Endometrioseherden, einseitig: Umsteigen endoskopisch - offen chirurgisch	Lokale Exzision und Destruktion von Ovarialgewebe: Destruktion von Endometrioseherden: Umsteigen endoskopisch - offen chirurgisch	T3	31313	31505	31697	31698	31823
2475	5-651.64	5-651.b4L	Lokale Exzision und Destruktion von Ovarialgewebe: Destruktion von Endometrioseherden, einseitig: Umsteigen vaginal - offen chirurgisch	Lokale Exzision und Destruktion von Ovarialgewebe: Destruktion von Endometrioseherden: Umsteigen vaginal - offen chirurgisch	S4	31304	31505	31699	31700	31824

Fortsetzung 2.18 Operationen an den weiblichen Geschlechtsorganen

lfd. Nr	OPS-301 2004	OPS 2005	Bezeichnung OPS-301 2004	Bezeichnung OPS 2005	Kate-gorie	OP-Leistung	Über-wachung	Nachbeh. Überw.	Nachbeh. Operat.	Narkose
2476	5-651.64	5-651.b4R	Lokale Exzision und Destruktion von Ovarialgewebe: Destruktion von Endometrioseherden, einseitig: Umsteigen vaginal - offen chirurgisch	Lokale Exzision und Destruktion von Ovarialgewebe: Destruktion von Endometrioseherden: Umsteigen vaginal - offen chirurgisch	S4	31304	31505	31699	31700	31824
2477	5-651.70	5-651.b0B	Lokale Exzision und Destruktion von Ovarialgewebe: Destruktion von Endometrioseherden, beidseitig: Offen chirurgisch (abdominal)	Lokale Exzision und Destruktion von Ovarialgewebe: Destruktion von Endometrioseherden: Offen chirurgisch (abdominal)	S3	31303	31505	31697	31698	31823
2478	5-651.72	5-651.b2B	Lokale Exzision und Destruktion von Ovarialgewebe: Destruktion von Endometrioseherden, beidseitig: Endoskopisch (laparoskopisch)	Lokale Exzision und Destruktion von Ovarialgewebe: Destruktion von Endometrioseherden: Endoskopisch (laparoskopisch)	T3	31313	31505	31697	31698	31823
2479	5-651.73	5-651.b3B	Lokale Exzision und Destruktion von Ovarialgewebe: Destruktion von Endometrioseherden, beidseitig: Umsteigen endoskopisch - offen chirurgisch	Lokale Exzision und Destruktion von Ovarialgewebe: Destruktion von Endometrioseherden: Umsteigen endoskopisch - offen chirurgisch	T4	31314	31505	31699	31700	31824
2480	5-651.74	5-651.b4B	Lokale Exzision und Destruktion von Ovarialgewebe: Destruktion von Endometrioseherden, beidseitig: Umsteigen vaginal - offen chirurgisch	Lokale Exzision und Destruktion von Ovarialgewebe: Destruktion von Endometrioseherden: Umsteigen vaginal - offen chirurgisch	S4	31304	31505	31699	31700	31824
2481	5-652.00	5-652.50L	Ovariektomie: Partiell, einseitig: Offen chirurgisch (abdominal)	Ovariektomie: Partiell: Offen chirurgisch (abdominal)	S2	31302	31503	31697	31698	31822
2482	5-652.00	5-652.50R	Ovariektomie: Partiell, einseitig: Offen chirurgisch (abdominal)	Ovariektomie: Partiell: Offen chirurgisch (abdominal)	S2	31302	31503	31697	31698	31822
2483	5-652.02	5-652.52L	Ovariektomie: Partiell, einseitig: Endoskopisch (laparoskopisch)	Ovariektomie: Partiell: Endoskopisch (laparoskopisch)	T2	31312	31503	31697	31698	31822
2484	5-652.02	5-652.52R	Ovariektomie: Partiell, einseitig: Endoskopisch (laparoskopisch)	Ovariektomie: Partiell: Endoskopisch (laparoskopisch)	T2	31312	31503	31697	31698	31822
2485	5-652.03	5-652.53L	Ovariektomie: Partiell, einseitig: Umsteigen endoskopisch - offen chirurgisch	Ovariektomie: Partiell: Umsteigen endoskopisch - offen chirurgisch	T3	31313	31505	31697	31698	31823
2486	5-652.03	5-652.53R	Ovariektomie: Partiell, einseitig: Umsteigen endoskopisch - offen chirurgisch	Ovariektomie: Partiell: Umsteigen endoskopisch - offen chirurgisch	T3	31313	31505	31697	31698	31823
2487	5-652.04	5-652.54L	Ovariektomie: Partiell, einseitig: Umsteigen vaginal - offen chirurgisch	Ovariektomie: Partiell: Umsteigen vaginal - offen chirurgisch	S4	31304	31505	31699	31700	31824

Fortsetzung 2.18 Operationen an den weiblichen Geschlechtsorganen

lfd. Nr	OPS-301 2004	OPS 2005	Bezeichnung OPS-301 2004	Bezeichnung OPS 2005	Kategorie	OP-Leistung	Überwachung	Nachbeh. Überw.	Nachbeh. Operat.	Narkose
2488	5-652.04	5-652.54R	Ovariektomie: Partiell, einseitig: Umsteigen vaginal - offen chirurgisch	Ovariektomie: Partiell: Umsteigen vaginal - offen chirurgisch	S4	31304	31505	31699	31700	31824
2489	5-652.10	5-652.50B	Ovariektomie: Partiell, beidseitig: Offen chirurgisch (abdominal)	Ovariektomie: Partiell: Offen chirurgisch (abdominal)	S3	31303	31505	31697	31698	31823
2490	5-652.12	5-652.52B	Ovariektomie: Partiell, beidseitig: Endoskopisch (laparoskopisch)	Ovariektomie: Partiell: Endoskopisch (laparoskopisch)	T3	31313	31505	31697	31698	31823
2491	5-652.13	5-652.53B	Ovariektomie: Partiell, beidseitig: Umsteigen endoskopisch - offen chirurgisch	Ovariektomie: Partiell: Umsteigen endoskopisch - offen chirurgisch	T4	31314	31505	31699	31700	31824
2492	5-652.14	5-652.54B	Ovariektomie: Partiell, beidseitig: Umsteigen vaginal - offen chirurgisch	Ovariektomie: Partiell: Umsteigen vaginal - offen chirurgisch	S4	31304	31505	31699	31700	31824
2493	5-652.20	5-652.60L	Ovariektomie: Total, einseitig: Offen chirurgisch (abdominal)	Ovariektomie: Total: Offen chirurgisch (abdominal)	S2	31302	31503	31697	31698	31822
2494	5-652.20	5-652.60R	Ovariektomie: Total, einseitig: Offen chirurgisch (abdominal)	Ovariektomie: Total: Offen chirurgisch (abdominal)	S2	31302	31503	31697	31698	31822
2495	5-652.22	5-652.62L	Ovariektomie: Total, einseitig: Endoskopisch (laparoskopisch)	Ovariektomie: Total: Endoskopisch (laparoskopisch)	T2	31312	31503	31697	31698	31822
2496	5-652.22	5-652.62R	Ovariektomie: Total, einseitig: Endoskopisch (laparoskopisch)	Ovariektomie: Total: Endoskopisch (laparoskopisch)	T2	31312	31503	31697	31698	31822
2497	5-652.23	5-652.63L	Ovariektomie: Total, einseitig: Umsteigen endoskopisch - offen chirurgisch	Ovariektomie: Total: Umsteigen endoskopisch - offen chirurgisch	T3	31313	31505	31697	31698	31823
2498	5-652.23	5-652.63R	Ovariektomie: Total, einseitig: Umsteigen endoskopisch - offen chirurgisch	Ovariektomie: Total: Umsteigen endoskopisch - offen chirurgisch	T3	31313	31505	31697	31698	31823
2499	5-652.24	5-652.64L	Ovariektomie: Total, einseitig: Umsteigen vaginal - offen chirurgisch	Ovariektomie: Total: Umsteigen vaginal - offen chirurgisch	S4	31304	31505	31699	31700	31824
2500	5-652.24	5-652.64R	Ovariektomie: Total, einseitig: Umsteigen vaginal - offen chirurgisch	Ovariektomie: Total: Umsteigen vaginal - offen chirurgisch	S4	31304	31505	31699	31700	31824
2501	5-652.30	5-652.60B	Ovariektomie: Total, beidseitig: Offen chirurgisch (abdominal)	Ovariektomie: Total: Offen chirurgisch (abdominal)	S3	31303	31505	31697	31698	31823
2502	5-652.32	5-652.62B	Ovariektomie: Total, beidseitig: Endoskopisch (laparoskopisch)	Ovariektomie: Total: Endoskopisch (laparoskopisch)	T3	31313	31505	31697	31698	31823
2503	5-652.33	5-652.63B	Ovariektomie: Total, beidseitig: Umsteigen endoskopisch - offen chirurgisch	Ovariektomie: Total: Umsteigen endoskopisch - offen chirurgisch	T4	31314	31505	31699	31700	31824
2504	5-652.34	5-652.64B	Ovariektomie: Total, beidseitig: Umsteigen vaginal - offen chirurgisch	Ovariektomie: Total: Umsteigen vaginal - offen chirurgisch	S4	31304	31505	31699	31700	31824
2505	5-652.40		Ovariektomie: Restovariektomie: Offen chirurgisch (abdominal)		S3	31303	31505	31697	31698	31823

Fortsetzung 2.18 Operationen an den weiblichen Geschlechtsorganen

lfd. Nr	OPS-301 2004	OPS 2005	Bezeichnung OPS-301 2004	Bezeichnung OPS 2005	Kategorie	OP-Leistung	Überwachung	Nachbeh. Überw.	Nachbeh. Operat.	Narkose
2506	5-652.42		Ovariektomie: Restovariektomie: Endoskopisch (laparoskopisch)		T2	31312	31503	31697	31698	31822
2507	5-652.43		Ovariektomie: Restovariektomie: Umsteigen endoskopisch - offen chirurgisch		T3	31313	31505	31697	31698	31823
2508	5-652.44		Ovariektomie: Restovariektomie: Umsteigen vaginal - offen chirurgisch		S4	31304	31505	31699	31700	31824
2509	5-653.00	5-653.30L	Salpingoovariektomie: Einseitig: Offen chirurgisch (abdominal)	Salpingoovariektomie: Salpingoovarektomie ohne weitere Maßnahmen: Offen chirurgisch (abdominal)	S3	31303	31505	31697	31698	31823
2510	5-653.00	5-653.30R	Salpingoovariektomie: Einseitig: Offen chirurgisch (abdominal)	Salpingoovariektomie: Salpingoovarektomie ohne weitere Maßnahmen: Offen chirurgisch (abdominal)	S3	31303	31505	31697	31698	31823
2511	5-653.02	5-653.32L	Salpingoovariektomie: Einseitig: Endoskopisch (laparoskopisch)	Salpingoovariektomie: Salpingoovarektomie ohne weitere Maßnahmen: Endoskopisch (laparoskopisch)	T2	31312	31503	31697	31698	31822
2512	5-653.02	5-653.32R	Salpingoovariektomie: Einseitig: Endoskopisch (laparoskopisch)	Salpingoovariektomie: Salpingoovarektomie ohne weitere Maßnahmen: Endoskopisch (laparoskopisch)	T2	31312	31503	31697	31698	31822
2513	5-653.03	5-653.33L	Salpingoovariektomie: Einseitig: Umsteigen endoskopisch - offen chirurgisch	Salpingoovariektomie: Salpingoovarektomie ohne weitere Maßnahmen: Umsteigen endoskopisch - offen chirurgisch	T3	31313	31505	31697	31698	31823
2514	5-653.03	5-653.33R	Salpingoovariektomie: Einseitig: Umsteigen endoskopisch - offen chirurgisch	Salpingoovariektomie: Salpingoovarektomie ohne weitere Maßnahmen: Umsteigen endoskopisch - offen chirurgisch	T3	31313	31505	31697	31698	31823
2515	5-653.04	5-653.34L	Salpingoovariektomie: Einseitig: Umsteigen vaginal - offen chirurgisch	Salpingoovariektomie: Salpingoovarektomie ohne weitere Maßnahmen: Umsteigen vaginal - offen chirurgisch	S4	31304	31505	31699	31700	31824
2516	5-653.04	5-653.34R	Salpingoovariektomie: Einseitig: Umsteigen vaginal - offen chirurgisch	Salpingoovariektomie: Salpingoovarektomie ohne weitere Maßnahmen: Umsteigen vaginal - offen chirurgisch	S4	31304	31505	31699	31700	31824

Fortsetzung 2.18 Operationen an den weiblichen Geschlechtsorganen

lfd. Nr	OPS-301 2004	OPS 2005	Bezeichnung OPS-301 2004	Bezeichnung OPS 2005	Kategorie	OP-Leistung	Überwachung	Nachbeh. Überw.	Nachbeh. Operat.	Narkose
2517	5-653.10	5-653.30B	Salpingoovariektomie: Beidseitig: Offen chirurgisch (abdominal)	Salpingoovariektomie: Salpingoovarektomie ohne weitere Maßnahmen: Offen chirurgisch (abdominal)	S3	31303	31505	31697	31698	31823
2518	5-653.12	5-653.32B	Salpingoovariektomie: Beidseitig: Endoskopisch (laparoskopisch)	Salpingoovariektomie: Salpingoovarektomie ohne weitere Maßnahmen: Endoskopisch (laparoskopisch)	T3	31313	31505	31697	31698	31823
2519	5-653.13	5-653.33B	Salpingoovariektomie: Beidseitig: Umsteigen endoskopisch - offen chirurgisch	Salpingoovariektomie: Salpingoovarektomie ohne weitere Maßnahmen: Umsteigen endoskopisch - offen chirurgisch	T4	31314	31505	31699	31700	31824
2520	5-653.14	5-653.34B	Salpingoovariektomie: Beidseitig: Umsteigen vaginal - offen chirurgisch	Salpingoovariektomie: Salpingoovarektomie ohne weitere Maßnahmen: Umsteigen vaginal - offen chirurgisch	S4	31304	31505	31699	31700	31824
2521	5-653.20		Salpingoovariektomie: Einseitige Ovariektomie mit bilateraler Salpingektomie: Offen chirurgisch (abdominal)		S3	31303	31505	31697	31698	31823
2522	5-653.22		Salpingoovariektomie: Einseitige Ovariektomie mit bilateraler Salpingektomie: Endoskopisch (laparoskopisch)		T3	31313	31505	31697	31698	31823
2523	5-653.23		Salpingoovariektomie: Einseitige Ovariektomie mit bilateraler Salpingektomie: Umsteigen endoskopisch - offen chirurgisch		T4	31314	31505	31699	31700	31824
2524	5-653.24		Salpingoovariektomie: Einseitige Ovariektomie mit bilateraler Salpingektomie: Umsteigen vaginal - offen chirurgisch		S4	31304	31505	31699	31700	31824
2525	5-656.00	5-656.80L	Plastische Rekonstruktion des Ovars: Rekonstruktion (nach Verletzung oder Ruptur), einseitig: Offen chirurgisch (abdominal)	Plastische Rekonstruktion des Ovars: Rekonstruktion (nach Verletzung oder Ruptur): Offen chirurgisch (abdominal)	S2	31302	31503	31697	31698	31822
2526	5-656.00	5-656.80R	Plastische Rekonstruktion des Ovars: Rekonstruktion (nach Verletzung oder Ruptur), einseitig: Offen chirurgisch (abdominal)	Plastische Rekonstruktion des Ovars: Rekonstruktion (nach Verletzung oder Ruptur): Offen chirurgisch (abdominal)	S2	31302	31503	31697	31698	31822
2527	5-656.02	5-656.82L	Plastische Rekonstruktion des Ovars: Rekonstruktion (nach Verletzung oder Ruptur), einseitig: Endoskopisch (laparoskopisch)	Plastische Rekonstruktion des Ovars: Rekonstruktion (nach Verletzung oder Ruptur): Endoskopisch (laparoskopisch)	T3	31313	31505	31697	31698	31823

Fortsetzung 2.18 Operationen an den weiblichen Geschlechtsorganen

lfd. Nr	OPS-301 2004	OPS 2005	Bezeichnung OPS-301 2004	Bezeichnung OPS 2005	Kategorie	OP-Leistung	Überwachung	Nachbeh. Überw.	Nachbeh. Operat.	Narkose
2528	5-656.02	5-656.82R	Plastische Rekonstruktion des Ovars: Rekonstruktion (nach Verletzung oder Ruptur), einseitig: Endoskopisch (laparoskopisch)	Plastische Rekonstruktion des Ovars: Rekonstruktion (nach Verletzung oder Ruptur): Endoskopisch (laparoskopisch)	T3	31313	31505	31697	31698	31823
2529	5-656.03	5-656.83L	Plastische Rekonstruktion des Ovars: Rekonstruktion (nach Verletzung oder Ruptur), einseitig: Umsteigen endoskopisch - offen chirurgisch	Plastische Rekonstruktion des Ovars: Rekonstruktion (nach Verletzung oder Ruptur): Umsteigen endoskopisch - offen chirurgisch	T4	31314	31505	31699	31700	31824
2530	5-656.03	5-656.83R	Plastische Rekonstruktion des Ovars: Rekonstruktion (nach Verletzung oder Ruptur), einseitig: Umsteigen endoskopisch - offen chirurgisch	Plastische Rekonstruktion des Ovars: Rekonstruktion (nach Verletzung oder Ruptur): Umsteigen endoskopisch - offen chirurgisch	T4	31314	31505	31699	31700	31824
2531	5-656.04	5-656.84R	Plastische Rekonstruktion des Ovars: Rekonstruktion (nach Verletzung oder Ruptur), einseitig: Umsteigen vaginal - offen chirurgisch	Plastische Rekonstruktion des Ovars: Rekonstruktion (nach Verletzung oder Ruptur): Umsteigen vaginal - offen chirurgisch	S4	31304	31505	31699	31700	31824
2532	5-656.04	5-656.84L	Plastische Rekonstruktion des Ovars: Rekonstruktion (nach Verletzung oder Ruptur), einseitig: Umsteigen vaginal - offen chirurgisch	Plastische Rekonstruktion des Ovars: Rekonstruktion (nach Verletzung oder Ruptur): Umsteigen vaginal - offen chirurgisch	S4	31304	31505	31699	31700	31824
2533	5-656.10	5-656.80B	Plastische Rekonstruktion des Ovars: Rekonstruktion (nach Verletzung oder Ruptur), beidseitig: Offen chirurgisch (abdominal)	Plastische Rekonstruktion des Ovars: Rekonstruktion (nach Verletzung oder Ruptur): Offen chirurgisch (abdominal)	S4	31304	31505	31699	31700	31824
2534	5-656.12	5-656.82B	Plastische Rekonstruktion des Ovars: Rekonstruktion (nach Verletzung oder Ruptur), beidseitig: Endoskopisch (laparoskopisch)	Plastische Rekonstruktion des Ovars: Rekonstruktion (nach Verletzung oder Ruptur): Endoskopisch (laparoskopisch)	T4	31314	31505	31699	31700	31824
2535	5-656.13	5-656.83B	Plastische Rekonstruktion des Ovars: Rekonstruktion (nach Verletzung oder Ruptur), beidseitig: Umsteigen endoskopisch - offen chirurgisch	Plastische Rekonstruktion des Ovars: Rekonstruktion (nach Verletzung oder Ruptur): Umsteigen endoskopisch - offen chirurgisch	T5	31315	31506	31699	31700	31825
2536	5-656.14	5-656.84B	Plastische Rekonstruktion des Ovars: Rekonstruktion (nach Verletzung oder Ruptur), beidseitig: Umsteigen vaginal - offen chirurgisch	Plastische Rekonstruktion des Ovars: Rekonstruktion (nach Verletzung oder Ruptur): Umsteigen vaginal - offen chirurgisch	S5	31305	31506	31699	31700	31825
2537	5-656.20	5-656.90L	Plastische Rekonstruktion des Ovars: Ovariopexie, einseitig: Offen chirurgisch (abdominal)	Plastische Rekonstruktion des Ovars: Ovariopexie: Offen chirurgisch (abdominal)	S2	31302	31503	31697	31698	31822

Fortsetzung 2.18 Operationen an den weiblichen Geschlechtsorganen

lfd. Nr	OPS-301 2004	OPS 2005	Bezeichnung OPS-301 2004	Bezeichnung OPS 2005	Kategorie	OP-Leistung	Überwachung	Nachbeh. Überw.	Nachbeh. Operat.	Narkose
2538	5-656.20	5-656.90R	Plastische Rekonstruktion des Ovars: Ovariopexie, einseitig: Offen chirurgisch (abdominal)	Plastische Rekonstruktion des Ovars: Ovariopexie: Offen chirurgisch (abdominal)	S2	31302	31503	31697	31698	31822
2539	5-656.22	5-656.92L	Plastische Rekonstruktion des Ovars: Ovariopexie, einseitig: Endoskopisch (laparoskopisch)	Plastische Rekonstruktion des Ovars: Ovariopexie: Endoskopisch (laparoskopisch)	T2	31312	31503	31697	31698	31822
2540	5-656.22	5-656.92R	Plastische Rekonstruktion des Ovars: Ovariopexie, einseitig: Endoskopisch (laparoskopisch)	Plastische Rekonstruktion des Ovars: Ovariopexie: Endoskopisch (laparoskopisch)	T2	31312	31503	31697	31698	31822
2541	5-656.23	5-656.93L	Plastische Rekonstruktion des Ovars: Ovariopexie, einseitig: Umsteigen endoskopisch - offen chirurgisch	Plastische Rekonstruktion des Ovars: Ovariopexie: Umsteigen endoskopisch - offen chirurgisch	T3	31313	31505	31697	31698	31823
2542	5-656.23	5-656.93R	Plastische Rekonstruktion des Ovars: Ovariopexie, einseitig: Umsteigen endoskopisch - offen chirurgisch	Plastische Rekonstruktion des Ovars: Ovariopexie: Umsteigen endoskopisch - offen chirurgisch	T3	31313	31505	31697	31698	31823
2543	5-656.24	5-656.94L	Plastische Rekonstruktion des Ovars: Ovariopexie, einseitig: Umsteigen vaginal - offen chirurgisch	Plastische Rekonstruktion des Ovars: Ovariopexie: Umsteigen vaginal - offen chirurgisch	S3	31303	31505	31697	31698	31823
2544	5-656.24	5-656.94R	Plastische Rekonstruktion des Ovars: Ovariopexie, einseitig: Umsteigen vaginal - offen chirurgisch	Plastische Rekonstruktion des Ovars: Ovariopexie: Umsteigen vaginal - offen chirurgisch	S3	31303	31505	31697	31698	31823
2545	5-656.30	5-656.90B	Plastische Rekonstruktion des Ovars: Ovariopexie, beidseitig: Offen chirurgisch (abdominal)	Plastische Rekonstruktion des Ovars: Ovariopexie: Offen chirurgisch (abdominal)	S3	31303	31505	31697	31698	31823
2546	5-656.32	5-656.92B	Plastische Rekonstruktion des Ovars: Ovariopexie, beidseitig: Endoskopisch (laparoskopisch)	Plastische Rekonstruktion des Ovars: Ovariopexie: Endoskopisch (laparoskopisch)	T3	31313	31505	31697	31698	31823
2547	5-656.33	5-656.93B	Plastische Rekonstruktion des Ovars: Ovariopexie, beidseitig: Umsteigen endoskopisch - offen chirurgisch	Plastische Rekonstruktion des Ovars: Ovariopexie: Umsteigen endoskopisch - offen chirurgisch	T4	31314	31505	31699	31700	31824
2548	5-656.34	5-656.94B	Plastische Rekonstruktion des Ovars: Ovariopexie, beidseitig: Umsteigen vaginal - offen chirurgisch	Plastische Rekonstruktion des Ovars: Ovariopexie: Umsteigen vaginal - offen chirurgisch	S4	31304	31505	31699	31700	31824
2549	5-656.40	5-656.a0L	Plastische Rekonstruktion des Ovars: Beseitigung einer Torsion, einseitig: Offen chirurgisch (abdominal)	Plastische Rekonstruktion des Ovars: Beseitigung einer Torsion: Offen chirurgisch (abdominal)	S3	31303	31505	31697	31698	31823

Fortsetzung 2.18 Operationen an den weiblichen Geschlechtsorganen

lfd. Nr	OPS-301 2004	OPS 2005	Bezeichnung OPS-301 2004	Bezeichnung OPS 2005	Kategorie	OP-Leistung	Überwachung	Nachbeh. Überw.	Nachbeh. Operat.	Narkose
2550	5-656.40	5-656.a0R	Plastische Rekonstruktion des Ovars: Beseitigung einer Torsion, einseitig: Offen chirurgisch (abdominal)	Plastische Rekonstruktion des Ovars: Beseitigung einer Torsion: Offen chirurgisch (abdominal)	S3	31303	31505	31697	31698	31823
2551	5-656.42	5-656.a2L	Plastische Rekonstruktion des Ovars: Beseitigung einer Torsion, einseitig: Endoskopisch (laparoskopisch)	Plastische Rekonstruktion des Ovars: Beseitigung einer Torsion: Endoskopisch (laparoskopisch)	T2	31312	31503	31697	31698	31822
2552	5-656.42	5-656.a2R	Plastische Rekonstruktion des Ovars: Beseitigung einer Torsion, einseitig: Endoskopisch (laparoskopisch)	Plastische Rekonstruktion des Ovars: Beseitigung einer Torsion: Endoskopisch (laparoskopisch)	T2	31312	31503	31697	31698	31822
2553	5-656.43	5-656.a3L	Plastische Rekonstruktion des Ovars: Beseitigung einer Torsion, einseitig: Umsteigen endoskopisch - offen chirurgisch	Plastische Rekonstruktion des Ovars: Beseitigung einer Torsion: Umsteigen endoskopisch - offen chirurgisch	T3	31313	31505	31697	31698	31823
2554	5-656.43	5-656.a3R	Plastische Rekonstruktion des Ovars: Beseitigung einer Torsion, einseitig: Umsteigen endoskopisch - offen chirurgisch	Plastische Rekonstruktion des Ovars: Beseitigung einer Torsion: Umsteigen endoskopisch - offen chirurgisch	T3	31313	31505	31697	31698	31823
2555	5-656.44	5-656.a4L	Plastische Rekonstruktion des Ovars: Beseitigung einer Torsion, einseitig: Umsteigen vaginal - offen chirurgisch	Plastische Rekonstruktion des Ovars: Beseitigung einer Torsion: Umsteigen vaginal - offen chirurgisch	S4	31304	31505	31699	31700	31824
2556	5-656.44	5-656.a4R	Plastische Rekonstruktion des Ovars: Beseitigung einer Torsion, einseitig: Umsteigen vaginal - offen chirurgisch	Plastische Rekonstruktion des Ovars: Beseitigung einer Torsion: Umsteigen vaginal - offen chirurgisch	S4	31304	31505	31699	31700	31824
2557	5-656.50	5-656.a0B	Plastische Rekonstruktion des Ovars: Beseitigung einer Torsion, beidseitig: Offen chirurgisch (abdominal)	Plastische Rekonstruktion des Ovars: Beseitigung einer Torsion: Offen chirurgisch (abdominal)	S4	31304	31505	31699	31700	31824
2558	5-656.52	5-656.a2B	Plastische Rekonstruktion des Ovars: Beseitigung einer Torsion, beidseitig: Endoskopisch (laparoskopisch)	Plastische Rekonstruktion des Ovars: Beseitigung einer Torsion: Endoskopisch (laparoskopisch)	T3	31313	31505	31697	31698	31823
2559	5-656.53	5-656.a3B	Plastische Rekonstruktion des Ovars: Beseitigung einer Torsion, beidseitig: Umsteigen endoskopisch - offen chirurgisch	Plastische Rekonstruktion des Ovars: Beseitigung einer Torsion: Umsteigen endoskopisch - offen chirurgisch	T4	31314	31505	31699	31700	31824
2560	5-656.54	5-656.a4B	Plastische Rekonstruktion des Ovars: Beseitigung einer Torsion, beidseitig: Umsteigen vaginal - offen chirurgisch	Plastische Rekonstruktion des Ovars: Beseitigung einer Torsion: Umsteigen vaginal - offen chirurgisch	S5	31305	31506	31699	31700	31825

Fortsetzung 2.18 Operationen an den weiblichen Geschlechtsorganen

lfd. Nr	OPS-301 2004	OPS 2005	Bezeichnung OPS-301 2004	Bezeichnung OPS 2005	Kategorie	OP-Leistung	Überwachung	Nachbeh. Überw.	Nachbeh. Operat.	Narkose
2561	5-657.00	5-657.70L	Adhäsiolyse an Ovar und Tuba uterina ohne mikrochirurgische Versorgung: Am Ovar, einseitig: Offen chirurgisch (abdominal)	Adhäsiolyse an Ovar und Tuba uterina ohne mikrochirurgische Versorgung: Am Ovar: Offen chirurgisch (abdominal)	S3	31303	31505	31697	31698	31823
2562	5-657.00	5-657.70R	Adhäsiolyse an Ovar und Tuba uterina ohne mikrochirurgische Versorgung: Am Ovar, einseitig: Offen chirurgisch (abdominal)	Adhäsiolyse an Ovar und Tuba uterina ohne mikrochirurgische Versorgung: Am Ovar: Offen chirurgisch (abdominal)	S3	31303	31505	31697	31698	31823
2563	5-657.02	5-657.72L	Adhäsiolyse an Ovar und Tuba uterina ohne mikrochirurgische Versorgung: Am Ovar, einseitig: Endoskopisch (laparoskopisch)	Adhäsiolyse an Ovar und Tuba uterina ohne mikrochirurgische Versorgung: Am Ovar: Endoskopisch (laparoskopisch)	T2	31312	31503	31697	31698	31822
2564	5-657.02	5-657.72R	Adhäsiolyse an Ovar und Tuba uterina ohne mikrochirurgische Versorgung: Am Ovar, einseitig: Endoskopisch (laparoskopisch)	Adhäsiolyse an Ovar und Tuba uterina ohne mikrochirurgische Versorgung: Am Ovar: Endoskopisch (laparoskopisch)	T2	31312	31503	31697	31698	31822
2565	5-657.03	5-657.73L	Adhäsiolyse an Ovar und Tuba uterina ohne mikrochirurgische Versorgung: Am Ovar, einseitig: Umsteigen endoskopisch - offen chirurgisch	Adhäsiolyse an Ovar und Tuba uterina ohne mikrochirurgische Versorgung: Am Ovar: Umsteigen endoskopisch - offen chirurgisch	T3	31313	31505	31697	31698	31823
2566	5-657.03	5-657.73R	Adhäsiolyse an Ovar und Tuba uterina ohne mikrochirurgische Versorgung: Am Ovar, einseitig: Umsteigen endoskopisch - offen chirurgisch	Adhäsiolyse an Ovar und Tuba uterina ohne mikrochirurgische Versorgung: Am Ovar: Umsteigen endoskopisch - offen chirurgisch	T3	31313	31505	31697	31698	31823
2567	5-657.04	5-657.74L	Adhäsiolyse an Ovar und Tuba uterina ohne mikrochirurgische Versorgung: Am Ovar, einseitig: Umsteigen vaginal - offen chirurgisch	Adhäsiolyse an Ovar und Tuba uterina ohne mikrochirurgische Versorgung: Am Ovar: Umsteigen vaginal - offen chirurgisch	S4	31304	31505	31699	31700	31824
2568	5-657.04	5-657.74R	Adhäsiolyse an Ovar und Tuba uterina ohne mikrochirurgische Versorgung: Am Ovar, einseitig: Umsteigen vaginal - offen chirurgisch	Adhäsiolyse an Ovar und Tuba uterina ohne mikrochirurgische Versorgung: Am Ovar: Umsteigen vaginal - offen chirurgisch	S4	31304	31505	31699	31700	31824
2569	5-657.10	5-657.70B	Adhäsiolyse an Ovar und Tuba uterina ohne mikrochirurgische Versorgung: Am Ovar, beidseitig: Offen chirurgisch (abdominal)	Adhäsiolyse an Ovar und Tuba uterina ohne mikrochirurgische Versorgung: Am Ovar: Offen chirurgisch (abdominal)	S4	31304	31505	31699	31700	31824

Fortsetzung 2.18 Operationen an den weiblichen Geschlechtsorganen

lfd. Nr	OPS-301 2004	OPS 2005	Bezeichnung OPS-301 2004	Bezeichnung OPS 2005	Kategorie	OP-Leistung	Überwachung	Nachbeh. Überw.	Nachbeh. Operat.	Narkose
2570	5-657.12	5-657.72B	Adhäsiolyse an Ovar und Tuba uterina ohne mikrochirurgische Versorgung: Am Ovar, beidseitig: Endoskopisch (laparoskopisch)	Adhäsiolyse an Ovar und Tuba uterina ohne mikrochirurgische Versorgung: Am Ovar: Endoskopisch (laparoskopisch)	T3	31313	31505	31697	31698	31823
2571	5-657.13	5-657.73B	Adhäsiolyse an Ovar und Tuba uterina ohne mikrochirurgische Versorgung: Am Ovar, beidseitig: Umsteigen endoskopisch - offen chirurgisch	Adhäsiolyse an Ovar und Tuba uterina ohne mikrochirurgische Versorgung: Am Ovar: Umsteigen endoskopisch - offen chirurgisch	T4	31314	31505	31699	31700	31824
2572	5-657.14	5-657.74B	Adhäsiolyse an Ovar und Tuba uterina ohne mikrochirurgische Versorgung: Am Ovar, beidseitig: Umsteigen vaginal - offen chirurgisch	Adhäsiolyse an Ovar und Tuba uterina ohne mikrochirurgische Versorgung: Am Ovar: Umsteigen vaginal - offen chirurgisch	S5	31305	31506	31699	31700	31825
2573	5-657.20	5-657.80L	Adhäsiolyse an Ovar und Tuba uterina ohne mikrochirurgische Versorgung: An der Tuba uterina, einseitig: Offen chirurgisch (abdominal)	Adhäsiolyse an Ovar und Tuba uterina ohne mikrochirurgische Versorgung: An der Tuba uterina: Offen chirurgisch (abdominal)	S3	31303	31505	31697	31698	31823
2574	5-657.20	5-657.80R	Adhäsiolyse an Ovar und Tuba uterina ohne mikrochirurgische Versorgung: An der Tuba uterina, einseitig: Offen chirurgisch (abdominal)	Adhäsiolyse an Ovar und Tuba uterina ohne mikrochirurgische Versorgung: An der Tuba uterina: Offen chirurgisch (abdominal)	S3	31303	31505	31697	31698	31823
2575	5-657.22	5-657.82L	Adhäsiolyse an Ovar und Tuba uterina ohne mikrochirurgische Versorgung: An der Tuba uterina, einseitig: Endoskopisch (laparoskopisch)	Adhäsiolyse an Ovar und Tuba uterina ohne mikrochirurgische Versorgung: An der Tuba uterina: Endoskopisch (laparoskopisch)	T2	31312	31503	31697	31698	31822
2576	5-657.22	5-657.82R	Adhäsiolyse an Ovar und Tuba uterina ohne mikrochirurgische Versorgung: An der Tuba uterina, einseitig: Endoskopisch (laparoskopisch)	Adhäsiolyse an Ovar und Tuba uterina ohne mikrochirurgische Versorgung: An der Tuba uterina: Endoskopisch (laparoskopisch)	T2	31312	31503	31697	31698	31822
2577	5-657.23	5-657.83L	Adhäsiolyse an Ovar und Tuba uterina ohne mikrochirurgische Versorgung: An der Tuba uterina, einseitig: Umsteigen endoskopisch - offen chirurgisch	Adhäsiolyse an Ovar und Tuba uterina ohne mikrochirurgische Versorgung: An der Tuba uterina: Umsteigen endoskopisch - offen chirurgisch	T3	31313	31505	31697	31698	31823
2578	5-657.23	5-657.83R	Adhäsiolyse an Ovar und Tuba uterina ohne mikrochirurgische Versorgung: An der Tuba uterina, einseitig: Umsteigen endoskopisch - offen chirurgisch	Adhäsiolyse an Ovar und Tuba uterina ohne mikrochirurgische Versorgung: An der Tuba uterina: Umsteigen endoskopisch - offen chirurgisch	T3	31313	31505	31697	31698	31823

Fortsetzung 2.18 Operationen an den weiblichen Geschlechtsorganen

lfd. Nr	OPS-301 2004	OPS 2005	Bezeichnung OPS-301 2004	Bezeichnung OPS 2005	Kategorie	OP-Leistung	Überwachung	Nachbeh. Überw.	Nachbeh. Operat.	Narkose
2579	5-657.24	5-657.84R	Adhäsiolyse an Ovar und Tuba uterina ohne mikrochirurgische Versorgung: An der Tuba uterina, einseitig: Umsteigen vaginal - offen chirurgisch	Adhäsiolyse an Ovar und Tuba uterina ohne mikrochirurgische Versorgung: An der Tuba uterina: Umsteigen vaginal - offen chirurgisch	S4	31304	31505	31699	31700	31824
2580	5-657.24	5-657.84L	Adhäsiolyse an Ovar und Tuba uterina ohne mikrochirurgische Versorgung: An der Tuba uterina, einseitig: Umsteigen vaginal - offen chirurgisch	Adhäsiolyse an Ovar und Tuba uterina ohne mikrochirurgische Versorgung: An der Tuba uterina: Umsteigen vaginal - offen chirurgisch	S4	31304	31505	31699	31700	31824
2581	5-657.30	5-657.80B	Adhäsiolyse an Ovar und Tuba uterina ohne mikrochirurgische Versorgung: An der Tuba uterina, beidseitig: Offen chirurgisch (abdominal)	Adhäsiolyse an Ovar und Tuba uterina ohne mikrochirurgische Versorgung: An der Tuba uterina: Offen chirurgisch (abdominal)	S4	31304	31505	31699	31700	31824
2582	5-657.32	5-657.82B	Adhäsiolyse an Ovar und Tuba uterina ohne mikrochirurgische Versorgung: An der Tuba uterina, beidseitig: Endoskopisch (laparoskopisch)	Adhäsiolyse an Ovar und Tuba uterina ohne mikrochirurgische Versorgung: An der Tuba uterina: Endoskopisch (laparoskopisch)	T3	31313	31505	31697	31698	31823
2583	5-657.33	5-657.83B	Adhäsiolyse an Ovar und Tuba uterina ohne mikrochirurgische Versorgung: An der Tuba uterina, beidseitig: Umsteigen endoskopisch - offen chirurgisch	Adhäsiolyse an Ovar und Tuba uterina ohne mikrochirurgische Versorgung: An der Tuba uterina: Umsteigen endoskopisch - offen chirurgisch	T4	31314	31505	31699	31700	31824
2584	5-657.34	5-657.84B	Adhäsiolyse an Ovar und Tuba uterina ohne mikrochirurgische Versorgung: An der Tuba uterina, beidseitig: Umsteigen vaginal - offen chirurgisch	Adhäsiolyse an Ovar und Tuba uterina ohne mikrochirurgische Versorgung: An der Tuba uterina: Umsteigen vaginal - offen chirurgisch	S5	31305	31506	31699	31700	31825
2585	5-657.40	5-657.90L	Adhäsiolyse an Ovar und Tuba uterina ohne mikrochirurgische Versorgung: An Ovar und Tuba uterina, einseitig: Offen chirurgisch (abdominal)	Adhäsiolyse an Ovar und Tuba uterina ohne mikrochirurgische Versorgung: An Ovar und Tuba uterina: Offen chirurgisch (abdominal)	S3	31303	31505	31697	31698	31823
2586	5-657.40	5-657.90R	Adhäsiolyse an Ovar und Tuba uterina ohne mikrochirurgische Versorgung: An Ovar und Tuba uterina, einseitig: Offen chirurgisch (abdominal)	Adhäsiolyse an Ovar und Tuba uterina ohne mikrochirurgische Versorgung: An Ovar und Tuba uterina: Offen chirurgisch (abdominal)	S3	31303	31505	31697	31698	31823
2587	5-657.42	5-657.92L	Adhäsiolyse an Ovar und Tuba uterina ohne mikrochirurgische Versorgung: An Ovar und Tuba uterina, einseitig: Endoskopisch (laparoskopisch)	Adhäsiolyse an Ovar und Tuba uterina ohne mikrochirurgische Versorgung: An Ovar und Tuba uterina: Endoskopisch (laparoskopisch)	T2	31312	31503	31697	31698	31822

Fortsetzung 2.18 Operationen an den weiblichen Geschlechtsorganen

lfd. Nr	OPS-301 2004	OPS 2005	Bezeichnung OPS-301 2004	Bezeichnung OPS 2005	Kategorie	OP-Leistung	Überwachung	Nachbeh. Überw.	Nachbeh. Operat.	Narkose
2588	5-657.42	5-657.92R	Adhäsiolyse an Ovar und Tuba uterina ohne mikrochirurgische Versorgung: An Ovar und Tuba uterina, einseitig: Endoskopisch (laparoskopisch)	Adhäsiolyse an Ovar und Tuba uterina ohne mikrochirurgische Versorgung: An Ovar und Tuba uterina: Endoskopisch (laparoskopisch)	T2	31312	31503	31697	31698	31822
2589	5-657.43	5-657.93L	Adhäsiolyse an Ovar und Tuba uterina ohne mikrochirurgische Versorgung: An Ovar und Tuba uterina, einseitig: Umsteigen endoskopisch - offen chirurgisch	Adhäsiolyse an Ovar und Tuba uterina ohne mikrochirurgische Versorgung: An Ovar und Tuba uterina: Umsteigen endoskopisch - offen chirurgisch	T3	31313	31505	31697	31698	31823
2590	5-657.43	5-657.93R	Adhäsiolyse an Ovar und Tuba uterina ohne mikrochirurgische Versorgung: An Ovar und Tuba uterina, einseitig: Umsteigen endoskopisch - offen chirurgisch	Adhäsiolyse an Ovar und Tuba uterina ohne mikrochirurgische Versorgung: An Ovar und Tuba uterina: Umsteigen endoskopisch - offen chirurgisch	T3	31313	31505	31697	31698	31823
2591	5-657.44	5-657.94L	Adhäsiolyse an Ovar und Tuba uterina ohne mikrochirurgische Versorgung: An Ovar und Tuba uterina, einseitig: Umsteigen vaginal - offen chirurgisch	Adhäsiolyse an Ovar und Tuba uterina ohne mikrochirurgische Versorgung: An Ovar und Tuba uterina: Umsteigen vaginal - offen chirurgisch	S4	31304	31505	31699	31700	31824
2592	5-657.44	5-657.94R	Adhäsiolyse an Ovar und Tuba uterina ohne mikrochirurgische Versorgung: An Ovar und Tuba uterina, einseitig: Umsteigen vaginal - offen chirurgisch	Adhäsiolyse an Ovar und Tuba uterina ohne mikrochirurgische Versorgung: An Ovar und Tuba uterina: Umsteigen vaginal - offen chirurgisch	S4	31304	31505	31699	31700	31824
2593	5-657.50	5-657.90B	Adhäsiolyse an Ovar und Tuba uterina ohne mikrochirurgische Versorgung: An Ovar und Tuba uterina, beidseitig: Offen chirurgisch (abdominal)	Adhäsiolyse an Ovar und Tuba uterina ohne mikrochirurgische Versorgung: An Ovar und Tuba uterina: Offen chirurgisch (abdominal)	S4	31304	31505	31699	31700	31824
2594	5-657.52	5-657.92B	Adhäsiolyse an Ovar und Tuba uterina ohne mikrochirurgische Versorgung: An Ovar und Tuba uterina, beidseitig: Endoskopisch (laparoskopisch)	Adhäsiolyse an Ovar und Tuba uterina ohne mikrochirurgische Versorgung: An Ovar und Tuba uterina: Endoskopisch (laparoskopisch)	T3	31313	31505	31697	31698	31823
2595	5-657.53	5-657.93B	Adhäsiolyse an Ovar und Tuba uterina ohne mikrochirurgische Versorgung: An Ovar und Tuba uterina, beidseitig: Umsteigen endoskopisch - offen chirurgisch	Adhäsiolyse an Ovar und Tuba uterina ohne mikrochirurgische Versorgung: An Ovar und Tuba uterina: Umsteigen endoskopisch - offen chirurgisch	T4	31314	31505	31699	31700	31824
2596	5-657.54	5-657.94B	Adhäsiolyse an Ovar und Tuba uterina ohne mikrochirurgische Versorgung: An Ovar und Tuba uterina, beidseitig: Umsteigen vaginal - offen chirurgisch	Adhäsiolyse an Ovar und Tuba uterina ohne mikrochirurgische Versorgung: An Ovar und Tuba uterina: Umsteigen vaginal - offen chirurgisch	S5	31305	31506	31699	31700	31825

Fortsetzung 2.18 Operationen an den weiblichen Geschlechtsorganen

lfd. Nr	OPS-301 2004	OPS 2005	Bezeichnung OPS-301 2004	Bezeichnung OPS 2005	Kategorie	OP-Leistung	Überwachung	Nachbeh. Überw.	Nachbeh. Operat.	Narkose
2597	5-657.60		Adhäsiolyse an Ovar und Tuba uterina ohne mikrochirurgische Versorgung: Am Peritoneum des weiblichen Beckens: Offen chirurgisch (abdominal)		S2	31302	31503	31697	31698	31822
2598	5-657.62		Adhäsiolyse an Ovar und Tuba uterina ohne mikrochirurgische Versorgung: Am Peritoneum des weiblichen Beckens: Endoskopisch (laparoskopisch)		T2	31312	31503	31697	31698	31822
2599	5-657.63		Adhäsiolyse an Ovar und Tuba uterina ohne mikrochirurgische Versorgung: Am Peritoneum des weiblichen Beckens: Umsteigen endoskopisch - offen chirurgisch		T3	31313	31505	31697	31698	31823
2600	5-657.64		Adhäsiolyse an Ovar und Tuba uterina ohne mikrochirurgische Versorgung: Am Peritoneum des weiblichen Beckens: Umsteigen vaginal - offen chirurgisch		S3	31303	31505	31697	31698	31823
2601	5-658.0	5-658.7L	Adhäsiolyse an Ovar und Tuba uterina mit mikrochirurgischer Versorgung: Am Ovar, einseitig	Adhäsiolyse an Ovar und Tuba uterina mit mikrochirurgischer Versorgung: Am Ovar	S5	31305	31506	31699	31700	31825
2602	5-658.0	5-658.7R	Adhäsiolyse an Ovar und Tuba uterina mit mikrochirurgischer Versorgung: Am Ovar, einseitig	Adhäsiolyse an Ovar und Tuba uterina mit mikrochirurgischer Versorgung: Am Ovar	S5	31305	31506	31699	31700	31825
2603	5-658.1	5-658.7B	Adhäsiolyse an Ovar und Tuba uterina mit mikrochirurgischer Versorgung: Am Ovar, beidseitig	Adhäsiolyse an Ovar und Tuba uterina mit mikrochirurgischer Versorgung: Am Ovar	S6	31306	31507	31701	31702	31826
2604	5-658.2	5-658.8L	Adhäsiolyse an Ovar und Tuba uterina mit mikrochirurgischer Versorgung: An der Tuba uterina, einseitig	Adhäsiolyse an Ovar und Tuba uterina mit mikrochirurgischer Versorgung: An der Tuba uterina	S5	31305	31506	31699	31700	31825
2605	5-658.2	5-658.8R	Adhäsiolyse an Ovar und Tuba uterina mit mikrochirurgischer Versorgung: An der Tuba uterina, einseitig	Adhäsiolyse an Ovar und Tuba uterina mit mikrochirurgischer Versorgung: An der Tuba uterina	S5	31305	31506	31699	31700	31825
2606	5-658.3	5-658.8B	Adhäsiolyse an Ovar und Tuba uterina mit mikrochirurgischer Versorgung: An der Tuba uterina, beidseitig	Adhäsiolyse an Ovar und Tuba uterina mit mikrochirurgischer Versorgung: An der Tuba uterina	S6	31306	31507	31701	31702	31826
2607	5-658.4	5-658.9L	Adhäsiolyse an Ovar und Tuba uterina mit mikrochirurgischer Versorgung: An Ovar und Tuba uterina, einseitig	Adhäsiolyse an Ovar und Tuba uterina mit mikrochirurgischer Versorgung: An Ovar und Tuba uterina	S5	31305	31506	31699	31700	31825
2608	5-658.4	5-658.9R	Adhäsiolyse an Ovar und Tuba uterina mit mikrochirurgischer Versorgung: An Ovar und Tuba uterina, einseitig	Adhäsiolyse an Ovar und Tuba uterina mit mikrochirurgischer Versorgung: An Ovar und Tuba uterina	S5	31305	31506	31699	31700	31825
2609	5-658.5	5-658.9B	Adhäsiolyse an Ovar und Tuba uterina mit mikrochirurgischer Versorgung: An Ovar und Tuba uterina, beidseitig	Adhäsiolyse an Ovar und Tuba uterina mit mikrochirurgischer Versorgung: An Ovar und Tuba uterina	S6	31306	31507	31701	31702	31826
2610	5-658.6		Adhäsiolyse an Ovar und Tuba uterina mit mikrochirurgischer Versorgung: Am Peritoneum des weiblichen Beckens		S5	31305	31506	31699	31700	31825

Fortsetzung 2.18 Operationen an den weiblichen Geschlechtsorganen

lfd. Nr	OPS-301 2004	OPS 2005	Bezeichnung OPS-301 2004	Bezeichnung OPS 2005	Kate-gorie	OP-Leistung	Über-wachung	Nachbeh. Überw.	Nachbeh. Operat.	Narkose
2611	5-659.00	5-659.20L	Andere Operationen am Ovar: Exzision einer Parovarialzyste, einseitig: Offen chirurgisch (abdominal)	Andere Operationen am Ovar: Exzision einer Parovarialzyste: Offen chirurgisch (abdominal)	S2	31302	31503	31697	31698	31822
2612	5-659.00	5-659.20R	Andere Operationen am Ovar: Exzision einer Parovarialzyste, einseitig: Offen chirurgisch (abdominal)	Andere Operationen am Ovar: Exzision einer Parovarialzyste: Offen chirurgisch (abdominal)	S2	31302	31503	31697	31698	31822
2613	5-659.01	5-659.21L	Andere Operationen am Ovar: Exzision einer Parovarialzyste, einseitig: Vaginal, laparoskopisch assistiert	Andere Operationen am Ovar: Exzision einer Parovarialzyste: Vaginal, laparoskopisch assistiert	T2	31312	31503	31697	31698	31822
2614	5-659.01	5-659.21R	Andere Operationen am Ovar: Exzision einer Parovarialzyste, einseitig: Vaginal, laparoskopisch assistiert	Andere Operationen am Ovar: Exzision einer Parovarialzyste: Vaginal, laparoskopisch assistiert	T2	31312	31503	31697	31698	31822
2615	5-659.02	5-659.22L	Andere Operationen am Ovar: Exzision einer Parovarialzyste, einseitig: Endoskopisch (laparoskopisch)	Andere Operationen am Ovar: Exzision einer Parovarialzyste: Endoskopisch (laparoskopisch)	T2	31312	31503	31697	31698	31822
2616	5-659.02	5-659.22R	Andere Operationen am Ovar: Exzision einer Parovarialzyste, einseitig: Endoskopisch (laparoskopisch)	Andere Operationen am Ovar: Exzision einer Parovarialzyste: Endoskopisch (laparoskopisch)	T2	31312	31503	31697	31698	31822
2617	5-659.03	5-659.23L	Andere Operationen am Ovar: Exzision einer Parovarialzyste, einseitig: Umsteigen endoskopisch - offen chirurgisch	Andere Operationen am Ovar: Exzision einer Parovarialzyste: Umsteigen endoskopisch - offen chirurgisch	T3	31313	31505	31697	31698	31823
2618	5-659.03	5-659.23R	Andere Operationen am Ovar: Exzision einer Parovarialzyste, einseitig: Umsteigen endoskopisch - offen chirurgisch	Andere Operationen am Ovar: Exzision einer Parovarialzyste: Umsteigen endoskopisch - offen chirurgisch	T3	31313	31505	31697	31698	31823
2619	5-659.04	5-659.24L	Andere Operationen am Ovar: Exzision einer Parovarialzyste, einseitig: Umsteigen vaginal - offen chirurgisch	Andere Operationen am Ovar: Exzision einer Parovarialzyste: Umsteigen vaginal - offen chirurgisch	S4	31304	31505	31699	31700	31824
2620	5-659.04	5-659.24R	Andere Operationen am Ovar: Exzision einer Parovarialzyste, einseitig: Umsteigen vaginal - offen chirurgisch	Andere Operationen am Ovar: Exzision einer Parovarialzyste: Umsteigen vaginal - offen chirurgisch	S4	31304	31505	31699	31700	31824
2621	5-659.10	5-659.20B	Andere Operationen am Ovar: Exzision einer Parovarialzyste, beidseitig: Offen chirurgisch (abdominal)	Andere Operationen am Ovar: Exzision einer Parovarialzyste: Offen chirurgisch (abdominal)	S3	31303	31505	31697	31698	31823
2622	5-659.12	5-659.22B	Andere Operationen am Ovar: Exzision einer Parovarialzyste, beidseitig: Endoskopisch (laparoskopisch)	Andere Operationen am Ovar: Exzision einer Parovarialzyste: Endoskopisch (laparoskopisch)	T3	31313	31505	31697	31698	31823

Fortsetzung 2.18 Operationen an den weiblichen Geschlechtsorganen

lfd. Nr	OPS-301 2004	OPS 2005	Bezeichnung OPS-301 2004	Bezeichnung OPS 2005	Kate-gorie	OP-Leistung	Über-wachung	Nachbeh. Überw.	Nachbeh. Operat.	Narkose
2623	5-659.13	5-659.23B	Andere Operationen am Ovar: Exzision einer Parovarialzyste, beidseitig: Umsteigen endoskopisch - offen chirurgisch	Andere Operationen am Ovar: Exzision einer Parovarialzyste: Umsteigen endoskopisch - offen chirurgisch	T4	31314	31505	31699	31700	31824
2624	5-659.14	5-659.24B	Andere Operationen am Ovar: Exzision einer Parovarialzyste, beidseitig: Umsteigen vaginal - offen chirurgisch	Andere Operationen am Ovar: Exzision einer Parovarialzyste: Umsteigen vaginal - offen chirurgisch	S4	31304	31505	31699	31700	31824
2625	5-660.00	5-660.2R	Salpingotomie: Einseitig: Offen chirurgisch (abdominal)	Salpingotomie: Offen chirurgisch (abdominal)	S2	31302	31503	31697	31698	31822
2626	5-660.00	5-660.2L	Salpingotomie: Einseitig: Offen chirurgisch (abdominal)	Salpingotomie: Offen chirurgisch (abdominal)	S2	31302	31503	31697	31698	31822
2627	5-660.02	5-660.4L	Salpingotomie: Einseitig: Endoskopisch (laparoskopisch)	Salpingotomie: Endoskopisch (laparoskopisch)	T2	31312	31503	31697	31698	31822
2628	5-660.02	5-660.4R	Salpingotomie: Einseitig: Endoskopisch (laparoskopisch)	Salpingotomie: Endoskopisch (laparoskopisch)	T2	31312	31503	31697	31698	31822
2629	5-660.03	5-660.5L	Salpingotomie: Einseitig: Umsteigen endoskopisch - offen chirurgisch	Salpingotomie: Umsteigen endoskopisch - offen chirurgisch	T3	31313	31505	31697	31698	31823
2630	5-660.03	5-660.5R	Salpingotomie: Einseitig: Umsteigen endoskopisch - offen chirurgisch	Salpingotomie: Umsteigen endoskopisch - offen chirurgisch	T3	31313	31505	31697	31698	31823
2631	5-660.04	5-660.6L	Salpingotomie: Einseitig: Umsteigen vaginal - offen chirurgisch	Salpingotomie: Umsteigen vaginal - offen chirurgisch	S4	31304	31505	31699	31700	31824
2632	5-660.04	5-660.6R	Salpingotomie: Einseitig: Umsteigen vaginal - offen chirurgisch	Salpingotomie: Umsteigen vaginal - offen chirurgisch	S4	31304	31505	31699	31700	31824
2633	5-660.10	5-660.2B	Salpingotomie: Beidseitig: Offen chirurgisch (abdominal)	Salpingotomie: Offen chirurgisch (abdominal)	S3	31303	31505	31697	31698	31823
2634	5-660.12	5-660.4B	Salpingotomie: Beidseitig: Endoskopisch (laparoskopisch)	Salpingotomie: Endoskopisch (laparoskopisch)	T2	31312	31503	31697	31698	31822
2635	5-660.13	5-660.5B	Salpingotomie: Beidseitig: Umsteigen endoskopisch - offen chirurgisch	Salpingotomie: Umsteigen endoskopisch - offen chirurgisch	T3	31313	31505	31697	31698	31823
2636	5-660.14	5-660.6B	Salpingotomie: Beidseitig: Umsteigen vaginal - offen chirurgisch	Salpingotomie: Umsteigen vaginal - offen chirurgisch	S4	31304	31505	31699	31700	31824
2637	5-661.00	5-661.50L	Salpingektomie: Partiell, einseitig: Offen chirurgisch (abdominal)	Salpingektomie: Partiell: Offen chirurgisch (abdominal)	S3	31303	31505	31697	31698	31823
2638	5-661.00	5-661.50R	Salpingektomie: Partiell, einseitig: Offen chirurgisch (abdominal)	Salpingektomie: Partiell: Offen chirurgisch (abdominal)	S3	31303	31505	31697	31698	31823
2639	5-661.02	5-661.52L	Salpingektomie: Partiell, einseitig: Endoskopisch (laparoskopisch)	Salpingektomie: Partiell: Endoskopisch (laparoskopisch)	T2	31312	31503	31697	31698	31822

Fortsetzung 2.18 Operationen an den weiblichen Geschlechtsorganen

lfd. Nr	OPS-301 2004	OPS 2005	Bezeichnung OPS-301 2004	Bezeichnung OPS 2005	Kategorie	OP-Leistung	Überwachung	Nachbeh. Überw.	Nachbeh. Operat.	Narkose
2640	5-661.02	5-661.52R	Salpingektomie: Partiell, einseitig: Endoskopisch (laparoskopisch)	Salpingektomie: Partiell: Endoskopisch (laparoskopisch)	T2	31312	31503	31697	31698	31822
2641	5-661.03	5-661.53L	Salpingektomie: Partiell, einseitig: Umsteigen endoskopisch - offen chirurgisch	Salpingektomie: Partiell: Umsteigen endoskopisch - offen chirurgisch	T3	31313	31505	31697	31698	31823
2642	5-661.03	5-661.53R	Salpingektomie: Partiell, einseitig: Umsteigen endoskopisch - offen chirurgisch	Salpingektomie: Partiell: Umsteigen endoskopisch - offen chirurgisch	T3	31313	31505	31697	31698	31823
2643	5-661.04	5-661.54L	Salpingektomie: Partiell, einseitig: Umsteigen vaginal - offen chirurgisch	Salpingektomie: Partiell: Umsteigen vaginal - offen chirurgisch	S4	31304	31505	31699	31700	31824
2644	5-661.04	5-661.54R	Salpingektomie: Partiell, einseitig: Umsteigen vaginal - offen chirurgisch	Salpingektomie: Partiell: Umsteigen vaginal - offen chirurgisch	S4	31304	31505	31699	31700	31824
2645	5-661.10	5-661.50B	Salpingektomie: Partiell, beidseitig: Offen chirurgisch (abdominal)	Salpingektomie: Partiell: Offen chirurgisch (abdominal)	S3	31303	31505	31697	31698	31823
2646	5-661.12	5-661.52B	Salpingektomie: Partiell, beidseitig: Endoskopisch (laparoskopisch)	Salpingektomie: Partiell: Endoskopisch (laparoskopisch)	T3	31313	31505	31697	31698	31823
2647	5-661.13	5-661.53B	Salpingektomie: Partiell, beidseitig: Umsteigen endoskopisch - offen chirurgisch	Salpingektomie: Partiell: Umsteigen endoskopisch - offen chirurgisch	T4	31314	31505	31699	31700	31824
2648	5-661.14	5-661.54B	Salpingektomie: Partiell, beidseitig: Umsteigen vaginal - offen chirurgisch	Salpingektomie: Partiell: Umsteigen vaginal - offen chirurgisch	S4	31304	31505	31699	31700	31824
2649	5-661.20	5-661.60L	Salpingektomie: Total, einseitig: Offen chirurgisch (abdominal)	Salpingektomie: Total: Offen chirurgisch (abdominal)	S3	31303	31505	31697	31698	31823
2650	5-661.20	5-661.60R	Salpingektomie: Total, einseitig: Offen chirurgisch (abdominal)	Salpingektomie: Total: Offen chirurgisch (abdominal)	S3	31303	31505	31697	31698	31823
2651	5-661.22	5-661.62L	Salpingektomie: Total, einseitig: Endoskopisch (laparoskopisch)	Salpingektomie: Total: Endoskopisch (laparoskopisch)	T2	31312	31503	31697	31698	31822
2652	5-661.22	5-661.62R	Salpingektomie: Total, einseitig: Endoskopisch (laparoskopisch)	Salpingektomie: Total: Endoskopisch (laparoskopisch)	T2	31312	31503	31697	31698	31822
2653	5-661.23	5-661.63L	Salpingektomie: Total, einseitig: Umsteigen endoskopisch - offen chirurgisch	Salpingektomie: Total: Umsteigen endoskopisch - offen chirurgisch	T3	31313	31505	31697	31698	31823
2654	5-661.23	5-661.63R	Salpingektomie: Total, einseitig: Umsteigen endoskopisch - offen chirurgisch	Salpingektomie: Total: Umsteigen endoskopisch - offen chirurgisch	T3	31313	31505	31697	31698	31823
2655	5-661.24	5-661.64L	Salpingektomie: Total, einseitig: Umsteigen vaginal - offen chirurgisch	Salpingektomie: Total: Umsteigen vaginal - offen chirurgisch	S4	31304	31505	31699	31700	31824

Fortsetzung 2.18 Operationen an den weiblichen Geschlechtsorganen

lfd. Nr	OPS-301 2004	OPS 2005	Bezeichnung OPS-301 2004	Bezeichnung OPS 2005	Kate-gorie	OP-Leistung	Über-wachung	Nachbeh. Überw.	Nachbeh. Operat.	Narkose
2656	5-661.24	5-661.64R	Salpingektomie: Total, einseitig: Umsteigen vaginal - offen chirurgisch	Salpingektomie: Total: Umsteigen vaginal - offen chirurgisch	S4	31304	31505	31699	31700	31824
2657	5-661.30	5-661.60B	Salpingektomie: Total, beidseitig: Offen chirurgisch (abdominal)	Salpingektomie: Total: Offen chirurgisch (abdominal)	S3	31303	31505	31697	31698	31823
2658	5-661.32	5-661.62B	Salpingektomie: Total, beidseitig: Endoskopisch (laparoskopisch)	Salpingektomie: Total: Endoskopisch (laparoskopisch)	T3	31313	31505	31697	31698	31823
2659	5-661.33	5-661.63B	Salpingektomie: Total, beidseitig: Umsteigen endoskopisch - offen chirurgisch	Salpingektomie: Total: Umsteigen endoskopisch - offen chirurgisch	T4	31314	31505	31699	31700	31824
2660	5-661.34	5-661.64B	Salpingektomie: Total, beidseitig: Umsteigen vaginal - offen chirurgisch	Salpingektomie: Total: Umsteigen vaginal - offen chirurgisch	S4	31304	31505	31699	31700	31824
2661	5-661.40		Salpingektomie: Restsalpingektomie: Offen chirurgisch (abdominal)		S3	31303	31505	31697	31698	31823
2662	5-661.42		Salpingektomie: Restsalpingektomie: Endoskopisch (laparoskopisch)		T2	31312	31503	31697	31698	31822
2663	5-661.43		Salpingektomie: Restsalpingektomie: Umsteigen endoskopisch - offen chirurgisch		T3	31313	31505	31697	31698	31823
2664	5-661.44		Salpingektomie: Restsalpingektomie: Umsteigen vaginal - offen chirurgisch		S4	31304	31505	31699	31700	31824
2665	5-665.00	5-665.40L	Exzision und Destruktion von erkranktem Gewebe der Tuba uterina: Exzision, einseitig: Offen chirurgisch (abdominal)	Exzision und Destruktion von erkranktem Gewebe der Tuba uterina: Exzision: Offen chirurgisch (abdominal)	S2	31302	31503	31697	31698	31822
2666	5-665.00	5-665.40R	Exzision und Destruktion von erkranktem Gewebe der Tuba uterina: Exzision, einseitig: Offen chirurgisch (abdominal)	Exzision und Destruktion von erkranktem Gewebe der Tuba uterina: Exzision: Offen chirurgisch (abdominal)	S2	31302	31503	31697	31698	31822
2667	5-665.02	5-665.42L	Exzision und Destruktion von erkranktem Gewebe der Tuba uterina: Exzision, einseitig: Endoskopisch (laparoskopisch)	Exzision und Destruktion von erkranktem Gewebe der Tuba uterina: Exzision: Endoskopisch (laparoskopisch)	T2	31312	31503	31697	31698	31822
2668	5-665.02	5-665.42R	Exzision und Destruktion von erkranktem Gewebe der Tuba uterina: Exzision, einseitig: Endoskopisch (laparoskopisch)	Exzision und Destruktion von erkranktem Gewebe der Tuba uterina: Exzision: Endoskopisch (laparoskopisch)	T2	31312	31503	31697	31698	31822
2669	5-665.03	5-665.43L	Exzision und Destruktion von erkranktem Gewebe der Tuba uterina: Exzision, einseitig: Umsteigen endoskopisch - offen chirurgisch	Exzision und Destruktion von erkranktem Gewebe der Tuba uterina: Exzision: Umsteigen endoskopisch - offen chirurgisch	T3	31313	31505	31697	31698	31823
2670	5-665.03	5-665.43R	Exzision und Destruktion von erkranktem Gewebe der Tuba uterina: Exzision, einseitig: Umsteigen endoskopisch - offen chirurgisch	Exzision und Destruktion von erkranktem Gewebe der Tuba uterina: Exzision: Umsteigen endoskopisch - offen chirurgisch	T3	31313	31505	31697	31698	31823

Fortsetzung 2.18 Operationen an den weiblichen Geschlechtsorganen

lfd. Nr	OPS-301 2004	OPS 2005	Bezeichnung OPS-301 2004	Bezeichnung OPS 2005	Kategorie	OP-Leistung	Überwachung	Nachbeh. Überw.	Nachbeh. Operat.	Narkose
2671	5-665.04	5-665.44L	Exzision und Destruktion von erkranktem Gewebe der Tuba uterina: Exzision, einseitig: Umsteigen vaginal - offen chirurgisch	Exzision und Destruktion von erkranktem Gewebe der Tuba uterina: Exzision: Umsteigen vaginal - offen chirurgisch	S4	31304	31505	31699	31700	31824
2672	5-665.04	5-665.44R	Exzision und Destruktion von erkranktem Gewebe der Tuba uterina: Exzision, einseitig: Umsteigen vaginal - offen chirurgisch	Exzision und Destruktion von erkranktem Gewebe der Tuba uterina: Exzision: Umsteigen vaginal - offen chirurgisch	S4	31304	31505	31699	31700	31824
2673	5-665.10	5-665.40B	Exzision und Destruktion von erkranktem Gewebe der Tuba uterina: Exzision, beidseitig: Offen chirurgisch (abdominal)	Exzision und Destruktion von erkranktem Gewebe der Tuba uterina: Exzision: Offen chirurgisch (abdominal)	S3	31303	31505	31697	31698	31823
2674	5-665.12	5-665.42B	Exzision und Destruktion von erkranktem Gewebe der Tuba uterina: Exzision, beidseitig: Endoskopisch (laparoskopisch)	Exzision und Destruktion von erkranktem Gewebe der Tuba uterina: Exzision: Endoskopisch (laparoskopisch)	T3	31313	31505	31697	31698	31823
2675	5-665.13	5-665.43B	Exzision und Destruktion von erkranktem Gewebe der Tuba uterina: Exzision, beidseitig: Umsteigen endoskopisch - offen chirurgisch	Exzision und Destruktion von erkranktem Gewebe der Tuba uterina: Exzision: Umsteigen endoskopisch - offen chirurgisch	T4	31314	31505	31699	31700	31824
2676	5-665.14	5-665.44B	Exzision und Destruktion von erkranktem Gewebe der Tuba uterina: Exzision, beidseitig: Umsteigen vaginal - offen chirurgisch	Exzision und Destruktion von erkranktem Gewebe der Tuba uterina: Exzision: Umsteigen vaginal - offen chirurgisch	S4	31304	31505	31699	31700	31824
2677	5-665.20	5-665.50L	Exzision und Destruktion von erkranktem Gewebe der Tuba uterina: Destruktion, einseitig: Offen chirurgisch (abdominal)	Exzision und Destruktion von erkranktem Gewebe der Tuba uterina: Destruktion: Offen chirurgisch (abdominal)	S2	31302	31503	31697	31698	31822
2678	5-665.20	5-665.50R	Exzision und Destruktion von erkranktem Gewebe der Tuba uterina: Destruktion, einseitig: Offen chirurgisch (abdominal)	Exzision und Destruktion von erkranktem Gewebe der Tuba uterina: Destruktion: Offen chirurgisch (abdominal)	S2	31302	31503	31697	31698	31822
2679	5-665.22	5-665.52L	Exzision und Destruktion von erkranktem Gewebe der Tuba uterina: Destruktion, einseitig: Endoskopisch (laparoskopisch)	Exzision und Destruktion von erkranktem Gewebe der Tuba uterina: Destruktion: Endoskopisch (laparoskopisch)	T2	31312	31503	31697	31698	31822
2680	5-665.22	5-665.52R	Exzision und Destruktion von erkranktem Gewebe der Tuba uterina: Destruktion, einseitig: Endoskopisch (laparoskopisch)	Exzision und Destruktion von erkranktem Gewebe der Tuba uterina: Destruktion: Endoskopisch (laparoskopisch)	T2	31312	31503	31697	31698	31822
2681	5-665.23	5-665.53L	Exzision und Destruktion von erkranktem Gewebe der Tuba uterina: Destruktion, einseitig: Umsteigen endoskopisch - offen chirurgisch	Exzision und Destruktion von erkranktem Gewebe der Tuba uterina: Destruktion: Umsteigen endoskopisch - offen chirurgisch	T3	31313	31505	31697	31698	31823

Fortsetzung 2.18 Operationen an den weiblichen Geschlechtsorganen

lfd. Nr	OPS-301 2004	OPS 2005	Bezeichnung OPS-301 2004	Bezeichnung OPS 2005	Kate-gorie	OP-Leistung	Über-wachung	Nachbeh. Überw.	Nachbeh. Operat.	Narkose
2682	5-665.23	5-665.53R	Exzision und Destruktion von erkranktem Gewebe der Tuba uterina: Destruktion, einseitig: Umsteigen endoskopisch - offen chirurgisch	Exzision und Destruktion von erkranktem Gewebe der Tuba uterina: Destruktion: Umsteigen endoskopisch - offen chirurgisch	T3	31313	31505	31697	31698	31823
2683	5-665.24	5-665.54L	Exzision und Destruktion von erkranktem Gewebe der Tuba uterina: Destruktion, einseitig: Umsteigen vaginal - offen chirurgisch	Exzision und Destruktion von erkranktem Gewebe der Tuba uterina: Destruktion: Umsteigen vaginal - offen chirurgisch	S3	31303	31505	31697	31698	31823
2684	5-665.24	5-665.54R	Exzision und Destruktion von erkranktem Gewebe der Tuba uterina: Destruktion, einseitig: Umsteigen vaginal - offen chirurgisch	Exzision und Destruktion von erkranktem Gewebe der Tuba uterina: Destruktion: Umsteigen vaginal - offen chirurgisch	S3	31303	31505	31697	31698	31823
2685	5-665.30	5-665.50B	Exzision und Destruktion von erkranktem Gewebe der Tuba uterina: Destruktion, beidseitig: Offen chirurgisch (abdominal)	Exzision und Destruktion von erkranktem Gewebe der Tuba uterina: Destruktion: Offen chirurgisch (abdominal)	S3	31303	31505	31697	31698	31823
2686	5-665.32	5-665.52B	Exzision und Destruktion von erkranktem Gewebe der Tuba uterina: Destruktion, beidseitig: Endoskopisch (laparoskopisch)	Exzision und Destruktion von erkranktem Gewebe der Tuba uterina: Destruktion: Endoskopisch (laparoskopisch)	T3	31313	31505	31697	31698	31823
2687	5-665.33	5-665.53B	Exzision und Destruktion von erkranktem Gewebe der Tuba uterina: Destruktion, beidseitig: Umsteigen endoskopisch - offen chirurgisch	Exzision und Destruktion von erkranktem Gewebe der Tuba uterina: Destruktion: Umsteigen endoskopisch - offen chirurgisch	T4	31314	31505	31699	31700	31824
2688	5-665.34	5-665.54B	Exzision und Destruktion von erkranktem Gewebe der Tuba uterina: Destruktion, beidseitig: Umsteigen vaginal - offen chirurgisch	Exzision und Destruktion von erkranktem Gewebe der Tuba uterina: Destruktion: Umsteigen vaginal - offen chirurgisch	S4	31304	31505	31699	31700	31824
2689	5-666.00	5-666.80L	Plastische Rekonstruktion der Tuba uterina: Tubostomie, einseitig: Offen chirurgisch (abdominal)	Plastische Rekonstruktion der Tuba uterina: Tubostomie: Offen chirurgisch (abdominal)	S3	31303	31505	31697	31698	31823
2690	5-666.00	5-666.80R	Plastische Rekonstruktion der Tuba uterina: Tubostomie, einseitig: Offen chirurgisch (abdominal)	Plastische Rekonstruktion der Tuba uterina: Tubostomie: Offen chirurgisch (abdominal)	S3	31303	31505	31697	31698	31823
2691	5-666.02	5-666.82L	Plastische Rekonstruktion der Tuba uterina: Tubostomie, einseitig: Endoskopisch (laparoskopisch)	Plastische Rekonstruktion der Tuba uterina: Tubostomie: Endoskopisch (laparoskopisch)	T3	31313	31505	31697	31698	31823
2692	5-666.02	5-666.82R	Plastische Rekonstruktion der Tuba uterina: Tubostomie, einseitig: Endoskopisch (laparoskopisch)	Plastische Rekonstruktion der Tuba uterina: Tubostomie: Endoskopisch (laparoskopisch)	T3	31313	31505	31697	31698	31823

Fortsetzung 2.18 Operationen an den weiblichen Geschlechtsorganen

lfd. Nr	OPS-301 2004	OPS 2005	Bezeichnung OPS-301 2004	Bezeichnung OPS 2005	Kategorie	OP-Leistung	Überwachung	Nachbeh. Überw.	Nachbeh. Operat.	Narkose
2693	5-666.03	5-666.83L	Plastische Rekonstruktion der Tuba uterina: Tubostomie, einseitig: Umsteigen endoskopisch - offen chirurgisch	Plastische Rekonstruktion der Tuba uterina: Tubostomie: Umsteigen endoskopisch - offen chirurgisch	T4	31314	31505	31699	31700	31824
2694	5-666.03	5-666.83R	Plastische Rekonstruktion der Tuba uterina: Tubostomie, einseitig: Umsteigen endoskopisch - offen chirurgisch	Plastische Rekonstruktion der Tuba uterina: Tubostomie: Umsteigen endoskopisch - offen chirurgisch	T4	31314	31505	31699	31700	31824
2695	5-666.04	5-666.84L	Plastische Rekonstruktion der Tuba uterina: Tubostomie, einseitig: Umsteigen vaginal - offen chirurgisch	Plastische Rekonstruktion der Tuba uterina: Tubostomie: Umsteigen vaginal - offen chirurgisch	S4	31304	31505	31699	31700	31824
2696	5-666.04	5-666.84R	Plastische Rekonstruktion der Tuba uterina: Tubostomie, einseitig: Umsteigen vaginal - offen chirurgisch	Plastische Rekonstruktion der Tuba uterina: Tubostomie: Umsteigen vaginal - offen chirurgisch	S4	31304	31505	31699	31700	31824
2697	5-666.10	5-666.80B	Plastische Rekonstruktion der Tuba uterina: Tubostomie, beidseitig: Offen chirurgisch (abdominal)	Plastische Rekonstruktion der Tuba uterina: Tubostomie: Offen chirurgisch (abdominal)	S4	31304	31505	31699	31700	31824
2698	5-666.12	5-666.82B	Plastische Rekonstruktion der Tuba uterina: Tubostomie, beidseitig: Endoskopisch (laparoskopisch)	Plastische Rekonstruktion der Tuba uterina: Tubostomie: Endoskopisch (laparoskopisch)	T4	31314	31505	31699	31700	31824
2699	5-666.13	5-666.83B	Plastische Rekonstruktion der Tuba uterina: Tubostomie, beidseitig: Umsteigen endoskopisch - offen chirurgisch	Plastische Rekonstruktion der Tuba uterina: Tubostomie: Umsteigen endoskopisch - offen chirurgisch	T5	31315	31506	31699	31700	31825
2700	5-666.14	5-666.84B	Plastische Rekonstruktion der Tuba uterina: Tubostomie, beidseitig: Umsteigen vaginal - offen chirurgisch	Plastische Rekonstruktion der Tuba uterina: Tubostomie: Umsteigen vaginal - offen chirurgisch	S5	31305	31506	31699	31700	31825
2701	5-666.20	5-666.90L	Plastische Rekonstruktion der Tuba uterina: Fimbrioplastik, einseitig: Offen chirurgisch (abdominal)	Plastische Rekonstruktion der Tuba uterina: Fimbrioplastik: Offen chirurgisch (abdominal)	S4	31304	31505	31699	31700	31824
2702	5-666.20	5-666.90R	Plastische Rekonstruktion der Tuba uterina: Fimbrioplastik, einseitig: Offen chirurgisch (abdominal)	Plastische Rekonstruktion der Tuba uterina: Fimbrioplastik: Offen chirurgisch (abdominal)	S4	31304	31505	31699	31700	31824
2703	5-666.22	5-666.92L	Plastische Rekonstruktion der Tuba uterina: Fimbrioplastik, einseitig: Endoskopisch (laparoskopisch)	Plastische Rekonstruktion der Tuba uterina: Fimbrioplastik: Endoskopisch (laparoskopisch)	T3	31313	31505	31697	31698	31823
2704	5-666.22	5-666.92R	Plastische Rekonstruktion der Tuba uterina: Fimbrioplastik, einseitig: Endoskopisch (laparoskopisch)	Plastische Rekonstruktion der Tuba uterina: Fimbrioplastik: Endoskopisch (laparoskopisch)	T3	31313	31505	31697	31698	31823

Fortsetzung 2.18 Operationen an den weiblichen Geschlechtsorganen

lfd. Nr	OPS-301 2004	OPS 2005	Bezeichnung OPS-301 2004	Bezeichnung OPS 2005	Kate-gorie	OP-Leistung	Über-wachung	Nachbeh. Überw.	Nachbeh. Operat.	Narkose
2705	5-666.23	5-666.93L	Plastische Rekonstruktion der Tuba uterina: Fimbrioplastik, einseitig: Umsteigen endoskopisch - offen chirurgisch	Plastische Rekonstruktion der Tuba uterina: Fimbrioplastik: Umsteigen endoskopisch - offen chirurgisch	T4	31314	31505	31699	31700	31824
2706	5-666.23	5-666.93R	Plastische Rekonstruktion der Tuba uterina: Fimbrioplastik, einseitig: Umsteigen endoskopisch - offen chirurgisch	Plastische Rekonstruktion der Tuba uterina: Fimbrioplastik: Umsteigen endoskopisch - offen chirurgisch	T4	31314	31505	31699	31700	31824
2707	5-666.24	5-666.94L	Plastische Rekonstruktion der Tuba uterina: Fimbrioplastik, einseitig: Umsteigen vaginal - offen chirurgisch	Plastische Rekonstruktion der Tuba uterina: Fimbrioplastik: Umsteigen vaginal - offen chirurgisch	S5	31305	31506	31699	31700	31825
2708	5-666.24	5-666.94R	Plastische Rekonstruktion der Tuba uterina: Fimbrioplastik, einseitig: Umsteigen vaginal - offen chirurgisch	Plastische Rekonstruktion der Tuba uterina: Fimbrioplastik: Umsteigen vaginal - offen chirurgisch	S5	31305	31506	31699	31700	31825
2709	5-666.30	5-666.90B	Plastische Rekonstruktion der Tuba uterina: Fimbrioplastik, beidseitig: Offen chirurgisch (abdominal)	Plastische Rekonstruktion der Tuba uterina: Fimbrioplastik: Offen chirurgisch (abdominal)	S5	31305	31506	31699	31700	31825
2710	5-666.32	5-666.92B	Plastische Rekonstruktion der Tuba uterina: Fimbrioplastik, beidseitig: Endoskopisch (laparoskopisch)	Plastische Rekonstruktion der Tuba uterina: Fimbrioplastik: Endoskopisch (laparoskopisch)	T4	31314	31505	31699	31700	31824
2711	5-666.33	5-666.93B	Plastische Rekonstruktion der Tuba uterina: Fimbrioplastik, beidseitig: Umsteigen endoskopisch - offen chirurgisch	Plastische Rekonstruktion der Tuba uterina: Fimbrioplastik: Umsteigen endoskopisch - offen chirurgisch	T5	31315	31506	31699	31700	31825
2712	5-666.34	5-666.94B	Plastische Rekonstruktion der Tuba uterina: Fimbrioplastik, beidseitig: Umsteigen vaginal - offen chirurgisch	Plastische Rekonstruktion der Tuba uterina: Fimbrioplastik: Umsteigen vaginal - offen chirurgisch	S6	31306	31507	31701	31702	31826
2713	5-666.40	5-666.a0L	Plastische Rekonstruktion der Tuba uterina: Tubenanastomose, einseitig: Offen chirurgisch (abdominal)	Plastische Rekonstruktion der Tuba uterina: Tubenanastomose: Offen chirurgisch (abdominal)	S5	31305	31506	31699	31700	31825
2714	5-666.40	5-666.a0R	Plastische Rekonstruktion der Tuba uterina: Tubenanastomose, einseitig: Offen chirurgisch (abdominal)	Plastische Rekonstruktion der Tuba uterina: Tubenanastomose: Offen chirurgisch (abdominal)	S5	31305	31506	31699	31700	31825
2715	5-666.42	5-666.a2L	Plastische Rekonstruktion der Tuba uterina: Tubenanastomose, einseitig: Endoskopisch (laparoskopisch)	Plastische Rekonstruktion der Tuba uterina: Tubenanastomose: Endoskopisch (laparoskopisch)	T3	31313	31505	31697	31698	31823
2716	5-666.42	5-666.a2R	Plastische Rekonstruktion der Tuba uterina: Tubenanastomose, einseitig: Endoskopisch (laparoskopisch)	Plastische Rekonstruktion der Tuba uterina: Tubenanastomose: Endoskopisch (laparoskopisch)	T3	31313	31505	31697	31698	31823

Fortsetzung 2.18 Operationen an den weiblichen Geschlechtsorganen

lfd. Nr	OPS-301 2004	OPS 2005	Bezeichnung OPS-301 2004	Bezeichnung OPS 2005	Kate-gorie	OP-Leistung	Über-wachung	Nachbeh. Überw.	Nachbeh. Operat.	Narkose
2717	5-666.43	5-666.a3L	Plastische Rekonstruktion der Tuba uterina: Tubenanastomose, einseitig: Umsteigen endoskopisch - offen chirurgisch	Plastische Rekonstruktion der Tuba uterina: Tubenanastomose: Umsteigen endoskopisch - offen chirurgisch	T4	31314	31505	31699	31700	31824
2718	5-666.43	5-666.a3R	Plastische Rekonstruktion der Tuba uterina: Tubenanastomose, einseitig: Umsteigen endoskopisch - offen chirurgisch	Plastische Rekonstruktion der Tuba uterina: Tubenanastomose: Umsteigen endoskopisch - offen chirurgisch	T4	31314	31505	31699	31700	31824
2719	5-666.44	5-666.a4L	Plastische Rekonstruktion der Tuba uterina: Tubenanastomose, einseitig: Umsteigen vaginal - offen chirurgisch	Plastische Rekonstruktion der Tuba uterina: Tubenanastomose: Umsteigen vaginal - offen chirurgisch	S6	31306	31507	31701	31702	31826
2720	5-666.44	5-666.a4R	Plastische Rekonstruktion der Tuba uterina: Tubenanastomose, einseitig: Umsteigen vaginal - offen chirurgisch	Plastische Rekonstruktion der Tuba uterina: Tubenanastomose: Umsteigen vaginal - offen chirurgisch	S6	31306	31507	31701	31702	31826
2721	5-666.50	5-666.a0B	Plastische Rekonstruktion der Tuba uterina: Tubenanastomose, beidseitig: Offen chirurgisch (abdominal)	Plastische Rekonstruktion der Tuba uterina: Tubenanastomose: Offen chirurgisch (abdominal)	S6	31306	31507	31701	31702	31826
2722	5-666.52	5-666.a2B	Plastische Rekonstruktion der Tuba uterina: Tubenanastomose, beidseitig: Endoskopisch (laparoskopisch)	Plastische Rekonstruktion der Tuba uterina: Tubenanastomose: Endoskopisch (laparoskopisch)	T4	31314	31505	31699	31700	31824
2723	5-666.53	5-666.a3B	Plastische Rekonstruktion der Tuba uterina: Tubenanastomose, beidseitig: Umsteigen endoskopisch - offen chirurgisch	Plastische Rekonstruktion der Tuba uterina: Tubenanastomose: Umsteigen endoskopisch - offen chirurgisch	T5	31315	31506	31699	31700	31825
2724	5-666.54	5-666.a4B	Plastische Rekonstruktion der Tuba uterina: Tubenanastomose, beidseitig: Umsteigen vaginal - offen chirurgisch	Plastische Rekonstruktion der Tuba uterina: Tubenanastomose: Umsteigen vaginal - offen chirurgisch	S7	31307	31507	31701	31702	31827
2725	5-666.60	5-666.b0L	Plastische Rekonstruktion der Tuba uterina: Salpingouterostomie, einseitig: Offen chirurgisch (abdominal)	Plastische Rekonstruktion der Tuba uterina: Salpingouterostomie: Offen chirurgisch (abdominal)	S5	31305	31506	31699	31700	31825
2726	5-666.60	5-666.b0R	Plastische Rekonstruktion der Tuba uterina: Salpingouterostomie, einseitig: Offen chirurgisch (abdominal)	Plastische Rekonstruktion der Tuba uterina: Salpingouterostomie: Offen chirurgisch (abdominal)	S5	31305	31506	31699	31700	31825
2727	5-666.62	5-666.b2L	Plastische Rekonstruktion der Tuba uterina: Salpingouterostomie, einseitig: Endoskopisch (laparoskopisch)	Plastische Rekonstruktion der Tuba uterina: Salpingouterostomie: Endoskopisch (laparoskopisch)	T3	31313	31505	31697	31698	31823
2728	5-666.62	5-666.b2R	Plastische Rekonstruktion der Tuba uterina: Salpingouterostomie, einseitig: Endoskopisch (laparoskopisch)	Plastische Rekonstruktion der Tuba uterina: Salpingouterostomie: Endoskopisch (laparoskopisch)	T3	31313	31505	31697	31698	31823

Fortsetzung 2.18 Operationen an den weiblichen Geschlechtsorganen

lfd. Nr	OPS-301 2004	OPS 2005	Bezeichnung OPS-301 2004	Bezeichnung OPS 2005	Kate-gorie	OP-Leistung	Über-wachung	Nachbeh. Überw.	Nachbeh. Operat.	Narkose
2729	5-666.63	5-666.b3L	Plastische Rekonstruktion der Tuba uterina: Salpingouterostomie, einseitig: Umsteigen endoskopisch - offen chirurgisch	Plastische Rekonstruktion der Tuba uterina: Salpingouterostomie: Umsteigen endoskopisch - offen chirurgisch	T4	31314	31505	31699	31700	31824
2730	5-666.63	5-666.b3R	Plastische Rekonstruktion der Tuba uterina: Salpingouterostomie, einseitig: Umsteigen endoskopisch - offen chirurgisch	Plastische Rekonstruktion der Tuba uterina: Salpingouterostomie: Umsteigen endoskopisch - offen chirurgisch	T4	31314	31505	31699	31700	31824
2731	5-666.64	5-666.b4L	Plastische Rekonstruktion der Tuba uterina: Salpingouterostomie, einseitig: Umsteigen vaginal - offen chirurgisch	Plastische Rekonstruktion der Tuba uterina: Salpingouterostomie: Umsteigen vaginal - offen chirurgisch	S6	31306	31507	31701	31702	31826
2732	5-666.64	5-666.b4R	Plastische Rekonstruktion der Tuba uterina: Salpingouterostomie, einseitig: Umsteigen vaginal - offen chirurgisch	Plastische Rekonstruktion der Tuba uterina: Salpingouterostomie: Umsteigen vaginal - offen chirurgisch	S6	31306	31507	31701	31702	31826
2733	5-666.70	5-666.b0B	Plastische Rekonstruktion der Tuba uterina: Salpingouterostomie, beidseitig: Offen chirurgisch (abdominal)	Plastische Rekonstruktion der Tuba uterina: Salpingouterostomie: Offen chirurgisch (abdominal)	S6	31306	31507	31701	31702	31826
2734	5-666.72	5-666.b2B	Plastische Rekonstruktion der Tuba uterina: Salpingouterostomie, beidseitig: Endoskopisch (laparoskopisch)	Plastische Rekonstruktion der Tuba uterina: Salpingouterostomie: Endoskopisch (laparoskopisch)	T4	31314	31505	31699	31700	31824
2735	5-666.73	5-666.b3B	Plastische Rekonstruktion der Tuba uterina: Salpingouterostomie, beidseitig: Umsteigen endoskopisch - offen chirurgisch	Plastische Rekonstruktion der Tuba uterina: Salpingouterostomie: Umsteigen endoskopisch - offen chirurgisch	T5	31315	31506	31699	31700	31825
2736	5-666.74	5-666.b4B	Plastische Rekonstruktion der Tuba uterina: Salpingouterostomie, beidseitig: Umsteigen vaginal - offen chirurgisch	Plastische Rekonstruktion der Tuba uterina: Salpingouterostomie: Umsteigen vaginal - offen chirurgisch	S7	31307	31507	31701	31702	31827
2737	5-667.1		Insufflation der Tubae uterinae: Chromopertubation		S2	31302	31503	31697	31698	31822
2738	5-671.0		Konisation der Cervix uteri: Konisation		S1	31301	31502	31695	31696	31821
2739	5-671.1		Konisation der Cervix uteri: Rekonisation		S2	31302	31503	31697	31698	31822
2740	5-672.0		Andere Exzision und Destruktion von erkranktem Gewebe der Cervix uteri: Exzision		S1	31301	31502	31695	31696	31821
2741	5-673		Amputation der Cervix uteri		S2	31302	31503	31697	31698	31822
2742	5-674.0		Rekonstruktion der Cervix uteri in der Gravidität: Cerclage		S1	31301	31502	31695	31696	31821
2743	5-674.1		Rekonstruktion der Cervix uteri in der Gravidität: Muttermundverschluss		S2	31302	31503	31697	31698	31822
2744	5-675.0		Andere Rekonstruktion der Cervix uteri: Naht (nach Verletzung)		S2	31302	31503	31697	31698	31822

Fortsetzung 2.18 Operationen an den weiblichen Geschlechtsorganen

lfd. Nr	OPS-301 2004	OPS 2005	Bezeichnung OPS-301 2004	Bezeichnung OPS 2005	Kategorie	OP-Leistung	Überwachung	Nachbeh. Überw.	Nachbeh. Operat.	Narkose
2745	5-675.1		Andere Rekonstruktion der Cervix uteri: Plastische Rekonstruktion		S2	31302	31503	31697	31698	31822
2746	5-675.2		Andere Rekonstruktion der Cervix uteri: Portioplastik		S2	31302	31503	31697	31698	31822
2747	5-681.00		Exzision und Destruktion von erkranktem Gewebe des Uterus: Exzision von Endometriumsynechien: Vaginal		S1	31301	31502	31695	31696	31821
2748	5-681.01		Exzision und Destruktion von erkranktem Gewebe des Uterus: Exzision von Endometriumsynechien: Hysteroskopisch		S2	31302	31503	31697	31698	31822
2749	5-681.10		Exzision und Destruktion von erkranktem Gewebe des Uterus: Exzision eines kongenitalen Septums: Vaginal		S1	31301	31502	31695	31696	31821
2750	5-681.11		Exzision und Destruktion von erkranktem Gewebe des Uterus: Exzision eines kongenitalen Septums: Hysteroskopisch ohne Kontrolle		T2	31312	31503	31697	31698	31822
2751	5-681.12		Exzision und Destruktion von erkranktem Gewebe des Uterus: Exzision eines kongenitalen Septums: Hysteroskopisch, laparoskopisch assistiert		T2	31312	31503	31697	31698	31822
2752	5-681.13		Exzision und Destruktion von erkranktem Gewebe des Uterus: Exzision eines kongenitalen Septums: Hysteroskopisch, sonographisch assistiert		T2	31312	31503	31697	31698	31822
2753	5-681.20		Exzision und Destruktion von erkranktem Gewebe des Uterus: Enukleation eines Myoms: Offen chirurgisch (abdominal)		S4	31304	31505	31699	31700	31824
2754	5-681.22		Exzision und Destruktion von erkranktem Gewebe des Uterus: Enukleation eines Myoms: Endoskopisch (laparoskopisch)		T3	31313	31505	31697	31698	31823
2755	5-681.23		Exzision und Destruktion von erkranktem Gewebe des Uterus: Enukleation eines Myoms: Hysteroskopisch		T3	31313	31505	31697	31698	31823
2756	5-681.24		Exzision und Destruktion von erkranktem Gewebe des Uterus: Enukleation eines Myoms: Umsteigen endoskopisch - offen chirurgisch		T4	31314	31505	31699	31700	31824
2757	5-681.25		Exzision und Destruktion von erkranktem Gewebe des Uterus: Enukleation eines Myoms: Umsteigen vaginal - offen chirurgisch		S5	31305	31506	31699	31700	31825
2758	5-681.5		Exzision und Destruktion von erkranktem Gewebe des Uterus: Endometriumablation		T2	31312	31503	31697	31698	31822
2759	5-681.6		Exzision und Destruktion von erkranktem Gewebe des Uterus: Destruktion		T2	31312	31503	31697	31698	31822
2760	5-682.00		Subtotale Uterusexstirpation: Suprazervikal: Offen chirurgisch (abdominal)		S4	31304	31505	31699	31700	31824
2761	5-682.02		Subtotale Uterusexstirpation: Suprazervikal: Endoskopisch (laparoskopisch)		T4	31314	31505	31699	31700	31824
2762	5-682.03		Subtotale Uterusexstirpation: Suprazervikal: Umsteigen endoskopisch - offen chirurgisch		T4	31314	31505	31699	31700	31824
2763	5-682.04		Subtotale Uterusexstirpation: Suprazervikal: Umsteigen vaginal - offen chirurgisch		S5	31305	31506	31699	31700	31825
2764	5-682.10		Subtotale Uterusexstirpation: Supravaginal: Offen chirurgisch (abdominal)		S4	31304	31505	31699	31700	31824
2765	5-682.12		Subtotale Uterusexstirpation: Supravaginal: Endoskopisch (laparoskopisch)		T4	31314	31505	31699	31700	31824

Fortsetzung 2.18 Operationen an den weiblichen Geschlechtsorganen

lfd. Nr	OPS-301 2004	OPS 2005	Bezeichnung OPS-301 2004	Bezeichnung OPS 2005	Kategorie	OP-Leistung	Überwachung	Nachbeh. Überw.	Nachbeh. Operat.	Narkose
2766	5-682.13		Subtotale Uterusexstirpation: Supravaginal: Umsteigen endoskopisch - offen chirurgisch		T4	31314	31505	31699	31700	31824
2767	5-682.14		Subtotale Uterusexstirpation: Supravaginal: Umsteigen vaginal - offen chirurgisch		S5	31305	31506	31699	31700	31825
2768	5-682.20		Subtotale Uterusexstirpation: Hemihysterektomie (bei Uterus bicornis): Offen chirurgisch (abdominal)		S5	31305	31506	31699	31700	31825
2769	5-682.21		Subtotale Uterusexstirpation: Hemihysterektomie (bei Uterus bicornis): Endoskopisch (laparoskopisch)		T4	31314	31505	31699	31700	31824
2770	5-682.22		Subtotale Uterusexstirpation: Hemihysterektomie (bei Uterus bicornis): Umsteigen endoskopisch - offen chirurgisch		T4	31314	31505	31699	31700	31824
2771	5-683.00		Uterusexstirpation [Hysterektomie]: Ohne Salpingoovarektomie: Offen chirurgisch (abdominal)		S4	31304	31505	31699	31700	31824
2772	5-683.01		Uterusexstirpation [Hysterektomie]: Ohne Salpingoovarektomie: Vaginal		S4	31304	31505	31699	31700	31824
2773	5-683.02		Uterusexstirpation [Hysterektomie]: Ohne Salpingoovarektomie: Vaginal, laparoskopisch assistiert		T4	31314	31505	31699	31700	31824
2774	5-683.03		Uterusexstirpation [Hysterektomie]: Ohne Salpingoovarektomie: Endoskopisch (laparoskopisch)		T4	31314	31505	31699	31700	31824
2775	5-683.04		Uterusexstirpation [Hysterektomie]: Ohne Salpingoovarektomie: Umsteigen endoskopisch - offen chirurgisch		T4	31314	31505	31699	31700	31824
2776	5-683.05		Uterusexstirpation [Hysterektomie]: Ohne Salpingoovarektomie: Umsteigen vaginal - offen chirurgisch		S5	31305	31506	31699	31700	31825
2777	5-683.10		Uterusexstirpation [Hysterektomie]: Mit Salpingoovarektomie, einseitig: Offen chirurgisch (abdominal)		S5	31305	31506	31699	31700	31825
2778	5-683.11		Uterusexstirpation [Hysterektomie]: Mit Salpingoovarektomie, einseitig: Vaginal		S5	31305	31506	31699	31700	31825
2779	5-683.12		Uterusexstirpation [Hysterektomie]: Mit Salpingoovarektomie, einseitig: Vaginal, laparoskopisch assistiert		T4	31314	31505	31699	31700	31824
2780	5-683.13		Uterusexstirpation [Hysterektomie]: Mit Salpingoovarektomie, einseitig: Endoskopisch (laparoskopisch)		T4	31314	31505	31699	31700	31824
2781	5-683.14		Uterusexstirpation [Hysterektomie]: Mit Salpingoovarektomie, einseitig: Umsteigen endoskopisch - offen chirurgisch		T4	31314	31505	31699	31700	31824
2782	5-683.15		Uterusexstirpation [Hysterektomie]: Mit Salpingoovarektomie, einseitig: Umsteigen vaginal - offen chirurgisch		S6	31306	31507	31701	31702	31826
2783	5-683.20		Uterusexstirpation [Hysterektomie]: Mit Salpingoovarektomie, beidseitig: Offen chirurgisch (abdominal)		S5	31305	31506	31699	31700	31825
2784	5-683.21		Uterusexstirpation [Hysterektomie]: Mit Salpingoovarektomie, beidseitig: Vaginal		S5	31305	31506	31699	31700	31825
2785	5-683.22		Uterusexstirpation [Hysterektomie]: Mit Salpingoovarektomie, beidseitig: Vaginal, laparoskopisch assistiert		T4	31314	31505	31699	31700	31824

Fortsetzung 2.18 Operationen an den weiblichen Geschlechtsorganen

lfd. Nr	OPS-301 2004	OPS 2005	Bezeichnung OPS-301 2004	Bezeichnung OPS 2005	Kate-gorie	OP-Leistung	Über-wachung	Nachbeh. Überw.	Nachbeh. Operat.	Narkose
2786	5-683.23		Uterusexstirpation [Hysterektomie]: Mit Salpingoovarektomie, beidseitig: Endoskopisch (laparoskopisch)		T4	31314	31505	31699	31700	31824
2787	5-683.24		Uterusexstirpation [Hysterektomie]: Mit Salpingoovarektomie, beidseitig: Umsteigen endoskopisch - offen chirurgisch		T4	31314	31505	31699	31700	31824
2788	5-683.25		Uterusexstirpation [Hysterektomie]: Mit Salpingoovarektomie, beidseitig: Umsteigen vaginal - offen chirurgisch		S6	31306	31507	31701	31702	31826
2789	5-683.3		Uterusexstirpation [Hysterektomie]: Mit ausgedehnter retroperitonealer Präparation		S6	31306	31507	31701	31702	31826
2790	5-684.0		Zervixstumpfexstirpation: Offen chirurgisch (abdominal)		S4	31304	31505	31699	31700	31824
2791	5-684.1		Zervixstumpfexstirpation: Vaginal		S3	31303	31505	31697	31698	31823
2792	5-684.2		Zervixstumpfexstirpation: Umsteigen vaginal - offen chirurgisch		S5	31305	31506	31699	31700	31825
2793	5-685.00		Radikale Uterusexstirpation: Ohne Lymphadenektomie: Offen chirurgisch (abdominal)		S5	31305	31506	31699	31700	31825
2794	5-685.01		Radikale Uterusexstirpation: Ohne Lymphadenektomie: Vaginal		S5	31305	31506	31699	31700	31825
2795	5-685.02		Radikale Uterusexstirpation: Ohne Lymphadenektomie: Vaginal, laparoskopisch assistiert		T4	31314	31505	31699	31700	31824
2796	5-685.03		Radikale Uterusexstirpation: Ohne Lymphadenektomie: Umsteigen vaginal - offen chirurgisch		S6	31306	31507	31701	31702	31826
2797	5-685.1		Radikale Uterusexstirpation: Mit pelviner Lymphadenektomie		S6	31306	31507	31701	31702	31826
2798	5-685.2		Radikale Uterusexstirpation: Mit paraaortaler Lymphadenektomie		S7	31307	31507	31701	31702	31827
2799	5-685.3		Radikale Uterusexstirpation: Mit pelviner und paraaortaler Lymphadenektomie		S7	31307	31507	31701	31702	31827
2800	5-686.00		Radikale Zervixstumpfexstirpation: Ohne Lymphadenektomie: Offen chirurgisch (abdominal)		S4	31304	31505	31699	31700	31824
2801	5-686.01		Radikale Zervixstumpfexstirpation: Ohne Lymphadenektomie: Vaginal		S3	31303	31505	31697	31698	31823
2802	5-686.02		Radikale Zervixstumpfexstirpation: Ohne Lymphadenektomie: Vaginal, laparoskopisch assistiert		T2	31312	31503	31697	31698	31822
2803	5-686.03		Radikale Zervixstumpfexstirpation: Ohne Lymphadenektomie: Umsteigen vaginal - offen chirurgisch		S5	31305	31506	31699	31700	31825
2804	5-686.1		Radikale Zervixstumpfexstirpation: Mit pelviner Lymphadenektomie		S6	31306	31507	31701	31702	31826
2805	5-686.2		Radikale Zervixstumpfexstirpation: Mit paraaortaler Lymphadenektomie		S7	31307	31507	31701	31702	31827
2806	5-686.3		Radikale Zervixstumpfexstirpation: Mit pelviner und paraaortaler Lymphadenektomie		S7	31307	31507	31701	31702	31827
2807	5-687.0		Exenteration [Eviszeration] des weiblichen kleinen Beckens: Vordere		S7	31307	31507	31701	31702	31827

Fortsetzung 2.18 Operationen an den weiblichen Geschlechtsorganen

lfd. Nr	OPS-301 2004	OPS 2005	Bezeichnung OPS-301 2004	Bezeichnung OPS 2005	Kategorie	OP-Leistung	Überwachung	Nachbeh. Überw.	Nachbeh. Operat.	Narkose
2808	5-687.1		Exenteration [Eviszeration] des weiblichen kleinen Beckens: Hintere		S7	31307	31507	31701	31702	31827
2809	5-687.2		Exenteration [Eviszeration] des weiblichen kleinen Beckens: Totale		S7	31307	31507	31701	31702	31827
2810	5-690.0		Therapeutische Kürettage [Abrasio uteri]: Ohne lokale Medikamentenapplikation		S1	31301	31502	31695	31696	31821
2811	5-690.1		Therapeutische Kürettage [Abrasio uteri]: Mit lokaler Medikamentenapplikation		S1	31301	31502	31695	31696	31821
2812	5-690.2		Therapeutische Kürettage [Abrasio uteri]: Mit Polypentfernung		S1	31301	31502	31695	31696	31821
2813	5-691		Entfernung eines intrauterinen Fremdkörpers		S1	31301	31502	31695	31696	31821
2814	5-692.00		Exzision und Destruktion von erkranktem Gewebe der Parametrien: Exzision: Offen chirurgisch (abdominal)		S2	31302	31503	31697	31698	31822
2815	5-692.01		Exzision und Destruktion von erkranktem Gewebe der Parametrien: Exzision: Vaginal, laparoskopisch assistiert		T3	31313	31505	31697	31698	31823
2816	5-692.02		Exzision und Destruktion von erkranktem Gewebe der Parametrien: Exzision: Endoskopisch (laparoskopisch)		T3	31313	31505	31697	31698	31823
2817	5-692.03		Exzision und Destruktion von erkranktem Gewebe der Parametrien: Exzision: Umsteigen endoskopisch - offen chirurgisch		T3	31313	31505	31697	31698	31823
2818	5-692.04		Exzision und Destruktion von erkranktem Gewebe der Parametrien: Exzision: Umsteigen vaginal - offen chirurgisch		T3	31313	31505	31697	31698	31823
2819	5-692.10		Exzision und Destruktion von erkranktem Gewebe der Parametrien: Destruktion: Offen chirurgisch (abdominal)		S2	31302	31503	31697	31698	31822
2820	5-692.11		Exzision und Destruktion von erkranktem Gewebe der Parametrien: Destruktion: Vaginal, laparoskopisch assistiert		T3	31313	31505	31697	31698	31823
2821	5-692.12		Exzision und Destruktion von erkranktem Gewebe der Parametrien: Destruktion: Endoskopisch (laparoskopisch)		T3	31313	31505	31697	31698	31823
2822	5-692.13		Exzision und Destruktion von erkranktem Gewebe der Parametrien: Destruktion: Umsteigen endoskopisch - offen chirurgisch		T3	31313	31505	31697	31698	31823
2823	5-692.14		Exzision und Destruktion von erkranktem Gewebe der Parametrien: Destruktion: Umsteigen vaginal - offen chirurgisch		S4	31304	31505	31699	31700	31824
2824	5-693		Plastische Rekonstruktion der Parametrien (bei Lagekorrektur des Uterus)		S2	31302	31503	31697	31698	31822
2825	5-695.00		Rekonstruktion des Uterus: Naht (nach Verletzung): Offen chirurgisch (abdominal)		S3	31303	31505	31697	31698	31823
2826	5-695.02		Rekonstruktion des Uterus: Naht (nach Verletzung): Endoskopisch (laparoskopisch)		T2	31312	31503	31697	31698	31822
2827	5-695.03		Rekonstruktion des Uterus: Naht (nach Verletzung): Umsteigen endoskopisch - offen chirurgisch		T4	31314	31505	31699	31700	31824
2828	5-695.04		Rekonstruktion des Uterus: Naht (nach Verletzung): Umsteigen vaginal - offen chirurgisch		S4	31304	31505	31699	31700	31824

Fortsetzung 2.18 Operationen an den weiblichen Geschlechtsorganen

lfd. Nr	OPS-301 2004	OPS 2005	Bezeichnung OPS-301 2004	Bezeichnung OPS 2005	Kate-gorie	OP-Leistung	Über-wachung	Nachbeh. Überw.	Nachbeh. Operat.	Narkose
2829	5-695.10		Rekonstruktion des Uterus: Plastische Rekonstruktion: Offen chirurgisch (abdominal)		S3	31303	31505	31697	31698	31823
2830	5-695.11		Rekonstruktion des Uterus: Plastische Rekonstruktion: Vaginal, laparoskopisch assistiert		T3	31313	31505	31697	31698	31823
2831	5-695.12		Rekonstruktion des Uterus: Plastische Rekonstruktion: Endoskopisch (laparoskopisch)		T3	31313	31505	31697	31698	31823
2832	5-695.13		Rekonstruktion des Uterus: Plastische Rekonstruktion: Umsteigen endoskopisch - offen chirurgisch		T3	31313	31505	31697	31698	31823
2833	5-695.14		Rekonstruktion des Uterus: Plastische Rekonstruktion: Umsteigen vaginal - offen chirurgisch		S4	31304	31505	31699	31700	31824
2834	5-695.20		Rekonstruktion des Uterus: Verschluß einer Fistel: Offen chirurgisch (abdominal)		S5	31305	31506	31699	31700	31825
2835	5-695.21		Rekonstruktion des Uterus: Verschluß einer Fistel: Vaginal, laparoskopisch assistiert		T4	31314	31505	31699	31700	31824
2836	5-695.22		Rekonstruktion des Uterus: Verschluß einer Fistel: Endoskopisch (laparoskopisch)		T4	31314	31505	31699	31700	31824
2837	5-695.23		Rekonstruktion des Uterus: Verschluß einer Fistel: Umsteigen endoskopisch - offen chirurgisch		T5	31315	31506	31699	31700	31825
2838	5-695.24		Rekonstruktion des Uterus: Verschluß einer Fistel: Umsteigen vaginal - offen chirurgisch		S6	31306	31507	31701	31702	31826
2839	5-695.31		Rekonstruktion des Uterus: Metroplastik: Vaginal, laparoskopisch assistiert		T3	31313	31505	31697	31698	31823
2840	5-695.32		Rekonstruktion des Uterus: Metroplastik: Endoskopisch (laparoskopisch)		T3	31313	31505	31697	31698	31823
2841	5-695.33		Rekonstruktion des Uterus: Metroplastik: Umsteigen endoskopisch - offen chirurgisch		T3	31313	31505	31697	31698	31823
2842	5-700		Kuldotomie		S1	31301	31502	31695	31696	31821
2843	5-701.1		Inzision der Vagina: Adhäsiolyse		S2	31302	31503	31697	31698	31822
2844	5-702.0		Lokale Exzision und Destruktion von erkranktem Gewebe der Vagina und des Douglasraumes: Hymenektomie		S1	31301	31502	31695	31696	31821
2845	5-702.1		Lokale Exzision und Destruktion von erkranktem Gewebe der Vagina und des Douglasraumes: Exzision von erkranktem Gewebe der Vagina		S1	31301	31502	31695	31696	31821
2846	5-702.2		Lokale Exzision und Destruktion von erkranktem Gewebe der Vagina und des Douglasraumes: Exzision von erkranktem Gewebe des Douglasraumes		T2	31312	31503	31697	31698	31822
2847	5-702.4		Lokale Exzision und Destruktion von erkranktem Gewebe der Vagina und des Douglasraumes: Destruktion von erkranktem Gewebe des Douglasraumes		T2	31312	31503	31697	31698	31822
2848	5-703.0		Verschluß und (sub-)totale Exstirpation der Vagina: Kolpokleisis		S3	31303	31505	31697	31698	31823
2849	5-703.1		Verschluß und (sub-)totale Exstirpation der Vagina: Kolpektomie, subtotal		S3	31303	31505	31697	31698	31823

Fortsetzung 2.18 Operationen an den weiblichen Geschlechtsorganen

lfd. Nr	OPS-301 2004	OPS 2005	Bezeichnung OPS-301 2004	Bezeichnung OPS 2005	Kategorie	OP-Leistung	Überwachung	Nachbeh. Überw.	Nachbeh. Operat.	Narkose
2850	5-703.2		Verschluß und (sub-)totale Exstirpation der Vagina: Kolpektomie, total		S4	31304	31505	31699	31700	31824
2851	5-704.0		Vaginale Kolporrhaphie und Beckenbodenplastik: Vorderwandplastik (bei (Urethro-)Zystozele)		S3	31303	31505	31697	31698	31823
2852	5-704.1		Vaginale Kolporrhaphie und Beckenbodenplastik: Hinterwandplastik (bei Rektozele)		S3	31303	31505	31697	31698	31823
2853	5-704.2		Vaginale Kolporrhaphie und Beckenbodenplastik: Vorder- und Hinterwandplastik		S4	31304	31505	31699	31700	31824
2854	5-704.3		Vaginale Kolporrhaphie und Beckenbodenplastik: Vorder- und Hinterwandplastik mit Zervixamputation		S5	31305	31506	31699	31700	31825
2855	5-704.40		Vaginale Kolporrhaphie und Beckenbodenplastik: Scheidenstumpffixation: Offen chirurgisch (abdominal), ohne alloplastisches Material		S4	31304	31505	31699	31700	31824
2856	5-704.41		Vaginale Kolporrhaphie und Beckenbodenplastik: Scheidenstumpffixation: Offen chirurgisch (abdominal), mit alloplastischem Material		S4	31304	31505	31699	31700	31824
2857	5-704.42		Vaginale Kolporrhaphie und Beckenbodenplastik: Scheidenstumpffixation: Laparoskopisch		T2	31312	31503	31697	31698	31822
2858	5-704.43		Vaginale Kolporrhaphie und Beckenbodenplastik: Scheidenstumpffixation: Vaginal		S4	31304	31505	31699	31700	31824
2859	5-704.44		Vaginale Kolporrhaphie und Beckenbodenplastik: Scheidenstumpffixation: Umsteigen laparoskopisch - offen chirurgisch		T3	31313	31505	31697	31698	31823
2860	5-704.45		Vaginale Kolporrhaphie und Beckenbodenplastik: Scheidenstumpffixation: Umsteigen vaginal - offen chirurgisch		S5	31305	31506	31699	31700	31825
2861	5-705.0		Konstruktion und Rekonstruktion der Vagina: Mit freiem Hauttransplantat		S7	31307	31507	31701	31702	31827
2862	5-705.1		Konstruktion und Rekonstruktion der Vagina: Mit Darmtransplantat		S7	31307	31507	31701	31702	31827
2863	5-705.2		Konstruktion und Rekonstruktion der Vagina: Mit myokutanem Transpositionslappen		S7	31307	31507	31701	31702	31827
2864	5-705.3		Konstruktion und Rekonstruktion der Vagina: Mit Peritoneum		S7	31307	31507	31701	31702	31827
2865	5-705.4		Konstruktion und Rekonstruktion der Vagina: Mit Dura		S7	31307	31507	31701	31702	31827
2866	5-705.5		Konstruktion und Rekonstruktion der Vagina: Nach Vecchetti		S7	31307	31507	31701	31702	31827
2867	5-705.7		Konstruktion und Rekonstruktion der Vagina: Eröffnungsplastik (bei Gynatresie)		S2	31302	31503	31697	31698	31822
2868	5-706.0		Andere plastische Rekonstruktion der Vagina: Naht (nach Verletzung)		S1	31301	31502	31695	31696	31821
2869	5-706.20		Andere plastische Rekonstruktion der Vagina: Verschluß einer rekto(kolo-)vaginalen Fistel: Offen chirurgisch (abdominal)		S7	31307	31507	31701	31702	31827
2870	5-706.21		Andere plastische Rekonstruktion der Vagina: Verschluß einer rekto(kolo-)vaginalen Fistel: Vaginal		S7	31307	31507	31701	31702	31827
2871	5-706.22		Andere plastische Rekonstruktion der Vagina: Verschluß einer rekto(kolo-)vaginalen Fistel: Umsteigen vaginal - offen chirurgisch		S7	31307	31507	31701	31702	31827

Fortsetzung 2.18 Operationen an den weiblichen Geschlechtsorganen

lfd. Nr	OPS-301 2004	OPS 2005	Bezeichnung OPS-301 2004	Bezeichnung OPS 2005	Kategorie	OP-Leistung	Überwachung	Nachbeh. Überw.	Nachbeh. Operat.	Narkose
2872	5-706.30		Andere plastische Rekonstruktion der Vagina: Verschluß einer ureterovaginalen Fistel: Offen chirurgisch (abdominal)		S7	31307	31507	31701	31702	31827
2873	5-706.31		Andere plastische Rekonstruktion der Vagina: Verschluß einer ureterovaginalen Fistel: Vaginal		S7	31307	31507	31701	31702	31827
2874	5-706.32		Andere plastische Rekonstruktion der Vagina: Verschluß einer ureterovaginalen Fistel: Umsteigen vaginal - offen chirurgisch		S7	31307	31507	31701	31702	31827
2875	5-706.40		Andere plastische Rekonstruktion der Vagina: Verschluß einer vesikovaginalen Fistel: Offen chirurgisch (abdominal)		Q7	31277	31507	31612	31613	31827
2876	5-706.41		Andere plastische Rekonstruktion der Vagina: Verschluß einer vesikovaginalen Fistel: Vaginal		Q5	31275	31506	31610	31611	31825
2877	5-706.42		Andere plastische Rekonstruktion der Vagina: Verschluß einer vesikovaginalen Fistel: Transvesikal		Q7	31277	31507	31612	31613	31827
2878	5-706.43		Andere plastische Rekonstruktion der Vagina: Verschluß einer vesikovaginalen Fistel: Laparoskopisch		Q7	31277	31507	31612	31613	31827
2879	5-706.50		Andere plastische Rekonstruktion der Vagina: Verschluß einer urethrovaginalen Fistel: Offen chirurgisch (abdominal)		S7	31307	31507	31701	31702	31827
2880	5-706.51		Andere plastische Rekonstruktion der Vagina: Verschluß einer urethrovaginalen Fistel: Vaginal		S7	31307	31507	31701	31702	31827
2881	5-706.52		Andere plastische Rekonstruktion der Vagina: Verschluß einer urethrovaginalen Fistel: Umsteigen vaginal - offen chirurgisch		S7	31307	31507	31701	31702	31827
2882	5-707.00		Plastische Rekonstruktion des kleinen Beckens und des Douglasraumes: Enterozelenplastik: Offen chirurgisch (abdominal)		S5	31305	31506	31699	31700	31825
2883	5-707.01		Plastische Rekonstruktion des kleinen Beckens und des Douglasraumes: Enterozelenplastik: Vaginal		S5	31305	31506	31699	31700	31825
2884	5-707.02		Plastische Rekonstruktion des kleinen Beckens und des Douglasraumes: Enterozelenplastik: Umsteigen vaginal - offen chirurgisch		S6	31306	31507	31701	31702	31826
2885	5-707.1		Plastische Rekonstruktion des kleinen Beckens und des Douglasraumes: Douglasplastik		S5	31305	31506	31699	31700	31825
2886	5-711.1		Operationen an der Bartholin-Drüse (Zyste): Marsupialisation		S1	31301	31502	31695	31696	31821
2887	5-711.2		Operationen an der Bartholin-Drüse (Zyste): Exzision		S2	31302	31503	31697	31698	31822
2888	5-713.0		Operationen an der Klitoris: Teilresektion		S2	31302	31503	31697	31698	31822
2889	5-713.1		Operationen an der Klitoris: Klitoridektomie		S3	31303	31505	31697	31698	31823
2890	5-713.2		Operationen an der Klitoris: Plastische Rekonstruktion (Ziehharmonikaplastik)		S4	31304	31505	31699	31700	31824
2891	5-714.0	5-714.4L	Vulvektomie: Unilateral, partiell	Vulvektomie: Partiell	S3	31303	31505	31697	31698	31823

Fortsetzung 2.18 Operationen an den weiblichen Geschlechtsorganen

lfd. Nr	OPS-301 2004	OPS 2005	Bezeichnung OPS-301 2004	Bezeichnung OPS 2005	Kate-gorie	OP-Leistung	Über-wachung	Nachbeh. Überw.	Nachbeh. Operat.	Narkose
2892	5-714.0	5-714.4R	Vulvektomie: Unilateral, partiell	Vulvektomie: Partiell	S3	31303	31505	31697	31698	31823
2893	5-714.1	5-714.5L	Vulvektomie: Unilateral, total	Vulvektomie: Total	S4	31304	31505	31699	31700	31824
2894	5-714.1	5-714.5R	Vulvektomie: Unilateral, total	Vulvektomie: Total	S4	31304	31505	31699	31700	31824
2895	5-714.2	5-714.4B	Vulvektomie: Bilateral, partiell	Vulvektomie: Partiell	S4	31304	31505	31699	31700	31824
2896	5-714.3	5-714.5B	Vulvektomie: Bilateral, total	Vulvektomie: Total	S5	31305	31506	31699	31700	31825
2897	5-715.0	5-715L	Radikale Vulvektomie: Unilateral	Radikale Vulvektomie	S5	31305	31506	31699	31700	31825
2898	5-715.0	5-715R	Radikale Vulvektomie: Unilateral	Radikale Vulvektomie	S5	31305	31506	31699	31700	31825
2899	5-715.1	5-715B	Radikale Vulvektomie: Bilateral	Radikale Vulvektomie	S6	31306	31507	31701	31702	31826
2900	5-716.0		Konstruktion und Rekonstruktion der Vulva (und des Perineums): Naht (nach Verletzung)		S2	31302	31503	31697	31698	31822
2901	5-716.1		Konstruktion und Rekonstruktion der Vulva (und des Perineums): Plastische Rekonstruktion		S3	31303	31505	31697	31698	31823
2902	5-716.3		Konstruktion und Rekonstruktion der Vulva (und des Perineums): Erweiterungsplastik des Introitus vaginae		S3	31303	31505	31697	31698	31823
2903	5-716.5		Konstruktion und Rekonstruktion der Vulva (und des Perineums): Fistelverschluß		S3	31303	31505	31697	31698	31823
2904	5-718.0		Andere Operationen an der Vulva: Adhäsiolyse der Labien		S1	31301	31502	31695	31696	31821

2.19 Geburtshilfliche Operationen

lfd. Nr	OPS-301 2004	OPS 2005	Bezeichnung OPS-301 2004	Bezeichnung OPS 2005	Kategorie	OP-Leistung	Überwachung	Nachbeh. Überw.	Nachbeh. Operat.	Narkose
2905	5-743.0		Entfernung eines intraperitonealen Embryos: Offen chirurgisch		S4	31304	31505	31699	31700	31824
2906	5-743.1		Entfernung eines intraperitonealen Embryos: Laparoskopisch		T2	31312	31503	31697	31698	31822
2907	5-743.2		Entfernung eines intraperitonealen Embryos: Umsteigen von laparoskopischem auf offen chirurgisches Vorgehen		T3	31313	31505	31697	31698	31823
2908	5-743.3		Entfernung eines intraperitonealen Embryos: Über Kuldoskopie		S4	31304	31505	31699	31700	31824
2909	5-744.00		Operationen bei Extrauteringravidität: Salpingotomie: Offen chirurgisch (abdominal)		S3	31303	31505	31697	31698	31823
2910	5-744.01		Operationen bei Extrauteringravidität: Salpingotomie: Vaginal, laparoskopisch assistiert		T2	31312	31503	31697	31698	31822
2911	5-744.02		Operationen bei Extrauteringravidität: Salpingotomie: Endoskopisch (laparoskopisch)		T2	31312	31503	31697	31698	31822
2912	5-744.03		Operationen bei Extrauteringravidität: Salpingotomie: Umsteigen endoskopisch - offen chirurgisch		T3	31313	31505	31697	31698	31823
2913	5-744.04		Operationen bei Extrauteringravidität: Salpingotomie: Umsteigen vaginal - offen chirurgisch		S4	31304	31505	31699	31700	31824
2914	5-744.10		Operationen bei Extrauteringravidität: Salpingotomie mit Rekonstruktion: Offen chirurgisch (abdominal)		S4	31304	31505	31699	31700	31824
2915	5-744.11		Operationen bei Extrauteringravidität: Salpingotomie mit Rekonstruktion: Vaginal, laparoskopisch assistiert		T3	31313	31505	31697	31698	31823
2916	5-744.12		Operationen bei Extrauteringravidität: Salpingotomie mit Rekonstruktion: Endoskopisch (laparoskopisch)		T3	31313	31505	31697	31698	31823
2917	5-744.13		Operationen bei Extrauteringravidität: Salpingotomie mit Rekonstruktion: Umsteigen endoskopisch - offen chirurgisch		T4	31314	31505	31699	31700	31824
2918	5-744.14		Operationen bei Extrauteringravidität: Salpingotomie mit Rekonstruktion: Umsteigen vaginal - offen chirurgisch		S5	31305	31506	31699	31700	31825
2919	5-744.20		Operationen bei Extrauteringravidität: Partielle Salpingektomie: Offen chirurgisch (abdominal)		S4	31304	31505	31699	31700	31824
2920	5-744.21		Operationen bei Extrauteringravidität: Partielle Salpingektomie: Vaginal, laparoskopisch assistiert		T3	31313	31505	31697	31698	31823
2921	5-744.22		Operationen bei Extrauteringravidität: Partielle Salpingektomie: Endoskopisch (laparoskopisch)		T3	31313	31505	31697	31698	31823
2922	5-744.23		Operationen bei Extrauteringravidität: Partielle Salpingektomie: Umsteigen endoskopisch - offen chirurgisch		T4	31314	31505	31699	31700	31824
2923	5-744.24		Operationen bei Extrauteringravidität: Partielle Salpingektomie: Umsteigen vaginal - offen chirurgisch		S5	31305	31506	31699	31700	31825
2924	5-744.30		Operationen bei Extrauteringravidität: Partielle Salpingektomie mit Rekonstruktion: Offen chirurgisch (abdominal)		S5	31305	31506	31699	31700	31825

Fortsetzung 2.19 Geburtshilfliche Operationen

lfd. Nr	OPS-301 2004	OPS 2005	Bezeichnung OPS-301 2004	Bezeichnung OPS 2005	Kategorie	OP-Leistung	Überwachung	Nachbeh. Überw.	Nachbeh. Operat.	Narkose
2925	5-744.31		Operationen bei Extrauteringravidität: Partielle Salpingektomie mit Rekonstruktion: Vaginal, laparoskopisch assistiert		T3	31313	31505	31697	31698	31823
2926	5-744.32		Operationen bei Extrauteringravidität: Partielle Salpingektomie mit Rekonstruktion: Endoskopisch (laparoskopisch)		T3	31313	31505	31697	31698	31823
2927	5-744.33		Operationen bei Extrauteringravidität: Partielle Salpingektomie mit Rekonstruktion: Umsteigen endoskopisch - offen chirurgisch		T4	31314	31505	31699	31700	31824
2928	5-744.34		Operationen bei Extrauteringravidität: Partielle Salpingektomie mit Rekonstruktion: Umsteigen vaginal - offen chirurgisch		S5	31305	31506	31699	31700	31825
2929	5-744.40		Operationen bei Extrauteringravidität: Totale Salpingektomie: Offen chirurgisch (abdominal)		S3	31303	31505	31697	31698	31823
2930	5-744.41		Operationen bei Extrauteringravidität: Totale Salpingektomie: Vaginal, laparoskopisch assistiert		T3	31313	31505	31697	31698	31823
2931	5-744.42		Operationen bei Extrauteringravidität: Totale Salpingektomie: Endoskopisch (laparoskopisch)		T3	31313	31505	31697	31698	31823
2932	5-744.43		Operationen bei Extrauteringravidität: Totale Salpingektomie: Umsteigen endoskopisch - offen chirurgisch		T4	31314	31505	31699	31700	31824
2933	5-744.44		Operationen bei Extrauteringravidität: Totale Salpingektomie: Umsteigen vaginal - offen chirurgisch		S4	31304	31505	31699	31700	31824
2934	5-744.51		Operationen bei Extrauteringravidität: Behandlung lokal medikamentös bei Tubargravidität: Vaginal, laparoskopisch assistiert		T2	31312	31503	31697	31698	31822
2935	5-744.52		Operationen bei Extrauteringravidität: Behandlung lokal medikamentös bei Tubargravidität: Endoskopisch (laparoskopisch)		T2	31312	31503	31697	31698	31822
2936	5-744.53		Operationen bei Extrauteringravidität: Behandlung lokal medikamentös bei Tubargravidität: Umsteigen endoskopisch - offen chirurgisch		T3	31313	31505	31697	31698	31823
2937	5-745.0		Sectio caesarea kombiniert mit anderen gynäkologischen Eingriffen: Mit Uterusexstirpation		S5	31305	31506	31699	31700	31825
2938	5-757		Uterusexstirpation, geburtshilflich		S5	31305	31506	31699	31700	31825
2939	5-758.1		Rekonstruktion weiblicher Geschlechtsorgane nach Ruptur, post partum [Dammriß]: Uterus		S5	31305	31506	31699	31700	31825
2940	5-758.2		Rekonstruktion weiblicher Geschlechtsorgane nach Ruptur, post partum [Dammriß]: Vagina		S2	31302	31503	31697	31698	31822
2941	5-758.3		Rekonstruktion weiblicher Geschlechtsorgane nach Ruptur, post partum [Dammriß]: Naht an der Haut von Perineum und Vulva		S2	31302	31503	31697	31698	31822
2942	5-758.4		Rekonstruktion weiblicher Geschlechtsorgane nach Ruptur, post partum [Dammriß]: Naht an Haut und Muskulatur von Perineum und Vulva		S3	31303	31505	31697	31698	31823
2943	5-758.5		Rekonstruktion weiblicher Geschlechtsorgane nach Ruptur, post partum [Dammriß]: Naht an Haut und Muskulatur von Perineum und Vulva und Naht des Sphincter ani		S4	31304	31505	31699	31700	31824

Fortsetzung 2.19 Geburtshilfliche Operationen

lfd. Nr	OPS-301 2004	OPS 2005	Bezeichnung OPS-301 2004	Bezeichnung OPS 2005	Kategorie	OP-Leistung	Überwachung	Nachbeh. Überw.	Nachbeh. Operat.	Narkose
2944	5-758.6		Rekonstruktion weiblicher Geschlechtsorgane nach Ruptur, post partum [Dammriß]: Naht an Haut und Muskulatur von Perineum und Vulva, Naht des Sphincter ani und Naht am Rektum		S4	31304	31505	31699	31700	31824
2945	5-758.7		Rekonstruktion weiblicher Geschlechtsorgane nach Ruptur, post partum [Dammriß]: Rekonstruktion von Blase und Urethra		S7	31307	31507	31701	31702	31827
2946	5-758.8		Rekonstruktion weiblicher Geschlechtsorgane nach Ruptur, post partum [Dammriß]: Rekonstruktion von Rektum und Sphincter ani		S7	31307	31507	31701	31702	31827

2.20 Operationen an Kiefer- und Gesichtsschädelknochen

lfd. Nr	OPS-301 2004	OPS 2005	Bezeichnung OPS-301 2004	Bezeichnung OPS 2005	Kate-gorie	OP-Leistung	Über-wachung	Nachbeh. Überw.	Nachbeh. Operat.	Narkose
2947	5-760.0		Reposition einer lateralen Mittelgesichtsfraktur: Jochbeinkörper, geschlossen		M1	31221	31502	31643	31644	31821
2948	5-760.10		Reposition einer lateralen Mittelgesichtsfraktur: Jochbeinkörper, offen, Einfachfraktur: Externe Fixation		M2	31222	31503	31643	31644	31822
2949	5-760.11		Reposition einer lateralen Mittelgesichtsfraktur: Jochbeinkörper, offen, Einfachfraktur: Osteosynthese durch Draht		M2	31222	31503	31643	31644	31822
2950	5-760.13		Reposition einer lateralen Mittelgesichtsfraktur: Jochbeinkörper, offen, Einfachfraktur: Osteosynthese durch Platte		M3	31223	31504	31645	31646	31823
2951	5-760.14		Reposition einer lateralen Mittelgesichtsfraktur: Jochbeinkörper, offen, Einfachfraktur: Osteosynthese durch Materialkombinationen		M3	31223	31504	31645	31646	31823
2952	5-760.20		Reposition einer lateralen Mittelgesichtsfraktur: Jochbeinkörper, offen, Mehrfachfraktur: Externe Fixation		M2	31222	31503	31643	31644	31822
2953	5-760.21		Reposition einer lateralen Mittelgesichtsfraktur: Jochbeinkörper, offen, Mehrfachfraktur: Osteosynthese durch Draht		M3	31223	31504	31645	31646	31823
2954	5-760.23		Reposition einer lateralen Mittelgesichtsfraktur: Jochbeinkörper, offen, Mehrfachfraktur: Osteosynthese durch Platte		M4	31224	31504	31647	31648	31824
2955	5-760.24		Reposition einer lateralen Mittelgesichtsfraktur: Jochbeinkörper, offen, Mehrfachfraktur: Osteosynthese durch Materialkombinationen		M4	31224	31504	31647	31648	31824
2956	5-760.3		Reposition einer lateralen Mittelgesichtsfraktur: Jochbogen, geschlossen		M1	31221	31502	31643	31644	31821
2957	5-760.40		Reposition einer lateralen Mittelgesichtsfraktur: Jochbogen, offen: Externe Fixation		M2	31222	31503	31643	31644	31822
2958	5-760.41		Reposition einer lateralen Mittelgesichtsfraktur: Jochbogen, offen: Osteosynthese durch Draht		M3	31223	31504	31645	31646	31823
2959	5-760.42		Reposition einer lateralen Mittelgesichtsfraktur: Jochbogen, offen: Osteosynthese durch Schraube		M3	31223	31504	31645	31646	31823
2960	5-760.43		Reposition einer lateralen Mittelgesichtsfraktur: Jochbogen, offen: Osteosynthese durch Platte		M4	31224	31504	31647	31648	31824
2961	5-760.44		Reposition einer lateralen Mittelgesichtsfraktur: Jochbogen, offen: Osteosynthese durch Materialkombinationen		M4	31224	31504	31647	31648	31824
2962	5-760.5		Reposition einer lateralen Mittelgesichtsfraktur: Jochbeinkörper und Jochbogen, geschlossen		M1	31221	31502	31643	31644	31821
2963	5-760.60		Reposition einer lateralen Mittelgesichtsfraktur: Jochbeinkörper und Jochbogen, offen: Externe Fixation		M2	31222	31503	31643	31644	31822
2964	5-760.61		Reposition einer lateralen Mittelgesichtsfraktur: Jochbeinkörper und Jochbogen, offen: Osteosynthese durch Draht		M5	31225	31505	31647	31648	31825
2965	5-760.62		Reposition einer lateralen Mittelgesichtsfraktur: Jochbeinkörper und Jochbogen, offen: Osteosynthese durch Schraube		M5	31225	31505	31647	31648	31825

Fortsetzung 2.20 Operationen an Kiefer-und Gesichtsschädelknochen

lfd. Nr	OPS-301 2004	OPS 2005	Bezeichnung OPS-301 2004	Bezeichnung OPS 2005	Kategorie	OP-Leistung	Überwachung	Nachbeh. Überw.	Nachbeh. Operat.	Narkose
2966	5-760.63		Reposition einer lateralen Mittelgesichtsfraktur: Jochbeinkörper und Jochbogen, offen: Osteosynthese durch Platte		M5	31225	31505	31647	31648	31825
2967	5-760.64		Reposition einer lateralen Mittelgesichtsfraktur: Jochbeinkörper und Jochbogen, offen: Osteosynthese durch Materialkombinationen		M5	31225	31505	31647	31648	31825
2968	5-761.10		Reposition einer zentralen Mittelgesichtsfraktur: Maxilla, offen: Externe Fixation		M4	31224	31504	31647	31648	31824
2969	5-761.11		Reposition einer zentralen Mittelgesichtsfraktur: Maxilla, offen: Osteosynthese durch Draht		M4	31224	31504	31647	31648	31824
2970	5-761.13		Reposition einer zentralen Mittelgesichtsfraktur: Maxilla, offen: Osteosynthese durch Platte		M4	31224	31504	31647	31648	31824
2971	5-761.14		Reposition einer zentralen Mittelgesichtsfraktur: Maxilla, offen: Osteosynthese durch Materialkombinationen		M4	31224	31504	31647	31648	31824
2972	5-761.30		Reposition einer zentralen Mittelgesichtsfraktur: Processus alveolaris maxillae, offen: Externe Fixation		M4	31224	31504	31647	31648	31824
2973	5-761.31		Reposition einer zentralen Mittelgesichtsfraktur: Processus alveolaris maxillae, offen: Osteosynthese durch Draht		M3	31223	31504	31645	31646	31823
2974	5-761.33		Reposition einer zentralen Mittelgesichtsfraktur: Processus alveolaris maxillae, offen: Osteosynthese durch Platte		M4	31224	31504	31647	31648	31824
2975	5-761.34		Reposition einer zentralen Mittelgesichtsfraktur: Processus alveolaris maxillae, offen: Osteosynthese durch Materialkombinationen		M4	31224	31504	31647	31648	31824
2976	5-761.40		Reposition einer zentralen Mittelgesichtsfraktur: Nasoethmoidal, offen: Externe Fixation		M4	31224	31504	31647	31648	31824
2977	5-761.41		Reposition einer zentralen Mittelgesichtsfraktur: Nasoethmoidal, offen: Osteosynthese durch Draht		M5	31225	31505	31647	31648	31825
2978	5-761.42		Reposition einer zentralen Mittelgesichtsfraktur: Nasoethmoidal, offen: Osteosynthese durch Schraube		M5	31225	31505	31647	31648	31825
2979	5-761.43		Reposition einer zentralen Mittelgesichtsfraktur: Nasoethmoidal, offen: Osteosynthese durch Platte		M6	31226	31506	31649	31650	31826
2980	5-761.44		Reposition einer zentralen Mittelgesichtsfraktur: Nasoethmoidal, offen: Osteosynthese durch Materialkombinationen		M6	31226	31506	31649	31650	31826
2981	5-762.10		Reposition einer zentrolateralen Mittelgesichtsfraktur: Offen: Externe Fixation		M6	31226	31506	31649	31650	31826
2982	5-762.11		Reposition einer zentrolateralen Mittelgesichtsfraktur: Offen: Osteosynthese durch Draht		M6	31226	31506	31649	31650	31826
2983	5-762.12		Reposition einer zentrolateralen Mittelgesichtsfraktur: Offen: Osteosynthese durch Schraube		M6	31226	31506	31649	31650	31826
2984	5-762.13		Reposition einer zentrolateralen Mittelgesichtsfraktur: Offen: Osteosynthese durch Platte		M6	31226	31506	31649	31650	31826

Fortsetzung 2.20 Operationen an Kiefer-und Gesichtsschädelknochen

lfd. Nr	OPS-301 2004	OPS 2005	Bezeichnung OPS-301 2004	Bezeichnung OPS 2005	Kategorie	OP-Leistung	Überwachung	Nachbeh. Überw.	Nachbeh. Operat.	Narkose
2985	5-762.14		Reposition einer zentrolateralen Mittelgesichtsfraktur: Offen: Osteosynthese durch Materialkombinationen		M6	31226	31506	31649	31650	31826
2986	5-763.0		Reposition anderer kombinierter Mittelgesichtsfrakturen (Mehrfachfraktur): Kombiniert zentrolateral und zentrolateral, geschlossen		M5	31225	31505	31647	31648	31825
2987	5-763.10		Reposition anderer kombinierter Mittelgesichtsfrakturen (Mehrfachfraktur): Kombiniert zentrolateral und zentrolateral, offen: Externe Fixation		M7	31227	31507	31649	31650	31827
2988	5-763.11		Reposition anderer kombinierter Mittelgesichtsfrakturen (Mehrfachfraktur): Kombiniert zentrolateral und zentrolateral, offen: Osteosynthese durch Draht		M7	31227	31507	31649	31650	31827
2989	5-763.12		Reposition anderer kombinierter Mittelgesichtsfrakturen (Mehrfachfraktur): Kombiniert zentrolateral und zentrolateral, offen: Osteosynthese durch Schraube		M7	31227	31507	31649	31650	31827
2990	5-763.13		Reposition anderer kombinierter Mittelgesichtsfrakturen (Mehrfachfraktur): Kombiniert zentrolateral und zentrolateral, offen: Osteosynthese durch Platte		M7	31227	31507	31649	31650	31827
2991	5-763.14		Reposition anderer kombinierter Mittelgesichtsfrakturen (Mehrfachfraktur): Kombiniert zentrolateral und zentrolateral, offen: Osteosynthese durch Materialkombinationen		M7	31227	31507	31649	31650	31827
2992	5-763.30		Reposition anderer kombinierter Mittelgesichtsfrakturen (Mehrfachfraktur): Kombiniert zentrolateral und lateral, offen: Externe Fixation		M7	31227	31507	31649	31650	31827
2993	5-763.31		Reposition anderer kombinierter Mittelgesichtsfrakturen (Mehrfachfraktur): Kombiniert zentrolateral und lateral, offen: Osteosynthese durch Draht		M7	31227	31507	31649	31650	31827
2994	5-763.32		Reposition anderer kombinierter Mittelgesichtsfrakturen (Mehrfachfraktur): Kombiniert zentrolateral und lateral, offen: Osteosynthese durch Schraube		M7	31227	31507	31649	31650	31827
2995	5-763.33		Reposition anderer kombinierter Mittelgesichtsfrakturen (Mehrfachfraktur): Kombiniert zentrolateral und lateral, offen: Osteosynthese durch Platte		M7	31227	31507	31649	31650	31827
2996	5-763.34		Reposition anderer kombinierter Mittelgesichtsfrakturen (Mehrfachfraktur): Kombiniert zentrolateral und lateral, offen: Osteosynthese durch Materialkombinationen		M7	31227	31507	31649	31650	31827
2997	5-763.50		Reposition anderer kombinierter Mittelgesichtsfrakturen (Mehrfachfraktur): Kombiniert zentrolateral und zentral, offen: Externe Fixation		M7	31227	31507	31649	31650	31827
2998	5-763.51		Reposition anderer kombinierter Mittelgesichtsfrakturen (Mehrfachfraktur): Kombiniert zentrolateral und zentral, offen: Osteosynthese durch Draht		M7	31227	31507	31649	31650	31827
2999	5-763.52		Reposition anderer kombinierter Mittelgesichtsfrakturen (Mehrfachfraktur): Kombiniert zentrolateral und zentral, offen: Osteosynthese durch Schraube		M7	31227	31507	31649	31650	31827
3000	5-763.53		Reposition anderer kombinierter Mittelgesichtsfrakturen (Mehrfachfraktur): Kombiniert zentrolateral und zentral, offen: Osteosynthese durch Platte		M7	31227	31507	31649	31650	31827
3001	5-763.72		Reposition anderer kombinierter Mittelgesichtsfrakturen (Mehrfachfraktur): Kombiniert zentrolateral und andere, offen: Osteosynthese durch Schraube		M7	31227	31507	31649	31650	31827

Fortsetzung 2.20 Operationen an Kiefer-und Gesichtsschädelknochen

lfd. Nr	OPS-301 2004	OPS 2005	Bezeichnung OPS-301 2004	Bezeichnung OPS 2005	Kategorie	OP-Leistung	Überwachung	Nachbeh. Überw.	Nachbeh. Operat.	Narkose
3002	5-764.11		Reposition einer Fraktur des Corpus mandibulae und des Processus alveolaris mandibulae: Corpus mandibulae, offen, Einfachfraktur: Osteosynthese durch Draht		M4	31224	31504	31647	31648	31824
3003	5-764.12		Reposition einer Fraktur des Corpus mandibulae und des Processus alveolaris mandibulae: Corpus mandibulae, offen, Einfachfraktur: Osteosynthese durch Schraube		M4	31224	31504	31647	31648	31824
3004	5-764.13		Reposition einer Fraktur des Corpus mandibulae und des Processus alveolaris mandibulae: Corpus mandibulae, offen, Einfachfraktur: Osteosynthese durch Platte		M4	31224	31504	31647	31648	31824
3005	5-764.14		Reposition einer Fraktur des Corpus mandibulae und des Processus alveolaris mandibulae: Corpus mandibulae, offen, Einfachfraktur: Osteosynthese durch Materialkombinationen		M5	31225	31505	31647	31648	31825
3006	5-764.20		Reposition einer Fraktur des Corpus mandibulae und des Processus alveolaris mandibulae: Corpus mandibulae, offen, Mehrfachfraktur: Externe Fixation		M4	31224	31504	31647	31648	31824
3007	5-764.21		Reposition einer Fraktur des Corpus mandibulae und des Processus alveolaris mandibulae: Corpus mandibulae, offen, Mehrfachfraktur: Osteosynthese durch Draht		M5	31225	31505	31647	31648	31825
3008	5-764.22		Reposition einer Fraktur des Corpus mandibulae und des Processus alveolaris mandibulae: Corpus mandibulae, offen, Mehrfachfraktur: Osteosynthese durch Schraube		M5	31225	31505	31647	31648	31825
3009	5-764.23		Reposition einer Fraktur des Corpus mandibulae und des Processus alveolaris mandibulae: Corpus mandibulae, offen, Mehrfachfraktur: Osteosynthese durch Platte		M5	31225	31505	31647	31648	31825
3010	5-764.24		Reposition einer Fraktur des Corpus mandibulae und des Processus alveolaris mandibulae: Corpus mandibulae, offen, Mehrfachfraktur: Osteosynthese durch Materialkombinationen		M5	31225	31505	31647	31648	31825
3011	5-764.40		Reposition einer Fraktur des Corpus mandibulae und des Processus alveolaris mandibulae: Processus alveolaris mandibulae, offen: Externe Fixation		M3	31223	31504	31645	31646	31823
3012	5-764.41		Reposition einer Fraktur des Corpus mandibulae und des Processus alveolaris mandibulae: Processus alveolaris mandibulae, offen: Osteosynthese durch Draht		M3	31223	31504	31645	31646	31823
3013	5-764.42		Reposition einer Fraktur des Corpus mandibulae und des Processus alveolaris mandibulae: Processus alveolaris mandibulae, offen: Osteosynthese durch Schraube		M3	31223	31504	31645	31646	31823
3014	5-764.43		Reposition einer Fraktur des Corpus mandibulae und des Processus alveolaris mandibulae: Processus alveolaris mandibulae, offen: Osteosynthese durch Platte		M3	31223	31504	31645	31646	31823
3015	5-764.44		Reposition einer Fraktur des Corpus mandibulae und des Processus alveolaris mandibulae: Processus alveolaris mandibulae, offen: Osteosynthese durch Materialkombinationen		M3	31223	31504	31645	31646	31823
3016	5-765.0		Reposition einer Fraktur des Ramus mandibulae und des Processus articularis mandibulae: Ramus mandibulae, geschlossen		M4	31224	31504	31647	31648	31824

Fortsetzung 2.20 Operationen an Kiefer-und Gesichtsschädelknochen

lfd. Nr	OPS-301 2004	OPS 2005	Bezeichnung OPS-301 2004	Bezeichnung OPS 2005	Kategorie	OP-Leistung	Überwachung	Nachbeh. Überw.	Nachbeh. Operat.	Narkose
3017	5-765.10		Reposition einer Fraktur des Ramus mandibulae und des Processus articularis mandibulae: Ramus mandibulae, offen transoral, Einfachfraktur: Externe Fixation		M4	31224	31504	31647	31648	31824
3018	5-765.11		Reposition einer Fraktur des Ramus mandibulae und des Processus articularis mandibulae: Ramus mandibulae, offen transoral, Einfachfraktur: Osteosynthese durch Draht		M5	31225	31505	31647	31648	31825
3019	5-765.12		Reposition einer Fraktur des Ramus mandibulae und des Processus articularis mandibulae: Ramus mandibulae, offen transoral, Einfachfraktur: Osteosynthese durch Schraube		M5	31225	31505	31647	31648	31825
3020	5-765.13		Reposition einer Fraktur des Ramus mandibulae und des Processus articularis mandibulae: Ramus mandibulae, offen transoral, Einfachfraktur: Osteosynthese durch Platte		M5	31225	31505	31647	31648	31825
3021	5-765.14		Reposition einer Fraktur des Ramus mandibulae und des Processus articularis mandibulae: Ramus mandibulae, offen transoral, Einfachfraktur: Osteosynthese durch Materialkombinationen		M5	31225	31505	31647	31648	31825
3022	5-765.20		Reposition einer Fraktur des Ramus mandibulae und des Processus articularis mandibulae: Ramus mandibulae, offen transoral, Mehrfachfraktur: Externe Fixation		M4	31224	31504	31647	31648	31824
3023	5-765.21		Reposition einer Fraktur des Ramus mandibulae und des Processus articularis mandibulae: Ramus mandibulae, offen transoral, Mehrfachfraktur: Osteosynthese durch Draht		M5	31225	31505	31647	31648	31825
3024	5-765.22		Reposition einer Fraktur des Ramus mandibulae und des Processus articularis mandibulae: Ramus mandibulae, offen transoral, Mehrfachfraktur: Osteosynthese durch Schraube		M5	31225	31505	31647	31648	31825
3025	5-765.23		Reposition einer Fraktur des Ramus mandibulae und des Processus articularis mandibulae: Ramus mandibulae, offen transoral, Mehrfachfraktur: Osteosynthese durch Platte		M5	31225	31505	31647	31648	31825
3026	5-765.24		Reposition einer Fraktur des Ramus mandibulae und des Processus articularis mandibulae: Ramus mandibulae, offen transoral, Mehrfachfraktur: Osteosynthese durch Materialkombinationen		M5	31225	31505	31647	31648	31825
3027	5-765.30		Reposition einer Fraktur des Ramus mandibulae und des Processus articularis mandibulae: Ramus mandibulae, offen von außen, Einfachfraktur: Externe Fixation		M4	31224	31504	31647	31648	31824
3028	5-765.31		Reposition einer Fraktur des Ramus mandibulae und des Processus articularis mandibulae: Ramus mandibulae, offen von außen, Einfachfraktur: Osteosynthese durch Draht		M5	31225	31505	31647	31648	31825
3029	5-765.32		Reposition einer Fraktur des Ramus mandibulae und des Processus articularis mandibulae: Ramus mandibulae, offen von außen, Einfachfraktur: Osteosynthese durch Schraube		M5	31225	31505	31647	31648	31825

Fortsetzung 2.20 Operationen an Kiefer-und Gesichtsschädelknochen

lfd. Nr	OPS-301 2004	OPS 2005	Bezeichnung OPS-301 2004	Bezeichnung OPS 2005	Kate-gorie	OP-Leistung	Über-wachung	Nachbeh. Überw.	Nachbeh. Operat.	Narkose
3030	5-765.33		Reposition einer Fraktur des Ramus mandibulae und des Processus articularis mandibulae: Ramus mandibulae, offen von außen, Einfachfraktur: Osteosynthese durch Platte		M5	31225	31505	31647	31648	31825
3031	5-765.34		Reposition einer Fraktur des Ramus mandibulae und des Processus articularis mandibulae: Ramus mandibulae, offen von außen, Einfachfraktur: Osteosynthese durch Materialkombinationen		M5	31225	31505	31647	31648	31825
3032	5-765.40		Reposition einer Fraktur des Ramus mandibulae und des Processus articularis mandibulae: Ramus mandibulae, offen von außen, Mehrfachfraktur: Externe Fixation		M4	31224	31504	31647	31648	31824
3033	5-765.41		Reposition einer Fraktur des Ramus mandibulae und des Processus articularis mandibulae: Ramus mandibulae, offen von außen, Mehrfachfraktur: Osteosynthese durch Draht		M5	31225	31505	31647	31648	31825
3034	5-765.42		Reposition einer Fraktur des Ramus mandibulae und des Processus articularis mandibulae: Ramus mandibulae, offen von außen, Mehrfachfraktur: Osteosynthese durch Schraube		M5	31225	31505	31647	31648	31825
3035	5-765.43		Reposition einer Fraktur des Ramus mandibulae und des Processus articularis mandibulae: Ramus mandibulae, offen von außen, Mehrfachfraktur: Osteosynthese durch Platte		M5	31225	31505	31647	31648	31825
3036	5-765.44		Reposition einer Fraktur des Ramus mandibulae und des Processus articularis mandibulae: Ramus mandibulae, offen von außen, Mehrfachfraktur: Osteosynthese durch Materialkombinationen		M5	31225	31505	31647	31648	31825
3037	5-765.60		Reposition einer Fraktur des Ramus mandibulae und des Processus articularis mandibulae: Processus articularis mandibulae, offen, transoral: Externe Fixation		M4	31224	31504	31647	31648	31824
3038	5-765.61		Reposition einer Fraktur des Ramus mandibulae und des Processus articularis mandibulae: Processus articularis mandibulae, offen, transoral: Osteosynthese durch Draht		M5	31225	31505	31647	31648	31825
3039	5-765.62		Reposition einer Fraktur des Ramus mandibulae und des Processus articularis mandibulae: Processus articularis mandibulae, offen, transoral: Osteosynthese durch Schraube		M5	31225	31505	31647	31648	31825
3040	5-765.63		Reposition einer Fraktur des Ramus mandibulae und des Processus articularis mandibulae: Processus articularis mandibulae, offen, transoral: Osteosynthese durch Platte		M5	31225	31505	31647	31648	31825
3041	5-765.70		Reposition einer Fraktur des Ramus mandibulae und des Processus articularis mandibulae: Processus articularis mandibulae, offen, von außen: Externe Fixation		M5	31225	31505	31647	31648	31825
3042	5-765.71		Reposition einer Fraktur des Ramus mandibulae und des Processus articularis mandibulae: Processus articularis mandibulae, offen, von außen: Osteosynthese durch Draht		M5	31225	31505	31647	31648	31825

Fortsetzung 2.20 Operationen an Kiefer-und Gesichtsschädelknochen

lfd. Nr	OPS-301 2004	OPS 2005	Bezeichnung OPS-301 2004	Bezeichnung OPS 2005	Kate-gorie	OP-Leistung	Über-wachung	Nachbeh. Überw.	Nachbeh. Operat.	Narkose
3043	5-765.72		Reposition einer Fraktur des Ramus mandibulae und des Processus articularis mandibulae: Processus articularis mandibulae, offen, von außen: Osteosynthese durch Schraube		M5	31225	31505	31647	31648	31825
3044	5-765.73		Reposition einer Fraktur des Ramus mandibulae und des Processus articularis mandibulae: Processus articularis mandibulae, offen, von außen: Osteosynthese durch Platte		M5	31225	31505	31647	31648	31825
3045	5-765.74		Reposition einer Fraktur des Ramus mandibulae und des Processus articularis mandibulae: Processus articularis mandibulae, offen, von außen: Osteosynthese durch Materialkombinationen		M5	31225	31505	31647	31648	31825
3046	5-765.8		Reposition einer Fraktur des Ramus mandibulae und des Processus articularis mandibulae: Operative Funktions- oder Extensionsbehandlung		M5	31225	31505	31647	31648	31825
3047	5-766.0		Reposition einer Orbitafraktur: Orbitadach, offen		M4	31224	31504	31647	31648	31824
3048	5-766.1		Reposition einer Orbitafraktur: Orbitawand, lateral, offen		M4	31224	31504	31647	31648	31824
3049	5-766.2		Reposition einer Orbitafraktur: Orbitawand, medial, offen		M4	31224	31504	31647	31648	31824
3050	5-766.3		Reposition einer Orbitafraktur: Orbitaboden, offen, von außen		M4	31224	31504	31647	31648	31824
3051	5-766.4		Reposition einer Orbitafraktur: Orbitaboden, offen, transantral		M4	31224	31504	31647	31648	31824
3052	5-766.5		Reposition einer Orbitafraktur: Orbitaboden, offen, transkonjunktival		M4	31224	31504	31647	31648	31824
3053	5-766.6		Reposition einer Orbitafraktur: Orbitaboden, offen, kombiniert		M4	31224	31504	31647	31648	31824
3054	5-767.0		Reposition einer Stirnhöhlenwandfraktur: Vorderwand, offen		M3	31223	31504	31645	31646	31823
3055	5-767.1		Reposition einer Stirnhöhlenwandfraktur: Vorderwand, endoskopisch		M3	31223	31504	31645	31646	31823
3056	5-767.2		Reposition einer Stirnhöhlenwandfraktur: Vorderwand, Heben einer Impressionsfraktur		M3	31223	31504	31645	31646	31823
3057	5-767.3		Reposition einer Stirnhöhlenwandfraktur: Hinterwand, offen		M5	31225	31505	31647	31648	31825
3058	5-767.4		Reposition einer Stirnhöhlenwandfraktur: Hinterwand und Vorderwand, offen		M5	31225	31505	31647	31648	31825
3059	5-768.0		Reosteotomien disloziert verheilter Gesichtsschädelfrakturen: Im lateralen Mittelgesicht		M6	31226	31506	31649	31650	31826
3060	5-768.1		Reosteotomien disloziert verheilter Gesichtsschädelfrakturen: Im zentralen Mittelgesicht		M6	31226	31506	31649	31650	31826
3061	5-768.2		Reosteotomien disloziert verheilter Gesichtsschädelfrakturen: Im zentrolateralen Mittelgesicht		M6	31226	31506	31649	31650	31826
3062	5-768.3		Reosteotomien disloziert verheilter Gesichtsschädelfrakturen: An der Mandibula		M6	31226	31506	31649	31650	31826
3063	5-769.2		Andere Operationen bei Gesichtsschädelfrakturen: Maßnahmen zur Okklusionssicherung an Maxilla und Mandibula		M4	31224	31504	31647	31648	31824

Fortsetzung 2.20 Operationen an Kiefer-und Gesichtsschädelknochen

lfd. Nr	OPS-301 2004	OPS 2005	Bezeichnung OPS-301 2004	Bezeichnung OPS 2005	Kategorie	OP-Leistung	Überwachung	Nachbeh. Überw.	Nachbeh. Operat.	Narkose
3064	5-769.3		Andere Operationen bei Gesichtsschädelfrakturen: Extension von Gesichtsschädelfrakturen		M1	31221	31502	31643	31644	31821
3065	5-769.4		Andere Operationen bei Gesichtsschädelfrakturen: Entfernung von Schienenverbänden der Maxilla		M2	31222	31503	31643	31644	31822
3066	5-769.5		Andere Operationen bei Gesichtsschädelfrakturen: Entfernung von Schienenverbänden der Mandibula		M1	31221	31502	31643	31644	31821
3067	5-769.6		Andere Operationen bei Gesichtsschädelfrakturen: Entfernung intermaxillärer Fixationsgeräte		M2	31222	31503	31643	31644	31822
3068	5-770.0		Inzision (Osteotomie), lokale Exzision und Destruktion (von erkranktem Gewebe) eines Gesichtsschädelknochens: Inzision (z.B. sagittale Spaltung)		M1	31221	31502	31643	31644	31821
3069	5-770.10		Inzision (Osteotomie), lokale Exzision und Destruktion (von erkranktem Gewebe) eines Gesichtsschädelknochens: Sequesterotomie (z.B. bei Kieferosteomyelitis): Mit Debridement und Drainage		M3	31223	31504	31645	31646	31823
3070	5-770.11		Inzision (Osteotomie), lokale Exzision und Destruktion (von erkranktem Gewebe) eines Gesichtsschädelknochens: Sequesterotomie (z.B. bei Kieferosteomyelitis): Mit Entfernung eines Sequesters		M3	31223	31504	31645	31646	31823
3071	5-770.12		Inzision (Osteotomie), lokale Exzision und Destruktion (von erkranktem Gewebe) eines Gesichtsschädelknochens: Sequesterotomie (z.B. bei Kieferosteomyelitis): Mit Einlegen eines Medikamententrägers		M3	31223	31504	31645	31646	31823
3072	5-770.2		Inzision (Osteotomie), lokale Exzision und Destruktion (von erkranktem Gewebe) eines Gesichtsschädelknochens: Eröffnung eines Hohlraumes (z.B. Zyste)		M1	31221	31502	31643	31644	31821
3073	5-770.3		Inzision (Osteotomie), lokale Exzision und Destruktion (von erkranktem Gewebe) eines Gesichtsschädelknochens: Entfernung eines Fremdkörpers		M2	31222	31503	31643	31644	31822
3074	5-770.4		Inzision (Osteotomie), lokale Exzision und Destruktion (von erkranktem Gewebe) eines Gesichtsschädelknochens: Exzision		M2	31222	31503	31643	31644	31822
3075	5-770.5		Inzision (Osteotomie), lokale Exzision und Destruktion (von erkranktem Gewebe) eines Gesichtsschädelknochens: Dekortikation (z.B. bei Kieferosteomyelitis)		M3	31223	31504	31645	31646	31823
3076	5-770.6		Inzision (Osteotomie), lokale Exzision und Destruktion (von erkranktem Gewebe) eines Gesichtsschädelknochens: Exzision von periostalem Narbengewebe (nach Dekortikation)		M1	31221	31502	31643	31644	31821
3077	5-770.7		Inzision (Osteotomie), lokale Exzision und Destruktion (von erkranktem Gewebe) eines Gesichtsschädelknochens: Abtragung (modellierende Osteotomie)		M1	31221	31502	31643	31644	31821
3078	5-771.10		Partielle und totale Resektion eines Gesichtsschädelknochens: Maxilla, partiell: Ohne Rekonstruktion		M4	31224	31504	31647	31648	31824
3079	5-771.11		Partielle und totale Resektion eines Gesichtsschädelknochens: Maxilla, partiell: Rekonstruktion mit nicht vaskularisiertem Transplantat		M5	31225	31505	31647	31648	31825
3080	5-771.13		Partielle und totale Resektion eines Gesichtsschädelknochens: Maxilla, partiell: Rekonstruktion von Weich- und Hartgewebe		M7	31227	31507	31649	31650	31827

Fortsetzung 2.20 Operationen an Kiefer-und Gesichtsschädelknochen

lfd. Nr	OPS-301 2004	OPS 2005	Bezeichnung OPS-301 2004	Bezeichnung OPS 2005	Kate-gorie	OP-Leistung	Über-wachung	Nachbeh. Überw.	Nachbeh. Operat.	Narkose
3081	5-771.20		Partielle und totale Resektion eines Gesichtsschädelknochens: Maxilla, (sub-)total: Ohne Rekonstruktion		M5	31225	31505	31647	31648	31825
3082	5-771.21		Partielle und totale Resektion eines Gesichtsschädelknochens: Maxilla, (sub-)total: Rekonstruktion mit nicht vaskularisiertem Transplantat		M6	31226	31506	31649	31650	31826
3083	5-771.23		Partielle und totale Resektion eines Gesichtsschädelknochens: Maxilla, (sub-)total: Rekonstruktion von Weich- und Hartgewebe		M7	31227	31507	31649	31650	31827
3084	5-771.31		Partielle und totale Resektion eines Gesichtsschädelknochens: Sonstiger Gesichtsschädelknochen, partiell: Rekonstruktion mit nicht vaskularisiertem Transplantat		M5	31225	31505	31647	31648	31825
3085	5-771.33		Partielle und totale Resektion eines Gesichtsschädelknochens: Sonstiger Gesichtsschädelknochen, partiell: Rekonstruktion von Weich- und Hartgewebe		M7	31227	31507	31649	31650	31827
3086	5-771.41		Partielle und totale Resektion eines Gesichtsschädelknochens: Sonstiger Gesichtsschädelknochen, (sub-)total: Rekonstruktion mit nicht vaskularisiertem Transplantat		M5	31225	31505	31647	31648	31825
3087	5-771.43		Partielle und totale Resektion eines Gesichtsschädelknochens: Sonstiger Gesichtsschädelknochen, (sub-)total: Rekonstruktion von Weich- und Hartgewebe		M6	31226	31506	31649	31650	31826
3088	5-771.50		Partielle und totale Resektion eines Gesichtsschädelknochens: Mehrere Gesichtsschädelknochen, partiell: Ohne Rekonstruktion		M3	31223	31504	31645	31646	31823
3089	5-771.51		Partielle und totale Resektion eines Gesichtsschädelknochens: Mehrere Gesichtsschädelknochen, partiell: Rekonstruktion mit nicht vaskularisiertem Transplantat		M6	31226	31506	31649	31650	31826
3090	5-771.53		Partielle und totale Resektion eines Gesichtsschädelknochens: Mehrere Gesichtsschädelknochen, partiell: Rekonstruktion von Weich- und Hartgewebe		M7	31227	31507	31649	31650	31827
3091	5-771.60		Partielle und totale Resektion eines Gesichtsschädelknochens: Mehrere Gesichtsschädelknochen, (sub-)total: Ohne Rekonstruktion		M4	31224	31504	31647	31648	31824
3092	5-771.61		Partielle und totale Resektion eines Gesichtsschädelknochens: Mehrere Gesichtsschädelknochen, (sub-)total: Rekonstruktion mit nicht vaskularisiertem Transplantat		M6	31226	31506	31649	31650	31826
3093	5-771.63		Partielle und totale Resektion eines Gesichtsschädelknochens: Mehrere Gesichtsschädelknochen, (sub-)total: Rekonstruktion von Weich- und Hartgewebe		M7	31227	31507	31649	31650	31827
3094	5-771.70		Partielle und totale Resektion eines Gesichtsschädelknochens: Ein Gesichtsschädelknochen, radikal (mit umgebendem Gewebe): Ohne Rekonstruktion		M6	31226	31506	31649	31650	31826
3095	5-771.71		Partielle und totale Resektion eines Gesichtsschädelknochens: Ein Gesichtsschädelknochen, radikal (mit umgebendem Gewebe): Rekonstruktion mit nicht vaskularisiertem Transplantat		M7	31227	31507	31649	31650	31827
3096	5-771.73		Partielle und totale Resektion eines Gesichtsschädelknochens: Ein Gesichtsschädelknochen, radikal (mit umgebendem Gewebe): Rekonstruktion von Weich- und Hartgewebe		M7	31227	31507	31649	31650	31827

Fortsetzung 2.20 Operationen an Kiefer-und Gesichtsschädelknochen

lfd. Nr	OPS-301 2004	OPS 2005	Bezeichnung OPS-301 2004	Bezeichnung OPS 2005	Kategorie	OP-Leistung	Überwachung	Nachbeh. Überw.	Nachbeh. Operat.	Narkose
3097	5-771.80		Partielle und totale Resektion eines Gesichtsschädelknochens: Mehrere Gesichtsschädelknochen, radikal (mit umgebendem Gewebe): Ohne Rekonstruktion		M6	31226	31506	31649	31650	31826
3098	5-771.81		Partielle und totale Resektion eines Gesichtsschädelknochens: Mehrere Gesichtsschädelknochen, radikal (mit umgebendem Gewebe): Rekonstruktion mit nicht vaskularisiertem Transplantat		M7	31227	31507	31649	31650	31827
3099	5-771.83		Partielle und totale Resektion eines Gesichtsschädelknochens: Mehrere Gesichtsschädelknochen, radikal (mit umgebendem Gewebe): Rekonstruktion von Weich- und Hartgewebe		M7	31227	31507	31649	31650	31827
3100	5-772.00		Partielle und totale Resektion der Mandibula: Resektion, partiell, ohne Kontinuitätsdurchtrennung: Ohne Rekonstruktion		M2	31222	31503	31643	31644	31822
3101	5-772.01		Partielle und totale Resektion der Mandibula: Resektion, partiell, ohne Kontinuitätsdurchtrennung: Rekonstruktion mit nicht vaskularisiertem Transplantat		M4	31224	31504	31647	31648	31824
3102	5-772.03		Partielle und totale Resektion der Mandibula: Resektion, partiell, ohne Kontinuitätsdurchtrennung: Alloplastische Rekonstruktion		M3	31223	31504	31645	31646	31823
3103	5-772.10		Partielle und totale Resektion der Mandibula: Resektion, partiell, mit Kontinuitätsdurchtrennung: Ohne Rekonstruktion		M4	31224	31504	31647	31648	31824
3104	5-772.11		Partielle und totale Resektion der Mandibula: Resektion, partiell, mit Kontinuitätsdurchtrennung: Rekonstruktion mit nicht vaskularisiertem Transplantat		M5	31225	31505	31647	31648	31825
3105	5-772.13		Partielle und totale Resektion der Mandibula: Resektion, partiell, mit Kontinuitätsdurchtrennung: Alloplastische Rekonstruktion		M5	31225	31505	31647	31648	31825
3106	5-772.20		Partielle und totale Resektion der Mandibula: Hemimandibulektomie: Ohne Rekonstruktion		M5	31225	31505	31647	31648	31825
3107	5-772.21		Partielle und totale Resektion der Mandibula: Hemimandibulektomie: Rekonstruktion mit nicht vaskularisiertem Transplantat		M7	31227	31507	31649	31650	31827
3108	5-772.23		Partielle und totale Resektion der Mandibula: Hemimandibulektomie: Alloplastische Rekonstruktion		M6	31226	31506	31649	31650	31826
3109	5-772.30		Partielle und totale Resektion der Mandibula: Mandibulektomie, (sub-)total: Ohne Rekonstruktion		M6	31226	31506	31649	31650	31826
3110	5-772.31		Partielle und totale Resektion der Mandibula: Mandibulektomie, (sub-)total: Rekonstruktion mit nicht vaskularisiertem Transplantat		M7	31227	31507	31649	31650	31827
3111	5-772.33		Partielle und totale Resektion der Mandibula: Mandibulektomie, (sub-)total: Alloplastische Rekonstruktion		M7	31227	31507	31649	31650	31827
3112	5-772.40		Partielle und totale Resektion der Mandibula: Mandibulektomie, radikal (mit umgebendem Gewebe): Ohne Rekonstruktion		M6	31226	31506	31649	31650	31826
3113	5-772.41		Partielle und totale Resektion der Mandibula: Mandibulektomie, radikal (mit umgebendem Gewebe): Rekonstruktion mit nicht vaskularisiertem Transplantat		M7	31227	31507	31649	31650	31827

Fortsetzung 2.20 Operationen an Kiefer-und Gesichtsschädelknochen

lfd. Nr	OPS-301 2004	OPS 2005	Bezeichnung OPS-301 2004	Bezeichnung OPS 2005	Kategorie	OP-Leistung	Überwachung	Nachbeh. Überw.	Nachbeh. Operat.	Narkose
3114	5-772.43		Partielle und totale Resektion der Mandibula: Mandibulektomie, radikal (mit umgebendem Gewebe): Alloplastische Rekonstruktion		M7	31227	31507	31649	31650	31827
3115	5-773.0		Arthroplastik am Kiefergelenk: Hohe Kondylektomie		M3	31223	31504	31645	31646	31823
3116	5-773.10		Arthroplastik am Kiefergelenk: Kondylektomie: Ohne Rekonstruktion		M3	31223	31504	31645	31646	31823
3117	5-773.12		Arthroplastik am Kiefergelenk: Kondylektomie: Mit Rekonstruktion durch Knochen		M5	31225	31505	31647	31648	31825
3118	5-773.13		Arthroplastik am Kiefergelenk: Kondylektomie: Mit Rekonstruktion durch Muskeltransplantat		M5	31225	31505	31647	31648	31825
3119	5-773.14		Arthroplastik am Kiefergelenk: Kondylektomie: Mit Rekonstruktion durch alloplastisches Material		M4	31224	31504	31647	31648	31824
3120	5-773.20		Arthroplastik am Kiefergelenk: Exstirpation des Discus articularis: Ohne Rekonstruktion		M3	31223	31504	31645	31646	31823
3121	5-773.22		Arthroplastik am Kiefergelenk: Exstirpation des Discus articularis: Mit Rekonstruktion durch Knochen		M5	31225	31505	31647	31648	31825
3122	5-773.23		Arthroplastik am Kiefergelenk: Exstirpation des Discus articularis: Mit Rekonstruktion durch Weichteilersatz		M5	31225	31505	31647	31648	31825
3123	5-773.24		Arthroplastik am Kiefergelenk: Exstirpation des Discus articularis: Mit Rekonstruktion durch Muskeltransplantat		M5	31225	31505	31647	31648	31825
3124	5-773.25		Arthroplastik am Kiefergelenk: Exstirpation des Discus articularis: Mit Rekonstruktion durch alloplastisches Material		M4	31224	31504	31647	31648	31824
3125	5-773.3		Arthroplastik am Kiefergelenk: Diskusreposition		M3	31223	31504	31645	31646	31823
3126	5-773.40		Arthroplastik am Kiefergelenk: Diskoplastik: Ohne Rekonstruktion		M3	31223	31504	31645	31646	31823
3127	5-773.42		Arthroplastik am Kiefergelenk: Diskoplastik: Mit Rekonstruktion durch Knochen		M5	31225	31505	31647	31648	31825
3128	5-773.43		Arthroplastik am Kiefergelenk: Diskoplastik: Mit Rekonstruktion durch Weichteilersatz		M5	31225	31505	31647	31648	31825
3129	5-773.44		Arthroplastik am Kiefergelenk: Diskoplastik: Mit Rekonstruktion durch Muskeltransplantat		M5	31225	31505	31647	31648	31825
3130	5-773.45		Arthroplastik am Kiefergelenk: Diskoplastik: Mit Rekonstruktion durch alloplastisches Material		M4	31224	31504	31647	31648	31824
3131	5-773.5		Arthroplastik am Kiefergelenk: Resektion am Tuberculum articulare		M3	31223	31504	31645	31646	31823
3132	5-773.70		Arthroplastik am Kiefergelenk: Entfernung eines freien Gelenkkörpers: Offen chirurgisch		M3	31223	31504	31645	31646	31823
3133	5-773.71		Arthroplastik am Kiefergelenk: Entfernung eines freien Gelenkkörpers: Arthroskopisch		M2	31222	31503	31643	31644	31822
3134	5-773.8		Arthroplastik am Kiefergelenk: Synovektomie		M3	31223	31504	31645	31646	31823

Fortsetzung 2.20 Operationen an Kiefer-und Gesichtsschädelknochen

lfd. Nr	OPS-301 2004	OPS 2005	Bezeichnung OPS-301 2004	Bezeichnung OPS 2005	Kategorie	OP-Leistung	Überwachung	Nachbeh. Überw.	Nachbeh. Operat.	Narkose
3135	5-774.0		Plastische Rekonstruktion der Maxilla: Auflagerungsplastik, partiell		M3	31223	31504	31645	31646	31823
3136	5-774.1		Plastische Rekonstruktion der Maxilla: Auflagerungsplastik, total		M5	31225	31505	31647	31648	31825
3137	5-774.2		Plastische Rekonstruktion der Maxilla: Interpositionsplastik, ohne Kontinuitätsdurchtrennung (horizontal)		M6	31226	31506	31649	31650	31826
3138	5-774.3		Plastische Rekonstruktion der Maxilla: Interpositionsplastik, mit Kontinuitätsdurchtrennung (vertikal), partiell		M7	31227	31507	31649	31650	31827
3139	5-774.4		Plastische Rekonstruktion der Maxilla: Interpositionsplastik, mit Kontinuitätsdurchtrennung (vertikal), subtotal		M7	31227	31507	31649	31650	31827
3140	5-775.0		Plastische Rekonstruktion der Mandibula: Kondylotomie		M4	31224	31504	31647	31648	31824
3141	5-775.1		Plastische Rekonstruktion der Mandibula: Auflagerungsplastik, partiell		M3	31223	31504	31645	31646	31823
3142	5-775.2		Plastische Rekonstruktion der Mandibula: Auflagerungsplastik, total		M5	31225	31505	31647	31648	31825
3143	5-775.3		Plastische Rekonstruktion der Mandibula: Interpositionsplastik, ohne Kontinuitätsdurchtrennung (horizontal)		M5	31225	31505	31647	31648	31825
3144	5-775.4		Plastische Rekonstruktion der Mandibula: Interpositionsplastik, mit Kontinuitätsdurchtrennung (vertikal), partiell		M6	31226	31506	31649	31650	31826
3145	5-775.5		Plastische Rekonstruktion der Mandibula: Interpositionsplastik, mit Kontinuitätsdurchtrennung (vertikal), subtotal		M6	31226	31506	31649	31650	31826
3146	5-775.72		Plastische Rekonstruktion der Mandibula: Durch alloplastische Implantate: Mit computerassistiert vorgefertigtem Implantat (CAD-Implantat), großer oder komplexer Defekt		M5	31225	31505	31647	31648	31825
3147	5-776.0		Osteotomie zur Verlagerung des Untergesichtes: Im Alveolarkammbereich frontal		M4	31224	31504	31647	31648	31824
3148	5-776.1		Osteotomie zur Verlagerung des Untergesichtes: Im Alveolarkammbereich seitlich		M4	31224	31504	31647	31648	31824
3149	5-776.2		Osteotomie zur Verlagerung des Untergesichtes: Mit Kontinuitätsdurchtrennung der Mandibula frontal		M5	31225	31505	31647	31648	31825
3150	5-776.3		Osteotomie zur Verlagerung des Untergesichtes: Mit Kontinuitätsdurchtrennung am horizontalen Mandibulaast		M6	31226	31506	31649	31650	31826
3151	5-776.4		Osteotomie zur Verlagerung des Untergesichtes: Mit Kontinuitätsdurchtrennung am aufsteigenden Mandibulaast		M7	31227	31507	31649	31650	31827
3152	5-776.6		Osteotomie zur Verlagerung des Untergesichtes: Verlagerung des Unterkiefers durch Distraktion mit Kontinuitätsdurchtrennung im aufsteigenden Mandibulaast		M7	31227	31507	31649	31650	31827
3153	5-776.7		Osteotomie zur Verlagerung des Untergesichtes: Verlagerung der Mandibula durch Distraktion nach Osteotomie im horizontalen Mandibulaast		M6	31226	31506	31649	31650	31826

Fortsetzung 2.20 Operationen an Kiefer-und Gesichtsschädelknochen

lfd. Nr	OPS-301 2004	OPS 2005	Bezeichnung OPS-301 2004	Bezeichnung OPS 2005	Kategorie	OP-Leistung	Überwachung	Nachbeh. Überw.	Nachbeh. Operat.	Narkose
3154	5-776.8	entfallen	Osteotomie zur Verlagerung des Untergesichtes: Verlagerung des Oberkiefers durch Distraktion nach Osteotomie in Le Fort-I Ebene	In Version 2005 entfallen	M7	31227	31507	31649	31650	31827
3155	5-776.9	5-776.9	Osteotomie zur Verlagerung des Untergesichtes: Verlagerung des Alveolarfortsatzes durch Distraktion nach Osteotomie	Osteotomie zur Verlagerung des Untergesichtes: Verlagerung des Alveolarfortsatzes durch horizontale Distraktion nach Osteotomie	M5	31225	31505	31647	31648	31825
3156	5-777.00		Osteotomie zur Verlagerung des Mittelgesichtes: Im Alveolarkammbereich frontal: Ohne Distraktion		M4	31224	31504	31647	31648	31824
3157	5-777.01		Osteotomie zur Verlagerung des Mittelgesichtes: Im Alveolarkammbereich frontal: Mit Distraktion		M4	31224	31504	31647	31648	31824
3158	5-777.10		Osteotomie zur Verlagerung des Mittelgesichtes: Im Alveolarkammbereich seitlich: Ohne Distraktion		M4	31224	31504	31647	31648	31824
3159	5-777.11		Osteotomie zur Verlagerung des Mittelgesichtes: Im Alveolarkammbereich seitlich: Mit Distraktion		M4	31224	31504	31647	31648	31824
3160	5-777.20		Osteotomie zur Verlagerung des Mittelgesichtes: Im Alveolarkammbereich frontal und seitlich in mehreren Segmenten: Ohne Distraktion		M5	31225	31505	31647	31648	31825
3161	5-777.21		Osteotomie zur Verlagerung des Mittelgesichtes: Im Alveolarkammbereich frontal und seitlich in mehreren Segmenten: Mit Distraktion		M5	31225	31505	31647	31648	31825
3162	5-777.30		Osteotomie zur Verlagerung des Mittelgesichtes: In der Le Fort-I Ebene in einem Stück: Ohne Distraktion		M7	31227	31507	31649	31650	31827
3163	5-777.31		Osteotomie zur Verlagerung des Mittelgesichtes: In der Le Fort-I Ebene in einem Stück: Mit Distraktion		M7	31227	31507	31649	31650	31827
3164	5-777.40		Osteotomie zur Verlagerung des Mittelgesichtes: In der Le Fort-I Ebene in zwei Stücken: Ohne Distraktion		M7	31227	31507	31649	31650	31827
3165	5-777.41		Osteotomie zur Verlagerung des Mittelgesichtes: In der Le Fort-I Ebene in zwei Stücken: Mit Distraktion		M7	31227	31507	31649	31650	31827
3166	5-777.50		Osteotomie zur Verlagerung des Mittelgesichtes: In der Le Fort-I Ebene in drei oder mehr Stücken: Ohne Distraktion		M7	31227	31507	31649	31650	31827
3167	5-777.51		Osteotomie zur Verlagerung des Mittelgesichtes: In der Le Fort-I Ebene in drei oder mehr Stücken: Mit Distraktion		M7	31227	31507	31649	31650	31827
3168	5-777.60		Osteotomie zur Verlagerung des Mittelgesichtes: In der Le Fort-II Ebene: Ohne Distraktion		M7	31227	31507	31649	31650	31827
3169	5-777.61		Osteotomie zur Verlagerung des Mittelgesichtes: In der Le Fort-II Ebene: Mit Distraktion		M7	31227	31507	31649	31650	31827
3170	5-777.70		Osteotomie zur Verlagerung des Mittelgesichtes: In der Le Fort-II Ebene, kombiniert mit anderer Osteotomie: Ohne Distraktion		M7	31227	31507	31649	31650	31827

Fortsetzung 2.20 Operationen an Kiefer-und Gesichtsschädelknochen

lfd. Nr	OPS-301 2004	OPS 2005	Bezeichnung OPS-301 2004	Bezeichnung OPS 2005	Kate-gorie	OP-Leistung	Über-wachung	Nachbeh. Überw.	Nachbeh. Operat.	Narkose
3171	5-777.71		Osteotomie zur Verlagerung des Mittelgesichtes: In der Le Fort-II Ebene, kombiniert mit anderer Osteotomie: Mit Distraktion		M7	31227	31507	31649	31650	31827
3172	5-777.80		Osteotomie zur Verlagerung des Mittelgesichtes: In der Le Fort-III Ebene: Ohne Distraktion		M7	31227	31507	31649	31650	31827
3173	5-777.81		Osteotomie zur Verlagerung des Mittelgesichtes: In der Le Fort-III Ebene: Mit Distraktion		M7	31227	31507	31649	31650	31827
3174	5-777.90		Osteotomie zur Verlagerung des Mittelgesichtes: In der Le Fort-III Ebene, kombiniert mit Le Fort-I Ebene: Ohne Distraktion		M7	31227	31507	31649	31650	31827
3175	5-777.91		Osteotomie zur Verlagerung des Mittelgesichtes: In der Le Fort-III Ebene, kombiniert mit Le Fort-I Ebene: Mit Distraktion		M7	31227	31507	31649	31650	31827
3176	5-778.1		Rekonstruktion der Weichteile im Gesicht: Naht (nach Verletzung), mehrschichtig		M2	31222	31503	31643	31644	31822
3177	5-779.0		Andere Operationen an Kiefergelenk und Gesichtsschädelknochen: Reposition einer temporomandibulären Luxation, geschlossen (operativ)		M1	31221	31502	31643	31644	31821
3178	5-779.1		Andere Operationen an Kiefergelenk und Gesichtsschädelknochen: Reposition einer temporomandibulären Luxation, offen		M3	31223	31504	31645	31646	31823
3179	5-779.3		Andere Operationen an Kiefergelenk und Gesichtsschädelknochen: Entfernung von Osteosynthesematerial		M2	31222	31503	31643	31644	31822

2.21 Operationen an den Bewegungsorganen

2.21.1 Operationen an anderen Knochen

lfd. Nr	OPS-301 2004	OPS 2005	Bezeichnung OPS-301 2004	Bezeichnung OPS 2005	Kategorie	OP-Leistung	Überwachung	Nachbeh. Überw.	Nachbeh. Operat.	Narkose
3180	5-780.2a		Inzision am Knochen, septisch und aseptisch: Drainage: Karpale		D2	31132	31503	31614	31615	31822
3181	5-780.2b		Inzision am Knochen, septisch und aseptisch: Drainage: Metakarpale		D2	31132	31503	31614	31615	31822
3182	5-780.2c		Inzision am Knochen, septisch und aseptisch: Drainage: Phalangen Hand		D2	31132	31503	31614	31615	31822
3183	5-780.2d		Inzision am Knochen, septisch und aseptisch: Drainage: Becken		D3	31133	31504	31616	31617	31823
3184	5-780.2e		Inzision am Knochen, septisch und aseptisch: Drainage: Schenkelhals		D4	31134	31504	31618	31619	31824
3185	5-780.2f		Inzision am Knochen, septisch und aseptisch: Drainage: Femur proximal		D4	31134	31504	31618	31619	31824
3186	5-780.2g		Inzision am Knochen, septisch und aseptisch: Drainage: Femurschaft		D3	31133	31504	31616	31617	31823
3187	5-780.2h		Inzision am Knochen, septisch und aseptisch: Drainage: Femur distal		D3	31133	31504	31616	31617	31823
3188	5-780.2j		Inzision am Knochen, septisch und aseptisch: Drainage: Patella		D2	31132	31503	31614	31615	31822
3189	5-780.2k		Inzision am Knochen, septisch und aseptisch: Drainage: Tibia proximal		D3	31133	31504	31616	31617	31823
3190	5-780.2m		Inzision am Knochen, septisch und aseptisch: Drainage: Tibiaschaft		D3	31133	31504	31616	31617	31823
3191	5-780.2n		Inzision am Knochen, septisch und aseptisch: Drainage: Tibia distal		D3	31133	31504	31616	31617	31823
3192	5-780.2p		Inzision am Knochen, septisch und aseptisch: Drainage: Fibula proximal		D3	31133	31504	31616	31617	31823
3193	5-780.2q		Inzision am Knochen, septisch und aseptisch: Drainage: Fibulaschaft		D2	31132	31503	31614	31615	31822
3194	5-780.2r		Inzision am Knochen, septisch und aseptisch: Drainage: Fibula distal		D3	31133	31504	31616	31617	31823
3195	5-780.2s		Inzision am Knochen, septisch und aseptisch: Drainage: Talus		D3	31133	31504	31616	31617	31823
3196	5-780.2t		Inzision am Knochen, septisch und aseptisch: Drainage: Kalkaneus		D3	31133	31504	31616	31617	31823
3197	5-780.2u		Inzision am Knochen, septisch und aseptisch: Drainage: Tarsale		D3	31133	31504	31616	31617	31823
3198	5-780.2v		Inzision am Knochen, septisch und aseptisch: Drainage: Metatarsale		D2	31132	31503	31614	31615	31822
3199	5-780.2w		Inzision am Knochen, septisch und aseptisch: Drainage: Phalangen Fuß		D2	31132	31503	31614	31615	31822
3200	5-780.20		Inzision am Knochen, septisch und aseptisch: Drainage: Skapula und Klavikula		D3	31133	31504	31616	31617	31823
3201	5-780.21		Inzision am Knochen, septisch und aseptisch: Drainage: Humerus proximal		D4	31134	31504	31618	31619	31824
3202	5-780.22		Inzision am Knochen, septisch und aseptisch: Drainage: Humerusschaft		D3	31133	31504	31616	31617	31823
3203	5-780.23		Inzision am Knochen, septisch und aseptisch: Drainage: Humerus distal		D3	31133	31504	31616	31617	31823
3204	5-780.24		Inzision am Knochen, septisch und aseptisch: Drainage: Radius proximal		D3	31133	31504	31616	31617	31823
3205	5-780.25		Inzision am Knochen, septisch und aseptisch: Drainage: Radiusschaft		D3	31133	31504	31616	31617	31823

Fortsetzung 2.21.1 Operationen an anderen Knochen

lfd. Nr	OPS-301 2004	OPS 2005	Bezeichnung OPS-301 2004	Bezeichnung OPS 2005	Kategorie	OP-Leistung	Überwachung	Nachbeh. Überw.	Nachbeh. Operat.	Narkose
3206	5-780.26		Inzision am Knochen, septisch und aseptisch: Drainage: Radius distal		D2	31132	31503	31614	31615	31822
3207	5-780.27		Inzision am Knochen, septisch und aseptisch: Drainage: Ulna proximal		D3	31133	31504	31616	31617	31823
3208	5-780.28		Inzision am Knochen, septisch und aseptisch: Drainage: Ulnaschaft		D3	31133	31504	31616	31617	31823
3209	5-780.29		Inzision am Knochen, septisch und aseptisch: Drainage: Ulna distal		D2	31132	31503	31614	31615	31822
3210	5-780.3a		Inzision am Knochen, septisch und aseptisch: Entfernung eines Fremdkörpers: Karpale		D2	31132	31503	31614	31615	31822
3211	5-780.3b		Inzision am Knochen, septisch und aseptisch: Entfernung eines Fremdkörpers: Metakarpale		D2	31132	31503	31614	31615	31822
3212	5-780.3c		Inzision am Knochen, septisch und aseptisch: Entfernung eines Fremdkörpers: Phalangen Hand		D2	31132	31503	31614	31615	31822
3213	5-780.3d		Inzision am Knochen, septisch und aseptisch: Entfernung eines Fremdkörpers: Becken		D4	31134	31504	31618	31619	31824
3214	5-780.3e		Inzision am Knochen, septisch und aseptisch: Entfernung eines Fremdkörpers: Schenkelhals		D4	31134	31504	31618	31619	31824
3215	5-780.3f		Inzision am Knochen, septisch und aseptisch: Entfernung eines Fremdkörpers: Femur proximal		D4	31134	31504	31618	31619	31824
3216	5-780.3g		Inzision am Knochen, septisch und aseptisch: Entfernung eines Fremdkörpers: Femurschaft		D2	31132	31503	31614	31615	31822
3217	5-780.3h		Inzision am Knochen, septisch und aseptisch: Entfernung eines Fremdkörpers: Femur distal		D2	31132	31503	31614	31615	31822
3218	5-780.3j		Inzision am Knochen, septisch und aseptisch: Entfernung eines Fremdkörpers: Patella		D2	31132	31503	31614	31615	31822
3219	5-780.3k		Inzision am Knochen, septisch und aseptisch: Entfernung eines Fremdkörpers: Tibia proximal		D2	31132	31503	31614	31615	31822
3220	5-780.3m		Inzision am Knochen, septisch und aseptisch: Entfernung eines Fremdkörpers: Tibiaschaft		D2	31132	31503	31614	31615	31822
3221	5-780.3n		Inzision am Knochen, septisch und aseptisch: Entfernung eines Fremdkörpers: Tibia distal		D2	31132	31503	31614	31615	31822
3222	5-780.3p		Inzision am Knochen, septisch und aseptisch: Entfernung eines Fremdkörpers: Fibula proximal		D3	31133	31504	31616	31617	31823
3223	5-780.3q		Inzision am Knochen, septisch und aseptisch: Entfernung eines Fremdkörpers: Fibulaschaft		D2	31132	31503	31614	31615	31822
3224	5-780.3r		Inzision am Knochen, septisch und aseptisch: Entfernung eines Fremdkörpers: Fibula distal		D2	31132	31503	31614	31615	31822
3225	5-780.3s		Inzision am Knochen, septisch und aseptisch: Entfernung eines Fremdkörpers: Talus		D2	31132	31503	31614	31615	31822

Fortsetzung 2.21.1 Operationen an anderen Knochen

lfd. Nr	OPS-301 2004	OPS 2005	Bezeichnung OPS-301 2004	Bezeichnung OPS 2005	Kate-gorie	OP-Leistung	Über-wachung	Nachbeh. Überw.	Nachbeh. Operat.	Narkose
3226	5-780.3t		Inzision am Knochen, septisch und aseptisch: Entfernung eines Fremdkörpers: Kalkaneus		D2	31132	31503	31614	31615	31822
3227	5-780.3u		Inzision am Knochen, septisch und aseptisch: Entfernung eines Fremdkörpers: Tarsale		D2	31132	31503	31614	31615	31822
3228	5-780.3v		Inzision am Knochen, septisch und aseptisch: Entfernung eines Fremdkörpers: Metatarsale		D2	31132	31503	31614	31615	31822
3229	5-780.3w		Inzision am Knochen, septisch und aseptisch: Entfernung eines Fremdkörpers: Phalangen Fuß		D2	31132	31503	31614	31615	31822
3230	5-780.30		Inzision am Knochen, septisch und aseptisch: Entfernung eines Fremdkörpers: Skapula und Klavikula		D2	31132	31503	31614	31615	31822
3231	5-780.31		Inzision am Knochen, septisch und aseptisch: Entfernung eines Fremdkörpers: Humerus proximal		D2	31132	31503	31614	31615	31822
3232	5-780.32		Inzision am Knochen, septisch und aseptisch: Entfernung eines Fremdkörpers: Humerusschaft		D3	31133	31504	31616	31617	31823
3233	5-780.33		Inzision am Knochen, septisch und aseptisch: Entfernung eines Fremdkörpers: Humerus distal		D2	31132	31503	31614	31615	31822
3234	5-780.34		Inzision am Knochen, septisch und aseptisch: Entfernung eines Fremdkörpers: Radius proximal		D2	31132	31503	31614	31615	31822
3235	5-780.35		Inzision am Knochen, septisch und aseptisch: Entfernung eines Fremdkörpers: Radiusschaft		D2	31132	31503	31614	31615	31822
3236	5-780.36		Inzision am Knochen, septisch und aseptisch: Entfernung eines Fremdkörpers: Radius distal		D2	31132	31503	31614	31615	31822
3237	5-780.37		Inzision am Knochen, septisch und aseptisch: Entfernung eines Fremdkörpers: Ulna proximal		D2	31132	31503	31614	31615	31822
3238	5-780.38		Inzision am Knochen, septisch und aseptisch: Entfernung eines Fremdkörpers: Ulnaschaft		D2	31132	31503	31614	31615	31822
3239	5-780.39		Inzision am Knochen, septisch und aseptisch: Entfernung eines Fremdkörpers: Ulna distal		D2	31132	31503	31614	31615	31822
3240	5-780.4a		Inzision am Knochen, septisch und aseptisch: Einlegen eines Medikamententrägers: Karpale		D2	31132	31503	31614	31615	31822
3241	5-780.4b		Inzision am Knochen, septisch und aseptisch: Einlegen eines Medikamententrägers: Metakarpale		D2	31132	31503	31614	31615	31822
3242	5-780.4c		Inzision am Knochen, septisch und aseptisch: Einlegen eines Medikamententrägers: Phalangen Hand		D2	31132	31503	31614	31615	31822
3243	5-780.4d		Inzision am Knochen, septisch und aseptisch: Einlegen eines Medikamententrägers: Becken		D3	31133	31504	31616	31617	31823

Fortsetzung 2.21.1 Operationen an anderen Knochen

lfd. Nr	OPS-301 2004	OPS 2005	Bezeichnung OPS-301 2004	Bezeichnung OPS 2005	Kategorie	OP-Leistung	Überwachung	Nachbeh. Überw.	Nachbeh. Operat.	Narkose
3244	5-780.4e		Inzision am Knochen, septisch und aseptisch: Einlegen eines Medikamententrägers: Schenkelhals		D4	31134	31504	31618	31619	31824
3245	5-780.4f		Inzision am Knochen, septisch und aseptisch: Einlegen eines Medikamententrägers: Femur proximal		D4	31134	31504	31618	31619	31824
3246	5-780.4g		Inzision am Knochen, septisch und aseptisch: Einlegen eines Medikamententrägers: Femurschaft		D3	31133	31504	31616	31617	31823
3247	5-780.4h		Inzision am Knochen, septisch und aseptisch: Einlegen eines Medikamententrägers: Femur distal		D3	31133	31504	31616	31617	31823
3248	5-780.4j		Inzision am Knochen, septisch und aseptisch: Einlegen eines Medikamententrägers: Patella		D2	31132	31503	31614	31615	31822
3249	5-780.4k		Inzision am Knochen, septisch und aseptisch: Einlegen eines Medikamententrägers: Tibia proximal		D3	31133	31504	31616	31617	31823
3250	5-780.4m		Inzision am Knochen, septisch und aseptisch: Einlegen eines Medikamententrägers: Tibiaschaft		D3	31133	31504	31616	31617	31823
3251	5-780.4n		Inzision am Knochen, septisch und aseptisch: Einlegen eines Medikamententrägers: Tibia distal		D3	31133	31504	31616	31617	31823
3252	5-780.4p		Inzision am Knochen, septisch und aseptisch: Einlegen eines Medikamententrägers: Fibula proximal		D3	31133	31504	31616	31617	31823
3253	5-780.4q		Inzision am Knochen, septisch und aseptisch: Einlegen eines Medikamententrägers: Fibulaschaft		D3	31133	31504	31616	31617	31823
3254	5-780.4r		Inzision am Knochen, septisch und aseptisch: Einlegen eines Medikamententrägers: Fibula distal		D3	31133	31504	31616	31617	31823
3255	5-780.4s		Inzision am Knochen, septisch und aseptisch: Einlegen eines Medikamententrägers: Talus		D3	31133	31504	31616	31617	31823
3256	5-780.4t		Inzision am Knochen, septisch und aseptisch: Einlegen eines Medikamententrägers: Kalkaneus		D3	31133	31504	31616	31617	31823
3257	5-780.4u		Inzision am Knochen, septisch und aseptisch: Einlegen eines Medikamententrägers: Tarsale		D2	31132	31503	31614	31615	31822
3258	5-780.4v		Inzision am Knochen, septisch und aseptisch: Einlegen eines Medikamententrägers: Metatarsale		D2	31132	31503	31614	31615	31822
3259	5-780.4w		Inzision am Knochen, septisch und aseptisch: Einlegen eines Medikamententrägers: Phalangen Fuß		D2	31132	31503	31614	31615	31822
3260	5-780.40		Inzision am Knochen, septisch und aseptisch: Einlegen eines Medikamententrägers: Skapula und Klavikula		D3	31133	31504	31616	31617	31823
3261	5-780.41		Inzision am Knochen, septisch und aseptisch: Einlegen eines Medikamententrägers: Humerus proximal		D4	31134	31504	31618	31619	31824

Fortsetzung 2.21.1 Operationen an anderen Knochen

lfd. Nr	OPS-301 2004	OPS 2005	Bezeichnung OPS-301 2004	Bezeichnung OPS 2005	Kategorie	OP-Leistung	Überwachung	Nachbeh. Überw.	Nachbeh. Operat.	Narkose
3262	5-780.42		Inzision am Knochen, septisch und aseptisch: Einlegen eines Medikamententrägers: Humerusschaft		D3	31133	31504	31616	31617	31823
3263	5-780.43		Inzision am Knochen, septisch und aseptisch: Einlegen eines Medikamententrägers: Humerus distal		D3	31133	31504	31616	31617	31823
3264	5-780.44		Inzision am Knochen, septisch und aseptisch: Einlegen eines Medikamententrägers: Radius proximal		D3	31133	31504	31616	31617	31823
3265	5-780.45		Inzision am Knochen, septisch und aseptisch: Einlegen eines Medikamententrägers: Radiusschaft		D3	31133	31504	31616	31617	31823
3266	5-780.46		Inzision am Knochen, septisch und aseptisch: Einlegen eines Medikamententrägers: Radius distal		D2	31132	31503	31614	31615	31822
3267	5-780.47		Inzision am Knochen, septisch und aseptisch: Einlegen eines Medikamententrägers: Ulna proximal		D3	31133	31504	31616	31617	31823
3268	5-780.48		Inzision am Knochen, septisch und aseptisch: Einlegen eines Medikamententrägers: Ulnaschaft		D3	31133	31504	31616	31617	31823
3269	5-780.49		Inzision am Knochen, septisch und aseptisch: Einlegen eines Medikamententrägers: Ulna distal		D2	31132	31503	31614	31615	31822
3270	5-780.5a		Inzision am Knochen, septisch und aseptisch: Entfernen eines Medikamententrägers: Karpale		D2	31132	31503	31614	31615	31822
3271	5-780.5b		Inzision am Knochen, septisch und aseptisch: Entfernen eines Medikamententrägers: Metakarpale		D2	31132	31503	31614	31615	31822
3272	5-780.5c		Inzision am Knochen, septisch und aseptisch: Entfernen eines Medikamententrägers: Phalangen Hand		D2	31132	31503	31614	31615	31822
3273	5-780.5d		Inzision am Knochen, septisch und aseptisch: Entfernen eines Medikamententrägers: Becken		D4	31134	31504	31618	31619	31824
3274	5-780.5e		Inzision am Knochen, septisch und aseptisch: Entfernen eines Medikamententrägers: Schenkelhals		D4	31134	31504	31618	31619	31824
3275	5-780.5f		Inzision am Knochen, septisch und aseptisch: Entfernen eines Medikamententrägers: Femur proximal		D4	31134	31504	31618	31619	31824
3276	5-780.5g		Inzision am Knochen, septisch und aseptisch: Entfernen eines Medikamententrägers: Femurschaft		D2	31132	31503	31614	31615	31822
3277	5-780.5h		Inzision am Knochen, septisch und aseptisch: Entfernen eines Medikamententrägers: Femur distal		D2	31132	31503	31614	31615	31822
3278	5-780.5j		Inzision am Knochen, septisch und aseptisch: Entfernen eines Medikamententrägers: Patella		D2	31132	31503	31614	31615	31822
3279	5-780.5k		Inzision am Knochen, septisch und aseptisch: Entfernen eines Medikamententrägers: Tibia proximal		D2	31132	31503	31614	31615	31822

Fortsetzung 2.21.1 Operationen an anderen Knochen

lfd. Nr	OPS-301 2004	OPS 2005	Bezeichnung OPS-301 2004	Bezeichnung OPS 2005	Kategorie	OP-Leistung	Überwachung	Nachbeh. Überw.	Nachbeh. Operat.	Narkose
3280	5-780.5m		Inzision am Knochen, septisch und aseptisch: Entfernen eines Medikamententrägers: Tibiaschaft		D2	31132	31503	31614	31615	31822
3281	5-780.5n		Inzision am Knochen, septisch und aseptisch: Entfernen eines Medikamententrägers: Tibia distal		D2	31132	31503	31614	31615	31822
3282	5-780.5p		Inzision am Knochen, septisch und aseptisch: Entfernen eines Medikamententrägers: Fibula proximal		D3	31133	31504	31616	31617	31823
3283	5-780.5q		Inzision am Knochen, septisch und aseptisch: Entfernen eines Medikamententrägers: Fibulaschaft		D3	31133	31504	31616	31617	31823
3284	5-780.5r		Inzision am Knochen, septisch und aseptisch: Entfernen eines Medikamententrägers: Fibula distal		D2	31132	31503	31614	31615	31822
3285	5-780.5s		Inzision am Knochen, septisch und aseptisch: Entfernen eines Medikamententrägers: Talus		D2	31132	31503	31614	31615	31822
3286	5-780.5t		Inzision am Knochen, septisch und aseptisch: Entfernen eines Medikamententrägers: Kalkaneus		D2	31132	31503	31614	31615	31822
3287	5-780.5u		Inzision am Knochen, septisch und aseptisch: Entfernen eines Medikamententrägers: Tarsale		D2	31132	31503	31614	31615	31822
3288	5-780.5v		Inzision am Knochen, septisch und aseptisch: Entfernen eines Medikamententrägers: Metatarsale		D2	31132	31503	31614	31615	31822
3289	5-780.5w		Inzision am Knochen, septisch und aseptisch: Entfernen eines Medikamententrägers: Phalangen Fuß		D2	31132	31503	31614	31615	31822
3290	5-780.50		Inzision am Knochen, septisch und aseptisch: Entfernen eines Medikamententrägers: Skapula und Klavikula		D2	31132	31503	31614	31615	31822
3291	5-780.51		Inzision am Knochen, septisch und aseptisch: Entfernen eines Medikamententrägers: Humerus proximal		D2	31132	31503	31614	31615	31822
3292	5-780.52		Inzision am Knochen, septisch und aseptisch: Entfernen eines Medikamententrägers: Humerusschaft		D3	31133	31504	31616	31617	31823
3293	5-780.53		Inzision am Knochen, septisch und aseptisch: Entfernen eines Medikamententrägers: Humerus distal		D2	31132	31503	31614	31615	31822
3294	5-780.54		Inzision am Knochen, septisch und aseptisch: Entfernen eines Medikamententrägers: Radius proximal		D2	31132	31503	31614	31615	31822
3295	5-780.55		Inzision am Knochen, septisch und aseptisch: Entfernen eines Medikamententrägers: Radiusschaft		D2	31132	31503	31614	31615	31822
3296	5-780.56		Inzision am Knochen, septisch und aseptisch: Entfernen eines Medikamententrägers: Radius distal		D2	31132	31503	31614	31615	31822
3297	5-780.57		Inzision am Knochen, septisch und aseptisch: Entfernen eines Medikamententrägers: Ulna proximal		D2	31132	31503	31614	31615	31822

Fortsetzung 2.21.1 Operationen an anderen Knochen

lfd. Nr	OPS-301 2004	OPS 2005	Bezeichnung OPS-301 2004	Bezeichnung OPS 2005	Kategorie	OP-Leistung	Überwachung	Nachbeh. Überw.	Nachbeh. Operat.	Narkose
3298	5-780.58		Inzision am Knochen, septisch und aseptisch: Entfernen eines Medikamententrägers: Ulnaschaft		D2	31132	31503	31614	31615	31822
3299	5-780.59		Inzision am Knochen, septisch und aseptisch: Entfernen eines Medikamententrägers: Ulna distal		D2	31132	31503	31614	31615	31822
3300	5-780.6a		Inzision am Knochen, septisch und aseptisch: Debridement: Karpale		D2	31132	31503	31614	31615	31822
3301	5-780.6b		Inzision am Knochen, septisch und aseptisch: Debridement: Metakarpale		D2	31132	31503	31614	31615	31822
3302	5-780.6c		Inzision am Knochen, septisch und aseptisch: Debridement: Phalangen Hand		D2	31132	31503	31614	31615	31822
3303	5-780.6d		Inzision am Knochen, septisch und aseptisch: Debridement: Becken		D3	31133	31504	31616	31617	31823
3304	5-780.6e		Inzision am Knochen, septisch und aseptisch: Debridement: Schenkelhals		D4	31134	31504	31618	31619	31824
3305	5-780.6f		Inzision am Knochen, septisch und aseptisch: Debridement: Femur proximal		D4	31134	31504	31618	31619	31824
3306	5-780.6g		Inzision am Knochen, septisch und aseptisch: Debridement: Femurschaft		D3	31133	31504	31616	31617	31823
3307	5-780.6h		Inzision am Knochen, septisch und aseptisch: Debridement: Femur distal		D3	31133	31504	31616	31617	31823
3308	5-780.6j		Inzision am Knochen, septisch und aseptisch: Debridement: Patella		D2	31132	31503	31614	31615	31822
3309	5-780.6k		Inzision am Knochen, septisch und aseptisch: Debridement: Tibia proximal		D3	31133	31504	31616	31617	31823
3310	5-780.6m		Inzision am Knochen, septisch und aseptisch: Debridement: Tibiaschaft		D3	31133	31504	31616	31617	31823
3311	5-780.6n		Inzision am Knochen, septisch und aseptisch: Debridement: Tibia distal		D3	31133	31504	31616	31617	31823
3312	5-780.6p		Inzision am Knochen, septisch und aseptisch: Debridement: Fibula proximal		D3	31133	31504	31616	31617	31823
3313	5-780.6q		Inzision am Knochen, septisch und aseptisch: Debridement: Fibulaschaft		D3	31133	31504	31616	31617	31823
3314	5-780.6r		Inzision am Knochen, septisch und aseptisch: Debridement: Fibula distal		D3	31133	31504	31616	31617	31823
3315	5-780.6s		Inzision am Knochen, septisch und aseptisch: Debridement: Talus		D3	31133	31504	31616	31617	31823
3316	5-780.6t		Inzision am Knochen, septisch und aseptisch: Debridement: Kalkaneus		D3	31133	31504	31616	31617	31823
3317	5-780.6u		Inzision am Knochen, septisch und aseptisch: Debridement: Tarsale		D3	31133	31504	31616	31617	31823
3318	5-780.6v		Inzision am Knochen, septisch und aseptisch: Debridement: Metatarsale		D2	31132	31503	31614	31615	31822
3319	5-780.6w		Inzision am Knochen, septisch und aseptisch: Debridement: Phalangen Fuß		D2	31132	31503	31614	31615	31822
3320	5-780.60		Inzision am Knochen, septisch und aseptisch: Debridement: Skapula und Klavikula		D3	31133	31504	31616	31617	31823
3321	5-780.61		Inzision am Knochen, septisch und aseptisch: Debridement: Humerus proximal		D4	31134	31504	31618	31619	31824
3322	5-780.62		Inzision am Knochen, septisch und aseptisch: Debridement: Humerusschaft		D3	31133	31504	31616	31617	31823
3323	5-780.63		Inzision am Knochen, septisch und aseptisch: Debridement: Humerus distal		D3	31133	31504	31616	31617	31823

Fortsetzung 2.21.1 Operationen an anderen Knochen

lfd. Nr	OPS-301 2004	OPS 2005	Bezeichnung OPS-301 2004	Bezeichnung OPS 2005	Kategorie	OP-Leistung	Überwachung	Nachbeh. Überw.	Nachbeh. Operat.	Narkose
3324	5-780.64		Inzision am Knochen, septisch und aseptisch: Debridement: Radius proximal		D3	31133	31504	31616	31617	31823
3325	5-780.65		Inzision am Knochen, septisch und aseptisch: Debridement: Radiusschaft		D3	31133	31504	31616	31617	31823
3326	5-780.66		Inzision am Knochen, septisch und aseptisch: Debridement: Radius distal		D2	31132	31503	31614	31615	31822
3327	5-780.67		Inzision am Knochen, septisch und aseptisch: Debridement: Ulna proximal		D3	31133	31504	31616	31617	31823
3328	5-780.68		Inzision am Knochen, septisch und aseptisch: Debridement: Ulnaschaft		D3	31133	31504	31616	31617	31823
3329	5-780.69		Inzision am Knochen, septisch und aseptisch: Debridement: Ulna distal		D2	31132	31503	31614	31615	31822
3330	5-780.7a		Inzision am Knochen, septisch und aseptisch: Sequesterotomie: Karpale		D2	31132	31503	31614	31615	31822
3331	5-780.7b		Inzision am Knochen, septisch und aseptisch: Sequesterotomie: Metakarpale		D2	31132	31503	31614	31615	31822
3332	5-780.7c		Inzision am Knochen, septisch und aseptisch: Sequesterotomie: Phalangen Hand		D2	31132	31503	31614	31615	31822
3333	5-780.7d		Inzision am Knochen, septisch und aseptisch: Sequesterotomie: Becken		D4	31134	31504	31618	31619	31824
3334	5-780.7e		Inzision am Knochen, septisch und aseptisch: Sequesterotomie: Schenkelhals		D4	31134	31504	31618	31619	31824
3335	5-780.7f		Inzision am Knochen, septisch und aseptisch: Sequesterotomie: Femur proximal		D4	31134	31504	31618	31619	31824
3336	5-780.7g		Inzision am Knochen, septisch und aseptisch: Sequesterotomie: Femurschaft		D3	31133	31504	31616	31617	31823
3337	5-780.7h		Inzision am Knochen, septisch und aseptisch: Sequesterotomie: Femur distal		D3	31133	31504	31616	31617	31823
3338	5-780.7j		Inzision am Knochen, septisch und aseptisch: Sequesterotomie: Patella		D2	31132	31503	31614	31615	31822
3339	5-780.7k		Inzision am Knochen, septisch und aseptisch: Sequesterotomie: Tibia proximal		D2	31132	31503	31614	31615	31822
3340	5-780.7m		Inzision am Knochen, septisch und aseptisch: Sequesterotomie: Tibiaschaft		D3	31133	31504	31616	31617	31823
3341	5-780.7n		Inzision am Knochen, septisch und aseptisch: Sequesterotomie: Tibia distal		D3	31133	31504	31616	31617	31823
3342	5-780.7p		Inzision am Knochen, septisch und aseptisch: Sequesterotomie: Fibula proximal		D3	31133	31504	31616	31617	31823
3343	5-780.7q		Inzision am Knochen, septisch und aseptisch: Sequesterotomie: Fibulaschaft		D3	31133	31504	31616	31617	31823
3344	5-780.7r		Inzision am Knochen, septisch und aseptisch: Sequesterotomie: Fibula distal		D3	31133	31504	31616	31617	31823
3345	5-780.7s		Inzision am Knochen, septisch und aseptisch: Sequesterotomie: Talus		D3	31133	31504	31616	31617	31823
3346	5-780.7t		Inzision am Knochen, septisch und aseptisch: Sequesterotomie: Kalkaneus		D3	31133	31504	31616	31617	31823
3347	5-780.7u		Inzision am Knochen, septisch und aseptisch: Sequesterotomie: Tarsale		D3	31133	31504	31616	31617	31823
3348	5-780.7v		Inzision am Knochen, septisch und aseptisch: Sequesterotomie: Metatarsale		D2	31132	31503	31614	31615	31822
3349	5-780.7w		Inzision am Knochen, septisch und aseptisch: Sequesterotomie: Phalangen Fuß		D2	31132	31503	31614	31615	31822
3350	5-780.70		Inzision am Knochen, septisch und aseptisch: Sequesterotomie: Skapula und Klavikula		D3	31133	31504	31616	31617	31823

Fortsetzung 2.21.1 Operationen an anderen Knochen

lfd. Nr	OPS-301 2004	OPS 2005	Bezeichnung OPS-301 2004	Bezeichnung OPS 2005	Kategorie	OP-Leistung	Überwachung	Nachbeh. Überw.	Nachbeh. Operat.	Narkose
3351	5-780.71		Inzision am Knochen, septisch und aseptisch: Sequesterotomie: Humerus proximal		D4	31134	31504	31618	31619	31824
3352	5-780.72		Inzision am Knochen, septisch und aseptisch: Sequesterotomie: Humerusschaft		D3	31133	31504	31616	31617	31823
3353	5-780.73		Inzision am Knochen, septisch und aseptisch: Sequesterotomie: Humerus distal		D3	31133	31504	31616	31617	31823
3354	5-780.74		Inzision am Knochen, septisch und aseptisch: Sequesterotomie: Radius proximal		D3	31133	31504	31616	31617	31823
3355	5-780.75		Inzision am Knochen, septisch und aseptisch: Sequesterotomie: Radiusschaft		D3	31133	31504	31616	31617	31823
3356	5-780.76		Inzision am Knochen, septisch und aseptisch: Sequesterotomie: Radius distal		D2	31132	31503	31614	31615	31822
3357	5-780.77		Inzision am Knochen, septisch und aseptisch: Sequesterotomie: Ulna proximal		D3	31133	31504	31616	31617	31823
3358	5-780.78		Inzision am Knochen, septisch und aseptisch: Sequesterotomie: Ulnaschaft		D3	31133	31504	31616	31617	31823
3359	5-780.79		Inzision am Knochen, septisch und aseptisch: Sequesterotomie: Ulna distal		D2	31132	31503	31614	31615	31822
3360	5-780.8a		Inzision am Knochen, septisch und aseptisch: Sequesterotomie mit Einlegen eines Medikamententrägers: Karpale		D2	31132	31503	31614	31615	31822
3361	5-780.8b		Inzision am Knochen, septisch und aseptisch: Sequesterotomie mit Einlegen eines Medikamententrägers: Metakarpale		D2	31132	31503	31614	31615	31822
3362	5-780.8c		Inzision am Knochen, septisch und aseptisch: Sequesterotomie mit Einlegen eines Medikamententrägers: Phalangen Hand		D2	31132	31503	31614	31615	31822
3363	5-780.8d		Inzision am Knochen, septisch und aseptisch: Sequesterotomie mit Einlegen eines Medikamententrägers: Becken		D3	31133	31504	31616	31617	31823
3364	5-780.8e		Inzision am Knochen, septisch und aseptisch: Sequesterotomie mit Einlegen eines Medikamententrägers: Schenkelhals		D4	31134	31504	31618	31619	31824
3365	5-780.8f		Inzision am Knochen, septisch und aseptisch: Sequesterotomie mit Einlegen eines Medikamententrägers: Femur proximal		D4	31134	31504	31618	31619	31824
3366	5-780.8g		Inzision am Knochen, septisch und aseptisch: Sequesterotomie mit Einlegen eines Medikamententrägers: Femurschaft		D3	31133	31504	31616	31617	31823
3367	5-780.8h		Inzision am Knochen, septisch und aseptisch: Sequesterotomie mit Einlegen eines Medikamententrägers: Femur distal		D3	31133	31504	31616	31617	31823
3368	5-780.8j		Inzision am Knochen, septisch und aseptisch: Sequesterotomie mit Einlegen eines Medikamententrägers: Patella		D2	31132	31503	31614	31615	31822
3369	5-780.8k		Inzision am Knochen, septisch und aseptisch: Sequesterotomie mit Einlegen eines Medikamententrägers: Tibia proximal		D3	31133	31504	31616	31617	31823
3370	5-780.8m		Inzision am Knochen, septisch und aseptisch: Sequesterotomie mit Einlegen eines Medikamententrägers: Tibiaschaft		D3	31133	31504	31616	31617	31823
3371	5-780.8n		Inzision am Knochen, septisch und aseptisch: Sequesterotomie mit Einlegen eines Medikamententrägers: Tibia distal		D3	31133	31504	31616	31617	31823

Fortsetzung 2.21.1 Operationen an anderen Knochen

lfd. Nr	OPS-301 2004	OPS 2005	Bezeichnung OPS-301 2004	Bezeichnung OPS 2005	Kategorie	OP-Leistung	Überwachung	Nachbeh. Überw.	Nachbeh. Operat.	Narkose
3372	5-780.8p		Inzision am Knochen, septisch und aseptisch: Sequesterotomie mit Einlegen eines Medikamententrägers: Fibula proximal		D3	31133	31504	31616	31617	31823
3373	5-780.8q		Inzision am Knochen, septisch und aseptisch: Sequesterotomie mit Einlegen eines Medikamententrägers: Fibulaschaft		D3	31133	31504	31616	31617	31823
3374	5-780.8r		Inzision am Knochen, septisch und aseptisch: Sequesterotomie mit Einlegen eines Medikamententrägers: Fibula distal		D3	31133	31504	31616	31617	31823
3375	5-780.8s		Inzision am Knochen, septisch und aseptisch: Sequesterotomie mit Einlegen eines Medikamententrägers: Talus		D3	31133	31504	31616	31617	31823
3376	5-780.8t		Inzision am Knochen, septisch und aseptisch: Sequesterotomie mit Einlegen eines Medikamententrägers: Kalkaneus		D3	31133	31504	31616	31617	31823
3377	5-780.8u		Inzision am Knochen, septisch und aseptisch: Sequesterotomie mit Einlegen eines Medikamententrägers: Tarsale		D3	31133	31504	31616	31617	31823
3378	5-780.8v		Inzision am Knochen, septisch und aseptisch: Sequesterotomie mit Einlegen eines Medikamententrägers: Metatarsale		D2	31132	31503	31614	31615	31822
3379	5-780.8w		Inzision am Knochen, septisch und aseptisch: Sequesterotomie mit Einlegen eines Medikamententrägers: Phalangen Fuß		D2	31132	31503	31614	31615	31822
3380	5-780.80		Inzision am Knochen, septisch und aseptisch: Sequesterotomie mit Einlegen eines Medikamententrägers: Skapula und Klavikula		D4	31134	31504	31618	31619	31824
3381	5-780.81		Inzision am Knochen, septisch und aseptisch: Sequesterotomie mit Einlegen eines Medikamententrägers: Humerus proximal		D4	31134	31504	31618	31619	31824
3382	5-780.82		Inzision am Knochen, septisch und aseptisch: Sequesterotomie mit Einlegen eines Medikamententrägers: Humerusschaft		D3	31133	31504	31616	31617	31823
3383	5-780.83		Inzision am Knochen, septisch und aseptisch: Sequesterotomie mit Einlegen eines Medikamententrägers: Humerus distal		D3	31133	31504	31616	31617	31823
3384	5-780.84		Inzision am Knochen, septisch und aseptisch: Sequesterotomie mit Einlegen eines Medikamententrägers: Radius proximal		D3	31133	31504	31616	31617	31823
3385	5-780.85		Inzision am Knochen, septisch und aseptisch: Sequesterotomie mit Einlegen eines Medikamententrägers: Radiusschaft		D3	31133	31504	31616	31617	31823
3386	5-780.86		Inzision am Knochen, septisch und aseptisch: Sequesterotomie mit Einlegen eines Medikamententrägers: Radius distal		D2	31132	31503	31614	31615	31822
3387	5-780.87		Inzision am Knochen, septisch und aseptisch: Sequesterotomie mit Einlegen eines Medikamententrägers: Ulna proximal		D3	31133	31504	31616	31617	31823
3388	5-780.88		Inzision am Knochen, septisch und aseptisch: Sequesterotomie mit Einlegen eines Medikamententrägers: Ulnaschaft		D3	31133	31504	31616	31617	31823
3389	5-780.89		Inzision am Knochen, septisch und aseptisch: Sequesterotomie mit Einlegen eines Medikamententrägers: Ulna distal		D2	31132	31503	31614	31615	31822

Fortsetzung 2.21.1 Operationen an anderen Knochen

lfd. Nr	OPS-301 2004	OPS 2005	Bezeichnung OPS-301 2004	Bezeichnung OPS 2005	Kategorie	OP-Leistung	Überwachung	Nachbeh. Überw.	Nachbeh. Operat.	Narkose
3390	5-781.aa		Osteotomie und Korrekturosteotomie: Osteotomie ohne Achsenkorrektur: Karpale		D4	31134	31504	31618	31619	31824
3391	5-781.ab		Osteotomie und Korrekturosteotomie: Osteotomie ohne Achsenkorrektur: Metakarpale		D3	31133	31504	31616	31617	31823
3392	5-781.ac		Osteotomie und Korrekturosteotomie: Osteotomie ohne Achsenkorrektur: Phalangen Hand		D3	31133	31504	31616	31617	31823
3393	5-781.ad		Osteotomie und Korrekturosteotomie: Osteotomie ohne Achsenkorrektur: Becken		D5	31135	31505	31618	31619	31825
3394	5-781.ae		Osteotomie und Korrekturosteotomie: Osteotomie ohne Achsenkorrektur: Schenkelhals		D5	31135	31505	31618	31619	31825
3395	5-781.af		Osteotomie und Korrekturosteotomie: Osteotomie ohne Achsenkorrektur: Femur proximal		D5	31135	31505	31618	31619	31825
3396	5-781.ag		Osteotomie und Korrekturosteotomie: Osteotomie ohne Achsenkorrektur: Femurschaft		D4	31134	31504	31618	31619	31824
3397	5-781.ah		Osteotomie und Korrekturosteotomie: Osteotomie ohne Achsenkorrektur: Femur distal		D4	31134	31504	31618	31619	31824
3398	5-781.ak		Osteotomie und Korrekturosteotomie: Osteotomie ohne Achsenkorrektur: Tibia proximal		D5	31135	31505	31618	31619	31825
3399	5-781.am		Osteotomie und Korrekturosteotomie: Osteotomie ohne Achsenkorrektur: Tibiaschaft		D4	31134	31504	31618	31619	31824
3400	5-781.an		Osteotomie und Korrekturosteotomie: Osteotomie ohne Achsenkorrektur: Tibia distal		D4	31134	31504	31618	31619	31824
3401	5-781.ap		Osteotomie und Korrekturosteotomie: Osteotomie ohne Achsenkorrektur: Fibula proximal		D3	31133	31504	31616	31617	31823
3402	5-781.aq		Osteotomie und Korrekturosteotomie: Osteotomie ohne Achsenkorrektur: Fibulaschaft		D3	31133	31504	31616	31617	31823
3403	5-781.ar		Osteotomie und Korrekturosteotomie: Osteotomie ohne Achsenkorrektur: Fibula distal		D4	31134	31504	31618	31619	31824
3404	5-781.as		Osteotomie und Korrekturosteotomie: Osteotomie ohne Achsenkorrektur: Talus		D5	31135	31505	31618	31619	31825
3405	5-781.at		Osteotomie und Korrekturosteotomie: Osteotomie ohne Achsenkorrektur: Kalkaneus		D5	31135	31505	31618	31619	31825
3406	5-781.au		Osteotomie und Korrekturosteotomie: Osteotomie ohne Achsenkorrektur: Tarsale		D4	31134	31504	31618	31619	31824
3407	5-781.a0		Osteotomie und Korrekturosteotomie: Osteotomie ohne Achsenkorrektur: Skapula und Klavikula		D3	31133	31504	31616	31617	31823
3408	5-781.a1		Osteotomie und Korrekturosteotomie: Osteotomie ohne Achsenkorrektur: Humerus proximal		D5	31135	31505	31618	31619	31825
3409	5-781.a2		Osteotomie und Korrekturosteotomie: Osteotomie ohne Achsenkorrektur: Humerusschaft		D4	31134	31504	31618	31619	31824

Fortsetzung 2.21.1 Operationen an anderen Knochen

lfd. Nr	OPS-301 2004	OPS 2005	Bezeichnung OPS-301 2004	Bezeichnung OPS 2005	Kategorie	OP-Leistung	Überwachung	Nachbeh. Überw.	Nachbeh. Operat.	Narkose
3410	5-781.a3		Osteotomie und Korrekturosteotomie: Osteotomie ohne Achsenkorrektur: Humerus distal		D4	31134	31504	31618	31619	31824
3411	5-781.a4		Osteotomie und Korrekturosteotomie: Osteotomie ohne Achsenkorrektur: Radius proximal		D4	31134	31504	31618	31619	31824
3412	5-781.a5		Osteotomie und Korrekturosteotomie: Osteotomie ohne Achsenkorrektur: Radiusschaft		D3	31133	31504	31616	31617	31823
3413	5-781.a6		Osteotomie und Korrekturosteotomie: Osteotomie ohne Achsenkorrektur: Radius distal		D4	31134	31504	31618	31619	31824
3414	5-781.a7		Osteotomie und Korrekturosteotomie: Osteotomie ohne Achsenkorrektur: Ulna proximal		D4	31134	31504	31618	31619	31824
3415	5-781.a8		Osteotomie und Korrekturosteotomie: Osteotomie ohne Achsenkorrektur: Ulnaschaft		D3	31133	31504	31616	31617	31823
3416	5-781.a9		Osteotomie und Korrekturosteotomie: Osteotomie ohne Achsenkorrektur: Ulna distal		D4	31134	31504	31618	31619	31824
3417	5-781.0a		Osteotomie und Korrekturosteotomie: Valgisierende Osteotomie: Karpale		D4	31134	31504	31618	31619	31824
3418	5-781.0b		Osteotomie und Korrekturosteotomie: Valgisierende Osteotomie: Metakarpale		D3	31133	31504	31616	31617	31823
3419	5-781.0c		Osteotomie und Korrekturosteotomie: Valgisierende Osteotomie: Phalangen Hand		D3	31133	31504	31616	31617	31823
3420	5-781.0d		Osteotomie und Korrekturosteotomie: Valgisierende Osteotomie: Becken		D5	31135	31505	31618	31619	31825
3421	5-781.0e		Osteotomie und Korrekturosteotomie: Valgisierende Osteotomie: Schenkelhals		D5	31135	31505	31618	31619	31825
3422	5-781.0f		Osteotomie und Korrekturosteotomie: Valgisierende Osteotomie: Femur proximal		D5	31135	31505	31618	31619	31825
3423	5-781.0g		Osteotomie und Korrekturosteotomie: Valgisierende Osteotomie: Femurschaft		D4	31134	31504	31618	31619	31824
3424	5-781.0h		Osteotomie und Korrekturosteotomie: Valgisierende Osteotomie: Femur distal		D4	31134	31504	31618	31619	31824
3425	5-781.0k		Osteotomie und Korrekturosteotomie: Valgisierende Osteotomie: Tibia proximal		D5	31135	31505	31618	31619	31825
3426	5-781.0m		Osteotomie und Korrekturosteotomie: Valgisierende Osteotomie: Tibiaschaft		D4	31134	31504	31618	31619	31824
3427	5-781.0n		Osteotomie und Korrekturosteotomie: Valgisierende Osteotomie: Tibia distal		D4	31134	31504	31618	31619	31824
3428	5-781.0p		Osteotomie und Korrekturosteotomie: Valgisierende Osteotomie: Fibula proximal		D3	31133	31504	31616	31617	31823
3429	5-781.0q		Osteotomie und Korrekturosteotomie: Valgisierende Osteotomie: Fibulaschaft		D3	31133	31504	31616	31617	31823
3430	5-781.0r		Osteotomie und Korrekturosteotomie: Valgisierende Osteotomie: Fibula distal		D4	31134	31504	31618	31619	31824
3431	5-781.0s		Osteotomie und Korrekturosteotomie: Valgisierende Osteotomie: Talus		D5	31135	31505	31618	31619	31825
3432	5-781.0t		Osteotomie und Korrekturosteotomie: Valgisierende Osteotomie: Kalkaneus		D5	31135	31505	31618	31619	31825
3433	5-781.0u		Osteotomie und Korrekturosteotomie: Valgisierende Osteotomie: Tarsale		D4	31134	31504	31618	31619	31824

Fortsetzung 2.21.1 Operationen an anderen Knochen

lfd. Nr	OPS-301 2004	OPS 2005	Bezeichnung OPS-301 2004	Bezeichnung OPS 2005	Kate-gorie	OP-Leistung	Über-wachung	Nachbeh. Überw.	Nachbeh. Operat.	Narkose
3434	5-781.00		Osteotomie und Korrekturosteotomie: Valgisierende Osteotomie: Skapula und Klavikula		D3	31133	31504	31616	31617	31823
3435	5-781.01		Osteotomie und Korrekturosteotomie: Valgisierende Osteotomie: Humerus proximal		D5	31135	31505	31618	31619	31825
3436	5-781.02		Osteotomie und Korrekturosteotomie: Valgisierende Osteotomie: Humerusschaft		D4	31134	31504	31618	31619	31824
3437	5-781.03		Osteotomie und Korrekturosteotomie: Valgisierende Osteotomie: Humerus distal		D4	31134	31504	31618	31619	31824
3438	5-781.04		Osteotomie und Korrekturosteotomie: Valgisierende Osteotomie: Radius proximal		D4	31134	31504	31618	31619	31824
3439	5-781.05		Osteotomie und Korrekturosteotomie: Valgisierende Osteotomie: Radiusschaft		D3	31133	31504	31616	31617	31823
3440	5-781.06		Osteotomie und Korrekturosteotomie: Valgisierende Osteotomie: Radius distal		D4	31134	31504	31618	31619	31824
3441	5-781.07		Osteotomie und Korrekturosteotomie: Valgisierende Osteotomie: Ulna proximal		D4	31134	31504	31618	31619	31824
3442	5-781.08		Osteotomie und Korrekturosteotomie: Valgisierende Osteotomie: Ulnaschaft		D3	31133	31504	31616	31617	31823
3443	5-781.09		Osteotomie und Korrekturosteotomie: Valgisierende Osteotomie: Ulna distal		D4	31134	31504	31618	31619	31824
3444	5-781.1a		Osteotomie und Korrekturosteotomie: Varisierende Osteotomie: Karpale		D4	31134	31504	31618	31619	31824
3445	5-781.1b		Osteotomie und Korrekturosteotomie: Varisierende Osteotomie: Metakarpale		D3	31133	31504	31616	31617	31823
3446	5-781.1c		Osteotomie und Korrekturosteotomie: Varisierende Osteotomie: Phalangen Hand		D3	31133	31504	31616	31617	31823
3447	5-781.1d		Osteotomie und Korrekturosteotomie: Varisierende Osteotomie: Becken		D5	31135	31505	31618	31619	31825
3448	5-781.1e		Osteotomie und Korrekturosteotomie: Varisierende Osteotomie: Schenkelhals		D5	31135	31505	31618	31619	31825
3449	5-781.1f		Osteotomie und Korrekturosteotomie: Varisierende Osteotomie: Femur proximal		D5	31135	31505	31618	31619	31825
3450	5-781.1g		Osteotomie und Korrekturosteotomie: Varisierende Osteotomie: Femurschaft		D4	31134	31504	31618	31619	31824
3451	5-781.1h		Osteotomie und Korrekturosteotomie: Varisierende Osteotomie: Femur distal		D4	31134	31504	31618	31619	31824
3452	5-781.1k		Osteotomie und Korrekturosteotomie: Varisierende Osteotomie: Tibia proximal		D5	31135	31505	31618	31619	31825
3453	5-781.1m		Osteotomie und Korrekturosteotomie: Varisierende Osteotomie: Tibiaschaft		D4	31134	31504	31618	31619	31824
3454	5-781.1n		Osteotomie und Korrekturosteotomie: Varisierende Osteotomie: Tibia distal		D4	31134	31504	31618	31619	31824
3455	5-781.1p		Osteotomie und Korrekturosteotomie: Varisierende Osteotomie: Fibula proximal		D3	31133	31504	31616	31617	31823
3456	5-781.1q		Osteotomie und Korrekturosteotomie: Varisierende Osteotomie: Fibulaschaft		D3	31133	31504	31616	31617	31823
3457	5-781.1r		Osteotomie und Korrekturosteotomie: Varisierende Osteotomie: Fibula distal		D4	31134	31504	31618	31619	31824
3458	5-781.1s		Osteotomie und Korrekturosteotomie: Varisierende Osteotomie: Talus		D5	31135	31505	31618	31619	31825
3459	5-781.1t		Osteotomie und Korrekturosteotomie: Varisierende Osteotomie: Kalkaneus		D5	31135	31505	31618	31619	31825
3460	5-781.1u		Osteotomie und Korrekturosteotomie: Varisierende Osteotomie: Tarsale		D4	31134	31504	31618	31619	31824

Fortsetzung 2.21.1 Operationen an anderen Knochen

lfd. Nr	OPS-301 2004	OPS 2005	Bezeichnung OPS-301 2004	Bezeichnung OPS 2005	Kate-gorie	OP-Leistung	Über-wachung	Nachbeh. Überw.	Nachbeh. Operat.	Narkose
3461	5-781.10		Osteotomie und Korrekturosteotomie: Varisierende Osteotomie: Skapula und Klavikula		D3	31133	31504	31616	31617	31823
3462	5-781.11		Osteotomie und Korrekturosteotomie: Varisierende Osteotomie: Humerus proximal		D5	31135	31505	31618	31619	31825
3463	5-781.12		Osteotomie und Korrekturosteotomie: Varisierende Osteotomie: Humerusschaft		D4	31134	31504	31618	31619	31824
3464	5-781.13		Osteotomie und Korrekturosteotomie: Varisierende Osteotomie: Humerus distal		D4	31134	31504	31618	31619	31824
3465	5-781.14		Osteotomie und Korrekturosteotomie: Varisierende Osteotomie: Radius proximal		D4	31134	31504	31618	31619	31824
3466	5-781.15		Osteotomie und Korrekturosteotomie: Varisierende Osteotomie: Radiusschaft		D3	31133	31504	31616	31617	31823
3467	5-781.16		Osteotomie und Korrekturosteotomie: Varisierende Osteotomie: Radius distal		D4	31134	31504	31618	31619	31824
3468	5-781.17		Osteotomie und Korrekturosteotomie: Varisierende Osteotomie: Ulna proximal		D4	31134	31504	31618	31619	31824
3469	5-781.18		Osteotomie und Korrekturosteotomie: Varisierende Osteotomie: Ulnaschaft		D3	31133	31504	31616	31617	31823
3470	5-781.19		Osteotomie und Korrekturosteotomie: Varisierende Osteotomie: Ulna distal		D4	31134	31504	31618	31619	31824
3471	5-781.2a		Osteotomie und Korrekturosteotomie: (De-)Rotationsosteotomie: Karpale		D4	31134	31504	31618	31619	31824
3472	5-781.2b		Osteotomie und Korrekturosteotomie: (De-)Rotationsosteotomie: Metakarpale		D3	31133	31504	31616	31617	31823
3473	5-781.2c		Osteotomie und Korrekturosteotomie: (De-)Rotationsosteotomie: Phalangen Hand		D3	31133	31504	31616	31617	31823
3474	5-781.2d		Osteotomie und Korrekturosteotomie: (De-)Rotationsosteotomie: Becken		D5	31135	31505	31618	31619	31825
3475	5-781.2e		Osteotomie und Korrekturosteotomie: (De-)Rotationsosteotomie: Schenkelhals		D5	31135	31505	31618	31619	31825
3476	5-781.2f		Osteotomie und Korrekturosteotomie: (De-)Rotationsosteotomie: Femur proximal		D5	31135	31505	31618	31619	31825
3477	5-781.2g		Osteotomie und Korrekturosteotomie: (De-)Rotationsosteotomie: Femurschaft		D4	31134	31504	31618	31619	31824
3478	5-781.2h		Osteotomie und Korrekturosteotomie: (De-)Rotationsosteotomie: Femur distal		D4	31134	31504	31618	31619	31824
3479	5-781.2k		Osteotomie und Korrekturosteotomie: (De-)Rotationsosteotomie: Tibia proximal		D5	31135	31505	31618	31619	31825
3480	5-781.2m		Osteotomie und Korrekturosteotomie: (De-)Rotationsosteotomie: Tibiaschaft		D4	31134	31504	31618	31619	31824
3481	5-781.2n		Osteotomie und Korrekturosteotomie: (De-)Rotationsosteotomie: Tibia distal		D4	31134	31504	31618	31619	31824
3482	5-781.2p		Osteotomie und Korrekturosteotomie: (De-)Rotationsosteotomie: Fibula proximal		D3	31133	31504	31616	31617	31823
3483	5-781.2q		Osteotomie und Korrekturosteotomie: (De-)Rotationsosteotomie: Fibulaschaft		D3	31133	31504	31616	31617	31823
3484	5-781.2r		Osteotomie und Korrekturosteotomie: (De-)Rotationsosteotomie: Fibula distal		D4	31134	31504	31618	31619	31824
3485	5-781.2s		Osteotomie und Korrekturosteotomie: (De-)Rotationsosteotomie: Talus		D5	31135	31505	31618	31619	31825
3486	5-781.2t		Osteotomie und Korrekturosteotomie: (De-)Rotationsosteotomie: Kalkaneus		D5	31135	31505	31618	31619	31825
3487	5-781.2u		Osteotomie und Korrekturosteotomie: (De-)Rotationsosteotomie: Tarsale		D4	31134	31504	31618	31619	31824

Fortsetzung 2.21.1 Operationen an anderen Knochen

lfd. Nr	OPS-301 2004	OPS 2005	Bezeichnung OPS-301 2004	Bezeichnung OPS 2005	Kate-gorie	OP-Leistung	Über-wachung	Nachbeh. Überw.	Nachbeh. Operat.	Narkose
3488	5-781.20		Osteotomie und Korrekturosteotomie: (De-)Rotationsosteotomie: Skapula und Klavikula		D3	31133	31504	31616	31617	31823
3489	5-781.21		Osteotomie und Korrekturosteotomie: (De-)Rotationsosteotomie: Humerus proximal		D5	31135	31505	31618	31619	31825
3490	5-781.22		Osteotomie und Korrekturosteotomie: (De-)Rotationsosteotomie: Humerusschaft		D4	31134	31504	31618	31619	31824
3491	5-781.23		Osteotomie und Korrekturosteotomie: (De-)Rotationsosteotomie: Humerus distal		D4	31134	31504	31618	31619	31824
3492	5-781.24		Osteotomie und Korrekturosteotomie: (De-)Rotationsosteotomie: Radius proximal		D4	31134	31504	31618	31619	31824
3493	5-781.25		Osteotomie und Korrekturosteotomie: (De-)Rotationsosteotomie: Radiusschaft		D3	31133	31504	31616	31617	31823
3494	5-781.26		Osteotomie und Korrekturosteotomie: (De-)Rotationsosteotomie: Radius distal		D4	31134	31504	31618	31619	31824
3495	5-781.27		Osteotomie und Korrekturosteotomie: (De-)Rotationsosteotomie: Ulna proximal		D4	31134	31504	31618	31619	31824
3496	5-781.28		Osteotomie und Korrekturosteotomie: (De-)Rotationsosteotomie: Ulnaschaft		D3	31133	31504	31616	31617	31823
3497	5-781.29		Osteotomie und Korrekturosteotomie: (De-)Rotationsosteotomie: Ulna distal		D4	31134	31504	31618	31619	31824
3498	5-781.3a		Osteotomie und Korrekturosteotomie: Verkürzungsosteotomie: Karpale		D4	31134	31504	31618	31619	31824
3499	5-781.3b		Osteotomie und Korrekturosteotomie: Verkürzungsosteotomie: Metakarpale		D3	31133	31504	31616	31617	31823
3500	5-781.3c		Osteotomie und Korrekturosteotomie: Verkürzungsosteotomie: Phalangen Hand		D3	31133	31504	31616	31617	31823
3501	5-781.3d		Osteotomie und Korrekturosteotomie: Verkürzungsosteotomie: Becken		D5	31135	31505	31618	31619	31825
3502	5-781.3e		Osteotomie und Korrekturosteotomie: Verkürzungsosteotomie: Schenkelhals		D5	31135	31505	31618	31619	31825
3503	5-781.3f		Osteotomie und Korrekturosteotomie: Verkürzungsosteotomie: Femur proximal		D5	31135	31505	31618	31619	31825
3504	5-781.3g		Osteotomie und Korrekturosteotomie: Verkürzungsosteotomie: Femurschaft		D4	31134	31504	31618	31619	31824
3505	5-781.3h		Osteotomie und Korrekturosteotomie: Verkürzungsosteotomie: Femur distal		D4	31134	31504	31618	31619	31824
3506	5-781.3k		Osteotomie und Korrekturosteotomie: Verkürzungsosteotomie: Tibia proximal		D5	31135	31505	31618	31619	31825
3507	5-781.3m		Osteotomie und Korrekturosteotomie: Verkürzungsosteotomie: Tibiaschaft		D4	31134	31504	31618	31619	31824
3508	5-781.3n		Osteotomie und Korrekturosteotomie: Verkürzungsosteotomie: Tibia distal		D4	31134	31504	31618	31619	31824
3509	5-781.3p		Osteotomie und Korrekturosteotomie: Verkürzungsosteotomie: Fibula proximal		D3	31133	31504	31616	31617	31823
3510	5-781.3q		Osteotomie und Korrekturosteotomie: Verkürzungsosteotomie: Fibulaschaft		D3	31133	31504	31616	31617	31823
3511	5-781.3r		Osteotomie und Korrekturosteotomie: Verkürzungsosteotomie: Fibula distal		D4	31134	31504	31618	31619	31824
3512	5-781.3s		Osteotomie und Korrekturosteotomie: Verkürzungsosteotomie: Talus		D5	31135	31505	31618	31619	31825
3513	5-781.3t		Osteotomie und Korrekturosteotomie: Verkürzungsosteotomie: Kalkaneus		D5	31135	31505	31618	31619	31825
3514	5-781.3u		Osteotomie und Korrekturosteotomie: Verkürzungsosteotomie: Tarsale		D4	31134	31504	31618	31619	31824

Fortsetzung 2.21.1 Operationen an anderen Knochen

lfd. Nr	OPS-301 2004	OPS 2005	Bezeichnung OPS-301 2004	Bezeichnung OPS 2005	Kategorie	OP-Leistung	Überwachung	Nachbeh. Überw.	Nachbeh. Operat.	Narkose
3515	5-781.30		Osteotomie und Korrekturosteotomie: Verkürzungsosteotomie: Skapula und Klavikula		D3	31133	31504	31616	31617	31823
3516	5-781.31		Osteotomie und Korrekturosteotomie: Verkürzungsosteotomie: Humerus proximal		D5	31135	31505	31618	31619	31825
3517	5-781.32		Osteotomie und Korrekturosteotomie: Verkürzungsosteotomie: Humerusschaft		D4	31134	31504	31618	31619	31824
3518	5-781.33		Osteotomie und Korrekturosteotomie: Verkürzungsosteotomie: Humerus distal		D4	31134	31504	31618	31619	31824
3519	5-781.34		Osteotomie und Korrekturosteotomie: Verkürzungsosteotomie: Radius proximal		D4	31134	31504	31618	31619	31824
3520	5-781.35		Osteotomie und Korrekturosteotomie: Verkürzungsosteotomie: Radiusschaft		D3	31133	31504	31616	31617	31823
3521	5-781.36		Osteotomie und Korrekturosteotomie: Verkürzungsosteotomie: Radius distal		D4	31134	31504	31618	31619	31824
3522	5-781.37		Osteotomie und Korrekturosteotomie: Verkürzungsosteotomie: Ulna proximal		D4	31134	31504	31618	31619	31824
3523	5-781.38		Osteotomie und Korrekturosteotomie: Verkürzungsosteotomie: Ulnaschaft		D3	31133	31504	31616	31617	31823
3524	5-781.39		Osteotomie und Korrekturosteotomie: Verkürzungsosteotomie: Ulna distal		D4	31134	31504	31618	31619	31824
3525	5-781.4a		Osteotomie und Korrekturosteotomie: Verlängerungsosteotomie: Karpale		D4	31134	31504	31618	31619	31824
3526	5-781.4b		Osteotomie und Korrekturosteotomie: Verlängerungsosteotomie: Metakarpale		D3	31133	31504	31616	31617	31823
3527	5-781.4c		Osteotomie und Korrekturosteotomie: Verlängerungsosteotomie: Phalangen Hand		D3	31133	31504	31616	31617	31823
3528	5-781.4d		Osteotomie und Korrekturosteotomie: Verlängerungsosteotomie: Becken		D5	31135	31505	31618	31619	31825
3529	5-781.4e		Osteotomie und Korrekturosteotomie: Verlängerungsosteotomie: Schenkelhals		D5	31135	31505	31618	31619	31825
3530	5-781.4f		Osteotomie und Korrekturosteotomie: Verlängerungsosteotomie: Femur proximal		D5	31135	31505	31618	31619	31825
3531	5-781.4g		Osteotomie und Korrekturosteotomie: Verlängerungsosteotomie: Femurschaft		D4	31134	31504	31618	31619	31824
3532	5-781.4h		Osteotomie und Korrekturosteotomie: Verlängerungsosteotomie: Femur distal		D4	31134	31504	31618	31619	31824
3533	5-781.4k		Osteotomie und Korrekturosteotomie: Verlängerungsosteotomie: Tibia proximal		D5	31135	31505	31618	31619	31825
3534	5-781.4m		Osteotomie und Korrekturosteotomie: Verlängerungsosteotomie: Tibiaschaft		D4	31134	31504	31618	31619	31824
3535	5-781.4n		Osteotomie und Korrekturosteotomie: Verlängerungsosteotomie: Tibia distal		D4	31134	31504	31618	31619	31824
3536	5-781.4p		Osteotomie und Korrekturosteotomie: Verlängerungsosteotomie: Fibula proximal		D3	31133	31504	31616	31617	31823
3537	5-781.4q		Osteotomie und Korrekturosteotomie: Verlängerungsosteotomie: Fibulaschaft		D3	31133	31504	31616	31617	31823
3538	5-781.4r		Osteotomie und Korrekturosteotomie: Verlängerungsosteotomie: Fibula distal		D4	31134	31504	31618	31619	31824
3539	5-781.4s		Osteotomie und Korrekturosteotomie: Verlängerungsosteotomie: Talus		D5	31135	31505	31618	31619	31825
3540	5-781.4t		Osteotomie und Korrekturosteotomie: Verlängerungsosteotomie: Kalkaneus		D5	31135	31505	31618	31619	31825
3541	5-781.4u		Osteotomie und Korrekturosteotomie: Verlängerungsosteotomie: Tarsale		D4	31134	31504	31618	31619	31824

Fortsetzung 2.21.1 Operationen an anderen Knochen

lfd. Nr	OPS-301 2004	OPS 2005	Bezeichnung OPS-301 2004	Bezeichnung OPS 2005	Kategorie	OP-Leistung	Überwachung	Nachbeh. Überw.	Nachbeh. Operat.	Narkose
3542	5-781.40		Osteotomie und Korrekturosteotomie: Verlängerungsosteotomie: Skapula und Klavikula		D3	31133	31504	31616	31617	31823
3543	5-781.41		Osteotomie und Korrekturosteotomie: Verlängerungsosteotomie: Humerus proximal		D5	31135	31505	31618	31619	31825
3544	5-781.42		Osteotomie und Korrekturosteotomie: Verlängerungsosteotomie: Humerusschaft		D4	31134	31504	31618	31619	31824
3545	5-781.43		Osteotomie und Korrekturosteotomie: Verlängerungsosteotomie: Humerus distal		D4	31134	31504	31618	31619	31824
3546	5-781.44		Osteotomie und Korrekturosteotomie: Verlängerungsosteotomie: Radius proximal		D4	31134	31504	31618	31619	31824
3547	5-781.45		Osteotomie und Korrekturosteotomie: Verlängerungsosteotomie: Radiusschaft		D3	31133	31504	31616	31617	31823
3548	5-781.46		Osteotomie und Korrekturosteotomie: Verlängerungsosteotomie: Radius distal		D4	31134	31504	31618	31619	31824
3549	5-781.47		Osteotomie und Korrekturosteotomie: Verlängerungsosteotomie: Ulna proximal		D4	31134	31504	31618	31619	31824
3550	5-781.48		Osteotomie und Korrekturosteotomie: Verlängerungsosteotomie: Ulnaschaft		D3	31133	31504	31616	31617	31823
3551	5-781.49		Osteotomie und Korrekturosteotomie: Verlängerungsosteotomie: Ulna distal		D4	31134	31504	31618	31619	31824
3552	5-781.5a		Osteotomie und Korrekturosteotomie: Valgisierende (De-)Rotationsosteotomie: Karpale		D5	31135	31505	31618	31619	31825
3553	5-781.5b		Osteotomie und Korrekturosteotomie: Valgisierende (De-)Rotationsosteotomie: Metakarpale		D3	31133	31504	31616	31617	31823
3554	5-781.5c		Osteotomie und Korrekturosteotomie: Valgisierende (De-)Rotationsosteotomie: Phalangen Hand		D3	31133	31504	31616	31617	31823
3555	5-781.5d		Osteotomie und Korrekturosteotomie: Valgisierende (De-)Rotationsosteotomie: Becken		D6	31136	31506	31620	31621	31826
3556	5-781.5e		Osteotomie und Korrekturosteotomie: Valgisierende (De-)Rotationsosteotomie: Schenkelhals		D6	31136	31506	31620	31621	31826
3557	5-781.5f		Osteotomie und Korrekturosteotomie: Valgisierende (De-)Rotationsosteotomie: Femur proximal		D6	31136	31506	31620	31621	31826
3558	5-781.5g		Osteotomie und Korrekturosteotomie: Valgisierende (De-)Rotationsosteotomie: Femurschaft		D5	31135	31505	31618	31619	31825
3559	5-781.5h		Osteotomie und Korrekturosteotomie: Valgisierende (De-)Rotationsosteotomie: Femur distal		D5	31135	31505	31618	31619	31825
3560	5-781.5k		Osteotomie und Korrekturosteotomie: Valgisierende (De-)Rotationsosteotomie: Tibia proximal		D5	31135	31505	31618	31619	31825
3561	5-781.5m		Osteotomie und Korrekturosteotomie: Valgisierende (De-)Rotationsosteotomie: Tibiaschaft		D5	31135	31505	31618	31619	31825
3562	5-781.5n		Osteotomie und Korrekturosteotomie: Valgisierende (De-)Rotationsosteotomie: Tibia distal		D5	31135	31505	31618	31619	31825

Fortsetzung 2.21.1 Operationen an anderen Knochen

lfd. Nr	OPS-301 2004	OPS 2005	Bezeichnung OPS-301 2004	Bezeichnung OPS 2005	Kategorie	OP-Leistung	Überwachung	Nachbeh. Überw.	Nachbeh. Operat.	Narkose
3563	5-781.5p		Osteotomie und Korrekturosteotomie: Valgisierende (De-)Rotationsosteotomie: Fibula proximal		D3	31133	31504	31616	31617	31823
3564	5-781.5q		Osteotomie und Korrekturosteotomie: Valgisierende (De-)Rotationsosteotomie: Fibulaschaft		D3	31133	31504	31616	31617	31823
3565	5-781.5r		Osteotomie und Korrekturosteotomie: Valgisierende (De-)Rotationsosteotomie: Fibula distal		D5	31135	31505	31618	31619	31825
3566	5-781.5s		Osteotomie und Korrekturosteotomie: Valgisierende (De-)Rotationsosteotomie: Talus		D5	31135	31505	31618	31619	31825
3567	5-781.5t		Osteotomie und Korrekturosteotomie: Valgisierende (De-)Rotationsosteotomie: Kalkaneus		D5	31135	31505	31618	31619	31825
3568	5-781.5u		Osteotomie und Korrekturosteotomie: Valgisierende (De-)Rotationsosteotomie: Tarsale		D5	31135	31505	31618	31619	31825
3569	5-781.50		Osteotomie und Korrekturosteotomie: Valgisierende (De-)Rotationsosteotomie: Skapula und Klavikula		D3	31133	31504	31616	31617	31823
3570	5-781.51		Osteotomie und Korrekturosteotomie: Valgisierende (De-)Rotationsosteotomie: Humerus proximal		D6	31136	31506	31620	31621	31826
3571	5-781.52		Osteotomie und Korrekturosteotomie: Valgisierende (De-)Rotationsosteotomie: Humerusschaft		D5	31135	31505	31618	31619	31825
3572	5-781.53		Osteotomie und Korrekturosteotomie: Valgisierende (De-)Rotationsosteotomie: Humerus distal		D5	31135	31505	31618	31619	31825
3573	5-781.54		Osteotomie und Korrekturosteotomie: Valgisierende (De-)Rotationsosteotomie: Radius proximal		D5	31135	31505	31618	31619	31825
3574	5-781.55		Osteotomie und Korrekturosteotomie: Valgisierende (De-)Rotationsosteotomie: Radiusschaft		D3	31133	31504	31616	31617	31823
3575	5-781.56		Osteotomie und Korrekturosteotomie: Valgisierende (De-)Rotationsosteotomie: Radius distal		D5	31135	31505	31618	31619	31825
3576	5-781.57		Osteotomie und Korrekturosteotomie: Valgisierende (De-)Rotationsosteotomie: Ulna proximal		D5	31135	31505	31618	31619	31825
3577	5-781.58		Osteotomie und Korrekturosteotomie: Valgisierende (De-)Rotationsosteotomie: Ulnaschaft		D3	31133	31504	31616	31617	31823
3578	5-781.59		Osteotomie und Korrekturosteotomie: Valgisierende (De-)Rotationsosteotomie: Ulna distal		D5	31135	31505	31618	31619	31825
3579	5-781.6a		Osteotomie und Korrekturosteotomie: Varisierende (De-)Rotationsosteotomie: Karpale		D5	31135	31505	31618	31619	31825
3580	5-781.6b		Osteotomie und Korrekturosteotomie: Varisierende (De-)Rotationsosteotomie: Metakarpale		D3	31133	31504	31616	31617	31823

Fortsetzung 2.21.1 Operationen an anderen Knochen

lfd. Nr	OPS-301 2004	OPS 2005	Bezeichnung OPS-301 2004	Bezeichnung OPS 2005	Kategorie	OP-Leistung	Überwachung	Nachbeh. Überw.	Nachbeh. Operat.	Narkose
3581	5-781.6c		Osteotomie und Korrekturosteotomie: Varisierende (De-)Rotationsosteotomie: Phalangen Hand		D3	31133	31504	31616	31617	31823
3582	5-781.6d		Osteotomie und Korrekturosteotomie: Varisierende (De-)Rotationsosteotomie: Becken		D6	31136	31506	31620	31621	31826
3583	5-781.6e		Osteotomie und Korrekturosteotomie: Varisierende (De-)Rotationsosteotomie: Schenkelhals		D6	31136	31506	31620	31621	31826
3584	5-781.6f		Osteotomie und Korrekturosteotomie: Varisierende (De-)Rotationsosteotomie: Femur proximal		D6	31136	31506	31620	31621	31826
3585	5-781.6g		Osteotomie und Korrekturosteotomie: Varisierende (De-)Rotationsosteotomie: Femurschaft		D5	31135	31505	31618	31619	31825
3586	5-781.6h		Osteotomie und Korrekturosteotomie: Varisierende (De-)Rotationsosteotomie: Femur distal		D5	31135	31505	31618	31619	31825
3587	5-781.6k		Osteotomie und Korrekturosteotomie: Varisierende (De-)Rotationsosteotomie: Tibia proximal		D5	31135	31505	31618	31619	31825
3588	5-781.6m		Osteotomie und Korrekturosteotomie: Varisierende (De-)Rotationsosteotomie: Tibiaschaft		D5	31135	31505	31618	31619	31825
3589	5-781.6n		Osteotomie und Korrekturosteotomie: Varisierende (De-)Rotationsosteotomie: Tibia distal		D5	31135	31505	31618	31619	31825
3590	5-781.6p		Osteotomie und Korrekturosteotomie: Varisierende (De-)Rotationsosteotomie: Fibula proximal		D3	31133	31504	31616	31617	31823
3591	5-781.6q		Osteotomie und Korrekturosteotomie: Varisierende (De-)Rotationsosteotomie: Fibulaschaft		D3	31133	31504	31616	31617	31823
3592	5-781.6r		Osteotomie und Korrekturosteotomie: Varisierende (De-)Rotationsosteotomie: Fibula distal		D5	31135	31505	31618	31619	31825
3593	5-781.6s		Osteotomie und Korrekturosteotomie: Varisierende (De-)Rotationsosteotomie: Talus		D5	31135	31505	31618	31619	31825
3594	5-781.6t		Osteotomie und Korrekturosteotomie: Varisierende (De-)Rotationsosteotomie: Kalkaneus		D5	31135	31505	31618	31619	31825
3595	5-781.6u		Osteotomie und Korrekturosteotomie: Varisierende (De-)Rotationsosteotomie: Tarsale		D5	31135	31505	31618	31619	31825
3596	5-781.60		Osteotomie und Korrekturosteotomie: Varisierende (De-)Rotationsosteotomie: Skapula und Klavikula		D3	31133	31504	31616	31617	31823
3597	5-781.61		Osteotomie und Korrekturosteotomie: Varisierende (De-)Rotationsosteotomie: Humerus proximal		D6	31136	31506	31620	31621	31826
3598	5-781.62		Osteotomie und Korrekturosteotomie: Varisierende (De-)Rotationsosteotomie: Humerusschaft		D5	31135	31505	31618	31619	31825
3599	5-781.63		Osteotomie und Korrekturosteotomie: Varisierende (De-)Rotationsosteotomie: Humerus distal		D5	31135	31505	31618	31619	31825

Fortsetzung 2.21.1 Operationen an anderen Knochen

lfd. Nr	OPS-301 2004	OPS 2005	Bezeichnung OPS-301 2004	Bezeichnung OPS 2005	Kategorie	OP-Leistung	Überwachung	Nachbeh. Überw.	Nachbeh. Operat.	Narkose
3600	5-781.64		Osteotomie und Korrekturosteotomie: Varisierende (De-)Rotationsosteotomie: Radius proximal		D5	31135	31505	31618	31619	31825
3601	5-781.65		Osteotomie und Korrekturosteotomie: Varisierende (De-)Rotationsosteotomie: Radiusschaft		D3	31133	31504	31616	31617	31823
3602	5-781.66		Osteotomie und Korrekturosteotomie: Varisierende (De-)Rotationsosteotomie: Radius distal		D5	31135	31505	31618	31619	31825
3603	5-781.67		Osteotomie und Korrekturosteotomie: Varisierende (De-)Rotationsosteotomie: Ulna proximal		D5	31135	31505	31618	31619	31825
3604	5-781.68		Osteotomie und Korrekturosteotomie: Varisierende (De-)Rotationsosteotomie: Ulnaschaft		D3	31133	31504	31616	31617	31823
3605	5-781.69		Osteotomie und Korrekturosteotomie: Varisierende (De-)Rotationsosteotomie: Ulna distal		D5	31135	31505	31618	31619	31825
3606	5-781.8a		Osteotomie und Korrekturosteotomie: Komplexe (mehrdimensionale) Osteotomie: Karpale		D5	31135	31505	31618	31619	31825
3607	5-781.8b		Osteotomie und Korrekturosteotomie: Komplexe (mehrdimensionale) Osteotomie: Metakarpale		D3	31133	31504	31616	31617	31823
3608	5-781.8c		Osteotomie und Korrekturosteotomie: Komplexe (mehrdimensionale) Osteotomie: Phalangen Hand		D3	31133	31504	31616	31617	31823
3609	5-781.8d		Osteotomie und Korrekturosteotomie: Komplexe (mehrdimensionale) Osteotomie: Becken		D6	31136	31506	31620	31621	31826
3610	5-781.8e		Osteotomie und Korrekturosteotomie: Komplexe (mehrdimensionale) Osteotomie: Schenkelhals		D6	31136	31506	31620	31621	31826
3611	5-781.8f		Osteotomie und Korrekturosteotomie: Komplexe (mehrdimensionale) Osteotomie: Femur proximal		D6	31136	31506	31620	31621	31826
3612	5-781.8g		Osteotomie und Korrekturosteotomie: Komplexe (mehrdimensionale) Osteotomie: Femurschaft		D5	31135	31505	31618	31619	31825
3613	5-781.8h		Osteotomie und Korrekturosteotomie: Komplexe (mehrdimensionale) Osteotomie: Femur distal		D5	31135	31505	31618	31619	31825
3614	5-781.8k		Osteotomie und Korrekturosteotomie: Komplexe (mehrdimensionale) Osteotomie: Tibia proximal		D5	31135	31505	31618	31619	31825
3615	5-781.8m		Osteotomie und Korrekturosteotomie: Komplexe (mehrdimensionale) Osteotomie: Tibiaschaft		D5	31135	31505	31618	31619	31825
3616	5-781.8n		Osteotomie und Korrekturosteotomie: Komplexe (mehrdimensionale) Osteotomie: Tibia distal		D5	31135	31505	31618	31619	31825
3617	5-781.8p		Osteotomie und Korrekturosteotomie: Komplexe (mehrdimensionale) Osteotomie: Fibula proximal		D3	31133	31504	31616	31617	31823

Fortsetzung 2.21.1 Operationen an anderen Knochen

lfd. Nr	OPS-301 2004	OPS 2005	Bezeichnung OPS-301 2004	Bezeichnung OPS 2005	Kategorie	OP-Leistung	Überwachung	Nachbeh. Überw.	Nachbeh. Operat.	Narkose
3618	5-781.8q		Osteotomie und Korrekturosteotomie: Komplexe (mehrdimensionale) Osteotomie: Fibulaschaft		D3	31133	31504	31616	31617	31823
3619	5-781.8r		Osteotomie und Korrekturosteotomie: Komplexe (mehrdimensionale) Osteotomie: Fibula distal		D5	31135	31505	31618	31619	31825
3620	5-781.8s		Osteotomie und Korrekturosteotomie: Komplexe (mehrdimensionale) Osteotomie: Talus		D5	31135	31505	31618	31619	31825
3621	5-781.8t		Osteotomie und Korrekturosteotomie: Komplexe (mehrdimensionale) Osteotomie: Kalkaneus		D5	31135	31505	31618	31619	31825
3622	5-781.8u		Osteotomie und Korrekturosteotomie: Komplexe (mehrdimensionale) Osteotomie: Tarsale		D5	31135	31505	31618	31619	31825
3623	5-781.80		Osteotomie und Korrekturosteotomie: Komplexe (mehrdimensionale) Osteotomie: Skapula und Klavikula		D3	31133	31504	31616	31617	31823
3624	5-781.81		Osteotomie und Korrekturosteotomie: Komplexe (mehrdimensionale) Osteotomie: Humerus proximal		D6	31136	31506	31620	31621	31826
3625	5-781.82		Osteotomie und Korrekturosteotomie: Komplexe (mehrdimensionale) Osteotomie: Humerusschaft		D5	31135	31505	31618	31619	31825
3626	5-781.83		Osteotomie und Korrekturosteotomie: Komplexe (mehrdimensionale) Osteotomie: Humerus distal		D5	31135	31505	31618	31619	31825
3627	5-781.84		Osteotomie und Korrekturosteotomie: Komplexe (mehrdimensionale) Osteotomie: Radius proximal		D5	31135	31505	31618	31619	31825
3628	5-781.85		Osteotomie und Korrekturosteotomie: Komplexe (mehrdimensionale) Osteotomie: Radiusschaft		D3	31133	31504	31616	31617	31823
3629	5-781.86		Osteotomie und Korrekturosteotomie: Komplexe (mehrdimensionale) Osteotomie: Radius distal		D5	31135	31505	31618	31619	31825
3630	5-781.87		Osteotomie und Korrekturosteotomie: Komplexe (mehrdimensionale) Osteotomie: Ulna proximal		D5	31135	31505	31618	31619	31825
3631	5-781.88		Osteotomie und Korrekturosteotomie: Komplexe (mehrdimensionale) Osteotomie: Ulnaschaft		D3	31133	31504	31616	31617	31823
3632	5-781.89		Osteotomie und Korrekturosteotomie: Komplexe (mehrdimensionale) Osteotomie: Ulna distal		D5	31135	31505	31618	31619	31825
3633	5-781.9a		Osteotomie und Korrekturosteotomie: Komplexe (mehrdimensionale) Osteotomie mit Achsenkorrektur: Karpale		D5	31135	31505	31618	31619	31825
3634	5-781.9b		Osteotomie und Korrekturosteotomie: Komplexe (mehrdimensionale) Osteotomie mit Achsenkorrektur: Metakarpale		D3	31133	31504	31616	31617	31823
3635	5-781.9c		Osteotomie und Korrekturosteotomie: Komplexe (mehrdimensionale) Osteotomie mit Achsenkorrektur: Phalangen Hand		D3	31133	31504	31616	31617	31823

Fortsetzung 2.21.1 Operationen an anderen Knochen

lfd. Nr	OPS-301 2004	OPS 2005	Bezeichnung OPS-301 2004	Bezeichnung OPS 2005	Kategorie	OP-Leistung	Überwachung	Nachbeh. Überw.	Nachbeh. Operat.	Narkose
3636	5-781.9d		Osteotomie und Korrekturosteotomie: Komplexe (mehrdimensionale) Osteotomie mit Achsenkorrektur: Becken		D6	31136	31506	31620	31621	31826
3637	5-781.9e		Osteotomie und Korrekturosteotomie: Komplexe (mehrdimensionale) Osteotomie mit Achsenkorrektur: Schenkelhals		D6	31136	31506	31620	31621	31826
3638	5-781.9f		Osteotomie und Korrekturosteotomie: Komplexe (mehrdimensionale) Osteotomie mit Achsenkorrektur: Femur proximal		D6	31136	31506	31620	31621	31826
3639	5-781.9g		Osteotomie und Korrekturosteotomie: Komplexe (mehrdimensionale) Osteotomie mit Achsenkorrektur: Femurschaft		D5	31135	31505	31618	31619	31825
3640	5-781.9h		Osteotomie und Korrekturosteotomie: Komplexe (mehrdimensionale) Osteotomie mit Achsenkorrektur: Femur distal		D5	31135	31505	31618	31619	31825
3641	5-781.9k		Osteotomie und Korrekturosteotomie: Komplexe (mehrdimensionale) Osteotomie mit Achsenkorrektur: Tibia proximal		D5	31135	31505	31618	31619	31825
3642	5-781.9m		Osteotomie und Korrekturosteotomie: Komplexe (mehrdimensionale) Osteotomie mit Achsenkorrektur: Tibiaschaft		D5	31135	31505	31618	31619	31825
3643	5-781.9n		Osteotomie und Korrekturosteotomie: Komplexe (mehrdimensionale) Osteotomie mit Achsenkorrektur: Tibia distal		D5	31135	31505	31618	31619	31825
3644	5-781.9p		Osteotomie und Korrekturosteotomie: Komplexe (mehrdimensionale) Osteotomie mit Achsenkorrektur: Fibula proximal		D3	31133	31504	31616	31617	31823
3645	5-781.9q		Osteotomie und Korrekturosteotomie: Komplexe (mehrdimensionale) Osteotomie mit Achsenkorrektur: Fibulaschaft		D3	31133	31504	31616	31617	31823
3646	5-781.9r		Osteotomie und Korrekturosteotomie: Komplexe (mehrdimensionale) Osteotomie mit Achsenkorrektur: Fibula distal		D5	31135	31505	31618	31619	31825
3647	5-781.9s		Osteotomie und Korrekturosteotomie: Komplexe (mehrdimensionale) Osteotomie mit Achsenkorrektur: Talus		D5	31135	31505	31618	31619	31825
3648	5-781.9t		Osteotomie und Korrekturosteotomie: Komplexe (mehrdimensionale) Osteotomie mit Achsenkorrektur: Kalkaneus		D5	31135	31505	31618	31619	31825
3649	5-781.9u		Osteotomie und Korrekturosteotomie: Komplexe (mehrdimensionale) Osteotomie mit Achsenkorrektur: Tarsale		D5	31135	31505	31618	31619	31825
3650	5-781.90		Osteotomie und Korrekturosteotomie: Komplexe (mehrdimensionale) Osteotomie mit Achsenkorrektur: Skapula und Klavikula		D3	31133	31504	31616	31617	31823
3651	5-781.91		Osteotomie und Korrekturosteotomie: Komplexe (mehrdimensionale) Osteotomie mit Achsenkorrektur: Humerus proximal		D6	31136	31506	31620	31621	31826
3652	5-781.92		Osteotomie und Korrekturosteotomie: Komplexe (mehrdimensionale) Osteotomie mit Achsenkorrektur: Humerusschaft		D5	31135	31505	31618	31619	31825
3653	5-781.93		Osteotomie und Korrekturosteotomie: Komplexe (mehrdimensionale) Osteotomie mit Achsenkorrektur: Humerus distal		D5	31135	31505	31618	31619	31825

Fortsetzung 2.21.1 Operationen an anderen Knochen

lfd. Nr	OPS-301 2004	OPS 2005	Bezeichnung OPS-301 2004	Bezeichnung OPS 2005	Kategorie	OP-Leistung	Überwachung	Nachbeh. Überw.	Nachbeh. Operat.	Narkose
3654	5-781.94		Osteotomie und Korrekturosteotomie: Komplexe (mehrdimensionale) Osteotomie mit Achsenkorrektur: Radius proximal		D5	31135	31505	31618	31619	31825
3655	5-781.95		Osteotomie und Korrekturosteotomie: Komplexe (mehrdimensionale) Osteotomie mit Achsenkorrektur: Radiusschaft		D3	31133	31504	31616	31617	31823
3656	5-781.96		Osteotomie und Korrekturosteotomie: Komplexe (mehrdimensionale) Osteotomie mit Achsenkorrektur: Radius distal		D5	31135	31505	31618	31619	31825
3657	5-781.97		Osteotomie und Korrekturosteotomie: Komplexe (mehrdimensionale) Osteotomie mit Achsenkorrektur: Ulna proximal		D5	31135	31505	31618	31619	31825
3658	5-781.98		Osteotomie und Korrekturosteotomie: Komplexe (mehrdimensionale) Osteotomie mit Achsenkorrektur: Ulnaschaft		D3	31133	31504	31616	31617	31823
3659	5-781.99		Osteotomie und Korrekturosteotomie: Komplexe (mehrdimensionale) Osteotomie mit Achsenkorrektur: Ulna distal		D5	31135	31505	31618	31619	31825
3660	5-782.0a		Exzision und Resektion von erkranktem Knochengewebe: Partielle Resektion: Karpale		D3	31133	31504	31616	31617	31823
3661	5-782.0b		Exzision und Resektion von erkranktem Knochengewebe: Partielle Resektion: Metakarpale		D2	31132	31503	31614	31615	31822
3662	5-782.0c		Exzision und Resektion von erkranktem Knochengewebe: Partielle Resektion: Phalangen Hand		D2	31132	31503	31614	31615	31822
3663	5-782.0d		Exzision und Resektion von erkranktem Knochengewebe: Partielle Resektion: Becken		D4	31134	31504	31618	31619	31824
3664	5-782.0e		Exzision und Resektion von erkranktem Knochengewebe: Partielle Resektion: Schenkelhals		D4	31134	31504	31618	31619	31824
3665	5-782.0f		Exzision und Resektion von erkranktem Knochengewebe: Partielle Resektion: Femur proximal		D4	31134	31504	31618	31619	31824
3666	5-782.0g		Exzision und Resektion von erkranktem Knochengewebe: Partielle Resektion: Femurschaft		D3	31133	31504	31616	31617	31823
3667	5-782.0h		Exzision und Resektion von erkranktem Knochengewebe: Partielle Resektion: Femur distal		D3	31133	31504	31616	31617	31823
3668	5-782.0k		Exzision und Resektion von erkranktem Knochengewebe: Partielle Resektion: Tibia proximal		D3	31133	31504	31616	31617	31823
3669	5-782.0m		Exzision und Resektion von erkranktem Knochengewebe: Partielle Resektion: Tibiaschaft		D3	31133	31504	31616	31617	31823
3670	5-782.0n		Exzision und Resektion von erkranktem Knochengewebe: Partielle Resektion: Tibia distal		D2	31132	31503	31614	31615	31822
3671	5-782.0p		Exzision und Resektion von erkranktem Knochengewebe: Partielle Resektion: Fibula proximal		D2	31132	31503	31614	31615	31822

Fortsetzung 2.21.1 Operationen an anderen Knochen

lfd. Nr	OPS-301 2004	OPS 2005	Bezeichnung OPS-301 2004	Bezeichnung OPS 2005	Kate- gorie	OP- Leistung	Über- wachung	Nachbeh. Überw.	Nachbeh. Operat.	Narkose
3672	5-782.0q		Exzision und Resektion von erkranktem Knochengewebe: Partielle Resektion: Fibulaschaft		D2	31132	31503	31614	31615	31822
3673	5-782.0r		Exzision und Resektion von erkranktem Knochengewebe: Partielle Resektion: Fibula distal		D2	31132	31503	31614	31615	31822
3674	5-782.0s		Exzision und Resektion von erkranktem Knochengewebe: Partielle Resektion: Talus		D3	31133	31504	31616	31617	31823
3675	5-782.0t		Exzision und Resektion von erkranktem Knochengewebe: Partielle Resektion: Kalkaneus		D3	31133	31504	31616	31617	31823
3676	5-782.0u		Exzision und Resektion von erkranktem Knochengewebe: Partielle Resektion: Tarsale		D2	31132	31503	31614	31615	31822
3677	5-782.00		Exzision und Resektion von erkranktem Knochengewebe: Partielle Resektion: Skapula und Klavikula		D2	31132	31503	31614	31615	31822
3678	5-782.01		Exzision und Resektion von erkranktem Knochengewebe: Partielle Resektion: Humerus proximal		D3	31133	31504	31616	31617	31823
3679	5-782.02		Exzision und Resektion von erkranktem Knochengewebe: Partielle Resektion: Humerusschaft		D2	31132	31503	31614	31615	31822
3680	5-782.03		Exzision und Resektion von erkranktem Knochengewebe: Partielle Resektion: Humerus distal		D2	31132	31503	31614	31615	31822
3681	5-782.04		Exzision und Resektion von erkranktem Knochengewebe: Partielle Resektion: Radius proximal		D2	31132	31503	31614	31615	31822
3682	5-782.05		Exzision und Resektion von erkranktem Knochengewebe: Partielle Resektion: Radiusschaft		D2	31132	31503	31614	31615	31822
3683	5-782.06		Exzision und Resektion von erkranktem Knochengewebe: Partielle Resektion: Radius distal		D2	31132	31503	31614	31615	31822
3684	5-782.07		Exzision und Resektion von erkranktem Knochengewebe: Partielle Resektion: Ulna proximal		D2	31132	31503	31614	31615	31822
3685	5-782.08		Exzision und Resektion von erkranktem Knochengewebe: Partielle Resektion: Ulnaschaft		D2	31132	31503	31614	31615	31822
3686	5-782.09		Exzision und Resektion von erkranktem Knochengewebe: Partielle Resektion: Ulna distal		D2	31132	31503	31614	31615	31822
3687	5-782.1a		Exzision und Resektion von erkranktem Knochengewebe: Partielle Resektion mit Weichteilresektion: Karpale		D3	31133	31504	31616	31617	31823
3688	5-782.1b		Exzision und Resektion von erkranktem Knochengewebe: Partielle Resektion mit Weichteilresektion: Metakarpale		D2	31132	31503	31614	31615	31822
3689	5-782.1c		Exzision und Resektion von erkranktem Knochengewebe: Partielle Resektion mit Weichteilresektion: Phalangen Hand		D2	31132	31503	31614	31615	31822
3690	5-782.1d		Exzision und Resektion von erkranktem Knochengewebe: Partielle Resektion mit Weichteilresektion: Becken		D4	31134	31504	31618	31619	31824

Fortsetzung 2.21.1 Operationen an anderen Knochen

lfd. Nr	OPS-301 2004	OPS 2005	Bezeichnung OPS-301 2004	Bezeichnung OPS 2005	Kategorie	OP-Leistung	Überwachung	Nachbeh. Überw.	Nachbeh. Operat.	Narkose
3691	5-782.1e		Exzision und Resektion von erkranktem Knochengewebe: Partielle Resektion mit Weichteilresektion: Schenkelhals		D4	31134	31504	31618	31619	31824
3692	5-782.1f		Exzision und Resektion von erkranktem Knochengewebe: Partielle Resektion mit Weichteilresektion: Femur proximal		D4	31134	31504	31618	31619	31824
3693	5-782.1g		Exzision und Resektion von erkranktem Knochengewebe: Partielle Resektion mit Weichteilresektion: Femurschaft		D3	31133	31504	31616	31617	31823
3694	5-782.1h		Exzision und Resektion von erkranktem Knochengewebe: Partielle Resektion mit Weichteilresektion: Femur distal		D3	31133	31504	31616	31617	31823
3695	5-782.1k		Exzision und Resektion von erkranktem Knochengewebe: Partielle Resektion mit Weichteilresektion: Tibia proximal		D3	31133	31504	31616	31617	31823
3696	5-782.1m		Exzision und Resektion von erkranktem Knochengewebe: Partielle Resektion mit Weichteilresektion: Tibiaschaft		D2	31132	31503	31614	31615	31822
3697	5-782.1n		Exzision und Resektion von erkranktem Knochengewebe: Partielle Resektion mit Weichteilresektion: Tibia distal		D2	31132	31503	31614	31615	31822
3698	5-782.1p		Exzision und Resektion von erkranktem Knochengewebe: Partielle Resektion mit Weichteilresektion: Fibula proximal		D2	31132	31503	31614	31615	31822
3699	5-782.1q		Exzision und Resektion von erkranktem Knochengewebe: Partielle Resektion mit Weichteilresektion: Fibulaschaft		D2	31132	31503	31614	31615	31822
3700	5-782.1r		Exzision und Resektion von erkranktem Knochengewebe: Partielle Resektion mit Weichteilresektion: Fibula distal		D2	31132	31503	31614	31615	31822
3701	5-782.1s		Exzision und Resektion von erkranktem Knochengewebe: Partielle Resektion mit Weichteilresektion: Talus		D3	31133	31504	31616	31617	31823
3702	5-782.1t		Exzision und Resektion von erkranktem Knochengewebe: Partielle Resektion mit Weichteilresektion: Kalkaneus		D3	31133	31504	31616	31617	31823
3703	5-782.1u		Exzision und Resektion von erkranktem Knochengewebe: Partielle Resektion mit Weichteilresektion: Tarsale		D2	31132	31503	31614	31615	31822
3704	5-782.10		Exzision und Resektion von erkranktem Knochengewebe: Partielle Resektion mit Weichteilresektion: Skapula und Klavikula		D2	31132	31503	31614	31615	31822
3705	5-782.11		Exzision und Resektion von erkranktem Knochengewebe: Partielle Resektion mit Weichteilresektion: Humerus proximal		D3	31133	31504	31616	31617	31823
3706	5-782.12		Exzision und Resektion von erkranktem Knochengewebe: Partielle Resektion mit Weichteilresektion: Humerusschaft		D2	31132	31503	31614	31615	31822
3707	5-782.13		Exzision und Resektion von erkranktem Knochengewebe: Partielle Resektion mit Weichteilresektion: Humerus distal		D2	31132	31503	31614	31615	31822
3708	5-782.14		Exzision und Resektion von erkranktem Knochengewebe: Partielle Resektion mit Weichteilresektion: Radius proximal		D2	31132	31503	31614	31615	31822

Fortsetzung 2.21.1 Operationen an anderen Knochen

lfd. Nr	OPS-301 2004	OPS 2005	Bezeichnung OPS-301 2004	Bezeichnung OPS 2005	Kate-gorie	OP-Leistung	Über-wachung	Nachbeh. Überw.	Nachbeh. Operat.	Narkose
3709	5-782.15		Exzision und Resektion von erkranktem Knochengewebe: Partielle Resektion mit Weichteilresektion: Radiusschaft		D2	31132	31503	31614	31615	31822
3710	5-782.16		Exzision und Resektion von erkranktem Knochengewebe: Partielle Resektion mit Weichteilresektion: Radius distal		D2	31132	31503	31614	31615	31822
3711	5-782.17		Exzision und Resektion von erkranktem Knochengewebe: Partielle Resektion mit Weichteilresektion: Ulna proximal		D2	31132	31503	31614	31615	31822
3712	5-782.18		Exzision und Resektion von erkranktem Knochengewebe: Partielle Resektion mit Weichteilresektion: Ulnaschaft		D2	31132	31503	31614	31615	31822
3713	5-782.19		Exzision und Resektion von erkranktem Knochengewebe: Partielle Resektion mit Weichteilresektion: Ulna distal		D2	31132	31503	31614	31615	31822
3714	5-782.4a		Exzision und Resektion von erkranktem Knochengewebe: Partielle Resektion mit Kontinuitätsdurchtrennung und mit Wiederherstellung der Kontinuität: Karpale		D4	31134	31504	31618	31619	31824
3715	5-782.4b		Exzision und Resektion von erkranktem Knochengewebe: Partielle Resektion mit Kontinuitätsdurchtrennung und mit Wiederherstellung der Kontinuität: Metakarpale		D3	31133	31504	31616	31617	31823
3716	5-782.4c		Exzision und Resektion von erkranktem Knochengewebe: Partielle Resektion mit Kontinuitätsdurchtrennung und mit Wiederherstellung der Kontinuität: Phalangen Hand		D3	31133	31504	31616	31617	31823
3717	5-782.4d		Exzision und Resektion von erkranktem Knochengewebe: Partielle Resektion mit Kontinuitätsdurchtrennung und mit Wiederherstellung der Kontinuität: Becken		D6	31136	31506	31620	31621	31826
3718	5-782.4e		Exzision und Resektion von erkranktem Knochengewebe: Partielle Resektion mit Kontinuitätsdurchtrennung und mit Wiederherstellung der Kontinuität: Schenkelhals		D6	31136	31506	31620	31621	31826
3719	5-782.4f		Exzision und Resektion von erkranktem Knochengewebe: Partielle Resektion mit Kontinuitätsdurchtrennung und mit Wiederherstellung der Kontinuität: Femur proximal		D6	31136	31506	31620	31621	31826
3720	5-782.4g		Exzision und Resektion von erkranktem Knochengewebe: Partielle Resektion mit Kontinuitätsdurchtrennung und mit Wiederherstellung der Kontinuität: Femurschaft		D5	31135	31505	31618	31619	31825
3721	5-782.4h		Exzision und Resektion von erkranktem Knochengewebe: Partielle Resektion mit Kontinuitätsdurchtrennung und mit Wiederherstellung der Kontinuität: Femur distal		D5	31135	31505	31618	31619	31825
3722	5-782.4k		Exzision und Resektion von erkranktem Knochengewebe: Partielle Resektion mit Kontinuitätsdurchtrennung und mit Wiederherstellung der Kontinuität: Tibia proximal		D5	31135	31505	31618	31619	31825
3723	5-782.4m		Exzision und Resektion von erkranktem Knochengewebe: Partielle Resektion mit Kontinuitätsdurchtrennung und mit Wiederherstellung der Kontinuität: Tibiaschaft		D5	31135	31505	31618	31619	31825
3724	5-782.4n		Exzision und Resektion von erkranktem Knochengewebe: Partielle Resektion mit Kontinuitätsdurchtrennung und mit Wiederherstellung der Kontinuität: Tibia distal		D5	31135	31505	31618	31619	31825
3725	5-782.4p		Exzision und Resektion von erkranktem Knochengewebe: Partielle Resektion mit Kontinuitätsdurchtrennung und mit Wiederherstellung der Kontinuität: Fibula proximal		D4	31134	31504	31618	31619	31824

Fortsetzung 2.21.1 Operationen an anderen Knochen

lfd. Nr	OPS-301 2004	OPS 2005	Bezeichnung OPS-301 2004	Bezeichnung OPS 2005	Kategorie	OP-Leistung	Überwachung	Nachbeh. Überw.	Nachbeh. Operat.	Narkose
3726	5-782.4q		Exzision und Resektion von erkranktem Knochengewebe: Partielle Resektion mit Kontinuitätsdurchtrennung und mit Wiederherstellung der Kontinuität: Fibulaschaft		D4	31134	31504	31618	31619	31824
3727	5-782.4r		Exzision und Resektion von erkranktem Knochengewebe: Partielle Resektion mit Kontinuitätsdurchtrennung und mit Wiederherstellung der Kontinuität: Fibula distal		D4	31134	31504	31618	31619	31824
3728	5-782.4s		Exzision und Resektion von erkranktem Knochengewebe: Partielle Resektion mit Kontinuitätsdurchtrennung und mit Wiederherstellung der Kontinuität: Talus		D5	31135	31505	31618	31619	31825
3729	5-782.4t		Exzision und Resektion von erkranktem Knochengewebe: Partielle Resektion mit Kontinuitätsdurchtrennung und mit Wiederherstellung der Kontinuität: Kalkaneus		D5	31135	31505	31618	31619	31825
3730	5-782.4u		Exzision und Resektion von erkranktem Knochengewebe: Partielle Resektion mit Kontinuitätsdurchtrennung und mit Wiederherstellung der Kontinuität: Tarsale		D4	31134	31504	31618	31619	31824
3731	5-782.40		Exzision und Resektion von erkranktem Knochengewebe: Partielle Resektion mit Kontinuitätsdurchtrennung und mit Wiederherstellung der Kontinuität: Skapula und Klavikula		D4	31134	31504	31618	31619	31824
3732	5-782.41		Exzision und Resektion von erkranktem Knochengewebe: Partielle Resektion mit Kontinuitätsdurchtrennung und mit Wiederherstellung der Kontinuität: Humerus proximal		D5	31135	31505	31618	31619	31825
3733	5-782.42		Exzision und Resektion von erkranktem Knochengewebe: Partielle Resektion mit Kontinuitätsdurchtrennung und mit Wiederherstellung der Kontinuität: Humerusschaft		D5	31135	31505	31618	31619	31825
3734	5-782.43		Exzision und Resektion von erkranktem Knochengewebe: Partielle Resektion mit Kontinuitätsdurchtrennung und mit Wiederherstellung der Kontinuität: Humerus distal		D5	31135	31505	31618	31619	31825
3735	5-782.44		Exzision und Resektion von erkranktem Knochengewebe: Partielle Resektion mit Kontinuitätsdurchtrennung und mit Wiederherstellung der Kontinuität: Radius proximal		D4	31134	31504	31618	31619	31824
3736	5-782.45		Exzision und Resektion von erkranktem Knochengewebe: Partielle Resektion mit Kontinuitätsdurchtrennung und mit Wiederherstellung der Kontinuität: Radiusschaft		D4	31134	31504	31618	31619	31824
3737	5-782.46		Exzision und Resektion von erkranktem Knochengewebe: Partielle Resektion mit Kontinuitätsdurchtrennung und mit Wiederherstellung der Kontinuität: Radius distal		D4	31134	31504	31618	31619	31824
3738	5-782.47		Exzision und Resektion von erkranktem Knochengewebe: Partielle Resektion mit Kontinuitätsdurchtrennung und mit Wiederherstellung der Kontinuität: Ulna proximal		D4	31134	31504	31618	31619	31824
3739	5-782.48		Exzision und Resektion von erkranktem Knochengewebe: Partielle Resektion mit Kontinuitätsdurchtrennung und mit Wiederherstellung der Kontinuität: Ulnaschaft		D4	31134	31504	31618	31619	31824
3740	5-782.49		Exzision und Resektion von erkranktem Knochengewebe: Partielle Resektion mit Kontinuitätsdurchtrennung und mit Wiederherstellung der Kontinuität: Ulna distal		D4	31134	31504	31618	31619	31824

Fortsetzung 2.21.1 Operationen an anderen Knochen

lfd. Nr	OPS-301 2004	OPS 2005	Bezeichnung OPS-301 2004	Bezeichnung OPS 2005	Kategorie	OP-Leistung	Überwachung	Nachbeh. Überw.	Nachbeh. Operat.	Narkose
3741	5-782.5a		Exzision und Resektion von erkranktem Knochengewebe: Partielle Resektion mit Kontinuitätsdurchtrennung, Wiederherstellung der Kontinuität und Weichteilresektion: Karpale		D4	31134	31504	31618	31619	31824
3742	5-782.5b		Exzision und Resektion von erkranktem Knochengewebe: Partielle Resektion mit Kontinuitätsdurchtrennung, Wiederherstellung der Kontinuität und Weichteilresektion: Metakarpale		D3	31133	31504	31616	31617	31823
3743	5-782.5c		Exzision und Resektion von erkranktem Knochengewebe: Partielle Resektion mit Kontinuitätsdurchtrennung, Wiederherstellung der Kontinuität und Weichteilresektion: Phalangen Hand		D3	31133	31504	31616	31617	31823
3744	5-782.5d		Exzision und Resektion von erkranktem Knochengewebe: Partielle Resektion mit Kontinuitätsdurchtrennung, Wiederherstellung der Kontinuität und Weichteilresektion: Becken		D6	31136	31506	31620	31621	31826
3745	5-782.5e		Exzision und Resektion von erkranktem Knochengewebe: Partielle Resektion mit Kontinuitätsdurchtrennung, Wiederherstellung der Kontinuität und Weichteilresektion: Schenkelhals		D6	31136	31506	31620	31621	31826
3746	5-782.5f		Exzision und Resektion von erkranktem Knochengewebe: Partielle Resektion mit Kontinuitätsdurchtrennung, Wiederherstellung der Kontinuität und Weichteilresektion: Femur proximal		D6	31136	31506	31620	31621	31826
3747	5-782.5g		Exzision und Resektion von erkranktem Knochengewebe: Partielle Resektion mit Kontinuitätsdurchtrennung, Wiederherstellung der Kontinuität und Weichteilresektion: Femurschaft		D5	31135	31505	31618	31619	31825
3748	5-782.5h		Exzision und Resektion von erkranktem Knochengewebe: Partielle Resektion mit Kontinuitätsdurchtrennung, Wiederherstellung der Kontinuität und Weichteilresektion: Femur distal		D5	31135	31505	31618	31619	31825
3749	5-782.5k		Exzision und Resektion von erkranktem Knochengewebe: Partielle Resektion mit Kontinuitätsdurchtrennung, Wiederherstellung der Kontinuität und Weichteilresektion: Tibia proximal		D5	31135	31505	31618	31619	31825
3750	5-782.5m		Exzision und Resektion von erkranktem Knochengewebe: Partielle Resektion mit Kontinuitätsdurchtrennung, Wiederherstellung der Kontinuität und Weichteilresektion: Tibiaschaft		D5	31135	31505	31618	31619	31825
3751	5-782.5n		Exzision und Resektion von erkranktem Knochengewebe: Partielle Resektion mit Kontinuitätsdurchtrennung, Wiederherstellung der Kontinuität und Weichteilresektion: Tibia distal		D5	31135	31505	31618	31619	31825
3752	5-782.5p		Exzision und Resektion von erkranktem Knochengewebe: Partielle Resektion mit Kontinuitätsdurchtrennung, Wiederherstellung der Kontinuität und Weichteilresektion: Fibula proximal		D4	31134	31504	31618	31619	31824

Fortsetzung 2.21.1 Operationen an anderen Knochen

lfd. Nr	OPS-301 2004	OPS 2005	Bezeichnung OPS-301 2004	Bezeichnung OPS 2005	Kate-gorie	OP-Leistung	Über-wachung	Nachbeh. Überw.	Nachbeh. Operat.	Narkose
3753	5-782.5q		Exzision und Resektion von erkranktem Knochengewebe: Partielle Resektion mit Kontinuitätsdurchtrennung, Wiederherstellung der Kontinuität und Weichteilresektion: Fibulaschaft		D4	31134	31504	31618	31619	31824
3754	5-782.5r		Exzision und Resektion von erkranktem Knochengewebe: Partielle Resektion mit Kontinuitätsdurchtrennung, Wiederherstellung der Kontinuität und Weichteilresektion: Fibula distal		D4	31134	31504	31618	31619	31824
3755	5-782.5s		Exzision und Resektion von erkranktem Knochengewebe: Partielle Resektion mit Kontinuitätsdurchtrennung, Wiederherstellung der Kontinuität und Weichteilresektion: Talus		D5	31135	31505	31618	31619	31825
3756	5-782.5t		Exzision und Resektion von erkranktem Knochengewebe: Partielle Resektion mit Kontinuitätsdurchtrennung, Wiederherstellung der Kontinuität und Weichteilresektion: Kalkaneus		D5	31135	31505	31618	31619	31825
3757	5-782.5u		Exzision und Resektion von erkranktem Knochengewebe: Partielle Resektion mit Kontinuitätsdurchtrennung, Wiederherstellung der Kontinuität und Weichteilresektion: Tarsale		D4	31134	31504	31618	31619	31824
3758	5-782.50		Exzision und Resektion von erkranktem Knochengewebe: Partielle Resektion mit Kontinuitätsdurchtrennung, Wiederherstellung der Kontinuität und Weichteilresektion: Skapula und Klavikula		D4	31134	31504	31618	31619	31824
3759	5-782.51		Exzision und Resektion von erkranktem Knochengewebe: Partielle Resektion mit Kontinuitätsdurchtrennung, Wiederherstellung der Kontinuität und Weichteilresektion: Humerus proximal		D5	31135	31505	31618	31619	31825
3760	5-782.52		Exzision und Resektion von erkranktem Knochengewebe: Partielle Resektion mit Kontinuitätsdurchtrennung, Wiederherstellung der Kontinuität und Weichteilresektion: Humerusschaft		D5	31135	31505	31618	31619	31825
3761	5-782.53		Exzision und Resektion von erkranktem Knochengewebe: Partielle Resektion mit Kontinuitätsdurchtrennung, Wiederherstellung der Kontinuität und Weichteilresektion: Humerus distal		D5	31135	31505	31618	31619	31825
3762	5-782.54		Exzision und Resektion von erkranktem Knochengewebe: Partielle Resektion mit Kontinuitätsdurchtrennung, Wiederherstellung der Kontinuität und Weichteilresektion: Radius proximal		D4	31134	31504	31618	31619	31824
3763	5-782.55		Exzision und Resektion von erkranktem Knochengewebe: Partielle Resektion mit Kontinuitätsdurchtrennung, Wiederherstellung der Kontinuität und Weichteilresektion: Radiusschaft		D4	31134	31504	31618	31619	31824
3764	5-782.56		Exzision und Resektion von erkranktem Knochengewebe: Partielle Resektion mit Kontinuitätsdurchtrennung, Wiederherstellung der Kontinuität und Weichteilresektion: Radius distal		D4	31134	31504	31618	31619	31824

Fortsetzung 2.21.1 Operationen an anderen Knochen

lfd. Nr	OPS-301 2004	OPS 2005	Bezeichnung OPS-301 2004	Bezeichnung OPS 2005	Kategorie	OP-Leistung	Überwachung	Nachbeh. Überw.	Nachbeh. Operat.	Narkose
3765	5-782.57		Exzision und Resektion von erkranktem Knochengewebe: Partielle Resektion mit Kontinuitätsdurchtrennung, Wiederherstellung der Kontinuität und Weichteilresektion: Ulna proximal		D4	31134	31504	31618	31619	31824
3766	5-782.58		Exzision und Resektion von erkranktem Knochengewebe: Partielle Resektion mit Kontinuitätsdurchtrennung, Wiederherstellung der Kontinuität und Weichteilresektion: Ulnaschaft		D4	31134	31504	31618	31619	31824
3767	5-782.59		Exzision und Resektion von erkranktem Knochengewebe: Partielle Resektion mit Kontinuitätsdurchtrennung, Wiederherstellung der Kontinuität und Weichteilresektion: Ulna distal		D4	31134	31504	31618	31619	31824
3768	5-782.6a		Exzision und Resektion von erkranktem Knochengewebe: Totale Resektion eines Knochens: Karpale		D4	31134	31504	31618	31619	31824
3769	5-782.6b		Exzision und Resektion von erkranktem Knochengewebe: Totale Resektion eines Knochens: Metakarpale		D3	31133	31504	31616	31617	31823
3770	5-782.6c		Exzision und Resektion von erkranktem Knochengewebe: Totale Resektion eines Knochens: Phalangen Hand		D3	31133	31504	31616	31617	31823
3771	5-782.6d		Exzision und Resektion von erkranktem Knochengewebe: Totale Resektion eines Knochens: Becken		D6	31136	31506	31620	31621	31826
3772	5-782.6e		Exzision und Resektion von erkranktem Knochengewebe: Totale Resektion eines Knochens: Schenkelhals		D6	31136	31506	31620	31621	31826
3773	5-782.6f		Exzision und Resektion von erkranktem Knochengewebe: Totale Resektion eines Knochens: Femur proximal		D6	31136	31506	31620	31621	31826
3774	5-782.6g		Exzision und Resektion von erkranktem Knochengewebe: Totale Resektion eines Knochens: Femurschaft		D5	31135	31505	31618	31619	31825
3775	5-782.6h		Exzision und Resektion von erkranktem Knochengewebe: Totale Resektion eines Knochens: Femur distal		D5	31135	31505	31618	31619	31825
3776	5-782.6k		Exzision und Resektion von erkranktem Knochengewebe: Totale Resektion eines Knochens: Tibia proximal		D5	31135	31505	31618	31619	31825
3777	5-782.6m		Exzision und Resektion von erkranktem Knochengewebe: Totale Resektion eines Knochens: Tibiaschaft		D5	31135	31505	31618	31619	31825
3778	5-782.6n		Exzision und Resektion von erkranktem Knochengewebe: Totale Resektion eines Knochens: Tibia distal		D5	31135	31505	31618	31619	31825
3779	5-782.6p		Exzision und Resektion von erkranktem Knochengewebe: Totale Resektion eines Knochens: Fibula proximal		D4	31134	31504	31618	31619	31824
3780	5-782.6q		Exzision und Resektion von erkranktem Knochengewebe: Totale Resektion eines Knochens: Fibulaschaft		D4	31134	31504	31618	31619	31824
3781	5-782.6r		Exzision und Resektion von erkranktem Knochengewebe: Totale Resektion eines Knochens: Fibula distal		D4	31134	31504	31618	31619	31824

Fortsetzung 2.21.1 Operationen an anderen Knochen

lfd. Nr	OPS-301 2004	OPS 2005	Bezeichnung OPS-301 2004	Bezeichnung OPS 2005	Kategorie	OP-Leistung	Überwachung	Nachbeh. Überw.	Nachbeh. Operat.	Narkose
3782	5-782.6s		Exzision und Resektion von erkranktem Knochengewebe: Totale Resektion eines Knochens: Talus		D5	31135	31505	31618	31619	31825
3783	5-782.6t		Exzision und Resektion von erkranktem Knochengewebe: Totale Resektion eines Knochens: Kalkaneus		D5	31135	31505	31618	31619	31825
3784	5-782.6u		Exzision und Resektion von erkranktem Knochengewebe: Totale Resektion eines Knochens: Tarsale		D4	31134	31504	31618	31619	31824
3785	5-782.60		Exzision und Resektion von erkranktem Knochengewebe: Totale Resektion eines Knochens: Skapula und Klavikula		D4	31134	31504	31618	31619	31824
3786	5-782.61		Exzision und Resektion von erkranktem Knochengewebe: Totale Resektion eines Knochens: Humerus proximal		D5	31135	31505	31618	31619	31825
3787	5-782.62		Exzision und Resektion von erkranktem Knochengewebe: Totale Resektion eines Knochens: Humerusschaft		D5	31135	31505	31618	31619	31825
3788	5-782.63		Exzision und Resektion von erkranktem Knochengewebe: Totale Resektion eines Knochens: Humerus distal		D5	31135	31505	31618	31619	31825
3789	5-782.64		Exzision und Resektion von erkranktem Knochengewebe: Totale Resektion eines Knochens: Radius proximal		D4	31134	31504	31618	31619	31824
3790	5-782.65		Exzision und Resektion von erkranktem Knochengewebe: Totale Resektion eines Knochens: Radiusschaft		D4	31134	31504	31618	31619	31824
3791	5-782.66		Exzision und Resektion von erkranktem Knochengewebe: Totale Resektion eines Knochens: Radius distal		D4	31134	31504	31618	31619	31824
3792	5-782.67		Exzision und Resektion von erkranktem Knochengewebe: Totale Resektion eines Knochens: Ulna proximal		D4	31134	31504	31618	31619	31824
3793	5-782.68		Exzision und Resektion von erkranktem Knochengewebe: Totale Resektion eines Knochens: Ulnaschaft		D4	31134	31504	31618	31619	31824
3794	5-782.69		Exzision und Resektion von erkranktem Knochengewebe: Totale Resektion eines Knochens: Ulna distal		D4	31134	31504	31618	31619	31824
3795	5-782.7a		Exzision und Resektion von erkranktem Knochengewebe: Totale Resektion eines Knochens mit Weichteilresektion: Karpale		D5	31135	31505	31618	31619	31825
3796	5-782.7b		Exzision und Resektion von erkranktem Knochengewebe: Totale Resektion eines Knochens mit Weichteilresektion: Metakarpale		D4	31134	31504	31618	31619	31824
3797	5-782.7c		Exzision und Resektion von erkranktem Knochengewebe: Totale Resektion eines Knochens mit Weichteilresektion: Phalangen Hand		D4	31134	31504	31618	31619	31824
3798	5-782.7d		Exzision und Resektion von erkranktem Knochengewebe: Totale Resektion eines Knochens mit Weichteilresektion: Becken		D7	31137	31507	31620	31621	31827
3799	5-782.7e		Exzision und Resektion von erkranktem Knochengewebe: Totale Resektion eines Knochens mit Weichteilresektion: Schenkelhals		D7	31137	31507	31620	31621	31827

Fortsetzung 2.21.1 Operationen an anderen Knochen

lfd. Nr	OPS-301 2004	OPS 2005	Bezeichnung OPS-301 2004	Bezeichnung OPS 2005	Kategorie	OP-Leistung	Überwachung	Nachbeh. Überw.	Nachbeh. Operat.	Narkose
3800	5-782.7f		Exzision und Resektion von erkranktem Knochengewebe: Totale Resektion eines Knochens mit Weichteilresektion: Femur proximal		D7	31137	31507	31620	31621	31827
3801	5-782.7g		Exzision und Resektion von erkranktem Knochengewebe: Totale Resektion eines Knochens mit Weichteilresektion: Femurschaft		D6	31136	31506	31620	31621	31826
3802	5-782.7h		Exzision und Resektion von erkranktem Knochengewebe: Totale Resektion eines Knochens mit Weichteilresektion: Femur distal		D6	31136	31506	31620	31621	31826
3803	5-782.7k		Exzision und Resektion von erkranktem Knochengewebe: Totale Resektion eines Knochens mit Weichteilresektion: Tibia proximal		D6	31136	31506	31620	31621	31826
3804	5-782.7m		Exzision und Resektion von erkranktem Knochengewebe: Totale Resektion eines Knochens mit Weichteilresektion: Tibiaschaft		D6	31136	31506	31620	31621	31826
3805	5-782.7n		Exzision und Resektion von erkranktem Knochengewebe: Totale Resektion eines Knochens mit Weichteilresektion: Tibia distal		D6	31136	31506	31620	31621	31826
3806	5-782.7p		Exzision und Resektion von erkranktem Knochengewebe: Totale Resektion eines Knochens mit Weichteilresektion: Fibula proximal		D5	31135	31505	31618	31619	31825
3807	5-782.7q		Exzision und Resektion von erkranktem Knochengewebe: Totale Resektion eines Knochens mit Weichteilresektion: Fibulaschaft		D5	31135	31505	31618	31619	31825
3808	5-782.7r		Exzision und Resektion von erkranktem Knochengewebe: Totale Resektion eines Knochens mit Weichteilresektion: Fibula distal		D5	31135	31505	31618	31619	31825
3809	5-782.7s		Exzision und Resektion von erkranktem Knochengewebe: Totale Resektion eines Knochens mit Weichteilresektion: Talus		D6	31136	31506	31620	31621	31826
3810	5-782.7t		Exzision und Resektion von erkranktem Knochengewebe: Totale Resektion eines Knochens mit Weichteilresektion: Kalkaneus		D6	31136	31506	31620	31621	31826
3811	5-782.7u		Exzision und Resektion von erkranktem Knochengewebe: Totale Resektion eines Knochens mit Weichteilresektion: Tarsale		D5	31135	31505	31618	31619	31825
3812	5-782.70		Exzision und Resektion von erkranktem Knochengewebe: Totale Resektion eines Knochens mit Weichteilresektion: Skapula und Klavikula		D5	31135	31505	31618	31619	31825
3813	5-782.71		Exzision und Resektion von erkranktem Knochengewebe: Totale Resektion eines Knochens mit Weichteilresektion: Humerus proximal		D6	31136	31506	31620	31621	31826
3814	5-782.72		Exzision und Resektion von erkranktem Knochengewebe: Totale Resektion eines Knochens mit Weichteilresektion: Humerusschaft		D6	31136	31506	31620	31621	31826
3815	5-782.73		Exzision und Resektion von erkranktem Knochengewebe: Totale Resektion eines Knochens mit Weichteilresektion: Humerus distal		D6	31136	31506	31620	31621	31826
3816	5-782.74		Exzision und Resektion von erkranktem Knochengewebe: Totale Resektion eines Knochens mit Weichteilresektion: Radius proximal		D5	31135	31505	31618	31619	31825
3817	5-782.75		Exzision und Resektion von erkranktem Knochengewebe: Totale Resektion eines Knochens mit Weichteilresektion: Radiusschaft		D5	31135	31505	31618	31619	31825

Fortsetzung 2.21.1 Operationen an anderen Knochen

lfd. Nr	OPS-301 2004	OPS 2005	Bezeichnung OPS-301 2004	Bezeichnung OPS 2005	Kategorie	OP-Leistung	Überwachung	Nachbeh. Überw.	Nachbeh. Operat.	Narkose
3818	5-782.76		Exzision und Resektion von erkranktem Knochengewebe: Totale Resektion eines Knochens mit Weichteilresektion: Radius distal		D5	31135	31505	31618	31619	31825
3819	5-782.77		Exzision und Resektion von erkranktem Knochengewebe: Totale Resektion eines Knochens mit Weichteilresektion: Ulna proximal		D5	31135	31505	31618	31619	31825
3820	5-782.78		Exzision und Resektion von erkranktem Knochengewebe: Totale Resektion eines Knochens mit Weichteilresektion: Ulnaschaft		D5	31135	31505	31618	31619	31825
3821	5-782.79		Exzision und Resektion von erkranktem Knochengewebe: Totale Resektion eines Knochens mit Weichteilresektion: Ulna distal		D5	31135	31505	31618	31619	31825
3822	5-782.8a		Exzision und Resektion von erkranktem Knochengewebe: Totale Resektion eines Knochens mit Ersatz: Karpale		D6	31136	31506	31620	31621	31826
3823	5-782.8b		Exzision und Resektion von erkranktem Knochengewebe: Totale Resektion eines Knochens mit Ersatz: Metakarpale		D5	31135	31505	31618	31619	31825
3824	5-782.8c		Exzision und Resektion von erkranktem Knochengewebe: Totale Resektion eines Knochens mit Ersatz: Phalangen Hand		D5	31135	31505	31618	31619	31825
3825	5-782.8d		Exzision und Resektion von erkranktem Knochengewebe: Totale Resektion eines Knochens mit Ersatz: Becken		D7	31137	31507	31620	31621	31827
3826	5-782.8e		Exzision und Resektion von erkranktem Knochengewebe: Totale Resektion eines Knochens mit Ersatz: Schenkelhals		D5	31135	31505	31618	31619	31825
3827	5-782.8f		Exzision und Resektion von erkranktem Knochengewebe: Totale Resektion eines Knochens mit Ersatz: Femur proximal		D7	31137	31507	31620	31621	31827
3828	5-782.8g		Exzision und Resektion von erkranktem Knochengewebe: Totale Resektion eines Knochens mit Ersatz: Femurschaft		D7	31137	31507	31620	31621	31827
3829	5-782.8h		Exzision und Resektion von erkranktem Knochengewebe: Totale Resektion eines Knochens mit Ersatz: Femur distal		D7	31137	31507	31620	31621	31827
3830	5-782.8k		Exzision und Resektion von erkranktem Knochengewebe: Totale Resektion eines Knochens mit Ersatz: Tibia proximal		D7	31137	31507	31620	31621	31827
3831	5-782.8m		Exzision und Resektion von erkranktem Knochengewebe: Totale Resektion eines Knochens mit Ersatz: Tibiaschaft		D7	31137	31507	31620	31621	31827
3832	5-782.8n		Exzision und Resektion von erkranktem Knochengewebe: Totale Resektion eines Knochens mit Ersatz: Tibia distal		D7	31137	31507	31620	31621	31827
3833	5-782.8p		Exzision und Resektion von erkranktem Knochengewebe: Totale Resektion eines Knochens mit Ersatz: Fibula proximal		D6	31136	31506	31620	31621	31826
3834	5-782.8q		Exzision und Resektion von erkranktem Knochengewebe: Totale Resektion eines Knochens mit Ersatz: Fibulaschaft		D5	31135	31505	31618	31619	31825
3835	5-782.8r		Exzision und Resektion von erkranktem Knochengewebe: Totale Resektion eines Knochens mit Ersatz: Fibula distal		D6	31136	31506	31620	31621	31826

Fortsetzung 2.21.1 Operationen an anderen Knochen

lfd. Nr	OPS-301 2004	OPS 2005	Bezeichnung OPS-301 2004	Bezeichnung OPS 2005	Kate-gorie	OP-Leistung	Über-wachung	Nachbeh. Überw.	Nachbeh. Operat.	Narkose
3836	5-782.8s		Exzision und Resektion von erkranktem Knochengewebe: Totale Resektion eines Knochens mit Ersatz: Talus		D6	31136	31506	31620	31621	31826
3837	5-782.8t		Exzision und Resektion von erkranktem Knochengewebe: Totale Resektion eines Knochens mit Ersatz: Kalkaneus		D6	31136	31506	31620	31621	31826
3838	5-782.8u		Exzision und Resektion von erkranktem Knochengewebe: Totale Resektion eines Knochens mit Ersatz: Tarsale		D6	31136	31506	31620	31621	31826
3839	5-782.80		Exzision und Resektion von erkranktem Knochengewebe: Totale Resektion eines Knochens mit Ersatz: Skapula und Klavikula		D6	31136	31506	31620	31621	31826
3840	5-782.81		Exzision und Resektion von erkranktem Knochengewebe: Totale Resektion eines Knochens mit Ersatz: Humerus proximal		D6	31136	31506	31620	31621	31826
3841	5-782.82		Exzision und Resektion von erkranktem Knochengewebe: Totale Resektion eines Knochens mit Ersatz: Humerusschaft		D6	31136	31506	31620	31621	31826
3842	5-782.83		Exzision und Resektion von erkranktem Knochengewebe: Totale Resektion eines Knochens mit Ersatz: Humerus distal		D7	31137	31507	31620	31621	31827
3843	5-782.84		Exzision und Resektion von erkranktem Knochengewebe: Totale Resektion eines Knochens mit Ersatz: Radius proximal		D6	31136	31506	31620	31621	31826
3844	5-782.85		Exzision und Resektion von erkranktem Knochengewebe: Totale Resektion eines Knochens mit Ersatz: Radiusschaft		D7	31137	31507	31620	31621	31827
3845	5-782.86		Exzision und Resektion von erkranktem Knochengewebe: Totale Resektion eines Knochens mit Ersatz: Radius distal		D7	31137	31507	31620	31621	31827
3846	5-782.87		Exzision und Resektion von erkranktem Knochengewebe: Totale Resektion eines Knochens mit Ersatz: Ulna proximal		D7	31137	31507	31620	31621	31827
3847	5-782.88		Exzision und Resektion von erkranktem Knochengewebe: Totale Resektion eines Knochens mit Ersatz: Ulnaschaft		D6	31136	31506	31620	31621	31826
3848	5-782.89		Exzision und Resektion von erkranktem Knochengewebe: Totale Resektion eines Knochens mit Ersatz: Ulna distal		D6	31136	31506	31620	31621	31826
3849	5-782.9a		Exzision und Resektion von erkranktem Knochengewebe: Totale Resektion eines Knochens mit Ersatz und mit Weichteilresektion: Karpale		D6	31136	31506	31620	31621	31826
3850	5-782.9b		Exzision und Resektion von erkranktem Knochengewebe: Totale Resektion eines Knochens mit Ersatz und mit Weichteilresektion: Metakarpale		D5	31135	31505	31618	31619	31825
3851	5-782.9c		Exzision und Resektion von erkranktem Knochengewebe: Totale Resektion eines Knochens mit Ersatz und mit Weichteilresektion: Phalangen Hand		D5	31135	31505	31618	31619	31825
3852	5-782.9d		Exzision und Resektion von erkranktem Knochengewebe: Totale Resektion eines Knochens mit Ersatz und mit Weichteilresektion: Becken		D7	31137	31507	31620	31621	31827
3853	5-782.9e		Exzision und Resektion von erkranktem Knochengewebe: Totale Resektion eines Knochens mit Ersatz und mit Weichteilresektion: Schenkelhals		D5	31135	31505	31618	31619	31825

Fortsetzung 2.21.1 Operationen an anderen Knochen

lfd. Nr	OPS-301 2004	OPS 2005	Bezeichnung OPS-301 2004	Bezeichnung OPS 2005	Kategorie	OP-Leistung	Überwachung	Nachbeh. Überw.	Nachbeh. Operat.	Narkose
3854	5-782.9f		Exzision und Resektion von erkranktem Knochengewebe: Totale Resektion eines Knochens mit Ersatz und mit Weichteilresektion: Femur proximal		D7	31137	31507	31620	31621	31827
3855	5-782.9g		Exzision und Resektion von erkranktem Knochengewebe: Totale Resektion eines Knochens mit Ersatz und mit Weichteilresektion: Femurschaft		D7	31137	31507	31620	31621	31827
3856	5-782.9h		Exzision und Resektion von erkranktem Knochengewebe: Totale Resektion eines Knochens mit Ersatz und mit Weichteilresektion: Femur distal		D7	31137	31507	31620	31621	31827
3857	5-782.9k		Exzision und Resektion von erkranktem Knochengewebe: Totale Resektion eines Knochens mit Ersatz und mit Weichteilresektion: Tibia proximal		D7	31137	31507	31620	31621	31827
3858	5-782.9m		Exzision und Resektion von erkranktem Knochengewebe: Totale Resektion eines Knochens mit Ersatz und mit Weichteilresektion: Tibiaschaft		D7	31137	31507	31620	31621	31827
3859	5-782.9n		Exzision und Resektion von erkranktem Knochengewebe: Totale Resektion eines Knochens mit Ersatz und mit Weichteilresektion: Tibia distal		D7	31137	31507	31620	31621	31827
3860	5-782.9p		Exzision und Resektion von erkranktem Knochengewebe: Totale Resektion eines Knochens mit Ersatz und mit Weichteilresektion: Fibula proximal		D6	31136	31506	31620	31621	31826
3861	5-782.9q		Exzision und Resektion von erkranktem Knochengewebe: Totale Resektion eines Knochens mit Ersatz und mit Weichteilresektion: Fibulaschaft		D5	31135	31505	31618	31619	31825
3862	5-782.9r		Exzision und Resektion von erkranktem Knochengewebe: Totale Resektion eines Knochens mit Ersatz und mit Weichteilresektion: Fibula distal		D6	31136	31506	31620	31621	31826
3863	5-782.9s		Exzision und Resektion von erkranktem Knochengewebe: Totale Resektion eines Knochens mit Ersatz und mit Weichteilresektion: Talus		D6	31136	31506	31620	31621	31826
3864	5-782.9t		Exzision und Resektion von erkranktem Knochengewebe: Totale Resektion eines Knochens mit Ersatz und mit Weichteilresektion: Kalkaneus		D6	31136	31506	31620	31621	31826
3865	5-782.9u		Exzision und Resektion von erkranktem Knochengewebe: Totale Resektion eines Knochens mit Ersatz und mit Weichteilresektion: Tarsale		D6	31136	31506	31620	31621	31826
3866	5-782.90		Exzision und Resektion von erkranktem Knochengewebe: Totale Resektion eines Knochens mit Ersatz und mit Weichteilresektion: Skapula und Klavikula		D6	31136	31506	31620	31621	31826
3867	5-782.91		Exzision und Resektion von erkranktem Knochengewebe: Totale Resektion eines Knochens mit Ersatz und mit Weichteilresektion: Humerus proximal		D6	31136	31506	31620	31621	31826
3868	5-782.92		Exzision und Resektion von erkranktem Knochengewebe: Totale Resektion eines Knochens mit Ersatz und mit Weichteilresektion: Humerusschaft		D6	31136	31506	31620	31621	31826
3869	5-782.93		Exzision und Resektion von erkranktem Knochengewebe: Totale Resektion eines Knochens mit Ersatz und mit Weichteilresektion: Humerus distal		D7	31137	31507	31620	31621	31827
3870	5-782.94		Exzision und Resektion von erkranktem Knochengewebe: Totale Resektion eines Knochens mit Ersatz und mit Weichteilresektion: Radius proximal		D6	31136	31506	31620	31621	31826
3871	5-782.95		Exzision und Resektion von erkranktem Knochengewebe: Totale Resektion eines Knochens mit Ersatz und mit Weichteilresektion: Radiusschaft		D7	31137	31507	31620	31621	31827

Fortsetzung 2.21.1 Operationen an anderen Knochen

lfd. Nr	OPS-301 2004	OPS 2005	Bezeichnung OPS-301 2004	Bezeichnung OPS 2005	Kategorie	OP-Leistung	Überwachung	Nachbeh. Überw.	Nachbeh. Operat.	Narkose
3872	5-782.96		Exzision und Resektion von erkranktem Knochengewebe: Totale Resektion eines Knochens mit Ersatz und mit Weichteilresektion: Radius distal		D7	31137	31507	31620	31621	31827
3873	5-782.97		Exzision und Resektion von erkranktem Knochengewebe: Totale Resektion eines Knochens mit Ersatz und mit Weichteilresektion: Ulna proximal		D7	31137	31507	31620	31621	31827
3874	5-782.98		Exzision und Resektion von erkranktem Knochengewebe: Totale Resektion eines Knochens mit Ersatz und mit Weichteilresektion: Ulnaschaft		D6	31136	31506	31620	31621	31826
3875	5-782.99		Exzision und Resektion von erkranktem Knochengewebe: Totale Resektion eines Knochens mit Ersatz und mit Weichteilresektion: Ulna distal		D6	31136	31506	31620	31621	31826
3876	5-783.0		Entnahme eines Knochentransplantates: Spongiosa, eine Entnahmestelle		D2	31132	31503	31614	31615	31822
3877	5-783.1		Entnahme eines Knochentransplantates: Spongiosa, mehrere Entnahmestellen		D3	31133	31504	31616	31617	31823
3878	5-783.2		Entnahme eines Knochentransplantates: Kortikospongiöser Span, eine Entnahmestelle		D2	31132	31503	31614	31615	31822
3879	5-783.3		Entnahme eines Knochentransplantates: Kortikospongiöser Span, mehrere Entnahmestellen		D3	31133	31504	31616	31617	31823
3880	5-783.4		Entnahme eines Knochentransplantates: Knochentransplantat, nicht gefäßgestielt		D2	31132	31503	31614	31615	31822
3881	5-783.6		Entnahme eines Knochentransplantates: Knorpel-Knochentransplantat		D2	31132	31503	31614	31615	31822
3882	5-787.ca		Entfernung von Osteosynthesematerial: Transfixationsnagel: Karpale		D2	31132	31503	31614	31615	31822
3883	5-787.cb		Entfernung von Osteosynthesematerial: Transfixationsnagel: Metakarpale		D2	31132	31503	31614	31615	31822
3884	5-787.cc		Entfernung von Osteosynthesematerial: Transfixationsnagel: Phalangen Hand		D1	31131	31502	31614	31615	31821
3885	5-787.cd		Entfernung von Osteosynthesematerial: Transfixationsnagel: Becken		D4	31134	31504	31618	31619	31824
3886	5-787.ce		Entfernung von Osteosynthesematerial: Transfixationsnagel: Schenkelhals		D4	31134	31504	31618	31619	31824
3887	5-787.cf		Entfernung von Osteosynthesematerial: Transfixationsnagel: Femur proximal		D3	31133	31504	31616	31617	31823
3888	5-787.cg		Entfernung von Osteosynthesematerial: Transfixationsnagel: Femurschaft		D3	31133	31504	31616	31617	31823
3889	5-787.ch		Entfernung von Osteosynthesematerial: Transfixationsnagel: Femur distal		D2	31132	31503	31614	31615	31822
3890	5-787.ck		Entfernung von Osteosynthesematerial: Transfixationsnagel: Tibia proximal		D3	31133	31504	31616	31617	31823
3891	5-787.cm		Entfernung von Osteosynthesematerial: Transfixationsnagel: Tibiaschaft		D3	31133	31504	31616	31617	31823
3892	5-787.cn		Entfernung von Osteosynthesematerial: Transfixationsnagel: Tibia distal		D3	31133	31504	31616	31617	31823
3893	5-787.cp		Entfernung von Osteosynthesematerial: Transfixationsnagel: Fibula proximal		D2	31132	31503	31614	31615	31822
3894	5-787.cq		Entfernung von Osteosynthesematerial: Transfixationsnagel: Fibulaschaft		D2	31132	31503	31614	31615	31822
3895	5-787.cr		Entfernung von Osteosynthesematerial: Transfixationsnagel: Fibula distal		D2	31132	31503	31614	31615	31822

Fortsetzung 2.21.1 Operationen an anderen Knochen

lfd. Nr	OPS-301 2004	OPS 2005	Bezeichnung OPS-301 2004	Bezeichnung OPS 2005	Kategorie	OP-Leistung	Überwachung	Nachbeh. Überw.	Nachbeh. Operat.	Narkose
3896	5-787.cs		Entfernung von Osteosynthesematerial: Transfixationsnagel: Talus		D3	31133	31504	31616	31617	31823
3897	5-787.ct		Entfernung von Osteosynthesematerial: Transfixationsnagel: Kalkaneus		D3	31133	31504	31616	31617	31823
3898	5-787.cu		Entfernung von Osteosynthesematerial: Transfixationsnagel: Tarsale		D2	31132	31503	31614	31615	31822
3899	5-787.cv		Entfernung von Osteosynthesematerial: Transfixationsnagel: Metatarsale		D2	31132	31503	31614	31615	31822
3900	5-787.cw		Entfernung von Osteosynthesematerial: Transfixationsnagel: Phalangen Fuß		D2	31132	31503	31614	31615	31822
3901	5-787.c0		Entfernung von Osteosynthesematerial: Transfixationsnagel: Skapula und Klavikula		D3	31133	31504	31616	31617	31823
3902	5-787.c1		Entfernung von Osteosynthesematerial: Transfixationsnagel: Humerus proximal		D3	31133	31504	31616	31617	31823
3903	5-787.c2		Entfernung von Osteosynthesematerial: Transfixationsnagel: Humerusschaft		D2	31132	31503	31614	31615	31822
3904	5-787.c3		Entfernung von Osteosynthesematerial: Transfixationsnagel: Humerus distal		D2	31132	31503	31614	31615	31822
3905	5-787.c4		Entfernung von Osteosynthesematerial: Transfixationsnagel: Radius proximal		D2	31132	31503	31614	31615	31822
3906	5-787.c5		Entfernung von Osteosynthesematerial: Transfixationsnagel: Radiusschaft		D2	31132	31503	31614	31615	31822
3907	5-787.c6		Entfernung von Osteosynthesematerial: Transfixationsnagel: Radius distal		D2	31132	31503	31614	31615	31822
3908	5-787.c7		Entfernung von Osteosynthesematerial: Transfixationsnagel: Ulna proximal		D2	31132	31503	31614	31615	31822
3909	5-787.c8		Entfernung von Osteosynthesematerial: Transfixationsnagel: Ulnaschaft		D2	31132	31503	31614	31615	31822
3910	5-787.c9		Entfernung von Osteosynthesematerial: Transfixationsnagel: Ulna distal		D2	31132	31503	31614	31615	31822
3911	5-787.ea		Entfernung von Osteosynthesematerial: (Blount-)Klammern: Karpale		D2	31132	31503	31614	31615	31822
3912	5-787.eb		Entfernung von Osteosynthesematerial: (Blount-)Klammern: Metakarpale		D2	31132	31503	31614	31615	31822
3913	5-787.ec		Entfernung von Osteosynthesematerial: (Blount-)Klammern: Phalangen Hand		D2	31132	31503	31614	31615	31822
3914	5-787.ed		Entfernung von Osteosynthesematerial: (Blount-)Klammern: Becken		D4	31134	31504	31618	31619	31824
3915	5-787.ee		Entfernung von Osteosynthesematerial: (Blount-)Klammern: Schenkelhals		D4	31134	31504	31618	31619	31824
3916	5-787.ef		Entfernung von Osteosynthesematerial: (Blount-)Klammern: Femur proximal		D4	31134	31504	31618	31619	31824
3917	5-787.eg		Entfernung von Osteosynthesematerial: (Blount-)Klammern: Femurschaft		D3	31133	31504	31616	31617	31823
3918	5-787.eh		Entfernung von Osteosynthesematerial: (Blount-)Klammern: Femur distal		D3	31133	31504	31616	31617	31823
3919	5-787.ej		Entfernung von Osteosynthesematerial: (Blount-)Klammern: Patella		D3	31133	31504	31616	31617	31823
3920	5-787.ek		Entfernung von Osteosynthesematerial: (Blount-)Klammern: Tibia proximal		D3	31133	31504	31616	31617	31823
3921	5-787.em		Entfernung von Osteosynthesematerial: (Blount-)Klammern: Tibiaschaft		D3	31133	31504	31616	31617	31823
3922	5-787.en		Entfernung von Osteosynthesematerial: (Blount-)Klammern: Tibia distal		D3	31133	31504	31616	31617	31823

Fortsetzung 2.21.1 Operationen an anderen Knochen

lfd. Nr	OPS-301 2004	OPS 2005	Bezeichnung OPS-301 2004	Bezeichnung OPS 2005	Kategorie	OP-Leistung	Überwachung	Nachbeh. Überw.	Nachbeh. Operat.	Narkose
3923	5-787.ep		Entfernung von Osteosynthesematerial: (Blount-)Klammern: Fibula proximal		D3	31133	31504	31616	31617	31823
3924	5-787.eq		Entfernung von Osteosynthesematerial: (Blount-)Klammern: Fibulaschaft		D3	31133	31504	31616	31617	31823
3925	5-787.er		Entfernung von Osteosynthesematerial: (Blount-)Klammern: Fibula distal		D3	31133	31504	31616	31617	31823
3926	5-787.es		Entfernung von Osteosynthesematerial: (Blount-)Klammern: Talus		D3	31133	31504	31616	31617	31823
3927	5-787.et		Entfernung von Osteosynthesematerial: (Blount-)Klammern: Kalkaneus		D3	31133	31504	31616	31617	31823
3928	5-787.eu		Entfernung von Osteosynthesematerial: (Blount-)Klammern: Tarsale		D3	31133	31504	31616	31617	31823
3929	5-787.ev		Entfernung von Osteosynthesematerial: (Blount-)Klammern: Metatarsale		D2	31132	31503	31614	31615	31822
3930	5-787.ew		Entfernung von Osteosynthesematerial: (Blount-)Klammern: Phalangen Fuß		D2	31132	31503	31614	31615	31822
3931	5-787.e0		Entfernung von Osteosynthesematerial: (Blount-)Klammern: Skapula und Klavikula		D4	31134	31504	31618	31619	31824
3932	5-787.e1		Entfernung von Osteosynthesematerial: (Blount-)Klammern: Humerus proximal		D4	31134	31504	31618	31619	31824
3933	5-787.e2		Entfernung von Osteosynthesematerial: (Blount-)Klammern: Humerusschaft		D3	31133	31504	31616	31617	31823
3934	5-787.e3		Entfernung von Osteosynthesematerial: (Blount-)Klammern: Humerus distal		D3	31133	31504	31616	31617	31823
3935	5-787.e4		Entfernung von Osteosynthesematerial: (Blount-)Klammern: Radius proximal		D3	31133	31504	31616	31617	31823
3936	5-787.e5		Entfernung von Osteosynthesematerial: (Blount-)Klammern: Radiusschaft		D3	31133	31504	31616	31617	31823
3937	5-787.e6		Entfernung von Osteosynthesematerial: (Blount-)Klammern: Radius distal		D2	31132	31503	31614	31615	31822
3938	5-787.e7		Entfernung von Osteosynthesematerial: (Blount-)Klammern: Ulna proximal		D3	31133	31504	31616	31617	31823
3939	5-787.e8		Entfernung von Osteosynthesematerial: (Blount-)Klammern: Ulnaschaft		D3	31133	31504	31616	31617	31823
3940	5-787.e9		Entfernung von Osteosynthesematerial: (Blount-)Klammern: Ulna distal		D2	31132	31503	31614	31615	31822
3941	5-787.gb		Entfernung von Osteosynthesematerial: Intramedullärer Draht: Metakarpale		D2	31132	31503	31614	31615	31822
3942	5-787.gc		Entfernung von Osteosynthesematerial: Intramedullärer Draht: Phalangen Hand		D2	31132	31503	31614	31615	31822
3943	5-787.gd		Entfernung von Osteosynthesematerial: Intramedullärer Draht: Becken		D4	31134	31504	31618	31619	31824
3944	5-787.ge		Entfernung von Osteosynthesematerial: Intramedullärer Draht: Schenkelhals		D4	31134	31504	31618	31619	31824
3945	5-787.gf		Entfernung von Osteosynthesematerial: Intramedullärer Draht: Femur proximal		D4	31134	31504	31618	31619	31824
3946	5-787.gg		Entfernung von Osteosynthesematerial: Intramedullärer Draht: Femurschaft		D3	31133	31504	31616	31617	31823
3947	5-787.gh		Entfernung von Osteosynthesematerial: Intramedullärer Draht: Femur distal		D3	31133	31504	31616	31617	31823
3948	5-787.gk		Entfernung von Osteosynthesematerial: Intramedullärer Draht: Tibia proximal		D3	31133	31504	31616	31617	31823
3949	5-787.gm		Entfernung von Osteosynthesematerial: Intramedullärer Draht: Tibiaschaft		D3	31133	31504	31616	31617	31823

Fortsetzung 2.21.1 Operationen an anderen Knochen

lfd. Nr	OPS-301 2004	OPS 2005	Bezeichnung OPS-301 2004	Bezeichnung OPS 2005	Kate-gorie	OP-Leistung	Über-wachung	Nachbeh. Überw.	Nachbeh. Operat.	Narkose
3950	5-787.gn		Entfernung von Osteosynthesematerial: Intramedullärer Draht: Tibia distal		D3	31133	31504	31616	31617	31823
3951	5-787.gp		Entfernung von Osteosynthesematerial: Intramedullärer Draht: Fibula proximal		D3	31133	31504	31616	31617	31823
3952	5-787.gq		Entfernung von Osteosynthesematerial: Intramedullärer Draht: Fibulaschaft		D3	31133	31504	31616	31617	31823
3953	5-787.gr		Entfernung von Osteosynthesematerial: Intramedullärer Draht: Fibula distal		D3	31133	31504	31616	31617	31823
3954	5-787.gv		Entfernung von Osteosynthesematerial: Intramedullärer Draht: Metatarsale		D2	31132	31503	31614	31615	31822
3955	5-787.gw		Entfernung von Osteosynthesematerial: Intramedullärer Draht: Phalangen Fuß		D2	31132	31503	31614	31615	31822
3956	5-787.g0		Entfernung von Osteosynthesematerial: Intramedullärer Draht: Skapula und Klavikula		D3	31133	31504	31616	31617	31823
3957	5-787.g1		Entfernung von Osteosynthesematerial: Intramedullärer Draht: Humerus proximal		D4	31134	31504	31618	31619	31824
3958	5-787.g2		Entfernung von Osteosynthesematerial: Intramedullärer Draht: Humerusschaft		D3	31133	31504	31616	31617	31823
3959	5-787.g3		Entfernung von Osteosynthesematerial: Intramedullärer Draht: Humerus distal		D3	31133	31504	31616	31617	31823
3960	5-787.g4		Entfernung von Osteosynthesematerial: Intramedullärer Draht: Radius proximal		D3	31133	31504	31616	31617	31823
3961	5-787.g5		Entfernung von Osteosynthesematerial: Intramedullärer Draht: Radiusschaft		D3	31133	31504	31616	31617	31823
3962	5-787.g6		Entfernung von Osteosynthesematerial: Intramedullärer Draht: Radius distal		D2	31132	31503	31614	31615	31822
3963	5-787.g7		Entfernung von Osteosynthesematerial: Intramedullärer Draht: Ulna proximal		D3	31133	31504	31616	31617	31823
3964	5-787.g8		Entfernung von Osteosynthesematerial: Intramedullärer Draht: Ulnaschaft		D3	31133	31504	31616	31617	31823
3965	5-787.g9		Entfernung von Osteosynthesematerial: Intramedullärer Draht: Ulna distal		D2	31132	31503	31614	31615	31822
3966	5-787.0a		Entfernung von Osteosynthesematerial: Draht: Karpale		D1	31131	31502	31614	31615	31821
3967	5-787.0b		Entfernung von Osteosynthesematerial: Draht: Metakarpale		D1	31131	31502	31614	31615	31821
3968	5-787.0d		Entfernung von Osteosynthesematerial: Draht: Becken		D3	31133	31504	31616	31617	31823
3969	5-787.0e		Entfernung von Osteosynthesematerial: Draht: Schenkelhals		D3	31133	31504	31616	31617	31823
3970	5-787.0f		Entfernung von Osteosynthesematerial: Draht: Femur proximal		D3	31133	31504	31616	31617	31823
3971	5-787.0g		Entfernung von Osteosynthesematerial: Draht: Femurschaft		D2	31132	31503	31614	31615	31822
3972	5-787.0h		Entfernung von Osteosynthesematerial: Draht: Femur distal		D1	31131	31502	31614	31615	31821
3973	5-787.0j		Entfernung von Osteosynthesematerial: Draht: Patella		D2	31132	31503	31614	31615	31822
3974	5-787.0k		Entfernung von Osteosynthesematerial: Draht: Tibia proximal		D2	31132	31503	31614	31615	31822
3975	5-787.0m		Entfernung von Osteosynthesematerial: Draht: Tibiaschaft		D2	31132	31503	31614	31615	31822
3976	5-787.0n		Entfernung von Osteosynthesematerial: Draht: Tibia distal		D2	31132	31503	31614	31615	31822

Fortsetzung 2.21.1 Operationen an anderen Knochen

lfd. Nr	OPS-301 2004	OPS 2005	Bezeichnung OPS-301 2004	Bezeichnung OPS 2005	Kategorie	OP-Leistung	Überwachung	Nachbeh. Überw.	Nachbeh. Operat.	Narkose
3977	5-787.0p		Entfernung von Osteosynthesematerial: Draht: Fibula proximal		D2	31132	31503	31614	31615	31822
3978	5-787.0q		Entfernung von Osteosynthesematerial: Draht: Fibulaschaft		D2	31132	31503	31614	31615	31822
3979	5-787.0r		Entfernung von Osteosynthesematerial: Draht: Fibula distal		D2	31132	31503	31614	31615	31822
3980	5-787.0s		Entfernung von Osteosynthesematerial: Draht: Talus		D2	31132	31503	31614	31615	31822
3981	5-787.0t		Entfernung von Osteosynthesematerial: Draht: Kalkaneus		D2	31132	31503	31614	31615	31822
3982	5-787.0u		Entfernung von Osteosynthesematerial: Draht: Tarsale		D2	31132	31503	31614	31615	31822
3983	5-787.0v		Entfernung von Osteosynthesematerial: Draht: Metatarsale		D1	31131	31502	31614	31615	31821
3984	5-787.00		Entfernung von Osteosynthesematerial: Draht: Skapula und Klavikula		D2	31132	31503	31614	31615	31822
3985	5-787.01		Entfernung von Osteosynthesematerial: Draht: Humerus proximal		D3	31133	31504	31616	31617	31823
3986	5-787.02		Entfernung von Osteosynthesematerial: Draht: Humerusschaft		D2	31132	31503	31614	31615	31822
3987	5-787.03		Entfernung von Osteosynthesematerial: Draht: Humerus distal		D2	31132	31503	31614	31615	31822
3988	5-787.04		Entfernung von Osteosynthesematerial: Draht: Radius proximal		D2	31132	31503	31614	31615	31822
3989	5-787.05		Entfernung von Osteosynthesematerial: Draht: Radiusschaft		D2	31132	31503	31614	31615	31822
3990	5-787.07		Entfernung von Osteosynthesematerial: Draht: Ulna proximal		D2	31132	31503	31614	31615	31822
3991	5-787.08		Entfernung von Osteosynthesematerial: Draht: Ulnaschaft		D2	31132	31503	31614	31615	31822
3992	5-787.09		Entfernung von Osteosynthesematerial: Draht: Ulna distal		D1	31131	31502	31614	31615	31821
3993	5-787.1a		Entfernung von Osteosynthesematerial: Schraube: Karpale		D2	31132	31503	31614	31615	31822
3994	5-787.1b		Entfernung von Osteosynthesematerial: Schraube: Metakarpale		D1	31131	31502	31614	31615	31821
3995	5-787.1c		Entfernung von Osteosynthesematerial: Schraube: Phalangen Hand		D1	31131	31502	31614	31615	31821
3996	5-787.1d		Entfernung von Osteosynthesematerial: Schraube: Becken		D4	31134	31504	31618	31619	31824
3997	5-787.1e		Entfernung von Osteosynthesematerial: Schraube: Schenkelhals		D3	31133	31504	31616	31617	31823
3998	5-787.1f		Entfernung von Osteosynthesematerial: Schraube: Femur proximal		D3	31133	31504	31616	31617	31823
3999	5-787.1g		Entfernung von Osteosynthesematerial: Schraube: Femurschaft		D3	31133	31504	31616	31617	31823
4000	5-787.1h		Entfernung von Osteosynthesematerial: Schraube: Femur distal		D2	31132	31503	31614	31615	31822
4001	5-787.1j		Entfernung von Osteosynthesematerial: Schraube: Patella		D2	31132	31503	31614	31615	31822
4002	5-787.1k		Entfernung von Osteosynthesematerial: Schraube: Tibia proximal		D2	31132	31503	31614	31615	31822
4003	5-787.1m		Entfernung von Osteosynthesematerial: Schraube: Tibiaschaft		D2	31132	31503	31614	31615	31822

Fortsetzung 2.21.1 Operationen an anderen Knochen

lfd. Nr	OPS-301 2004	OPS 2005	Bezeichnung OPS-301 2004	Bezeichnung OPS 2005	Kategorie	OP-Leistung	Überwachung	Nachbeh. Überw.	Nachbeh. Operat.	Narkose
4004	5-787.1n		Entfernung von Osteosynthesematerial: Schraube: Tibia distal		D2	31132	31503	31614	31615	31822
4005	5-787.1p		Entfernung von Osteosynthesematerial: Schraube: Fibula proximal		D2	31132	31503	31614	31615	31822
4006	5-787.1q		Entfernung von Osteosynthesematerial: Schraube: Fibulaschaft		D2	31132	31503	31614	31615	31822
4007	5-787.1r		Entfernung von Osteosynthesematerial: Schraube: Fibula distal		D2	31132	31503	31614	31615	31822
4008	5-787.1s		Entfernung von Osteosynthesematerial: Schraube: Talus		D3	31133	31504	31616	31617	31823
4009	5-787.1t		Entfernung von Osteosynthesematerial: Schraube: Kalkaneus		D3	31133	31504	31616	31617	31823
4010	5-787.1u		Entfernung von Osteosynthesematerial: Schraube: Tarsale		D2	31132	31503	31614	31615	31822
4011	5-787.1v		Entfernung von Osteosynthesematerial: Schraube: Metatarsale		D2	31132	31503	31614	31615	31822
4012	5-787.1w		Entfernung von Osteosynthesematerial: Schraube: Phalangen Fuß		D1	31131	31502	31614	31615	31821
4013	5-787.10		Entfernung von Osteosynthesematerial: Schraube: Skapula und Klavikula		D3	31133	31504	31616	31617	31823
4014	5-787.11		Entfernung von Osteosynthesematerial: Schraube: Humerus proximal		D3	31133	31504	31616	31617	31823
4015	5-787.12		Entfernung von Osteosynthesematerial: Schraube: Humerusschaft		D2	31132	31503	31614	31615	31822
4016	5-787.13		Entfernung von Osteosynthesematerial: Schraube: Humerus distal		D2	31132	31503	31614	31615	31822
4017	5-787.14		Entfernung von Osteosynthesematerial: Schraube: Radius proximal		D2	31132	31503	31614	31615	31822
4018	5-787.15		Entfernung von Osteosynthesematerial: Schraube: Radiusschaft		D2	31132	31503	31614	31615	31822
4019	5-787.16		Entfernung von Osteosynthesematerial: Schraube: Radius distal		D1	31131	31502	31614	31615	31821
4020	5-787.17		Entfernung von Osteosynthesematerial: Schraube: Ulna proximal		D2	31132	31503	31614	31615	31822
4021	5-787.18		Entfernung von Osteosynthesematerial: Schraube: Ulnaschaft		D2	31132	31503	31614	31615	31822
4022	5-787.19		Entfernung von Osteosynthesematerial: Schraube: Ulna distal		D2	31132	31503	31614	31615	31822
4023	5-787.2a		Entfernung von Osteosynthesematerial: Zuggurtung/Cerclage: Karpale		D2	31132	31503	31614	31615	31822
4024	5-787.2b		Entfernung von Osteosynthesematerial: Zuggurtung/Cerclage: Metakarpale		D1	31131	31502	31614	31615	31821
4025	5-787.2c		Entfernung von Osteosynthesematerial: Zuggurtung/Cerclage: Phalangen Hand		D1	31131	31502	31614	31615	31821
4026	5-787.2d		Entfernung von Osteosynthesematerial: Zuggurtung/Cerclage: Becken		D4	31134	31504	31618	31619	31824
4027	5-787.2e		Entfernung von Osteosynthesematerial: Zuggurtung/Cerclage: Schenkelhals		D3	31133	31504	31616	31617	31823
4028	5-787.2f		Entfernung von Osteosynthesematerial: Zuggurtung/Cerclage: Femur proximal		D3	31133	31504	31616	31617	31823
4029	5-787.2g		Entfernung von Osteosynthesematerial: Zuggurtung/Cerclage: Femurschaft		D3	31133	31504	31616	31617	31823
4030	5-787.2h		Entfernung von Osteosynthesematerial: Zuggurtung/Cerclage: Femur distal		D2	31132	31503	31614	31615	31822

Fortsetzung 2.21.1 Operationen an anderen Knochen

lfd. Nr	OPS-301 2004	OPS 2005	Bezeichnung OPS-301 2004	Bezeichnung OPS 2005	Kate-gorie	OP-Leistung	Über-wachung	Nachbeh. Überw.	Nachbeh. Operat.	Narkose
4031	5-787.2j		Entfernung von Osteosynthesematerial: Zuggurtung/Cerclage: Patella		D3	31133	31504	31616	31617	31823
4032	5-787.2k		Entfernung von Osteosynthesematerial: Zuggurtung/Cerclage: Tibia proximal		D2	31132	31503	31614	31615	31822
4033	5-787.2m		Entfernung von Osteosynthesematerial: Zuggurtung/Cerclage: Tibiaschaft		D2	31132	31503	31614	31615	31822
4034	5-787.2n		Entfernung von Osteosynthesematerial: Zuggurtung/Cerclage: Tibia distal		D2	31132	31503	31614	31615	31822
4035	5-787.2p		Entfernung von Osteosynthesematerial: Zuggurtung/Cerclage: Fibula proximal		D2	31132	31503	31614	31615	31822
4036	5-787.2q		Entfernung von Osteosynthesematerial: Zuggurtung/Cerclage: Fibulaschaft		D2	31132	31503	31614	31615	31822
4037	5-787.2r		Entfernung von Osteosynthesematerial: Zuggurtung/Cerclage: Fibula distal		D2	31132	31503	31614	31615	31822
4038	5-787.2s		Entfernung von Osteosynthesematerial: Zuggurtung/Cerclage: Talus		D3	31133	31504	31616	31617	31823
4039	5-787.2t		Entfernung von Osteosynthesematerial: Zuggurtung/Cerclage: Kalkaneus		D3	31133	31504	31616	31617	31823
4040	5-787.2u		Entfernung von Osteosynthesematerial: Zuggurtung/Cerclage: Tarsale		D3	31133	31504	31616	31617	31823
4041	5-787.2v		Entfernung von Osteosynthesematerial: Zuggurtung/Cerclage: Metatarsale		D2	31132	31503	31614	31615	31822
4042	5-787.2w		Entfernung von Osteosynthesematerial: Zuggurtung/Cerclage: Phalangen Fuß		D1	31131	31502	31614	31615	31821
4043	5-787.20		Entfernung von Osteosynthesematerial: Zuggurtung/Cerclage: Skapula und Klavikula		D3	31133	31504	31616	31617	31823
4044	5-787.21		Entfernung von Osteosynthesematerial: Zuggurtung/Cerclage: Humerus proximal		D3	31133	31504	31616	31617	31823
4045	5-787.22		Entfernung von Osteosynthesematerial: Zuggurtung/Cerclage: Humerusschaft		D2	31132	31503	31614	31615	31822
4046	5-787.23		Entfernung von Osteosynthesematerial: Zuggurtung/Cerclage: Humerus distal		D2	31132	31503	31614	31615	31822
4047	5-787.24		Entfernung von Osteosynthesematerial: Zuggurtung/Cerclage: Radius proximal		D2	31132	31503	31614	31615	31822
4048	5-787.25		Entfernung von Osteosynthesematerial: Zuggurtung/Cerclage: Radiusschaft		D2	31132	31503	31614	31615	31822
4049	5-787.26		Entfernung von Osteosynthesematerial: Zuggurtung/Cerclage: Radius distal		D2	31132	31503	31614	31615	31822
4050	5-787.27		Entfernung von Osteosynthesematerial: Zuggurtung/Cerclage: Ulna proximal		D2	31132	31503	31614	31615	31822
4051	5-787.28		Entfernung von Osteosynthesematerial: Zuggurtung/Cerclage: Ulnaschaft		D2	31132	31503	31614	31615	31822
4052	5-787.29		Entfernung von Osteosynthesematerial: Zuggurtung/Cerclage: Ulna distal		D2	31132	31503	31614	31615	31822
4053	5-787.3a		Entfernung von Osteosynthesematerial: Platte: Karpale		D2	31132	31503	31614	31615	31822
4054	5-787.3a	5-787.ka	Entfernung von Osteosynthesematerial: Platte: Karpale	Entfernung von Osteosynthesematerial: Winkelstabile Platte: Karpale	D2	31132	31503	31614	31615	31822
4055	5-787.3b		Entfernung von Osteosynthesematerial: Platte: Metakarpale		D2	31132	31503	31614	31615	31822
4056	5-787.3c		Entfernung von Osteosynthesematerial: Platte: Phalangen Hand		D2	31132	31503	31614	31615	31822

Fortsetzung 2.21.1 Operationen an anderen Knochen

lfd. Nr	OPS-301 2004	OPS 2005	Bezeichnung OPS-301 2004	Bezeichnung OPS 2005	Kategorie	OP-Leistung	Überwachung	Nachbeh. Überw.	Nachbeh. Operat.	Narkose
4057	5-787.3d		Entfernung von Osteosynthesematerial: Platte: Becken		D4	31134	31504	31618	31619	31824
4058	5-787.3e		Entfernung von Osteosynthesematerial: Platte: Schenkelhals		D4	31134	31504	31618	31619	31824
4059	5-787.3e	5-787.ke	Entfernung von Osteosynthesematerial: Platte: Schenkelhals	Entfernung von Osteosynthesematerial: Winkelstabile Platte: Schenkelhals	D4	31134	31504	31618	31619	31824
4060	5-787.3f		Entfernung von Osteosynthesematerial: Platte: Femur proximal		D4	31134	31504	31618	31619	31824
4061	5-787.3f	5-787.kf	Entfernung von Osteosynthesematerial: Platte: Femur proximal	Entfernung von Osteosynthesematerial: Winkelstabile Platte: Femur proximal	D4	31134	31504	31618	31619	31824
4062	5-787.3g		Entfernung von Osteosynthesematerial: Platte: Femurschaft		D3	31133	31504	31616	31617	31823
4063	5-787.3h		Entfernung von Osteosynthesematerial: Platte: Femur distal		D3	31133	31504	31616	31617	31823
4064	5-787.3h	5-787.kh	Entfernung von Osteosynthesematerial: Platte: Femur distal	Entfernung von Osteosynthesematerial: Winkelstabile Platte: Femur distal	D3	31133	31504	31616	31617	31823
4065	5-787.3j		Entfernung von Osteosynthesematerial: Platte: Patella		D2	31132	31503	31614	31615	31822
4066	5-787.3j	5-787.kj	Entfernung von Osteosynthesematerial: Platte: Patella	Entfernung von Osteosynthesematerial: Winkelstabile Platte: Patella	D2	31132	31503	31614	31615	31822
4067	5-787.3k		Entfernung von Osteosynthesematerial: Platte: Tibia proximal		D3	31133	31504	31616	31617	31823
4068	5-787.3k	5-787.kk	Entfernung von Osteosynthesematerial: Platte: Tibia proximal	Entfernung von Osteosynthesematerial: Winkelstabile Platte: Tibia proximal	D3	31133	31504	31616	31617	31823
4069	5-787.3m		Entfernung von Osteosynthesematerial: Platte: Tibiaschaft		D3	31133	31504	31616	31617	31823
4070	5-787.3n		Entfernung von Osteosynthesematerial: Platte: Tibia distal		D3	31133	31504	31616	31617	31823
4071	5-787.3n	5-787.kn	Entfernung von Osteosynthesematerial: Platte: Tibia distal	Entfernung von Osteosynthesematerial: Winkelstabile Platte: Tibia distal	D3	31133	31504	31616	31617	31823
4072	5-787.3p		Entfernung von Osteosynthesematerial: Platte: Fibula proximal		D2	31132	31503	31614	31615	31822
4073	5-787.3q		Entfernung von Osteosynthesematerial: Platte: Fibulaschaft		D2	31132	31503	31614	31615	31822
4074	5-787.3q	5-787.kq	Entfernung von Osteosynthesematerial: Platte: Fibulaschaft	Entfernung von Osteosynthesematerial: Winkelstabile Platte: Fibulaschaft	D2	31132	31503	31614	31615	31822
4075	5-787.3r		Entfernung von Osteosynthesematerial: Platte: Fibula distal		D2	31132	31503	31614	31615	31822
4076	5-787.3r	5-787.kr	Entfernung von Osteosynthesematerial: Platte: Fibula distal	Entfernung von Osteosynthesematerial: Winkelstabile Platte: Fibula distal	D2	31132	31503	31614	31615	31822
4077	5-787.3s		Entfernung von Osteosynthesematerial: Platte: Talus		D3	31133	31504	31616	31617	31823
4078	5-787.3s	5-787.ks	Entfernung von Osteosynthesematerial: Platte: Talus	Entfernung von Osteosynthesematerial: Winkelstabile Platte: Talus	D3	31133	31504	31616	31617	31823
4079	5-787.3t		Entfernung von Osteosynthesematerial: Platte: Kalkaneus		D4	31134	31504	31618	31619	31824

Fortsetzung 2.21.1 Operationen an anderen Knochen

lfd. Nr	OPS-301 2004	OPS 2005	Bezeichnung OPS-301 2004	Bezeichnung OPS 2005	Kategorie	OP-Leistung	Überwachung	Nachbeh. Überw.	Nachbeh. Operat.	Narkose
4080	5-787.3u	5-787.ku	Entfernung von Osteosynthesematerial: Platte: Tarsale	Entfernung von Osteosynthesematerial: Winkelstabile Platte: Tarsale	D3	31133	31504	31616	31617	31823
4081	5-787.3u		Entfernung von Osteosynthesematerial: Platte: Tarsale		D3	31133	31504	31616	31617	31823
4082	5-787.3v		Entfernung von Osteosynthesematerial: Platte: Metatarsale		D2	31132	31503	31614	31615	31822
4083	5-787.3v	5-787.kv	Entfernung von Osteosynthesematerial: Platte: Metatarsale	Entfernung von Osteosynthesematerial: Winkelstabile Platte: Metatarsale	D2	31132	31503	31614	31615	31822
4084	5-787.3w		Entfernung von Osteosynthesematerial: Platte: Phalangen Fuß		D2	31132	31503	31614	31615	31822
4085	5-787.30		Entfernung von Osteosynthesematerial: Platte: Skapula und Klavikula		D2	31132	31503	31614	31615	31822
4086	5-787.30	5-787.k0	Entfernung von Osteosynthesematerial: Platte: Skapula und Klavikula	Entfernung von Osteosynthesematerial: Winkelstabile Platte: Skapula und Klavikula	D2	31132	31503	31614	31615	31822
4087	5-787.31		Entfernung von Osteosynthesematerial: Platte: Humerus proximal		D3	31133	31504	31616	31617	31823
4088	5-787.31	5-787.k1	Entfernung von Osteosynthesematerial: Platte: Humerus proximal	Entfernung von Osteosynthesematerial: Winkelstabile Platte: Humerus proximal	D3	31133	31504	31616	31617	31823
4089	5-787.32		Entfernung von Osteosynthesematerial: Platte: Humerusschaft		D3	31133	31504	31616	31617	31823
4090	5-787.33		Entfernung von Osteosynthesematerial: Platte: Humerus distal		D3	31133	31504	31616	31617	31823
4091	5-787.34		Entfernung von Osteosynthesematerial: Platte: Radius proximal		D3	31133	31504	31616	31617	31823
4092	5-787.35		Entfernung von Osteosynthesematerial: Platte: Radiusschaft		D3	31133	31504	31616	31617	31823
4093	5-787.35	5-787.k5	Entfernung von Osteosynthesematerial: Platte: Radiusschaft	Entfernung von Osteosynthesematerial: Winkelstabile Platte: Radiusschaft	D3	31133	31504	31616	31617	31823
4094	5-787.36		Entfernung von Osteosynthesematerial: Platte: Radius distal		D2	31132	31503	31614	31615	31822
4095	5-787.36	5-787.k6	Entfernung von Osteosynthesematerial: Platte: Radius distal	Entfernung von Osteosynthesematerial: Winkelstabile Platte: Radius distal	D2	31132	31503	31614	31615	31822
4096	5-787.37		Entfernung von Osteosynthesematerial: Platte: Ulna proximal		D3	31133	31504	31616	31617	31823
4097	5-787.38		Entfernung von Osteosynthesematerial: Platte: Ulnaschaft		D2	31132	31503	31614	31615	31822
4098	5-787.39		Entfernung von Osteosynthesematerial: Platte: Ulna distal		D2	31132	31503	31614	31615	31822
4099	5-787.4a		Entfernung von Osteosynthesematerial: Winkelplatte/Kondylenplatte: Karpale		D2	31132	31503	31614	31615	31822
4100	5-787.4b		Entfernung von Osteosynthesematerial: Winkelplatte/Kondylenplatte: Metakarpale		D2	31132	31503	31614	31615	31822
4101	5-787.4c		Entfernung von Osteosynthesematerial: Winkelplatte/Kondylenplatte: Phalangen Hand		D2	31132	31503	31614	31615	31822
4102	5-787.4d		Entfernung von Osteosynthesematerial: Winkelplatte/Kondylenplatte: Becken		D4	31134	31504	31618	31619	31824

Fortsetzung 2.21.1 Operationen an anderen Knochen

lfd. Nr	OPS-301 2004	OPS 2005	Bezeichnung OPS-301 2004	Bezeichnung OPS 2005	Kategorie	OP-Leistung	Überwachung	Nachbeh. Überw.	Nachbeh. Operat.	Narkose
4103	5-787.4e		Entfernung von Osteosynthesematerial: Winkelplatte/Kondylenplatte: Schenkelhals		D4	31134	31504	31618	31619	31824
4104	5-787.4f		Entfernung von Osteosynthesematerial: Winkelplatte/Kondylenplatte: Femur proximal		D4	31134	31504	31618	31619	31824
4105	5-787.4g		Entfernung von Osteosynthesematerial: Winkelplatte/Kondylenplatte: Femurschaft		D3	31133	31504	31616	31617	31823
4106	5-787.4h		Entfernung von Osteosynthesematerial: Winkelplatte/Kondylenplatte: Femur distal		D3	31133	31504	31616	31617	31823
4107	5-787.4k		Entfernung von Osteosynthesematerial: Winkelplatte/Kondylenplatte: Tibia proximal		D3	31133	31504	31616	31617	31823
4108	5-787.4n		Entfernung von Osteosynthesematerial: Winkelplatte/Kondylenplatte: Tibia distal		D3	31133	31504	31616	31617	31823
4109	5-787.4p		Entfernung von Osteosynthesematerial: Winkelplatte/Kondylenplatte: Fibula proximal		D3	31133	31504	31616	31617	31823
4110	5-787.4r		Entfernung von Osteosynthesematerial: Winkelplatte/Kondylenplatte: Fibula distal		D3	31133	31504	31616	31617	31823
4111	5-787.4s		Entfernung von Osteosynthesematerial: Winkelplatte/Kondylenplatte: Talus		D3	31133	31504	31616	31617	31823
4112	5-787.4t		Entfernung von Osteosynthesematerial: Winkelplatte/Kondylenplatte: Kalkaneus		D3	31133	31504	31616	31617	31823
4113	5-787.4u		Entfernung von Osteosynthesematerial: Winkelplatte/Kondylenplatte: Tarsale		D3	31133	31504	31616	31617	31823
4114	5-787.4v		Entfernung von Osteosynthesematerial: Winkelplatte/Kondylenplatte: Metatarsale		D2	31132	31503	31614	31615	31822
4115	5-787.4w		Entfernung von Osteosynthesematerial: Winkelplatte/Kondylenplatte: Phalangen Fuß		D2	31132	31503	31614	31615	31822
4116	5-787.40		Entfernung von Osteosynthesematerial: Winkelplatte/Kondylenplatte: Skapula und Klavikula		D4	31134	31504	31618	31619	31824
4117	5-787.41		Entfernung von Osteosynthesematerial: Winkelplatte/Kondylenplatte: Humerus proximal		D4	31134	31504	31618	31619	31824
4118	5-787.43		Entfernung von Osteosynthesematerial: Winkelplatte/Kondylenplatte: Humerus distal		D3	31133	31504	31616	31617	31823
4119	5-787.44		Entfernung von Osteosynthesematerial: Winkelplatte/Kondylenplatte: Radius proximal		D3	31133	31504	31616	31617	31823
4120	5-787.46		Entfernung von Osteosynthesematerial: Winkelplatte/Kondylenplatte: Radius distal		D2	31132	31503	31614	31615	31822
4121	5-787.47		Entfernung von Osteosynthesematerial: Winkelplatte/Kondylenplatte: Ulna proximal		D3	31133	31504	31616	31617	31823
4122	5-787.49		Entfernung von Osteosynthesematerial: Winkelplatte/Kondylenplatte: Ulna distal		D2	31132	31503	31614	31615	31822
4123	5-787.5e		Entfernung von Osteosynthesematerial: Dynamische Kompressionsschraube: Schenkelhals		D4	31134	31504	31618	31619	31824
4124	5-787.5f		Entfernung von Osteosynthesematerial: Dynamische Kompressionsschraube: Femur proximal		D4	31134	31504	31618	31619	31824
4125	5-787.5h		Entfernung von Osteosynthesematerial: Dynamische Kompressionsschraube: Femur distal		D3	31133	31504	31616	31617	31823

Fortsetzung 2.21.1 Operationen an anderen Knochen

lfd. Nr	OPS-301 2004	OPS 2005	Bezeichnung OPS-301 2004	Bezeichnung OPS 2005	Kategorie	OP-Leistung	Überwachung	Nachbeh. Überw.	Nachbeh. Operat.	Narkose
4126	5-787.5k		Entfernung von Osteosynthesematerial: Dynamische Kompressionsschraube: Tibia proximal		D3	31133	31504	31616	31617	31823
4127	5-787.6f		Entfernung von Osteosynthesematerial: Marknagel: Femur proximal		D4	31134	31504	31618	31619	31824
4128	5-787.6g		Entfernung von Osteosynthesematerial: Marknagel: Femurschaft		D3	31133	31504	31616	31617	31823
4129	5-787.6h		Entfernung von Osteosynthesematerial: Marknagel: Femur distal		D3	31133	31504	31616	31617	31823
4130	5-787.6k		Entfernung von Osteosynthesematerial: Marknagel: Tibia proximal		D3	31133	31504	31616	31617	31823
4131	5-787.6m		Entfernung von Osteosynthesematerial: Marknagel: Tibiaschaft		D3	31133	31504	31616	31617	31823
4132	5-787.6n		Entfernung von Osteosynthesematerial: Marknagel: Tibia distal		D3	31133	31504	31616	31617	31823
4133	5-787.6p		Entfernung von Osteosynthesematerial: Marknagel: Fibula proximal		D3	31133	31504	31616	31617	31823
4134	5-787.6q		Entfernung von Osteosynthesematerial: Marknagel: Fibulaschaft		D3	31133	31504	31616	31617	31823
4135	5-787.6r		Entfernung von Osteosynthesematerial: Marknagel: Fibula distal		D3	31133	31504	31616	31617	31823
4136	5-787.61		Entfernung von Osteosynthesematerial: Marknagel: Humerus proximal		D4	31134	31504	31618	31619	31824
4137	5-787.62		Entfernung von Osteosynthesematerial: Marknagel: Humerusschaft		D3	31133	31504	31616	31617	31823
4138	5-787.63		Entfernung von Osteosynthesematerial: Marknagel: Humerus distal		D3	31133	31504	31616	31617	31823
4139	5-787.64		Entfernung von Osteosynthesematerial: Marknagel: Radius proximal		D3	31133	31504	31616	31617	31823
4140	5-787.65		Entfernung von Osteosynthesematerial: Marknagel: Radiusschaft		D3	31133	31504	31616	31617	31823
4141	5-787.66		Entfernung von Osteosynthesematerial: Marknagel: Radius distal		D2	31132	31503	31614	31615	31822
4142	5-787.67		Entfernung von Osteosynthesematerial: Marknagel: Ulna proximal		D3	31133	31504	31616	31617	31823
4143	5-787.68		Entfernung von Osteosynthesematerial: Marknagel: Ulnaschaft		D3	31133	31504	31616	31617	31823
4144	5-787.69		Entfernung von Osteosynthesematerial: Marknagel: Ulna distal		D2	31132	31503	31614	31615	31822
4145	5-787.8e		Entfernung von Osteosynthesematerial: Verriegelungsnagel: Schenkelhals		D5	31135	31505	31618	31619	31825
4146	5-787.8f		Entfernung von Osteosynthesematerial: Verriegelungsnagel: Femur proximal		D5	31135	31505	31618	31619	31825
4147	5-787.8g		Entfernung von Osteosynthesematerial: Verriegelungsnagel: Femurschaft		D4	31134	31504	31618	31619	31824
4148	5-787.8h		Entfernung von Osteosynthesematerial: Verriegelungsnagel: Femur distal		D4	31134	31504	31618	31619	31824
4149	5-787.8k		Entfernung von Osteosynthesematerial: Verriegelungsnagel: Tibia proximal		D4	31134	31504	31618	31619	31824
4150	5-787.8m		Entfernung von Osteosynthesematerial: Verriegelungsnagel: Tibiaschaft		D4	31134	31504	31618	31619	31824
4151	5-787.8n		Entfernung von Osteosynthesematerial: Verriegelungsnagel: Tibia distal		D4	31134	31504	31618	31619	31824
4152	5-787.8p		Entfernung von Osteosynthesematerial: Verriegelungsnagel: Fibula proximal		D3	31133	31504	31616	31617	31823

Fortsetzung 2.21.1 Operationen an anderen Knochen

lfd. Nr	OPS-301 2004	OPS 2005	Bezeichnung OPS-301 2004	Bezeichnung OPS 2005	Kategorie	OP-Leistung	Überwachung	Nachbeh. Überw.	Nachbeh. Operat.	Narkose
4153	5-787.8q		Entfernung von Osteosynthesematerial: Verriegelungsnagel: Fibulaschaft		D3	31133	31504	31616	31617	31823
4154	5-787.8r		Entfernung von Osteosynthesematerial: Verriegelungsnagel: Fibula distal		D3	31133	31504	31616	31617	31823
4155	5-787.81		Entfernung von Osteosynthesematerial: Verriegelungsnagel: Humerus proximal		D5	31135	31505	31618	31619	31825
4156	5-787.82		Entfernung von Osteosynthesematerial: Verriegelungsnagel: Humerusschaft		D4	31134	31504	31618	31619	31824
4157	5-787.83		Entfernung von Osteosynthesematerial: Verriegelungsnagel: Humerus distal		D4	31134	31504	31618	31619	31824
4158	5-787.84		Entfernung von Osteosynthesematerial: Verriegelungsnagel: Radius proximal		D4	31134	31504	31618	31619	31824
4159	5-787.85		Entfernung von Osteosynthesematerial: Verriegelungsnagel: Radiusschaft		D4	31134	31504	31618	31619	31824
4160	5-787.86		Entfernung von Osteosynthesematerial: Verriegelungsnagel: Radius distal		D3	31133	31504	31616	31617	31823
4161	5-787.87		Entfernung von Osteosynthesematerial: Verriegelungsnagel: Ulna proximal		D4	31134	31504	31618	31619	31824
4162	5-787.88		Entfernung von Osteosynthesematerial: Verriegelungsnagel: Ulnaschaft		D4	31134	31504	31618	31619	31824
4163	5-787.89		Entfernung von Osteosynthesematerial: Verriegelungsnagel: Ulna distal		D3	31133	31504	31616	31617	31823
4164	5-787.9a		Entfernung von Osteosynthesematerial: Fixateur externe: Karpale		D1	31131	31502	31614	31615	31821
4165	5-787.9a	5-787.ma	Entfernung von Osteosynthesematerial: Fixateur externe: Karpale	Entfernung von Osteosynthesematerial: Ringfixateur: Karpale	D1	31131	31502	31614	31615	31821
4166	5-787.9b		Entfernung von Osteosynthesematerial: Fixateur externe: Metakarpale		D1	31131	31502	31614	31615	31821
4167	5-787.9c		Entfernung von Osteosynthesematerial: Fixateur externe: Phalangen Hand		D1	31131	31502	31614	31615	31821
4168	5-787.9d		Entfernung von Osteosynthesematerial: Fixateur externe: Becken		D2	31132	31503	31614	31615	31822
4169	5-787.9d	5-787.md	Entfernung von Osteosynthesematerial: Fixateur externe: Becken	Entfernung von Osteosynthesematerial: Ringfixateur: Becken	D2	31132	31503	31614	31615	31822
4170	5-787.9e		Entfernung von Osteosynthesematerial: Fixateur externe: Schenkelhals		D2	31132	31503	31614	31615	31822
4171	5-787.9f		Entfernung von Osteosynthesematerial: Fixateur externe: Femur proximal		D2	31132	31503	31614	31615	31822
4172	5-787.9f	5-787.mf	Entfernung von Osteosynthesematerial: Fixateur externe: Femur proximal	Entfernung von Osteosynthesematerial: Ringfixateur: Femur proximal	D2	31132	31503	31614	31615	31822
4173	5-787.9g		Entfernung von Osteosynthesematerial: Fixateur externe: Femurschaft		D2	31132	31503	31614	31615	31822
4174	5-787.9g	5-787.mg	Entfernung von Osteosynthesematerial: Fixateur externe: Femurschaft	Entfernung von Osteosynthesematerial: Ringfixateur: Femurschaft	D2	31132	31503	31614	31615	31822
4175	5-787.9h		Entfernung von Osteosynthesematerial: Fixateur externe: Femur distal		D2	31132	31503	31614	31615	31822
4176	5-787.9h	5-787.mh	Entfernung von Osteosynthesematerial: Fixateur externe: Femur distal	Entfernung von Osteosynthesematerial: Ringfixateur: Femur distal	D2	31132	31503	31614	31615	31822
4177	5-787.9j		Entfernung von Osteosynthesematerial: Fixateur externe: Patella		D2	31132	31503	31614	31615	31822

Fortsetzung 2.21.1 Operationen an anderen Knochen

lfd. Nr	OPS-301 2004	OPS 2005	Bezeichnung OPS-301 2004	Bezeichnung OPS 2005	Kategorie	OP-Leistung	Überwachung	Nachbeh. Überw.	Nachbeh. Operat.	Narkose
4178	5-787.9k		Entfernung von Osteosynthesematerial: Fixateur externe: Tibia proximal		D2	31132	31503	31614	31615	31822
4179	5-787.9m		Entfernung von Osteosynthesematerial: Fixateur externe: Tibiaschaft		D2	31132	31503	31614	31615	31822
4180	5-787.9n	5-787.mn	Entfernung von Osteosynthesematerial: Fixateur externe: Tibia distal	Entfernung von Osteosynthesematerial: Ringfixateur: Tibia distal	D2	31132	31503	31614	31615	31822
4181	5-787.9n		Entfernung von Osteosynthesematerial: Fixateur externe: Tibia distal		D2	31132	31503	31614	31615	31822
4182	5-787.9p		Entfernung von Osteosynthesematerial: Fixateur externe: Fibula proximal		D2	31132	31503	31614	31615	31822
4183	5-787.9q		Entfernung von Osteosynthesematerial: Fixateur externe: Fibulaschaft		D2	31132	31503	31614	31615	31822
4184	5-787.9q	5-787.mq	Entfernung von Osteosynthesematerial: Fixateur externe: Fibulaschaft	Entfernung von Osteosynthesematerial: Ringfixateur: Fibulaschaft	D2	31132	31503	31614	31615	31822
4185	5-787.9r		Entfernung von Osteosynthesematerial: Fixateur externe: Fibula distal		D2	31132	31503	31614	31615	31822
4186	5-787.9r	5-787.mr	Entfernung von Osteosynthesematerial: Fixateur externe: Fibula distal	Entfernung von Osteosynthesematerial: Ringfixateur: Fibula distal	D2	31132	31503	31614	31615	31822
4187	5-787.9s		Entfernung von Osteosynthesematerial: Fixateur externe: Talus		D2	31132	31503	31614	31615	31822
4188	5-787.9s	5-787.ms	Entfernung von Osteosynthesematerial: Fixateur externe: Talus	Entfernung von Osteosynthesematerial: Ringfixateur: Talus	D2	31132	31503	31614	31615	31822
4189	5-787.9t		Entfernung von Osteosynthesematerial: Fixateur externe: Kalkaneus		D2	31132	31503	31614	31615	31822
4190	5-787.9t	5-787.mt	Entfernung von Osteosynthesematerial: Fixateur externe: Kalkaneus	Entfernung von Osteosynthesematerial: Ringfixateur: Kalkaneus	D2	31132	31503	31614	31615	31822
4191	5-787.9u		Entfernung von Osteosynthesematerial: Fixateur externe: Tarsale		D1	31131	31502	31614	31615	31821
4192	5-787.9u	5-787.mu	Entfernung von Osteosynthesematerial: Fixateur externe: Tarsale	Entfernung von Osteosynthesematerial: Ringfixateur: Tarsale	D1	31131	31502	31614	31615	31821
4193	5-787.9v		Entfernung von Osteosynthesematerial: Fixateur externe: Metatarsale		D1	31131	31502	31614	31615	31821
4194	5-787.9w		Entfernung von Osteosynthesematerial: Fixateur externe: Phalangen Fuß		D1	31131	31502	31614	31615	31821
4195	5-787.90		Entfernung von Osteosynthesematerial: Fixateur externe: Skapula und Klavikula		D1	31131	31502	31614	31615	31821
4196	5-787.91		Entfernung von Osteosynthesematerial: Fixateur externe: Humerus proximal		D2	31132	31503	31614	31615	31822
4197	5-787.92		Entfernung von Osteosynthesematerial: Fixateur externe: Humerusschaft		D2	31132	31503	31614	31615	31822
4198	5-787.93		Entfernung von Osteosynthesematerial: Fixateur externe: Humerus distal		D2	31132	31503	31614	31615	31822
4199	5-787.93	5-787.m3	Entfernung von Osteosynthesematerial: Fixateur externe: Humerus distal	Entfernung von Osteosynthesematerial: Ringfixateur: Humerus distal	D2	31132	31503	31614	31615	31822
4200	5-787.94		Entfernung von Osteosynthesematerial: Fixateur externe: Radius proximal		D2	31132	31503	31614	31615	31822

Fortsetzung 2.21.1 Operationen an anderen Knochen

lfd. Nr	OPS-301 2004	OPS 2005	Bezeichnung OPS-301 2004	Bezeichnung OPS 2005	Kate-gorie	OP-Leistung	Über-wachung	Nachbeh. Überw.	Nachbeh. Operat.	Narkose
4201	5-787.94	5-787.m4	Entfernung von Osteosynthesematerial: Fixateur externe: Radius proximal	Entfernung von Osteosynthesematerial: Ringfixateur: Radius proximal	D2	31132	31503	31614	31615	31822
4202	5-787.95		Entfernung von Osteosynthesematerial: Fixateur externe: Radiusschaft		D2	31132	31503	31614	31615	31822
4203	5-787.95	5-787.m5	Entfernung von Osteosynthesematerial: Fixateur externe: Radiusschaft	Entfernung von Osteosynthesematerial: Ringfixateur: Radiusschaft	D2	31132	31503	31614	31615	31822
4204	5-787.96		Entfernung von Osteosynthesematerial: Fixateur externe: Radius distal		D2	31132	31503	31614	31615	31822
4205	5-787.96	5-787.m6	Entfernung von Osteosynthesematerial: Fixateur externe: Radius distal	Entfernung von Osteosynthesematerial: Ringfixateur: Radius distal	D2	31132	31503	31614	31615	31822
4206	5-787.97		Entfernung von Osteosynthesematerial: Fixateur externe: Ulna proximal		D2	31132	31503	31614	31615	31822
4207	5-787.98		Entfernung von Osteosynthesematerial: Fixateur externe: Ulnaschaft		D2	31132	31503	31614	31615	31822
4208	5-787.98	5-787.m8	Entfernung von Osteosynthesematerial: Fixateur externe: Ulnaschaft	Entfernung von Osteosynthesematerial: Ringfixateur: Ulnaschaft	D2	31132	31503	31614	31615	31822
4209	5-787.99		Entfernung von Osteosynthesematerial: Fixateur externe: Ulna distal		D2	31132	31503	31614	31615	31822
4210	5-787.99	5-787.m9	Entfernung von Osteosynthesematerial: Fixateur externe: Ulna distal	Entfernung von Osteosynthesematerial: Ringfixateur: Ulna distal	D2	31132	31503	31614	31615	31822
4211	5-788.00		Operationen an Metatarsale und Phalangen des Fußes: Resektion (Exostose): Os metatarsale I		D2	31132	31503	31614	31615	31822
4212	5-788.01		Operationen an Metatarsale und Phalangen des Fußes: Resektion (Exostose): Os metatarsale I und Weichteilkorrektur		D2	31132	31503	31614	31615	31822
4213	5-788.02		Operationen an Metatarsale und Phalangen des Fußes: Resektion (Exostose): Os metatarsale V		D2	31132	31503	31614	31615	31822
4214	5-788.03		Operationen an Metatarsale und Phalangen des Fußes: Resektion (Exostose): Os metatarsale V und Weichteilkorrektur		D2	31132	31503	31614	31615	31822
4215	5-788.04		Operationen an Metatarsale und Phalangen des Fußes: Resektion (Exostose): Os metatarsale II bis IV		D2	31132	31503	31614	31615	31822
4216	5-788.05		Operationen an Metatarsale und Phalangen des Fußes: Resektion (Exostose): Phalangen		D1	31131	31502	31614	31615	31821
4217	5-788.10		Operationen an Metatarsale und Phalangen des Fußes: Köpfchen- oder Basisresektion: Köpfchen Os metatarsale I		D2	31132	31503	31614	31615	31822
4218	5-788.11		Operationen an Metatarsale und Phalangen des Fußes: Köpfchen- oder Basisresektion: Köpfchen Os metatarsale I und Weichteilkorrektur		D3	31133	31504	31616	31617	31823
4219	5-788.12		Operationen an Metatarsale und Phalangen des Fußes: Köpfchen- oder Basisresektion: Köpfchen Os metatarsale II bis V		D2	31132	31503	31614	31615	31822
4220	5-788.13		Operationen an Metatarsale und Phalangen des Fußes: Köpfchen- oder Basisresektion: Grundgliedbasis Digitus I		D2	31132	31503	31614	31615	31822

Fortsetzung 2.21.1 Operationen an anderen Knochen

lfd. Nr	OPS-301 2004	OPS 2005	Bezeichnung OPS-301 2004	Bezeichnung OPS 2005	Kategorie	OP-Leistung	Überwachung	Nachbeh. Überw.	Nachbeh. Operat.	Narkose
4221	5-788.14		Operationen an Metatarsale und Phalangen des Fußes: Köpfchen- oder Basisresektion: Grundgliedbasis Digitus I und Weichteilkorrektur		D3	31133	31504	31616	31617	31823
4222	5-788.15		Operationen an Metatarsale und Phalangen des Fußes: Köpfchen- oder Basisresektion: Grundgliedbasis Digitus II bis V		D2	31132	31503	31614	31615	31822
4223	5-788.16		Operationen an Metatarsale und Phalangen des Fußes: Köpfchen- oder Basisresektion: Grundgliedköpfchen Digitus I		D2	31132	31503	31614	31615	31822
4224	5-788.17		Operationen an Metatarsale und Phalangen des Fußes: Köpfchen- oder Basisresektion: Grundgliedköpfchen Digitus I und Weichteilkorrektur		D3	31133	31504	31616	31617	31823
4225	5-788.18		Operationen an Metatarsale und Phalangen des Fußes: Köpfchen- oder Basisresektion: Grundgliedköpfchen Digitus II bis V		D2	31132	31503	31614	31615	31822
4226	5-788.19		Operationen an Metatarsale und Phalangen des Fußes: Köpfchen- oder Basisresektion: Übrige Phalangen		D2	31132	31503	31614	31615	31822
4227	5-788.20		Operationen an Metatarsale und Phalangen des Fußes: Einfache (Korrektur-) Osteotomie: Os metatarsale I, basisnah		D3	31133	31504	31616	31617	31823
4228	5-788.21		Operationen an Metatarsale und Phalangen des Fußes: Einfache (Korrektur-) Osteotomie: Os metatarsale I, andere Teile		D2	31132	31503	31614	31615	31822
4229	5-788.22		Operationen an Metatarsale und Phalangen des Fußes: Einfache (Korrektur-) Osteotomie: Os metatarsale II bis IV		D2	31132	31503	31614	31615	31822
4230	5-788.23		Operationen an Metatarsale und Phalangen des Fußes: Einfache (Korrektur-) Osteotomie: Os metatarsale V		D2	31132	31503	31614	31615	31822
4231	5-788.24		Operationen an Metatarsale und Phalangen des Fußes: Einfache (Korrektur-) Osteotomie: Grundglied Digitus I		D3	31133	31504	31616	31617	31823
4232	5-788.25		Operationen an Metatarsale und Phalangen des Fußes: Einfache (Korrektur-) Osteotomie: Übrige Phalangen		D2	31132	31503	31614	31615	31822
4233	5-788.26		Operationen an Metatarsale und Phalangen des Fußes: Einfache (Korrektur-) Osteotomie: Verlängerungsosteotomie Os metatarsale und Phalangen		D3	31133	31504	31616	31617	31823
4234	5-788.27		Operationen an Metatarsale und Phalangen des Fußes: Einfache (Korrektur-) Osteotomie: Verkürzungsosteotomie Os metatarsale und Phalangen		D3	31133	31504	31616	31617	31823
4235	5-788.30		Operationen an Metatarsale und Phalangen des Fußes: Komplexe Korrekturosteotomie (z.B. dreidimensional): Os metatarsale I, basisnah		D3	31133	31504	31616	31617	31823
4236	5-788.31		Operationen an Metatarsale und Phalangen des Fußes: Komplexe Korrekturosteotomie (z.B. dreidimensional): Os metatarsale I, andere Teile		D3	31133	31504	31616	31617	31823
4237	5-788.32		Operationen an Metatarsale und Phalangen des Fußes: Komplexe Korrekturosteotomie (z.B. dreidimensional): Os metatarsale II bis IV		D3	31133	31504	31616	31617	31823
4238	5-788.33		Operationen an Metatarsale und Phalangen des Fußes: Komplexe Korrekturosteotomie (z.B. dreidimensional): Os metatarsale V		D3	31133	31504	31616	31617	31823

Fortsetzung 2.21.1 Operationen an anderen Knochen

lfd. Nr	OPS-301 2004	OPS 2005	Bezeichnung OPS-301 2004	Bezeichnung OPS 2005	Kategorie	OP-Leistung	Überwachung	Nachbeh. Überw.	Nachbeh. Operat.	Narkose
4239	5-788.34		Operationen an Metatarsale und Phalangen des Fußes: Komplexe Korrekturosteotomie (z.B. dreidimensional): Grundglied Digitus I		D3	31133	31504	31616	31617	31823
4240	5-788.35		Operationen an Metatarsale und Phalangen des Fußes: Komplexe Korrekturosteotomie (z.B. dreidimensional): Andere Phalangen		D3	31133	31504	31616	31617	31823
4241	5-788.36		Operationen an Metatarsale und Phalangen des Fußes: Komplexe Korrekturosteotomie (z.B. dreidimensional): Verlängerungsosteotomie Os metatarsale und Phalangen		D3	31133	31504	31616	31617	31823
4242	5-788.37		Operationen an Metatarsale und Phalangen des Fußes: Komplexe Korrekturosteotomie (z.B. dreidimensional): Verkürzungsosteotomie Os metatarsale und Phalangen		D3	31133	31504	31616	31617	31823
4243	5-789.4b		Andere Operationen am Knochen: Therapeutische Epiphyseolyse: Metakarpale		D3	31133	31504	31616	31617	31823
4244	5-789.4c		Andere Operationen am Knochen: Therapeutische Epiphyseolyse: Phalangen Hand		D3	31133	31504	31616	31617	31823
4245	5-789.4e		Andere Operationen am Knochen: Therapeutische Epiphyseolyse: Schenkelhals		D5	31135	31505	31618	31619	31825
4246	5-789.4f		Andere Operationen am Knochen: Therapeutische Epiphyseolyse: Femur proximal		D5	31135	31505	31618	31619	31825
4247	5-789.4h		Andere Operationen am Knochen: Therapeutische Epiphyseolyse: Femur distal		D4	31134	31504	31618	31619	31824
4248	5-789.4j		Andere Operationen am Knochen: Therapeutische Epiphyseolyse: Patella		D4	31134	31504	31618	31619	31824
4249	5-789.4k		Andere Operationen am Knochen: Therapeutische Epiphyseolyse: Tibia proximal		D4	31134	31504	31618	31619	31824
4250	5-789.4n		Andere Operationen am Knochen: Therapeutische Epiphyseolyse: Tibia distal		D4	31134	31504	31618	31619	31824
4251	5-789.4p		Andere Operationen am Knochen: Therapeutische Epiphyseolyse: Fibula proximal		D4	31134	31504	31618	31619	31824
4252	5-789.4r		Andere Operationen am Knochen: Therapeutische Epiphyseolyse: Fibula distal		D3	31133	31504	31616	31617	31823
4253	5-789.4s		Andere Operationen am Knochen: Therapeutische Epiphyseolyse: Talus		D4	31134	31504	31618	31619	31824
4254	5-789.4t		Andere Operationen am Knochen: Therapeutische Epiphyseolyse: Kalkaneus		D4	31134	31504	31618	31619	31824
4255	5-789.4v		Andere Operationen am Knochen: Therapeutische Epiphyseolyse: Metatarsale		D3	31133	31504	31616	31617	31823
4256	5-789.4w		Andere Operationen am Knochen: Therapeutische Epiphyseolyse: Phalangen Fuß		D3	31133	31504	31616	31617	31823
4257	5-789.41		Andere Operationen am Knochen: Therapeutische Epiphyseolyse: Humerus proximal		D5	31135	31505	31618	31619	31825
4258	5-789.43		Andere Operationen am Knochen: Therapeutische Epiphyseolyse: Humerus distal		D4	31134	31504	31618	31619	31824
4259	5-789.44		Andere Operationen am Knochen: Therapeutische Epiphyseolyse: Radius proximal		D4	31134	31504	31618	31619	31824
4260	5-789.46		Andere Operationen am Knochen: Therapeutische Epiphyseolyse: Radius distal		D3	31133	31504	31616	31617	31823
4261	5-789.47		Andere Operationen am Knochen: Therapeutische Epiphyseolyse: Ulna proximal		D4	31134	31504	31618	31619	31824
4262	5-789.49		Andere Operationen am Knochen: Therapeutische Epiphyseolyse: Ulna distal		D3	31133	31504	31616	31617	31823

2.21.2 Reposition von Fraktur und Luxation

lfd. Nr	OPS-301 2004	OPS 2005	Bezeichnung OPS-301 2004	Bezeichnung OPS 2005	Kategorie	OP-Leistung	Überwachung	Nachbeh. Überw.	Nachbeh. Operat.	Narkose
4263	5-79a.ca	entfallen	Geschlossene Reposition einer Gelenkluxation mit Osteosynthese: Durch Transfixationsnagel: Handwurzelgelenk	In Version 2005 entfallen	D4	31134	31504	31618	31619	31824
4264	5-79a.ch		Geschlossene Reposition einer Gelenkluxation mit Osteosynthese: Durch Transfixationsnagel: Kniegelenk		D5	31135	31505	31618	31619	31825
4265	5-79a.ck		Geschlossene Reposition einer Gelenkluxation mit Osteosynthese: Durch Transfixationsnagel: Oberes Sprunggelenk		D4	31134	31504	31618	31619	31824
4266	5-79a.cm		Geschlossene Reposition einer Gelenkluxation mit Osteosynthese: Durch Transfixationsnagel: Unteres Sprunggelenk		D4	31134	31504	31618	31619	31824
4267	5-79a.c7	entfallen	Geschlossene Reposition einer Gelenkluxation mit Osteosynthese: Durch Transfixationsnagel: Handgelenk	In Version 2005 entfallen	D4	31134	31504	31618	31619	31824
4268	5-79a.c8	entfallen	Geschlossene Reposition einer Gelenkluxation mit Osteosynthese: Durch Transfixationsnagel: Radiokarpalgelenk	In Version 2005 entfallen	D4	31134	31504	31618	31619	31824
4269	5-79a.c9	entfallen	Geschlossene Reposition einer Gelenkluxation mit Osteosynthese: Durch Transfixationsnagel: Ulnakarpalgelenk	In Version 2005 entfallen	D4	31134	31504	31618	31619	31824
4270	5-79a.ea		Geschlossene Reposition einer Gelenkluxation mit Osteosynthese: Durch (Blount-) Klammern: Handwurzelgelenk		D3	31133	31504	31616	31617	31823
4271	5-79a.eb	entfallen	Geschlossene Reposition einer Gelenkluxation mit Osteosynthese: Durch (Blount-)Klammern: Karpometakarpalgelenk	In Version 2005 entfallen	D1	31131	31502	31614	31615	31821
4272	5-79a.ec	entfallen	Geschlossene Reposition einer Gelenkluxation mit Osteosynthese: Durch (Blount-)Klammern: Metakarpophalangealgelenk	In Version 2005 entfallen	D1	31131	31502	31614	31615	31821
4273	5-79a.ed	entfallen	Geschlossene Reposition einer Gelenkluxation mit Osteosynthese: Durch (Blount-)Klammern: Interphalangealgelenk	In Version 2005 entfallen	D2	31132	31503	31614	31615	31822
4274	5-79a.ee	entfallen	Geschlossene Reposition einer Gelenkluxation mit Osteosynthese: Durch (Blount-)Klammern: Iliosakralgelenk	In Version 2005 entfallen	D4	31134	31504	31618	31619	31824

Fortsetzung 2.21.2 Reposition von Fraktur und Luxation

lfd. Nr	OPS-301 2004	OPS 2005	Bezeichnung OPS-301 2004	Bezeichnung OPS 2005	Kate-gorie	OP-Leistung	Über-wachung	Nachbeh. Überw.	Nachbeh. Operat.	Narkose
4275	5-79a.ef	entfallen	Geschlossene Reposition einer Gelenkluxation mit Osteosynthese: Durch (Blount-)Klammern: Symphyse	In Version 2005 entfallen	D4	31134	31504	31618	31619	31824
4276	5-79a.ej		Geschlossene Reposition einer Gelenkluxation mit Osteosynthese: Durch (Blount-) Klammern: Proximales Tibiofibulargelenk		D3	31133	31504	31616	31617	31823
4277	5-79a.ek		Geschlossene Reposition einer Gelenkluxation mit Osteosynthese: Durch (Blount-) Klammern: Oberes Sprunggelenk		D4	31134	31504	31618	31619	31824
4278	5-79a.em		Geschlossene Reposition einer Gelenkluxation mit Osteosynthese: Durch (Blount-) Klammern: Unteres Sprunggelenk		D4	31134	31504	31618	31619	31824
4279	5-79a.en		Geschlossene Reposition einer Gelenkluxation mit Osteosynthese: Durch (Blount-) Klammern: Tarsalgelenk		D3	31133	31504	31616	31617	31823
4280	5-79a.ep		Geschlossene Reposition einer Gelenkluxation mit Osteosynthese: Durch (Blount-) Klammern: Tarsometatarsalgelenk		D3	31133	31504	31616	31617	31823
4281	5-79a.eq		Geschlossene Reposition einer Gelenkluxation mit Osteosynthese: Durch (Blount-) Klammern: Metatarsophalangealgelenk		D1	31131	31502	31614	31615	31821
4282	5-79a.er	entfallen	Geschlossene Reposition einer Gelenkluxation mit Osteosynthese: Durch (Blount-)Klammern: Zehengelenk	In Version 2005 entfallen	D1	31131	31502	31614	31615	31821
4283	5-79a.e1		Geschlossene Reposition einer Gelenkluxation mit Osteosynthese: Durch (Blount-) Klammern: Akromioklavikulargelenk		D3	31133	31504	31616	31617	31823
4284	5-79a.e3		Geschlossene Reposition einer Gelenkluxation mit Osteosynthese: Durch (Blount-) Klammern: Sternoklavikulargelenk		D3	31133	31504	31616	31617	31823
4285	5-79a.e4		Geschlossene Reposition einer Gelenkluxation mit Osteosynthese: Durch (Blount-) Klammern: Humeroulnargelenk		D4	31134	31504	31618	31619	31824
4286	5-79a.e5		Geschlossene Reposition einer Gelenkluxation mit Osteosynthese: Durch (Blount-) Klammern: Proximales Radioulnargelenk		D4	31134	31504	31618	31619	31824
4287	5-79a.e6		Geschlossene Reposition einer Gelenkluxation mit Osteosynthese: Durch (Blount-) Klammern: Distales Radioulnargelenk		D4	31134	31504	31618	31619	31824
4288	5-79a.e7		Geschlossene Reposition einer Gelenkluxation mit Osteosynthese: Durch (Blount-) Klammern: Handgelenk		D3	31133	31504	31616	31617	31823
4289	5-79a.e8		Geschlossene Reposition einer Gelenkluxation mit Osteosynthese: Durch (Blount-) Klammern: Radiokarpalgelenk		D3	31133	31504	31616	31617	31823
4290	5-79a.e9		Geschlossene Reposition einer Gelenkluxation mit Osteosynthese: Durch (Blount-) Klammern: Ulnakarpalgelenk		D3	31133	31504	31616	31617	31823
4291	5-79a.gc		Geschlossene Reposition einer Gelenkluxation mit Osteosynthese: Durch intramedullären Draht: Metakarpophalangealgelenk		D1	31131	31502	31614	31615	31821

Fortsetzung 2.21.2 Reposition von Fraktur und Luxation

lfd. Nr	OPS-301 2004	OPS 2005	Bezeichnung OPS-301 2004	Bezeichnung OPS 2005	Kategorie	OP-Leistung	Überwachung	Nachbeh. Überw.	Nachbeh. Operat.	Narkose
4292	5-79a.gd		Geschlossene Reposition einer Gelenkluxation mit Osteosynthese: Durch intramedullären Draht: Interphalangealgelenk		D1	31131	31502	31614	31615	31821
4293	5-79a.gq		Geschlossene Reposition einer Gelenkluxation mit Osteosynthese: Durch intramedullären Draht: Metatarsophalangealgelenk		D1	31131	31502	31614	31615	31821
4294	5-79a.gr		Geschlossene Reposition einer Gelenkluxation mit Osteosynthese: Durch intramedullären Draht: Zehengelenk		D1	31131	31502	31614	31615	31821
4295	5-79a.0a		Geschlossene Reposition einer Gelenkluxation mit Osteosynthese: Durch Schraube: Handwurzelgelenk		D3	31133	31504	31616	31617	31823
4296	5-79a.0b		Geschlossene Reposition einer Gelenkluxation mit Osteosynthese: Durch Schraube: Karpometakarpalgelenk		D3	31133	31504	31616	31617	31823
4297	5-79a.0c		Geschlossene Reposition einer Gelenkluxation mit Osteosynthese: Durch Schraube: Metakarpophalangealgelenk		D2	31132	31503	31614	31615	31822
4298	5-79a.0d		Geschlossene Reposition einer Gelenkluxation mit Osteosynthese: Durch Schraube: Interphalangealgelenk		D2	31132	31503	31614	31615	31822
4299	5-79a.0e		Geschlossene Reposition einer Gelenkluxation mit Osteosynthese: Durch Schraube: Iliosakralgelenk		D5	31135	31505	31618	31619	31825
4300	5-79a.0f		Geschlossene Reposition einer Gelenkluxation mit Osteosynthese: Durch Schraube: Symphyse		D4	31134	31504	31618	31619	31824
4301	5-79a.0j		Geschlossene Reposition einer Gelenkluxation mit Osteosynthese: Durch Schraube: Proximales Tibiofibulargelenk		D4	31134	31504	31618	31619	31824
4302	5-79a.0k		Geschlossene Reposition einer Gelenkluxation mit Osteosynthese: Durch Schraube: Oberes Sprunggelenk		D4	31134	31504	31618	31619	31824
4303	5-79a.0m		Geschlossene Reposition einer Gelenkluxation mit Osteosynthese: Durch Schraube: Unteres Sprunggelenk		D4	31134	31504	31618	31619	31824
4304	5-79a.0n		Geschlossene Reposition einer Gelenkluxation mit Osteosynthese: Durch Schraube: Tarsalgelenk		D3	31133	31504	31616	31617	31823
4305	5-79a.0p		Geschlossene Reposition einer Gelenkluxation mit Osteosynthese: Durch Schraube: Tarsometatarsalgelenk		D3	31133	31504	31616	31617	31823
4306	5-79a.0q		Geschlossene Reposition einer Gelenkluxation mit Osteosynthese: Durch Schraube: Metatarsophalangealgelenk		D2	31132	31503	31614	31615	31822
4307	5-79a.0r		Geschlossene Reposition einer Gelenkluxation mit Osteosynthese: Durch Schraube: Zehengelenk		D2	31132	31503	31614	31615	31822
4308	5-79a.00		Geschlossene Reposition einer Gelenkluxation mit Osteosynthese: Durch Schraube: Humeroglenoidalgelenk		D5	31135	31505	31618	31619	31825
4309	5-79a.03		Geschlossene Reposition einer Gelenkluxation mit Osteosynthese: Durch Schraube: Sternoklavikulargelenk		D2	31132	31503	31614	31615	31822

Fortsetzung 2.21.2 Reposition von Fraktur und Luxation

lfd. Nr	OPS-301 2004	OPS 2005	Bezeichnung OPS-301 2004	Bezeichnung OPS 2005	Kate-gorie	OP-Leistung	Über-wachung	Nachbeh. Überw.	Nachbeh. Operat.	Narkose
4310	5-79a.04		Geschlossene Reposition einer Gelenkluxation mit Osteosynthese: Durch Schraube: Humeroulnargelenk		D4	31134	31504	31618	31619	31824
4311	5-79a.05		Geschlossene Reposition einer Gelenkluxation mit Osteosynthese: Durch Schraube: Proximales Radioulnargelenk		D4	31134	31504	31618	31619	31824
4312	5-79a.06		Geschlossene Reposition einer Gelenkluxation mit Osteosynthese: Durch Schraube: Distales Radioulnargelenk		D4	31134	31504	31618	31619	31824
4313	5-79a.1a		Geschlossene Reposition einer Gelenkluxation mit Osteosynthese: Durch Draht oder Zuggurtung/Cerclage: Handwurzelgelenk		D3	31133	31504	31616	31617	31823
4314	5-79a.1b		Geschlossene Reposition einer Gelenkluxation mit Osteosynthese: Durch Draht oder Zuggurtung/Cerclage: Karpometakarpalgelenk		D3	31133	31504	31616	31617	31823
4315	5-79a.1c		Geschlossene Reposition einer Gelenkluxation mit Osteosynthese: Durch Draht oder Zuggurtung/Cerclage: Metakarpophalangealgelenk		D1	31131	31502	31614	31615	31821
4316	5-79a.1d		Geschlossene Reposition einer Gelenkluxation mit Osteosynthese: Durch Draht oder Zuggurtung/Cerclage: Interphalangealgelenk		D1	31131	31502	31614	31615	31821
4317	5-79a.1e		Geschlossene Reposition einer Gelenkluxation mit Osteosynthese: Durch Draht oder Zuggurtung/Cerclage: Iliosakralgelenk		D5	31135	31505	31618	31619	31825
4318	5-79a.1f		Geschlossene Reposition einer Gelenkluxation mit Osteosynthese: Durch Draht oder Zuggurtung/Cerclage: Symphyse		D4	31134	31504	31618	31619	31824
4319	5-79a.1h		Geschlossene Reposition einer Gelenkluxation mit Osteosynthese: Durch Draht oder Zuggurtung/Cerclage: Kniegelenk		D4	31134	31504	31618	31619	31824
4320	5-79a.1j		Geschlossene Reposition einer Gelenkluxation mit Osteosynthese: Durch Draht oder Zuggurtung/Cerclage: Proximales Tibiofibulargelenk		D3	31133	31504	31616	31617	31823
4321	5-79a.1k		Geschlossene Reposition einer Gelenkluxation mit Osteosynthese: Durch Draht oder Zuggurtung/Cerclage: Oberes Sprunggelenk		D4	31134	31504	31618	31619	31824
4322	5-79a.1m		Geschlossene Reposition einer Gelenkluxation mit Osteosynthese: Durch Draht oder Zuggurtung/Cerclage: Unteres Sprunggelenk		D4	31134	31504	31618	31619	31824
4323	5-79a.1n		Geschlossene Reposition einer Gelenkluxation mit Osteosynthese: Durch Draht oder Zuggurtung/Cerclage: Tarsalgelenk		D3	31133	31504	31616	31617	31823
4324	5-79a.1p		Geschlossene Reposition einer Gelenkluxation mit Osteosynthese: Durch Draht oder Zuggurtung/Cerclage: Tarsometatarsalgelenk		D3	31133	31504	31616	31617	31823
4325	5-79a.1q		Geschlossene Reposition einer Gelenkluxation mit Osteosynthese: Durch Draht oder Zuggurtung/Cerclage: Metatarsophalangealgelenk		D1	31131	31502	31614	31615	31821
4326	5-79a.1r		Geschlossene Reposition einer Gelenkluxation mit Osteosynthese: Durch Draht oder Zuggurtung/Cerclage: Zehengelenk		D1	31131	31502	31614	31615	31821
4327	5-79a.10		Geschlossene Reposition einer Gelenkluxation mit Osteosynthese: Durch Draht oder Zuggurtung/Cerclage: Humeroglenoidalgelenk		D4	31134	31504	31618	31619	31824

Fortsetzung 2.21.2 Reposition von Fraktur und Luxation

lfd. Nr	OPS-301 2004	OPS 2005	Bezeichnung OPS-301 2004	Bezeichnung OPS 2005	Kategorie	OP-Leistung	Überwachung	Nachbeh. Überw.	Nachbeh. Operat.	Narkose
4328	5-79a.11		Geschlossene Reposition einer Gelenkluxation mit Osteosynthese: Durch Draht oder Zuggurtung/Cerclage: Akromioklavikulargelenk		D3	31133	31504	31616	31617	31823
4329	5-79a.13		Geschlossene Reposition einer Gelenkluxation mit Osteosynthese: Durch Draht oder Zuggurtung/Cerclage: Sternoklavikulargelenk		D3	31133	31504	31616	31617	31823
4330	5-79a.14		Geschlossene Reposition einer Gelenkluxation mit Osteosynthese: Durch Draht oder Zuggurtung/Cerclage: Humeroulnargelenk		D4	31134	31504	31618	31619	31824
4331	5-79a.15		Geschlossene Reposition einer Gelenkluxation mit Osteosynthese: Durch Draht oder Zuggurtung/Cerclage: Proximales Radioulnargelenk		D4	31134	31504	31618	31619	31824
4332	5-79a.16		Geschlossene Reposition einer Gelenkluxation mit Osteosynthese: Durch Draht oder Zuggurtung/Cerclage: Distales Radioulnargelenk		D4	31134	31504	31618	31619	31824
4333	5-79a.17		Geschlossene Reposition einer Gelenkluxation mit Osteosynthese: Durch Draht oder Zuggurtung/Cerclage: Handgelenk		D3	31133	31504	31616	31617	31823
4334	5-79a.18		Geschlossene Reposition einer Gelenkluxation mit Osteosynthese: Durch Draht oder Zuggurtung/Cerclage: Radiokarpalgelenk		D3	31133	31504	31616	31617	31823
4335	5-79a.19		Geschlossene Reposition einer Gelenkluxation mit Osteosynthese: Durch Draht oder Zuggurtung/Cerclage: Ulnakarpalgelenk		D3	31133	31504	31616	31617	31823
4336	5-79a.6a		Geschlossene Reposition einer Gelenkluxation mit Osteosynthese: Durch Fixateur externe: Handwurzelgelenk		D3	31133	31504	31616	31617	31823
4337	5-79a.6b		Geschlossene Reposition einer Gelenkluxation mit Osteosynthese: Durch Fixateur externe: Karpometakarpalgelenk		D3	31133	31504	31616	31617	31823
4338	5-79a.6c		Geschlossene Reposition einer Gelenkluxation mit Osteosynthese: Durch Fixateur externe: Metakarpophalangealgelenk		D2	31132	31503	31614	31615	31822
4339	5-79a.6d		Geschlossene Reposition einer Gelenkluxation mit Osteosynthese: Durch Fixateur externe: Interphalangealgelenk		D2	31132	31503	31614	31615	31822
4340	5-79a.6f		Geschlossene Reposition einer Gelenkluxation mit Osteosynthese: Durch Fixateur externe: Symphyse		D5	31135	31505	31618	31619	31825
4341	5-79a.6h		Geschlossene Reposition einer Gelenkluxation mit Osteosynthese: Durch Fixateur externe: Kniegelenk		D4	31134	31504	31618	31619	31824
4342	5-79a.6j		Geschlossene Reposition einer Gelenkluxation mit Osteosynthese: Durch Fixateur externe: Proximales Tibiofibulargelenk		D3	31133	31504	31616	31617	31823
4343	5-79a.6k		Geschlossene Reposition einer Gelenkluxation mit Osteosynthese: Durch Fixateur externe: Oberes Sprunggelenk		D4	31134	31504	31618	31619	31824
4344	5-79a.6m		Geschlossene Reposition einer Gelenkluxation mit Osteosynthese: Durch Fixateur externe: Unteres Sprunggelenk		D4	31134	31504	31618	31619	31824
4345	5-79a.6n		Geschlossene Reposition einer Gelenkluxation mit Osteosynthese: Durch Fixateur externe: Tarsalgelenk		D4	31134	31504	31618	31619	31824

Fortsetzung 2.21.2 Reposition von Fraktur und Luxation

lfd. Nr	OPS-301 2004	OPS 2005	Bezeichnung OPS-301 2004	Bezeichnung OPS 2005	Kategorie	OP-Leistung	Überwachung	Nachbeh. Überw.	Nachbeh. Operat.	Narkose
4346	5-79a.6p		Geschlossene Reposition einer Gelenkluxation mit Osteosynthese: Durch Fixateur externe: Tarsometatarsalgelenk		D3	31133	31504	31616	31617	31823
4347	5-79a.6q		Geschlossene Reposition einer Gelenkluxation mit Osteosynthese: Durch Fixateur externe: Metatarsophalangealgelenk		D2	31132	31503	31614	31615	31822
4348	5-79a.6r		Geschlossene Reposition einer Gelenkluxation mit Osteosynthese: Durch Fixateur externe: Zehengelenk		D2	31132	31503	31614	31615	31822
4349	5-79a.61		Geschlossene Reposition einer Gelenkluxation mit Osteosynthese: Durch Fixateur externe: Akromioklavikulargelenk		D4	31134	31504	31618	31619	31824
4350	5-79a.64		Geschlossene Reposition einer Gelenkluxation mit Osteosynthese: Durch Fixateur externe: Humeroulnargelenk		D4	31134	31504	31618	31619	31824
4351	5-79a.65		Geschlossene Reposition einer Gelenkluxation mit Osteosynthese: Durch Fixateur externe: Proximales Radioulnargelenk		D4	31134	31504	31618	31619	31824
4352	5-79a.66		Geschlossene Reposition einer Gelenkluxation mit Osteosynthese: Durch Fixateur externe: Distales Radioulnargelenk		D3	31133	31504	31616	31617	31823
4353	5-79a.67		Geschlossene Reposition einer Gelenkluxation mit Osteosynthese: Durch Fixateur externe: Handgelenk		D3	31133	31504	31616	31617	31823
4354	5-79a.68		Geschlossene Reposition einer Gelenkluxation mit Osteosynthese: Durch Fixateur externe: Radiokarpalgelenk		D3	31133	31504	31616	31617	31823
4355	5-79a.69		Geschlossene Reposition einer Gelenkluxation mit Osteosynthese: Durch Fixateur externe: Ulnakarpalgelenk		D3	31133	31504	31616	31617	31823
4356	5-79a.7a		Geschlossene Reposition einer Gelenkluxation mit Osteosynthese: Durch Fixateur externe mit interner Osteosynthese: Handwurzelgelenk		D3	31133	31504	31616	31617	31823
4357	5-79a.7b		Geschlossene Reposition einer Gelenkluxation mit Osteosynthese: Durch Fixateur externe mit interner Osteosynthese: Karpometakarpalgelenk		D3	31133	31504	31616	31617	31823
4358	5-79a.7c		Geschlossene Reposition einer Gelenkluxation mit Osteosynthese: Durch Fixateur externe mit interner Osteosynthese: Metakarpophalangealgelenk		D2	31132	31503	31614	31615	31822
4359	5-79a.7d		Geschlossene Reposition einer Gelenkluxation mit Osteosynthese: Durch Fixateur externe mit interner Osteosynthese: Interphalangealgelenk		D2	31132	31503	31614	31615	31822
4360	5-79a.7f		Geschlossene Reposition einer Gelenkluxation mit Osteosynthese: Durch Fixateur externe mit interner Osteosynthese: Symphyse		D5	31135	31505	31618	31619	31825
4361	5-79a.7h		Geschlossene Reposition einer Gelenkluxation mit Osteosynthese: Durch Fixateur externe mit interner Osteosynthese: Kniegelenk		D4	31134	31504	31618	31619	31824
4362	5-79a.7j		Geschlossene Reposition einer Gelenkluxation mit Osteosynthese: Durch Fixateur externe mit interner Osteosynthese: Proximales Tibiofibulargelenk		D3	31133	31504	31616	31617	31823
4363	5-79a.7k		Geschlossene Reposition einer Gelenkluxation mit Osteosynthese: Durch Fixateur externe mit interner Osteosynthese: Oberes Sprunggelenk		D4	31134	31504	31618	31619	31824

Fortsetzung 2.21.2 Reposition von Fraktur und Luxation

lfd. Nr	OPS-301 2004	OPS 2005	Bezeichnung OPS-301 2004	Bezeichnung OPS 2005	Kategorie	OP-Leistung	Überwachung	Nachbeh. Überw.	Nachbeh. Operat.	Narkose
4364	5-79a.7m		Geschlossene Reposition einer Gelenkluxation mit Osteosynthese: Durch Fixateur externe mit interner Osteosynthese: Unteres Sprunggelenk		D4	31134	31504	31618	31619	31824
4365	5-79a.7n		Geschlossene Reposition einer Gelenkluxation mit Osteosynthese: Durch Fixateur externe mit interner Osteosynthese: Tarsalgelenk		D4	31134	31504	31618	31619	31824
4366	5-79a.7p		Geschlossene Reposition einer Gelenkluxation mit Osteosynthese: Durch Fixateur externe mit interner Osteosynthese: Tarsometatarsalgelenk		D3	31133	31504	31616	31617	31823
4367	5-79a.7q		Geschlossene Reposition einer Gelenkluxation mit Osteosynthese: Durch Fixateur externe mit interner Osteosynthese: Metatarsophalangealgelenk		D2	31132	31503	31614	31615	31822
4368	5-79a.7r		Geschlossene Reposition einer Gelenkluxation mit Osteosynthese: Durch Fixateur externe mit interner Osteosynthese: Zehengelenk		D2	31132	31503	31614	31615	31822
4369	5-79a.71		Geschlossene Reposition einer Gelenkluxation mit Osteosynthese: Durch Fixateur externe mit interner Osteosynthese: Akromioklavikulargelenk		D4	31134	31504	31618	31619	31824
4370	5-79a.74		Geschlossene Reposition einer Gelenkluxation mit Osteosynthese: Durch Fixateur externe mit interner Osteosynthese: Humeroulnargelenk		D4	31134	31504	31618	31619	31824
4371	5-79a.75		Geschlossene Reposition einer Gelenkluxation mit Osteosynthese: Durch Fixateur externe mit interner Osteosynthese: Proximales Radioulnargelenk		D3	31133	31504	31616	31617	31823
4372	5-79a.76		Geschlossene Reposition einer Gelenkluxation mit Osteosynthese: Durch Fixateur externe mit interner Osteosynthese: Distales Radioulnargelenk		D3	31133	31504	31616	31617	31823
4373	5-79a.77		Geschlossene Reposition einer Gelenkluxation mit Osteosynthese: Durch Fixateur externe mit interner Osteosynthese: Handgelenk		D3	31133	31504	31616	31617	31823
4374	5-79a.78		Geschlossene Reposition einer Gelenkluxation mit Osteosynthese: Durch Fixateur externe mit interner Osteosynthese: Radiokarpalgelenk		D3	31133	31504	31616	31617	31823
4375	5-79a.79		Geschlossene Reposition einer Gelenkluxation mit Osteosynthese: Durch Fixateur externe mit interner Osteosynthese: Ulnakarpalgelenk		D3	31133	31504	31616	31617	31823
4376	5-79a.8a		Geschlossene Reposition einer Gelenkluxation mit Osteosynthese: Durch Materialkombinationen: Handwurzelgelenk		D3	31133	31504	31616	31617	31823
4377	5-79a.8b		Geschlossene Reposition einer Gelenkluxation mit Osteosynthese: Durch Materialkombinationen: Karpometakarpalgelenk		D3	31133	31504	31616	31617	31823
4378	5-79a.8c		Geschlossene Reposition einer Gelenkluxation mit Osteosynthese: Durch Materialkombinationen: Metakarpophalangealgelenk		D2	31132	31503	31614	31615	31822
4379	5-79a.8d		Geschlossene Reposition einer Gelenkluxation mit Osteosynthese: Durch Materialkombinationen: Interphalangealgelenk		D2	31132	31503	31614	31615	31822
4380	5-79a.8e		Geschlossene Reposition einer Gelenkluxation mit Osteosynthese: Durch Materialkombinationen: Iliosakralgelenk		D5	31135	31505	31618	31619	31825
4381	5-79a.8f		Geschlossene Reposition einer Gelenkluxation mit Osteosynthese: Durch Materialkombinationen: Symphyse		D4	31134	31504	31618	31619	31824

Fortsetzung 2.21.2 Reposition von Fraktur und Luxation

lfd. Nr	OPS-301 2004	OPS 2005	Bezeichnung OPS-301 2004	Bezeichnung OPS 2005	Kate-gorie	OP-Leistung	Über-wachung	Nachbeh. Überw.	Nachbeh. Operat.	Narkose
4382	5-79a.8h		Geschlossene Reposition einer Gelenkluxation mit Osteosynthese: Durch Materialkombinationen: Kniegelenk		D4	31134	31504	31618	31619	31824
4383	5-79a.8j		Geschlossene Reposition einer Gelenkluxation mit Osteosynthese: Durch Materialkombinationen: Proximales Tibiofibulargelenk		D4	31134	31504	31618	31619	31824
4384	5-79a.8k		Geschlossene Reposition einer Gelenkluxation mit Osteosynthese: Durch Materialkombinationen: Oberes Sprunggelenk		D4	31134	31504	31618	31619	31824
4385	5-79a.8m		Geschlossene Reposition einer Gelenkluxation mit Osteosynthese: Durch Materialkombinationen: Unteres Sprunggelenk		D4	31134	31504	31618	31619	31824
4386	5-79a.8n		Geschlossene Reposition einer Gelenkluxation mit Osteosynthese: Durch Materialkombinationen: Tarsalgelenk		D3	31133	31504	31616	31617	31823
4387	5-79a.8p		Geschlossene Reposition einer Gelenkluxation mit Osteosynthese: Durch Materialkombinationen: Tarsometatarsalgelenk		D3	31133	31504	31616	31617	31823
4388	5-79a.8q		Geschlossene Reposition einer Gelenkluxation mit Osteosynthese: Durch Materialkombinationen: Metatarsophalangealgelenk		D2	31132	31503	31614	31615	31822
4389	5-79a.8r		Geschlossene Reposition einer Gelenkluxation mit Osteosynthese: Durch Materialkombinationen: Zehengelenk		D2	31132	31503	31614	31615	31822
4390	5-79a.80		Geschlossene Reposition einer Gelenkluxation mit Osteosynthese: Durch Materialkombinationen: Humeroglenoidalgelenk		D5	31135	31505	31618	31619	31825
4391	5-79a.81		Geschlossene Reposition einer Gelenkluxation mit Osteosynthese: Durch Materialkombinationen: Akromioklavikulargelenk		D4	31134	31504	31618	31619	31824
4392	5-79a.83		Geschlossene Reposition einer Gelenkluxation mit Osteosynthese: Durch Materialkombinationen: Sternoklavikulargelenk		D3	31133	31504	31616	31617	31823
4393	5-79a.84		Geschlossene Reposition einer Gelenkluxation mit Osteosynthese: Durch Materialkombinationen: Humeroulnargelenk		D5	31135	31505	31618	31619	31825
4394	5-79a.85		Geschlossene Reposition einer Gelenkluxation mit Osteosynthese: Durch Materialkombinationen: Proximales Radioulnargelenk		D4	31134	31504	31618	31619	31824
4395	5-79a.86		Geschlossene Reposition einer Gelenkluxation mit Osteosynthese: Durch Materialkombinationen: Distales Radioulnargelenk		D4	31134	31504	31618	31619	31824
4396	5-79a.87		Geschlossene Reposition einer Gelenkluxation mit Osteosynthese: Durch Materialkombinationen: Handgelenk		D3	31133	31504	31616	31617	31823
4397	5-79a.88		Geschlossene Reposition einer Gelenkluxation mit Osteosynthese: Durch Materialkombinationen: Radiokarpalgelenk		D3	31133	31504	31616	31617	31823
4398	5-79a.89		Geschlossene Reposition einer Gelenkluxation mit Osteosynthese: Durch Materialkombinationen: Ulnakarpalgelenk		D3	31133	31504	31616	31617	31823
4399	5-79b.ca	entfallen	Offene Reposition einer Gelenkluxation: Durch Transfixationsnagel: Handwurzelgelenk	In Version 2005 entfallen	D3	31133	31504	31616	31617	31823

Fortsetzung 2.21.2 Reposition von Fraktur und Luxation

lfd. Nr	OPS-301 2004	OPS 2005	Bezeichnung OPS-301 2004	Bezeichnung OPS 2005	Kategorie	OP-Leistung	Überwachung	Nachbeh. Überw.	Nachbeh. Operat.	Narkose
4400	5-79b.ch		Offene Reposition einer Gelenkluxation: Durch Transfixationsnagel: Kniegelenk		D4	31134	31504	31618	31619	31824
4401	5-79b.ck		Offene Reposition einer Gelenkluxation: Durch Transfixationsnagel: Oberes Sprunggelenk		D4	31134	31504	31618	31619	31824
4402	5-79b.c7	entfallen	Offene Reposition einer Gelenkluxation: Durch Transfixationsnagel: Handgelenk	In Version 2005 entfallen	D3	31133	31504	31616	31617	31823
4403	5-79b.c8	entfallen	Offene Reposition einer Gelenkluxation: Durch Transfixationsnagel: Radiokarpalgelenk	In Version 2005 entfallen	D3	31133	31504	31616	31617	31823
4404	5-79b.c9	entfallen	Offene Reposition einer Gelenkluxation: Durch Transfixationsnagel: Ulnakarpalgelenk	In Version 2005 entfallen	D3	31133	31504	31616	31617	31823
4405	5-79b.ea		Offene Reposition einer Gelenkluxation: Durch (Blount-)Klammern: Handwurzelgelenk		D3	31133	31504	31616	31617	31823
4406	5-79b.eb		Offene Reposition einer Gelenkluxation: Durch (Blount-)Klammern: Karpometakarpalgelenk		D3	31133	31504	31616	31617	31823
4407	5-79b.ec		Offene Reposition einer Gelenkluxation: Durch (Blount-)Klammern: Metakarpophalangealgelenk		D2	31132	31503	31614	31615	31822
4408	5-79b.ed		Offene Reposition einer Gelenkluxation: Durch (Blount-)Klammern: Interphalangealgelenk		D2	31132	31503	31614	31615	31822
4409	5-79b.ee		Offene Reposition einer Gelenkluxation: Durch (Blount-)Klammern: Iliosakralgelenk		D5	31135	31505	31618	31619	31825
4410	5-79b.ef		Offene Reposition einer Gelenkluxation: Durch (Blount-)Klammern: Symphyse		D4	31134	31504	31618	31619	31824
4411	5-79b.eh		Offene Reposition einer Gelenkluxation: Durch (Blount-)Klammern: Kniegelenk		D4	31134	31504	31618	31619	31824
4412	5-79b.ej		Offene Reposition einer Gelenkluxation: Durch (Blount-)Klammern: Proximales Tibiofibulargelenk		D4	31134	31504	31618	31619	31824
4413	5-79b.ek		Offene Reposition einer Gelenkluxation: Durch (Blount-)Klammern: Oberes Sprunggelenk		D4	31134	31504	31618	31619	31824
4414	5-79b.em		Offene Reposition einer Gelenkluxation: Durch (Blount-)Klammern: Unteres Sprunggelenk		D4	31134	31504	31618	31619	31824
4415	5-79b.en		Offene Reposition einer Gelenkluxation: Durch (Blount-)Klammern: Tarsalgelenk		D3	31133	31504	31616	31617	31823
4416	5-79b.ep		Offene Reposition einer Gelenkluxation: Durch (Blount-)Klammern: Tarsometatarsalgelenk		D3	31133	31504	31616	31617	31823
4417	5-79b.eq		Offene Reposition einer Gelenkluxation: Durch (Blount-)Klammern: Metatarsophalangealgelenk		D2	31132	31503	31614	31615	31822
4418	5-79b.er		Offene Reposition einer Gelenkluxation: Durch (Blount-)Klammern: Zehengelenk		D2	31132	31503	31614	31615	31822

Fortsetzung 2.21.2 Reposition von Fraktur und Luxation

lfd. Nr	OPS-301 2004	OPS 2005	Bezeichnung OPS-301 2004	Bezeichnung OPS 2005	Kategorie	OP-Leistung	Überwachung	Nachbeh. Überw.	Nachbeh. Operat.	Narkose
4419	5-79b.e0		Offene Reposition einer Gelenkluxation: Durch (Blount-)Klammern: Humeroglenoidalgelenk		D4	31134	31504	31618	31619	31824
4420	5-79b.e1		Offene Reposition einer Gelenkluxation: Durch (Blount-)Klammern: Akromioklavikulargelenk		D3	31133	31504	31616	31617	31823
4421	5-79b.e3		Offene Reposition einer Gelenkluxation: Durch (Blount-)Klammern: Sternoklavikulargelenk		D2	31132	31503	31614	31615	31822
4422	5-79b.e4		Offene Reposition einer Gelenkluxation: Durch (Blount-)Klammern: Humeroulnargelenk		D4	31134	31504	31618	31619	31824
4423	5-79b.e5		Offene Reposition einer Gelenkluxation: Durch (Blount-)Klammern: Proximales Radioulnargelenk		D4	31134	31504	31618	31619	31824
4424	5-79b.e6		Offene Reposition einer Gelenkluxation: Durch (Blount-)Klammern: Distales Radioulnargelenk		D4	31134	31504	31618	31619	31824
4425	5-79b.e7		Offene Reposition einer Gelenkluxation: Durch (Blount-)Klammern: Handgelenk		D3	31133	31504	31616	31617	31823
4426	5-79b.e8		Offene Reposition einer Gelenkluxation: Durch (Blount-)Klammern: Radiokarpalgelenk		D3	31133	31504	31616	31617	31823
4427	5-79b.e9		Offene Reposition einer Gelenkluxation: Durch (Blount-)Klammern: Ulnakarpalgelenk		D3	31133	31504	31616	31617	31823
4428	5-79b.ga		Offene Reposition einer Gelenkluxation: Durch intramedullären Draht: Handwurzelgelenk		D3	31133	31504	31616	31617	31823
4429	5-79b.gb		Offene Reposition einer Gelenkluxation: Durch intramedullären Draht: Karpometakarpalgelenk		D3	31133	31504	31616	31617	31823
4430	5-79b.gc		Offene Reposition einer Gelenkluxation: Durch intramedullären Draht: Metakarpophalangealgelenk		D2	31132	31503	31614	31615	31822
4431	5-79b.gd		Offene Reposition einer Gelenkluxation: Durch intramedullären Draht: Interphalangealgelenk		D2	31132	31503	31614	31615	31822
4432	5-79b.gh		Offene Reposition einer Gelenkluxation: Durch intramedullären Draht: Kniegelenk		D4	31134	31504	31618	31619	31824
4433	5-79b.gp		Offene Reposition einer Gelenkluxation: Durch intramedullären Draht: Tarsometatarsalgelenk		D3	31133	31504	31616	31617	31823
4434	5-79b.gq		Offene Reposition einer Gelenkluxation: Durch intramedullären Draht: Metatarsophalangealgelenk		D2	31132	31503	31614	31615	31822
4435	5-79b.gr		Offene Reposition einer Gelenkluxation: Durch intramedullären Draht: Zehengelenk		D2	31132	31503	31614	31615	31822
4436	5-79b.g1		Offene Reposition einer Gelenkluxation: Durch intramedullären Draht: Akromioklavikulargelenk		D3	31133	31504	31616	31617	31823
4437	5-79b.g3		Offene Reposition einer Gelenkluxation: Durch intramedullären Draht: Sternoklavikulargelenk		D3	31133	31504	31616	31617	31823

Fortsetzung 2.21.2 Reposition von Fraktur und Luxation

lfd. Nr	OPS-301 2004	OPS 2005	Bezeichnung OPS-301 2004	Bezeichnung OPS 2005	Kate-gorie	OP-Leistung	Über-wachung	Nachbeh. Überw.	Nachbeh. Operat.	Narkose
4438	5-79b.g4		Offene Reposition einer Gelenkluxation: Durch intramedullären Draht: Humeroulnargelenk		D3	31133	31504	31616	31617	31823
4439	5-79b.g5		Offene Reposition einer Gelenkluxation: Durch intramedullären Draht: Proximales Radioulnargelenk		D3	31133	31504	31616	31617	31823
4440	5-79b.g6		Offene Reposition einer Gelenkluxation: Durch intramedullären Draht: Distales Radioulnargelenk		D3	31133	31504	31616	31617	31823
4441	5-79b.g7		Offene Reposition einer Gelenkluxation: Durch intramedullären Draht: Handgelenk		D3	31133	31504	31616	31617	31823
4442	5-79b.g8		Offene Reposition einer Gelenkluxation: Durch intramedullären Draht: Radiokarpalgelenk		D3	31133	31504	31616	31617	31823
4443	5-79b.g9		Offene Reposition einer Gelenkluxation: Durch intramedullären Draht: Ulnakarpalgelenk		D3	31133	31504	31616	31617	31823
4444	5-79b.ha		Offene Reposition einer Gelenkluxation: Ohne Osteosynthese: Handwurzelgelenk		D2	31132	31503	31614	31615	31822
4445	5-79b.hb		Offene Reposition einer Gelenkluxation: Ohne Osteosynthese: Karpometakarpalgelenk		D2	31132	31503	31614	31615	31822
4446	5-79b.hc		Offene Reposition einer Gelenkluxation: Ohne Osteosynthese: Metakarpophalangealgelenk		D1	31131	31502	31614	31615	31821
4447	5-79b.hd		Offene Reposition einer Gelenkluxation: Ohne Osteosynthese: Interphalangealgelenk		D1	31131	31502	31614	31615	31821
4448	5-79b.hf		Offene Reposition einer Gelenkluxation: Ohne Osteosynthese: Symphyse		D3	31133	31504	31616	31617	31823
4449	5-79b.hg		Offene Reposition einer Gelenkluxation: Ohne Osteosynthese: Hüftgelenk		D4	31134	31504	31618	31619	31824
4450	5-79b.hh		Offene Reposition einer Gelenkluxation: Ohne Osteosynthese: Kniegelenk		D3	31133	31504	31616	31617	31823
4451	5-79b.hj		Offene Reposition einer Gelenkluxation: Ohne Osteosynthese: Proximales Tibiofibulargelenk		D2	31132	31503	31614	31615	31822
4452	5-79b.hk		Offene Reposition einer Gelenkluxation: Ohne Osteosynthese: Oberes Sprunggelenk		D3	31133	31504	31616	31617	31823
4453	5-79b.hm		Offene Reposition einer Gelenkluxation: Ohne Osteosynthese: Unteres Sprunggelenk		D3	31133	31504	31616	31617	31823
4454	5-79b.hn		Offene Reposition einer Gelenkluxation: Ohne Osteosynthese: Tarsalgelenk		D2	31132	31503	31614	31615	31822
4455	5-79b.hp		Offene Reposition einer Gelenkluxation: Ohne Osteosynthese: Tarsometatarsalgelenk		D2	31132	31503	31614	31615	31822
4456	5-79b.hq		Offene Reposition einer Gelenkluxation: Ohne Osteosynthese: Metatarsophalangealgelenk		D1	31131	31502	31614	31615	31821
4457	5-79b.hr		Offene Reposition einer Gelenkluxation: Ohne Osteosynthese: Zehengelenk		D1	31131	31502	31614	31615	31821
4458	5-79b.h0		Offene Reposition einer Gelenkluxation: Ohne Osteosynthese: Humeroglenoidalgelenk		D2	31132	31503	31614	31615	31822

Fortsetzung 2.21.2 Reposition von Fraktur und Luxation

lfd. Nr	OPS-301 2004	OPS 2005	Bezeichnung OPS-301 2004	Bezeichnung OPS 2005	Kate-gorie	OP-Leistung	Über-wachung	Nachbeh. Überw.	Nachbeh. Operat.	Narkose
4459	5-79b.h1		Offene Reposition einer Gelenkluxation: Ohne Osteosynthese: Akromioklavikulargelenk		D2	31132	31503	31614	31615	31822
4460	5-79b.h3		Offene Reposition einer Gelenkluxation: Ohne Osteosynthese: Sternoklavikulargelenk		D2	31132	31503	31614	31615	31822
4461	5-79b.h4		Offene Reposition einer Gelenkluxation: Ohne Osteosynthese: Humeroulnargelenk		D3	31133	31504	31616	31617	31823
4462	5-79b.h5		Offene Reposition einer Gelenkluxation: Ohne Osteosynthese: Proximales Radioulnargelenk		D2	31132	31503	31614	31615	31822
4463	5-79b.h6		Offene Reposition einer Gelenkluxation: Ohne Osteosynthese: Distales Radioulnargelenk		D2	31132	31503	31614	31615	31822
4464	5-79b.h7		Offene Reposition einer Gelenkluxation: Ohne Osteosynthese: Handgelenk		D2	31132	31503	31614	31615	31822
4465	5-79b.h8		Offene Reposition einer Gelenkluxation: Ohne Osteosynthese: Radiokarpalgelenk		D2	31132	31503	31614	31615	31822
4466	5-79b.h9		Offene Reposition einer Gelenkluxation: Ohne Osteosynthese: Ulnakarpalgelenk		D2	31132	31503	31614	31615	31822
4467	5-79b.0a	5-79b.0a	Offene Reposition einer Gelenkluxation: Durch Schraubenosteosynthese: Handwurzelgelenk	Offene Reposition einer Gelenkluxation: Durch Schraube: Handwurzelgelenk	D3	31133	31504	31616	31617	31823
4468	5-79b.0b	5-79b.0b	Offene Reposition einer Gelenkluxation: Durch Schraubenosteosynthese: Karpometakarpalgelenk	Offene Reposition einer Gelenkluxation: Durch Schraube: Karpometakarpalgelenk	D3	31133	31504	31616	31617	31823
4469	5-79b.0c	5-79b.0c	Offene Reposition einer Gelenkluxation: Durch Schraubenosteosynthese: Metakarpophalangealgelenk	Offene Reposition einer Gelenkluxation: Durch Schraube: Metakarpophalangealgelenk	D2	31132	31503	31614	31615	31822
4470	5-79b.0d	5-79b.0d	Offene Reposition einer Gelenkluxation: Durch Schraubenosteosynthese: Interphalangealgelenk	Offene Reposition einer Gelenkluxation: Durch Schraube: Interphalangealgelenk	D2	31132	31503	31614	31615	31822
4471	5-79b.0e	5-79b.0e	Offene Reposition einer Gelenkluxation: Durch Schraubenosteosynthese: Iliosakralgelenk	Offene Reposition einer Gelenkluxation: Durch Schraube: Iliosakralgelenk	D5	31135	31505	31618	31619	31825
4472	5-79b.0f	5-79b.0f	Offene Reposition einer Gelenkluxation: Durch Schraubenosteosynthese: Symphyse	Offene Reposition einer Gelenkluxation: Durch Schraube: Symphyse	D4	31134	31504	31618	31619	31824
4473	5-79b.0j	5-79b.0j	Offene Reposition einer Gelenkluxation: Durch Schraubenosteosynthese: Proximales Tibiofibulargelenk	Offene Reposition einer Gelenkluxation: Durch Schraube: Proximales Tibiofibulargelenk	D4	31134	31504	31618	31619	31824
4474	5-79b.0k	5-79b.0k	Offene Reposition einer Gelenkluxation: Durch Schraubenosteosynthese: Oberes Sprunggelenk	Offene Reposition einer Gelenkluxation: Durch Schraube: Oberes Sprunggelenk	D4	31134	31504	31618	31619	31824

Fortsetzung 2.21.2 Reposition von Fraktur und Luxation

lfd. Nr	OPS-301 2004	OPS 2005	Bezeichnung OPS-301 2004	Bezeichnung OPS 2005	Kategorie	OP-Leistung	Überwachung	Nachbeh. Überw.	Nachbeh. Operat.	Narkose
4475	5-79b.0m	5-79b.0m	Offene Reposition einer Gelenkluxation: Durch Schraubenosteosynthese: Unteres Sprunggelenk	Offene Reposition einer Gelenkluxation: Durch Schraube: Unteres Sprunggelenk	D4	31134	31504	31618	31619	31824
4476	5-79b.0n	5-79b.0n	Offene Reposition einer Gelenkluxation: Durch Schraubenosteosynthese: Tarsalgelenk	Offene Reposition einer Gelenkluxation: Durch Schraube: Tarsalgelenk	D3	31133	31504	31616	31617	31823
4477	5-79b.0p	5-79b.0p	Offene Reposition einer Gelenkluxation: Durch Schraubenosteosynthese: Tarsometatarsalgelenk	Offene Reposition einer Gelenkluxation: Durch Schraube: Tarsometatarsalgelenk	D3	31133	31504	31616	31617	31823
4478	5-79b.0q	5-79b.0q	Offene Reposition einer Gelenkluxation: Durch Schraubenosteosynthese: Metatarsophalangealgelenk	Offene Reposition einer Gelenkluxation: Durch Schraube: Metatarsophalangealgelenk	D2	31132	31503	31614	31615	31822
4479	5-79b.0r	5-79b.0r	Offene Reposition einer Gelenkluxation: Durch Schraubenosteosynthese: Zehengelenk	Offene Reposition einer Gelenkluxation: Durch Schraube: Zehengelenk	D2	31132	31503	31614	31615	31822
4480	5-79b.00	5-79b.00	Offene Reposition einer Gelenkluxation: Durch Schraubenosteosynthese: Humeroglenoidalgelenk	Offene Reposition einer Gelenkluxation: Durch Schraube: Humeroglenoidalgelenk	D5	31135	31505	31618	31619	31825
4481	5-79b.03	5-79b.03	Offene Reposition einer Gelenkluxation: Durch Schraubenosteosynthese: Sternoklavikulargelenk	Offene Reposition einer Gelenkluxation: Durch Schraube: Sternoklavikulargelenk	D2	31132	31503	31614	31615	31822
4482	5-79b.04	5-79b.04	Offene Reposition einer Gelenkluxation: Durch Schraubenosteosynthese: Humeroulnargelenk	Offene Reposition einer Gelenkluxation: Durch Schraube: Humeroulnargelenk	D4	31134	31504	31618	31619	31824
4483	5-79b.05	5-79b.05	Offene Reposition einer Gelenkluxation: Durch Schraubenosteosynthese: Proximales Radioulnargelenk	Offene Reposition einer Gelenkluxation: Durch Schraube: Proximales Radioulnargelenk	D4	31134	31504	31618	31619	31824
4484	5-79b.06	5-79b.06	Offene Reposition einer Gelenkluxation: Durch Schraubenosteosynthese: Distales Radioulnargelenk	Offene Reposition einer Gelenkluxation: Durch Schraube: Distales Radioulnargelenk	D4	31134	31504	31618	31619	31824
4485	5-79b.1a		Offene Reposition einer Gelenkluxation: Durch Draht oder Zuggurtung/Cerclage: Handwurzelgelenk		D3	31133	31504	31616	31617	31823
4486	5-79b.1b		Offene Reposition einer Gelenkluxation: Durch Draht oder Zuggurtung/Cerclage: Karpometakarpalgelenk		D3	31133	31504	31616	31617	31823
4487	5-79b.1c		Offene Reposition einer Gelenkluxation: Durch Draht oder Zuggurtung/Cerclage: Metakarpophalangealgelenk		D2	31132	31503	31614	31615	31822
4488	5-79b.1d		Offene Reposition einer Gelenkluxation: Durch Draht oder Zuggurtung/Cerclage: Interphalangealgelenk		D2	31132	31503	31614	31615	31822

Fortsetzung 2.21.2 Reposition von Fraktur und Luxation

lfd. Nr	OPS-301 2004	OPS 2005	Bezeichnung OPS-301 2004	Bezeichnung OPS 2005	Kategorie	OP-Leistung	Überwachung	Nachbeh. Überw.	Nachbeh. Operat.	Narkose
4489	5-79b.1e		Offene Reposition einer Gelenkluxation: Durch Draht oder Zuggurtung/Cerclage: Iliosakralgelenk		D5	31135	31505	31618	31619	31825
4490	5-79b.1f		Offene Reposition einer Gelenkluxation: Durch Draht oder Zuggurtung/Cerclage: Symphyse		D4	31134	31504	31618	31619	31824
4491	5-79b.1h		Offene Reposition einer Gelenkluxation: Durch Draht oder Zuggurtung/Cerclage: Kniegelenk		D4	31134	31504	31618	31619	31824
4492	5-79b.1j		Offene Reposition einer Gelenkluxation: Durch Draht oder Zuggurtung/Cerclage: Proximales Tibiofibulargelenk		D3	31133	31504	31616	31617	31823
4493	5-79b.1k		Offene Reposition einer Gelenkluxation: Durch Draht oder Zuggurtung/Cerclage: Oberes Sprunggelenk		D4	31134	31504	31618	31619	31824
4494	5-79b.1m		Offene Reposition einer Gelenkluxation: Durch Draht oder Zuggurtung/Cerclage: Unteres Sprunggelenk		D4	31134	31504	31618	31619	31824
4495	5-79b.1n		Offene Reposition einer Gelenkluxation: Durch Draht oder Zuggurtung/Cerclage: Tarsalgelenk		D3	31133	31504	31616	31617	31823
4496	5-79b.1p		Offene Reposition einer Gelenkluxation: Durch Draht oder Zuggurtung/Cerclage: Tarsometatarsalgelenk		D3	31133	31504	31616	31617	31823
4497	5-79b.1q		Offene Reposition einer Gelenkluxation: Durch Draht oder Zuggurtung/Cerclage: Metatarsophalangealgelenk		D2	31132	31503	31614	31615	31822
4498	5-79b.1r		Offene Reposition einer Gelenkluxation: Durch Draht oder Zuggurtung/Cerclage: Zehengelenk		D2	31132	31503	31614	31615	31822
4499	5-79b.10		Offene Reposition einer Gelenkluxation: Durch Draht oder Zuggurtung/Cerclage: Humeroglenoidalgelenk		D4	31134	31504	31618	31619	31824
4500	5-79b.11		Offene Reposition einer Gelenkluxation: Durch Draht oder Zuggurtung/Cerclage: Akromioklavikulargelenk		D3	31133	31504	31616	31617	31823
4501	5-79b.13		Offene Reposition einer Gelenkluxation: Durch Draht oder Zuggurtung/Cerclage: Sternoklavikulargelenk		D2	31132	31503	31614	31615	31822
4502	5-79b.14		Offene Reposition einer Gelenkluxation: Durch Draht oder Zuggurtung/Cerclage: Humeroulnargelenk		D4	31134	31504	31618	31619	31824
4503	5-79b.15		Offene Reposition einer Gelenkluxation: Durch Draht oder Zuggurtung/Cerclage: Proximales Radioulnargelenk		D4	31134	31504	31618	31619	31824
4504	5-79b.16		Offene Reposition einer Gelenkluxation: Durch Draht oder Zuggurtung/Cerclage: Distales Radioulnargelenk		D4	31134	31504	31618	31619	31824
4505	5-79b.17		Offene Reposition einer Gelenkluxation: Durch Draht oder Zuggurtung/Cerclage: Handgelenk		D3	31133	31504	31616	31617	31823
4506	5-79b.18		Offene Reposition einer Gelenkluxation: Durch Draht oder Zuggurtung/Cerclage: Radiokarpalgelenk		D3	31133	31504	31616	31617	31823

Fortsetzung 2.21.2 Reposition von Fraktur und Luxation

lfd. Nr	OPS-301 2004	OPS 2005	Bezeichnung OPS-301 2004	Bezeichnung OPS 2005	Kate-gorie	OP-Leistung	Über-wachung	Nachbeh. Überw.	Nachbeh. Operat.	Narkose
4507	5-79b.19		Offene Reposition einer Gelenkluxation: Durch Draht oder Zuggurtung/Cerclage: Ulnakarpalgelenk		D3	31133	31504	31616	31617	31823
4508	5-79b.2a	5-79b.2a	Offene Reposition einer Gelenkluxation: Durch Plattenosteosynthese: Handwurzelgelenk	Offene Reposition einer Gelenkluxation: Durch Platte: Handwurzelgelenk	D4	31134	31504	31618	31619	31824
4509	5-79b.2b	5-79b.2b	Offene Reposition einer Gelenkluxation: Durch Plattenosteosynthese: Karpometakarpalgelenk	Offene Reposition einer Gelenkluxation: Durch Platte: Karpometakarpalgelenk	D4	31134	31504	31618	31619	31824
4510	5-79b.2c	5-79b.2c	Offene Reposition einer Gelenkluxation: Durch Plattenosteosynthese: Metakarpophalangealgelenk	Offene Reposition einer Gelenkluxation: Durch Platte: Metakarpophalangealgelenk	D2	31132	31503	31614	31615	31822
4511	5-79b.2d	5-79b.2d	Offene Reposition einer Gelenkluxation: Durch Plattenosteosynthese: Interphalangealgelenk	Offene Reposition einer Gelenkluxation: Durch Platte: Interphalangealgelenk	D2	31132	31503	31614	31615	31822
4512	5-79b.2f	5-79b.2f	Offene Reposition einer Gelenkluxation: Durch Plattenosteosynthese: Symphyse	Offene Reposition einer Gelenkluxation: Durch Platte: Symphyse	D5	31135	31505	31618	31619	31825
4513	5-79b.2j	5-79b.2j	Offene Reposition einer Gelenkluxation: Durch Plattenosteosynthese: Proximales Tibiofibulargelenk	Offene Reposition einer Gelenkluxation: Durch Platte: Proximales Tibiofibulargelenk	D4	31134	31504	31618	31619	31824
4514	5-79b.2n	5-79b.2n	Offene Reposition einer Gelenkluxation: Durch Plattenosteosynthese: Tarsalgelenk	Offene Reposition einer Gelenkluxation: Durch Platte: Tarsalgelenk	D4	31134	31504	31618	31619	31824
4515	5-79b.2p	5-79b.2p	Offene Reposition einer Gelenkluxation: Durch Plattenosteosynthese: Tarsometatarsalgelenk	Offene Reposition einer Gelenkluxation: Durch Platte: Tarsometatarsalgelenk	D4	31134	31504	31618	31619	31824
4516	5-79b.2q	5-79b.2q	Offene Reposition einer Gelenkluxation: Durch Plattenosteosynthese: Metatarsophalangealgelenk	Offene Reposition einer Gelenkluxation: Durch Platte: Metatarsophalangealgelenk	D2	31132	31503	31614	31615	31822
4517	5-79b.2r	5-79b.2r	Offene Reposition einer Gelenkluxation: Durch Plattenosteosynthese: Zehengelenk	Offene Reposition einer Gelenkluxation: Durch Platte: Zehengelenk	D2	31132	31503	31614	31615	31822
4518	5-79b.21	5-79b.21	Offene Reposition einer Gelenkluxation: Durch Plattenosteosynthese: Akromioklavikulargelenk	Offene Reposition einer Gelenkluxation: Durch Platte: Akromioklavikulargelenk	D3	31133	31504	31616	31617	31823
4519	5-79b.27	5-79b.27	Offene Reposition einer Gelenkluxation: Durch Plattenosteosynthese: Handgelenk	Offene Reposition einer Gelenkluxation: Durch Platte: Handgelenk	D4	31134	31504	31618	31619	31824

Fortsetzung 2.21.2 Reposition von Fraktur und Luxation

lfd. Nr	OPS-301 2004	OPS 2005	Bezeichnung OPS-301 2004	Bezeichnung OPS 2005	Kategorie	OP-Leistung	Überwachung	Nachbeh. Überw.	Nachbeh. Operat.	Narkose
4520	5-79b.28	5-79b.28	Offene Reposition einer Gelenkluxation: Durch Plattenosteosynthese: Radiokarpalgelenk	Offene Reposition einer Gelenkluxation: Durch Platte: Radiokarpalgelenk	D4	31134	31504	31618	31619	31824
4521	5-79b.29	5-79b.29	Offene Reposition einer Gelenkluxation: Durch Plattenosteosynthese: Ulnakarpalgelenk	Offene Reposition einer Gelenkluxation: Durch Platte: Ulnakarpalgelenk	D4	31134	31504	31618	31619	31824
4522	5-79b.6a		Offene Reposition einer Gelenkluxation: Durch Fixateur externe: Handwurzelgelenk		D3	31133	31504	31616	31617	31823
4523	5-79b.6b		Offene Reposition einer Gelenkluxation: Durch Fixateur externe: Karpometakarpalgelenk		D3	31133	31504	31616	31617	31823
4524	5-79b.6c		Offene Reposition einer Gelenkluxation: Durch Fixateur externe: Metakarpophalangealgelenk		D2	31132	31503	31614	31615	31822
4525	5-79b.6d		Offene Reposition einer Gelenkluxation: Durch Fixateur externe: Interphalangealgelenk		D2	31132	31503	31614	31615	31822
4526	5-79b.6f		Offene Reposition einer Gelenkluxation: Durch Fixateur externe: Symphyse		D4	31134	31504	31618	31619	31824
4527	5-79b.6h		Offene Reposition einer Gelenkluxation: Durch Fixateur externe: Kniegelenk		D4	31134	31504	31618	31619	31824
4528	5-79b.6j		Offene Reposition einer Gelenkluxation: Durch Fixateur externe: Proximales Tibiofibulargelenk		D3	31133	31504	31616	31617	31823
4529	5-79b.6k		Offene Reposition einer Gelenkluxation: Durch Fixateur externe: Oberes Sprunggelenk		D4	31134	31504	31618	31619	31824
4530	5-79b.6m		Offene Reposition einer Gelenkluxation: Durch Fixateur externe: Unteres Sprunggelenk		D4	31134	31504	31618	31619	31824
4531	5-79b.6n		Offene Reposition einer Gelenkluxation: Durch Fixateur externe: Tarsalgelenk		D3	31133	31504	31616	31617	31823
4532	5-79b.6p		Offene Reposition einer Gelenkluxation: Durch Fixateur externe: Tarsometatarsalgelenk		D3	31133	31504	31616	31617	31823
4533	5-79b.6q		Offene Reposition einer Gelenkluxation: Durch Fixateur externe: Metatarsophalangealgelenk		D2	31132	31503	31614	31615	31822
4534	5-79b.6r		Offene Reposition einer Gelenkluxation: Durch Fixateur externe: Zehengelenk		D2	31132	31503	31614	31615	31822
4535	5-79b.61		Offene Reposition einer Gelenkluxation: Durch Fixateur externe: Akromioklavikulargelenk		D3	31133	31504	31616	31617	31823
4536	5-79b.64		Offene Reposition einer Gelenkluxation: Durch Fixateur externe: Humeroulnargelenk		D3	31133	31504	31616	31617	31823
4537	5-79b.65		Offene Reposition einer Gelenkluxation: Durch Fixateur externe: Proximales Radioulnargelenk		D3	31133	31504	31616	31617	31823
4538	5-79b.66		Offene Reposition einer Gelenkluxation: Durch Fixateur externe: Distales Radioulnargelenk		D3	31133	31504	31616	31617	31823
4539	5-79b.67		Offene Reposition einer Gelenkluxation: Durch Fixateur externe: Handgelenk		D3	31133	31504	31616	31617	31823

Fortsetzung 2.21.2 Reposition von Fraktur und Luxation

lfd. Nr	OPS-301 2004	OPS 2005	Bezeichnung OPS-301 2004	Bezeichnung OPS 2005	Kategorie	OP-Leistung	Überwachung	Nachbeh. Überw.	Nachbeh. Operat.	Narkose
4540	5-79b.68		Offene Reposition einer Gelenkluxation: Durch Fixateur externe: Radiokarpalgelenk		D3	31133	31504	31616	31617	31823
4541	5-79b.69		Offene Reposition einer Gelenkluxation: Durch Fixateur externe: Ulnakarpalgelenk		D3	31133	31504	31616	31617	31823
4542	5-79b.7a		Offene Reposition einer Gelenkluxation: Durch Fixateur externe mit interner Osteosynthese: Handwurzelgelenk		D3	31133	31504	31616	31617	31823
4543	5-79b.7b		Offene Reposition einer Gelenkluxation: Durch Fixateur externe mit interner Osteosynthese: Karpometakarpalgelenk		D3	31133	31504	31616	31617	31823
4544	5-79b.7c		Offene Reposition einer Gelenkluxation: Durch Fixateur externe mit interner Osteosynthese: Metakarpophalangealgelenk		D2	31132	31503	31614	31615	31822
4545	5-79b.7d		Offene Reposition einer Gelenkluxation: Durch Fixateur externe mit interner Osteosynthese: Interphalangealgelenk		D2	31132	31503	31614	31615	31822
4546	5-79b.7f		Offene Reposition einer Gelenkluxation: Durch Fixateur externe mit interner Osteosynthese: Symphyse		D4	31134	31504	31618	31619	31824
4547	5-79b.7h		Offene Reposition einer Gelenkluxation: Durch Fixateur externe mit interner Osteosynthese: Kniegelenk		D4	31134	31504	31618	31619	31824
4548	5-79b.7j		Offene Reposition einer Gelenkluxation: Durch Fixateur externe mit interner Osteosynthese: Proximales Tibiofibulargelenk		D3	31133	31504	31616	31617	31823
4549	5-79b.7k		Offene Reposition einer Gelenkluxation: Durch Fixateur externe mit interner Osteosynthese: Oberes Sprunggelenk		D4	31134	31504	31618	31619	31824
4550	5-79b.7m		Offene Reposition einer Gelenkluxation: Durch Fixateur externe mit interner Osteosynthese: Unteres Sprunggelenk		D4	31134	31504	31618	31619	31824
4551	5-79b.7n		Offene Reposition einer Gelenkluxation: Durch Fixateur externe mit interner Osteosynthese: Tarsalgelenk		D3	31133	31504	31616	31617	31823
4552	5-79b.7p		Offene Reposition einer Gelenkluxation: Durch Fixateur externe mit interner Osteosynthese: Tarsometatarsalgelenk		D3	31133	31504	31616	31617	31823
4553	5-79b.7q		Offene Reposition einer Gelenkluxation: Durch Fixateur externe mit interner Osteosynthese: Metatarsophalangealgelenk		D2	31132	31503	31614	31615	31822
4554	5-79b.7r		Offene Reposition einer Gelenkluxation: Durch Fixateur externe mit interner Osteosynthese: Zehengelenk		D2	31132	31503	31614	31615	31822
4555	5-79b.71		Offene Reposition einer Gelenkluxation: Durch Fixateur externe mit interner Osteosynthese: Akromioklavikulargelenk		D3	31133	31504	31616	31617	31823
4556	5-79b.74		Offene Reposition einer Gelenkluxation: Durch Fixateur externe mit interner Osteosynthese: Humeroulnargelenk		D3	31133	31504	31616	31617	31823
4557	5-79b.75		Offene Reposition einer Gelenkluxation: Durch Fixateur externe mit interner Osteosynthese: Proximales Radioulnargelenk		D3	31133	31504	31616	31617	31823
4558	5-79b.76		Offene Reposition einer Gelenkluxation: Durch Fixateur externe mit interner Osteosynthese: Distales Radioulnargelenk		D3	31133	31504	31616	31617	31823

Fortsetzung 2.21.2 Reposition von Fraktur und Luxation

lfd. Nr	OPS-301 2004	OPS 2005	Bezeichnung OPS-301 2004	Bezeichnung OPS 2005	Kate- gorie	OP- Leistung	Über- wachung	Nachbeh. Überw.	Nachbeh. Operat.	Narkose
4559	5-79b.77		Offene Reposition einer Gelenkluxation: Durch Fixateur externe mit interner Osteosynthese: Handgelenk		D3	31133	31504	31616	31617	31823
4560	5-79b.78		Offene Reposition einer Gelenkluxation: Durch Fixateur externe mit interner Osteosynthese: Radiokarpalgelenk		D3	31133	31504	31616	31617	31823
4561	5-79b.79		Offene Reposition einer Gelenkluxation: Durch Fixateur externe mit interner Osteosynthese: Ulnakarpalgelenk		D3	31133	31504	31616	31617	31823
4562	5-79b.8a		Offene Reposition einer Gelenkluxation: Durch Materialkombinationen: Handwurzelgelenk		D3	31133	31504	31616	31617	31823
4563	5-79b.8b		Offene Reposition einer Gelenkluxation: Durch Materialkombinationen: Karpometakarpalgelenk		D3	31133	31504	31616	31617	31823
4564	5-79b.8c		Offene Reposition einer Gelenkluxation: Durch Materialkombinationen: Metakarpophalangealgelenk		D2	31132	31503	31614	31615	31822
4565	5-79b.8d		Offene Reposition einer Gelenkluxation: Durch Materialkombinationen: Interphalangealgelenk		D2	31132	31503	31614	31615	31822
4566	5-79b.8e		Offene Reposition einer Gelenkluxation: Durch Materialkombinationen: Iliosakralgelenk		D6	31136	31506	31620	31621	31826
4567	5-79b.8f		Offene Reposition einer Gelenkluxation: Durch Materialkombinationen: Symphyse		D5	31135	31505	31618	31619	31825
4568	5-79b.8h		Offene Reposition einer Gelenkluxation: Durch Materialkombinationen: Kniegelenk		D5	31135	31505	31618	31619	31825
4569	5-79b.8j		Offene Reposition einer Gelenkluxation: Durch Materialkombinationen: Proximales Tibiofibulargelenk		D4	31134	31504	31618	31619	31824
4570	5-79b.8k		Offene Reposition einer Gelenkluxation: Durch Materialkombinationen: Oberes Sprunggelenk		D5	31135	31505	31618	31619	31825
4571	5-79b.8m		Offene Reposition einer Gelenkluxation: Durch Materialkombinationen: Unteres Sprunggelenk		D5	31135	31505	31618	31619	31825
4572	5-79b.8n		Offene Reposition einer Gelenkluxation: Durch Materialkombinationen: Tarsalgelenk		D4	31134	31504	31618	31619	31824
4573	5-79b.8p		Offene Reposition einer Gelenkluxation: Durch Materialkombinationen: Tarsometatarsalgelenk		D4	31134	31504	31618	31619	31824
4574	5-79b.8q		Offene Reposition einer Gelenkluxation: Durch Materialkombinationen: Metatarsophalangealgelenk		D2	31132	31503	31614	31615	31822
4575	5-79b.8r		Offene Reposition einer Gelenkluxation: Durch Materialkombinationen: Zehengelenk		D2	31132	31503	31614	31615	31822
4576	5-79b.80		Offene Reposition einer Gelenkluxation: Durch Materialkombinationen: Humeroglenoidalgelenk		D5	31135	31505	31618	31619	31825
4577	5-79b.81		Offene Reposition einer Gelenkluxation: Durch Materialkombinationen: Akromioklavikulargelenk		D4	31134	31504	31618	31619	31824
4578	5-79b.83		Offene Reposition einer Gelenkluxation: Durch Materialkombinationen: Sternoklavikulargelenk		D2	31132	31503	31614	31615	31822

Fortsetzung 2.21.2 Reposition von Fraktur und Luxation

lfd. Nr	OPS-301 2004	OPS 2005	Bezeichnung OPS-301 2004	Bezeichnung OPS 2005	Kategorie	OP-Leistung	Überwachung	Nachbeh. Überw.	Nachbeh. Operat.	Narkose
4579	5-79b.84		Offene Reposition einer Gelenkluxation: Durch Materialkombinationen: Humeroulnargelenk		D5	31135	31505	31618	31619	31825
4580	5-79b.85		Offene Reposition einer Gelenkluxation: Durch Materialkombinationen: Proximales Radioulnargelenk		D4	31134	31504	31618	31619	31824
4581	5-79b.86		Offene Reposition einer Gelenkluxation: Durch Materialkombinationen: Distales Radioulnargelenk		D4	31134	31504	31618	31619	31824
4582	5-79b.87		Offene Reposition einer Gelenkluxation: Durch Materialkombinationen: Handgelenk		D3	31133	31504	31616	31617	31823
4583	5-79b.88		Offene Reposition einer Gelenkluxation: Durch Materialkombinationen: Radiokarpalgelenk		D3	31133	31504	31616	31617	31823
4584	5-79b.89		Offene Reposition einer Gelenkluxation: Durch Materialkombinationen: Ulnakarpalgelenk		D3	31133	31504	31616	31617	31823
4585	5-790.ca	entfallen	Geschlossene Reposition einer Fraktur oder Epiphysenlösung mit Osteosynthese: Durch Transfixationsnagel: Karpale	In Version 2005 entfallen	D3	31133	31504	31616	31617	31823
4586	5-790.cb	entfallen	Geschlossene Reposition einer Fraktur oder Epiphysenlösung mit Osteosynthese: Durch Transfixationsnagel: Metakarpale	In Version 2005 entfallen	D3	31133	31504	31616	31617	31823
4587	5-790.cc	entfallen	Geschlossene Reposition einer Fraktur oder Epiphysenlösung mit Osteosynthese: Durch Transfixationsnagel: Phalangen Hand	In Version 2005 entfallen	D3	31133	31504	31616	31617	31823
4588	5-790.cd		Geschlossene Reposition einer Fraktur oder Epiphysenlösung mit Osteosynthese: Durch Transfixationsnagel: Becken		D5	31135	31505	31618	31619	31825
4589	5-790.ce		Geschlossene Reposition einer Fraktur oder Epiphysenlösung mit Osteosynthese: Durch Transfixationsnagel: Schenkelhals		D5	31135	31505	31618	31619	31825
4590	5-790.cf		Geschlossene Reposition einer Fraktur oder Epiphysenlösung mit Osteosynthese: Durch Transfixationsnagel: Femur proximal		D5	31135	31505	31618	31619	31825
4591	5-790.cg		Geschlossene Reposition einer Fraktur oder Epiphysenlösung mit Osteosynthese: Durch Transfixationsnagel: Femurschaft		D4	31134	31504	31618	31619	31824
4592	5-790.ch		Geschlossene Reposition einer Fraktur oder Epiphysenlösung mit Osteosynthese: Durch Transfixationsnagel: Femur distal		D4	31134	31504	31618	31619	31824
4593	5-790.cj	entfallen	Geschlossene Reposition einer Fraktur oder Epiphysenlösung mit Osteosynthese: Durch Transfixationsnagel: Patella	In Version 2005 entfallen	D4	31134	31504	31618	31619	31824

Fortsetzung 2.21.2 Reposition von Fraktur und Luxation

lfd. Nr	OPS-301 2004	OPS 2005	Bezeichnung OPS-301 2004	Bezeichnung OPS 2005	Kategorie	OP-Leistung	Überwachung	Nachbeh. Überw.	Nachbeh. Operat.	Narkose
4594	5-790.ck		Geschlossene Reposition einer Fraktur oder Epiphysenlösung mit Osteosynthese: Durch Transfixationsnagel: Tibia proximal		D4	31134	31504	31618	31619	31824
4595	5-790.cm		Geschlossene Reposition einer Fraktur oder Epiphysenlösung mit Osteosynthese: Durch Transfixationsnagel: Tibiaschaft		D4	31134	31504	31618	31619	31824
4596	5-790.cn		Geschlossene Reposition einer Fraktur oder Epiphysenlösung mit Osteosynthese: Durch Transfixationsnagel: Tibia distal		D4	31134	31504	31618	31619	31824
4597	5-790.cp	entfallen	Geschlossene Reposition einer Fraktur oder Epiphysenlösung mit Osteosynthese: Durch Transfixationsnagel: Fibula proximal	In Version 2005 entfallen	D4	31134	31504	31618	31619	31824
4598	5-790.cq	entfallen	Geschlossene Reposition einer Fraktur oder Epiphysenlösung mit Osteosynthese: Durch Transfixationsnagel: Fibulaschaft	In Version 2005 entfallen	D4	31134	31504	31618	31619	31824
4599	5-790.cr	entfallen	Geschlossene Reposition einer Fraktur oder Epiphysenlösung mit Osteosynthese: Durch Transfixationsnagel: Fibula distal	In Version 2005 entfallen	D4	31134	31504	31618	31619	31824
4600	5-790.cs		Geschlossene Reposition einer Fraktur oder Epiphysenlösung mit Osteosynthese: Durch Transfixationsnagel: Talus		D4	31134	31504	31618	31619	31824
4601	5-790.ct		Geschlossene Reposition einer Fraktur oder Epiphysenlösung mit Osteosynthese: Durch Transfixationsnagel: Kalkaneus		D4	31134	31504	31618	31619	31824
4602	5-790.cu	entfallen	Geschlossene Reposition einer Fraktur oder Epiphysenlösung mit Osteosynthese: Durch Transfixationsnagel: Tarsale	In Version 2005 entfallen	D3	31133	31504	31616	31617	31823
4603	5-790.cv	entfallen	Geschlossene Reposition einer Fraktur oder Epiphysenlösung mit Osteosynthese: Durch Transfixationsnagel: Metatarsale	In Version 2005 entfallen	D3	31133	31504	31616	31617	31823
4604	5-790.cw	entfallen	Geschlossene Reposition einer Fraktur oder Epiphysenlösung mit Osteosynthese: Durch Transfixationsnagel: Phalangen Fuß	In Version 2005 entfallen	D3	31133	31504	31616	31617	31823
4605	5-790.c0	entfallen	Geschlossene Reposition einer Fraktur oder Epiphysenlösung mit Osteosynthese: Durch Transfixationsnagel: Skapula und Klavikula	In Version 2005 entfallen	D5	31135	31505	31618	31619	31825

Fortsetzung 2.21.2 Reposition von Fraktur und Luxation

lfd. Nr	OPS-301 2004	OPS 2005	Bezeichnung OPS-301 2004	Bezeichnung OPS 2005	Kategorie	OP-Leistung	Überwachung	Nachbeh. Überw.	Nachbeh. Operat.	Narkose
4606	5-790.c1	entfallen	Geschlossene Reposition einer Fraktur oder Epiphysenlösung mit Osteosynthese: Durch Transfixationsnagel: Humerus proximal	In Version 2005 entfallen	D5	31135	31505	31618	31619	31825
4607	5-790.c2	entfallen	Geschlossene Reposition einer Fraktur oder Epiphysenlösung mit Osteosynthese: Durch Transfixationsnagel: Humerusschaft	In Version 2005 entfallen	D4	31134	31504	31618	31619	31824
4608	5-790.c3	entfallen	Geschlossene Reposition einer Fraktur oder Epiphysenlösung mit Osteosynthese: Durch Transfixationsnagel: Humerus distal	In Version 2005 entfallen	D4	31134	31504	31618	31619	31824
4609	5-790.c4	entfallen	Geschlossene Reposition einer Fraktur oder Epiphysenlösung mit Osteosynthese: Durch Transfixationsnagel: Radius proximal	In Version 2005 entfallen	D4	31134	31504	31618	31619	31824
4610	5-790.c5	entfallen	Geschlossene Reposition einer Fraktur oder Epiphysenlösung mit Osteosynthese: Durch Transfixationsnagel: Radiusschaft	In Version 2005 entfallen	D4	31134	31504	31618	31619	31824
4611	5-790.c6	entfallen	Geschlossene Reposition einer Fraktur oder Epiphysenlösung mit Osteosynthese: Durch Transfixationsnagel: Radius distal	In Version 2005 entfallen	D3	31133	31504	31616	31617	31823
4612	5-790.c7	entfallen	Geschlossene Reposition einer Fraktur oder Epiphysenlösung mit Osteosynthese: Durch Transfixationsnagel: Ulna proximal	In Version 2005 entfallen	D4	31134	31504	31618	31619	31824
4613	5-790.c8	entfallen	Geschlossene Reposition einer Fraktur oder Epiphysenlösung mit Osteosynthese: Durch Transfixationsnagel: Ulnaschaft	In Version 2005 entfallen	D4	31134	31504	31618	31619	31824
4614	5-790.c9	entfallen	Geschlossene Reposition einer Fraktur oder Epiphysenlösung mit Osteosynthese: Durch Transfixationsnagel: Ulna distal	In Version 2005 entfallen	D3	31133	31504	31616	31617	31823
4615	5-790.da		Geschlossene Reposition einer Fraktur oder Epiphysenlösung mit Osteosynthese: Durch Fixateur externe mit interner Osteosynthese: Karpale		D4	31134	31504	31618	31619	31824

Fortsetzung 2.21.2 Reposition von Fraktur und Luxation

lfd. Nr	OPS-301 2004	OPS 2005	Bezeichnung OPS-301 2004	Bezeichnung OPS 2005	Kategorie	OP-Leistung	Überwachung	Nachbeh. Überw.	Nachbeh. Operat.	Narkose
4616	5-790.db		Geschlossene Reposition einer Fraktur oder Epiphysenlösung mit Osteosynthese: Durch Fixateur externe mit interner Osteosynthese: Metakarpale		D4	31134	31504	31618	31619	31824
4617	5-790.dc		Geschlossene Reposition einer Fraktur oder Epiphysenlösung mit Osteosynthese: Durch Fixateur externe mit interner Osteosynthese: Phalangen Hand		D4	31134	31504	31618	31619	31824
4618	5-790.dd		Geschlossene Reposition einer Fraktur oder Epiphysenlösung mit Osteosynthese: Durch Fixateur externe mit interner Osteosynthese: Becken		D7	31137	31507	31620	31621	31827
4619	5-790.de		Geschlossene Reposition einer Fraktur oder Epiphysenlösung mit Osteosynthese: Durch Fixateur externe mit interner Osteosynthese: Schenkelhals		D7	31137	31507	31620	31621	31827
4620	5-790.df		Geschlossene Reposition einer Fraktur oder Epiphysenlösung mit Osteosynthese: Durch Fixateur externe mit interner Osteosynthese: Femur proximal		D7	31137	31507	31620	31621	31827
4621	5-790.dg		Geschlossene Reposition einer Fraktur oder Epiphysenlösung mit Osteosynthese: Durch Fixateur externe mit interner Osteosynthese: Femurschaft		D6	31136	31506	31620	31621	31826
4622	5-790.dh		Geschlossene Reposition einer Fraktur oder Epiphysenlösung mit Osteosynthese: Durch Fixateur externe mit interner Osteosynthese: Femur distal		D6	31136	31506	31620	31621	31826
4623	5-790.dj		Geschlossene Reposition einer Fraktur oder Epiphysenlösung mit Osteosynthese: Durch Fixateur externe mit interner Osteosynthese: Patella		D5	31135	31505	31618	31619	31825
4624	5-790.dk		Geschlossene Reposition einer Fraktur oder Epiphysenlösung mit Osteosynthese: Durch Fixateur externe mit interner Osteosynthese: Tibia proximal		D6	31136	31506	31620	31621	31826
4625	5-790.dm		Geschlossene Reposition einer Fraktur oder Epiphysenlösung mit Osteosynthese: Durch Fixateur externe mit interner Osteosynthese: Tibiaschaft		D6	31136	31506	31620	31621	31826
4626	5-790.dn		Geschlossene Reposition einer Fraktur oder Epiphysenlösung mit Osteosynthese: Durch Fixateur externe mit interner Osteosynthese: Tibia distal		D6	31136	31506	31620	31621	31826
4627	5-790.dp		Geschlossene Reposition einer Fraktur oder Epiphysenlösung mit Osteosynthese: Durch Fixateur externe mit interner Osteosynthese: Fibula proximal		D5	31135	31505	31618	31619	31825
4628	5-790.dq		Geschlossene Reposition einer Fraktur oder Epiphysenlösung mit Osteosynthese: Durch Fixateur externe mit interner Osteosynthese: Fibulaschaft		D5	31135	31505	31618	31619	31825
4629	5-790.dr		Geschlossene Reposition einer Fraktur oder Epiphysenlösung mit Osteosynthese: Durch Fixateur externe mit interner Osteosynthese: Fibula distal		D5	31135	31505	31618	31619	31825
4630	5-790.ds		Geschlossene Reposition einer Fraktur oder Epiphysenlösung mit Osteosynthese: Durch Fixateur externe mit interner Osteosynthese: Talus		D5	31135	31505	31618	31619	31825
4631	5-790.dt		Geschlossene Reposition einer Fraktur oder Epiphysenlösung mit Osteosynthese: Durch Fixateur externe mit interner Osteosynthese: Kalkaneus		D5	31135	31505	31618	31619	31825
4632	5-790.du		Geschlossene Reposition einer Fraktur oder Epiphysenlösung mit Osteosynthese: Durch Fixateur externe mit interner Osteosynthese: Tarsale		D4	31134	31504	31618	31619	31824
4633	5-790.dv		Geschlossene Reposition einer Fraktur oder Epiphysenlösung mit Osteosynthese: Durch Fixateur externe mit interner Osteosynthese: Metatarsale		D4	31134	31504	31618	31619	31824

Fortsetzung 2.21.2 Reposition von Fraktur und Luxation

lfd. Nr	OPS-301 2004	OPS 2005	Bezeichnung OPS-301 2004	Bezeichnung OPS 2005	Kategorie	OP-Leistung	Überwachung	Nachbeh. Überw.	Nachbeh. Operat.	Narkose
4634	5-790.dw		Geschlossene Reposition einer Fraktur oder Epiphysenlösung mit Osteosynthese: Durch Fixateur externe mit interner Osteosynthese: Phalangen Fuß		D4	31134	31504	31618	31619	31824
4635	5-790.d0		Geschlossene Reposition einer Fraktur oder Epiphysenlösung mit Osteosynthese: Durch Fixateur externe mit interner Osteosynthese: Skapula und Klavikula		D7	31137	31507	31620	31621	31827
4636	5-790.d1		Geschlossene Reposition einer Fraktur oder Epiphysenlösung mit Osteosynthese: Durch Fixateur externe mit interner Osteosynthese: Humerus proximal		D7	31137	31507	31620	31621	31827
4637	5-790.d2		Geschlossene Reposition einer Fraktur oder Epiphysenlösung mit Osteosynthese: Durch Fixateur externe mit interner Osteosynthese: Humerusschaft		D6	31136	31506	31620	31621	31826
4638	5-790.d3		Geschlossene Reposition einer Fraktur oder Epiphysenlösung mit Osteosynthese: Durch Fixateur externe mit interner Osteosynthese: Humerus distal		D6	31136	31506	31620	31621	31826
4639	5-790.d4		Geschlossene Reposition einer Fraktur oder Epiphysenlösung mit Osteosynthese: Durch Fixateur externe mit interner Osteosynthese: Radius proximal		D6	31136	31506	31620	31621	31826
4640	5-790.d5		Geschlossene Reposition einer Fraktur oder Epiphysenlösung mit Osteosynthese: Durch Fixateur externe mit interner Osteosynthese: Radiusschaft		D6	31136	31506	31620	31621	31826
4641	5-790.d6		Geschlossene Reposition einer Fraktur oder Epiphysenlösung mit Osteosynthese: Durch Fixateur externe mit interner Osteosynthese: Radius distal		D5	31135	31505	31618	31619	31825
4642	5-790.d7		Geschlossene Reposition einer Fraktur oder Epiphysenlösung mit Osteosynthese: Durch Fixateur externe mit interner Osteosynthese: Ulna proximal		D6	31136	31506	31620	31621	31826
4643	5-790.d8		Geschlossene Reposition einer Fraktur oder Epiphysenlösung mit Osteosynthese: Durch Fixateur externe mit interner Osteosynthese: Ulnaschaft		D6	31136	31506	31620	31621	31826
4644	5-790.d9		Geschlossene Reposition einer Fraktur oder Epiphysenlösung mit Osteosynthese: Durch Fixateur externe mit interner Osteosynthese: Ulna distal		D5	31135	31505	31618	31619	31825
4645	5-790.0a		Geschlossene Reposition einer Fraktur oder Epiphysenlösung mit Osteosynthese: Durch Schraube: Karpale		D3	31133	31504	31616	31617	31823
4646	5-790.0b		Geschlossene Reposition einer Fraktur oder Epiphysenlösung mit Osteosynthese: Durch Schraube: Metakarpale		D3	31133	31504	31616	31617	31823
4647	5-790.0c		Geschlossene Reposition einer Fraktur oder Epiphysenlösung mit Osteosynthese: Durch Schraube: Phalangen Hand		D3	31133	31504	31616	31617	31823
4648	5-790.0d		Geschlossene Reposition einer Fraktur oder Epiphysenlösung mit Osteosynthese: Durch Schraube: Becken		D5	31135	31505	31618	31619	31825
4649	5-790.0e		Geschlossene Reposition einer Fraktur oder Epiphysenlösung mit Osteosynthese: Durch Schraube: Schenkelhals		D5	31135	31505	31618	31619	31825
4650	5-790.0f		Geschlossene Reposition einer Fraktur oder Epiphysenlösung mit Osteosynthese: Durch Schraube: Femur proximal		D5	31135	31505	31618	31619	31825
4651	5-790.0g		Geschlossene Reposition einer Fraktur oder Epiphysenlösung mit Osteosynthese: Durch Schraube: Femurschaft		D4	31134	31504	31618	31619	31824

Fortsetzung 2.21.2 Reposition von Fraktur und Luxation

lfd. Nr	OPS-301 2004	OPS 2005	Bezeichnung OPS-301 2004	Bezeichnung OPS 2005	Kate-gorie	OP-Leistung	Über-wachung	Nachbeh. Überw.	Nachbeh. Operat.	Narkose
4652	5-790.0h		Geschlossene Reposition einer Fraktur oder Epiphysenlösung mit Osteosynthese: Durch Schraube: Femur distal		D4	31134	31504	31618	31619	31824
4653	5-790.0j		Geschlossene Reposition einer Fraktur oder Epiphysenlösung mit Osteosynthese: Durch Schraube: Patella		D4	31134	31504	31618	31619	31824
4654	5-790.0k		Geschlossene Reposition einer Fraktur oder Epiphysenlösung mit Osteosynthese: Durch Schraube: Tibia proximal		D4	31134	31504	31618	31619	31824
4655	5-790.0m		Geschlossene Reposition einer Fraktur oder Epiphysenlösung mit Osteosynthese: Durch Schraube: Tibiaschaft		D4	31134	31504	31618	31619	31824
4656	5-790.0n		Geschlossene Reposition einer Fraktur oder Epiphysenlösung mit Osteosynthese: Durch Schraube: Tibia distal		D4	31134	31504	31618	31619	31824
4657	5-790.0p		Geschlossene Reposition einer Fraktur oder Epiphysenlösung mit Osteosynthese: Durch Schraube: Fibula proximal		D4	31134	31504	31618	31619	31824
4658	5-790.0q		Geschlossene Reposition einer Fraktur oder Epiphysenlösung mit Osteosynthese: Durch Schraube: Fibulaschaft		D4	31134	31504	31618	31619	31824
4659	5-790.0r		Geschlossene Reposition einer Fraktur oder Epiphysenlösung mit Osteosynthese: Durch Schraube: Fibula distal		D4	31134	31504	31618	31619	31824
4660	5-790.0s		Geschlossene Reposition einer Fraktur oder Epiphysenlösung mit Osteosynthese: Durch Schraube: Talus		D4	31134	31504	31618	31619	31824
4661	5-790.0t		Geschlossene Reposition einer Fraktur oder Epiphysenlösung mit Osteosynthese: Durch Schraube: Kalkaneus		D4	31134	31504	31618	31619	31824
4662	5-790.0u		Geschlossene Reposition einer Fraktur oder Epiphysenlösung mit Osteosynthese: Durch Schraube: Tarsale		D3	31133	31504	31616	31617	31823
4663	5-790.0v		Geschlossene Reposition einer Fraktur oder Epiphysenlösung mit Osteosynthese: Durch Schraube: Metatarsale		D3	31133	31504	31616	31617	31823
4664	5-790.0w		Geschlossene Reposition einer Fraktur oder Epiphysenlösung mit Osteosynthese: Durch Schraube: Phalangen Fuß		D3	31133	31504	31616	31617	31823
4665	5-790.00		Geschlossene Reposition einer Fraktur oder Epiphysenlösung mit Osteosynthese: Durch Schraube: Skapula und Klavikula		D5	31135	31505	31618	31619	31825
4666	5-790.01		Geschlossene Reposition einer Fraktur oder Epiphysenlösung mit Osteosynthese: Durch Schraube: Humerus proximal		D4	31134	31504	31618	31619	31824
4667	5-790.02		Geschlossene Reposition einer Fraktur oder Epiphysenlösung mit Osteosynthese: Durch Schraube: Humerusschaft		D4	31134	31504	31618	31619	31824
4668	5-790.03		Geschlossene Reposition einer Fraktur oder Epiphysenlösung mit Osteosynthese: Durch Schraube: Humerus distal		D4	31134	31504	31618	31619	31824
4669	5-790.04		Geschlossene Reposition einer Fraktur oder Epiphysenlösung mit Osteosynthese: Durch Schraube: Radius proximal		D4	31134	31504	31618	31619	31824

Fortsetzung 2.21.2 Reposition von Fraktur und Luxation

lfd. Nr	OPS-301 2004	OPS 2005	Bezeichnung OPS-301 2004	Bezeichnung OPS 2005	Kategorie	OP-Leistung	Überwachung	Nachbeh. Überw.	Nachbeh. Operat.	Narkose
4670	5-790.05		Geschlossene Reposition einer Fraktur oder Epiphysenlösung mit Osteosynthese: Durch Schraube: Radiusschaft		D4	31134	31504	31618	31619	31824
4671	5-790.06		Geschlossene Reposition einer Fraktur oder Epiphysenlösung mit Osteosynthese: Durch Schraube: Radius distal		D3	31133	31504	31616	31617	31823
4672	5-790.07		Geschlossene Reposition einer Fraktur oder Epiphysenlösung mit Osteosynthese: Durch Schraube: Ulna proximal		D4	31134	31504	31618	31619	31824
4673	5-790.08		Geschlossene Reposition einer Fraktur oder Epiphysenlösung mit Osteosynthese: Durch Schraube: Ulnaschaft		D4	31134	31504	31618	31619	31824
4674	5-790.09		Geschlossene Reposition einer Fraktur oder Epiphysenlösung mit Osteosynthese: Durch Schraube: Ulna distal		D3	31133	31504	31616	31617	31823
4675	5-790.1a		Geschlossene Reposition einer Fraktur oder Epiphysenlösung mit Osteosynthese: Durch Draht oder Zuggurtung/Cerclage: Karpale		D2	31132	31503	31614	31615	31822
4676	5-790.1b		Geschlossene Reposition einer Fraktur oder Epiphysenlösung mit Osteosynthese: Durch Draht oder Zuggurtung/Cerclage: Metakarpale		D2	31132	31503	31614	31615	31822
4677	5-790.1c		Geschlossene Reposition einer Fraktur oder Epiphysenlösung mit Osteosynthese: Durch Draht oder Zuggurtung/Cerclage: Phalangen Hand		D2	31132	31503	31614	31615	31822
4678	5-790.1d		Geschlossene Reposition einer Fraktur oder Epiphysenlösung mit Osteosynthese: Durch Draht oder Zuggurtung/Cerclage: Becken		D4	31134	31504	31618	31619	31824
4679	5-790.1e		Geschlossene Reposition einer Fraktur oder Epiphysenlösung mit Osteosynthese: Durch Draht oder Zuggurtung/Cerclage: Schenkelhals		D3	31133	31504	31616	31617	31823
4680	5-790.1f		Geschlossene Reposition einer Fraktur oder Epiphysenlösung mit Osteosynthese: Durch Draht oder Zuggurtung/Cerclage: Femur proximal		D3	31133	31504	31616	31617	31823
4681	5-790.1g		Geschlossene Reposition einer Fraktur oder Epiphysenlösung mit Osteosynthese: Durch Draht oder Zuggurtung/Cerclage: Femurschaft		D3	31133	31504	31616	31617	31823
4682	5-790.1h		Geschlossene Reposition einer Fraktur oder Epiphysenlösung mit Osteosynthese: Durch Draht oder Zuggurtung/Cerclage: Femur distal		D3	31133	31504	31616	31617	31823
4683	5-790.1j		Geschlossene Reposition einer Fraktur oder Epiphysenlösung mit Osteosynthese: Durch Draht oder Zuggurtung/Cerclage: Patella		D3	31133	31504	31616	31617	31823
4684	5-790.1k		Geschlossene Reposition einer Fraktur oder Epiphysenlösung mit Osteosynthese: Durch Draht oder Zuggurtung/Cerclage: Tibia proximal		D3	31133	31504	31616	31617	31823
4685	5-790.1m		Geschlossene Reposition einer Fraktur oder Epiphysenlösung mit Osteosynthese: Durch Draht oder Zuggurtung/Cerclage: Tibiaschaft		D3	31133	31504	31616	31617	31823
4686	5-790.1n		Geschlossene Reposition einer Fraktur oder Epiphysenlösung mit Osteosynthese: Durch Draht oder Zuggurtung/Cerclage: Tibia distal		D3	31133	31504	31616	31617	31823
4687	5-790.1p		Geschlossene Reposition einer Fraktur oder Epiphysenlösung mit Osteosynthese: Durch Draht oder Zuggurtung/Cerclage: Fibula proximal		D3	31133	31504	31616	31617	31823

Fortsetzung 2.21.2 Reposition von Fraktur und Luxation

lfd. Nr	OPS-301 2004	OPS 2005	Bezeichnung OPS-301 2004	Bezeichnung OPS 2005	Kate-gorie	OP-Leistung	Über-wachung	Nachbeh. Überw.	Nachbeh. Operat.	Narkose
4688	5-790.1q		Geschlossene Reposition einer Fraktur oder Epiphysenlösung mit Osteosynthese: Durch Draht oder Zuggurtung/Cerclage: Fibulaschaft		D3	31133	31504	31616	31617	31823
4689	5-790.1r		Geschlossene Reposition einer Fraktur oder Epiphysenlösung mit Osteosynthese: Durch Draht oder Zuggurtung/Cerclage: Fibula distal		D3	31133	31504	31616	31617	31823
4690	5-790.1s		Geschlossene Reposition einer Fraktur oder Epiphysenlösung mit Osteosynthese: Durch Draht oder Zuggurtung/Cerclage: Talus		D3	31133	31504	31616	31617	31823
4691	5-790.1t		Geschlossene Reposition einer Fraktur oder Epiphysenlösung mit Osteosynthese: Durch Draht oder Zuggurtung/Cerclage: Kalkaneus		D3	31133	31504	31616	31617	31823
4692	5-790.1u		Geschlossene Reposition einer Fraktur oder Epiphysenlösung mit Osteosynthese: Durch Draht oder Zuggurtung/Cerclage: Tarsale		D2	31132	31503	31614	31615	31822
4693	5-790.1v		Geschlossene Reposition einer Fraktur oder Epiphysenlösung mit Osteosynthese: Durch Draht oder Zuggurtung/Cerclage: Metatarsale		D2	31132	31503	31614	31615	31822
4694	5-790.1w		Geschlossene Reposition einer Fraktur oder Epiphysenlösung mit Osteosynthese: Durch Draht oder Zuggurtung/Cerclage: Phalangen Fuß		D2	31132	31503	31614	31615	31822
4695	5-790.10		Geschlossene Reposition einer Fraktur oder Epiphysenlösung mit Osteosynthese: Durch Draht oder Zuggurtung/Cerclage: Skapula und Klavikula		D3	31133	31504	31616	31617	31823
4696	5-790.11		Geschlossene Reposition einer Fraktur oder Epiphysenlösung mit Osteosynthese: Durch Draht oder Zuggurtung/Cerclage: Humerus proximal		D3	31133	31504	31616	31617	31823
4697	5-790.12		Geschlossene Reposition einer Fraktur oder Epiphysenlösung mit Osteosynthese: Durch Draht oder Zuggurtung/Cerclage: Humerusschaft		D3	31133	31504	31616	31617	31823
4698	5-790.13		Geschlossene Reposition einer Fraktur oder Epiphysenlösung mit Osteosynthese: Durch Draht oder Zuggurtung/Cerclage: Humerus distal		D3	31133	31504	31616	31617	31823
4699	5-790.14		Geschlossene Reposition einer Fraktur oder Epiphysenlösung mit Osteosynthese: Durch Draht oder Zuggurtung/Cerclage: Radius proximal		D3	31133	31504	31616	31617	31823
4700	5-790.15		Geschlossene Reposition einer Fraktur oder Epiphysenlösung mit Osteosynthese: Durch Draht oder Zuggurtung/Cerclage: Radiusschaft		D3	31133	31504	31616	31617	31823
4701	5-790.16		Geschlossene Reposition einer Fraktur oder Epiphysenlösung mit Osteosynthese: Durch Draht oder Zuggurtung/Cerclage: Radius distal		D3	31133	31504	31616	31617	31823
4702	5-790.17		Geschlossene Reposition einer Fraktur oder Epiphysenlösung mit Osteosynthese: Durch Draht oder Zuggurtung/Cerclage: Ulna proximal		D3	31133	31504	31616	31617	31823
4703	5-790.18		Geschlossene Reposition einer Fraktur oder Epiphysenlösung mit Osteosynthese: Durch Draht oder Zuggurtung/Cerclage: Ulnaschaft		D3	31133	31504	31616	31617	31823
4704	5-790.19		Geschlossene Reposition einer Fraktur oder Epiphysenlösung mit Osteosynthese: Durch Draht oder Zuggurtung/Cerclage: Ulna distal		D2	31132	31503	31614	31615	31822
4705	5-790.2b		Geschlossene Reposition einer Fraktur oder Epiphysenlösung mit Osteosynthese: Durch intramedullären Draht: Metakarpale		D3	31133	31504	31616	31617	31823

Fortsetzung 2.21.2 Reposition von Fraktur und Luxation

lfd. Nr	OPS-301 2004	OPS 2005	Bezeichnung OPS-301 2004	Bezeichnung OPS 2005	Kategorie	OP-Leistung	Überwachung	Nachbeh. Überw.	Nachbeh. Operat.	Narkose
4706	5-790.2c		Geschlossene Reposition einer Fraktur oder Epiphysenlösung mit Osteosynthese: Durch intramedullären Draht: Phalangen Hand		D3	31133	31504	31616	31617	31823
4707	5-790.2e		Geschlossene Reposition einer Fraktur oder Epiphysenlösung mit Osteosynthese: Durch intramedullären Draht: Schenkelhals		D5	31135	31505	31618	31619	31825
4708	5-790.2f		Geschlossene Reposition einer Fraktur oder Epiphysenlösung mit Osteosynthese: Durch intramedullären Draht: Femur proximal		D5	31135	31505	31618	31619	31825
4709	5-790.2g		Geschlossene Reposition einer Fraktur oder Epiphysenlösung mit Osteosynthese: Durch intramedullären Draht: Femurschaft		D4	31134	31504	31618	31619	31824
4710	5-790.2h		Geschlossene Reposition einer Fraktur oder Epiphysenlösung mit Osteosynthese: Durch intramedullären Draht: Femur distal		D4	31134	31504	31618	31619	31824
4711	5-790.2k		Geschlossene Reposition einer Fraktur oder Epiphysenlösung mit Osteosynthese: Durch intramedullären Draht: Tibia proximal		D4	31134	31504	31618	31619	31824
4712	5-790.2m		Geschlossene Reposition einer Fraktur oder Epiphysenlösung mit Osteosynthese: Durch intramedullären Draht: Tibiaschaft		D4	31134	31504	31618	31619	31824
4713	5-790.2n		Geschlossene Reposition einer Fraktur oder Epiphysenlösung mit Osteosynthese: Durch intramedullären Draht: Tibia distal		D4	31134	31504	31618	31619	31824
4714	5-790.2p		Geschlossene Reposition einer Fraktur oder Epiphysenlösung mit Osteosynthese: Durch intramedullären Draht: Fibula proximal		D4	31134	31504	31618	31619	31824
4715	5-790.2q		Geschlossene Reposition einer Fraktur oder Epiphysenlösung mit Osteosynthese: Durch intramedullären Draht: Fibulaschaft		D4	31134	31504	31618	31619	31824
4716	5-790.2r		Geschlossene Reposition einer Fraktur oder Epiphysenlösung mit Osteosynthese: Durch intramedullären Draht: Fibula distal		D4	31134	31504	31618	31619	31824
4717	5-790.2s	entfallen	Geschlossene Reposition einer Fraktur oder Epiphysenlösung mit Osteosynthese: Durch intramedullären Draht: Talus	In Version 2005 entfallen	D4	31134	31504	31618	31619	31824
4718	5-790.2v		Geschlossene Reposition einer Fraktur oder Epiphysenlösung mit Osteosynthese: Durch intramedullären Draht: Metatarsale		D3	31133	31504	31616	31617	31823
4719	5-790.2w		Geschlossene Reposition einer Fraktur oder Epiphysenlösung mit Osteosynthese: Durch intramedullären Draht: Phalangen Fuß		D3	31133	31504	31616	31617	31823
4720	5-790.20		Geschlossene Reposition einer Fraktur oder Epiphysenlösung mit Osteosynthese: Durch intramedullären Draht: Skapula und Klavikula		D4	31134	31504	31618	31619	31824
4721	5-790.21		Geschlossene Reposition einer Fraktur oder Epiphysenlösung mit Osteosynthese: Durch intramedullären Draht: Humerus proximal		D5	31135	31505	31618	31619	31825
4722	5-790.22		Geschlossene Reposition einer Fraktur oder Epiphysenlösung mit Osteosynthese: Durch intramedullären Draht: Humerusschaft		D4	31134	31504	31618	31619	31824

Fortsetzung 2.21.2 Reposition von Fraktur und Luxation

lfd. Nr	OPS-301 2004	OPS 2005	Bezeichnung OPS-301 2004	Bezeichnung OPS 2005	Kategorie	OP-Leistung	Überwachung	Nachbeh. Überw.	Nachbeh. Operat.	Narkose
4723	5-790.23		Geschlossene Reposition einer Fraktur oder Epiphysenlösung mit Osteosynthese: Durch intramedullären Draht: Humerus distal		D4	31134	31504	31618	31619	31824
4724	5-790.24		Geschlossene Reposition einer Fraktur oder Epiphysenlösung mit Osteosynthese: Durch intramedullären Draht: Radius proximal		D4	31134	31504	31618	31619	31824
4725	5-790.25		Geschlossene Reposition einer Fraktur oder Epiphysenlösung mit Osteosynthese: Durch intramedullären Draht: Radiusschaft		D4	31134	31504	31618	31619	31824
4726	5-790.26		Geschlossene Reposition einer Fraktur oder Epiphysenlösung mit Osteosynthese: Durch intramedullären Draht: Radius distal		D3	31133	31504	31616	31617	31823
4727	5-790.27		Geschlossene Reposition einer Fraktur oder Epiphysenlösung mit Osteosynthese: Durch intramedullären Draht: Ulna proximal		D4	31134	31504	31618	31619	31824
4728	5-790.28		Geschlossene Reposition einer Fraktur oder Epiphysenlösung mit Osteosynthese: Durch intramedullären Draht: Ulnaschaft		D4	31134	31504	31618	31619	31824
4729	5-790.29		Geschlossene Reposition einer Fraktur oder Epiphysenlösung mit Osteosynthese: Durch intramedullären Draht: Ulna distal		D3	31133	31504	31616	31617	31823
4730	5-790.3e		Geschlossene Reposition einer Fraktur oder Epiphysenlösung mit Osteosynthese: Durch Marknagel mit Aufbohren der Markhöhle: Schenkelhals		D5	31135	31505	31618	31619	31825
4731	5-790.3f		Geschlossene Reposition einer Fraktur oder Epiphysenlösung mit Osteosynthese: Durch Marknagel mit Aufbohren der Markhöhle: Femur proximal		D5	31135	31505	31618	31619	31825
4732	5-790.3g		Geschlossene Reposition einer Fraktur oder Epiphysenlösung mit Osteosynthese: Durch Marknagel mit Aufbohren der Markhöhle: Femurschaft		D4	31134	31504	31618	31619	31824
4733	5-790.3h		Geschlossene Reposition einer Fraktur oder Epiphysenlösung mit Osteosynthese: Durch Marknagel mit Aufbohren der Markhöhle: Femur distal		D4	31134	31504	31618	31619	31824
4734	5-790.3k		Geschlossene Reposition einer Fraktur oder Epiphysenlösung mit Osteosynthese: Durch Marknagel mit Aufbohren der Markhöhle: Tibia proximal		D4	31134	31504	31618	31619	31824
4735	5-790.3m		Geschlossene Reposition einer Fraktur oder Epiphysenlösung mit Osteosynthese: Durch Marknagel mit Aufbohren der Markhöhle: Tibiaschaft		D4	31134	31504	31618	31619	31824
4736	5-790.3n		Geschlossene Reposition einer Fraktur oder Epiphysenlösung mit Osteosynthese: Durch Marknagel mit Aufbohren der Markhöhle: Tibia distal		D4	31134	31504	31618	31619	31824
4737	5-790.3p		Geschlossene Reposition einer Fraktur oder Epiphysenlösung mit Osteosynthese: Durch Marknagel mit Aufbohren der Markhöhle: Fibula proximal		D4	31134	31504	31618	31619	31824
4738	5-790.3q		Geschlossene Reposition einer Fraktur oder Epiphysenlösung mit Osteosynthese: Durch Marknagel mit Aufbohren der Markhöhle: Fibulaschaft		D4	31134	31504	31618	31619	31824
4739	5-790.3r		Geschlossene Reposition einer Fraktur oder Epiphysenlösung mit Osteosynthese: Durch Marknagel mit Aufbohren der Markhöhle: Fibula distal		D4	31134	31504	31618	31619	31824
4740	5-790.31		Geschlossene Reposition einer Fraktur oder Epiphysenlösung mit Osteosynthese: Durch Marknagel mit Aufbohren der Markhöhle: Humerus proximal		D5	31135	31505	31618	31619	31825

Fortsetzung 2.21.2 Reposition von Fraktur und Luxation

lfd. Nr	OPS-301 2004	OPS 2005	Bezeichnung OPS-301 2004	Bezeichnung OPS 2005	Kate-gorie	OP-Leistung	Über-wachung	Nachbeh. Überw.	Nachbeh. Operat.	Narkose
4741	5-790.32		Geschlossene Reposition einer Fraktur oder Epiphysenlösung mit Osteosynthese: Durch Marknagel mit Aufbohren der Markhöhle: Humerusschaft		D4	31134	31504	31618	31619	31824
4742	5-790.33		Geschlossene Reposition einer Fraktur oder Epiphysenlösung mit Osteosynthese: Durch Marknagel mit Aufbohren der Markhöhle: Humerus distal		D4	31134	31504	31618	31619	31824
4743	5-790.34		Geschlossene Reposition einer Fraktur oder Epiphysenlösung mit Osteosynthese: Durch Marknagel mit Aufbohren der Markhöhle: Radius proximal		D4	31134	31504	31618	31619	31824
4744	5-790.35		Geschlossene Reposition einer Fraktur oder Epiphysenlösung mit Osteosynthese: Durch Marknagel mit Aufbohren der Markhöhle: Radiusschaft		D4	31134	31504	31618	31619	31824
4745	5-790.36		Geschlossene Reposition einer Fraktur oder Epiphysenlösung mit Osteosynthese: Durch Marknagel mit Aufbohren der Markhöhle: Radius distal		D3	31133	31504	31616	31617	31823
4746	5-790.37		Geschlossene Reposition einer Fraktur oder Epiphysenlösung mit Osteosynthese: Durch Marknagel mit Aufbohren der Markhöhle: Ulna proximal		D4	31134	31504	31618	31619	31824
4747	5-790.38		Geschlossene Reposition einer Fraktur oder Epiphysenlösung mit Osteosynthese: Durch Marknagel mit Aufbohren der Markhöhle: Ulnaschaft		D4	31134	31504	31618	31619	31824
4748	5-790.39		Geschlossene Reposition einer Fraktur oder Epiphysenlösung mit Osteosynthese: Durch Marknagel mit Aufbohren der Markhöhle: Ulna distal		D3	31133	31504	31616	31617	31823
4749	5-790.4e		Geschlossene Reposition einer Fraktur oder Epiphysenlösung mit Osteosynthese: Durch Verriegelungsnagel: Schenkelhals		D5	31135	31505	31618	31619	31825
4750	5-790.4f		Geschlossene Reposition einer Fraktur oder Epiphysenlösung mit Osteosynthese: Durch Verriegelungsnagel: Femur proximal		D5	31135	31505	31618	31619	31825
4751	5-790.4g		Geschlossene Reposition einer Fraktur oder Epiphysenlösung mit Osteosynthese: Durch Verriegelungsnagel: Femurschaft		D5	31135	31505	31618	31619	31825
4752	5-790.4h		Geschlossene Reposition einer Fraktur oder Epiphysenlösung mit Osteosynthese: Durch Verriegelungsnagel: Femur distal		D5	31135	31505	31618	31619	31825
4753	5-790.4k		Geschlossene Reposition einer Fraktur oder Epiphysenlösung mit Osteosynthese: Durch Verriegelungsnagel: Tibia proximal		D5	31135	31505	31618	31619	31825
4754	5-790.4m		Geschlossene Reposition einer Fraktur oder Epiphysenlösung mit Osteosynthese: Durch Verriegelungsnagel: Tibiaschaft		D5	31135	31505	31618	31619	31825
4755	5-790.4n		Geschlossene Reposition einer Fraktur oder Epiphysenlösung mit Osteosynthese: Durch Verriegelungsnagel: Tibia distal		D5	31135	31505	31618	31619	31825
4756	5-790.4p		Geschlossene Reposition einer Fraktur oder Epiphysenlösung mit Osteosynthese: Durch Verriegelungsnagel: Fibula proximal		D4	31134	31504	31618	31619	31824
4757	5-790.4q		Geschlossene Reposition einer Fraktur oder Epiphysenlösung mit Osteosynthese: Durch Verriegelungsnagel: Fibulaschaft		D4	31134	31504	31618	31619	31824
4758	5-790.4r		Geschlossene Reposition einer Fraktur oder Epiphysenlösung mit Osteosynthese: Durch Verriegelungsnagel: Fibula distal		D4	31134	31504	31618	31619	31824

Fortsetzung 2.21.2 Reposition von Fraktur und Luxation

lfd. Nr	OPS-301 2004	OPS 2005	Bezeichnung OPS-301 2004	Bezeichnung OPS 2005	Kate-gorie	OP-Leistung	Über-wachung	Nachbeh. Überw.	Nachbeh. Operat.	Narkose
4759	5-790.41		Geschlossene Reposition einer Fraktur oder Epiphysenlösung mit Osteosynthese: Durch Verriegelungsnagel: Humerus proximal		D5	31135	31505	31618	31619	31825
4760	5-790.42		Geschlossene Reposition einer Fraktur oder Epiphysenlösung mit Osteosynthese: Durch Verriegelungsnagel: Humerusschaft		D5	31135	31505	31618	31619	31825
4761	5-790.43		Geschlossene Reposition einer Fraktur oder Epiphysenlösung mit Osteosynthese: Durch Verriegelungsnagel: Humerus distal		D5	31135	31505	31618	31619	31825
4762	5-790.44		Geschlossene Reposition einer Fraktur oder Epiphysenlösung mit Osteosynthese: Durch Verriegelungsnagel: Radius proximal		D5	31135	31505	31618	31619	31825
4763	5-790.45		Geschlossene Reposition einer Fraktur oder Epiphysenlösung mit Osteosynthese: Durch Verriegelungsnagel: Radiusschaft		D5	31135	31505	31618	31619	31825
4764	5-790.46		Geschlossene Reposition einer Fraktur oder Epiphysenlösung mit Osteosynthese: Durch Verriegelungsnagel: Radius distal		D4	31134	31504	31618	31619	31824
4765	5-790.47		Geschlossene Reposition einer Fraktur oder Epiphysenlösung mit Osteosynthese: Durch Verriegelungsnagel: Ulna proximal		D5	31135	31505	31618	31619	31825
4766	5-790.48		Geschlossene Reposition einer Fraktur oder Epiphysenlösung mit Osteosynthese: Durch Verriegelungsnagel: Ulnaschaft		D5	31135	31505	31618	31619	31825
4767	5-790.49		Geschlossene Reposition einer Fraktur oder Epiphysenlösung mit Osteosynthese: Durch Verriegelungsnagel: Ulna distal		D4	31134	31504	31618	31619	31824
4768	5-790.6a		Geschlossene Reposition einer Fraktur oder Epiphysenlösung mit Osteosynthese: Durch Fixateur externe: Karpale		D3	31133	31504	31616	31617	31823
4769	5-790.6b		Geschlossene Reposition einer Fraktur oder Epiphysenlösung mit Osteosynthese: Durch Fixateur externe: Metakarpale		D3	31133	31504	31616	31617	31823
4770	5-790.6b	5-790.mb	Geschlossene Reposition einer Fraktur oder Epiphysenlösung mit Osteosynthese: Durch Fixateur externe: Metakarpale	Geschlossene Reposition einer Fraktur oder Epiphysenlösung mit Osteosynthese: Durch Ringfixateur: Metakarpale	D3	31133	31504	31616	31617	31823
4771	5-790.6c		Geschlossene Reposition einer Fraktur oder Epiphysenlösung mit Osteosynthese: Durch Fixateur externe: Phalangen Hand		D3	31133	31504	31616	31617	31823
4772	5-790.6d		Geschlossene Reposition einer Fraktur oder Epiphysenlösung mit Osteosynthese: Durch Fixateur externe: Becken		D5	31135	31505	31618	31619	31825
4773	5-790.6d	5-790.md	Geschlossene Reposition einer Fraktur oder Epiphysenlösung mit Osteosynthese: Durch Fixateur externe: Becken	Geschlossene Reposition einer Fraktur oder Epiphysenlösung mit Osteosynthese: Durch Ringfixateur: Becken	D5	31135	31505	31618	31619	31825
4774	5-790.6f		Geschlossene Reposition einer Fraktur oder Epiphysenlösung mit Osteosynthese: Durch Fixateur externe: Femur proximal		D5	31135	31505	31618	31619	31825

Fortsetzung 2.21.2 Reposition von Fraktur und Luxation

lfd. Nr	OPS-301 2004	OPS 2005	Bezeichnung OPS-301 2004	Bezeichnung OPS 2005	Kategorie	OP-Leistung	Überwachung	Nachbeh. Überw.	Nachbeh. Operat.	Narkose
4775	5-790.6f	5-790.mf	Geschlossene Reposition einer Fraktur oder Epiphysenlösung mit Osteosynthese: Durch Fixateur externe: Femur proximal	Geschlossene Reposition einer Fraktur oder Epiphysenlösung mit Osteosynthese: Durch Ringfixateur: Femur proximal	D5	31135	31505	31618	31619	31825
4776	5-790.6g		Geschlossene Reposition einer Fraktur oder Epiphysenlösung mit Osteosynthese: Durch Fixateur externe: Femurschaft		D4	31134	31504	31618	31619	31824
4777	5-790.6h		Geschlossene Reposition einer Fraktur oder Epiphysenlösung mit Osteosynthese: Durch Fixateur externe: Femur distal		D4	31134	31504	31618	31619	31824
4778	5-790.6k		Geschlossene Reposition einer Fraktur oder Epiphysenlösung mit Osteosynthese: Durch Fixateur externe: Tibia proximal		D4	31134	31504	31618	31619	31824
4779	5-790.6k	5-790.mk	Geschlossene Reposition einer Fraktur oder Epiphysenlösung mit Osteosynthese: Durch Fixateur externe: Tibia proximal	Geschlossene Reposition einer Fraktur oder Epiphysenlösung mit Osteosynthese: Durch Ringfixateur: Tibia proximal	D4	31134	31504	31618	31619	31824
4780	5-790.6m		Geschlossene Reposition einer Fraktur oder Epiphysenlösung mit Osteosynthese: Durch Fixateur externe: Tibiaschaft		D4	31134	31504	31618	31619	31824
4781	5-790.6n		Geschlossene Reposition einer Fraktur oder Epiphysenlösung mit Osteosynthese: Durch Fixateur externe: Tibia distal		D4	31134	31504	31618	31619	31824
4782	5-790.6n	5-790.mn	Geschlossene Reposition einer Fraktur oder Epiphysenlösung mit Osteosynthese: Durch Fixateur externe: Tibia distal	Geschlossene Reposition einer Fraktur oder Epiphysenlösung mit Osteosynthese: Durch Ringfixateur: Tibia distal	D4	31134	31504	31618	31619	31824
4783	5-790.6p		Geschlossene Reposition einer Fraktur oder Epiphysenlösung mit Osteosynthese: Durch Fixateur externe: Fibula proximal		D4	31134	31504	31618	31619	31824
4784	5-790.6q		Geschlossene Reposition einer Fraktur oder Epiphysenlösung mit Osteosynthese: Durch Fixateur externe: Fibulaschaft		D4	31134	31504	31618	31619	31824
4785	5-790.6r		Geschlossene Reposition einer Fraktur oder Epiphysenlösung mit Osteosynthese: Durch Fixateur externe: Fibula distal		D4	31134	31504	31618	31619	31824
4786	5-790.6r	5-790.mr	Geschlossene Reposition einer Fraktur oder Epiphysenlösung mit Osteosynthese: Durch Fixateur externe: Fibula distal	Geschlossene Reposition einer Fraktur oder Epiphysenlösung mit Osteosynthese: Durch Ringfixateur: Fibula distal	D4	31134	31504	31618	31619	31824
4787	5-790.6s		Geschlossene Reposition einer Fraktur oder Epiphysenlösung mit Osteosynthese: Durch Fixateur externe: Talus		D4	31134	31504	31618	31619	31824
4788	5-790.6s	5-790.ms	Geschlossene Reposition einer Fraktur oder Epiphysenlösung mit Osteosynthese: Durch Fixateur externe: Talus	Geschlossene Reposition einer Fraktur oder Epiphysenlösung mit Osteosynthese: Durch Ringfixateur: Talus	D4	31134	31504	31618	31619	31824

Fortsetzung 2.21.2 Reposition von Fraktur und Luxation

lfd. Nr	OPS-301 2004	OPS 2005	Bezeichnung OPS-301 2004	Bezeichnung OPS 2005	Kategorie	OP-Leistung	Überwachung	Nachbeh. Überw.	Nachbeh. Operat.	Narkose
4789	5-790.6u		Geschlossene Reposition einer Fraktur oder Epiphysenlösung mit Osteosynthese: Durch Fixateur externe: Tarsale		D3	31133	31504	31616	31617	31823
4790	5-790.6u	5-790.mu	Geschlossene Reposition einer Fraktur oder Epiphysenlösung mit Osteosynthese: Durch Fixateur externe: Tarsale	Geschlossene Reposition einer Fraktur oder Epiphysenlösung mit Osteosynthese: Durch Ringfixateur: Tarsale	D3	31133	31504	31616	31617	31823
4791	5-790.6v		Geschlossene Reposition einer Fraktur oder Epiphysenlösung mit Osteosynthese: Durch Fixateur externe: Metatarsale		D3	31133	31504	31616	31617	31823
4792	5-790.60		Geschlossene Reposition einer Fraktur oder Epiphysenlösung mit Osteosynthese: Durch Fixateur externe: Skapula und Klavikula		D4	31134	31504	31618	31619	31824
4793	5-790.61		Geschlossene Reposition einer Fraktur oder Epiphysenlösung mit Osteosynthese: Durch Fixateur externe: Humerus proximal		D4	31134	31504	31618	31619	31824
4794	5-790.61	5-790.m1	Geschlossene Reposition einer Fraktur oder Epiphysenlösung mit Osteosynthese: Durch Fixateur externe: Humerus proximal	Geschlossene Reposition einer Fraktur oder Epiphysenlösung mit Osteosynthese: Durch Ringfixateur: Humerus proximal	D4	31134	31504	31618	31619	31824
4795	5-790.62		Geschlossene Reposition einer Fraktur oder Epiphysenlösung mit Osteosynthese: Durch Fixateur externe: Humerusschaft		D4	31134	31504	31618	31619	31824
4796	5-790.63		Geschlossene Reposition einer Fraktur oder Epiphysenlösung mit Osteosynthese: Durch Fixateur externe: Humerus distal		D4	31134	31504	31618	31619	31824
4797	5-790.63	5-790.m3	Geschlossene Reposition einer Fraktur oder Epiphysenlösung mit Osteosynthese: Durch Fixateur externe: Humerus distal	Geschlossene Reposition einer Fraktur oder Epiphysenlösung mit Osteosynthese: Durch Ringfixateur: Humerus distal	D4	31134	31504	31618	31619	31824
4798	5-790.64		Geschlossene Reposition einer Fraktur oder Epiphysenlösung mit Osteosynthese: Durch Fixateur externe: Radius proximal		D4	31134	31504	31618	31619	31824
4799	5-790.65		Geschlossene Reposition einer Fraktur oder Epiphysenlösung mit Osteosynthese: Durch Fixateur externe: Radiusschaft		D4	31134	31504	31618	31619	31824
4800	5-790.65	5-790.m5	Geschlossene Reposition einer Fraktur oder Epiphysenlösung mit Osteosynthese: Durch Fixateur externe: Radiusschaft	Geschlossene Reposition einer Fraktur oder Epiphysenlösung mit Osteosynthese: Durch Ringfixateur: Radiusschaft	D4	31134	31504	31618	31619	31824
4801	5-790.66		Geschlossene Reposition einer Fraktur oder Epiphysenlösung mit Osteosynthese: Durch Fixateur externe: Radius distal		D3	31133	31504	31616	31617	31823
4802	5-790.67		Geschlossene Reposition einer Fraktur oder Epiphysenlösung mit Osteosynthese: Durch Fixateur externe: Ulna proximal		D4	31134	31504	31618	31619	31824
4803	5-790.68		Geschlossene Reposition einer Fraktur oder Epiphysenlösung mit Osteosynthese: Durch Fixateur externe: Ulnaschaft		D4	31134	31504	31618	31619	31824

Fortsetzung 2.21.2 Reposition von Fraktur und Luxation

lfd. Nr	OPS-301 2004	OPS 2005	Bezeichnung OPS-301 2004	Bezeichnung OPS 2005	Kate-gorie	OP-Leistung	Über-wachung	Nachbeh. Überw.	Nachbeh. Operat.	Narkose
4804	5-790.68	5-790.m8	Geschlossene Reposition einer Fraktur oder Epiphysenlösung mit Osteosynthese: Durch Fixateur externe: Ulnaschaft	Geschlossene Reposition einer Fraktur oder Epiphysenlösung mit Osteosynthese: Durch Ringfixateur: Ulnaschaft	D4	31134	31504	31618	31619	31824
4805	5-790.69		Geschlossene Reposition einer Fraktur oder Epiphysenlösung mit Osteosynthese: Durch Fixateur externe: Ulna distal		D3	31133	31504	31616	31617	31823
4806	5-790.69	5-790.m9	Geschlossene Reposition einer Fraktur oder Epiphysenlösung mit Osteosynthese: Durch Fixateur externe: Ulna distal	Geschlossene Reposition einer Fraktur oder Epiphysenlösung mit Osteosynthese: Durch Ringfixateur: Ulna distal	D3	31133	31504	31616	31617	31823
4807	5-790.7a	entfallen	Geschlossene Reposition einer Fraktur oder Epiphysenlösung mit Osteosynthese: Durch Winkelplatte/ Kondylenplatte: Karpale	In Version 2005 entfallen	D4	31134	31504	31618	31619	31824
4808	5-790.7b	entfallen	Geschlossene Reposition einer Fraktur oder Epiphysenlösung mit Osteosynthese: Durch Winkelplatte/ Kondylenplatte: Metakarpale	In Version 2005 entfallen	D3	31133	31504	31616	31617	31823
4809	5-790.7c	entfallen	Geschlossene Reposition einer Fraktur oder Epiphysenlösung mit Osteosynthese: Durch Winkelplatte/ Kondylenplatte: Phalangen Hand	In Version 2005 entfallen	D3	31133	31504	31616	31617	31823
4810	5-790.7d	entfallen	Geschlossene Reposition einer Fraktur oder Epiphysenlösung mit Osteosynthese: Durch Winkelplatte/ Kondylenplatte: Becken	In Version 2005 entfallen	D6	31136	31506	31620	31621	31826
4811	5-790.7e		Geschlossene Reposition einer Fraktur oder Epiphysenlösung mit Osteosynthese: Durch Winkelplatte/Kondylenplatte: Schenkelhals		D5	31135	31505	31618	31619	31825
4812	5-790.7f		Geschlossene Reposition einer Fraktur oder Epiphysenlösung mit Osteosynthese: Durch Winkelplatte/Kondylenplatte: Femur proximal		D5	31135	31505	31618	31619	31825
4813	5-790.7h		Geschlossene Reposition einer Fraktur oder Epiphysenlösung mit Osteosynthese: Durch Winkelplatte/Kondylenplatte: Femur distal		D5	31135	31505	31618	31619	31825
4814	5-790.7k		Geschlossene Reposition einer Fraktur oder Epiphysenlösung mit Osteosynthese: Durch Winkelplatte/Kondylenplatte: Tibia proximal		D5	31135	31505	31618	31619	31825
4815	5-790.7n		Geschlossene Reposition einer Fraktur oder Epiphysenlösung mit Osteosynthese: Durch Winkelplatte/Kondylenplatte: Tibia distal		D5	31135	31505	31618	31619	31825

Fortsetzung 2.21.2 Reposition von Fraktur und Luxation

lfd. Nr	OPS-301 2004	OPS 2005	Bezeichnung OPS-301 2004	Bezeichnung OPS 2005	Kate-gorie	OP-Leistung	Über-wachung	Nachbeh. Überw.	Nachbeh. Operat.	Narkose
4816	5-790.7p	entfallen	Geschlossene Reposition einer Fraktur oder Epiphysenlösung mit Osteosynthese: Durch Winkelplatte/Kondylenplatte: Fibula proximal	In Version 2005 entfallen	D4	31134	31504	31618	31619	31824
4817	5-790.7r	entfallen	Geschlossene Reposition einer Fraktur oder Epiphysenlösung mit Osteosynthese: Durch Winkelplatte/Kondylenplatte: Fibula distal	In Version 2005 entfallen	D4	31134	31504	31618	31619	31824
4818	5-790.7s	entfallen	Geschlossene Reposition einer Fraktur oder Epiphysenlösung mit Osteosynthese: Durch Winkelplatte/Kondylenplatte: Talus	In Version 2005 entfallen	D4	31134	31504	31618	31619	31824
4819	5-790.7t	entfallen	Geschlossene Reposition einer Fraktur oder Epiphysenlösung mit Osteosynthese: Durch Winkelplatte/Kondylenplatte: Kalkaneus	In Version 2005 entfallen	D4	31134	31504	31618	31619	31824
4820	5-790.7u	entfallen	Geschlossene Reposition einer Fraktur oder Epiphysenlösung mit Osteosynthese: Durch Winkelplatte/Kondylenplatte: Tarsale	In Version 2005 entfallen	D3	31133	31504	31616	31617	31823
4821	5-790.7v	entfallen	Geschlossene Reposition einer Fraktur oder Epiphysenlösung mit Osteosynthese: Durch Winkelplatte/Kondylenplatte: Metatarsale	In Version 2005 entfallen	D3	31133	31504	31616	31617	31823
4822	5-790.7w	entfallen	Geschlossene Reposition einer Fraktur oder Epiphysenlösung mit Osteosynthese: Durch Winkelplatte/Kondylenplatte: Phalangen Fuß	In Version 2005 entfallen	D3	31133	31504	31616	31617	31823
4823	5-790.70	entfallen	Geschlossene Reposition einer Fraktur oder Epiphysenlösung mit Osteosynthese: Durch Winkelplatte/Kondylenplatte: Skapula und Klavikula	In Version 2005 entfallen	D6	31136	31506	31620	31621	31826
4824	5-790.71		Geschlossene Reposition einer Fraktur oder Epiphysenlösung mit Osteosynthese: Durch Winkelplatte/Kondylenplatte: Humerus proximal		D5	31135	31505	31618	31619	31825
4825	5-790.73		Geschlossene Reposition einer Fraktur oder Epiphysenlösung mit Osteosynthese: Durch Winkelplatte/Kondylenplatte: Humerus distal		D5	31135	31505	31618	31619	31825

Fortsetzung 2.21.2 Reposition von Fraktur und Luxation

lfd. Nr	OPS-301 2004	OPS 2005	Bezeichnung OPS-301 2004	Bezeichnung OPS 2005	Kate-gorie	OP-Leistung	Über-wachung	Nachbeh. Überw.	Nachbeh. Operat.	Narkose
4826	5-790.74	entfallen	Geschlossene Reposition einer Fraktur oder Epiphysenlösung mit Osteosynthese: Durch Winkelplatte/Kondylenplatte: Radius proximal	In Version 2005 entfallen	D5	31135	31505	31618	31619	31825
4827	5-790.76	entfallen	Geschlossene Reposition einer Fraktur oder Epiphysenlösung mit Osteosynthese: Durch Winkelplatte/Kondylenplatte: Radius distal	In Version 2005 entfallen	D4	31134	31504	31618	31619	31824
4828	5-790.77	entfallen	Geschlossene Reposition einer Fraktur oder Epiphysenlösung mit Osteosynthese: Durch Winkelplatte/Kondylenplatte: Ulna proximal	In Version 2005 entfallen	D5	31135	31505	31618	31619	31825
4829	5-790.79	entfallen	Geschlossene Reposition einer Fraktur oder Epiphysenlösung mit Osteosynthese: Durch Winkelplatte/Kondylenplatte: Ulna distal	In Version 2005 entfallen	D4	31134	31504	31618	31619	31824
4830	5-790.8e		Geschlossene Reposition einer Fraktur oder Epiphysenlösung mit Osteosynthese: Durch dynamische Kompressionsschraube: Schenkelhals		D5	31135	31505	31618	31619	31825
4831	5-790.8h		Geschlossene Reposition einer Fraktur oder Epiphysenlösung mit Osteosynthese: Durch dynamische Kompressionsschraube: Femur distal		D5	31135	31505	31618	31619	31825
4832	5-790.8k		Geschlossene Reposition einer Fraktur oder Epiphysenlösung mit Osteosynthese: Durch dynamische Kompressionsschraube: Tibia proximal		D5	31135	31505	31618	31619	31825
4833	5-790.9a		Geschlossene Reposition einer Fraktur oder Epiphysenlösung mit Osteosynthese: Durch Materialkombinationen: Karpale		D5	31135	31505	31618	31619	31825
4834	5-790.9b		Geschlossene Reposition einer Fraktur oder Epiphysenlösung mit Osteosynthese: Durch Materialkombinationen: Metakarpale		D3	31133	31504	31616	31617	31823
4835	5-790.9c		Geschlossene Reposition einer Fraktur oder Epiphysenlösung mit Osteosynthese: Durch Materialkombinationen: Phalangen Hand		D3	31133	31504	31616	31617	31823
4836	5-790.9d		Geschlossene Reposition einer Fraktur oder Epiphysenlösung mit Osteosynthese: Durch Materialkombinationen: Becken		D6	31136	31506	31620	31621	31826
4837	5-790.9e		Geschlossene Reposition einer Fraktur oder Epiphysenlösung mit Osteosynthese: Durch Materialkombinationen: Schenkelhals		D6	31136	31506	31620	31621	31826
4838	5-790.9f		Geschlossene Reposition einer Fraktur oder Epiphysenlösung mit Osteosynthese: Durch Materialkombinationen: Femur proximal		D6	31136	31506	31620	31621	31826
4839	5-790.9g		Geschlossene Reposition einer Fraktur oder Epiphysenlösung mit Osteosynthese: Durch Materialkombinationen: Femurschaft		D5	31135	31505	31618	31619	31825
4840	5-790.9h		Geschlossene Reposition einer Fraktur oder Epiphysenlösung mit Osteosynthese: Durch Materialkombinationen: Femur distal		D5	31135	31505	31618	31619	31825

Fortsetzung 2.21.2 Reposition von Fraktur und Luxation

lfd. Nr	OPS-301 2004	OPS 2005	Bezeichnung OPS-301 2004	Bezeichnung OPS 2005	Kate-gorie	OP-Leistung	Über-wachung	Nachbeh. Überw.	Nachbeh. Operat.	Narkose
4841	5-790.9j		Geschlossene Reposition einer Fraktur oder Epiphysenlösung mit Osteosynthese: Durch Materialkombinationen: Patella		D4	31134	31504	31618	31619	31824
4842	5-790.9k		Geschlossene Reposition einer Fraktur oder Epiphysenlösung mit Osteosynthese: Durch Materialkombinationen: Tibia proximal		D5	31135	31505	31618	31619	31825
4843	5-790.9m		Geschlossene Reposition einer Fraktur oder Epiphysenlösung mit Osteosynthese: Durch Materialkombinationen: Tibiaschaft		D5	31135	31505	31618	31619	31825
4844	5-790.9n		Geschlossene Reposition einer Fraktur oder Epiphysenlösung mit Osteosynthese: Durch Materialkombinationen: Tibia distal		D5	31135	31505	31618	31619	31825
4845	5-790.9p		Geschlossene Reposition einer Fraktur oder Epiphysenlösung mit Osteosynthese: Durch Materialkombinationen: Fibula proximal		D4	31134	31504	31618	31619	31824
4846	5-790.9q		Geschlossene Reposition einer Fraktur oder Epiphysenlösung mit Osteosynthese: Durch Materialkombinationen: Fibulaschaft		D4	31134	31504	31618	31619	31824
4847	5-790.9r		Geschlossene Reposition einer Fraktur oder Epiphysenlösung mit Osteosynthese: Durch Materialkombinationen: Fibula distal		D4	31134	31504	31618	31619	31824
4848	5-790.9s		Geschlossene Reposition einer Fraktur oder Epiphysenlösung mit Osteosynthese: Durch Materialkombinationen: Talus		D4	31134	31504	31618	31619	31824
4849	5-790.9t		Geschlossene Reposition einer Fraktur oder Epiphysenlösung mit Osteosynthese: Durch Materialkombinationen: Kalkaneus		D5	31135	31505	31618	31619	31825
4850	5-790.9u		Geschlossene Reposition einer Fraktur oder Epiphysenlösung mit Osteosynthese: Durch Materialkombinationen: Tarsale		D4	31134	31504	31618	31619	31824
4851	5-790.9v		Geschlossene Reposition einer Fraktur oder Epiphysenlösung mit Osteosynthese: Durch Materialkombinationen: Metatarsale		D3	31133	31504	31616	31617	31823
4852	5-790.9w		Geschlossene Reposition einer Fraktur oder Epiphysenlösung mit Osteosynthese: Durch Materialkombinationen: Phalangen Fuß		D3	31133	31504	31616	31617	31823
4853	5-790.90		Geschlossene Reposition einer Fraktur oder Epiphysenlösung mit Osteosynthese: Durch Materialkombinationen: Skapula und Klavikula		D6	31136	31506	31620	31621	31826
4854	5-790.91		Geschlossene Reposition einer Fraktur oder Epiphysenlösung mit Osteosynthese: Durch Materialkombinationen: Humerus proximal		D6	31136	31506	31620	31621	31826
4855	5-790.92		Geschlossene Reposition einer Fraktur oder Epiphysenlösung mit Osteosynthese: Durch Materialkombinationen: Humerusschaft		D5	31135	31505	31618	31619	31825
4856	5-790.93		Geschlossene Reposition einer Fraktur oder Epiphysenlösung mit Osteosynthese: Durch Materialkombinationen: Humerus distal		D5	31135	31505	31618	31619	31825
4857	5-790.94		Geschlossene Reposition einer Fraktur oder Epiphysenlösung mit Osteosynthese: Durch Materialkombinationen: Radius proximal		D5	31135	31505	31618	31619	31825
4858	5-790.95		Geschlossene Reposition einer Fraktur oder Epiphysenlösung mit Osteosynthese: Durch Materialkombinationen: Radiusschaft		D5	31135	31505	31618	31619	31825

Fortsetzung 2.21.2 Reposition von Fraktur und Luxation

lfd. Nr	OPS-301 2004	OPS 2005	Bezeichnung OPS-301 2004	Bezeichnung OPS 2005	Kategorie	OP-Leistung	Überwachung	Nachbeh. Überw.	Nachbeh. Operat.	Narkose
4859	5-790.96		Geschlossene Reposition einer Fraktur oder Epiphysenlösung mit Osteosynthese: Durch Materialkombinationen: Radius distal		D4	31134	31504	31618	31619	31824
4860	5-790.97		Geschlossene Reposition einer Fraktur oder Epiphysenlösung mit Osteosynthese: Durch Materialkombinationen: Ulna proximal		D5	31135	31505	31618	31619	31825
4861	5-790.98		Geschlossene Reposition einer Fraktur oder Epiphysenlösung mit Osteosynthese: Durch Materialkombinationen: Ulnaschaft		D5	31135	31505	31618	31619	31825
4862	5-790.99		Geschlossene Reposition einer Fraktur oder Epiphysenlösung mit Osteosynthese: Durch Materialkombinationen: Ulna distal		D4	31134	31504	31618	31619	31824
4863	5-791.cg		Offene Reposition einer einfachen Fraktur im Schaftbereich eines langen Röhrenknochens: Durch Transfixationsnagel: Femurschaft		D5	31135	31505	31618	31619	31825
4864	5-791.cm		Offene Reposition einer einfachen Fraktur im Schaftbereich eines langen Röhrenknochens: Durch Transfixationsnagel: Tibiaschaft		D4	31134	31504	31618	31619	31824
4865	5-791.cq	entfallen	Offene Reposition einer einfachen Fraktur im Schaftbereich eines langen Röhrenknochens: Durch Transfixationsnagel: Fibulaschaft	In Version 2005 entfallen	D3	31133	31504	31616	31617	31823
4866	5-791.c2	entfallen	Offene Reposition einer einfachen Fraktur im Schaftbereich eines langen Röhrenknochens: Durch Transfixationsnagel: Humerusschaft	In Version 2005 entfallen	D5	31135	31505	31618	31619	31825
4867	5-791.c5	entfallen	Offene Reposition einer einfachen Fraktur im Schaftbereich eines langen Röhrenknochens: Durch Transfixationsnagel: Radiusschaft	In Version 2005 entfallen	D4	31134	31504	31618	31619	31824
4868	5-791.c8	entfallen	Offene Reposition einer einfachen Fraktur im Schaftbereich eines langen Röhrenknochens: Durch Transfixationsnagel: Ulnaschaft	In Version 2005 entfallen	D4	31134	31504	31618	31619	31824
4869	5-791.dg		Offene Reposition einer einfachen Fraktur im Schaftbereich eines langen Röhrenknochens: Durch Fixateur externe mit interner Osteosynthese: Femurschaft		D7	31137	31507	31620	31621	31827
4870	5-791.dm		Offene Reposition einer einfachen Fraktur im Schaftbereich eines langen Röhrenknochens: Durch Fixateur externe mit interner Osteosynthese: Tibiaschaft		D6	31136	31506	31620	31621	31826
4871	5-791.dq		Offene Reposition einer einfachen Fraktur im Schaftbereich eines langen Röhrenknochens: Durch Fixateur externe mit interner Osteosynthese: Fibulaschaft		D5	31135	31505	31618	31619	31825
4872	5-791.d2		Offene Reposition einer einfachen Fraktur im Schaftbereich eines langen Röhrenknochens: Durch Fixateur externe mit interner Osteosynthese: Humerusschaft		D7	31137	31507	31620	31621	31827

Fortsetzung 2.21.2 Reposition von Fraktur und Luxation

lfd. Nr	OPS-301 2004	OPS 2005	Bezeichnung OPS-301 2004	Bezeichnung OPS 2005	Kate-gorie	OP-Leistung	Über-wachung	Nachbeh. Überw.	Nachbeh. Operat.	Narkose
4873	5-791.d5		Offene Reposition einer einfachen Fraktur im Schaftbereich eines langen Röhrenknochens: Durch Fixateur externe mit interner Osteosynthese: Radiusschaft		D6	31136	31506	31620	31621	31826
4874	5-791.d8		Offene Reposition einer einfachen Fraktur im Schaftbereich eines langen Röhrenknochens: Durch Fixateur externe mit interner Osteosynthese: Ulnaschaft		D6	31136	31506	31620	31621	31826
4875	5-791.gg		Offene Reposition einer einfachen Fraktur im Schaftbereich eines langen Röhrenknochens: Durch intramedullären Draht: Femurschaft		D5	31135	31505	31618	31619	31825
4876	5-791.gm		Offene Reposition einer einfachen Fraktur im Schaftbereich eines langen Röhrenknochens: Durch intramedullären Draht: Tibiaschaft		D4	31134	31504	31618	31619	31824
4877	5-791.gq		Offene Reposition einer einfachen Fraktur im Schaftbereich eines langen Röhrenknochens: Durch intramedullären Draht: Fibulaschaft		D3	31133	31504	31616	31617	31823
4878	5-791.g2		Offene Reposition einer einfachen Fraktur im Schaftbereich eines langen Röhrenknochens: Durch intramedullären Draht: Humerusschaft		D5	31135	31505	31618	31619	31825
4879	5-791.g5		Offene Reposition einer einfachen Fraktur im Schaftbereich eines langen Röhrenknochens: Durch intramedullären Draht: Radiusschaft		D4	31134	31504	31618	31619	31824
4880	5-791.g8		Offene Reposition einer einfachen Fraktur im Schaftbereich eines langen Röhrenknochens: Durch intramedullären Draht: Ulnaschaft		D4	31134	31504	31618	31619	31824
4881	5-791.hg		Offene Reposition einer einfachen Fraktur im Schaftbereich eines langen Röhrenknochens: Ohne Osteosynthese: Femurschaft		D3	31133	31504	31616	31617	31823
4882	5-791.hm		Offene Reposition einer einfachen Fraktur im Schaftbereich eines langen Röhrenknochens: Ohne Osteosynthese: Tibiaschaft		D3	31133	31504	31616	31617	31823
4883	5-791.hq		Offene Reposition einer einfachen Fraktur im Schaftbereich eines langen Röhrenknochens: Ohne Osteosynthese: Fibulaschaft		D3	31133	31504	31616	31617	31823
4884	5-791.h2		Offene Reposition einer einfachen Fraktur im Schaftbereich eines langen Röhrenknochens: Ohne Osteosynthese: Humerusschaft		D3	31133	31504	31616	31617	31823
4885	5-791.h5		Offene Reposition einer einfachen Fraktur im Schaftbereich eines langen Röhrenknochens: Ohne Osteosynthese: Radiusschaft		D3	31133	31504	31616	31617	31823
4886	5-791.h8		Offene Reposition einer einfachen Fraktur im Schaftbereich eines langen Röhrenknochens: Ohne Osteosynthese: Ulnaschaft		D3	31133	31504	31616	31617	31823
4887	5-791.0g	5-791.0g	Offene Reposition einer einfachen Fraktur im Schaftbereich eines langen Röhrenknochens: Durch Schraubenosteosynthese: Femurschaft	Offene Reposition einer einfachen Fraktur im Schaftbereich eines langen Röhrenknochens: Durch Schraube: Femurschaft	D5	31135	31505	31618	31619	31825
4888	5-791.0m	5-791.0m	Offene Reposition einer einfachen Fraktur im Schaftbereich eines langen Röhrenknochens: Durch Schraubenosteosynthese: Tibiaschaft	Offene Reposition einer einfachen Fraktur im Schaftbereich eines langen Röhrenknochens: Durch Schraube: Tibiaschaft	D4	31134	31504	31618	31619	31824

Fortsetzung 2.21.2 Reposition von Fraktur und Luxation

lfd. Nr	OPS-301 2004	OPS 2005	Bezeichnung OPS-301 2004	Bezeichnung OPS 2005	Kategorie	OP-Leistung	Überwachung	Nachbeh. Überw.	Nachbeh. Operat.	Narkose
4889	5-791.0q	5-791.0q	Offene Reposition einer einfachen Fraktur im Schaftbereich eines langen Röhrenknochens: Durch Schraubenosteosynthese: Fibulaschaft	Offene Reposition einer einfachen Fraktur im Schaftbereich eines langen Röhrenknochens: Durch Schraube: Fibulaschaft	D4	31134	31504	31618	31619	31824
4890	5-791.02	5-791.02	Offene Reposition einer einfachen Fraktur im Schaftbereich eines langen Röhrenknochens: Durch Schraubenosteosynthese: Humerusschaft	Offene Reposition einer einfachen Fraktur im Schaftbereich eines langen Röhrenknochens: Durch Schraube: Humerusschaft	D4	31134	31504	31618	31619	31824
4891	5-791.05	5-791.05	Offene Reposition einer einfachen Fraktur im Schaftbereich eines langen Röhrenknochens: Durch Schraubenosteosynthese: Radiusschaft	Offene Reposition einer einfachen Fraktur im Schaftbereich eines langen Röhrenknochens: Durch Schraube: Radiusschaft	D4	31134	31504	31618	31619	31824
4892	5-791.08	5-791.08	Offene Reposition einer einfachen Fraktur im Schaftbereich eines langen Röhrenknochens: Durch Schraubenosteosynthese: Ulnaschaft	Offene Reposition einer einfachen Fraktur im Schaftbereich eines langen Röhrenknochens: Durch Schraube: Ulnaschaft	D4	31134	31504	31618	31619	31824
4893	5-791.1g		Offene Reposition einer einfachen Fraktur im Schaftbereich eines langen Röhrenknochens: Durch Draht oder Zuggurtung/Cerclage: Femurschaft		D5	31135	31505	31618	31619	31825
4894	5-791.1m		Offene Reposition einer einfachen Fraktur im Schaftbereich eines langen Röhrenknochens: Durch Draht oder Zuggurtung/Cerclage: Tibiaschaft		D4	31134	31504	31618	31619	31824
4895	5-791.1q		Offene Reposition einer einfachen Fraktur im Schaftbereich eines langen Röhrenknochens: Durch Draht oder Zuggurtung/Cerclage: Fibulaschaft		D4	31134	31504	31618	31619	31824
4896	5-791.12		Offene Reposition einer einfachen Fraktur im Schaftbereich eines langen Röhrenknochens: Durch Draht oder Zuggurtung/Cerclage: Humerusschaft		D5	31135	31505	31618	31619	31825
4897	5-791.15		Offene Reposition einer einfachen Fraktur im Schaftbereich eines langen Röhrenknochens: Durch Draht oder Zuggurtung/Cerclage: Radiusschaft		D4	31134	31504	31618	31619	31824
4898	5-791.18		Offene Reposition einer einfachen Fraktur im Schaftbereich eines langen Röhrenknochens: Durch Draht oder Zuggurtung/Cerclage: Ulnaschaft		D4	31134	31504	31618	31619	31824
4899	5-791.2g	5-791.2g	Offene Reposition einer einfachen Fraktur im Schaftbereich eines langen Röhrenknochens: Durch Plattenosteosynthese: Femurschaft	Offene Reposition einer einfachen Fraktur im Schaftbereich eines langen Röhrenknochens: Durch Platte: Femurschaft	D6	31136	31506	31620	31621	31826
4900	5-791.2g	5-791.kg	Offene Reposition einer einfachen Fraktur im Schaftbereich eines langen Röhrenknochens: Durch Plattenosteosynthese: Femurschaft	Offene Reposition einer einfachen Fraktur im Schaftbereich eines langen Röhrenknochens: Durch winkelstabile Platte: Femurschaft	D6	31136	31506	31620	31621	31826

Fortsetzung 2.21.2 Reposition von Fraktur und Luxation

lfd. Nr	OPS-301 2004	OPS 2005	Bezeichnung OPS-301 2004	Bezeichnung OPS 2005	Kate-gorie	OP-Leistung	Über-wachung	Nachbeh. Überw.	Nachbeh. Operat.	Narkose
4901	5-791.2m	5-791.2m	Offene Reposition einer einfachen Fraktur im Schaftbereich eines langen Röhrenknochens: Durch Plattenosteosynthese: Tibiaschaft	Offene Reposition einer einfachen Fraktur im Schaftbereich eines langen Röhrenknochens: Durch Platte: Tibiaschaft	D5	31135	31505	31618	31619	31825
4902	5-791.2m	5-791.km	Offene Reposition einer einfachen Fraktur im Schaftbereich eines langen Röhrenknochens: Durch Plattenosteosynthese: Tibiaschaft	Offene Reposition einer einfachen Fraktur im Schaftbereich eines langen Röhrenknochens: Durch winkelstabile Platte: Tibiaschaft	D5	31135	31505	31618	31619	31825
4903	5-791.2q	5-791.2q	Offene Reposition einer einfachen Fraktur im Schaftbereich eines langen Röhrenknochens: Durch Plattenosteosynthese: Fibulaschaft	Offene Reposition einer einfachen Fraktur im Schaftbereich eines langen Röhrenknochens: Durch Platte: Fibulaschaft	D4	31134	31504	31618	31619	31824
4904	5-791.2q	5-791.kq	Offene Reposition einer einfachen Fraktur im Schaftbereich eines langen Röhrenknochens: Durch Plattenosteosynthese: Fibulaschaft	Offene Reposition einer einfachen Fraktur im Schaftbereich eines langen Röhrenknochens: Durch winkelstabile Platte: Fibulaschaft	D4	31134	31504	31618	31619	31824
4905	5-791.22	5-791.22	Offene Reposition einer einfachen Fraktur im Schaftbereich eines langen Röhrenknochens: Durch Plattenosteosynthese: Humerusschaft	Offene Reposition einer einfachen Fraktur im Schaftbereich eines langen Röhrenknochens: Durch Platte: Humerusschaft	D5	31135	31505	31618	31619	31825
4906	5-791.22	5-791.k2	Offene Reposition einer einfachen Fraktur im Schaftbereich eines langen Röhrenknochens: Durch Plattenosteosynthese: Humerusschaft	Offene Reposition einer einfachen Fraktur im Schaftbereich eines langen Röhrenknochens: Durch winkelstabile Platte: Humerusschaft	D5	31135	31505	31618	31619	31825
4907	5-791.25	5-791.25	Offene Reposition einer einfachen Fraktur im Schaftbereich eines langen Röhrenknochens: Durch Plattenosteosynthese: Radiusschaft	Offene Reposition einer einfachen Fraktur im Schaftbereich eines langen Röhrenknochens: Durch Platte: Radiusschaft	D5	31135	31505	31618	31619	31825
4908	5-791.28	5-791.28	Offene Reposition einer einfachen Fraktur im Schaftbereich eines langen Röhrenknochens: Durch Plattenosteosynthese: Ulnaschaft	Offene Reposition einer einfachen Fraktur im Schaftbereich eines langen Röhrenknochens: Durch Platte: Ulnaschaft	D5	31135	31505	31618	31619	31825
4909	5-791.6g		Offene Reposition einer einfachen Fraktur im Schaftbereich eines langen Röhrenknochens: Durch Marknagel: Femurschaft		D5	31135	31505	31618	31619	31825
4910	5-791.6m		Offene Reposition einer einfachen Fraktur im Schaftbereich eines langen Röhrenknochens: Durch Marknagel: Tibiaschaft		D4	31134	31504	31618	31619	31824
4911	5-791.6q		Offene Reposition einer einfachen Fraktur im Schaftbereich eines langen Röhrenknochens: Durch Marknagel: Fibulaschaft		D3	31133	31504	31616	31617	31823

Fortsetzung 2.21.2 Reposition von Fraktur und Luxation

lfd. Nr	OPS-301 2004	OPS 2005	Bezeichnung OPS-301 2004	Bezeichnung OPS 2005	Kategorie	OP-Leistung	Überwachung	Nachbeh. Überw.	Nachbeh. Operat.	Narkose
4912	5-791.62		Offene Reposition einer einfachen Fraktur im Schaftbereich eines langen Röhrenknochens: Durch Marknagel: Humerusschaft		D5	31135	31505	31618	31619	31825
4913	5-791.65		Offene Reposition einer einfachen Fraktur im Schaftbereich eines langen Röhrenknochens: Durch Marknagel: Radiusschaft		D4	31134	31504	31618	31619	31824
4914	5-791.68		Offene Reposition einer einfachen Fraktur im Schaftbereich eines langen Röhrenknochens: Durch Marknagel: Ulnaschaft		D4	31134	31504	31618	31619	31824
4915	5-791.7g		Offene Reposition einer einfachen Fraktur im Schaftbereich eines langen Röhrenknochens: Durch Verriegelungsnagel: Femurschaft		D6	31136	31506	31620	31621	31826
4916	5-791.7m		Offene Reposition einer einfachen Fraktur im Schaftbereich eines langen Röhrenknochens: Durch Verriegelungsnagel: Tibiaschaft		D5	31135	31505	31618	31619	31825
4917	5-791.7q		Offene Reposition einer einfachen Fraktur im Schaftbereich eines langen Röhrenknochens: Durch Verriegelungsnagel: Fibulaschaft		D4	31134	31504	31618	31619	31824
4918	5-791.72		Offene Reposition einer einfachen Fraktur im Schaftbereich eines langen Röhrenknochens: Durch Verriegelungsnagel: Humerusschaft		D5	31135	31505	31618	31619	31825
4919	5-791.75		Offene Reposition einer einfachen Fraktur im Schaftbereich eines langen Röhrenknochens: Durch Verriegelungsnagel: Radiusschaft		D5	31135	31505	31618	31619	31825
4920	5-791.78		Offene Reposition einer einfachen Fraktur im Schaftbereich eines langen Röhrenknochens: Durch Verriegelungsnagel: Ulnaschaft		D5	31135	31505	31618	31619	31825
4921	5-791.8g		Offene Reposition einer einfachen Fraktur im Schaftbereich eines langen Röhrenknochens: Durch Fixateur externe: Femurschaft		D5	31135	31505	31618	31619	31825
4922	5-791.8m		Offene Reposition einer einfachen Fraktur im Schaftbereich eines langen Röhrenknochens: Durch Fixateur externe: Tibiaschaft		D4	31134	31504	31618	31619	31824
4923	5-791.8m	5-791.mm	Offene Reposition einer einfachen Fraktur im Schaftbereich eines langen Röhrenknochens: Durch Fixateur externe: Tibiaschaft	Offene Reposition einer einfachen Fraktur im Schaftbereich eines langen Röhrenknochens: Durch Ringfixateur: Tibiaschaft	D4	31134	31504	31618	31619	31824
4924	5-791.8q		Offene Reposition einer einfachen Fraktur im Schaftbereich eines langen Röhrenknochens: Durch Fixateur externe: Fibulaschaft		D3	31133	31504	31616	31617	31823
4925	5-791.82		Offene Reposition einer einfachen Fraktur im Schaftbereich eines langen Röhrenknochens: Durch Fixateur externe: Humerusschaft		D5	31135	31505	31618	31619	31825
4926	5-791.85		Offene Reposition einer einfachen Fraktur im Schaftbereich eines langen Röhrenknochens: Durch Fixateur externe: Radiusschaft		D4	31134	31504	31618	31619	31824
4927	5-791.85	5-791.m5	Offene Reposition einer einfachen Fraktur im Schaftbereich eines langen Röhrenknochens: Durch Fixateur externe: Radiusschaft	Offene Reposition einer einfachen Fraktur im Schaftbereich eines langen Röhrenknochens: Durch Ringfixateur: Radiusschaft	D4	31134	31504	31618	31619	31824
4928	5-791.88		Offene Reposition einer einfachen Fraktur im Schaftbereich eines langen Röhrenknochens: Durch Fixateur externe: Ulnaschaft		D4	31134	31504	31618	31619	31824

Fortsetzung 2.21.2 Reposition von Fraktur und Luxation

lfd. Nr	OPS-301 2004	OPS 2005	Bezeichnung OPS-301 2004	Bezeichnung OPS 2005	Kate-gorie	OP-Leistung	Über-wachung	Nachbeh. Überw.	Nachbeh. Operat.	Narkose
4929	5-791.88	5-791.m8	Offene Reposition einer einfachen Fraktur im Schaftbereich eines langen Röhrenknochens: Durch Fixateur externe: Ulnaschaft	Offene Reposition einer einfachen Fraktur im Schaftbereich eines langen Röhrenknochens: Durch Ringfixateur: Ulnaschaft	D4	31134	31504	31618	31619	31824
4930	5-791.9g		Offene Reposition einer einfachen Fraktur im Schaftbereich eines langen Röhrenknochens: Durch Materialkombinationen: Femurschaft		D6	31136	31506	31620	31621	31826
4931	5-791.9m		Offene Reposition einer einfachen Fraktur im Schaftbereich eines langen Röhrenknochens: Durch Materialkombinationen: Tibiaschaft		D5	31135	31505	31618	31619	31825
4932	5-791.9q		Offene Reposition einer einfachen Fraktur im Schaftbereich eines langen Röhrenknochens: Durch Materialkombinationen: Fibulaschaft		D4	31134	31504	31618	31619	31824
4933	5-791.92		Offene Reposition einer einfachen Fraktur im Schaftbereich eines langen Röhrenknochens: Durch Materialkombinationen: Humerusschaft		D6	31136	31506	31620	31621	31826
4934	5-791.95		Offene Reposition einer einfachen Fraktur im Schaftbereich eines langen Röhrenknochens: Durch Materialkombinationen: Radiusschaft		D5	31135	31505	31618	31619	31825
4935	5-791.98		Offene Reposition einer einfachen Fraktur im Schaftbereich eines langen Röhrenknochens: Durch Materialkombinationen: Ulnaschaft		D5	31135	31505	31618	31619	31825
4936	5-792.hg		Offene Reposition einer Mehrfragment-Fraktur im Schaftbereich eines langen Röhrenknochens: Ohne Osteosynthese: Femurschaft		D3	31133	31504	31616	31617	31823
4937	5-792.hm		Offene Reposition einer Mehrfragment-Fraktur im Schaftbereich eines langen Röhrenknochens: Ohne Osteosynthese: Tibiaschaft		D3	31133	31504	31616	31617	31823
4938	5-792.hq		Offene Reposition einer Mehrfragment-Fraktur im Schaftbereich eines langen Röhrenknochens: Ohne Osteosynthese: Fibulaschaft		D3	31133	31504	31616	31617	31823
4939	5-792.h2		Offene Reposition einer Mehrfragment-Fraktur im Schaftbereich eines langen Röhrenknochens: Ohne Osteosynthese: Humerusschaft		D3	31133	31504	31616	31617	31823
4940	5-792.h5		Offene Reposition einer Mehrfragment-Fraktur im Schaftbereich eines langen Röhrenknochens: Ohne Osteosynthese: Radiusschaft		D3	31133	31504	31616	31617	31823
4941	5-792.h8		Offene Reposition einer Mehrfragment-Fraktur im Schaftbereich eines langen Röhrenknochens: Ohne Osteosynthese: Ulnaschaft		D3	31133	31504	31616	31617	31823
4942	5-792.0g	5-792.0g	Offene Reposition einer Mehrfragment-Fraktur im Schaftbereich eines langen Röhrenknochens: Durch Schraubenosteosynthese: Femurschaft	Offene Reposition einer Mehrfragment-Fraktur im Schaftbereich eines langen Röhrenknochens: Durch Schraube: Femurschaft	D5	31135	31505	31618	31619	31825
4943	5-792.0m	5-792.0m	Offene Reposition einer Mehrfragment-Fraktur im Schaftbereich eines langen Röhrenknochens: Durch Schraubenosteosynthese: Tibiaschaft	Offene Reposition einer Mehrfragment-Fraktur im Schaftbereich eines langen Röhrenknochens: Durch Schraube: Tibiaschaft	D5	31135	31505	31618	31619	31825

Fortsetzung 2.21.2 Reposition von Fraktur und Luxation

lfd. Nr	OPS-301 2004	OPS 2005	Bezeichnung OPS-301 2004	Bezeichnung OPS 2005	Kategorie	OP-Leistung	Überwachung	Nachbeh. Überw.	Nachbeh. Operat.	Narkose
4944	5-792.0q	5-792.0q	Offene Reposition einer Mehrfragment-Fraktur im Schaftbereich eines langen Röhrenknochens: Durch Schraubenosteosynthese: Fibulaschaft	Offene Reposition einer Mehrfragment-Fraktur im Schaftbereich eines langen Röhrenknochens: Durch Schraube: Fibulaschaft	D4	31134	31504	31618	31619	31824
4945	5-792.02	5-792.02	Offene Reposition einer Mehrfragment-Fraktur im Schaftbereich eines langen Röhrenknochens: Durch Schraubenosteosynthese: Humerusschaft	Offene Reposition einer Mehrfragment-Fraktur im Schaftbereich eines langen Röhrenknochens: Durch Schraube: Humerusschaft	D5	31135	31505	31618	31619	31825
4946	5-792.05	5-792.05	Offene Reposition einer Mehrfragment-Fraktur im Schaftbereich eines langen Röhrenknochens: Durch Schraubenosteosynthese: Radiusschaft	Offene Reposition einer Mehrfragment-Fraktur im Schaftbereich eines langen Röhrenknochens: Durch Schraube: Radiusschaft	D5	31135	31505	31618	31619	31825
4947	5-792.08	5-792.08	Offene Reposition einer Mehrfragment-Fraktur im Schaftbereich eines langen Röhrenknochens: Durch Schraubenosteosynthese: Ulnaschaft	Offene Reposition einer Mehrfragment-Fraktur im Schaftbereich eines langen Röhrenknochens: Durch Schraube: Ulnaschaft	D5	31135	31505	31618	31619	31825
4948	5-792.1g		Offene Reposition einer Mehrfragment-Fraktur im Schaftbereich eines langen Röhrenknochens: Durch Draht oder Zuggurtung/Cerclage: Femurschaft		D5	31135	31505	31618	31619	31825
4949	5-792.1m		Offene Reposition einer Mehrfragment-Fraktur im Schaftbereich eines langen Röhrenknochens: Durch Draht oder Zuggurtung/Cerclage: Tibiaschaft		D4	31134	31504	31618	31619	31824
4950	5-792.1q		Offene Reposition einer Mehrfragment-Fraktur im Schaftbereich eines langen Röhrenknochens: Durch Draht oder Zuggurtung/Cerclage: Fibulaschaft		D4	31134	31504	31618	31619	31824
4951	5-792.12		Offene Reposition einer Mehrfragment-Fraktur im Schaftbereich eines langen Röhrenknochens: Durch Draht oder Zuggurtung/Cerclage: Humerusschaft		D4	31134	31504	31618	31619	31824
4952	5-792.15		Offene Reposition einer Mehrfragment-Fraktur im Schaftbereich eines langen Röhrenknochens: Durch Draht oder Zuggurtung/Cerclage: Radiusschaft		D4	31134	31504	31618	31619	31824
4953	5-792.18		Offene Reposition einer Mehrfragment-Fraktur im Schaftbereich eines langen Röhrenknochens: Durch Draht oder Zuggurtung/Cerclage: Ulnaschaft		D4	31134	31504	31618	31619	31824
4954	5-792.2g	5-792.2g	Offene Reposition einer Mehrfragment-Fraktur im Schaftbereich eines langen Röhrenknochens: Durch Plattenosteosynthese: Femurschaft	Offene Reposition einer Mehrfragment-Fraktur im Schaftbereich eines langen Röhrenknochens: Durch Platte: Femurschaft	D6	31136	31506	31620	31621	31826
4955	5-792.2g	5-792.kg	Offene Reposition einer Mehrfragment-Fraktur im Schaftbereich eines langen Röhrenknochens: Durch Plattenosteosynthese: Femurschaft	Offene Reposition einer Mehrfragment-Fraktur im Schaftbereich eines langen Röhrenknochens: Durch winkelstabile Platte: Femurschaft	D6	31136	31506	31620	31621	31826

Fortsetzung 2.21.2 Reposition von Fraktur und Luxation

lfd. Nr	OPS-301 2004	OPS 2005	Bezeichnung OPS-301 2004	Bezeichnung OPS 2005	Kate-gorie	OP-Leistung	Über-wachung	Nachbeh. Überw.	Nachbeh. Operat.	Narkose
4956	5-792.2m	5-792.2m	Offene Reposition einer Mehrfragment-Fraktur im Schaftbereich eines langen Röhrenknochens: Durch Plattenosteosynthese: Tibiaschaft	Offene Reposition einer Mehrfragment-Fraktur im Schaftbereich eines langen Röhrenknochens: Durch Platte: Tibiaschaft	D5	31135	31505	31618	31619	31825
4957	5-792.2q	5-792.2q	Offene Reposition einer Mehrfragment-Fraktur im Schaftbereich eines langen Röhrenknochens: Durch Plattenosteosynthese: Fibulaschaft	Offene Reposition einer Mehrfragment-Fraktur im Schaftbereich eines langen Röhrenknochens: Durch Platte: Fibulaschaft	D4	31134	31504	31618	31619	31824
4958	5-792.22	5-792.22	Offene Reposition einer Mehrfragment-Fraktur im Schaftbereich eines langen Röhrenknochens: Durch Plattenosteosynthese: Humerusschaft	Offene Reposition einer Mehrfragment-Fraktur im Schaftbereich eines langen Röhrenknochens: Durch Platte: Humerusschaft	D5	31135	31505	31618	31619	31825
4959	5-792.22	5-792.k2	Offene Reposition einer Mehrfragment-Fraktur im Schaftbereich eines langen Röhrenknochens: Durch Plattenosteosynthese: Humerusschaft	Offene Reposition einer Mehrfragment-Fraktur im Schaftbereich eines langen Röhrenknochens: Durch winkelstabile Platte: Humerusschaft	D5	31135	31505	31618	31619	31825
4960	5-792.25	5-792.25	Offene Reposition einer Mehrfragment-Fraktur im Schaftbereich eines langen Röhrenknochens: Durch Plattenosteosynthese: Radiusschaft	Offene Reposition einer Mehrfragment-Fraktur im Schaftbereich eines langen Röhrenknochens: Durch Platte: Radiusschaft	D5	31135	31505	31618	31619	31825
4961	5-792.28	5-792.28	Offene Reposition einer Mehrfragment-Fraktur im Schaftbereich eines langen Röhrenknochens: Durch Plattenosteosynthese: Ulnaschaft	Offene Reposition einer Mehrfragment-Fraktur im Schaftbereich eines langen Röhrenknochens: Durch Platte: Ulnaschaft	D5	31135	31505	31618	31619	31825
4962	5-792.6g		Offene Reposition einer Mehrfragment-Fraktur im Schaftbereich eines langen Röhrenknochens: Durch Marknagel: Femurschaft		D6	31136	31506	31620	31621	31826
4963	5-792.6m		Offene Reposition einer Mehrfragment-Fraktur im Schaftbereich eines langen Röhrenknochens: Durch Marknagel: Tibiaschaft		D5	31135	31505	31618	31619	31825
4964	5-792.6q		Offene Reposition einer Mehrfragment-Fraktur im Schaftbereich eines langen Röhrenknochens: Durch Marknagel: Fibulaschaft		D4	31134	31504	31618	31619	31824
4965	5-792.62		Offene Reposition einer Mehrfragment-Fraktur im Schaftbereich eines langen Röhrenknochens: Durch Marknagel: Humerusschaft		D6	31136	31506	31620	31621	31826
4966	5-792.65		Offene Reposition einer Mehrfragment-Fraktur im Schaftbereich eines langen Röhrenknochens: Durch Marknagel: Radiusschaft		D5	31135	31505	31618	31619	31825
4967	5-792.68		Offene Reposition einer Mehrfragment-Fraktur im Schaftbereich eines langen Röhrenknochens: Durch Marknagel: Ulnaschaft		D5	31135	31505	31618	31619	31825
4968	5-792.7g		Offene Reposition einer Mehrfragment-Fraktur im Schaftbereich eines langen Röhrenknochens: Durch Verriegelungsnagel: Femurschaft		D6	31136	31506	31620	31621	31826

Fortsetzung 2.21.2 Reposition von Fraktur und Luxation

lfd. Nr	OPS-301 2004	OPS 2005	Bezeichnung OPS-301 2004	Bezeichnung OPS 2005	Kategorie	OP-Leistung	Überwachung	Nachbeh. Überw.	Nachbeh. Operat.	Narkose
4969	5-792.7m		Offene Reposition einer Mehrfragment-Fraktur im Schaftbereich eines langen Röhrenknochens: Durch Verriegelungsnagel: Tibiaschaft		D5	31135	31505	31618	31619	31825
4970	5-792.7q		Offene Reposition einer Mehrfragment-Fraktur im Schaftbereich eines langen Röhrenknochens: Durch Verriegelungsnagel: Fibulaschaft		D4	31134	31504	31618	31619	31824
4971	5-792.72		Offene Reposition einer Mehrfragment-Fraktur im Schaftbereich eines langen Röhrenknochens: Durch Verriegelungsnagel: Humerusschaft		D6	31136	31506	31620	31621	31826
4972	5-792.75		Offene Reposition einer Mehrfragment-Fraktur im Schaftbereich eines langen Röhrenknochens: Durch Verriegelungsnagel: Radiusschaft		D5	31135	31505	31618	31619	31825
4973	5-792.78		Offene Reposition einer Mehrfragment-Fraktur im Schaftbereich eines langen Röhrenknochens: Durch Verriegelungsnagel: Ulnaschaft		D5	31135	31505	31618	31619	31825
4974	5-792.8g		Offene Reposition einer Mehrfragment-Fraktur im Schaftbereich eines langen Röhrenknochens: Durch Fixateur externe: Femurschaft		D6	31136	31506	31620	31621	31826
4975	5-792.8m		Offene Reposition einer Mehrfragment-Fraktur im Schaftbereich eines langen Röhrenknochens: Durch Fixateur externe: Tibiaschaft		D5	31135	31505	31618	31619	31825
4976	5-792.8m	5-792.mm	Offene Reposition einer Mehrfragment-Fraktur im Schaftbereich eines langen Röhrenknochens: Durch Fixateur externe: Tibiaschaft	Offene Reposition einer Mehrfragment-Fraktur im Schaftbereich eines langen Röhrenknochens: Durch Ringfixateur: Tibiaschaft	D5	31135	31505	31618	31619	31825
4977	5-792.8q		Offene Reposition einer Mehrfragment-Fraktur im Schaftbereich eines langen Röhrenknochens: Durch Fixateur externe: Fibulaschaft		D4	31134	31504	31618	31619	31824
4978	5-792.82		Offene Reposition einer Mehrfragment-Fraktur im Schaftbereich eines langen Röhrenknochens: Durch Fixateur externe: Humerusschaft		D6	31136	31506	31620	31621	31826
4979	5-792.82	5-792.m2	Offene Reposition einer Mehrfragment-Fraktur im Schaftbereich eines langen Röhrenknochens: Durch Fixateur externe: Humerusschaft	Offene Reposition einer Mehrfragment-Fraktur im Schaftbereich eines langen Röhrenknochens: Durch Ringfixateur: Humerusschaft	D6	31136	31506	31620	31621	31826
4980	5-792.85		Offene Reposition einer Mehrfragment-Fraktur im Schaftbereich eines langen Röhrenknochens: Durch Fixateur externe: Radiusschaft		D5	31135	31505	31618	31619	31825
4981	5-792.85	5-792.m5	Offene Reposition einer Mehrfragment-Fraktur im Schaftbereich eines langen Röhrenknochens: Durch Fixateur externe: Radiusschaft	Offene Reposition einer Mehrfragment-Fraktur im Schaftbereich eines langen Röhrenknochens: Durch Ringfixateur: Radiusschaft	D5	31135	31505	31618	31619	31825
4982	5-792.88		Offene Reposition einer Mehrfragment-Fraktur im Schaftbereich eines langen Röhrenknochens: Durch Fixateur externe: Ulnaschaft		D5	31135	31505	31618	31619	31825
4983	5-792.9g		Offene Reposition einer Mehrfragment-Fraktur im Schaftbereich eines langen Röhrenknochens: Durch Materialkombinationen: Femurschaft		D7	31137	31507	31620	31621	31827
4984	5-792.9m		Offene Reposition einer Mehrfragment-Fraktur im Schaftbereich eines langen Röhrenknochens: Durch Materialkombinationen: Tibiaschaft		D6	31136	31506	31620	31621	31826

Fortsetzung 2.21.2 Reposition von Fraktur und Luxation

lfd. Nr	OPS-301 2004	OPS 2005	Bezeichnung OPS-301 2004	Bezeichnung OPS 2005	Kategorie	OP-Leistung	Überwachung	Nachbeh. Überw.	Nachbeh. Operat.	Narkose
4985	5-792.9q		Offene Reposition einer Mehrfragment-Fraktur im Schaftbereich eines langen Röhrenknochens: Durch Materialkombinationen: Fibulaschaft		D5	31135	31505	31618	31619	31825
4986	5-792.92		Offene Reposition einer Mehrfragment-Fraktur im Schaftbereich eines langen Röhrenknochens: Durch Materialkombinationen: Humerusschaft		D7	31137	31507	31620	31621	31827
4987	5-792.95		Offene Reposition einer Mehrfragment-Fraktur im Schaftbereich eines langen Röhrenknochens: Durch Materialkombinationen: Radiusschaft		D6	31136	31506	31620	31621	31826
4988	5-792.98		Offene Reposition einer Mehrfragment-Fraktur im Schaftbereich eines langen Röhrenknochens: Durch Materialkombinationen: Ulnaschaft		D6	31136	31506	31620	31621	31826
4989	5-793.be		Offene Reposition einer einfachen Fraktur im Gelenkbereich eines langen Röhrenknochens: Durch Marknagel: Schenkelhals		D5	31135	31505	31618	31619	31825
4990	5-793.bf		Offene Reposition einer einfachen Fraktur im Gelenkbereich eines langen Röhrenknochens: Durch Marknagel: Femur proximal		D5	31135	31505	31618	31619	31825
4991	5-793.bh		Offene Reposition einer einfachen Fraktur im Gelenkbereich eines langen Röhrenknochens: Durch Marknagel: Femur distal		D4	31134	31504	31618	31619	31824
4992	5-793.bk		Offene Reposition einer einfachen Fraktur im Gelenkbereich eines langen Röhrenknochens: Durch Marknagel: Tibia proximal		D4	31134	31504	31618	31619	31824
4993	5-793.bn		Offene Reposition einer einfachen Fraktur im Gelenkbereich eines langen Röhrenknochens: Durch Marknagel: Tibia distal		D4	31134	31504	31618	31619	31824
4994	5-793.bp		Offene Reposition einer einfachen Fraktur im Gelenkbereich eines langen Röhrenknochens: Durch Marknagel: Fibula proximal		D4	31134	31504	31618	31619	31824
4995	5-793.br		Offene Reposition einer einfachen Fraktur im Gelenkbereich eines langen Röhrenknochens: Durch Marknagel: Fibula distal		D4	31134	31504	31618	31619	31824
4996	5-793.b1		Offene Reposition einer einfachen Fraktur im Gelenkbereich eines langen Röhrenknochens: Durch Marknagel: Humerus proximal		D5	31135	31505	31618	31619	31825
4997	5-793.b3		Offene Reposition einer einfachen Fraktur im Gelenkbereich eines langen Röhrenknochens: Durch Marknagel: Humerus distal		D4	31134	31504	31618	31619	31824
4998	5-793.b4		Offene Reposition einer einfachen Fraktur im Gelenkbereich eines langen Röhrenknochens: Durch Marknagel: Radius proximal		D4	31134	31504	31618	31619	31824
4999	5-793.b6		Offene Reposition einer einfachen Fraktur im Gelenkbereich eines langen Röhrenknochens: Durch Marknagel: Radius distal		D3	31133	31504	31616	31617	31823
5000	5-793.b7		Offene Reposition einer einfachen Fraktur im Gelenkbereich eines langen Röhrenknochens: Durch Marknagel: Ulna proximal		D4	31134	31504	31618	31619	31824
5001	5-793.b9		Offene Reposition einer einfachen Fraktur im Gelenkbereich eines langen Röhrenknochens: Durch Marknagel: Ulna distal		D3	31133	31504	31616	31617	31823
5002	5-793.ce		Offene Reposition einer einfachen Fraktur im Gelenkbereich eines langen Röhrenknochens: Durch Transfixationsnagel: Schenkelhals		D5	31135	31505	31618	31619	31825

Fortsetzung 2.21.2 Reposition von Fraktur und Luxation

lfd. Nr	OPS-301 2004	OPS 2005	Bezeichnung OPS-301 2004	Bezeichnung OPS 2005	Kate-gorie	OP-Leistung	Über-wachung	Nachbeh. Überw.	Nachbeh. Operat.	Narkose
5003	5-793.cf		Offene Reposition einer einfachen Fraktur im Gelenkbereich eines langen Röhrenknochens: Durch Transfixationsnagel: Femur proximal		D5	31135	31505	31618	31619	31825
5004	5-793.ch		Offene Reposition einer einfachen Fraktur im Gelenkbereich eines langen Röhrenknochens: Durch Transfixationsnagel: Femur distal		D4	31134	31504	31618	31619	31824
5005	5-793.ck		Offene Reposition einer einfachen Fraktur im Gelenkbereich eines langen Röhrenknochens: Durch Transfixationsnagel: Tibia proximal		D4	31134	31504	31618	31619	31824
5006	5-793.cn		Offene Reposition einer einfachen Fraktur im Gelenkbereich eines langen Röhrenknochens: Durch Transfixationsnagel: Tibia distal		D4	31134	31504	31618	31619	31824
5007	5-793.cp	entfallen	Offene Reposition einer einfachen Fraktur im Gelenkbereich eines langen Röhrenknochens: Durch Transfixationsnagel: Fibula proximal	In Version 2005 entfallen	D4	31134	31504	31618	31619	31824
5008	5-793.cr	entfallen	Offene Reposition einer einfachen Fraktur im Gelenkbereich eines langen Röhrenknochens: Durch Transfixationsnagel: Fibula distal	In Version 2005 entfallen	D4	31134	31504	31618	31619	31824
5009	5-793.c1	entfallen	Offene Reposition einer einfachen Fraktur im Gelenkbereich eines langen Röhrenknochens: Durch Transfixationsnagel: Humerus proximal	In Version 2005 entfallen	D5	31135	31505	31618	31619	31825
5010	5-793.c3	entfallen	Offene Reposition einer einfachen Fraktur im Gelenkbereich eines langen Röhrenknochens: Durch Transfixationsnagel: Humerus distal	In Version 2005 entfallen	D4	31134	31504	31618	31619	31824
5011	5-793.c4	entfallen	Offene Reposition einer einfachen Fraktur im Gelenkbereich eines langen Röhrenknochens: Durch Transfixationsnagel: Radius proximal	In Version 2005 entfallen	D4	31134	31504	31618	31619	31824
5012	5-793.c6	entfallen	Offene Reposition einer einfachen Fraktur im Gelenkbereich eines langen Röhrenknochens: Durch Transfixationsnagel: Radius distal	In Version 2005 entfallen	D3	31133	31504	31616	31617	31823
5013	5-793.c7	entfallen	Offene Reposition einer einfachen Fraktur im Gelenkbereich eines langen Röhrenknochens: Durch Transfixationsnagel: Ulna proximal	In Version 2005 entfallen	D4	31134	31504	31618	31619	31824

Fortsetzung 2.21.2 Reposition von Fraktur und Luxation

lfd. Nr	OPS-301 2004	OPS 2005	Bezeichnung OPS-301 2004	Bezeichnung OPS 2005	Kate-gorie	OP-Leistung	Über-wachung	Nachbeh. Überw.	Nachbeh. Operat.	Narkose
5014	5-793.c9	entfallen	Offene Reposition einer einfachen Fraktur im Gelenkbereich eines langen Röhrenknochens: Durch Transfixationsnagel: Ulna distal	In Version 2005 entfallen	D3	31133	31504	31616	31617	31823
5015	5-793.ee	entfallen	Offene Reposition einer einfachen Fraktur im Gelenkbereich eines langen Röhrenknochens: Durch (Blount-) Klammern: Schenkelhals	In Version 2005 entfallen	D5	31135	31505	31618	31619	31825
5016	5-793.ef	entfallen	Offene Reposition einer einfachen Fraktur im Gelenkbereich eines langen Röhrenknochens: Durch (Blount-) Klammern: Femur proximal	In Version 2005 entfallen	D5	31135	31505	31618	31619	31825
5017	5-793.eh		Offene Reposition einer einfachen Fraktur im Gelenkbereich eines langen Röhrenknochens: Durch (Blount-)Klammern: Femur distal		D5	31135	31505	31618	31619	31825
5018	5-793.ej		Offene Reposition einer einfachen Fraktur im Gelenkbereich eines langen Röhrenknochens: Durch (Blount-)Klammern: Patella		D4	31134	31504	31618	31619	31824
5019	5-793.ek		Offene Reposition einer einfachen Fraktur im Gelenkbereich eines langen Röhrenknochens: Durch (Blount-)Klammern: Tibia proximal		D5	31135	31505	31618	31619	31825
5020	5-793.en		Offene Reposition einer einfachen Fraktur im Gelenkbereich eines langen Röhrenknochens: Durch (Blount-)Klammern: Tibia distal		D4	31134	31504	31618	31619	31824
5021	5-793.ep		Offene Reposition einer einfachen Fraktur im Gelenkbereich eines langen Röhrenknochens: Durch (Blount-)Klammern: Fibula proximal		D3	31133	31504	31616	31617	31823
5022	5-793.er		Offene Reposition einer einfachen Fraktur im Gelenkbereich eines langen Röhrenknochens: Durch (Blount-)Klammern: Fibula distal		D3	31133	31504	31616	31617	31823
5023	5-793.e1	entfallen	Offene Reposition einer einfachen Fraktur im Gelenkbereich eines langen Röhrenknochens: Durch (Blount-) Klammern: Humerus proximal	In Version 2005 entfallen	D5	31135	31505	31618	31619	31825
5024	5-793.e3	entfallen	Offene Reposition einer einfachen Fraktur im Gelenkbereich eines langen Röhrenknochens: Durch (Blount-) Klammern: Humerus distal	In Version 2005 entfallen	D4	31134	31504	31618	31619	31824
5025	5-793.e4	entfallen	Offene Reposition einer einfachen Fraktur im Gelenkbereich eines langen Röhrenknochens: Durch (Blount-) Klammern: Radius proximal	In Version 2005 entfallen	D4	31134	31504	31618	31619	31824

Fortsetzung 2.21.2 Reposition von Fraktur und Luxation

lfd. Nr	OPS-301 2004	OPS 2005	Bezeichnung OPS-301 2004	Bezeichnung OPS 2005	Kate-gorie	OP-Leistung	Über-wachung	Nachbeh. Überw.	Nachbeh. Operat.	Narkose
5026	5-793.e6	entfallen	Offene Reposition einer einfachen Fraktur im Gelenkbereich eines langen Röhrenknochens: Durch (Blount-) Klammern: Radius distal	In Version 2005 entfallen	D3	31133	31504	31616	31617	31823
5027	5-793.e7	entfallen	Offene Reposition einer einfachen Fraktur im Gelenkbereich eines langen Röhrenknochens: Durch (Blount-) Klammern: Ulna proximal	In Version 2005 entfallen	D4	31134	31504	31618	31619	31824
5028	5-793.e9	entfallen	Offene Reposition einer einfachen Fraktur im Gelenkbereich eines langen Röhrenknochens: Durch (Blount-) Klammern: Ulna distal	In Version 2005 entfallen	D3	31133	31504	31616	31617	31823
5029	5-793.ge		Offene Reposition einer einfachen Fraktur im Gelenkbereich eines langen Röhrenknochens: Durch intramedullären Draht: Schenkelhals		D5	31135	31505	31618	31619	31825
5030	5-793.gf		Offene Reposition einer einfachen Fraktur im Gelenkbereich eines langen Röhrenknochens: Durch intramedullären Draht: Femur proximal		D5	31135	31505	31618	31619	31825
5031	5-793.gh		Offene Reposition einer einfachen Fraktur im Gelenkbereich eines langen Röhrenknochens: Durch intramedullären Draht: Femur distal		D4	31134	31504	31618	31619	31824
5032	5-793.gk		Offene Reposition einer einfachen Fraktur im Gelenkbereich eines langen Röhrenknochens: Durch intramedullären Draht: Tibia proximal		D4	31134	31504	31618	31619	31824
5033	5-793.gn		Offene Reposition einer einfachen Fraktur im Gelenkbereich eines langen Röhrenknochens: Durch intramedullären Draht: Tibia distal		D4	31134	31504	31618	31619	31824
5034	5-793.gp		Offene Reposition einer einfachen Fraktur im Gelenkbereich eines langen Röhrenknochens: Durch intramedullären Draht: Fibula proximal		D4	31134	31504	31618	31619	31824
5035	5-793.gr		Offene Reposition einer einfachen Fraktur im Gelenkbereich eines langen Röhrenknochens: Durch intramedullären Draht: Fibula distal		D4	31134	31504	31618	31619	31824
5036	5-793.g1		Offene Reposition einer einfachen Fraktur im Gelenkbereich eines langen Röhrenknochens: Durch intramedullären Draht: Humerus proximal		D5	31135	31505	31618	31619	31825
5037	5-793.g3		Offene Reposition einer einfachen Fraktur im Gelenkbereich eines langen Röhrenknochens: Durch intramedullären Draht: Humerus distal		D4	31134	31504	31618	31619	31824
5038	5-793.g4		Offene Reposition einer einfachen Fraktur im Gelenkbereich eines langen Röhrenknochens: Durch intramedullären Draht: Radius proximal		D4	31134	31504	31618	31619	31824
5039	5-793.g6		Offene Reposition einer einfachen Fraktur im Gelenkbereich eines langen Röhrenknochens: Durch intramedullären Draht: Radius distal		D3	31133	31504	31616	31617	31823
5040	5-793.g7		Offene Reposition einer einfachen Fraktur im Gelenkbereich eines langen Röhrenknochens: Durch intramedullären Draht: Ulna proximal		D4	31134	31504	31618	31619	31824
5041	5-793.g9		Offene Reposition einer einfachen Fraktur im Gelenkbereich eines langen Röhrenknochens: Durch intramedullären Draht: Ulna distal		D3	31133	31504	31616	31617	31823

Fortsetzung 2.21.2 Reposition von Fraktur und Luxation

lfd. Nr	OPS-301 2004	OPS 2005	Bezeichnung OPS-301 2004	Bezeichnung OPS 2005	Kate-gorie	OP-Leistung	Über-wachung	Nachbeh. Überw.	Nachbeh. Operat.	Narkose
5042	5-793.he		Offene Reposition einer einfachen Fraktur im Gelenkbereich eines langen Röhrenknochens: Ohne Osteosynthese: Schenkelhals		D4	31134	31504	31618	31619	31824
5043	5-793.hf		Offene Reposition einer einfachen Fraktur im Gelenkbereich eines langen Röhrenknochens: Ohne Osteosynthese: Femur proximal		D4	31134	31504	31618	31619	31824
5044	5-793.hh		Offene Reposition einer einfachen Fraktur im Gelenkbereich eines langen Röhrenknochens: Ohne Osteosynthese: Femur distal		D4	31134	31504	31618	31619	31824
5045	5-793.hj		Offene Reposition einer einfachen Fraktur im Gelenkbereich eines langen Röhrenknochens: Ohne Osteosynthese: Patella		D3	31133	31504	31616	31617	31823
5046	5-793.hk		Offene Reposition einer einfachen Fraktur im Gelenkbereich eines langen Röhrenknochens: Ohne Osteosynthese: Tibia proximal		D3	31133	31504	31616	31617	31823
5047	5-793.hn		Offene Reposition einer einfachen Fraktur im Gelenkbereich eines langen Röhrenknochens: Ohne Osteosynthese: Tibia distal		D3	31133	31504	31616	31617	31823
5048	5-793.hp		Offene Reposition einer einfachen Fraktur im Gelenkbereich eines langen Röhrenknochens: Ohne Osteosynthese: Fibula proximal		D3	31133	31504	31616	31617	31823
5049	5-793.hr		Offene Reposition einer einfachen Fraktur im Gelenkbereich eines langen Röhrenknochens: Ohne Osteosynthese: Fibula distal		D3	31133	31504	31616	31617	31823
5050	5-793.h1		Offene Reposition einer einfachen Fraktur im Gelenkbereich eines langen Röhrenknochens: Ohne Osteosynthese: Humerus proximal		D3	31133	31504	31616	31617	31823
5051	5-793.h3		Offene Reposition einer einfachen Fraktur im Gelenkbereich eines langen Röhrenknochens: Ohne Osteosynthese: Humerus distal		D3	31133	31504	31616	31617	31823
5052	5-793.h4		Offene Reposition einer einfachen Fraktur im Gelenkbereich eines langen Röhrenknochens: Ohne Osteosynthese: Radius proximal		D3	31133	31504	31616	31617	31823
5053	5-793.h6		Offene Reposition einer einfachen Fraktur im Gelenkbereich eines langen Röhrenknochens: Ohne Osteosynthese: Radius distal		D3	31133	31504	31616	31617	31823
5054	5-793.h7		Offene Reposition einer einfachen Fraktur im Gelenkbereich eines langen Röhrenknochens: Ohne Osteosynthese: Ulna proximal		D3	31133	31504	31616	31617	31823
5055	5-793.h9		Offene Reposition einer einfachen Fraktur im Gelenkbereich eines langen Röhrenknochens: Ohne Osteosynthese: Ulna distal		D3	31133	31504	31616	31617	31823
5056	5-793.0e		Offene Reposition einer einfachen Fraktur im Gelenkbereich eines langen Röhrenknochens: Offene Reposition einer Epiphysenlösung ohne Osteosynthese: Schenkelhals		D3	31133	31504	31616	31617	31823
5057	5-793.0f		Offene Reposition einer einfachen Fraktur im Gelenkbereich eines langen Röhrenknochens: Offene Reposition einer Epiphysenlösung ohne Osteosynthese: Femur proximal		D3	31133	31504	31616	31617	31823
5058	5-793.0h		Offene Reposition einer einfachen Fraktur im Gelenkbereich eines langen Röhrenknochens: Offene Reposition einer Epiphysenlösung ohne Osteosynthese: Femur distal		D3	31133	31504	31616	31617	31823

Fortsetzung 2.21.2 Reposition von Fraktur und Luxation

lfd. Nr	OPS-301 2004	OPS 2005	Bezeichnung OPS-301 2004	Bezeichnung OPS 2005	Kategorie	OP-Leistung	Überwachung	Nachbeh. Überw.	Nachbeh. Operat.	Narkose
5059	5-793.0j		Offene Reposition einer einfachen Fraktur im Gelenkbereich eines langen Röhrenknochens: Offene Reposition einer Epiphysenlösung ohne Osteosynthese: Patella		D3	31133	31504	31616	31617	31823
5060	5-793.0k		Offene Reposition einer einfachen Fraktur im Gelenkbereich eines langen Röhrenknochens: Offene Reposition einer Epiphysenlösung ohne Osteosynthese: Tibia proximal		D3	31133	31504	31616	31617	31823
5061	5-793.0n		Offene Reposition einer einfachen Fraktur im Gelenkbereich eines langen Röhrenknochens: Offene Reposition einer Epiphysenlösung ohne Osteosynthese: Tibia distal		D3	31133	31504	31616	31617	31823
5062	5-793.0p		Offene Reposition einer einfachen Fraktur im Gelenkbereich eines langen Röhrenknochens: Offene Reposition einer Epiphysenlösung ohne Osteosynthese: Fibula proximal		D3	31133	31504	31616	31617	31823
5063	5-793.0r		Offene Reposition einer einfachen Fraktur im Gelenkbereich eines langen Röhrenknochens: Offene Reposition einer Epiphysenlösung ohne Osteosynthese: Fibula distal		D3	31133	31504	31616	31617	31823
5064	5-793.01		Offene Reposition einer einfachen Fraktur im Gelenkbereich eines langen Röhrenknochens: Offene Reposition einer Epiphysenlösung ohne Osteosynthese: Humerus proximal		D3	31133	31504	31616	31617	31823
5065	5-793.03		Offene Reposition einer einfachen Fraktur im Gelenkbereich eines langen Röhrenknochens: Offene Reposition einer Epiphysenlösung ohne Osteosynthese: Humerus distal		D3	31133	31504	31616	31617	31823
5066	5-793.04		Offene Reposition einer einfachen Fraktur im Gelenkbereich eines langen Röhrenknochens: Offene Reposition einer Epiphysenlösung ohne Osteosynthese: Radius proximal		D3	31133	31504	31616	31617	31823
5067	5-793.06		Offene Reposition einer einfachen Fraktur im Gelenkbereich eines langen Röhrenknochens: Offene Reposition einer Epiphysenlösung ohne Osteosynthese: Radius distal		D3	31133	31504	31616	31617	31823
5068	5-793.07		Offene Reposition einer einfachen Fraktur im Gelenkbereich eines langen Röhrenknochens: Offene Reposition einer Epiphysenlösung ohne Osteosynthese: Ulna proximal		D3	31133	31504	31616	31617	31823
5069	5-793.09		Offene Reposition einer einfachen Fraktur im Gelenkbereich eines langen Röhrenknochens: Offene Reposition einer Epiphysenlösung ohne Osteosynthese: Ulna distal		D3	31133	31504	31616	31617	31823
5070	5-793.1e	5-793.1e	Offene Reposition einer einfachen Fraktur im Gelenkbereich eines langen Röhrenknochens: Durch Schraubenosteosynthese: Schenkelhals	Offene Reposition einer einfachen Fraktur im Gelenkbereich eines langen Röhrenknochens: Durch Schraube: Schenkelhals	D5	31135	31505	31618	31619	31825

Fortsetzung 2.21.2 Reposition von Fraktur und Luxation

lfd. Nr	OPS-301 2004	OPS 2005	Bezeichnung OPS-301 2004	Bezeichnung OPS 2005	Kategorie	OP-Leistung	Überwachung	Nachbeh. Überw.	Nachbeh. Operat.	Narkose
5071	5-793.1f	5-793.1f	Offene Reposition einer einfachen Fraktur im Gelenkbereich eines langen Röhrenknochens: Durch Schraubenosteosynthese: Femur proximal	Offene Reposition einer einfachen Fraktur im Gelenkbereich eines langen Röhrenknochens: Durch Schraube: Femur proximal	D5	31135	31505	31618	31619	31825
5072	5-793.1h	5-793.1h	Offene Reposition einer einfachen Fraktur im Gelenkbereich eines langen Röhrenknochens: Durch Schraubenosteosynthese: Femur distal	Offene Reposition einer einfachen Fraktur im Gelenkbereich eines langen Röhrenknochens: Durch Schraube: Femur distal	D5	31135	31505	31618	31619	31825
5073	5-793.1j	5-793.1j	Offene Reposition einer einfachen Fraktur im Gelenkbereich eines langen Röhrenknochens: Durch Schraubenosteosynthese: Patella	Offene Reposition einer einfachen Fraktur im Gelenkbereich eines langen Röhrenknochens: Durch Schraube: Patella	D4	31134	31504	31618	31619	31824
5074	5-793.1k	5-793.1k	Offene Reposition einer einfachen Fraktur im Gelenkbereich eines langen Röhrenknochens: Durch Schraubenosteosynthese: Tibia proximal	Offene Reposition einer einfachen Fraktur im Gelenkbereich eines langen Röhrenknochens: Durch Schraube: Tibia proximal	D5	31135	31505	31618	31619	31825
5075	5-793.1n	5-793.1n	Offene Reposition einer einfachen Fraktur im Gelenkbereich eines langen Röhrenknochens: Durch Schraubenosteosynthese: Tibia distal	Offene Reposition einer einfachen Fraktur im Gelenkbereich eines langen Röhrenknochens: Durch Schraube: Tibia distal	D4	31134	31504	31618	31619	31824
5076	5-793.1p	5-793.1p	Offene Reposition einer einfachen Fraktur im Gelenkbereich eines langen Röhrenknochens: Durch Schraubenosteosynthese: Fibula proximal	Offene Reposition einer einfachen Fraktur im Gelenkbereich eines langen Röhrenknochens: Durch Schraube: Fibula proximal	D3	31133	31504	31616	31617	31823
5077	5-793.1r	5-793.1r	Offene Reposition einer einfachen Fraktur im Gelenkbereich eines langen Röhrenknochens: Durch Schraubenosteosynthese: Fibula distal	Offene Reposition einer einfachen Fraktur im Gelenkbereich eines langen Röhrenknochens: Durch Schraube: Fibula distal	D3	31133	31504	31616	31617	31823
5078	5-793.11	5-793.11	Offene Reposition einer einfachen Fraktur im Gelenkbereich eines langen Röhrenknochens: Durch Schraubenosteosynthese: Humerus proximal	Offene Reposition einer einfachen Fraktur im Gelenkbereich eines langen Röhrenknochens: Durch Schraube: Humerus proximal	D5	31135	31505	31618	31619	31825

Fortsetzung 2.21.2 Reposition von Fraktur und Luxation

lfd. Nr	OPS-301 2004	OPS 2005	Bezeichnung OPS-301 2004	Bezeichnung OPS 2005	Kate-gorie	OP-Leistung	Über-wachung	Nachbeh. Überw.	Nachbeh. Operat.	Narkose
5079	5-793.13	5-793.13	Offene Reposition einer einfachen Fraktur im Gelenkbereich eines langen Röhrenknochens: Durch Schraubenosteosynthese: Humerus distal	Offene Reposition einer einfachen Fraktur im Gelenkbereich eines langen Röhrenknochens: Durch Schraube: Humerus distal	D4	31134	31504	31618	31619	31824
5080	5-793.14	5-793.14	Offene Reposition einer einfachen Fraktur im Gelenkbereich eines langen Röhrenknochens: Durch Schraubenosteosynthese: Radius proximal	Offene Reposition einer einfachen Fraktur im Gelenkbereich eines langen Röhrenknochens: Durch Schraube: Radius proximal	D4	31134	31504	31618	31619	31824
5081	5-793.16	5-793.16	Offene Reposition einer einfachen Fraktur im Gelenkbereich eines langen Röhrenknochens: Durch Schraubenosteosynthese: Radius distal	Offene Reposition einer einfachen Fraktur im Gelenkbereich eines langen Röhrenknochens: Durch Schraube: Radius distal	D3	31133	31504	31616	31617	31823
5082	5-793.17	5-793.17	Offene Reposition einer einfachen Fraktur im Gelenkbereich eines langen Röhrenknochens: Durch Schraubenosteosynthese: Ulna proximal	Offene Reposition einer einfachen Fraktur im Gelenkbereich eines langen Röhrenknochens: Durch Schraube: Ulna proximal	D4	31134	31504	31618	31619	31824
5083	5-793.19	5-793.19	Offene Reposition einer einfachen Fraktur im Gelenkbereich eines langen Röhrenknochens: Durch Schraubenosteosynthese: Ulna distal	Offene Reposition einer einfachen Fraktur im Gelenkbereich eines langen Röhrenknochens: Durch Schraube: Ulna distal	D3	31133	31504	31616	31617	31823
5084	5-793.2e		Offene Reposition einer einfachen Fraktur im Gelenkbereich eines langen Röhrenknochens: Durch Draht oder Zuggurtung/Cerclage: Schenkelhals		D5	31135	31505	31618	31619	31825
5085	5-793.2f		Offene Reposition einer einfachen Fraktur im Gelenkbereich eines langen Röhrenknochens: Durch Draht oder Zuggurtung/Cerclage: Femur proximal		D5	31135	31505	31618	31619	31825
5086	5-793.2h		Offene Reposition einer einfachen Fraktur im Gelenkbereich eines langen Röhrenknochens: Durch Draht oder Zuggurtung/Cerclage: Femur distal		D5	31135	31505	31618	31619	31825
5087	5-793.2j		Offene Reposition einer einfachen Fraktur im Gelenkbereich eines langen Röhrenknochens: Durch Draht oder Zuggurtung/Cerclage: Patella		D4	31134	31504	31618	31619	31824
5088	5-793.2k		Offene Reposition einer einfachen Fraktur im Gelenkbereich eines langen Röhrenknochens: Durch Draht oder Zuggurtung/Cerclage: Tibia proximal		D5	31135	31505	31618	31619	31825
5089	5-793.2n		Offene Reposition einer einfachen Fraktur im Gelenkbereich eines langen Röhrenknochens: Durch Draht oder Zuggurtung/Cerclage: Tibia distal		D4	31134	31504	31618	31619	31824
5090	5-793.2p		Offene Reposition einer einfachen Fraktur im Gelenkbereich eines langen Röhrenknochens: Durch Draht oder Zuggurtung/Cerclage: Fibula proximal		D3	31133	31504	31616	31617	31823
5091	5-793.2r		Offene Reposition einer einfachen Fraktur im Gelenkbereich eines langen Röhrenknochens: Durch Draht oder Zuggurtung/Cerclage: Fibula distal		D3	31133	31504	31616	31617	31823

Fortsetzung 2.21.2 Reposition von Fraktur und Luxation

lfd. Nr	OPS-301 2004	OPS 2005	Bezeichnung OPS-301 2004	Bezeichnung OPS 2005	Kate-gorie	OP-Leistung	Über-wachung	Nachbeh. Überw.	Nachbeh. Operat.	Narkose
5092	5-793.21		Offene Reposition einer einfachen Fraktur im Gelenkbereich eines langen Röhrenknochens: Durch Draht oder Zuggurtung/Cerclage: Humerus proximal		D5	31135	31505	31618	31619	31825
5093	5-793.23		Offene Reposition einer einfachen Fraktur im Gelenkbereich eines langen Röhrenknochens: Durch Draht oder Zuggurtung/Cerclage: Humerus distal		D4	31134	31504	31618	31619	31824
5094	5-793.24		Offene Reposition einer einfachen Fraktur im Gelenkbereich eines langen Röhrenknochens: Durch Draht oder Zuggurtung/Cerclage: Radius proximal		D4	31134	31504	31618	31619	31824
5095	5-793.26		Offene Reposition einer einfachen Fraktur im Gelenkbereich eines langen Röhrenknochens: Durch Draht oder Zuggurtung/Cerclage: Radius distal		D3	31133	31504	31616	31617	31823
5096	5-793.27		Offene Reposition einer einfachen Fraktur im Gelenkbereich eines langen Röhrenknochens: Durch Draht oder Zuggurtung/Cerclage: Ulna proximal		D4	31134	31504	31618	31619	31824
5097	5-793.29		Offene Reposition einer einfachen Fraktur im Gelenkbereich eines langen Röhrenknochens: Durch Draht oder Zuggurtung/Cerclage: Ulna distal		D3	31133	31504	31616	31617	31823
5098	5-793.3f	5-793.3f	Offene Reposition einer einfachen Fraktur im Gelenkbereich eines langen Röhrenknochens: Durch Plattenosteosynthese: Femur proximal	Offene Reposition einer einfachen Fraktur im Gelenkbereich eines langen Röhrenknochens: Durch Platte: Femur proximal	D5	31135	31505	31618	31619	31825
5099	5-793.3f	5-793.kf	Offene Reposition einer einfachen Fraktur im Gelenkbereich eines langen Röhrenknochens: Durch Plattenosteosynthese: Femur proximal	Offene Reposition einer einfachen Fraktur im Gelenkbereich eines langen Röhrenknochens: Durch winkelstabile Platte: Femur proximal	D5	31135	31505	31618	31619	31825
5100	5-793.3h	5-793.3h	Offene Reposition einer einfachen Fraktur im Gelenkbereich eines langen Röhrenknochens: Durch Plattenosteosynthese: Femur distal	Offene Reposition einer einfachen Fraktur im Gelenkbereich eines langen Röhrenknochens: Durch Platte: Femur distal	D5	31135	31505	31618	31619	31825
5101	5-793.3j	5-793.3j	Offene Reposition einer einfachen Fraktur im Gelenkbereich eines langen Röhrenknochens: Durch Plattenosteosynthese: Patella	Offene Reposition einer einfachen Fraktur im Gelenkbereich eines langen Röhrenknochens: Durch Platte: Patella	D4	31134	31504	31618	31619	31824
5102	5-793.3k	5-793.3k	Offene Reposition einer einfachen Fraktur im Gelenkbereich eines langen Röhrenknochens: Durch Plattenosteosynthese: Tibia proximal	Offene Reposition einer einfachen Fraktur im Gelenkbereich eines langen Röhrenknochens: Durch Platte: Tibia proximal	D5	31135	31505	31618	31619	31825
5103	5-793.3k	5-793.kk	Offene Reposition einer einfachen Fraktur im Gelenkbereich eines langen Röhrenknochens: Durch Plattenosteosynthese: Tibia proximal	Offene Reposition einer einfachen Fraktur im Gelenkbereich eines langen Röhrenknochens: Durch winkelstabile Platte: Tibia proximal	D5	31135	31505	31618	31619	31825

Fortsetzung 2.21.2 Reposition von Fraktur und Luxation

lfd. Nr	OPS-301 2004	OPS 2005	Bezeichnung OPS-301 2004	Bezeichnung OPS 2005	Kate-gorie	OP-Leistung	Über-wachung	Nachbeh. Überw.	Nachbeh. Operat.	Narkose
5104	5-793.3n	5-793.3n	Offene Reposition einer einfachen Fraktur im Gelenkbereich eines langen Röhrenknochens: Durch Plattenosteosynthese: Tibia distal	Offene Reposition einer einfachen Fraktur im Gelenkbereich eines langen Röhrenknochens: Durch Platte: Tibia distal	D4	31134	31504	31618	31619	31824
5105	5-793.3n	5-793.kn	Offene Reposition einer einfachen Fraktur im Gelenkbereich eines langen Röhrenknochens: Durch Plattenosteosynthese: Tibia distal	Offene Reposition einer einfachen Fraktur im Gelenkbereich eines langen Röhrenknochens: Durch winkelstabile Platte: Tibia distal	D4	31134	31504	31618	31619	31824
5106	5-793.3p	5-793.3p	Offene Reposition einer einfachen Fraktur im Gelenkbereich eines langen Röhrenknochens: Durch Plattenosteosynthese: Fibula proximal	Offene Reposition einer einfachen Fraktur im Gelenkbereich eines langen Röhrenknochens: Durch Platte: Fibula proximal	D4	31134	31504	31618	31619	31824
5107	5-793.3r	5-793.3r	Offene Reposition einer einfachen Fraktur im Gelenkbereich eines langen Röhrenknochens: Durch Plattenosteosynthese: Fibula distal	Offene Reposition einer einfachen Fraktur im Gelenkbereich eines langen Röhrenknochens: Durch Platte: Fibula distal	D4	31134	31504	31618	31619	31824
5108	5-793.31	5-793.31	Offene Reposition einer einfachen Fraktur im Gelenkbereich eines langen Röhrenknochens: Durch Plattenosteosynthese: Humerus proximal	Offene Reposition einer einfachen Fraktur im Gelenkbereich eines langen Röhrenknochens: Durch Platte: Humerus proximal	D5	31135	31505	31618	31619	31825
5109	5-793.31	5-793.k1	Offene Reposition einer einfachen Fraktur im Gelenkbereich eines langen Röhrenknochens: Durch Plattenosteosynthese: Humerus proximal	Offene Reposition einer einfachen Fraktur im Gelenkbereich eines langen Röhrenknochens: Durch winkelstabile Platte: Humerus proximal	D5	31135	31505	31618	31619	31825
5110	5-793.33	5-793.33	Offene Reposition einer einfachen Fraktur im Gelenkbereich eines langen Röhrenknochens: Durch Plattenosteosynthese: Humerus distal	Offene Reposition einer einfachen Fraktur im Gelenkbereich eines langen Röhrenknochens: Durch Platte: Humerus distal	D5	31135	31505	31618	31619	31825
5111	5-793.33	5-793.k3	Offene Reposition einer einfachen Fraktur im Gelenkbereich eines langen Röhrenknochens: Durch Plattenosteosynthese: Humerus distal	Offene Reposition einer einfachen Fraktur im Gelenkbereich eines langen Röhrenknochens: Durch winkelstabile Platte: Humerus distal	D5	31135	31505	31618	31619	31825
5112	5-793.34	5-793.34	Offene Reposition einer einfachen Fraktur im Gelenkbereich eines langen Röhrenknochens: Durch Plattenosteosynthese: Radius proximal	Offene Reposition einer einfachen Fraktur im Gelenkbereich eines langen Röhrenknochens: Durch Platte: Radius proximal	D4	31134	31504	31618	31619	31824

Fortsetzung 2.21.2 Reposition von Fraktur und Luxation

lfd. Nr	OPS-301 2004	OPS 2005	Bezeichnung OPS-301 2004	Bezeichnung OPS 2005	Kate-gorie	OP-Leistung	Über-wachung	Nachbeh. Überw.	Nachbeh. Operat.	Narkose
5113	5-793.36	5-793.36	Offene Reposition einer einfachen Fraktur im Gelenkbereich eines langen Röhrenknochens: Durch Plattenosteosynthese: Radius distal	Offene Reposition einer einfachen Fraktur im Gelenkbereich eines langen Röhrenknochens: Durch Platte: Radius distal	D4	31134	31504	31618	31619	31824
5114	5-793.37	5-793.37	Offene Reposition einer einfachen Fraktur im Gelenkbereich eines langen Röhrenknochens: Durch Plattenosteosynthese: Ulna proximal	Offene Reposition einer einfachen Fraktur im Gelenkbereich eines langen Röhrenknochens: Durch Platte: Ulna proximal	D4	31134	31504	31618	31619	31824
5115	5-793.39	5-793.k9	Offene Reposition einer einfachen Fraktur im Gelenkbereich eines langen Röhrenknochens: Durch Plattenosteosynthese: Ulna distal	Offene Reposition einer einfachen Fraktur im Gelenkbereich eines langen Röhrenknochens: Durch winkelstabile Platte: Ulna distal	D4	31134	31504	31618	31619	31824
5116	5-793.39	5-793.39	Offene Reposition einer einfachen Fraktur im Gelenkbereich eines langen Röhrenknochens: Durch Plattenosteosynthese: Ulna distal	Offene Reposition einer einfachen Fraktur im Gelenkbereich eines langen Röhrenknochens: Durch Platte: Ulna distal	D4	31134	31504	31618	31619	31824
5117	5-793.4e		Offene Reposition einer einfachen Fraktur im Gelenkbereich eines langen Röhrenknochens: Durch Winkelplatte/Kondylenplatte: Schenkelhals		D5	31135	31505	31618	31619	31825
5118	5-793.4f		Offene Reposition einer einfachen Fraktur im Gelenkbereich eines langen Röhrenknochens: Durch Winkelplatte/Kondylenplatte: Femur proximal		D5	31135	31505	31618	31619	31825
5119	5-793.4h		Offene Reposition einer einfachen Fraktur im Gelenkbereich eines langen Röhrenknochens: Durch Winkelplatte/Kondylenplatte: Femur distal		D5	31135	31505	31618	31619	31825
5120	5-793.4k		Offene Reposition einer einfachen Fraktur im Gelenkbereich eines langen Röhrenknochens: Durch Winkelplatte/Kondylenplatte: Tibia proximal		D5	31135	31505	31618	31619	31825
5121	5-793.4n	entfallen	Offene Reposition einer einfachen Fraktur im Gelenkbereich eines langen Röhrenknochens: Durch Winkelplatte/ Kondylenplatte: Tibia distal	In Version 2005 entfallen	D4	31134	31504	31618	31619	31824
5122	5-793.4p	entfallen	Offene Reposition einer einfachen Fraktur im Gelenkbereich eines langen Röhrenknochens: Durch Winkelplatte/ Kondylenplatte: Fibula proximal	In Version 2005 entfallen	D4	31134	31504	31618	31619	31824
5123	5-793.4r	entfallen	Offene Reposition einer einfachen Fraktur im Gelenkbereich eines langen Röhrenknochens: Durch Winkelplatte/ Kondylenplatte: Fibula distal	In Version 2005 entfallen	D4	31134	31504	31618	31619	31824
5124	5-793.41		Offene Reposition einer einfachen Fraktur im Gelenkbereich eines langen Röhrenknochens: Durch Winkelplatte/Kondylenplatte: Humerus proximal		D5	31135	31505	31618	31619	31825

Fortsetzung 2.21.2 Reposition von Fraktur und Luxation

lfd. Nr	OPS-301 2004	OPS 2005	Bezeichnung OPS-301 2004	Bezeichnung OPS 2005	Kategorie	OP-Leistung	Überwachung	Nachbeh. Überw.	Nachbeh. Operat.	Narkose
5125	5-793.43		Offene Reposition einer einfachen Fraktur im Gelenkbereich eines langen Röhrenknochens: Durch Winkelplatte/Kondylenplatte: Humerus distal		D5	31135	31505	31618	31619	31825
5126	5-793.44	entfallen	Offene Reposition einer einfachen Fraktur im Gelenkbereich eines langen Röhrenknochens: Durch Winkelplatte/ Kondylenplatte: Radius proximal	In Version 2005 entfallen	D4	31134	31504	31618	31619	31824
5127	5-793.46	entfallen	Offene Reposition einer einfachen Fraktur im Gelenkbereich eines langen Röhrenknochens: Durch Winkelplatte/ Kondylenplatte: Radius distal	In Version 2005 entfallen	D4	31134	31504	31618	31619	31824
5128	5-793.47	entfallen	Offene Reposition einer einfachen Fraktur im Gelenkbereich eines langen Röhrenknochens: Durch Winkelplatte/ Kondylenplatte: Ulna proximal	In Version 2005 entfallen	D4	31134	31504	31618	31619	31824
5129	5-793.49	entfallen	Offene Reposition einer einfachen Fraktur im Gelenkbereich eines langen Röhrenknochens: Durch Winkelplatte/ Kondylenplatte: Ulna distal	In Version 2005 entfallen	D4	31134	31504	31618	31619	31824
5130	5-793.5e		Offene Reposition einer einfachen Fraktur im Gelenkbereich eines langen Röhrenknochens: Durch dynamische Kompressionsschraube: Schenkelhals		D5	31135	31505	31618	31619	31825
5131	5-793.5f		Offene Reposition einer einfachen Fraktur im Gelenkbereich eines langen Röhrenknochens: Durch dynamische Kompressionsschraube: Femur proximal		D5	31135	31505	31618	31619	31825
5132	5-793.5h		Offene Reposition einer einfachen Fraktur im Gelenkbereich eines langen Röhrenknochens: Durch dynamische Kompressionsschraube: Femur distal		D5	31135	31505	31618	31619	31825
5133	5-793.5k		Offene Reposition einer einfachen Fraktur im Gelenkbereich eines langen Röhrenknochens: Durch dynamische Kompressionsschraube: Tibia proximal		D5	31135	31505	31618	31619	31825
5134	5-793.6f		Offene Reposition einer einfachen Fraktur im Gelenkbereich eines langen Röhrenknochens: Durch Fixateur externe: Femur proximal		D5	31135	31505	31618	31619	31825
5135	5-793.6f	5-793.mf	Offene Reposition einer einfachen Fraktur im Gelenkbereich eines langen Röhrenknochens: Durch Fixateur externe: Femur proximal	Offene Reposition einer einfachen Fraktur im Gelenkbereich eines langen Röhrenknochens: Durch Ringfixateur: Femur proximal	D5	31135	31505	31618	31619	31825
5136	5-793.6h		Offene Reposition einer einfachen Fraktur im Gelenkbereich eines langen Röhrenknochens: Durch Fixateur externe: Femur distal		D5	31135	31505	31618	31619	31825
5137	5-793.6h	5-793.mh	Offene Reposition einer einfachen Fraktur im Gelenkbereich eines langen Röhrenknochens: Durch Fixateur externe: Femur distal	Offene Reposition einer einfachen Fraktur im Gelenkbereich eines langen Röhrenknochens: Durch Ringfixateur: Femur distal	D5	31135	31505	31618	31619	31825

Fortsetzung 2.21.2 Reposition von Fraktur und Luxation

lfd. Nr	OPS-301 2004	OPS 2005	Bezeichnung OPS-301 2004	Bezeichnung OPS 2005	Kate-gorie	OP-Leistung	Über-wachung	Nachbeh. Überw.	Nachbeh. Operat.	Narkose
5138	5-793.6k		Offene Reposition einer einfachen Fraktur im Gelenkbereich eines langen Röhrenknochens: Durch Fixateur externe: Tibia proximal		D4	31134	31504	31618	31619	31824
5139	5-793.6n		Offene Reposition einer einfachen Fraktur im Gelenkbereich eines langen Röhrenknochens: Durch Fixateur externe: Tibia distal		D4	31134	31504	31618	31619	31824
5140	5-793.6p		Offene Reposition einer einfachen Fraktur im Gelenkbereich eines langen Röhrenknochens: Durch Fixateur externe: Fibula proximal		D3	31133	31504	31616	31617	31823
5141	5-793.6r		Offene Reposition einer einfachen Fraktur im Gelenkbereich eines langen Röhrenknochens: Durch Fixateur externe: Fibula distal		D3	31133	31504	31616	31617	31823
5142	5-793.61		Offene Reposition einer einfachen Fraktur im Gelenkbereich eines langen Röhrenknochens: Durch Fixateur externe: Humerus proximal		D4	31134	31504	31618	31619	31824
5143	5-793.61	5-793.m1	Offene Reposition einer einfachen Fraktur im Gelenkbereich eines langen Röhrenknochens: Durch Fixateur externe: Humerus proximal	Offene Reposition einer einfachen Fraktur im Gelenkbereich eines langen Röhrenknochens: Durch Ringfixateur: Humerus proximal	D4	31134	31504	31618	31619	31824
5144	5-793.63		Offene Reposition einer einfachen Fraktur im Gelenkbereich eines langen Röhrenknochens: Durch Fixateur externe: Humerus distal		D4	31134	31504	31618	31619	31824
5145	5-793.64		Offene Reposition einer einfachen Fraktur im Gelenkbereich eines langen Röhrenknochens: Durch Fixateur externe: Radius proximal		D4	31134	31504	31618	31619	31824
5146	5-793.64	5-793.m4	Offene Reposition einer einfachen Fraktur im Gelenkbereich eines langen Röhrenknochens: Durch Fixateur externe: Radius proximal	Offene Reposition einer einfachen Fraktur im Gelenkbereich eines langen Röhrenknochens: Durch Ringfixateur: Radius proximal	D4	31134	31504	31618	31619	31824
5147	5-793.66		Offene Reposition einer einfachen Fraktur im Gelenkbereich eines langen Röhrenknochens: Durch Fixateur externe: Radius distal		D4	31134	31504	31618	31619	31824
5148	5-793.67		Offene Reposition einer einfachen Fraktur im Gelenkbereich eines langen Röhrenknochens: Durch Fixateur externe: Ulna proximal		D4	31134	31504	31618	31619	31824
5149	5-793.67	5-793.m7	Offene Reposition einer einfachen Fraktur im Gelenkbereich eines langen Röhrenknochens: Durch Fixateur externe: Ulna proximal	Offene Reposition einer einfachen Fraktur im Gelenkbereich eines langen Röhrenknochens: Durch Ringfixateur: Ulna proximal	D4	31134	31504	31618	31619	31824
5150	5-793.69		Offene Reposition einer einfachen Fraktur im Gelenkbereich eines langen Röhrenknochens: Durch Fixateur externe: Ulna distal		D4	31134	31504	31618	31619	31824
5151	5-793.69	5-793.m9	Offene Reposition einer einfachen Fraktur im Gelenkbereich eines langen Röhrenknochens: Durch Fixateur externe: Ulna distal	Offene Reposition einer einfachen Fraktur im Gelenkbereich eines langen Röhrenknochens: Durch Ringfixateur: Ulna distal	D4	31134	31504	31618	31619	31824

Fortsetzung 2.21.2 Reposition von Fraktur und Luxation

lfd. Nr	OPS-301 2004	OPS 2005	Bezeichnung OPS-301 2004	Bezeichnung OPS 2005	Kategorie	OP-Leistung	Überwachung	Nachbeh. Überw.	Nachbeh. Operat.	Narkose
5152	5-793.7f		Offene Reposition einer einfachen Fraktur im Gelenkbereich eines langen Röhrenknochens: Durch Fixateur externe mit interner Osteosynthese: Femur proximal		D7	31137	31507	31620	31621	31827
5153	5-793.7h		Offene Reposition einer einfachen Fraktur im Gelenkbereich eines langen Röhrenknochens: Durch Fixateur externe mit interner Osteosynthese: Femur distal		D7	31137	31507	31620	31621	31827
5154	5-793.7k		Offene Reposition einer einfachen Fraktur im Gelenkbereich eines langen Röhrenknochens: Durch Fixateur externe mit interner Osteosynthese: Tibia proximal		D7	31137	31507	31620	31621	31827
5155	5-793.7n		Offene Reposition einer einfachen Fraktur im Gelenkbereich eines langen Röhrenknochens: Durch Fixateur externe mit interner Osteosynthese: Tibia distal		D7	31137	31507	31620	31621	31827
5156	5-793.7p		Offene Reposition einer einfachen Fraktur im Gelenkbereich eines langen Röhrenknochens: Durch Fixateur externe mit interner Osteosynthese: Fibula proximal		D6	31136	31506	31620	31621	31826
5157	5-793.7r		Offene Reposition einer einfachen Fraktur im Gelenkbereich eines langen Röhrenknochens: Durch Fixateur externe mit interner Osteosynthese: Fibula distal		D5	31135	31505	31618	31619	31825
5158	5-793.71		Offene Reposition einer einfachen Fraktur im Gelenkbereich eines langen Röhrenknochens: Durch Fixateur externe mit interner Osteosynthese: Humerus proximal		D7	31137	31507	31620	31621	31827
5159	5-793.73		Offene Reposition einer einfachen Fraktur im Gelenkbereich eines langen Röhrenknochens: Durch Fixateur externe mit interner Osteosynthese: Humerus distal		D7	31137	31507	31620	31621	31827
5160	5-793.74		Offene Reposition einer einfachen Fraktur im Gelenkbereich eines langen Röhrenknochens: Durch Fixateur externe mit interner Osteosynthese: Radius proximal		D6	31136	31506	31620	31621	31826
5161	5-793.76		Offene Reposition einer einfachen Fraktur im Gelenkbereich eines langen Röhrenknochens: Durch Fixateur externe mit interner Osteosynthese: Radius distal		D6	31136	31506	31620	31621	31826
5162	5-793.77		Offene Reposition einer einfachen Fraktur im Gelenkbereich eines langen Röhrenknochens: Durch Fixateur externe mit interner Osteosynthese: Ulna proximal		D6	31136	31506	31620	31621	31826
5163	5-793.79		Offene Reposition einer einfachen Fraktur im Gelenkbereich eines langen Röhrenknochens: Durch Fixateur externe mit interner Osteosynthese: Ulna distal		D6	31136	31506	31620	31621	31826
5164	5-793.8e		Offene Reposition einer einfachen Fraktur im Gelenkbereich eines langen Röhrenknochens: Durch Materialkombinationenen: Schenkelhals		D4	31134	31504	31618	31619	31824
5165	5-793.8f		Offene Reposition einer einfachen Fraktur im Gelenkbereich eines langen Röhrenknochens: Durch Materialkombinationenen: Femur proximal		D5	31135	31505	31618	31619	31825
5166	5-793.8h		Offene Reposition einer einfachen Fraktur im Gelenkbereich eines langen Röhrenknochens: Durch Materialkombinationenen: Femur distal		D5	31135	31505	31618	31619	31825
5167	5-793.8j		Offene Reposition einer einfachen Fraktur im Gelenkbereich eines langen Röhrenknochens: Durch Materialkombinationenen: Patella		D4	31134	31504	31618	31619	31824

Fortsetzung 2.21.2 Reposition von Fraktur und Luxation

lfd. Nr	OPS-301 2004	OPS 2005	Bezeichnung OPS-301 2004	Bezeichnung OPS 2005	Kategorie	OP-Leistung	Überwachung	Nachbeh. Überw.	Nachbeh. Operat.	Narkose
5168	5-793.8k		Offene Reposition einer einfachen Fraktur im Gelenkbereich eines langen Röhrenknochens: Durch Materialkombinationenen: Tibia proximal		D4	31134	31504	31618	31619	31824
5169	5-793.8n		Offene Reposition einer einfachen Fraktur im Gelenkbereich eines langen Röhrenknochens: Durch Materialkombinationenen: Tibia distal		D4	31134	31504	31618	31619	31824
5170	5-793.8p		Offene Reposition einer einfachen Fraktur im Gelenkbereich eines langen Röhrenknochens: Durch Materialkombinationenen: Fibula proximal		D4	31134	31504	31618	31619	31824
5171	5-793.8r		Offene Reposition einer einfachen Fraktur im Gelenkbereich eines langen Röhrenknochens: Durch Materialkombinationenen: Fibula distal		D4	31134	31504	31618	31619	31824
5172	5-793.81		Offene Reposition einer einfachen Fraktur im Gelenkbereich eines langen Röhrenknochens: Durch Materialkombinationenen: Humerus proximal		D5	31135	31505	31618	31619	31825
5173	5-793.83		Offene Reposition einer einfachen Fraktur im Gelenkbereich eines langen Röhrenknochens: Durch Materialkombinationenen: Humerus distal		D5	31135	31505	31618	31619	31825
5174	5-793.84		Offene Reposition einer einfachen Fraktur im Gelenkbereich eines langen Röhrenknochens: Durch Materialkombinationenen: Radius proximal		D4	31134	31504	31618	31619	31824
5175	5-793.86		Offene Reposition einer einfachen Fraktur im Gelenkbereich eines langen Röhrenknochens: Durch Materialkombinationenen: Radius distal		D4	31134	31504	31618	31619	31824
5176	5-793.87		Offene Reposition einer einfachen Fraktur im Gelenkbereich eines langen Röhrenknochens: Durch Materialkombinationenen: Ulna proximal		D4	31134	31504	31618	31619	31824
5177	5-793.89		Offene Reposition einer einfachen Fraktur im Gelenkbereich eines langen Röhrenknochens: Durch Materialkombinationenen: Ulna distal		D4	31134	31504	31618	31619	31824
5178	5-793.9e		Offene Reposition einer einfachen Fraktur im Gelenkbereich eines langen Röhrenknochens: Durch Materialkombinationen mit Rekonstruktion der Gelenkfläche: Schenkelhals		D5	31135	31505	31618	31619	31825
5179	5-793.9h		Offene Reposition einer einfachen Fraktur im Gelenkbereich eines langen Röhrenknochens: Durch Materialkombinationen mit Rekonstruktion der Gelenkfläche: Femur distal		D5	31135	31505	31618	31619	31825
5180	5-793.9j		Offene Reposition einer einfachen Fraktur im Gelenkbereich eines langen Röhrenknochens: Durch Materialkombinationen mit Rekonstruktion der Gelenkfläche: Patella		D4	31134	31504	31618	31619	31824
5181	5-793.9k		Offene Reposition einer einfachen Fraktur im Gelenkbereich eines langen Röhrenknochens: Durch Materialkombinationen mit Rekonstruktion der Gelenkfläche: Tibia proximal		D4	31134	31504	31618	31619	31824
5182	5-793.9n		Offene Reposition einer einfachen Fraktur im Gelenkbereich eines langen Röhrenknochens: Durch Materialkombinationen mit Rekonstruktion der Gelenkfläche: Tibia distal		D4	31134	31504	31618	31619	31824
5183	5-793.9p		Offene Reposition einer einfachen Fraktur im Gelenkbereich eines langen Röhrenknochens: Durch Materialkombinationen mit Rekonstruktion der Gelenkfläche: Fibula proximal		D4	31134	31504	31618	31619	31824

Fortsetzung 2.21.2 Reposition von Fraktur und Luxation

lfd. Nr	OPS-301 2004	OPS 2005	Bezeichnung OPS-301 2004	Bezeichnung OPS 2005	Kategorie	OP-Leistung	Überwachung	Nachbeh. Überw.	Nachbeh. Operat.	Narkose
5184	5-793.9r		Offene Reposition einer einfachen Fraktur im Gelenkbereich eines langen Röhrenknochens: Durch Materialkombinationen mit Rekonstruktion der Gelenkfläche: Fibula distal		D4	31134	31504	31618	31619	31824
5185	5-793.91		Offene Reposition einer einfachen Fraktur im Gelenkbereich eines langen Röhrenknochens: Durch Materialkombinationen mit Rekonstruktion der Gelenkfläche: Humerus proximal		D5	31135	31505	31618	31619	31825
5186	5-793.93		Offene Reposition einer einfachen Fraktur im Gelenkbereich eines langen Röhrenknochens: Durch Materialkombinationen mit Rekonstruktion der Gelenkfläche: Humerus distal		D5	31135	31505	31618	31619	31825
5187	5-793.94		Offene Reposition einer einfachen Fraktur im Gelenkbereich eines langen Röhrenknochens: Durch Materialkombinationen mit Rekonstruktion der Gelenkfläche: Radius proximal		D4	31134	31504	31618	31619	31824
5188	5-793.96		Offene Reposition einer einfachen Fraktur im Gelenkbereich eines langen Röhrenknochens: Durch Materialkombinationen mit Rekonstruktion der Gelenkfläche: Radius distal		D4	31134	31504	31618	31619	31824
5189	5-793.97		Offene Reposition einer einfachen Fraktur im Gelenkbereich eines langen Röhrenknochens: Durch Materialkombinationen mit Rekonstruktion der Gelenkfläche: Ulna proximal		D4	31134	31504	31618	31619	31824
5190	5-793.99		Offene Reposition einer einfachen Fraktur im Gelenkbereich eines langen Röhrenknochens: Durch Materialkombinationen mit Rekonstruktion der Gelenkfläche: Ulna distal		D4	31134	31504	31618	31619	31824
5191	5-794.be		Offene Reposition einer Mehrfragment-Fraktur im Gelenkbereich eines langen Röhrenknochens mit Osteosynthese: Durch Marknagel: Schenkelhals		D5	31135	31505	31618	31619	31825
5192	5-794.bf		Offene Reposition einer Mehrfragment-Fraktur im Gelenkbereich eines langen Röhrenknochens mit Osteosynthese: Durch Marknagel: Femur proximal		D5	31135	31505	31618	31619	31825
5193	5-794.bh		Offene Reposition einer Mehrfragment-Fraktur im Gelenkbereich eines langen Röhrenknochens mit Osteosynthese: Durch Marknagel: Femur distal		D5	31135	31505	31618	31619	31825
5194	5-794.bk		Offene Reposition einer Mehrfragment-Fraktur im Gelenkbereich eines langen Röhrenknochens mit Osteosynthese: Durch Marknagel: Tibia proximal		D5	31135	31505	31618	31619	31825
5195	5-794.bn		Offene Reposition einer Mehrfragment-Fraktur im Gelenkbereich eines langen Röhrenknochens mit Osteosynthese: Durch Marknagel: Tibia distal		D5	31135	31505	31618	31619	31825
5196	5-794.bp		Offene Reposition einer Mehrfragment-Fraktur im Gelenkbereich eines langen Röhrenknochens mit Osteosynthese: Durch Marknagel: Fibula proximal		D5	31135	31505	31618	31619	31825
5197	5-794.br		Offene Reposition einer Mehrfragment-Fraktur im Gelenkbereich eines langen Röhrenknochens mit Osteosynthese: Durch Marknagel: Fibula distal		D5	31135	31505	31618	31619	31825
5198	5-794.b1		Offene Reposition einer Mehrfragment-Fraktur im Gelenkbereich eines langen Röhrenknochens mit Osteosynthese: Durch Marknagel: Humerus proximal		D6	31136	31506	31620	31621	31826

Fortsetzung 2.21.2 Reposition von Fraktur und Luxation

lfd. Nr	OPS-301 2004	OPS 2005	Bezeichnung OPS-301 2004	Bezeichnung OPS 2005	Kate-gorie	OP-Leistung	Über-wachung	Nachbeh. Überw.	Nachbeh. Operat.	Narkose
5199	5-794.b3		Offene Reposition einer Mehrfragment-Fraktur im Gelenkbereich eines langen Röhrenknochens mit Osteosynthese: Durch Marknagel: Humerus distal		D5	31135	31505	31618	31619	31825
5200	5-794.b4		Offene Reposition einer Mehrfragment-Fraktur im Gelenkbereich eines langen Röhrenknochens mit Osteosynthese: Durch Marknagel: Radius proximal		D5	31135	31505	31618	31619	31825
5201	5-794.b6		Offene Reposition einer Mehrfragment-Fraktur im Gelenkbereich eines langen Röhrenknochens mit Osteosynthese: Durch Marknagel: Radius distal		D5	31135	31505	31618	31619	31825
5202	5-794.b7		Offene Reposition einer Mehrfragment-Fraktur im Gelenkbereich eines langen Röhrenknochens mit Osteosynthese: Durch Marknagel: Ulna proximal		D5	31135	31505	31618	31619	31825
5203	5-794.b9		Offene Reposition einer Mehrfragment-Fraktur im Gelenkbereich eines langen Röhrenknochens mit Osteosynthese: Durch Marknagel: Ulna distal		D5	31135	31505	31618	31619	31825
5204	5-794.ce		Offene Reposition einer Mehrfragment-Fraktur im Gelenkbereich eines langen Röhrenknochens mit Osteosynthese: Durch Transfixationsnagel: Schenkelhals		D5	31135	31505	31618	31619	31825
5205	5-794.cf		Offene Reposition einer Mehrfragment-Fraktur im Gelenkbereich eines langen Röhrenknochens mit Osteosynthese: Durch Transfixationsnagel: Femur proximal		D5	31135	31505	31618	31619	31825
5206	5-794.ch		Offene Reposition einer Mehrfragment-Fraktur im Gelenkbereich eines langen Röhrenknochens mit Osteosynthese: Durch Transfixationsnagel: Femur distal		D5	31135	31505	31618	31619	31825
5207	5-794.ck		Offene Reposition einer Mehrfragment-Fraktur im Gelenkbereich eines langen Röhrenknochens mit Osteosynthese: Durch Transfixationsnagel: Tibia proximal		D5	31135	31505	31618	31619	31825
5208	5-794.cn		Offene Reposition einer Mehrfragment-Fraktur im Gelenkbereich eines langen Röhrenknochens mit Osteosynthese: Durch Transfixationsnagel: Tibia distal		D5	31135	31505	31618	31619	31825
5209	5-794.cp	entfallen	Offene Reposition einer Mehrfragment-Fraktur im Gelenkbereich eines langen Röhrenknochens mit Osteosynthese: Durch Transfixationsnagel: Fibula proximal	In Version 2005 entfallen	D5	31135	31505	31618	31619	31825
5210	5-794.cr	entfallen	Offene Reposition einer Mehrfragment-Fraktur im Gelenkbereich eines langen Röhrenknochens mit Osteosynthese: Durch Transfixationsnagel: Fibula distal	In Version 2005 entfallen	D5	31135	31505	31618	31619	31825
5211	5-794.c1	entfallen	Offene Reposition einer Mehrfragment-Fraktur im Gelenkbereich eines langen Röhrenknochens mit Osteosynthese: Durch Transfixationsnagel: Humerus proximal	In Version 2005 entfallen	D6	31136	31506	31620	31621	31826

Fortsetzung 2.21.2 Reposition von Fraktur und Luxation

lfd. Nr	OPS-301 2004	OPS 2005	Bezeichnung OPS-301 2004	Bezeichnung OPS 2005	Kate-gorie	OP-Leistung	Über-wachung	Nachbeh. Überw.	Nachbeh. Operat.	Narkose
5212	5-794.c3	entfallen	Offene Reposition einer Mehrfragment-Fraktur im Gelenkbereich eines langen Röhrenknochens mit Osteosynthese: Durch Transfixationsnagel: Humerus distal	In Version 2005 entfallen	D5	31135	31505	31618	31619	31825
5213	5-794.c4	entfallen	Offene Reposition einer Mehrfragment-Fraktur im Gelenkbereich eines langen Röhrenknochens mit Osteosynthese: Durch Transfixationsnagel: Radius proximal	In Version 2005 entfallen	D5	31135	31505	31618	31619	31825
5214	5-794.c6	entfallen	Offene Reposition einer Mehrfragment-Fraktur im Gelenkbereich eines langen Röhrenknochens mit Osteosynthese: Durch Transfixationsnagel: Radius distal	In Version 2005 entfallen	D5	31135	31505	31618	31619	31825
5215	5-794.c7	entfallen	Offene Reposition einer Mehrfragment-Fraktur im Gelenkbereich eines langen Röhrenknochens mit Osteosynthese: Durch Transfixationsnagel: Ulna proximal	In Version 2005 entfallen	D5	31135	31505	31618	31619	31825
5216	5-794.c9	entfallen	Offene Reposition einer Mehrfragment-Fraktur im Gelenkbereich eines langen Röhrenknochens mit Osteosynthese: Durch Transfixationsnagel: Ulna distal	In Version 2005 entfallen	D5	31135	31505	31618	31619	31825
5217	5-794.ee	entfallen	Offene Reposition einer Mehrfragment-Fraktur im Gelenkbereich eines langen Röhrenknochens mit Osteosynthese: Durch (Blount-)Klammern: Schenkelhals	In Version 2005 entfallen	D5	31135	31505	31618	31619	31825
5218	5-794.ef	entfallen	Offene Reposition einer Mehrfragment-Fraktur im Gelenkbereich eines langen Röhrenknochens mit Osteosynthese: Durch (Blount-)Klammern: Femur proximal	In Version 2005 entfallen	D5	31135	31505	31618	31619	31825
5219	5-794.eh		Offene Reposition einer Mehrfragment-Fraktur im Gelenkbereich eines langen Röhrenknochens mit Osteosynthese: Durch (Blount-)Klammern: Femur distal		D6	31136	31506	31620	31621	31826
5220	5-794.ej		Offene Reposition einer Mehrfragment-Fraktur im Gelenkbereich eines langen Röhrenknochens mit Osteosynthese: Durch (Blount-)Klammern: Patella		D4	31134	31504	31618	31619	31824
5221	5-794.ek		Offene Reposition einer Mehrfragment-Fraktur im Gelenkbereich eines langen Röhrenknochens mit Osteosynthese: Durch (Blount-)Klammern: Tibia proximal		D6	31136	31506	31620	31621	31826
5222	5-794.en		Offene Reposition einer Mehrfragment-Fraktur im Gelenkbereich eines langen Röhrenknochens mit Osteosynthese: Durch (Blount-)Klammern: Tibia distal		D5	31135	31505	31618	31619	31825

Fortsetzung 2.21.2 Reposition von Fraktur und Luxation

lfd. Nr	OPS-301 2004	OPS 2005	Bezeichnung OPS-301 2004	Bezeichnung OPS 2005	Kate-gorie	OP-Leistung	Über-wachung	Nachbeh. Überw.	Nachbeh. Operat.	Narkose
5223	5-794.ep		Offene Reposition einer Mehrfragment-Fraktur im Gelenkbereich eines langen Röhrenknochens mit Osteosynthese: Durch (Blount-)Klammern: Fibula proximal		D4	31134	31504	31618	31619	31824
5224	5-794.er		Offene Reposition einer Mehrfragment-Fraktur im Gelenkbereich eines langen Röhrenknochens mit Osteosynthese: Durch (Blount-)Klammern: Fibula distal		D5	31135	31505	31618	31619	31825
5225	5-794.e1	entfallen	Offene Reposition einer Mehrfragment-Fraktur im Gelenkbereich eines langen Röhrenknochens mit Osteosynthese: Durch (Blount-)Klammern: Humerus proximal	In Version 2005 entfallen	D6	31136	31506	31620	31621	31826
5226	5-794.e3	entfallen	Offene Reposition einer Mehrfragment-Fraktur im Gelenkbereich eines langen Röhrenknochens mit Osteosynthese: Durch (Blount-)Klammern: Humerus distal	In Version 2005 entfallen	D5	31135	31505	31618	31619	31825
5227	5-794.e4	entfallen	Offene Reposition einer Mehrfragment-Fraktur im Gelenkbereich eines langen Röhrenknochens mit Osteosynthese: Durch (Blount-)Klammern: Radius proximal	In Version 2005 entfallen	D5	31135	31505	31618	31619	31825
5228	5-794.e6	entfallen	Offene Reposition einer Mehrfragment-Fraktur im Gelenkbereich eines langen Röhrenknochens mit Osteosynthese: Durch (Blount-)Klammern: Radius distal	In Version 2005 entfallen	D5	31135	31505	31618	31619	31825
5229	5-794.e7	entfallen	Offene Reposition einer Mehrfragment-Fraktur im Gelenkbereich eines langen Röhrenknochens mit Osteosynthese: Durch (Blount-)Klammern: Ulna proximal	In Version 2005 entfallen	D5	31135	31505	31618	31619	31825
5230	5-794.e9	entfallen	Offene Reposition einer Mehrfragment-Fraktur im Gelenkbereich eines langen Röhrenknochens mit Osteosynthese: Durch (Blount-)Klammern: Ulna distal	In Version 2005 entfallen	D4	31134	31504	31618	31619	31824
5231	5-794.ge		Offene Reposition einer Mehrfragment-Fraktur im Gelenkbereich eines langen Röhrenknochens mit Osteosynthese: Durch intramedullären Draht: Schenkelhals		D5	31135	31505	31618	31619	31825
5232	5-794.gf		Offene Reposition einer Mehrfragment-Fraktur im Gelenkbereich eines langen Röhrenknochens mit Osteosynthese: Durch intramedullären Draht: Femur proximal		D5	31135	31505	31618	31619	31825
5233	5-794.gh		Offene Reposition einer Mehrfragment-Fraktur im Gelenkbereich eines langen Röhrenknochens mit Osteosynthese: Durch intramedullären Draht: Femur distal		D5	31135	31505	31618	31619	31825
5234	5-794.gk		Offene Reposition einer Mehrfragment-Fraktur im Gelenkbereich eines langen Röhrenknochens mit Osteosynthese: Durch intramedullären Draht: Tibia proximal		D5	31135	31505	31618	31619	31825

Fortsetzung 2.21.2 Reposition von Fraktur und Luxation

lfd. Nr	OPS-301 2004	OPS 2005	Bezeichnung OPS-301 2004	Bezeichnung OPS 2005	Kate-gorie	OP-Leistung	Über-wachung	Nachbeh. Überw.	Nachbeh. Operat.	Narkose
5235	5-794.gn		Offene Reposition einer Mehrfragment-Fraktur im Gelenkbereich eines langen Röhrenknochens mit Osteosynthese: Durch intramedullären Draht: Tibia distal		D5	31135	31505	31618	31619	31825
5236	5-794.gp		Offene Reposition einer Mehrfragment-Fraktur im Gelenkbereich eines langen Röhrenknochens mit Osteosynthese: Durch intramedullären Draht: Fibula proximal		D5	31135	31505	31618	31619	31825
5237	5-794.gr		Offene Reposition einer Mehrfragment-Fraktur im Gelenkbereich eines langen Röhrenknochens mit Osteosynthese: Durch intramedullären Draht: Fibula distal		D4	31134	31504	31618	31619	31824
5238	5-794.g1		Offene Reposition einer Mehrfragment-Fraktur im Gelenkbereich eines langen Röhrenknochens mit Osteosynthese: Durch intramedullären Draht: Humerus proximal		D5	31135	31505	31618	31619	31825
5239	5-794.g3		Offene Reposition einer Mehrfragment-Fraktur im Gelenkbereich eines langen Röhrenknochens mit Osteosynthese: Durch intramedullären Draht: Humerus distal		D5	31135	31505	31618	31619	31825
5240	5-794.g4		Offene Reposition einer Mehrfragment-Fraktur im Gelenkbereich eines langen Röhrenknochens mit Osteosynthese: Durch intramedullären Draht: Radius proximal		D5	31135	31505	31618	31619	31825
5241	5-794.g6		Offene Reposition einer Mehrfragment-Fraktur im Gelenkbereich eines langen Röhrenknochens mit Osteosynthese: Durch intramedullären Draht: Radius distal		D4	31134	31504	31618	31619	31824
5242	5-794.g7		Offene Reposition einer Mehrfragment-Fraktur im Gelenkbereich eines langen Röhrenknochens mit Osteosynthese: Durch intramedullären Draht: Ulna proximal		D5	31135	31505	31618	31619	31825
5243	5-794.g9		Offene Reposition einer Mehrfragment-Fraktur im Gelenkbereich eines langen Röhrenknochens mit Osteosynthese: Durch intramedullären Draht: Ulna distal		D4	31134	31504	31618	31619	31824
5244	5-794.0e		Offene Reposition einer Mehrfragment-Fraktur im Gelenkbereich eines langen Röhrenknochens mit Osteosynthese: Durch Schraube: Schenkelhals		D5	31135	31505	31618	31619	31825
5245	5-794.0f		Offene Reposition einer Mehrfragment-Fraktur im Gelenkbereich eines langen Röhrenknochens mit Osteosynthese: Durch Schraube: Femur proximal		D5	31135	31505	31618	31619	31825
5246	5-794.0h		Offene Reposition einer Mehrfragment-Fraktur im Gelenkbereich eines langen Röhrenknochens mit Osteosynthese: Durch Schraube: Femur distal		D6	31136	31506	31620	31621	31826
5247	5-794.0j		Offene Reposition einer Mehrfragment-Fraktur im Gelenkbereich eines langen Röhrenknochens mit Osteosynthese: Durch Schraube: Patella		D4	31134	31504	31618	31619	31824
5248	5-794.0k		Offene Reposition einer Mehrfragment-Fraktur im Gelenkbereich eines langen Röhrenknochens mit Osteosynthese: Durch Schraube: Tibia proximal		D6	31136	31506	31620	31621	31826
5249	5-794.0n		Offene Reposition einer Mehrfragment-Fraktur im Gelenkbereich eines langen Röhrenknochens mit Osteosynthese: Durch Schraube: Tibia distal		D5	31135	31505	31618	31619	31825
5250	5-794.0p		Offene Reposition einer Mehrfragment-Fraktur im Gelenkbereich eines langen Röhrenknochens mit Osteosynthese: Durch Schraube: Fibula proximal		D4	31134	31504	31618	31619	31824
5251	5-794.0r		Offene Reposition einer Mehrfragment-Fraktur im Gelenkbereich eines langen Röhrenknochens mit Osteosynthese: Durch Schraube: Fibula distal		D5	31135	31505	31618	31619	31825
5252	5-794.01		Offene Reposition einer Mehrfragment-Fraktur im Gelenkbereich eines langen Röhrenknochens mit Osteosynthese: Durch Schraube: Humerus proximal		D6	31136	31506	31620	31621	31826

Fortsetzung 2.21.2 Reposition von Fraktur und Luxation

lfd. Nr	OPS-301 2004	OPS 2005	Bezeichnung OPS-301 2004	Bezeichnung OPS 2005	Kategorie	OP-Leistung	Überwachung	Nachbeh. Überw.	Nachbeh. Operat.	Narkose
5253	5-794.03		Offene Reposition einer Mehrfragment-Fraktur im Gelenkbereich eines langen Röhrenknochens mit Osteosynthese: Durch Schraube: Humerus distal		D5	31135	31505	31618	31619	31825
5254	5-794.04		Offene Reposition einer Mehrfragment-Fraktur im Gelenkbereich eines langen Röhrenknochens mit Osteosynthese: Durch Schraube: Radius proximal		D5	31135	31505	31618	31619	31825
5255	5-794.06		Offene Reposition einer Mehrfragment-Fraktur im Gelenkbereich eines langen Röhrenknochens mit Osteosynthese: Durch Schraube: Radius distal		D5	31135	31505	31618	31619	31825
5256	5-794.07		Offene Reposition einer Mehrfragment-Fraktur im Gelenkbereich eines langen Röhrenknochens mit Osteosynthese: Durch Schraube: Ulna proximal		D5	31135	31505	31618	31619	31825
5257	5-794.09		Offene Reposition einer Mehrfragment-Fraktur im Gelenkbereich eines langen Röhrenknochens mit Osteosynthese: Durch Schraube: Ulna distal		D4	31134	31504	31618	31619	31824
5258	5-794.1e		Offene Reposition einer Mehrfragment-Fraktur im Gelenkbereich eines langen Röhrenknochens mit Osteosynthese: Durch Draht oder Zuggurtung/Cerclage: Schenkelhals		D5	31135	31505	31618	31619	31825
5259	5-794.1f		Offene Reposition einer Mehrfragment-Fraktur im Gelenkbereich eines langen Röhrenknochens mit Osteosynthese: Durch Draht oder Zuggurtung/Cerclage: Femur proximal		D5	31135	31505	31618	31619	31825
5260	5-794.1h		Offene Reposition einer Mehrfragment-Fraktur im Gelenkbereich eines langen Röhrenknochens mit Osteosynthese: Durch Draht oder Zuggurtung/Cerclage: Femur distal		D6	31136	31506	31620	31621	31826
5261	5-794.1j		Offene Reposition einer Mehrfragment-Fraktur im Gelenkbereich eines langen Röhrenknochens mit Osteosynthese: Durch Draht oder Zuggurtung/Cerclage: Patella		D4	31134	31504	31618	31619	31824
5262	5-794.1k		Offene Reposition einer Mehrfragment-Fraktur im Gelenkbereich eines langen Röhrenknochens mit Osteosynthese: Durch Draht oder Zuggurtung/Cerclage: Tibia proximal		D6	31136	31506	31620	31621	31826
5263	5-794.1n		Offene Reposition einer Mehrfragment-Fraktur im Gelenkbereich eines langen Röhrenknochens mit Osteosynthese: Durch Draht oder Zuggurtung/Cerclage: Tibia distal		D5	31135	31505	31618	31619	31825
5264	5-794.1p		Offene Reposition einer Mehrfragment-Fraktur im Gelenkbereich eines langen Röhrenknochens mit Osteosynthese: Durch Draht oder Zuggurtung/Cerclage: Fibula proximal		D4	31134	31504	31618	31619	31824
5265	5-794.1r		Offene Reposition einer Mehrfragment-Fraktur im Gelenkbereich eines langen Röhrenknochens mit Osteosynthese: Durch Draht oder Zuggurtung/Cerclage: Fibula distal		D5	31135	31505	31618	31619	31825
5266	5-794.11		Offene Reposition einer Mehrfragment-Fraktur im Gelenkbereich eines langen Röhrenknochens mit Osteosynthese: Durch Draht oder Zuggurtung/Cerclage: Humerus proximal		D6	31136	31506	31620	31621	31826

Fortsetzung 2.21.2 Reposition von Fraktur und Luxation

lfd. Nr	OPS-301 2004	OPS 2005	Bezeichnung OPS-301 2004	Bezeichnung OPS 2005	Kate-gorie	OP-Leistung	Über-wachung	Nachbeh. Überw.	Nachbeh. Operat.	Narkose
5267	5-794.13		Offene Reposition einer Mehrfragment-Fraktur im Gelenkbereich eines langen Röhrenknochens mit Osteosynthese: Durch Draht oder Zuggurtung/Cerclage: Humerus distal		D5	31135	31505	31618	31619	31825
5268	5-794.14		Offene Reposition einer Mehrfragment-Fraktur im Gelenkbereich eines langen Röhrenknochens mit Osteosynthese: Durch Draht oder Zuggurtung/Cerclage: Radius proximal		D5	31135	31505	31618	31619	31825
5269	5-794.16		Offene Reposition einer Mehrfragment-Fraktur im Gelenkbereich eines langen Röhrenknochens mit Osteosynthese: Durch Draht oder Zuggurtung/Cerclage: Radius distal		D5	31135	31505	31618	31619	31825
5270	5-794.17		Offene Reposition einer Mehrfragment-Fraktur im Gelenkbereich eines langen Röhrenknochens mit Osteosynthese: Durch Draht oder Zuggurtung/Cerclage: Ulna proximal		D5	31135	31505	31618	31619	31825
5271	5-794.19		Offene Reposition einer Mehrfragment-Fraktur im Gelenkbereich eines langen Röhrenknochens mit Osteosynthese: Durch Draht oder Zuggurtung/Cerclage: Ulna distal		D4	31134	31504	31618	31619	31824
5272	5-794.2f		Offene Reposition einer Mehrfragment-Fraktur im Gelenkbereich eines langen Röhrenknochens mit Osteosynthese: Durch Platte: Femur proximal		D6	31136	31506	31620	31621	31826
5273	5-794.2h		Offene Reposition einer Mehrfragment-Fraktur im Gelenkbereich eines langen Röhrenknochens mit Osteosynthese: Durch Platte: Femur distal		D7	31137	31507	31620	31621	31827
5274	5-794.2h	5-794.kh	Offene Reposition einer Mehrfragment-Fraktur im Gelenkbereich eines langen Röhrenknochens mit Osteosynthese: Durch Platte: Femur distal	Offene Reposition einer Mehrfragment-Fraktur im Gelenkbereich eines langen Röhrenknochens mit Osteosynthese: Durch winkelstabile Platte: Femur distal	D7	31137	31507	31620	31621	31827
5275	5-794.2k		Offene Reposition einer Mehrfragment-Fraktur im Gelenkbereich eines langen Röhrenknochens mit Osteosynthese: Durch Platte: Tibia proximal		D7	31137	31507	31620	31621	31827
5276	5-794.2n		Offene Reposition einer Mehrfragment-Fraktur im Gelenkbereich eines langen Röhrenknochens mit Osteosynthese: Durch Platte: Tibia distal		D7	31137	31507	31620	31621	31827
5277	5-794.2n	5-794.kn	Offene Reposition einer Mehrfragment-Fraktur im Gelenkbereich eines langen Röhrenknochens mit Osteosynthese: Durch Platte: Tibia distal	Offene Reposition einer Mehrfragment-Fraktur im Gelenkbereich eines langen Röhrenknochens mit Osteosynthese: Durch winkelstabile Platte: Tibia distal	D7	31137	31507	31620	31621	31827
5278	5-794.2p		Offene Reposition einer Mehrfragment-Fraktur im Gelenkbereich eines langen Röhrenknochens mit Osteosynthese: Durch Platte: Fibula proximal		D5	31135	31505	31618	31619	31825
5279	5-794.2r		Offene Reposition einer Mehrfragment-Fraktur im Gelenkbereich eines langen Röhrenknochens mit Osteosynthese: Durch Platte: Fibula distal		D5	31135	31505	31618	31619	31825
5280	5-794.21		Offene Reposition einer Mehrfragment-Fraktur im Gelenkbereich eines langen Röhrenknochens mit Osteosynthese: Durch Platte: Humerus proximal		D6	31136	31506	31620	31621	31826

Fortsetzung 2.21.2 Reposition von Fraktur und Luxation

lfd. Nr	OPS-301 2004	OPS 2005	Bezeichnung OPS-301 2004	Bezeichnung OPS 2005	Kategorie	OP-Leistung	Überwachung	Nachbeh. Überw.	Nachbeh. Operat.	Narkose
5281	5-794.21	5-794.k1	Offene Reposition einer Mehrfragment-Fraktur im Gelenkbereich eines langen Röhrenknochens mit Osteosynthese: Durch Platte: Humerus proximal	Offene Reposition einer Mehrfragment-Fraktur im Gelenkbereich eines langen Röhrenknochens mit Osteosynthese: Durch winkelstabile Platte: Humerus proximal	D6	31136	31506	31620	31621	31826
5282	5-794.23		Offene Reposition einer Mehrfragment-Fraktur im Gelenkbereich eines langen Röhrenknochens mit Osteosynthese: Durch Platte: Humerus distal		D6	31136	31506	31620	31621	31826
5283	5-794.24		Offene Reposition einer Mehrfragment-Fraktur im Gelenkbereich eines langen Röhrenknochens mit Osteosynthese: Durch Platte: Radius proximal		D5	31135	31505	31618	31619	31825
5284	5-794.26		Offene Reposition einer Mehrfragment-Fraktur im Gelenkbereich eines langen Röhrenknochens mit Osteosynthese: Durch Platte: Radius distal		D5	31135	31505	31618	31619	31825
5285	5-794.27		Offene Reposition einer Mehrfragment-Fraktur im Gelenkbereich eines langen Röhrenknochens mit Osteosynthese: Durch Platte: Ulna proximal		D5	31135	31505	31618	31619	31825
5286	5-794.27	5-794.k7	Offene Reposition einer Mehrfragment-Fraktur im Gelenkbereich eines langen Röhrenknochens mit Osteosynthese: Durch Platte: Ulna proximal	Offene Reposition einer Mehrfragment-Fraktur im Gelenkbereich eines langen Röhrenknochens mit Osteosynthese: Durch winkelstabile Platte: Ulna proximal	D5	31135	31505	31618	31619	31825
5287	5-794.29		Offene Reposition einer Mehrfragment-Fraktur im Gelenkbereich eines langen Röhrenknochens mit Osteosynthese: Durch Platte: Ulna distal		D4	31134	31504	31618	31619	31824
5288	5-794.29	5-794.k9	Offene Reposition einer Mehrfragment-Fraktur im Gelenkbereich eines langen Röhrenknochens mit Osteosynthese: Durch Platte: Ulna distal	Offene Reposition einer Mehrfragment-Fraktur im Gelenkbereich eines langen Röhrenknochens mit Osteosynthese: Durch winkelstabile Platte: Ulna distal	D4	31134	31504	31618	31619	31824
5289	5-794.3e		Offene Reposition einer Mehrfragment-Fraktur im Gelenkbereich eines langen Röhrenknochens mit Osteosynthese: Durch Winkelplatte/Kondylenplatte: Schenkelhals		D6	31136	31506	31620	31621	31826
5290	5-794.3f		Offene Reposition einer Mehrfragment-Fraktur im Gelenkbereich eines langen Röhrenknochens mit Osteosynthese: Durch Winkelplatte/Kondylenplatte: Femur proximal		D6	31136	31506	31620	31621	31826
5291	5-794.3h		Offene Reposition einer Mehrfragment-Fraktur im Gelenkbereich eines langen Röhrenknochens mit Osteosynthese: Durch Winkelplatte/Kondylenplatte: Femur distal		D7	31137	31507	31620	31621	31827
5292	5-794.3k		Offene Reposition einer Mehrfragment-Fraktur im Gelenkbereich eines langen Röhrenknochens mit Osteosynthese: Durch Winkelplatte/Kondylenplatte: Tibia proximal		D7	31137	31507	31620	31621	31827

Fortsetzung 2.21.2 Reposition von Fraktur und Luxation

lfd. Nr	OPS-301 2004	OPS 2005	Bezeichnung OPS-301 2004	Bezeichnung OPS 2005	Kate-gorie	OP-Leistung	Über-wachung	Nachbeh. Überw.	Nachbeh. Operat.	Narkose
5293	5-794.3n	entfallen	Offene Reposition einer Mehrfragment-Fraktur im Gelenkbereich eines langen Röhrenknochens mit Osteosynthese: Durch Winkelplatte/Kondylenplatte: Tibia distal	In Version 2005 entfallen	D7	31137	31507	31620	31621	31827
5294	5-794.3p	entfallen	Offene Reposition einer Mehrfragment-Fraktur im Gelenkbereich eines langen Röhrenknochens mit Osteosynthese: Durch Winkelplatte/Kondylenplatte: Fibula proximal	In Version 2005 entfallen	D5	31135	31505	31618	31619	31825
5295	5-794.3r	entfallen	Offene Reposition einer Mehrfragment-Fraktur im Gelenkbereich eines langen Röhrenknochens mit Osteosynthese: Durch Winkelplatte/Kondylenplatte: Fibula distal	In Version 2005 entfallen	D5	31135	31505	31618	31619	31825
5296	5-794.31		Offene Reposition einer Mehrfragment-Fraktur im Gelenkbereich eines langen Röhrenknochens mit Osteosynthese: Durch Winkelplatte/Kondylenplatte: Humerus proximal		D6	31136	31506	31620	31621	31826
5297	5-794.33		Offene Reposition einer Mehrfragment-Fraktur im Gelenkbereich eines langen Röhrenknochens mit Osteosynthese: Durch Winkelplatte/Kondylenplatte: Humerus distal		D6	31136	31506	31620	31621	31826
5298	5-794.36	entfallen	Offene Reposition einer Mehrfragment-Fraktur im Gelenkbereich eines langen Röhrenknochens mit Osteosynthese: Durch Winkelplatte/Kondylenplatte: Radius distal	In Version 2005 entfallen	D5	31135	31505	31618	31619	31825
5299	5-794.37	entfallen	Offene Reposition einer Mehrfragment-Fraktur im Gelenkbereich eines langen Röhrenknochens mit Osteosynthese: Durch Winkelplatte/Kondylenplatte: Ulna proximal	In Version 2005 entfallen	D5	31135	31505	31618	31619	31825
5300	5-794.39	entfallen	Offene Reposition einer Mehrfragment-Fraktur im Gelenkbereich eines langen Röhrenknochens mit Osteosynthese: Durch Winkelplatte/Kondylenplatte: Ulna distal	In Version 2005 entfallen	D4	31134	31504	31618	31619	31824
5301	5-794.4e		Offene Reposition einer Mehrfragment-Fraktur im Gelenkbereich eines langen Röhrenknochens mit Osteosynthese: Durch dynamische Kompressionsschraube: Schenkelhals		D5	31135	31505	31618	31619	31825

Fortsetzung 2.21.2 Reposition von Fraktur und Luxation

lfd. Nr	OPS-301 2004	OPS 2005	Bezeichnung OPS-301 2004	Bezeichnung OPS 2005	Kategorie	OP-Leistung	Überwachung	Nachbeh. Überw.	Nachbeh. Operat.	Narkose
5302	5-794.4f		Offene Reposition einer Mehrfragment-Fraktur im Gelenkbereich eines langen Röhrenknochens mit Osteosynthese: Durch dynamische Kompressionsschraube: Femur proximal		D5	31135	31505	31618	31619	31825
5303	5-794.4h		Offene Reposition einer Mehrfragment-Fraktur im Gelenkbereich eines langen Röhrenknochens mit Osteosynthese: Durch dynamische Kompressionsschraube: Femur distal		D6	31136	31506	31620	31621	31826
5304	5-794.4k		Offene Reposition einer Mehrfragment-Fraktur im Gelenkbereich eines langen Röhrenknochens mit Osteosynthese: Durch dynamische Kompressionsschraube: Tibia proximal		D6	31136	31506	31620	31621	31826
5305	5-794.5f		Offene Reposition einer Mehrfragment-Fraktur im Gelenkbereich eines langen Röhrenknochens mit Osteosynthese: Durch Fixateur externe: Femur proximal		D5	31135	31505	31618	31619	31825
5306	5-794.5h		Offene Reposition einer Mehrfragment-Fraktur im Gelenkbereich eines langen Röhrenknochens mit Osteosynthese: Durch Fixateur externe: Femur distal		D5	31135	31505	31618	31619	31825
5307	5-794.5h	5-794.mh	Offene Reposition einer Mehrfragment-Fraktur im Gelenkbereich eines langen Röhrenknochens mit Osteosynthese: Durch Fixateur externe: Femur distal	Offene Reposition einer Mehrfragment-Fraktur im Gelenkbereich eines langen Röhrenknochens mit Osteosynthese: Durch Ringfixateur: Femur distal	D5	31135	31505	31618	31619	31825
5308	5-794.5k		Offene Reposition einer Mehrfragment-Fraktur im Gelenkbereich eines langen Röhrenknochens mit Osteosynthese: Durch Fixateur externe: Tibia proximal		D4	31134	31504	31618	31619	31824
5309	5-794.5k	5-794.mk	Offene Reposition einer Mehrfragment-Fraktur im Gelenkbereich eines langen Röhrenknochens mit Osteosynthese: Durch Fixateur externe: Tibia proximal	Offene Reposition einer Mehrfragment-Fraktur im Gelenkbereich eines langen Röhrenknochens mit Osteosynthese: Durch Ringfixateur: Tibia proximal	D4	31134	31504	31618	31619	31824
5310	5-794.5n		Offene Reposition einer Mehrfragment-Fraktur im Gelenkbereich eines langen Röhrenknochens mit Osteosynthese: Durch Fixateur externe: Tibia distal		D4	31134	31504	31618	31619	31824
5311	5-794.5n	5-794.mn	Offene Reposition einer Mehrfragment-Fraktur im Gelenkbereich eines langen Röhrenknochens mit Osteosynthese: Durch Fixateur externe: Tibia distal	Offene Reposition einer Mehrfragment-Fraktur im Gelenkbereich eines langen Röhrenknochens mit Osteosynthese: Durch Ringfixateur: Tibia distal	D4	31134	31504	31618	31619	31824
5312	5-794.5p		Offene Reposition einer Mehrfragment-Fraktur im Gelenkbereich eines langen Röhrenknochens mit Osteosynthese: Durch Fixateur externe: Fibula proximal		D3	31133	31504	31616	31617	31823
5313	5-794.5r		Offene Reposition einer Mehrfragment-Fraktur im Gelenkbereich eines langen Röhrenknochens mit Osteosynthese: Durch Fixateur externe: Fibula distal		D3	31133	31504	31616	31617	31823
5314	5-794.5r	5-794.mr	Offene Reposition einer Mehrfragment-Fraktur im Gelenkbereich eines langen Röhrenknochens mit Osteosynthese: Durch Fixateur externe: Fibula distal	Offene Reposition einer Mehrfragment-Fraktur im Gelenkbereich eines langen Röhrenknochens mit Osteosynthese: Durch Ringfixateur: Fibula distal	D3	31133	31504	31616	31617	31823

Fortsetzung 2.21.2 Reposition von Fraktur und Luxation

lfd. Nr	OPS-301 2004	OPS 2005	Bezeichnung OPS-301 2004	Bezeichnung OPS 2005	Kate-gorie	OP-Leistung	Über-wachung	Nachbeh. Überw.	Nachbeh. Operat.	Narkose
5315	5-794.51		Offene Reposition einer Mehrfragment-Fraktur im Gelenkbereich eines langen Röhrenknochens mit Osteosynthese: Durch Fixateur externe: Humerus proximal		D5	31135	31505	31618	31619	31825
5316	5-794.51	5-794.m1	Offene Reposition einer Mehrfragment-Fraktur im Gelenkbereich eines langen Röhrenknochens mit Osteosynthese: Durch Fixateur externe: Humerus proximal	Offene Reposition einer Mehrfragment-Fraktur im Gelenkbereich eines langen Röhrenknochens mit Osteosynthese: Durch Ringfixateur: Humerus proximal	D5	31135	31505	31618	31619	31825
5317	5-794.53		Offene Reposition einer Mehrfragment-Fraktur im Gelenkbereich eines langen Röhrenknochens mit Osteosynthese: Durch Fixateur externe: Humerus distal		D5	31135	31505	31618	31619	31825
5318	5-794.54		Offene Reposition einer Mehrfragment-Fraktur im Gelenkbereich eines langen Röhrenknochens mit Osteosynthese: Durch Fixateur externe: Radius proximal		D4	31134	31504	31618	31619	31824
5319	5-794.56		Offene Reposition einer Mehrfragment-Fraktur im Gelenkbereich eines langen Röhrenknochens mit Osteosynthese: Durch Fixateur externe: Radius distal		D4	31134	31504	31618	31619	31824
5320	5-794.57		Offene Reposition einer Mehrfragment-Fraktur im Gelenkbereich eines langen Röhrenknochens mit Osteosynthese: Durch Fixateur externe: Ulna proximal		D4	31134	31504	31618	31619	31824
5321	5-794.57	5-794.m7	Offene Reposition einer Mehrfragment-Fraktur im Gelenkbereich eines langen Röhrenknochens mit Osteosynthese: Durch Fixateur externe: Ulna proximal	Offene Reposition einer Mehrfragment-Fraktur im Gelenkbereich eines langen Röhrenknochens mit Osteosynthese: Durch Ringfixateur: Ulna proximal	D4	31134	31504	31618	31619	31824
5322	5-794.59		Offene Reposition einer Mehrfragment-Fraktur im Gelenkbereich eines langen Röhrenknochens mit Osteosynthese: Durch Fixateur externe: Ulna distal		D4	31134	31504	31618	31619	31824
5323	5-794.6f		Offene Reposition einer Mehrfragment-Fraktur im Gelenkbereich eines langen Röhrenknochens mit Osteosynthese: Durch Fixateur externe mit interner Osteosynthese: Femur proximal		D7	31137	31507	31620	31621	31827
5324	5-794.6h		Offene Reposition einer Mehrfragment-Fraktur im Gelenkbereich eines langen Röhrenknochens mit Osteosynthese: Durch Fixateur externe mit interner Osteosynthese: Femur distal		D7	31137	31507	31620	31621	31827
5325	5-794.6j		Offene Reposition einer Mehrfragment-Fraktur im Gelenkbereich eines langen Röhrenknochens mit Osteosynthese: Durch Fixateur externe mit interner Osteosynthese: Patella		D6	31136	31506	31620	31621	31826
5326	5-794.6k		Offene Reposition einer Mehrfragment-Fraktur im Gelenkbereich eines langen Röhrenknochens mit Osteosynthese: Durch Fixateur externe mit interner Osteosynthese: Tibia proximal		D7	31137	31507	31620	31621	31827
5327	5-794.6n		Offene Reposition einer Mehrfragment-Fraktur im Gelenkbereich eines langen Röhrenknochens mit Osteosynthese: Durch Fixateur externe mit interner Osteosynthese: Tibia distal		D7	31137	31507	31620	31621	31827

Fortsetzung 2.21.2 Reposition von Fraktur und Luxation

lfd. Nr	OPS-301 2004	OPS 2005	Bezeichnung OPS-301 2004	Bezeichnung OPS 2005	Kate-gorie	OP-Leistung	Über-wachung	Nachbeh. Überw.	Nachbeh. Operat.	Narkose
5328	5-794.6p		Offene Reposition einer Mehrfragment-Fraktur im Gelenkbereich eines langen Röhrenknochens mit Osteosynthese: Durch Fixateur externe mit interner Osteosynthese: Fibula proximal		D6	31136	31506	31620	31621	31826
5329	5-794.6r		Offene Reposition einer Mehrfragment-Fraktur im Gelenkbereich eines langen Röhrenknochens mit Osteosynthese: Durch Fixateur externe mit interner Osteosynthese: Fibula distal		D6	31136	31506	31620	31621	31826
5330	5-794.61		Offene Reposition einer Mehrfragment-Fraktur im Gelenkbereich eines langen Röhrenknochens mit Osteosynthese: Durch Fixateur externe mit interner Osteosynthese: Humerus proximal		D7	31137	31507	31620	31621	31827
5331	5-794.63		Offene Reposition einer Mehrfragment-Fraktur im Gelenkbereich eines langen Röhrenknochens mit Osteosynthese: Durch Fixateur externe mit interner Osteosynthese: Humerus distal		D7	31137	31507	31620	31621	31827
5332	5-794.64		Offene Reposition einer Mehrfragment-Fraktur im Gelenkbereich eines langen Röhrenknochens mit Osteosynthese: Durch Fixateur externe mit interner Osteosynthese: Radius proximal		D6	31136	31506	31620	31621	31826
5333	5-794.66		Offene Reposition einer Mehrfragment-Fraktur im Gelenkbereich eines langen Röhrenknochens mit Osteosynthese: Durch Fixateur externe mit interner Osteosynthese: Radius distal		D6	31136	31506	31620	31621	31826
5334	5-794.67		Offene Reposition einer Mehrfragment-Fraktur im Gelenkbereich eines langen Röhrenknochens mit Osteosynthese: Durch Fixateur externe mit interner Osteosynthese: Ulna proximal		D6	31136	31506	31620	31621	31826
5335	5-794.69		Offene Reposition einer Mehrfragment-Fraktur im Gelenkbereich eines langen Röhrenknochens mit Osteosynthese: Durch Fixateur externe mit interner Osteosynthese: Ulna distal		D6	31136	31506	31620	31621	31826
5336	5-794.7e		Offene Reposition einer Mehrfragment-Fraktur im Gelenkbereich eines langen Röhrenknochens mit Osteosynthese: Durch Materialkombinationen: Schenkelhals		D5	31135	31505	31618	31619	31825
5337	5-794.7f		Offene Reposition einer Mehrfragment-Fraktur im Gelenkbereich eines langen Röhrenknochens mit Osteosynthese: Durch Materialkombinationen: Femur proximal		D5	31135	31505	31618	31619	31825
5338	5-794.7h		Offene Reposition einer Mehrfragment-Fraktur im Gelenkbereich eines langen Röhrenknochens mit Osteosynthese: Durch Materialkombinationen: Femur distal		D7	31137	31507	31620	31621	31827
5339	5-794.7j		Offene Reposition einer Mehrfragment-Fraktur im Gelenkbereich eines langen Röhrenknochens mit Osteosynthese: Durch Materialkombinationen: Patella		D5	31135	31505	31618	31619	31825
5340	5-794.7k		Offene Reposition einer Mehrfragment-Fraktur im Gelenkbereich eines langen Röhrenknochens mit Osteosynthese: Durch Materialkombinationen: Tibia proximal		D7	31137	31507	31620	31621	31827
5341	5-794.7n		Offene Reposition einer Mehrfragment-Fraktur im Gelenkbereich eines langen Röhrenknochens mit Osteosynthese: Durch Materialkombinationen: Tibia distal		D7	31137	31507	31620	31621	31827

Fortsetzung 2.21.2 Reposition von Fraktur und Luxation

lfd. Nr	OPS-301 2004	OPS 2005	Bezeichnung OPS-301 2004	Bezeichnung OPS 2005	Kategorie	OP-Leistung	Überwachung	Nachbeh. Überw.	Nachbeh. Operat.	Narkose
5342	5-794.7p		Offene Reposition einer Mehrfragment-Fraktur im Gelenkbereich eines langen Röhrenknochens mit Osteosynthese: Durch Materialkombinationen: Fibula proximal		D5	31135	31505	31618	31619	31825
5343	5-794.7r		Offene Reposition einer Mehrfragment-Fraktur im Gelenkbereich eines langen Röhrenknochens mit Osteosynthese: Durch Materialkombinationen: Fibula distal		D5	31135	31505	31618	31619	31825
5344	5-794.71		Offene Reposition einer Mehrfragment-Fraktur im Gelenkbereich eines langen Röhrenknochens mit Osteosynthese: Durch Materialkombinationen: Humerus proximal		D7	31137	31507	31620	31621	31827
5345	5-794.73		Offene Reposition einer Mehrfragment-Fraktur im Gelenkbereich eines langen Röhrenknochens mit Osteosynthese: Durch Materialkombinationen: Humerus distal		D7	31137	31507	31620	31621	31827
5346	5-794.74		Offene Reposition einer Mehrfragment-Fraktur im Gelenkbereich eines langen Röhrenknochens mit Osteosynthese: Durch Materialkombinationen: Radius proximal		D5	31135	31505	31618	31619	31825
5347	5-794.76		Offene Reposition einer Mehrfragment-Fraktur im Gelenkbereich eines langen Röhrenknochens mit Osteosynthese: Durch Materialkombinationen: Radius distal		D6	31136	31506	31620	31621	31826
5348	5-794.77		Offene Reposition einer Mehrfragment-Fraktur im Gelenkbereich eines langen Röhrenknochens mit Osteosynthese: Durch Materialkombinationen: Ulna proximal		D6	31136	31506	31620	31621	31826
5349	5-794.79		Offene Reposition einer Mehrfragment-Fraktur im Gelenkbereich eines langen Röhrenknochens mit Osteosynthese: Durch Materialkombinationen: Ulna distal		D5	31135	31505	31618	31619	31825
5350	5-794.8h		Offene Reposition einer Mehrfragment-Fraktur im Gelenkbereich eines langen Röhrenknochens mit Osteosynthese: Durch Materialkombinationen mit Rekonstruktion der Gelenkfläche: Femur distal		D7	31137	31507	31620	31621	31827
5351	5-794.8j		Offene Reposition einer Mehrfragment-Fraktur im Gelenkbereich eines langen Röhrenknochens mit Osteosynthese: Durch Materialkombinationen mit Rekonstruktion der Gelenkfläche: Patella		D5	31135	31505	31618	31619	31825
5352	5-794.8k		Offene Reposition einer Mehrfragment-Fraktur im Gelenkbereich eines langen Röhrenknochens mit Osteosynthese: Durch Materialkombinationen mit Rekonstruktion der Gelenkfläche: Tibia proximal		D7	31137	31507	31620	31621	31827
5353	5-794.8n		Offene Reposition einer Mehrfragment-Fraktur im Gelenkbereich eines langen Röhrenknochens mit Osteosynthese: Durch Materialkombinationen mit Rekonstruktion der Gelenkfläche: Tibia distal		D7	31137	31507	31620	31621	31827
5354	5-794.8r		Offene Reposition einer Mehrfragment-Fraktur im Gelenkbereich eines langen Röhrenknochens mit Osteosynthese: Durch Materialkombinationen mit Rekonstruktion der Gelenkfläche: Fibula distal		D5	31135	31505	31618	31619	31825
5355	5-794.81		Offene Reposition einer Mehrfragment-Fraktur im Gelenkbereich eines langen Röhrenknochens mit Osteosynthese: Durch Materialkombinationen mit Rekonstruktion der Gelenkfläche: Humerus proximal		D7	31137	31507	31620	31621	31827

Fortsetzung 2.21.2 Reposition von Fraktur und Luxation

lfd. Nr	OPS-301 2004	OPS 2005	Bezeichnung OPS-301 2004	Bezeichnung OPS 2005	Kategorie	OP-Leistung	Überwachung	Nachbeh. Überw.	Nachbeh. Operat.	Narkose
5356	5-794.83		Offene Reposition einer Mehrfragment-Fraktur im Gelenkbereich eines langen Röhrenknochens mit Osteosynthese: Durch Materialkombinationen mit Rekonstruktion der Gelenkfläche: Humerus distal		D7	31137	31507	31620	31621	31827
5357	5-794.84		Offene Reposition einer Mehrfragment-Fraktur im Gelenkbereich eines langen Röhrenknochens mit Osteosynthese: Durch Materialkombinationen mit Rekonstruktion der Gelenkfläche: Radius proximal		D5	31135	31505	31618	31619	31825
5358	5-794.86		Offene Reposition einer Mehrfragment-Fraktur im Gelenkbereich eines langen Röhrenknochens mit Osteosynthese: Durch Materialkombinationen mit Rekonstruktion der Gelenkfläche: Radius distal		D6	31136	31506	31620	31621	31826
5359	5-794.87		Offene Reposition einer Mehrfragment-Fraktur im Gelenkbereich eines langen Röhrenknochens mit Osteosynthese: Durch Materialkombinationen mit Rekonstruktion der Gelenkfläche: Ulna proximal		D7	31137	31507	31620	31621	31827
5360	5-794.89		Offene Reposition einer Mehrfragment-Fraktur im Gelenkbereich eines langen Röhrenknochens mit Osteosynthese: Durch Materialkombinationen mit Rekonstruktion der Gelenkfläche: Ulna distal		D5	31135	31505	31618	31619	31825
5361	5-795.ea	entfallen	Offene Reposition einer einfachen Fraktur an kleinen Knochen: Durch (Blount-)Klammern: Karpale	In Version 2005 entfallen	D3	31133	31504	31616	31617	31823
5362	5-795.eb	entfallen	Offene Reposition einer einfachen Fraktur an kleinen Knochen: Durch (Blount-)Klammern: Metakarpale	In Version 2005 entfallen	D3	31133	31504	31616	31617	31823
5363	5-795.ec	entfallen	Offene Reposition einer einfachen Fraktur an kleinen Knochen: Durch (Blount-)Klammern: Phalangen Hand	In Version 2005 entfallen	D3	31133	31504	31616	31617	31823
5364	5-795.eu		Offene Reposition einer einfachen Fraktur an kleinen Knochen: Durch (Blount-) Klammern: Tarsale		D3	31133	31504	31616	31617	31823
5365	5-795.ev		Offene Reposition einer einfachen Fraktur an kleinen Knochen: Durch (Blount-) Klammern: Metatarsale		D3	31133	31504	31616	31617	31823
5366	5-795.ew	entfallen	Offene Reposition einer einfachen Fraktur an kleinen Knochen: Durch (Blount-)Klammern: Phalangen Fuß	In Version 2005 entfallen	D3	31133	31504	31616	31617	31823
5367	5-795.e0		Offene Reposition einer einfachen Fraktur an kleinen Knochen: Durch (Blount-) Klammern: Skapula und Klavikula		D3	31133	31504	31616	31617	31823
5368	5-795.ha		Offene Reposition einer einfachen Fraktur an kleinen Knochen: Ohne Osteosynthese: Karpale		D3	31133	31504	31616	31617	31823
5369	5-795.hb		Offene Reposition einer einfachen Fraktur an kleinen Knochen: Ohne Osteosynthese: Metakarpale		D2	31132	31503	31614	31615	31822

Fortsetzung 2.21.2 Reposition von Fraktur und Luxation

lfd. Nr	OPS-301 2004	OPS 2005	Bezeichnung OPS-301 2004	Bezeichnung OPS 2005	Kategorie	OP-Leistung	Überwachung	Nachbeh. Überw.	Nachbeh. Operat.	Narkose
5370	5-795.hc		Offene Reposition einer einfachen Fraktur an kleinen Knochen: Ohne Osteosynthese: Phalangen Hand		D2	31132	31503	31614	31615	31822
5371	5-795.hu		Offene Reposition einer einfachen Fraktur an kleinen Knochen: Ohne Osteosynthese: Tarsale		D3	31133	31504	31616	31617	31823
5372	5-795.hv		Offene Reposition einer einfachen Fraktur an kleinen Knochen: Ohne Osteosynthese: Metatarsale		D2	31132	31503	31614	31615	31822
5373	5-795.hw		Offene Reposition einer einfachen Fraktur an kleinen Knochen: Ohne Osteosynthese: Phalangen Fuß		D2	31132	31503	31614	31615	31822
5374	5-795.h0		Offene Reposition einer einfachen Fraktur an kleinen Knochen: Ohne Osteosynthese: Skapula und Klavikula		D2	31132	31503	31614	31615	31822
5375	5-795.1a	5-795.1a	Offene Reposition einer einfachen Fraktur an kleinen Knochen: Durch Schraubenosteosynthese: Karpale	Offene Reposition einer einfachen Fraktur an kleinen Knochen: Durch Schraube: Karpale	D3	31133	31504	31616	31617	31823
5376	5-795.1b	5-795.1b	Offene Reposition einer einfachen Fraktur an kleinen Knochen: Durch Schraubenosteosynthese: Metakarpale	Offene Reposition einer einfachen Fraktur an kleinen Knochen: Durch Schraube: Metakarpale	D3	31133	31504	31616	31617	31823
5377	5-795.1c	5-795.1c	Offene Reposition einer einfachen Fraktur an kleinen Knochen: Durch Schraubenosteosynthese: Phalangen Hand	Offene Reposition einer einfachen Fraktur an kleinen Knochen: Durch Schraube: Phalangen Hand	D2	31132	31503	31614	31615	31822
5378	5-795.1u	5-795.1u	Offene Reposition einer einfachen Fraktur an kleinen Knochen: Durch Schraubenosteosynthese: Tarsale	Offene Reposition einer einfachen Fraktur an kleinen Knochen: Durch Schraube: Tarsale	D3	31133	31504	31616	31617	31823
5379	5-795.1v	5-795.1v	Offene Reposition einer einfachen Fraktur an kleinen Knochen: Durch Schraubenosteosynthese: Metatarsale	Offene Reposition einer einfachen Fraktur an kleinen Knochen: Durch Schraube: Metatarsale	D3	31133	31504	31616	31617	31823
5380	5-795.1w	5-795.1w	Offene Reposition einer einfachen Fraktur an kleinen Knochen: Durch Schraubenosteosynthese: Phalangen Fuß	Offene Reposition einer einfachen Fraktur an kleinen Knochen: Durch Schraube: Phalangen Fuß	D2	31132	31503	31614	31615	31822
5381	5-795.10	5-795.10	Offene Reposition einer einfachen Fraktur an kleinen Knochen: Durch Schraubenosteosynthese: Skapula und Klavikula	Offene Reposition einer einfachen Fraktur an kleinen Knochen: Durch Schraube: Skapula und Klavikula	D4	31134	31504	31618	31619	31824
5382	5-795.2a		Offene Reposition einer einfachen Fraktur an kleinen Knochen: Durch Draht oder Zuggurtung/Cerclage: Karpale		D3	31133	31504	31616	31617	31823
5383	5-795.2b		Offene Reposition einer einfachen Fraktur an kleinen Knochen: Durch Draht oder Zuggurtung/Cerclage: Metakarpale		D2	31132	31503	31614	31615	31822

Fortsetzung 2.21.2 Reposition von Fraktur und Luxation

lfd. Nr	OPS-301 2004	OPS 2005	Bezeichnung OPS-301 2004	Bezeichnung OPS 2005	Kategorie	OP-Leistung	Überwachung	Nachbeh. Überw.	Nachbeh. Operat.	Narkose
5384	5-795.2c		Offene Reposition einer einfachen Fraktur an kleinen Knochen: Durch Draht oder Zuggurtung/Cerclage: Phalangen Hand		D2	31132	31503	31614	31615	31822
5385	5-795.2u		Offene Reposition einer einfachen Fraktur an kleinen Knochen: Durch Draht oder Zuggurtung/Cerclage: Tarsale		D3	31133	31504	31616	31617	31823
5386	5-795.2v		Offene Reposition einer einfachen Fraktur an kleinen Knochen: Durch Draht oder Zuggurtung/Cerclage: Metatarsale		D2	31132	31503	31614	31615	31822
5387	5-795.2w		Offene Reposition einer einfachen Fraktur an kleinen Knochen: Durch Draht oder Zuggurtung/Cerclage: Phalangen Fuß		D2	31132	31503	31614	31615	31822
5388	5-795.20		Offene Reposition einer einfachen Fraktur an kleinen Knochen: Durch Draht oder Zuggurtung/Cerclage: Skapula und Klavikula		D4	31134	31504	31618	31619	31824
5389	5-795.3a	5-795.3a	Offene Reposition einer einfachen Fraktur an kleinen Knochen: Durch Plattenosteosynthese: Karpale	Offene Reposition einer einfachen Fraktur an kleinen Knochen: Durch Platte: Karpale	D4	31134	31504	31618	31619	31824
5390	5-795.3b	5-795.3b	Offene Reposition einer einfachen Fraktur an kleinen Knochen: Durch Plattenosteosynthese: Metakarpale	Offene Reposition einer einfachen Fraktur an kleinen Knochen: Durch Platte: Metakarpale	D3	31133	31504	31616	31617	31823
5391	5-795.3c	5-795.3c	Offene Reposition einer einfachen Fraktur an kleinen Knochen: Durch Plattenosteosynthese: Phalangen Hand	Offene Reposition einer einfachen Fraktur an kleinen Knochen: Durch Platte: Phalangen Hand	D3	31133	31504	31616	31617	31823
5392	5-795.3u	5-795.3u	Offene Reposition einer einfachen Fraktur an kleinen Knochen: Durch Plattenosteosynthese: Tarsale	Offene Reposition einer einfachen Fraktur an kleinen Knochen: Durch Platte: Tarsale	D4	31134	31504	31618	31619	31824
5393	5-795.3v	5-795.3v	Offene Reposition einer einfachen Fraktur an kleinen Knochen: Durch Plattenosteosynthese: Metatarsale	Offene Reposition einer einfachen Fraktur an kleinen Knochen: Durch Platte: Metatarsale	D3	31133	31504	31616	31617	31823
5394	5-795.3w	5-795.3w	Offene Reposition einer einfachen Fraktur an kleinen Knochen: Durch Plattenosteosynthese: Phalangen Fuß	Offene Reposition einer einfachen Fraktur an kleinen Knochen: Durch Platte: Phalangen Fuß	D3	31133	31504	31616	31617	31823
5395	5-795.30	5-795.30	Offene Reposition einer einfachen Fraktur an kleinen Knochen: Durch Plattenosteosynthese: Skapula und Klavikula	Offene Reposition einer einfachen Fraktur an kleinen Knochen: Durch Platte: Skapula und Klavikula	D3	31133	31504	31616	31617	31823
5396	5-795.4a		Offene Reposition einer einfachen Fraktur an kleinen Knochen: Durch Fixateur externe: Karpale		D3	31133	31504	31616	31617	31823
5397	5-795.4a	5-795.ma	Offene Reposition einer einfachen Fraktur an kleinen Knochen: Durch Fixateur externe: Karpale	Offene Reposition einer einfachen Fraktur an kleinen Knochen: Durch Ringfixateur: Karpale	D3	31133	31504	31616	31617	31823

Fortsetzung 2.21.2 Reposition von Fraktur und Luxation

lfd. Nr	OPS-301 2004	OPS 2005	Bezeichnung OPS-301 2004	Bezeichnung OPS 2005	Kate-gorie	OP-Leistung	Über-wachung	Nachbeh. Überw.	Nachbeh. Operat.	Narkose
5398	5-795.4b		Offene Reposition einer einfachen Fraktur an kleinen Knochen: Durch Fixateur externe: Metakarpale		D3	31133	31504	31616	31617	31823
5399	5-795.4c		Offene Reposition einer einfachen Fraktur an kleinen Knochen: Durch Fixateur externe: Phalangen Hand		D3	31133	31504	31616	31617	31823
5400	5-795.4u		Offene Reposition einer einfachen Fraktur an kleinen Knochen: Durch Fixateur externe: Tarsale		D3	31133	31504	31616	31617	31823
5401	5-795.4u	5-795.mu	Offene Reposition einer einfachen Fraktur an kleinen Knochen: Durch Fixateur externe: Tarsale	Offene Reposition einer einfachen Fraktur an kleinen Knochen: Durch Ringfixateur: Tarsale	D3	31133	31504	31616	31617	31823
5402	5-795.4v		Offene Reposition einer einfachen Fraktur an kleinen Knochen: Durch Fixateur externe: Metatarsale		D3	31133	31504	31616	31617	31823
5403	5-795.4w		Offene Reposition einer einfachen Fraktur an kleinen Knochen: Durch Fixateur externe: Phalangen Fuß		D3	31133	31504	31616	31617	31823
5404	5-795.40		Offene Reposition einer einfachen Fraktur an kleinen Knochen: Durch Fixateur externe: Skapula und Klavikula		D3	31133	31504	31616	31617	31823
5405	5-795.5a		Offene Reposition einer einfachen Fraktur an kleinen Knochen: Durch Fixateur externe mit interner Osteosynthese: Karpale		D4	31134	31504	31618	31619	31824
5406	5-795.5b		Offene Reposition einer einfachen Fraktur an kleinen Knochen: Durch Fixateur externe mit interner Osteosynthese: Metakarpale		D3	31133	31504	31616	31617	31823
5407	5-795.5c		Offene Reposition einer einfachen Fraktur an kleinen Knochen: Durch Fixateur externe mit interner Osteosynthese: Phalangen Hand		D3	31133	31504	31616	31617	31823
5408	5-795.5u		Offene Reposition einer einfachen Fraktur an kleinen Knochen: Durch Fixateur externe mit interner Osteosynthese: Tarsale		D4	31134	31504	31618	31619	31824
5409	5-795.5v		Offene Reposition einer einfachen Fraktur an kleinen Knochen: Durch Fixateur externe mit interner Osteosynthese: Metatarsale		D3	31133	31504	31616	31617	31823
5410	5-795.5w		Offene Reposition einer einfachen Fraktur an kleinen Knochen: Durch Fixateur externe mit interner Osteosynthese: Phalangen Fuß		D3	31133	31504	31616	31617	31823
5411	5-795.50		Offene Reposition einer einfachen Fraktur an kleinen Knochen: Durch Fixateur externe mit interner Osteosynthese: Skapula und Klavikula		D3	31133	31504	31616	31617	31823
5412	5-795.6a		Offene Reposition einer einfachen Fraktur an kleinen Knochen: Durch Materialkombinationen: Karpale		D4	31134	31504	31618	31619	31824
5413	5-795.6b		Offene Reposition einer einfachen Fraktur an kleinen Knochen: Durch Materialkombinationen: Metakarpale		D3	31133	31504	31616	31617	31823
5414	5-795.6c		Offene Reposition einer einfachen Fraktur an kleinen Knochen: Durch Materialkombinationen: Phalangen Hand		D3	31133	31504	31616	31617	31823
5415	5-795.6u		Offene Reposition einer einfachen Fraktur an kleinen Knochen: Durch Materialkombinationen: Tarsale		D4	31134	31504	31618	31619	31824

Fortsetzung 2.21.2 Reposition von Fraktur und Luxation

lfd. Nr	OPS-301 2004	OPS 2005	Bezeichnung OPS-301 2004	Bezeichnung OPS 2005	Kategorie	OP-Leistung	Überwachung	Nachbeh. Überw.	Nachbeh. Operat.	Narkose
5416	5-795.6v		Offene Reposition einer einfachen Fraktur an kleinen Knochen: Durch Materialkombinationen: Metatarsale		D3	31133	31504	31616	31617	31823
5417	5-795.6w		Offene Reposition einer einfachen Fraktur an kleinen Knochen: Durch Materialkombinationen: Phalangen Fuß		D3	31133	31504	31616	31617	31823
5418	5-795.60		Offene Reposition einer einfachen Fraktur an kleinen Knochen: Durch Materialkombinationen: Skapula und Klavikula		D3	31133	31504	31616	31617	31823
5419	5-795.8a		Offene Reposition einer einfachen Fraktur an kleinen Knochen: Durch Materialkombinationen mit Rekonstruktion der Gelenkfläche: Karpale		D4	31134	31504	31618	31619	31824
5420	5-795.8b		Offene Reposition einer einfachen Fraktur an kleinen Knochen: Durch Materialkombinationen mit Rekonstruktion der Gelenkfläche: Metakarpale		D3	31133	31504	31616	31617	31823
5421	5-795.8c		Offene Reposition einer einfachen Fraktur an kleinen Knochen: Durch Materialkombinationen mit Rekonstruktion der Gelenkfläche: Phalangen Hand		D3	31133	31504	31616	31617	31823
5422	5-795.8u		Offene Reposition einer einfachen Fraktur an kleinen Knochen: Durch Materialkombinationen mit Rekonstruktion der Gelenkfläche: Tarsale		D4	31134	31504	31618	31619	31824
5423	5-795.8v		Offene Reposition einer einfachen Fraktur an kleinen Knochen: Durch Materialkombinationen mit Rekonstruktion der Gelenkfläche: Metatarsale		D3	31133	31504	31616	31617	31823
5424	5-795.8w		Offene Reposition einer einfachen Fraktur an kleinen Knochen: Durch Materialkombinationen mit Rekonstruktion der Gelenkfläche: Phalangen Fuß		D3	31133	31504	31616	31617	31823
5425	5-795.80		Offene Reposition einer einfachen Fraktur an kleinen Knochen: Durch Materialkombinationen mit Rekonstruktion der Gelenkfläche: Skapula und Klavikula		D3	31133	31504	31616	31617	31823
5426	5-796.ea	entfallen	Offene Reposition einer Mehrfragment-Fraktur an kleinen Knochen: Durch (Blount-)Klammern: Karpale	In Version 2005 entfallen	D4	31134	31504	31618	31619	31824
5427	5-796.eb	entfallen	Offene Reposition einer Mehrfragment-Fraktur an kleinen Knochen: Durch (Blount-)Klammern: Metakarpale	In Version 2005 entfallen	D3	31133	31504	31616	31617	31823
5428	5-796.ec	entfallen	Offene Reposition einer Mehrfragment-Fraktur an kleinen Knochen: Durch (Blount-)Klammern: Phalangen Hand	In Version 2005 entfallen	D3	31133	31504	31616	31617	31823
5429	5-796.eu		Offene Reposition einer Mehrfragment-Fraktur an kleinen Knochen: Durch (Blount-)Klammern: Tarsale		D4	31134	31504	31618	31619	31824
5430	5-796.ev		Offene Reposition einer Mehrfragment-Fraktur an kleinen Knochen: Durch (Blount-)Klammern: Metatarsale		D3	31133	31504	31616	31617	31823
5431	5-796.ew	entfallen	Offene Reposition einer Mehrfragment-Fraktur an kleinen Knochen: Durch (Blount-)Klammern: Phalangen Fuß	In Version 2005 entfallen	D3	31133	31504	31616	31617	31823
5432	5-796.e0		Offene Reposition einer Mehrfragment-Fraktur an kleinen Knochen: Durch (Blount-)Klammern: Skapula und Klavikula		D3	31133	31504	31616	31617	31823

Fortsetzung 2.21.2 Reposition von Fraktur und Luxation

lfd. Nr	OPS-301 2004	OPS 2005	Bezeichnung OPS-301 2004	Bezeichnung OPS 2005	Kategorie	OP-Leistung	Überwachung	Nachbeh. Überw.	Nachbeh. Operat.	Narkose
5433	5-796.ha		Offene Reposition einer Mehrfragment-Fraktur an kleinen Knochen: Ohne Osteosynthese: Karpale		D3	31133	31504	31616	31617	31823
5434	5-796.hb		Offene Reposition einer Mehrfragment-Fraktur an kleinen Knochen: Ohne Osteosynthese: Metakarpale		D2	31132	31503	31614	31615	31822
5435	5-796.hc		Offene Reposition einer Mehrfragment-Fraktur an kleinen Knochen: Ohne Osteosynthese: Phalangen Hand		D2	31132	31503	31614	31615	31822
5436	5-796.hu		Offene Reposition einer Mehrfragment-Fraktur an kleinen Knochen: Ohne Osteosynthese: Tarsale		D3	31133	31504	31616	31617	31823
5437	5-796.hv		Offene Reposition einer Mehrfragment-Fraktur an kleinen Knochen: Ohne Osteosynthese: Metatarsale		D2	31132	31503	31614	31615	31822
5438	5-796.hw		Offene Reposition einer Mehrfragment-Fraktur an kleinen Knochen: Ohne Osteosynthese: Phalangen Fuß		D2	31132	31503	31614	31615	31822
5439	5-796.h0		Offene Reposition einer Mehrfragment-Fraktur an kleinen Knochen: Ohne Osteosynthese: Skapula und Klavikula		D2	31132	31503	31614	31615	31822
5440	5-796.0a	5-796.0a	Offene Reposition einer Mehrfragment-Fraktur an kleinen Knochen: Durch Schraubenosteosynthese: Karpale	Offene Reposition einer Mehrfragment-Fraktur an kleinen Knochen: Durch Schraube: Karpale	D4	31134	31504	31618	31619	31824
5441	5-796.0b	5-796.0b	Offene Reposition einer Mehrfragment-Fraktur an kleinen Knochen: Durch Schraubenosteosynthese: Metakarpale	Offene Reposition einer Mehrfragment-Fraktur an kleinen Knochen: Durch Schraube: Metakarpale	D4	31134	31504	31618	31619	31824
5442	5-796.0c	5-796.0c	Offene Reposition einer Mehrfragment-Fraktur an kleinen Knochen: Durch Schraubenosteosynthese: Phalangen Hand	Offene Reposition einer Mehrfragment-Fraktur an kleinen Knochen: Durch Schraube: Phalangen Hand	D3	31133	31504	31616	31617	31823
5443	5-796.0u	5-796.0u	Offene Reposition einer Mehrfragment-Fraktur an kleinen Knochen: Durch Schraubenosteosynthese: Tarsale	Offene Reposition einer Mehrfragment-Fraktur an kleinen Knochen: Durch Schraube: Tarsale	D4	31134	31504	31618	31619	31824
5444	5-796.0v	5-796.0v	Offene Reposition einer Mehrfragment-Fraktur an kleinen Knochen: Durch Schraubenosteosynthese: Metatarsale	Offene Reposition einer Mehrfragment-Fraktur an kleinen Knochen: Durch Schraube: Metatarsale	D4	31134	31504	31618	31619	31824
5445	5-796.0w	5-796.0w	Offene Reposition einer Mehrfragment-Fraktur an kleinen Knochen: Durch Schraubenosteosynthese: Phalangen Fuß	Offene Reposition einer Mehrfragment-Fraktur an kleinen Knochen: Durch Schraube: Phalangen Fuß	D3	31133	31504	31616	31617	31823
5446	5-796.00	5-796.00	Offene Reposition einer Mehrfragment-Fraktur an kleinen Knochen: Durch Schraubenosteosynthese: Skapula und Klavikula	Offene Reposition einer Mehrfragment-Fraktur an kleinen Knochen: Durch Schraube: Skapula und Klavikula	D4	31134	31504	31618	31619	31824

Fortsetzung 2.21.2 Reposition von Fraktur und Luxation

lfd. Nr	OPS-301 2004	OPS 2005	Bezeichnung OPS-301 2004	Bezeichnung OPS 2005	Kategorie	OP-Leistung	Überwachung	Nachbeh. Überw.	Nachbeh. Operat.	Narkose
5447	5-796.1a		Offene Reposition einer Mehrfragment-Fraktur an kleinen Knochen: Durch Draht oder Zuggurtung/Cerclage: Karpale		D4	31134	31504	31618	31619	31824
5448	5-796.1b		Offene Reposition einer Mehrfragment-Fraktur an kleinen Knochen: Durch Draht oder Zuggurtung/Cerclage: Metakarpale		D3	31133	31504	31616	31617	31823
5449	5-796.1c		Offene Reposition einer Mehrfragment-Fraktur an kleinen Knochen: Durch Draht oder Zuggurtung/Cerclage: Phalangen Hand		D3	31133	31504	31616	31617	31823
5450	5-796.1u		Offene Reposition einer Mehrfragment-Fraktur an kleinen Knochen: Durch Draht oder Zuggurtung/Cerclage: Tarsale		D4	31134	31504	31618	31619	31824
5451	5-796.1v		Offene Reposition einer Mehrfragment-Fraktur an kleinen Knochen: Durch Draht oder Zuggurtung/Cerclage: Metatarsale		D3	31133	31504	31616	31617	31823
5452	5-796.1w		Offene Reposition einer Mehrfragment-Fraktur an kleinen Knochen: Durch Draht oder Zuggurtung/Cerclage: Phalangen Fuß		D3	31133	31504	31616	31617	31823
5453	5-796.10		Offene Reposition einer Mehrfragment-Fraktur an kleinen Knochen: Durch Draht oder Zuggurtung/Cerclage: Skapula und Klavikula		D3	31133	31504	31616	31617	31823
5454	5-796.2a	5-796.2a	Offene Reposition einer Mehrfragment-Fraktur an kleinen Knochen: Durch Plattenosteosynthese: Karpale	Offene Reposition einer Mehrfragment-Fraktur an kleinen Knochen: Durch Platte: Karpale	D4	31134	31504	31618	31619	31824
5455	5-796.2b	5-796.2b	Offene Reposition einer Mehrfragment-Fraktur an kleinen Knochen: Durch Plattenosteosynthese: Metakarpale	Offene Reposition einer Mehrfragment-Fraktur an kleinen Knochen: Durch Platte: Metakarpale	D4	31134	31504	31618	31619	31824
5456	5-796.2c	5-796.2c	Offene Reposition einer Mehrfragment-Fraktur an kleinen Knochen: Durch Plattenosteosynthese: Phalangen Hand	Offene Reposition einer Mehrfragment-Fraktur an kleinen Knochen: Durch Platte: Phalangen Hand	D4	31134	31504	31618	31619	31824
5457	5-796.2u	5-796.2u	Offene Reposition einer Mehrfragment-Fraktur an kleinen Knochen: Durch Plattenosteosynthese: Tarsale	Offene Reposition einer Mehrfragment-Fraktur an kleinen Knochen: Durch Platte: Tarsale	D4	31134	31504	31618	31619	31824
5458	5-796.2v	5-796.2v	Offene Reposition einer Mehrfragment-Fraktur an kleinen Knochen: Durch Plattenosteosynthese: Metatarsale	Offene Reposition einer Mehrfragment-Fraktur an kleinen Knochen: Durch Platte: Metatarsale	D4	31134	31504	31618	31619	31824
5459	5-796.2w	5-796.2w	Offene Reposition einer Mehrfragment-Fraktur an kleinen Knochen: Durch Plattenosteosynthese: Phalangen Fuß	Offene Reposition einer Mehrfragment-Fraktur an kleinen Knochen: Durch Platte: Phalangen Fuß	D4	31134	31504	31618	31619	31824
5460	5-796.20	5-796.20	Offene Reposition einer Mehrfragment-Fraktur an kleinen Knochen: Durch Plattenosteosynthese: Skapula und Klavikula	Offene Reposition einer Mehrfragment-Fraktur an kleinen Knochen: Durch Platte: Skapula und Klavikula	D4	31134	31504	31618	31619	31824
5461	5-796.3a		Offene Reposition einer Mehrfragment-Fraktur an kleinen Knochen: Durch Fixateur externe: Karpale		D3	31133	31504	31616	31617	31823

Fortsetzung 2.21.2 Reposition von Fraktur und Luxation

lfd. Nr	OPS-301 2004	OPS 2005	Bezeichnung OPS-301 2004	Bezeichnung OPS 2005	Kategorie	OP-Leistung	Überwachung	Nachbeh. Überw.	Nachbeh. Operat.	Narkose
5462	5-796.3b		Offene Reposition einer Mehrfragment-Fraktur an kleinen Knochen: Durch Fixateur externe: Metakarpale		D3	31133	31504	31616	31617	31823
5463	5-796.3b	5-796.mb	Offene Reposition einer Mehrfragment-Fraktur an kleinen Knochen: Durch Fixateur externe: Metakarpale	Offene Reposition einer Mehrfragment-Fraktur an kleinen Knochen: Durch Ringfixateur: Metakarpale	D3	31133	31504	31616	31617	31823
5464	5-796.3c		Offene Reposition einer Mehrfragment-Fraktur an kleinen Knochen: Durch Fixateur externe: Phalangen Hand		D3	31133	31504	31616	31617	31823
5465	5-796.3u		Offene Reposition einer Mehrfragment-Fraktur an kleinen Knochen: Durch Fixateur externe: Tarsale		D3	31133	31504	31616	31617	31823
5466	5-796.3u	5-796.mu	Offene Reposition einer Mehrfragment-Fraktur an kleinen Knochen: Durch Fixateur externe: Tarsale	Offene Reposition einer Mehrfragment-Fraktur an kleinen Knochen: Durch Ringfixateur: Tarsale	D3	31133	31504	31616	31617	31823
5467	5-796.3v		Offene Reposition einer Mehrfragment-Fraktur an kleinen Knochen: Durch Fixateur externe: Metatarsale		D3	31133	31504	31616	31617	31823
5468	5-796.3w		Offene Reposition einer Mehrfragment-Fraktur an kleinen Knochen: Durch Fixateur externe: Phalangen Fuß		D3	31133	31504	31616	31617	31823
5469	5-796.30		Offene Reposition einer Mehrfragment-Fraktur an kleinen Knochen: Durch Fixateur externe: Skapula und Klavikula		D4	31134	31504	31618	31619	31824
5470	5-796.4a		Offene Reposition einer Mehrfragment-Fraktur an kleinen Knochen: Durch Fixateur externe mit interner Osteosynthese: Karpale		D4	31134	31504	31618	31619	31824
5471	5-796.4b		Offene Reposition einer Mehrfragment-Fraktur an kleinen Knochen: Durch Fixateur externe mit interner Osteosynthese: Metakarpale		D3	31133	31504	31616	31617	31823
5472	5-796.4c		Offene Reposition einer Mehrfragment-Fraktur an kleinen Knochen: Durch Fixateur externe mit interner Osteosynthese: Phalangen Hand		D3	31133	31504	31616	31617	31823
5473	5-796.4u		Offene Reposition einer Mehrfragment-Fraktur an kleinen Knochen: Durch Fixateur externe mit interner Osteosynthese: Tarsale		D4	31134	31504	31618	31619	31824
5474	5-796.4v		Offene Reposition einer Mehrfragment-Fraktur an kleinen Knochen: Durch Fixateur externe mit interner Osteosynthese: Metatarsale		D3	31133	31504	31616	31617	31823
5475	5-796.4w		Offene Reposition einer Mehrfragment-Fraktur an kleinen Knochen: Durch Fixateur externe mit interner Osteosynthese: Phalangen Fuß		D3	31133	31504	31616	31617	31823
5476	5-796.40		Offene Reposition einer Mehrfragment-Fraktur an kleinen Knochen: Durch Fixateur externe mit interner Osteosynthese: Skapula und Klavikula		D4	31134	31504	31618	31619	31824
5477	5-796.5a		Offene Reposition einer Mehrfragment-Fraktur an kleinen Knochen: Durch Materialkombinationen: Karpale		D4	31134	31504	31618	31619	31824
5478	5-796.5b		Offene Reposition einer Mehrfragment-Fraktur an kleinen Knochen: Durch Materialkombinationen: Metakarpale		D3	31133	31504	31616	31617	31823

Fortsetzung 2.21.2 Reposition von Fraktur und Luxation

lfd. Nr	OPS-301 2004	OPS 2005	Bezeichnung OPS-301 2004	Bezeichnung OPS 2005	Kategorie	OP-Leistung	Überwachung	Nachbeh. Überw.	Nachbeh. Operat.	Narkose
5479	5-796.5c		Offene Reposition einer Mehrfragment-Fraktur an kleinen Knochen: Durch Materialkombinationen: Phalangen Hand		D3	31133	31504	31616	31617	31823
5480	5-796.5u		Offene Reposition einer Mehrfragment-Fraktur an kleinen Knochen: Durch Materialkombinationen: Tarsale		D4	31134	31504	31618	31619	31824
5481	5-796.5v		Offene Reposition einer Mehrfragment-Fraktur an kleinen Knochen: Durch Materialkombinationen: Metatarsale		D3	31133	31504	31616	31617	31823
5482	5-796.5w		Offene Reposition einer Mehrfragment-Fraktur an kleinen Knochen: Durch Materialkombinationen: Phalangen Fuß		D3	31133	31504	31616	31617	31823
5483	5-796.50		Offene Reposition einer Mehrfragment-Fraktur an kleinen Knochen: Durch Materialkombinationen: Skapula und Klavikula		D3	31133	31504	31616	31617	31823
5484	5-796.6a		Offene Reposition einer Mehrfragment-Fraktur an kleinen Knochen: Durch Materialkombinationen mit Rekonstruktion der Gelenkfläche: Karpale		D5	31135	31505	31618	31619	31825
5485	5-796.6b		Offene Reposition einer Mehrfragment-Fraktur an kleinen Knochen: Durch Materialkombinationen mit Rekonstruktion der Gelenkfläche: Metakarpale		D5	31135	31505	31618	31619	31825
5486	5-796.6c		Offene Reposition einer Mehrfragment-Fraktur an kleinen Knochen: Durch Materialkombinationen mit Rekonstruktion der Gelenkfläche: Phalangen Hand		D4	31134	31504	31618	31619	31824
5487	5-796.6u		Offene Reposition einer Mehrfragment-Fraktur an kleinen Knochen: Durch Materialkombinationen mit Rekonstruktion der Gelenkfläche: Tarsale		D5	31135	31505	31618	31619	31825
5488	5-796.6v		Offene Reposition einer Mehrfragment-Fraktur an kleinen Knochen: Durch Materialkombinationen mit Rekonstruktion der Gelenkfläche: Metatarsale		D5	31135	31505	31618	31619	31825
5489	5-796.6w		Offene Reposition einer Mehrfragment-Fraktur an kleinen Knochen: Durch Materialkombinationen mit Rekonstruktion der Gelenkfläche: Phalangen Fuß		D4	31134	31504	31618	31619	31824
5490	5-796.60		Offene Reposition einer Mehrfragment-Fraktur an kleinen Knochen: Durch Materialkombinationen mit Rekonstruktion der Gelenkfläche: Skapula und Klavikula		D5	31135	31505	31618	31619	31825
5491	5-797.es		Offene Reposition einer Fraktur an Talus und Kalkaneus: Durch (Blount-)Klammern: Talus		D4	31134	31504	31618	31619	31824
5492	5-797.et		Offene Reposition einer Fraktur an Talus und Kalkaneus: Durch (Blount-)Klammern: Kalkaneus		D4	31134	31504	31618	31619	31824
5493	5-797.hs		Offene Reposition einer Fraktur an Talus und Kalkaneus: Ohne Osteosynthese: Talus		D3	31133	31504	31616	31617	31823
5494	5-797.ht		Offene Reposition einer Fraktur an Talus und Kalkaneus: Ohne Osteosynthese: Kalkaneus		D3	31133	31504	31616	31617	31823
5495	5-797.1s	5-797.1s	Offene Reposition einer Fraktur an Talus und Kalkaneus: Durch Schraubenosteosynthese: Talus	Offene Reposition einer Fraktur an Talus und Kalkaneus: Durch Schraube: Talus	D4	31134	31504	31618	31619	31824

Fortsetzung 2.21.2 Reposition von Fraktur und Luxation

lfd. Nr	OPS-301 2004	OPS 2005	Bezeichnung OPS-301 2004	Bezeichnung OPS 2005	Kategorie	OP-Leistung	Überwachung	Nachbeh. Überw.	Nachbeh. Operat.	Narkose
5496	5-797.1t	5-797.1t	Offene Reposition einer Fraktur an Talus und Kalkaneus: Durch Schraubenosteosynthese: Kalkaneus	Offene Reposition einer Fraktur an Talus und Kalkaneus: Durch Schraube: Kalkaneus	D4	31134	31504	31618	31619	31824
5497	5-797.2s		Offene Reposition einer Fraktur an Talus und Kalkaneus: Durch Draht oder Zuggurtung/Cerclage: Talus		D4	31134	31504	31618	31619	31824
5498	5-797.2t		Offene Reposition einer Fraktur an Talus und Kalkaneus: Durch Draht oder Zuggurtung/Cerclage: Kalkaneus		D4	31134	31504	31618	31619	31824
5499	5-797.3s	5-797.3s	Offene Reposition einer Fraktur an Talus und Kalkaneus: Durch Plattenosteosynthese: Talus	Offene Reposition einer Fraktur an Talus und Kalkaneus: Durch Platte: Talus	D5	31135	31505	31618	31619	31825
5500	5-797.3t	5-797.3t	Offene Reposition einer Fraktur an Talus und Kalkaneus: Durch Plattenosteosynthese: Kalkaneus	Offene Reposition einer Fraktur an Talus und Kalkaneus: Durch Platte: Kalkaneus	D5	31135	31505	31618	31619	31825
5501	5-797.4s		Offene Reposition einer Fraktur an Talus und Kalkaneus: Durch Fixateur externe: Talus		D4	31134	31504	31618	31619	31824
5502	5-797.4t		Offene Reposition einer Fraktur an Talus und Kalkaneus: Durch Fixateur externe: Kalkaneus		D4	31134	31504	31618	31619	31824
5503	5-797.4t	5-797.mt	Offene Reposition einer Fraktur an Talus und Kalkaneus: Durch Fixateur externe: Kalkaneus	Offene Reposition einer Fraktur an Talus und Kalkaneus: Durch Ringfixateur: Kalkaneus	D4	31134	31504	31618	31619	31824
5504	5-797.5s		Offene Reposition einer Fraktur an Talus und Kalkaneus: Durch Fixateur externe mit interner Osteosynthese: Talus		D5	31135	31505	31618	31619	31825
5505	5-797.5t		Offene Reposition einer Fraktur an Talus und Kalkaneus: Durch Fixateur externe mit interner Osteosynthese: Kalkaneus		D5	31135	31505	31618	31619	31825
5506	5-797.6s		Offene Reposition einer Fraktur an Talus und Kalkaneus: Durch Materialkombinationen: Talus		D5	31135	31505	31618	31619	31825
5507	5-797.6t		Offene Reposition einer Fraktur an Talus und Kalkaneus: Durch Materialkombinationen: Kalkaneus		D5	31135	31505	31618	31619	31825
5508	5-797.7s		Offene Reposition einer Fraktur an Talus und Kalkaneus: Durch Materialkombinationen mit Rekonstruktion der Gelenkfläche: Talus		D5	31135	31505	31618	31619	31825
5509	5-797.7t		Offene Reposition einer Fraktur an Talus und Kalkaneus: Durch Materialkombinationen mit Rekonstruktion der Gelenkfläche: Kalkaneus		D5	31135	31505	31618	31619	31825
5510	5-798.h		Offene Reposition einer Beckenrand- und Beckenringfraktur: Ohne Osteosynthese		D5	31135	31505	31618	31619	31825
5511	5-798.0	5-798.0	Offene Reposition einer Beckenrand- und Beckenringfraktur: Durch Drahtosteosynthese	Offene Reposition einer Beckenrand- und Beckenringfraktur: Durch Draht	D4	31134	31504	31618	31619	31824

Fortsetzung 2.21.2 Reposition von Fraktur und Luxation

lfd. Nr	OPS-301 2004	OPS 2005	Bezeichnung OPS-301 2004	Bezeichnung OPS 2005	Kategorie	OP-Leistung	Überwachung	Nachbeh. Überw.	Nachbeh. Operat.	Narkose
5512	5-798.1		Offene Reposition einer Beckenrand- und Beckenringfraktur: Durch Zuggurtung/ Cerclage		D5	31135	31505	31618	31619	31825
5513	5-798.2	5-798.2	Offene Reposition einer Beckenrand- und Beckenringfraktur: Durch Schraubenosteosynthese, Beckenrand	Offene Reposition einer Beckenrand- und Beckenringfraktur: Durch Schraube, Beckenrand	D5	31135	31505	31618	31619	31825
5514	5-798.3	5-798.3	Offene Reposition einer Beckenrand- und Beckenringfraktur: Durch Schraubenosteosynthese, hinterer Beckenring	Offene Reposition einer Beckenrand- und Beckenringfraktur: Durch Schraube, hinterer Beckenring	D7	31137	31507	31620	31621	31827
5515	5-798.4	5-798.4	Offene Reposition einer Beckenrand- und Beckenringfraktur: Durch Plattenosteosynthese, vorderer Beckenring	Offene Reposition einer Beckenrand- und Beckenringfraktur: Durch Platte, vorderer Beckenring	D6	31136	31506	31620	31621	31826
5516	5-798.5	5-798.5	Offene Reposition einer Beckenrand- und Beckenringfraktur: Durch Plattenosteosynthese, hinterer Beckenring	Offene Reposition einer Beckenrand- und Beckenringfraktur: Durch Platte, hinterer Beckenring	D7	31137	31507	31620	31621	31827
5517	5-798.6		Offene Reposition einer Beckenrand- und Beckenringfraktur: Durch Fixateur externe		D5	31135	31505	31618	31619	31825
5518	5-798.6	5-798.m	Offene Reposition einer Beckenrand- und Beckenringfraktur: Durch Fixateur externe	Offene Reposition einer Beckenrand- und Beckenringfraktur: Durch Ringfixateur	D5	31135	31505	31618	31619	31825
5519	5-798.7		Offene Reposition einer Beckenrand- und Beckenringfraktur: Durch Fixateur interne		D7	31137	31507	31620	31621	31827
5520	5-798.8		Offene Reposition einer Beckenrand- und Beckenringfraktur: Durch Gewindestange		D7	31137	31507	31620	31621	31827
5521	5-798.9		Offene Reposition einer Beckenrand- und Beckenringfraktur: Durch Materialkombinationen		D7	31137	31507	31620	31621	31827
5522	5-799.1		Offene Reposition einer Azetabulum- und Hüftkopffraktur mit Osteosynthese: Durch Schraube, ventral		D7	31137	31507	31620	31621	31827
5523	5-799.2		Offene Reposition einer Azetabulum- und Hüftkopffraktur mit Osteosynthese: Durch Schraube, dorsal		D7	31137	31507	31620	31621	31827
5524	5-799.3		Offene Reposition einer Azetabulum- und Hüftkopffraktur mit Osteosynthese: Durch Platte, ventral		D7	31137	31507	31620	31621	31827
5525	5-799.4		Offene Reposition einer Azetabulum- und Hüftkopffraktur mit Osteosynthese: Durch Platte, dorsal		D7	31137	31507	31620	31621	31827
5526	5-799.5		Offene Reposition einer Azetabulum- und Hüftkopffraktur mit Osteosynthese: Durch Materialkombinationen, dorsal		D7	31137	31507	31620	31621	31827
5527	5-799.6		Offene Reposition einer Azetabulum- und Hüftkopffraktur mit Osteosynthese: Durch Materialkombinationen, ventral		D7	31137	31507	31620	31621	31827

Fortsetzung 2.21.2 Reposition von Fraktur und Luxation

lfd. Nr	OPS-301 2004	OPS 2005	Bezeichnung OPS-301 2004	Bezeichnung OPS 2005	Kate-gorie	OP-Leistung	Über-wachung	Nachbeh. Überw.	Nachbeh. Operat.	Narkose
5528	5-799.7		Offene Reposition einer Azetabulum- und Hüftkopffraktur mit Osteosynthese: Durch Materialkombinationen, dorsal und ventral (kombiniert)		D7	31137	31507	31620	31621	31827
5529	5-799.8		Offene Reposition einer Azetabulum- und Hüftkopffraktur mit Osteosynthese: Transfixation eines Hüftgelenkes mit Fixateur externe		D6	31136	31506	31620	31621	31826

2.21.3 Offen chirurgische Gelenkoperationen

lfd. Nr	OPS-301 2004	OPS 2005	Bezeichnung OPS-301 2004	Bezeichnung OPS 2005	Kategorie	OP-Leistung	Überwachung	Nachbeh. Überw.	Nachbeh. Operat.	Narkose
5530	5-800.ag		Offen chirurgische Revision eines Gelenkes: Einlegen eines Medikamententrägers: Hüftgelenk		D3	31133	31504	31616	31617	31823
5531	5-800.ah		Offen chirurgische Revision eines Gelenkes: Einlegen eines Medikamententrägers: Kniegelenk		D3	31133	31504	31616	31617	31823
5532	5-800.ak		Offen chirurgische Revision eines Gelenkes: Einlegen eines Medikamententrägers: Oberes Sprunggelenk		D2	31132	31503	31614	31615	31822
5533	5-800.am		Offen chirurgische Revision eines Gelenkes: Einlegen eines Medikamententrägers: Unteres Sprunggelenk		D3	31133	31504	31616	31617	31823
5534	5-800.an		Offen chirurgische Revision eines Gelenkes: Einlegen eines Medikamententrägers: Tarsalgelenk		D2	31132	31503	31614	31615	31822
5535	5-800.ap		Offen chirurgische Revision eines Gelenkes: Einlegen eines Medikamententrägers: Tarsometatarsalgelenk		D2	31132	31503	31614	31615	31822
5536	5-800.aq		Offen chirurgische Revision eines Gelenkes: Einlegen eines Medikamententrägers: Metatarsophalangealgelenk		D1	31131	31502	31614	31615	31821
5537	5-800.ar		Offen chirurgische Revision eines Gelenkes: Einlegen eines Medikamententrägers: Zehengelenk		D1	31131	31502	31614	31615	31821
5538	5-800.a0		Offen chirurgische Revision eines Gelenkes: Einlegen eines Medikamententrägers: Humeroglenoidalgelenk		D3	31133	31504	31616	31617	31823
5539	5-800.a1		Offen chirurgische Revision eines Gelenkes: Einlegen eines Medikamententrägers: Akromioklavikulargelenk		D2	31132	31503	31614	31615	31822
5540	5-800.a3		Offen chirurgische Revision eines Gelenkes: Einlegen eines Medikamententrägers: Sternoklavikulargelenk		D2	31132	31503	31614	31615	31822
5541	5-800.a4		Offen chirurgische Revision eines Gelenkes: Einlegen eines Medikamententrägers: Humeroulnargelenk		D3	31133	31504	31616	31617	31823
5542	5-800.a5		Offen chirurgische Revision eines Gelenkes: Einlegen eines Medikamententrägers: Proximales Radioulnargelenk		D2	31132	31503	31614	31615	31822
5543	5-800.a6		Offen chirurgische Revision eines Gelenkes: Einlegen eines Medikamententrägers: Distales Radioulnargelenk		D2	31132	31503	31614	31615	31822
5544	5-800.a7		Offen chirurgische Revision eines Gelenkes: Einlegen eines Medikamententrägers: Handgelenk		D2	31132	31503	31614	31615	31822
5545	5-800.a8		Offen chirurgische Revision eines Gelenkes: Einlegen eines Medikamententrägers: Radiokarpalgelenk		D2	31132	31503	31614	31615	31822
5546	5-800.a9		Offen chirurgische Revision eines Gelenkes: Einlegen eines Medikamententrägers: Ulnakarpalgelenk		D2	31132	31503	31614	31615	31822
5547	5-800.bg		Offen chirurgische Revision eines Gelenkes: Entfernen eines Medikamententrägers: Hüftgelenk		D3	31133	31504	31616	31617	31823

Fortsetzung 2.21.3 Offen chirurgische Gelenkoperationen

lfd. Nr	OPS-301 2004	OPS 2005	Bezeichnung OPS-301 2004	Bezeichnung OPS 2005	Kategorie	OP-Leistung	Überwachung	Nachbeh. Überw.	Nachbeh. Operat.	Narkose
5548	5-800.bh		Offen chirurgische Revision eines Gelenkes: Entfernen eines Medikamententrägers: Kniegelenk		D3	31133	31504	31616	31617	31823
5549	5-800.bk		Offen chirurgische Revision eines Gelenkes: Entfernen eines Medikamententrägers: Oberes Sprunggelenk		D2	31132	31503	31614	31615	31822
5550	5-800.bm		Offen chirurgische Revision eines Gelenkes: Entfernen eines Medikamententrägers: Unteres Sprunggelenk		D3	31133	31504	31616	31617	31823
5551	5-800.bn		Offen chirurgische Revision eines Gelenkes: Entfernen eines Medikamententrägers: Tarsalgelenk		D2	31132	31503	31614	31615	31822
5552	5-800.bp		Offen chirurgische Revision eines Gelenkes: Entfernen eines Medikamententrägers: Tarsometatarsalgelenk		D2	31132	31503	31614	31615	31822
5553	5-800.bq		Offen chirurgische Revision eines Gelenkes: Entfernen eines Medikamententrägers: Metatarsophalangealgelenk		D1	31131	31502	31614	31615	31821
5554	5-800.br		Offen chirurgische Revision eines Gelenkes: Entfernen eines Medikamententrägers: Zehengelenk		D1	31131	31502	31614	31615	31821
5555	5-800.b0		Offen chirurgische Revision eines Gelenkes: Entfernen eines Medikamententrägers: Humeroglenoidalgelenk		D3	31133	31504	31616	31617	31823
5556	5-800.b1		Offen chirurgische Revision eines Gelenkes: Entfernen eines Medikamententrägers: Akromioklavikulargelenk		D2	31132	31503	31614	31615	31822
5557	5-800.b3		Offen chirurgische Revision eines Gelenkes: Entfernen eines Medikamententrägers: Sternoklavikulargelenk		D2	31132	31503	31614	31615	31822
5558	5-800.b4		Offen chirurgische Revision eines Gelenkes: Entfernen eines Medikamententrägers: Humeroulnargelenk		D3	31133	31504	31616	31617	31823
5559	5-800.b5		Offen chirurgische Revision eines Gelenkes: Entfernen eines Medikamententrägers: Proximales Radioulnargelenk		D2	31132	31503	31614	31615	31822
5560	5-800.b6		Offen chirurgische Revision eines Gelenkes: Entfernen eines Medikamententrägers: Distales Radioulnargelenk		D2	31132	31503	31614	31615	31822
5561	5-800.b7		Offen chirurgische Revision eines Gelenkes: Entfernen eines Medikamententrägers: Handgelenk		D2	31132	31503	31614	31615	31822
5562	5-800.b8		Offen chirurgische Revision eines Gelenkes: Entfernen eines Medikamententrägers: Radiokarpalgelenk		D2	31132	31503	31614	31615	31822
5563	5-800.b9		Offen chirurgische Revision eines Gelenkes: Entfernen eines Medikamententrägers: Ulnakarpalgelenk		D2	31132	31503	31614	31615	31822
5564	5-800.cg		Offen chirurgische Revision eines Gelenkes: Resektion von Bandanteilen und Bandresten: Hüftgelenk		D3	31133	31504	31616	31617	31823
5565	5-800.ch		Offen chirurgische Revision eines Gelenkes: Resektion von Bandanteilen und Bandresten: Kniegelenk		D3	31133	31504	31616	31617	31823

Fortsetzung 2.21.3 Offen chirurgische Gelenkoperationen

lfd. Nr	OPS-301 2004	OPS 2005	Bezeichnung OPS-301 2004	Bezeichnung OPS 2005	Kategorie	OP-Leistung	Überwachung	Nachbeh. Überw.	Nachbeh. Operat.	Narkose
5566	5-800.ck		Offen chirurgische Revision eines Gelenkes: Resektion von Bandanteilen und Bandresten: Oberes Sprunggelenk		D2	31132	31503	31614	31615	31822
5567	5-800.cm		Offen chirurgische Revision eines Gelenkes: Resektion von Bandanteilen und Bandresten: Unteres Sprunggelenk		D3	31133	31504	31616	31617	31823
5568	5-800.cn		Offen chirurgische Revision eines Gelenkes: Resektion von Bandanteilen und Bandresten: Tarsalgelenk		D3	31133	31504	31616	31617	31823
5569	5-800.cp		Offen chirurgische Revision eines Gelenkes: Resektion von Bandanteilen und Bandresten: Tarsometatarsalgelenk		D2	31132	31503	31614	31615	31822
5570	5-800.cq		Offen chirurgische Revision eines Gelenkes: Resektion von Bandanteilen und Bandresten: Metatarsophalangealgelenk		D2	31132	31503	31614	31615	31822
5571	5-800.cr		Offen chirurgische Revision eines Gelenkes: Resektion von Bandanteilen und Bandresten: Zehengelenk		D1	31131	31502	31614	31615	31821
5572	5-800.c0		Offen chirurgische Revision eines Gelenkes: Resektion von Bandanteilen und Bandresten: Humeroglenoidalgelenk		D4	31134	31504	31618	31619	31824
5573	5-800.c1		Offen chirurgische Revision eines Gelenkes: Resektion von Bandanteilen und Bandresten: Akromioklavikulargelenk		D2	31132	31503	31614	31615	31822
5574	5-800.c3		Offen chirurgische Revision eines Gelenkes: Resektion von Bandanteilen und Bandresten: Sternoklavikulargelenk		D2	31132	31503	31614	31615	31822
5575	5-800.c4		Offen chirurgische Revision eines Gelenkes: Resektion von Bandanteilen und Bandresten: Humeroulnargelenk		D4	31134	31504	31618	31619	31824
5576	5-800.c5		Offen chirurgische Revision eines Gelenkes: Resektion von Bandanteilen und Bandresten: Proximales Radioulnargelenk		D3	31133	31504	31616	31617	31823
5577	5-800.c6		Offen chirurgische Revision eines Gelenkes: Resektion von Bandanteilen und Bandresten: Distales Radioulnargelenk		D3	31133	31504	31616	31617	31823
5578	5-800.c7		Offen chirurgische Revision eines Gelenkes: Resektion von Bandanteilen und Bandresten: Handgelenk		D3	31133	31504	31616	31617	31823
5579	5-800.c8		Offen chirurgische Revision eines Gelenkes: Resektion von Bandanteilen und Bandresten: Radiokarpalgelenk		D3	31133	31504	31616	31617	31823
5580	5-800.c9		Offen chirurgische Revision eines Gelenkes: Resektion von Bandanteilen und Bandresten: Ulnakarpalgelenk		D3	31133	31504	31616	31617	31823
5581	5-800.0g		Offen chirurgische Revision eines Gelenkes: Arthrotomie: Hüftgelenk		D3	31133	31504	31616	31617	31823
5582	5-800.0h		Offen chirurgische Revision eines Gelenkes: Arthrotomie: Kniegelenk		D3	31133	31504	31616	31617	31823
5583	5-800.0k		Offen chirurgische Revision eines Gelenkes: Arthrotomie: Oberes Sprunggelenk		D2	31132	31503	31614	31615	31822
5584	5-800.0m		Offen chirurgische Revision eines Gelenkes: Arthrotomie: Unteres Sprunggelenk		D3	31133	31504	31616	31617	31823
5585	5-800.0n		Offen chirurgische Revision eines Gelenkes: Arthrotomie: Tarsalgelenk		D2	31132	31503	31614	31615	31822

Fortsetzung 2.21.3 Offen chirurgische Gelenkoperationen

lfd. Nr	OPS-301 2004	OPS 2005	Bezeichnung OPS-301 2004	Bezeichnung OPS 2005	Kategorie	OP-Leistung	Überwachung	Nachbeh. Überw.	Nachbeh. Operat.	Narkose
5586	5-800.0p		Offen chirurgische Revision eines Gelenkes: Arthrotomie: Tarsometatarsalgelenk		D2	31132	31503	31614	31615	31822
5587	5-800.0q		Offen chirurgische Revision eines Gelenkes: Arthrotomie: Metatarsophalangealgelenk		D1	31131	31502	31614	31615	31821
5588	5-800.0r		Offen chirurgische Revision eines Gelenkes: Arthrotomie: Zehengelenk		D1	31131	31502	31614	31615	31821
5589	5-800.00		Offen chirurgische Revision eines Gelenkes: Arthrotomie: Humeroglenoidalgelenk		D3	31133	31504	31616	31617	31823
5590	5-800.01		Offen chirurgische Revision eines Gelenkes: Arthrotomie: Akromioklavikulargelenk		D2	31132	31503	31614	31615	31822
5591	5-800.03		Offen chirurgische Revision eines Gelenkes: Arthrotomie: Sternoklavikulargelenk		D2	31132	31503	31614	31615	31822
5592	5-800.04		Offen chirurgische Revision eines Gelenkes: Arthrotomie: Humeroulnargelenk		D3	31133	31504	31616	31617	31823
5593	5-800.05		Offen chirurgische Revision eines Gelenkes: Arthrotomie: Proximales Radioulnargelenk		D2	31132	31503	31614	31615	31822
5594	5-800.06		Offen chirurgische Revision eines Gelenkes: Arthrotomie: Distales Radioulnargelenk		D2	31132	31503	31614	31615	31822
5595	5-800.07		Offen chirurgische Revision eines Gelenkes: Arthrotomie: Handgelenk		D2	31132	31503	31614	31615	31822
5596	5-800.08		Offen chirurgische Revision eines Gelenkes: Arthrotomie: Radiokarpalgelenk		D2	31132	31503	31614	31615	31822
5597	5-800.09		Offen chirurgische Revision eines Gelenkes: Arthrotomie: Ulnakarpalgelenk		D2	31132	31503	31614	31615	31822
5598	5-800.1g		Offen chirurgische Revision eines Gelenkes: Gelenkspülung mit Drainage, aseptisch: Hüftgelenk		D3	31133	31504	31616	31617	31823
5599	5-800.1h		Offen chirurgische Revision eines Gelenkes: Gelenkspülung mit Drainage, aseptisch: Kniegelenk		D3	31133	31504	31616	31617	31823
5600	5-800.1k		Offen chirurgische Revision eines Gelenkes: Gelenkspülung mit Drainage, aseptisch: Oberes Sprunggelenk		D2	31132	31503	31614	31615	31822
5601	5-800.1m		Offen chirurgische Revision eines Gelenkes: Gelenkspülung mit Drainage, aseptisch: Unteres Sprunggelenk		D3	31133	31504	31616	31617	31823
5602	5-800.1n		Offen chirurgische Revision eines Gelenkes: Gelenkspülung mit Drainage, aseptisch: Tarsalgelenk		D2	31132	31503	31614	31615	31822
5603	5-800.1p		Offen chirurgische Revision eines Gelenkes: Gelenkspülung mit Drainage, aseptisch: Tarsometatarsalgelenk		D2	31132	31503	31614	31615	31822
5604	5-800.1q		Offen chirurgische Revision eines Gelenkes: Gelenkspülung mit Drainage, aseptisch: Metatarsophalangealgelenk		D1	31131	31502	31614	31615	31821
5605	5-800.1r		Offen chirurgische Revision eines Gelenkes: Gelenkspülung mit Drainage, aseptisch: Zehengelenk		D1	31131	31502	31614	31615	31821
5606	5-800.10		Offen chirurgische Revision eines Gelenkes: Gelenkspülung mit Drainage, aseptisch: Humeroglenoidalgelenk		D3	31133	31504	31616	31617	31823
5607	5-800.11		Offen chirurgische Revision eines Gelenkes: Gelenkspülung mit Drainage, aseptisch: Akromioklavikulargelenk		D2	31132	31503	31614	31615	31822

Fortsetzung 2.21.3 Offen chirurgische Gelenkoperationen

lfd. Nr	OPS-301 2004	OPS 2005	Bezeichnung OPS-301 2004	Bezeichnung OPS 2005	Kategorie	OP-Leistung	Überwachung	Nachbeh. Überw.	Nachbeh. Operat.	Narkose
5608	5-800.13		Offen chirurgische Revision eines Gelenkes: Gelenkspülung mit Drainage, aseptisch: Sternoklavikulargelenk		D2	31132	31503	31614	31615	31822
5609	5-800.14		Offen chirurgische Revision eines Gelenkes: Gelenkspülung mit Drainage, aseptisch: Humeroulnargelenk		D3	31133	31504	31616	31617	31823
5610	5-800.15		Offen chirurgische Revision eines Gelenkes: Gelenkspülung mit Drainage, aseptisch: Proximales Radioulnargelenk		D2	31132	31503	31614	31615	31822
5611	5-800.16		Offen chirurgische Revision eines Gelenkes: Gelenkspülung mit Drainage, aseptisch: Distales Radioulnargelenk		D2	31132	31503	31614	31615	31822
5612	5-800.17		Offen chirurgische Revision eines Gelenkes: Gelenkspülung mit Drainage, aseptisch: Handgelenk		D2	31132	31503	31614	31615	31822
5613	5-800.18		Offen chirurgische Revision eines Gelenkes: Gelenkspülung mit Drainage, aseptisch: Radiokarpalgelenk		D2	31132	31503	31614	31615	31822
5614	5-800.19		Offen chirurgische Revision eines Gelenkes: Gelenkspülung mit Drainage, aseptisch: Ulnakarpalgelenk		D2	31132	31503	31614	31615	31822
5615	5-800.2g		Offen chirurgische Revision eines Gelenkes: Gelenkspülung mit Drainage, septisch: Hüftgelenk		D3	31133	31504	31616	31617	31823
5616	5-800.2h		Offen chirurgische Revision eines Gelenkes: Gelenkspülung mit Drainage, septisch: Kniegelenk		D3	31133	31504	31616	31617	31823
5617	5-800.2k		Offen chirurgische Revision eines Gelenkes: Gelenkspülung mit Drainage, septisch: Oberes Sprunggelenk		D2	31132	31503	31614	31615	31822
5618	5-800.2m		Offen chirurgische Revision eines Gelenkes: Gelenkspülung mit Drainage, septisch: Unteres Sprunggelenk		D3	31133	31504	31616	31617	31823
5619	5-800.2n		Offen chirurgische Revision eines Gelenkes: Gelenkspülung mit Drainage, septisch: Tarsalgelenk		D2	31132	31503	31614	31615	31822
5620	5-800.2p		Offen chirurgische Revision eines Gelenkes: Gelenkspülung mit Drainage, septisch: Tarsometatarsalgelenk		D2	31132	31503	31614	31615	31822
5621	5-800.2q		Offen chirurgische Revision eines Gelenkes: Gelenkspülung mit Drainage, septisch: Metatarsophalangealgelenk		D1	31131	31502	31614	31615	31821
5622	5-800.2r		Offen chirurgische Revision eines Gelenkes: Gelenkspülung mit Drainage, septisch: Zehengelenk		D1	31131	31502	31614	31615	31821
5623	5-800.20		Offen chirurgische Revision eines Gelenkes: Gelenkspülung mit Drainage, septisch: Humeroglenoidalgelenk		D3	31133	31504	31616	31617	31823
5624	5-800.21		Offen chirurgische Revision eines Gelenkes: Gelenkspülung mit Drainage, septisch: Akromioklavikulargelenk		D2	31132	31503	31614	31615	31822
5625	5-800.23		Offen chirurgische Revision eines Gelenkes: Gelenkspülung mit Drainage, septisch: Sternoklavikulargelenk		D2	31132	31503	31614	31615	31822

Fortsetzung 2.21.3 Offen chirurgische Gelenkoperationen

lfd. Nr	OPS-301 2004	OPS 2005	Bezeichnung OPS-301 2004	Bezeichnung OPS 2005	Kategorie	OP-Leistung	Überwachung	Nachbeh. Überw.	Nachbeh. Operat.	Narkose
5626	5-800.24		Offen chirurgische Revision eines Gelenkes: Gelenkspülung mit Drainage, septisch: Humeroulnargelenk		D3	31133	31504	31616	31617	31823
5627	5-800.25		Offen chirurgische Revision eines Gelenkes: Gelenkspülung mit Drainage, septisch: Proximales Radioulnargelenk		D2	31132	31503	31614	31615	31822
5628	5-800.26		Offen chirurgische Revision eines Gelenkes: Gelenkspülung mit Drainage, septisch: Distales Radioulnargelenk		D2	31132	31503	31614	31615	31822
5629	5-800.27		Offen chirurgische Revision eines Gelenkes: Gelenkspülung mit Drainage, septisch: Handgelenk		D2	31132	31503	31614	31615	31822
5630	5-800.28		Offen chirurgische Revision eines Gelenkes: Gelenkspülung mit Drainage, septisch: Radiokarpalgelenk		D2	31132	31503	31614	31615	31822
5631	5-800.29		Offen chirurgische Revision eines Gelenkes: Gelenkspülung mit Drainage, septisch: Ulnakarpalgelenk		D2	31132	31503	31614	31615	31822
5632	5-800.3e		Offen chirurgische Revision eines Gelenkes: Debridement: Iliosakralgelenk		D3	31133	31504	31616	31617	31823
5633	5-800.3f		Offen chirurgische Revision eines Gelenkes: Debridement: Symphyse		D3	31133	31504	31616	31617	31823
5634	5-800.3g		Offen chirurgische Revision eines Gelenkes: Debridement: Hüftgelenk		D3	31133	31504	31616	31617	31823
5635	5-800.3h		Offen chirurgische Revision eines Gelenkes: Debridement: Kniegelenk		D3	31133	31504	31616	31617	31823
5636	5-800.3j		Offen chirurgische Revision eines Gelenkes: Debridement: Proximales Tibiofibulargelenk		D3	31133	31504	31616	31617	31823
5637	5-800.3k		Offen chirurgische Revision eines Gelenkes: Debridement: Oberes Sprunggelenk		D3	31133	31504	31616	31617	31823
5638	5-800.3m		Offen chirurgische Revision eines Gelenkes: Debridement: Unteres Sprunggelenk		D3	31133	31504	31616	31617	31823
5639	5-800.3n		Offen chirurgische Revision eines Gelenkes: Debridement: Tarsalgelenk		D2	31132	31503	31614	31615	31822
5640	5-800.3p		Offen chirurgische Revision eines Gelenkes: Debridement: Tarsometatarsalgelenk		D2	31132	31503	31614	31615	31822
5641	5-800.3q		Offen chirurgische Revision eines Gelenkes: Debridement: Metatarsophalangealgelenk		D1	31131	31502	31614	31615	31821
5642	5-800.3r		Offen chirurgische Revision eines Gelenkes: Debridement: Zehengelenk		D1	31131	31502	31614	31615	31821
5643	5-800.30		Offen chirurgische Revision eines Gelenkes: Debridement: Humeroglenoidalgelenk		D3	31133	31504	31616	31617	31823
5644	5-800.31		Offen chirurgische Revision eines Gelenkes: Debridement: Akromioklavikulargelenk		D2	31132	31503	31614	31615	31822
5645	5-800.33		Offen chirurgische Revision eines Gelenkes: Debridement: Sternoklavikulargelenk		D2	31132	31503	31614	31615	31822
5646	5-800.34		Offen chirurgische Revision eines Gelenkes: Debridement: Humeroulnargelenk		D3	31133	31504	31616	31617	31823
5647	5-800.35		Offen chirurgische Revision eines Gelenkes: Debridement: Proximales Radioulnargelenk		D2	31132	31503	31614	31615	31822
5648	5-800.36		Offen chirurgische Revision eines Gelenkes: Debridement: Distales Radioulnargelenk		D2	31132	31503	31614	31615	31822

Fortsetzung 2.21.3 Offen chirurgische Gelenkoperationen

lfd. Nr	OPS-301 2004	OPS 2005	Bezeichnung OPS-301 2004	Bezeichnung OPS 2005	Kategorie	OP-Leistung	Überwachung	Nachbeh. Überw.	Nachbeh. Operat.	Narkose
5649	5-800.37		Offen chirurgische Revision eines Gelenkes: Debridement: Handgelenk		D2	31132	31503	31614	31615	31822
5650	5-800.38		Offen chirurgische Revision eines Gelenkes: Debridement: Radiokarpalgelenk		D2	31132	31503	31614	31615	31822
5651	5-800.39		Offen chirurgische Revision eines Gelenkes: Debridement: Ulnakarpalgelenk		D2	31132	31503	31614	31615	31822
5652	5-800.4f		Offen chirurgische Revision eines Gelenkes: Synovialektomie, partiell: Symphyse		D3	31133	31504	31616	31617	31823
5653	5-800.4g		Offen chirurgische Revision eines Gelenkes: Synovialektomie, partiell: Hüftgelenk		D4	31134	31504	31618	31619	31824
5654	5-800.4h		Offen chirurgische Revision eines Gelenkes: Synovialektomie, partiell: Kniegelenk		D3	31133	31504	31616	31617	31823
5655	5-800.4j		Offen chirurgische Revision eines Gelenkes: Synovialektomie, partiell: Proximales Tibiofibulargelenk		D2	31132	31503	31614	31615	31822
5656	5-800.4k		Offen chirurgische Revision eines Gelenkes: Synovialektomie, partiell: Oberes Sprunggelenk		D3	31133	31504	31616	31617	31823
5657	5-800.4m		Offen chirurgische Revision eines Gelenkes: Synovialektomie, partiell: Unteres Sprunggelenk		D3	31133	31504	31616	31617	31823
5658	5-800.4n		Offen chirurgische Revision eines Gelenkes: Synovialektomie, partiell: Tarsalgelenk		D2	31132	31503	31614	31615	31822
5659	5-800.4p		Offen chirurgische Revision eines Gelenkes: Synovialektomie, partiell: Tarsometatarsalgelenk		D2	31132	31503	31614	31615	31822
5660	5-800.4q		Offen chirurgische Revision eines Gelenkes: Synovialektomie, partiell: Metatarsophalangealgelenk		D1	31131	31502	31614	31615	31821
5661	5-800.4r		Offen chirurgische Revision eines Gelenkes: Synovialektomie, partiell: Zehengelenk		D1	31131	31502	31614	31615	31821
5662	5-800.40		Offen chirurgische Revision eines Gelenkes: Synovialektomie, partiell: Humeroglenoidalgelenk		D3	31133	31504	31616	31617	31823
5663	5-800.41		Offen chirurgische Revision eines Gelenkes: Synovialektomie, partiell: Akromioklavikulargelenk		D2	31132	31503	31614	31615	31822
5664	5-800.43		Offen chirurgische Revision eines Gelenkes: Synovialektomie, partiell: Sternoklavikulargelenk		D2	31132	31503	31614	31615	31822
5665	5-800.44		Offen chirurgische Revision eines Gelenkes: Synovialektomie, partiell: Humeroulnargelenk		D3	31133	31504	31616	31617	31823
5666	5-800.45		Offen chirurgische Revision eines Gelenkes: Synovialektomie, partiell: Proximales Radioulnargelenk		D2	31132	31503	31614	31615	31822
5667	5-800.46		Offen chirurgische Revision eines Gelenkes: Synovialektomie, partiell: Distales Radioulnargelenk		D2	31132	31503	31614	31615	31822
5668	5-800.47		Offen chirurgische Revision eines Gelenkes: Synovialektomie, partiell: Handgelenk		D2	31132	31503	31614	31615	31822
5669	5-800.48		Offen chirurgische Revision eines Gelenkes: Synovialektomie, partiell: Radiokarpalgelenk		D2	31132	31503	31614	31615	31822

Fortsetzung 2.21.3 Offen chirurgische Gelenkoperationen

lfd. Nr	OPS-301 2004	OPS 2005	Bezeichnung OPS-301 2004	Bezeichnung OPS 2005	Kate-gorie	OP-Leistung	Über-wachung	Nachbeh. Überw.	Nachbeh. Operat.	Narkose
5670	5-800.49		Offen chirurgische Revision eines Gelenkes: Synovialektomie, partiell: Ulnakarpalgelenk		D2	31132	31503	31614	31615	31822
5671	5-800.5g		Offen chirurgische Revision eines Gelenkes: Synovialektomie, total: Hüftgelenk		D5	31135	31505	31618	31619	31825
5672	5-800.5h		Offen chirurgische Revision eines Gelenkes: Synovialektomie, total: Kniegelenk		D4	31134	31504	31618	31619	31824
5673	5-800.5k		Offen chirurgische Revision eines Gelenkes: Synovialektomie, total: Oberes Sprunggelenk		D4	31134	31504	31618	31619	31824
5674	5-800.5m		Offen chirurgische Revision eines Gelenkes: Synovialektomie, total: Unteres Sprunggelenk		D4	31134	31504	31618	31619	31824
5675	5-800.5n		Offen chirurgische Revision eines Gelenkes: Synovialektomie, total: Tarsalgelenk		D3	31133	31504	31616	31617	31823
5676	5-800.5p		Offen chirurgische Revision eines Gelenkes: Synovialektomie, total: Tarsometatarsalgelenk		D3	31133	31504	31616	31617	31823
5677	5-800.5q		Offen chirurgische Revision eines Gelenkes: Synovialektomie, total: Metatarsophalangealgelenk		D2	31132	31503	31614	31615	31822
5678	5-800.5r		Offen chirurgische Revision eines Gelenkes: Synovialektomie, total: Zehengelenk		D2	31132	31503	31614	31615	31822
5679	5-800.50		Offen chirurgische Revision eines Gelenkes: Synovialektomie, total: Humeroglenoidalgelenk		D4	31134	31504	31618	31619	31824
5680	5-800.51		Offen chirurgische Revision eines Gelenkes: Synovialektomie, total: Akromioklavikulargelenk		D3	31133	31504	31616	31617	31823
5681	5-800.53		Offen chirurgische Revision eines Gelenkes: Synovialektomie, total: Sternoklavikulargelenk		D3	31133	31504	31616	31617	31823
5682	5-800.54		Offen chirurgische Revision eines Gelenkes: Synovialektomie, total: Humeroulnargelenk		D4	31134	31504	31618	31619	31824
5683	5-800.55		Offen chirurgische Revision eines Gelenkes: Synovialektomie, total: Proximales Radioulnargelenk		D3	31133	31504	31616	31617	31823
5684	5-800.56		Offen chirurgische Revision eines Gelenkes: Synovialektomie, total: Distales Radioulnargelenk		D3	31133	31504	31616	31617	31823
5685	5-800.57		Offen chirurgische Revision eines Gelenkes: Synovialektomie, total: Handgelenk		D3	31133	31504	31616	31617	31823
5686	5-800.58		Offen chirurgische Revision eines Gelenkes: Synovialektomie, total: Radiokarpalgelenk		D3	31133	31504	31616	31617	31823
5687	5-800.59		Offen chirurgische Revision eines Gelenkes: Synovialektomie, total: Ulnakarpalgelenk		D3	31133	31504	31616	31617	31823
5688	5-800.6g		Offen chirurgische Revision eines Gelenkes: Gelenkmobilisation [Arthrolyse]: Hüftgelenk		D4	31134	31504	31618	31619	31824
5689	5-800.6h		Offen chirurgische Revision eines Gelenkes: Gelenkmobilisation [Arthrolyse]: Kniegelenk		D4	31134	31504	31618	31619	31824

Fortsetzung 2.21.3 Offen chirurgische Gelenkoperationen

lfd. Nr	OPS-301 2004	OPS 2005	Bezeichnung OPS-301 2004	Bezeichnung OPS 2005	Kategorie	OP-Leistung	Überwachung	Nachbeh. Überw.	Nachbeh. Operat.	Narkose
5690	5-800.6k		Offen chirurgische Revision eines Gelenkes: Gelenkmobilisation [Arthrolyse]: Oberes Sprunggelenk		D3	31133	31504	31616	31617	31823
5691	5-800.6m		Offen chirurgische Revision eines Gelenkes: Gelenkmobilisation [Arthrolyse]: Unteres Sprunggelenk		D3	31133	31504	31616	31617	31823
5692	5-800.6q		Offen chirurgische Revision eines Gelenkes: Gelenkmobilisation [Arthrolyse]: Metatarsophalangealgelenk		D1	31131	31502	31614	31615	31821
5693	5-800.6r		Offen chirurgische Revision eines Gelenkes: Gelenkmobilisation [Arthrolyse]: Zehengelenk		D1	31131	31502	31614	31615	31821
5694	5-800.60		Offen chirurgische Revision eines Gelenkes: Gelenkmobilisation [Arthrolyse]: Humeroglenoidalgelenk		D3	31133	31504	31616	31617	31823
5695	5-800.61		Offen chirurgische Revision eines Gelenkes: Gelenkmobilisation [Arthrolyse]: Akromioklavikulargelenk		D2	31132	31503	31614	31615	31822
5696	5-800.63		Offen chirurgische Revision eines Gelenkes: Gelenkmobilisation [Arthrolyse]: Sternoklavikulargelenk		D2	31132	31503	31614	31615	31822
5697	5-800.64		Offen chirurgische Revision eines Gelenkes: Gelenkmobilisation [Arthrolyse]: Humeroulnargelenk		D3	31133	31504	31616	31617	31823
5698	5-800.65		Offen chirurgische Revision eines Gelenkes: Gelenkmobilisation [Arthrolyse]: Proximales Radioulnargelenk		D3	31133	31504	31616	31617	31823
5699	5-800.66		Offen chirurgische Revision eines Gelenkes: Gelenkmobilisation [Arthrolyse]: Distales Radioulnargelenk		D2	31132	31503	31614	31615	31822
5700	5-800.67		Offen chirurgische Revision eines Gelenkes: Gelenkmobilisation [Arthrolyse]: Handgelenk		D2	31132	31503	31614	31615	31822
5701	5-800.68		Offen chirurgische Revision eines Gelenkes: Gelenkmobilisation [Arthrolyse]: Radiokarpalgelenk		D2	31132	31503	31614	31615	31822
5702	5-800.69		Offen chirurgische Revision eines Gelenkes: Gelenkmobilisation [Arthrolyse]: Ulnakarpalgelenk		D2	31132	31503	31614	31615	31822
5703	5-800.7e		Offen chirurgische Revision eines Gelenkes: Entfernung periartikulärer Verkalkungen: Iliosakralgelenk		D4	31134	31504	31618	31619	31824
5704	5-800.7f		Offen chirurgische Revision eines Gelenkes: Entfernung periartikulärer Verkalkungen: Symphyse		D3	31133	31504	31616	31617	31823
5705	5-800.7g		Offen chirurgische Revision eines Gelenkes: Entfernung periartikulärer Verkalkungen: Hüftgelenk		D4	31134	31504	31618	31619	31824
5706	5-800.7h		Offen chirurgische Revision eines Gelenkes: Entfernung periartikulärer Verkalkungen: Kniegelenk		D3	31133	31504	31616	31617	31823
5707	5-800.7j		Offen chirurgische Revision eines Gelenkes: Entfernung periartikulärer Verkalkungen: Proximales Tibiofibulargelenk		D3	31133	31504	31616	31617	31823

Fortsetzung 2.21.3 Offen chirurgische Gelenkoperationen

lfd. Nr	OPS-301 2004	OPS 2005	Bezeichnung OPS-301 2004	Bezeichnung OPS 2005	Kategorie	OP-Leistung	Überwachung	Nachbeh. Überw.	Nachbeh. Operat.	Narkose
5708	5-800.7k		Offen chirurgische Revision eines Gelenkes: Entfernung periartikulärer Verkalkungen: Oberes Sprunggelenk		D3	31133	31504	31616	31617	31823
5709	5-800.7m		Offen chirurgische Revision eines Gelenkes: Entfernung periartikulärer Verkalkungen: Unteres Sprunggelenk		D3	31133	31504	31616	31617	31823
5710	5-800.7n		Offen chirurgische Revision eines Gelenkes: Entfernung periartikulärer Verkalkungen: Tarsalgelenk		D3	31133	31504	31616	31617	31823
5711	5-800.7p		Offen chirurgische Revision eines Gelenkes: Entfernung periartikulärer Verkalkungen: Tarsometatarsalgelenk		D3	31133	31504	31616	31617	31823
5712	5-800.7q		Offen chirurgische Revision eines Gelenkes: Entfernung periartikulärer Verkalkungen: Metatarsophalangealgelenk		D2	31132	31503	31614	31615	31822
5713	5-800.7r		Offen chirurgische Revision eines Gelenkes: Entfernung periartikulärer Verkalkungen: Zehengelenk		D2	31132	31503	31614	31615	31822
5714	5-800.70		Offen chirurgische Revision eines Gelenkes: Entfernung periartikulärer Verkalkungen: Humeroglenoidalgelenk		D4	31134	31504	31618	31619	31824
5715	5-800.71		Offen chirurgische Revision eines Gelenkes: Entfernung periartikulärer Verkalkungen: Akromioklavikulargelenk		D2	31132	31503	31614	31615	31822
5716	5-800.73		Offen chirurgische Revision eines Gelenkes: Entfernung periartikulärer Verkalkungen: Sternoklavikulargelenk		D2	31132	31503	31614	31615	31822
5717	5-800.74		Offen chirurgische Revision eines Gelenkes: Entfernung periartikulärer Verkalkungen: Humeroulnargelenk		D4	31134	31504	31618	31619	31824
5718	5-800.75		Offen chirurgische Revision eines Gelenkes: Entfernung periartikulärer Verkalkungen: Proximales Radioulnargelenk		D4	31134	31504	31618	31619	31824
5719	5-800.76		Offen chirurgische Revision eines Gelenkes: Entfernung periartikulärer Verkalkungen: Distales Radioulnargelenk		D3	31133	31504	31616	31617	31823
5720	5-800.77		Offen chirurgische Revision eines Gelenkes: Entfernung periartikulärer Verkalkungen: Handgelenk		D3	31133	31504	31616	31617	31823
5721	5-800.78		Offen chirurgische Revision eines Gelenkes: Entfernung periartikulärer Verkalkungen: Radiokarpalgelenk		D3	31133	31504	31616	31617	31823
5722	5-800.79		Offen chirurgische Revision eines Gelenkes: Entfernung periartikulärer Verkalkungen: Ulnakarpalgelenk		D3	31133	31504	31616	31617	31823
5723	5-800.8g		Offen chirurgische Revision eines Gelenkes: Entfernung freier Gelenkkörper: Hüftgelenk		D4	31134	31504	31618	31619	31824
5724	5-800.8h		Offen chirurgische Revision eines Gelenkes: Entfernung freier Gelenkkörper: Kniegelenk		D3	31133	31504	31616	31617	31823
5725	5-800.8k		Offen chirurgische Revision eines Gelenkes: Entfernung freier Gelenkkörper: Oberes Sprunggelenk		D3	31133	31504	31616	31617	31823

Fortsetzung 2.21.3 Offen chirurgische Gelenkoperationen

lfd. Nr	OPS-301 2004	OPS 2005	Bezeichnung OPS-301 2004	Bezeichnung OPS 2005	Kate-gorie	OP-Leistung	Über-wachung	Nachbeh. Überw.	Nachbeh. Operat.	Narkose
5726	5-800.8m		Offen chirurgische Revision eines Gelenkes: Entfernung freier Gelenkkörper: Unteres Sprunggelenk		D3	31133	31504	31616	31617	31823
5727	5-800.8n		Offen chirurgische Revision eines Gelenkes: Entfernung freier Gelenkkörper: Tarsalgelenk		D2	31132	31503	31614	31615	31822
5728	5-800.8p		Offen chirurgische Revision eines Gelenkes: Entfernung freier Gelenkkörper: Tarsometatarsalgelenk		D2	31132	31503	31614	31615	31822
5729	5-800.8q		Offen chirurgische Revision eines Gelenkes: Entfernung freier Gelenkkörper: Metatarsophalangealgelenk		D1	31131	31502	31614	31615	31821
5730	5-800.8r		Offen chirurgische Revision eines Gelenkes: Entfernung freier Gelenkkörper: Zehengelenk		D1	31131	31502	31614	31615	31821
5731	5-800.80		Offen chirurgische Revision eines Gelenkes: Entfernung freier Gelenkkörper: Humeroglenoidalgelenk		D3	31133	31504	31616	31617	31823
5732	5-800.81		Offen chirurgische Revision eines Gelenkes: Entfernung freier Gelenkkörper: Akromioklavikulargelenk		D2	31132	31503	31614	31615	31822
5733	5-800.83		Offen chirurgische Revision eines Gelenkes: Entfernung freier Gelenkkörper: Sternoklavikulargelenk		D2	31132	31503	31614	31615	31822
5734	5-800.84		Offen chirurgische Revision eines Gelenkes: Entfernung freier Gelenkkörper: Humeroulnargelenk		D3	31133	31504	31616	31617	31823
5735	5-800.85		Offen chirurgische Revision eines Gelenkes: Entfernung freier Gelenkkörper: Proximales Radioulnargelenk		D2	31132	31503	31614	31615	31822
5736	5-800.86		Offen chirurgische Revision eines Gelenkes: Entfernung freier Gelenkkörper: Distales Radioulnargelenk		D2	31132	31503	31614	31615	31822
5737	5-800.87		Offen chirurgische Revision eines Gelenkes: Entfernung freier Gelenkkörper: Handgelenk		D2	31132	31503	31614	31615	31822
5738	5-800.88		Offen chirurgische Revision eines Gelenkes: Entfernung freier Gelenkkörper: Radiokarpalgelenk		D2	31132	31503	31614	31615	31822
5739	5-800.89		Offen chirurgische Revision eines Gelenkes: Entfernung freier Gelenkkörper: Ulnakarpalgelenk		D2	31132	31503	31614	31615	31822
5740	5-800.9g		Offen chirurgische Revision eines Gelenkes: Zystenexstirpation: Hüftgelenk		D4	31134	31504	31618	31619	31824
5741	5-800.9h		Offen chirurgische Revision eines Gelenkes: Zystenexstirpation: Kniegelenk		D3	31133	31504	31616	31617	31823
5742	5-800.9k		Offen chirurgische Revision eines Gelenkes: Zystenexstirpation: Oberes Sprunggelenk		D2	31132	31503	31614	31615	31822
5743	5-800.9m		Offen chirurgische Revision eines Gelenkes: Zystenexstirpation: Unteres Sprunggelenk		D2	31132	31503	31614	31615	31822
5744	5-800.9n		Offen chirurgische Revision eines Gelenkes: Zystenexstirpation: Tarsalgelenk		D2	31132	31503	31614	31615	31822

Fortsetzung 2.21.3 Offen chirurgische Gelenkoperationen

lfd. Nr	OPS-301 2004	OPS 2005	Bezeichnung OPS-301 2004	Bezeichnung OPS 2005	Kategorie	OP-Leistung	Überwachung	Nachbeh. Überw.	Nachbeh. Operat.	Narkose
5745	5-800.9p		Offen chirurgische Revision eines Gelenkes: Zystenexstirpation: Tarsometatarsalgelenk		D2	31132	31503	31614	31615	31822
5746	5-800.9q		Offen chirurgische Revision eines Gelenkes: Zystenexstirpation: Metatarsophalangealgelenk		D1	31131	31502	31614	31615	31821
5747	5-800.9r		Offen chirurgische Revision eines Gelenkes: Zystenexstirpation: Zehengelenk		D1	31131	31502	31614	31615	31821
5748	5-800.90		Offen chirurgische Revision eines Gelenkes: Zystenexstirpation: Humeroglenoidalgelenk		D3	31133	31504	31616	31617	31823
5749	5-800.91		Offen chirurgische Revision eines Gelenkes: Zystenexstirpation: Akromioklavikulargelenk		D2	31132	31503	31614	31615	31822
5750	5-800.93		Offen chirurgische Revision eines Gelenkes: Zystenexstirpation: Sternoklavikulargelenk		D2	31132	31503	31614	31615	31822
5751	5-800.94		Offen chirurgische Revision eines Gelenkes: Zystenexstirpation: Humeroulnargelenk		D3	31133	31504	31616	31617	31823
5752	5-800.95		Offen chirurgische Revision eines Gelenkes: Zystenexstirpation: Proximales Radioulnargelenk		D2	31132	31503	31614	31615	31822
5753	5-800.96		Offen chirurgische Revision eines Gelenkes: Zystenexstirpation: Distales Radioulnargelenk		D2	31132	31503	31614	31615	31822
5754	5-800.97		Offen chirurgische Revision eines Gelenkes: Zystenexstirpation: Handgelenk		D2	31132	31503	31614	31615	31822
5755	5-800.98		Offen chirurgische Revision eines Gelenkes: Zystenexstirpation: Radiokarpalgelenk		D2	31132	31503	31614	31615	31822
5756	5-800.99		Offen chirurgische Revision eines Gelenkes: Zystenexstirpation: Ulnakarpalgelenk		D2	31132	31503	31614	31615	31822
5757	5-801.bg		Offen chirurgische Operation am Gelenkknorpel und an den Menisken: Knorpeltransplantation: Hüftgelenk		D4	31134	31504	31618	31619	31824
5758	5-801.bh		Offen chirurgische Operation am Gelenkknorpel und an den Menisken: Knorpeltransplantation: Kniegelenk		D4	31134	31504	31618	31619	31824
5759	5-801.bk		Offen chirurgische Operation am Gelenkknorpel und an den Menisken: Knorpeltransplantation: Oberes Sprunggelenk		D4	31134	31504	31618	31619	31824
5760	5-801.bm		Offen chirurgische Operation am Gelenkknorpel und an den Menisken: Knorpeltransplantation: Unteres Sprunggelenk		D4	31134	31504	31618	31619	31824
5761	5-801.bq		Offen chirurgische Operation am Gelenkknorpel und an den Menisken: Knorpeltransplantation: Metatarsophalangealgelenk		D2	31132	31503	31614	31615	31822
5762	5-801.b0		Offen chirurgische Operation am Gelenkknorpel und an den Menisken: Knorpeltransplantation: Humeroglenoidalgelenk		D5	31135	31505	31618	31619	31825
5763	5-801.b4		Offen chirurgische Operation am Gelenkknorpel und an den Menisken: Knorpeltransplantation: Humeroulnargelenk		D5	31135	31505	31618	31619	31825
5764	5-801.b7		Offen chirurgische Operation am Gelenkknorpel und an den Menisken: Knorpeltransplantation: Handgelenk		D4	31134	31504	31618	31619	31824

Fortsetzung 2.21.3 Offen chirurgische Gelenkoperationen

lfd. Nr	OPS-301 2004	OPS 2005	Bezeichnung OPS-301 2004	Bezeichnung OPS 2005	Kate-gorie	OP-Leistung	Über-wachung	Nachbeh. Überw.	Nachbeh. Operat.	Narkose
5765	5-801.b8		Offen chirurgische Operation am Gelenkknorpel und an den Menisken: Knorpeltransplantation: Radiokarpalgelenk		D4	31134	31504	31618	31619	31824
5766	5-801.b9		Offen chirurgische Operation am Gelenkknorpel und an den Menisken: Knorpeltransplantation: Ulnakarpalgelenk		D4	31134	31504	31618	31619	31824
5767	5-801.d		Offen chirurgische Operation am Gelenkknorpel und an den Menisken: Resektion des Discus triangularis		D3	31133	31504	31616	31617	31823
5768	5-801.0g		Offen chirurgische Operation am Gelenkknorpel und an den Menisken: Exzision von erkranktem Gewebe am Gelenkknorpel: Hüftgelenk		D3	31133	31504	31616	31617	31823
5769	5-801.0h		Offen chirurgische Operation am Gelenkknorpel und an den Menisken: Exzision von erkranktem Gewebe am Gelenkknorpel: Kniegelenk		D3	31133	31504	31616	31617	31823
5770	5-801.0k		Offen chirurgische Operation am Gelenkknorpel und an den Menisken: Exzision von erkranktem Gewebe am Gelenkknorpel: Oberes Sprunggelenk		D3	31133	31504	31616	31617	31823
5771	5-801.0m		Offen chirurgische Operation am Gelenkknorpel und an den Menisken: Exzision von erkranktem Gewebe am Gelenkknorpel: Unteres Sprunggelenk		D3	31133	31504	31616	31617	31823
5772	5-801.0n		Offen chirurgische Operation am Gelenkknorpel und an den Menisken: Exzision von erkranktem Gewebe am Gelenkknorpel: Tarsalgelenk		D3	31133	31504	31616	31617	31823
5773	5-801.0p		Offen chirurgische Operation am Gelenkknorpel und an den Menisken: Exzision von erkranktem Gewebe am Gelenkknorpel: Tarsometatarsalgelenk		D2	31132	31503	31614	31615	31822
5774	5-801.0q		Offen chirurgische Operation am Gelenkknorpel und an den Menisken: Exzision von erkranktem Gewebe am Gelenkknorpel: Metatarsophalangealgelenk		D2	31132	31503	31614	31615	31822
5775	5-801.0r		Offen chirurgische Operation am Gelenkknorpel und an den Menisken: Exzision von erkranktem Gewebe am Gelenkknorpel: Zehengelenk		D1	31131	31502	31614	31615	31821
5776	5-801.00		Offen chirurgische Operation am Gelenkknorpel und an den Menisken: Exzision von erkranktem Gewebe am Gelenkknorpel: Humeroglenoidalgelenk		D4	31134	31504	31618	31619	31824
5777	5-801.01		Offen chirurgische Operation am Gelenkknorpel und an den Menisken: Exzision von erkranktem Gewebe am Gelenkknorpel: Akromioklavikulargelenk		D2	31132	31503	31614	31615	31822
5778	5-801.03		Offen chirurgische Operation am Gelenkknorpel und an den Menisken: Exzision von erkranktem Gewebe am Gelenkknorpel: Sternoklavikulargelenk		D2	31132	31503	31614	31615	31822
5779	5-801.04		Offen chirurgische Operation am Gelenkknorpel und an den Menisken: Exzision von erkranktem Gewebe am Gelenkknorpel: Humeroulnargelenk		D4	31134	31504	31618	31619	31824
5780	5-801.05		Offen chirurgische Operation am Gelenkknorpel und an den Menisken: Exzision von erkranktem Gewebe am Gelenkknorpel: Proximales Radioulnargelenk		D3	31133	31504	31616	31617	31823
5781	5-801.06		Offen chirurgische Operation am Gelenkknorpel und an den Menisken: Exzision von erkranktem Gewebe am Gelenkknorpel: Distales Radioulnargelenk		D2	31132	31503	31614	31615	31822
5782	5-801.07		Offen chirurgische Operation am Gelenkknorpel und an den Menisken: Exzision von erkranktem Gewebe am Gelenkknorpel: Handgelenk		D3	31133	31504	31616	31617	31823

Fortsetzung 2.21.3 Offen chirurgische Gelenkoperationen

lfd. Nr	OPS-301 2004	OPS 2005	Bezeichnung OPS-301 2004	Bezeichnung OPS 2005	Kategorie	OP-Leistung	Überwachung	Nachbeh. Überw.	Nachbeh. Operat.	Narkose
5783	5-801.08		Offen chirurgische Operation am Gelenkknorpel und an den Menisken: Exzision von erkranktem Gewebe am Gelenkknorpel: Radiokarpalgelenk		D3	31133	31504	31616	31617	31823
5784	5-801.09		Offen chirurgische Operation am Gelenkknorpel und an den Menisken: Exzision von erkranktem Gewebe am Gelenkknorpel: Ulnakarpalgelenk		D3	31133	31504	31616	31617	31823
5785	5-801.1g		Offen chirurgische Operation am Gelenkknorpel und an den Menisken: Knorpelglättung, mechanisch (Abrasionsarthroplastik): Hüftgelenk		D3	31133	31504	31616	31617	31823
5786	5-801.1h		Offen chirurgische Operation am Gelenkknorpel und an den Menisken: Knorpelglättung, mechanisch (Abrasionsarthroplastik): Kniegelenk		D3	31133	31504	31616	31617	31823
5787	5-801.1k		Offen chirurgische Operation am Gelenkknorpel und an den Menisken: Knorpelglättung, mechanisch (Abrasionsarthroplastik): Oberes Sprunggelenk		D3	31133	31504	31616	31617	31823
5788	5-801.1m		Offen chirurgische Operation am Gelenkknorpel und an den Menisken: Knorpelglättung, mechanisch (Abrasionsarthroplastik): Unteres Sprunggelenk		D3	31133	31504	31616	31617	31823
5789	5-801.1n		Offen chirurgische Operation am Gelenkknorpel und an den Menisken: Knorpelglättung, mechanisch (Abrasionsarthroplastik): Tarsalgelenk		D2	31132	31503	31614	31615	31822
5790	5-801.1p		Offen chirurgische Operation am Gelenkknorpel und an den Menisken: Knorpelglättung, mechanisch (Abrasionsarthroplastik): Tarsometatarsalgelenk		D2	31132	31503	31614	31615	31822
5791	5-801.1q		Offen chirurgische Operation am Gelenkknorpel und an den Menisken: Knorpelglättung, mechanisch (Abrasionsarthroplastik): Metatarsophalangealgelenk		D1	31131	31502	31614	31615	31821
5792	5-801.1r		Offen chirurgische Operation am Gelenkknorpel und an den Menisken: Knorpelglättung, mechanisch (Abrasionsarthroplastik): Zehengelenk		D1	31131	31502	31614	31615	31821
5793	5-801.10		Offen chirurgische Operation am Gelenkknorpel und an den Menisken: Knorpelglättung, mechanisch (Abrasionsarthroplastik): Humeroglenoidalgelenk		D3	31133	31504	31616	31617	31823
5794	5-801.11		Offen chirurgische Operation am Gelenkknorpel und an den Menisken: Knorpelglättung, mechanisch (Abrasionsarthroplastik): Akromioklavikulargelenk		D2	31132	31503	31614	31615	31822
5795	5-801.13		Offen chirurgische Operation am Gelenkknorpel und an den Menisken: Knorpelglättung, mechanisch (Abrasionsarthroplastik): Sternoklavikulargelenk		D2	31132	31503	31614	31615	31822
5796	5-801.14		Offen chirurgische Operation am Gelenkknorpel und an den Menisken: Knorpelglättung, mechanisch (Abrasionsarthroplastik): Humeroulnargelenk		D3	31133	31504	31616	31617	31823
5797	5-801.15		Offen chirurgische Operation am Gelenkknorpel und an den Menisken: Knorpelglättung, mechanisch (Abrasionsarthroplastik): Proximales Radioulnargelenk		D2	31132	31503	31614	31615	31822
5798	5-801.16		Offen chirurgische Operation am Gelenkknorpel und an den Menisken: Knorpelglättung, mechanisch (Abrasionsarthroplastik): Distales Radioulnargelenk		D2	31132	31503	31614	31615	31822
5799	5-801.17		Offen chirurgische Operation am Gelenkknorpel und an den Menisken: Knorpelglättung, mechanisch (Abrasionsarthroplastik): Handgelenk		D2	31132	31503	31614	31615	31822
5800	5-801.18		Offen chirurgische Operation am Gelenkknorpel und an den Menisken: Knorpelglättung, mechanisch (Abrasionsarthroplastik): Radiokarpalgelenk		D2	31132	31503	31614	31615	31822

Fortsetzung 2.21.3 Offen chirurgische Gelenkoperationen

lfd. Nr	OPS-301 2004	OPS 2005	Bezeichnung OPS-301 2004	Bezeichnung OPS 2005	Kategorie	OP-Leistung	Überwachung	Nachbeh. Überw.	Nachbeh. Operat.	Narkose
5801	5-801.19		Offen chirurgische Operation am Gelenkknorpel und an den Menisken: Knorpelglättung, mechanisch (Abrasionsarthroplastik): Ulnakarpalgelenk		D2	31132	31503	31614	31615	31822
5802	5-801.2g		Offen chirurgische Operation am Gelenkknorpel und an den Menisken: Subchondrale Bohrung (z.B. nach Pridie): Hüftgelenk		D4	31134	31504	31618	31619	31824
5803	5-801.2h		Offen chirurgische Operation am Gelenkknorpel und an den Menisken: Subchondrale Bohrung (z.B. nach Pridie): Kniegelenk		D3	31133	31504	31616	31617	31823
5804	5-801.2k		Offen chirurgische Operation am Gelenkknorpel und an den Menisken: Subchondrale Bohrung (z.B. nach Pridie): Oberes Sprunggelenk		D3	31133	31504	31616	31617	31823
5805	5-801.2m		Offen chirurgische Operation am Gelenkknorpel und an den Menisken: Subchondrale Bohrung (z.B. nach Pridie): Unteres Sprunggelenk		D3	31133	31504	31616	31617	31823
5806	5-801.27		Offen chirurgische Operation am Gelenkknorpel und an den Menisken: Subchondrale Bohrung (z.B. nach Pridie): Handgelenk		D3	31133	31504	31616	31617	31823
5807	5-801.3g		Offen chirurgische Operation am Gelenkknorpel und an den Menisken: Refixation eines osteochondralen Fragmentes: Hüftgelenk		D4	31134	31504	31618	31619	31824
5808	5-801.3h		Offen chirurgische Operation am Gelenkknorpel und an den Menisken: Refixation eines osteochondralen Fragmentes: Kniegelenk		D4	31134	31504	31618	31619	31824
5809	5-801.3k		Offen chirurgische Operation am Gelenkknorpel und an den Menisken: Refixation eines osteochondralen Fragmentes: Oberes Sprunggelenk		D3	31133	31504	31616	31617	31823
5810	5-801.3m		Offen chirurgische Operation am Gelenkknorpel und an den Menisken: Refixation eines osteochondralen Fragmentes: Unteres Sprunggelenk		D4	31134	31504	31618	31619	31824
5811	5-801.3n		Offen chirurgische Operation am Gelenkknorpel und an den Menisken: Refixation eines osteochondralen Fragmentes: Tarsalgelenk		D3	31133	31504	31616	31617	31823
5812	5-801.3p		Offen chirurgische Operation am Gelenkknorpel und an den Menisken: Refixation eines osteochondralen Fragmentes: Tarsometatarsalgelenk		D3	31133	31504	31616	31617	31823
5813	5-801.3q		Offen chirurgische Operation am Gelenkknorpel und an den Menisken: Refixation eines osteochondralen Fragmentes: Metatarsophalangealgelenk		D1	31131	31502	31614	31615	31821
5814	5-801.3r		Offen chirurgische Operation am Gelenkknorpel und an den Menisken: Refixation eines osteochondralen Fragmentes: Zehengelenk		D1	31131	31502	31614	31615	31821
5815	5-801.30		Offen chirurgische Operation am Gelenkknorpel und an den Menisken: Refixation eines osteochondralen Fragmentes: Humeroglenoidalgelenk		D4	31134	31504	31618	31619	31824
5816	5-801.31		Offen chirurgische Operation am Gelenkknorpel und an den Menisken: Refixation eines osteochondralen Fragmentes: Akromioklavikulargelenk		D3	31133	31504	31616	31617	31823
5817	5-801.33		Offen chirurgische Operation am Gelenkknorpel und an den Menisken: Refixation eines osteochondralen Fragmentes: Sternoklavikulargelenk		D2	31132	31503	31614	31615	31822
5818	5-801.34		Offen chirurgische Operation am Gelenkknorpel und an den Menisken: Refixation eines osteochondralen Fragmentes: Humeroulnargelenk		D4	31134	31504	31618	31619	31824

Fortsetzung 2.21.3 Offen chirurgische Gelenkoperationen

lfd. Nr	OPS-301 2004	OPS 2005	Bezeichnung OPS-301 2004	Bezeichnung OPS 2005	Kategorie	OP-Leistung	Überwachung	Nachbeh. Überw.	Nachbeh. Operat.	Narkose
5819	5-801.35		Offen chirurgische Operation am Gelenkknorpel und an den Menisken: Refixation eines osteochondralen Fragmentes: Proximales Radioulnargelenk		D3	31133	31504	31616	31617	31823
5820	5-801.36		Offen chirurgische Operation am Gelenkknorpel und an den Menisken: Refixation eines osteochondralen Fragmentes: Distales Radioulnargelenk		D3	31133	31504	31616	31617	31823
5821	5-801.37		Offen chirurgische Operation am Gelenkknorpel und an den Menisken: Refixation eines osteochondralen Fragmentes: Handgelenk		D3	31133	31504	31616	31617	31823
5822	5-801.38		Offen chirurgische Operation am Gelenkknorpel und an den Menisken: Refixation eines osteochondralen Fragmentes: Radiokarpalgelenk		D3	31133	31504	31616	31617	31823
5823	5-801.39		Offen chirurgische Operation am Gelenkknorpel und an den Menisken: Refixation eines osteochondralen Fragmentes: Ulnakarpalgelenk		D3	31133	31504	31616	31617	31823
5824	5-801.4g		Offen chirurgische Operation am Gelenkknorpel und an den Menisken: Subchondrale Spongiosaplastik mit Fragmentfixation: Hüftgelenk		D5	31135	31505	31618	31619	31825
5825	5-801.4h		Offen chirurgische Operation am Gelenkknorpel und an den Menisken: Subchondrale Spongiosaplastik mit Fragmentfixation: Kniegelenk		D5	31135	31505	31618	31619	31825
5826	5-801.4k		Offen chirurgische Operation am Gelenkknorpel und an den Menisken: Subchondrale Spongiosaplastik mit Fragmentfixation: Oberes Sprunggelenk		D4	31134	31504	31618	31619	31824
5827	5-801.4m		Offen chirurgische Operation am Gelenkknorpel und an den Menisken: Subchondrale Spongiosaplastik mit Fragmentfixation: Unteres Sprunggelenk		D4	31134	31504	31618	31619	31824
5828	5-801.4n		Offen chirurgische Operation am Gelenkknorpel und an den Menisken: Subchondrale Spongiosaplastik mit Fragmentfixation: Tarsalgelenk		D4	31134	31504	31618	31619	31824
5829	5-801.4p		Offen chirurgische Operation am Gelenkknorpel und an den Menisken: Subchondrale Spongiosaplastik mit Fragmentfixation: Tarsometatarsalgelenk		D4	31134	31504	31618	31619	31824
5830	5-801.4q		Offen chirurgische Operation am Gelenkknorpel und an den Menisken: Subchondrale Spongiosaplastik mit Fragmentfixation: Metatarsophalangealgelenk		D2	31132	31503	31614	31615	31822
5831	5-801.4r		Offen chirurgische Operation am Gelenkknorpel und an den Menisken: Subchondrale Spongiosaplastik mit Fragmentfixation: Zehengelenk		D2	31132	31503	31614	31615	31822
5832	5-801.40		Offen chirurgische Operation am Gelenkknorpel und an den Menisken: Subchondrale Spongiosaplastik mit Fragmentfixation: Humeroglenoidalgelenk		D5	31135	31505	31618	31619	31825
5833	5-801.44		Offen chirurgische Operation am Gelenkknorpel und an den Menisken: Subchondrale Spongiosaplastik mit Fragmentfixation: Humeroulnargelenk		D5	31135	31505	31618	31619	31825
5834	5-801.45		Offen chirurgische Operation am Gelenkknorpel und an den Menisken: Subchondrale Spongiosaplastik mit Fragmentfixation: Proximales Radioulnargelenk		D4	31134	31504	31618	31619	31824
5835	5-801.46		Offen chirurgische Operation am Gelenkknorpel und an den Menisken: Subchondrale Spongiosaplastik mit Fragmentfixation: Distales Radioulnargelenk		D4	31134	31504	31618	31619	31824
5836	5-801.47		Offen chirurgische Operation am Gelenkknorpel und an den Menisken: Subchondrale Spongiosaplastik mit Fragmentfixation: Handgelenk		D4	31134	31504	31618	31619	31824

Fortsetzung 2.21.3 Offen chirurgische Gelenkoperationen

lfd. Nr	OPS-301 2004	OPS 2005	Bezeichnung OPS-301 2004	Bezeichnung OPS 2005	Kategorie	OP-Leistung	Überwachung	Nachbeh. Überw.	Nachbeh. Operat.	Narkose
5837	5-801.48		Offen chirurgische Operation am Gelenkknorpel und an den Menisken: Subchondrale Spongiosaplastik mit Fragmentfixation: Radiokarpalgelenk		D4	31134	31504	31618	31619	31824
5838	5-801.49		Offen chirurgische Operation am Gelenkknorpel und an den Menisken: Subchondrale Spongiosaplastik mit Fragmentfixation: Ulnakarpalgelenk		D4	31134	31504	31618	31619	31824
5839	5-801.5		Offen chirurgische Operation am Gelenkknorpel und an den Menisken: Meniskusresektion, partiell		D3	31133	31504	31616	31617	31823
5840	5-801.6		Offen chirurgische Operation am Gelenkknorpel und an den Menisken: Meniskusresektion, komplett		D3	31133	31504	31616	31617	31823
5841	5-801.7		Offen chirurgische Operation am Gelenkknorpel und an den Menisken: Meniskusrefixation		D4	31134	31504	31618	31619	31824
5842	5-801.8		Offen chirurgische Operation am Gelenkknorpel und an den Menisken: Exzision eines Meniskusganglions		D3	31133	31504	31616	31617	31823
5843	5-801.9		Offen chirurgische Operation am Gelenkknorpel und an den Menisken: Meniskustransplantation		D4	31134	31504	31618	31619	31824
5844	5-802.0		Offen chirurgische Refixation und Naht am Kapselbandapparat des Kniegelenkes: Naht eines vorderen Kreuzbandes		D4	31134	31504	31618	31619	31824
5845	5-802.1		Offen chirurgische Refixation und Naht am Kapselbandapparat des Kniegelenkes: Naht eines hinteren Kreuzbandes		D4	31134	31504	31618	31619	31824
5846	5-802.2		Offen chirurgische Refixation und Naht am Kapselbandapparat des Kniegelenkes: Knöcherne Refixation eines vorderen Kreuzbandes		D4	31134	31504	31618	31619	31824
5847	5-802.3		Offen chirurgische Refixation und Naht am Kapselbandapparat des Kniegelenkes: Knöcherne Refixation eines hinteren Kreuzbandes		D4	31134	31504	31618	31619	31824
5848	5-802.4		Offen chirurgische Refixation und Naht am Kapselbandapparat des Kniegelenkes: Naht des medialen Kapselbandapparates		D4	31134	31504	31618	31619	31824
5849	5-802.5		Offen chirurgische Refixation und Naht am Kapselbandapparat des Kniegelenkes: Naht des medialen Kapselbandapparates mit Eingriff am Meniskus		D4	31134	31504	31618	31619	31824
5850	5-802.6		Offen chirurgische Refixation und Naht am Kapselbandapparat des Kniegelenkes: Naht des lateralen Kapselbandapparates		D4	31134	31504	31618	31619	31824
5851	5-802.7		Offen chirurgische Refixation und Naht am Kapselbandapparat des Kniegelenkes: Naht des lateralen Kapselbandapparates mit Eingriff am Meniskus		D4	31134	31504	31618	31619	31824
5852	5-802.8		Offen chirurgische Refixation und Naht am Kapselbandapparat des Kniegelenkes: Kombinierte Rekonstruktion		D5	31135	31505	31618	31619	31825
5853	5-802.9		Offen chirurgische Refixation und Naht am Kapselbandapparat des Kniegelenkes: Naht des dorsalen Kapselbandapparates		D5	31135	31505	31618	31619	31825
5854	5-803.a		Offen chirurgische Bandplastik am Kniegelenk: Dorsolateraler Bandapparat		D6	31136	31506	31620	31621	31826
5855	5-803.0		Offen chirurgische Bandplastik am Kniegelenk: Vorderes Kreuzband mit autogener Patellarsehne		D6	31136	31506	31620	31621	31826

Fortsetzung 2.21.3 Offen chirurgische Gelenkoperationen

lfd. Nr	OPS-301 2004	OPS 2005	Bezeichnung OPS-301 2004	Bezeichnung OPS 2005	Kate-gorie	OP-Leistung	Über-wachung	Nachbeh. Überw.	Nachbeh. Operat.	Narkose
5856	5-803.1		Offen chirurgische Bandplastik am Kniegelenk: Vorderes Kreuzband mit sonstiger autogener Sehne		D6	31136	31506	31620	31621	31826
5857	5-803.2		Offen chirurgische Bandplastik am Kniegelenk: Vorderes Kreuzband mit alloplastischem Bandersatz		D5	31135	31505	31618	31619	31825
5858	5-803.3		Offen chirurgische Bandplastik am Kniegelenk: Hinteres Kreuzband mit autogener Patellarsehne		D6	31136	31506	31620	31621	31826
5859	5-803.4		Offen chirurgische Bandplastik am Kniegelenk: Hinteres Kreuzband mit sonstiger autogener Sehne		D6	31136	31506	31620	31621	31826
5860	5-803.5		Offen chirurgische Bandplastik am Kniegelenk: Hinteres Kreuzband mit alloplastischem Bandersatz		D5	31135	31505	31618	31619	31825
5861	5-803.6		Offen chirurgische Bandplastik am Kniegelenk: Medialer Bandapparat		D5	31135	31505	31618	31619	31825
5862	5-803.7		Offen chirurgische Bandplastik am Kniegelenk: Lateraler Bandapparat		D5	31135	31505	31618	31619	31825
5863	5-803.8		Offen chirurgische Bandplastik am Kniegelenk: Kombinierte Bandplastik		D6	31136	31506	31620	31621	31826
5864	5-803.9		Offen chirurgische Bandplastik am Kniegelenk: Dorsomedialer Bandapparat		D6	31136	31506	31620	31621	31826
5865	5-804.0		Offen chirurgische Operationen an der Patella und ihrem Halteapparat: Retinakulumspaltung, lateral		D2	31132	31503	31614	31615	31822
5866	5-804.1		Offen chirurgische Operationen an der Patella und ihrem Halteapparat: Retinakulumspaltung, lateral mit Zügelungsoperation		D3	31133	31504	31616	31617	31823
5867	5-804.2		Offen chirurgische Operationen an der Patella und ihrem Halteapparat: Verlagerung des Patellarsehnenansatzes (z.B. nach Bandi, Elmslie)		D4	31134	31504	31618	31619	31824
5868	5-804.3		Offen chirurgische Operationen an der Patella und ihrem Halteapparat: Verlagerung des Patellarsehnenansatzes mit Knochenspan		D5	31135	31505	31618	31619	31825
5869	5-804.4		Offen chirurgische Operationen an der Patella und ihrem Halteapparat: Patellaosteotomie		D3	31133	31504	31616	31617	31823
5870	5-804.5		Offen chirurgische Operationen an der Patella und ihrem Halteapparat: Teilresektion der Patella		D4	31134	31504	31618	31619	31824
5871	5-804.6		Offen chirurgische Operationen an der Patella und ihrem Halteapparat: Patellektomie		D5	31135	31505	31618	31619	31825
5872	5-805.0		Offen chirurgische Refixation und Plastik am Kapselbandapparat des Schultergelenkes: Refixation des Limbus (z.B. nach Bankart)		D5	31135	31505	31618	31619	31825
5873	5-805.1		Offen chirurgische Refixation und Plastik am Kapselbandapparat des Schultergelenkes: Refixation eines knöchernen Limbusabrisses		D5	31135	31505	31618	31619	31825
5874	5-805.2		Offen chirurgische Refixation und Plastik am Kapselbandapparat des Schultergelenkes: Vordere Pfannenrandplastik		D5	31135	31505	31618	31619	31825
5875	5-805.3		Offen chirurgische Refixation und Plastik am Kapselbandapparat des Schultergelenkes: Hintere Pfannenrandplastik		D5	31135	31505	31618	31619	31825

Fortsetzung 2.21.3 Offen chirurgische Gelenkoperationen

lfd. Nr	OPS-301 2004	OPS 2005	Bezeichnung OPS-301 2004	Bezeichnung OPS 2005	Kategorie	OP-Leistung	Überwachung	Nachbeh. Überw.	Nachbeh. Operat.	Narkose
5876	5-805.4		Offen chirurgische Refixation und Plastik am Kapselbandapparat des Schultergelenkes: Vordere Kapselplastik		D5	31135	31505	31618	31619	31825
5877	5-805.5		Offen chirurgische Refixation und Plastik am Kapselbandapparat des Schultergelenkes: Hintere Kapselplastik		D5	31135	31505	31618	31619	31825
5878	5-805.6		Offen chirurgische Refixation und Plastik am Kapselbandapparat des Schultergelenkes: Akromioplastik mit Durchtrennung des Ligamentum coracoacromiale		D5	31135	31505	31618	31619	31825
5879	5-805.7		Offen chirurgische Refixation und Plastik am Kapselbandapparat des Schultergelenkes: Rekonstruktion der Rotatorenmanschette durch Naht		D5	31135	31505	31618	31619	31825
5880	5-805.8		Offen chirurgische Refixation und Plastik am Kapselbandapparat des Schultergelenkes: Rekonstruktion der Rotatorenmanschette durch Sehnenverlagerung		D5	31135	31505	31618	31619	31825
5881	5-806.0		Offen chirurgische Refixation und Plastik am Kapselbandapparat des oberen Sprunggelenkes: Naht eines fibularen Bandes		D2	31132	31503	31614	31615	31822
5882	5-806.1		Offen chirurgische Refixation und Plastik am Kapselbandapparat des oberen Sprunggelenkes: Naht mehrerer fibularer Bänder		D3	31133	31504	31616	31617	31823
5883	5-806.2		Offen chirurgische Refixation und Plastik am Kapselbandapparat des oberen Sprunggelenkes: Naht des fibularen und medialen Bandapparates		D3	31133	31504	31616	31617	31823
5884	5-806.3		Offen chirurgische Refixation und Plastik am Kapselbandapparat des oberen Sprunggelenkes: Naht der Syndesmose		D3	31133	31504	31616	31617	31823
5885	5-806.4		Offen chirurgische Refixation und Plastik am Kapselbandapparat des oberen Sprunggelenkes: Bandplastik des fibularen Bandapparates mit autogener Sehne		D4	31134	31504	31618	31619	31824
5886	5-806.5		Offen chirurgische Refixation und Plastik am Kapselbandapparat des oberen Sprunggelenkes: Bandplastik des fibularen Bandapparates mit Periostlappen		D4	31134	31504	31618	31619	31824
5887	5-806.6		Offen chirurgische Refixation und Plastik am Kapselbandapparat des oberen Sprunggelenkes: Bandplastik des fibularen Bandapparates mit alloplastischem Bandersatz		D3	31133	31504	31616	31617	31823
5888	5-806.7		Offen chirurgische Refixation und Plastik am Kapselbandapparat des oberen Sprunggelenkes: Fesselung der Peronealsehnen		D3	31133	31504	31616	31617	31823
5889	5-807.0		Offen chirurgische Refixation am Kapselbandapparat anderer Gelenke: Naht eines Kapsel- oder Kollateralbandes		D2	31132	31503	31614	31615	31822
5890	5-807.1		Offen chirurgische Refixation am Kapselbandapparat anderer Gelenke: Naht mehrerer Kapsel- oder Kollateralbänder		D3	31133	31504	31616	31617	31823
5891	5-807.2		Offen chirurgische Refixation am Kapselbandapparat anderer Gelenke: Naht des radioulnaren Ringbandes		D2	31132	31503	31614	31615	31822
5892	5-807.3		Offen chirurgische Refixation am Kapselbandapparat anderer Gelenke: Naht des distalen radioulnaren Bandapparates		D2	31132	31503	31614	31615	31822

Fortsetzung 2.21.3 Offen chirurgische Gelenkoperationen

lfd. Nr	OPS-301 2004	OPS 2005	Bezeichnung OPS-301 2004	Bezeichnung OPS 2005	Kategorie	OP-Leistung	Überwachung	Nachbeh. Überw.	Nachbeh. Operat.	Narkose
5893	5-807.4		Offen chirurgische Refixation am Kapselbandapparat anderer Gelenke: Naht des Bandapparates der Klavikula		D3	31133	31504	31616	31617	31823
5894	5-807.5		Offen chirurgische Refixation am Kapselbandapparat anderer Gelenke: Naht des Bandapparates der Klavikula mit Plattenstabilisierung		D4	31134	31504	31618	31619	31824
5895	5-807.6		Offen chirurgische Refixation am Kapselbandapparat anderer Gelenke: Naht des Bandapparates der Klavikula mit Schrauben- oder Drahtfixation		D4	31134	31504	31618	31619	31824
5896	5-808.a		Arthrodese: Fußwurzel und Mittelfuß		D5	31135	31505	31618	31619	31825
5897	5-808.b		Arthrodese: Zehengelenk		D1	31131	31502	31614	31615	31821
5898	5-808.0		Arthrodese: Iliosakralgelenk		D4	31134	31504	31618	31619	31824
5899	5-808.1		Arthrodese: Symphyse		D4	31134	31504	31618	31619	31824
5900	5-808.2		Arthrodese: Hüftgelenk		D6	31136	31506	31620	31621	31826
5901	5-808.3		Arthrodese: Kniegelenk		D5	31135	31505	31618	31619	31825
5902	5-808.4		Arthrodese: Schultergelenk		D5	31135	31505	31618	31619	31825
5903	5-808.5		Arthrodese: Ellenbogengelenk		D5	31135	31505	31618	31619	31825
5904	5-808.6		Arthrodese: Handgelenk		D5	31135	31505	31618	31619	31825
5905	5-808.7		Arthrodese: Oberes Sprunggelenk		D5	31135	31505	31618	31619	31825
5906	5-808.8		Arthrodese: Unteres Sprunggelenk		D5	31135	31505	31618	31619	31825
5907	5-808.9		Arthrodese: Oberes und unteres Sprunggelenk mit Chopartgelenk (Tripelarthrodese)		D6	31136	31506	31620	31621	31826
5908	5-809.0g		Andere offen chirurgische Gelenkoperationen: Durchtrennung eines Bandes: Hüftgelenk		D3	31133	31504	31616	31617	31823
5909	5-809.0h		Andere offen chirurgische Gelenkoperationen: Durchtrennung eines Bandes: Kniegelenk		D3	31133	31504	31616	31617	31823
5910	5-809.0k		Andere offen chirurgische Gelenkoperationen: Durchtrennung eines Bandes: Oberes Sprunggelenk		D2	31132	31503	31614	31615	31822
5911	5-809.0m		Andere offen chirurgische Gelenkoperationen: Durchtrennung eines Bandes: Unteres Sprunggelenk		D3	31133	31504	31616	31617	31823
5912	5-809.0n		Andere offen chirurgische Gelenkoperationen: Durchtrennung eines Bandes: Tarsalgelenk		D2	31132	31503	31614	31615	31822
5913	5-809.0p		Andere offen chirurgische Gelenkoperationen: Durchtrennung eines Bandes: Tarsometatarsalgelenk		D2	31132	31503	31614	31615	31822
5914	5-809.0q		Andere offen chirurgische Gelenkoperationen: Durchtrennung eines Bandes: Metatarsophalangealgelenk		D1	31131	31502	31614	31615	31821

Fortsetzung 2.21.3 Offen chirurgische Gelenkoperationen

lfd. Nr	OPS-301 2004	OPS 2005	Bezeichnung OPS-301 2004	Bezeichnung OPS 2005	Kategorie	OP-Leistung	Überwachung	Nachbeh. Überw.	Nachbeh. Operat.	Narkose
5915	5-809.0r		Andere offen chirurgische Gelenkoperationen: Durchtrennung eines Bandes: Zehengelenk		D1	31131	31502	31614	31615	31821
5916	5-809.00		Andere offen chirurgische Gelenkoperationen: Durchtrennung eines Bandes: Humeroglenoidalgelenk		D3	31133	31504	31616	31617	31823
5917	5-809.01		Andere offen chirurgische Gelenkoperationen: Durchtrennung eines Bandes: Akromioklavikulargelenk		D2	31132	31503	31614	31615	31822
5918	5-809.03		Andere offen chirurgische Gelenkoperationen: Durchtrennung eines Bandes: Sternoklavikulargelenk		D2	31132	31503	31614	31615	31822
5919	5-809.04		Andere offen chirurgische Gelenkoperationen: Durchtrennung eines Bandes: Humeroulnargelenk		D3	31133	31504	31616	31617	31823
5920	5-809.05		Andere offen chirurgische Gelenkoperationen: Durchtrennung eines Bandes: Proximales Radioulnargelenk		D2	31132	31503	31614	31615	31822
5921	5-809.06		Andere offen chirurgische Gelenkoperationen: Durchtrennung eines Bandes: Distales Radioulnargelenk		D2	31132	31503	31614	31615	31822
5922	5-809.07		Andere offen chirurgische Gelenkoperationen: Durchtrennung eines Bandes: Handgelenk		D2	31132	31503	31614	31615	31822
5923	5-809.08		Andere offen chirurgische Gelenkoperationen: Durchtrennung eines Bandes: Radiokarpalgelenk		D2	31132	31503	31614	31615	31822
5924	5-809.09		Andere offen chirurgische Gelenkoperationen: Durchtrennung eines Bandes: Ulnakarpalgelenk		D2	31132	31503	31614	31615	31822
5925	5-809.1g		Andere offen chirurgische Gelenkoperationen: Arthrorise: Hüftgelenk		D4	31134	31504	31618	31619	31824
5926	5-809.1h		Andere offen chirurgische Gelenkoperationen: Arthrorise: Kniegelenk		D4	31134	31504	31618	31619	31824
5927	5-809.1k		Andere offen chirurgische Gelenkoperationen: Arthrorise: Oberes Sprunggelenk		D3	31133	31504	31616	31617	31823
5928	5-809.1m		Andere offen chirurgische Gelenkoperationen: Arthrorise: Unteres Sprunggelenk		D3	31133	31504	31616	31617	31823
5929	5-809.1q		Andere offen chirurgische Gelenkoperationen: Arthrorise: Metatarsophalangealgelenk		D2	31132	31503	31614	31615	31822
5930	5-809.1r		Andere offen chirurgische Gelenkoperationen: Arthrorise: Zehengelenk		D2	31132	31503	31614	31615	31822
5931	5-809.10		Andere offen chirurgische Gelenkoperationen: Arthrorise: Humeroglenoidalgelenk		D4	31134	31504	31618	31619	31824
5932	5-809.14		Andere offen chirurgische Gelenkoperationen: Arthrorise: Humeroulnargelenk		D4	31134	31504	31618	31619	31824
5933	5-809.15		Andere offen chirurgische Gelenkoperationen: Arthrorise: Proximales Radioulnargelenk		D3	31133	31504	31616	31617	31823
5934	5-809.16		Andere offen chirurgische Gelenkoperationen: Arthrorise: Distales Radioulnargelenk		D2	31132	31503	31614	31615	31822
5935	5-809.17		Andere offen chirurgische Gelenkoperationen: Arthrorise: Handgelenk		D3	31133	31504	31616	31617	31823

Fortsetzung 2.21.3 Offen chirurgische Gelenkoperationen

lfd. Nr	OPS-301 2004	OPS 2005	Bezeichnung OPS-301 2004	Bezeichnung OPS 2005	Kategorie	OP-Leistung	Überwachung	Nachbeh. Überw.	Nachbeh. Operat.	Narkose
5936	5-809.18		Andere offen chirurgische Gelenkoperationen: Arthrorise: Radiokarpalgelenk		D3	31133	31504	31616	31617	31823
5937	5-809.19		Andere offen chirurgische Gelenkoperationen: Arthrorise: Ulnakarpalgelenk		D3	31133	31504	31616	31617	31823
5938	5-809.2g		Andere offen chirurgische Gelenkoperationen: Temporäre Fixation eines Gelenkes: Hüftgelenk		D3	31133	31504	31616	31617	31823
5939	5-809.2h		Andere offen chirurgische Gelenkoperationen: Temporäre Fixation eines Gelenkes: Kniegelenk		D3	31133	31504	31616	31617	31823
5940	5-809.2j		Andere offen chirurgische Gelenkoperationen: Temporäre Fixation eines Gelenkes: Proximales Tibiofibulargelenk		D2	31132	31503	31614	31615	31822
5941	5-809.2k		Andere offen chirurgische Gelenkoperationen: Temporäre Fixation eines Gelenkes: Oberes Sprunggelenk		D3	31133	31504	31616	31617	31823
5942	5-809.2m		Andere offen chirurgische Gelenkoperationen: Temporäre Fixation eines Gelenkes: Unteres Sprunggelenk		D3	31133	31504	31616	31617	31823
5943	5-809.2n		Andere offen chirurgische Gelenkoperationen: Temporäre Fixation eines Gelenkes: Tarsalgelenk		D3	31133	31504	31616	31617	31823
5944	5-809.2p		Andere offen chirurgische Gelenkoperationen: Temporäre Fixation eines Gelenkes: Tarsometatarsalgelenk		D2	31132	31503	31614	31615	31822
5945	5-809.2q		Andere offen chirurgische Gelenkoperationen: Temporäre Fixation eines Gelenkes: Metatarsophalangealgelenk		D1	31131	31502	31614	31615	31821
5946	5-809.2r		Andere offen chirurgische Gelenkoperationen: Temporäre Fixation eines Gelenkes: Zehengelenk		D1	31131	31502	31614	31615	31821
5947	5-809.20		Andere offen chirurgische Gelenkoperationen: Temporäre Fixation eines Gelenkes: Humeroglenoidalgelenk		D3	31133	31504	31616	31617	31823
5948	5-809.21		Andere offen chirurgische Gelenkoperationen: Temporäre Fixation eines Gelenkes: Akromioklavikulargelenk		D2	31132	31503	31614	31615	31822
5949	5-809.23		Andere offen chirurgische Gelenkoperationen: Temporäre Fixation eines Gelenkes: Sternoklavikulargelenk		D2	31132	31503	31614	31615	31822
5950	5-809.24		Andere offen chirurgische Gelenkoperationen: Temporäre Fixation eines Gelenkes: Humeroulnargelenk		D3	31133	31504	31616	31617	31823
5951	5-809.25		Andere offen chirurgische Gelenkoperationen: Temporäre Fixation eines Gelenkes: Proximales Radioulnargelenk		D2	31132	31503	31614	31615	31822
5952	5-809.26		Andere offen chirurgische Gelenkoperationen: Temporäre Fixation eines Gelenkes: Distales Radioulnargelenk		D2	31132	31503	31614	31615	31822
5953	5-809.27		Andere offen chirurgische Gelenkoperationen: Temporäre Fixation eines Gelenkes: Handgelenk		D2	31132	31503	31614	31615	31822
5954	5-809.28		Andere offen chirurgische Gelenkoperationen: Temporäre Fixation eines Gelenkes: Radiokarpalgelenk		D2	31132	31503	31614	31615	31822

Fortsetzung 2.21.3 Offen chirurgische Gelenkoperationen

lfd. Nr	OPS-301 2004	OPS 2005	Bezeichnung OPS-301 2004	Bezeichnung OPS 2005	Kate-gorie	OP-Leistung	Über-wachung	Nachbeh. Überw.	Nachbeh. Operat.	Narkose
5955	5-809.29		Andere offen chirurgische Gelenkoperationen: Temporäre Fixation eines Gelenkes: Ulnakarpalgelenk		D2	31132	31503	31614	31615	31822
5956		5-805.9		Offen chirurgische Refixation und Plastik am Kapselbandapparat des Schultergelenkes: Rekonstruktion der Rotatorenmanschette durch Transplantat	D7	31137	31507	31620	31621	31827

2.21.4 Arthroskopische Gelenkoperationen

lfd. Nr	OPS-301 2004	OPS 2005	Bezeichnung OPS-301 2004	Bezeichnung OPS 2005	Kategorie	OP-Leistung	Überwachung	Nachbeh. Überw.	Nachbeh. Operat.	Narkose
5957	5-810.0g		Arthroskopische Gelenkrevision: Gelenkspülung mit Drainage, aseptisch: Hüftgelenk		E3	31143	31504	31616	31617	31823
5958	5-810.0h		Arthroskopische Gelenkrevision: Gelenkspülung mit Drainage, aseptisch: Kniegelenk		E2	31142	31503	31614	31615	31822
5959	5-810.0k		Arthroskopische Gelenkrevision: Gelenkspülung mit Drainage, aseptisch: Oberes Sprunggelenk		E2	31142	31503	31614	31615	31822
5960	5-810.0m		Arthroskopische Gelenkrevision: Gelenkspülung mit Drainage, aseptisch: Unteres Sprunggelenk		E2	31142	31503	31614	31615	31822
5961	5-810.0q		Arthroskopische Gelenkrevision: Gelenkspülung mit Drainage, aseptisch: Metatarsophalangealgelenk		E2	31142	31503	31614	31615	31822
5962	5-810.0r		Arthroskopische Gelenkrevision: Gelenkspülung mit Drainage, aseptisch: Zehengelenk		E2	31142	31503	31614	31615	31822
5963	5-810.00		Arthroskopische Gelenkrevision: Gelenkspülung mit Drainage, aseptisch: Humeroglenoidalgelenk		E2	31142	31503	31614	31615	31822
5964	5-810.01		Arthroskopische Gelenkrevision: Gelenkspülung mit Drainage, aseptisch: Akromioklavikulargelenk		E2	31142	31503	31614	31615	31822
5965	5-810.03		Arthroskopische Gelenkrevision: Gelenkspülung mit Drainage, aseptisch: Sternoklavikulargelenk		E2	31142	31503	31614	31615	31822
5966	5-810.04		Arthroskopische Gelenkrevision: Gelenkspülung mit Drainage, aseptisch: Humeroulnargelenk		E2	31142	31503	31614	31615	31822
5967	5-810.05		Arthroskopische Gelenkrevision: Gelenkspülung mit Drainage, aseptisch: Proximales Radioulnargelenk		E2	31142	31503	31614	31615	31822
5968	5-810.06		Arthroskopische Gelenkrevision: Gelenkspülung mit Drainage, aseptisch: Distales Radioulnargelenk		E2	31142	31503	31614	31615	31822
5969	5-810.07		Arthroskopische Gelenkrevision: Gelenkspülung mit Drainage, aseptisch: Handgelenk		E2	31142	31503	31614	31615	31822
5970	5-810.08		Arthroskopische Gelenkrevision: Gelenkspülung mit Drainage, aseptisch: Radiokarpalgelenk		E2	31142	31503	31614	31615	31822
5971	5-810.09		Arthroskopische Gelenkrevision: Gelenkspülung mit Drainage, aseptisch: Ulnakarpalgelenk		E2	31142	31503	31614	31615	31822
5972	5-810.1g		Arthroskopische Gelenkrevision: Gelenkspülung mit Drainage, septisch: Hüftgelenk		E4	31144	31504	31618	31619	31824
5973	5-810.1h		Arthroskopische Gelenkrevision: Gelenkspülung mit Drainage, septisch: Kniegelenk		E3	31143	31504	31616	31617	31823
5974	5-810.1k		Arthroskopische Gelenkrevision: Gelenkspülung mit Drainage, septisch: Oberes Sprunggelenk		E3	31143	31504	31616	31617	31823
5975	5-810.1m		Arthroskopische Gelenkrevision: Gelenkspülung mit Drainage, septisch: Unteres Sprunggelenk		E3	31143	31504	31616	31617	31823

Fortsetzung 2.21.4 Arthroskopische Gelenkoperationen

lfd. Nr	OPS-301 2004	OPS 2005	Bezeichnung OPS-301 2004	Bezeichnung OPS 2005	Kategorie	OP-Leistung	Überwachung	Nachbeh. Überw.	Nachbeh. Operat.	Narkose
5976	5-810.1q		Arthroskopische Gelenkrevision: Gelenkspülung mit Drainage, septisch: Metatarsophalangealgelenk		E2	31142	31503	31614	31615	31822
5977	5-810.1r		Arthroskopische Gelenkrevision: Gelenkspülung mit Drainage, septisch: Zehengelenk		E2	31142	31503	31614	31615	31822
5978	5-810.10		Arthroskopische Gelenkrevision: Gelenkspülung mit Drainage, septisch: Humeroglenoidalgelenk		E3	31143	31504	31616	31617	31823
5979	5-810.11		Arthroskopische Gelenkrevision: Gelenkspülung mit Drainage, septisch: Akromioklavikulargelenk		E2	31142	31503	31614	31615	31822
5980	5-810.13		Arthroskopische Gelenkrevision: Gelenkspülung mit Drainage, septisch: Sternoklavikulargelenk		E2	31142	31503	31614	31615	31822
5981	5-810.14		Arthroskopische Gelenkrevision: Gelenkspülung mit Drainage, septisch: Humeroulnargelenk		E3	31143	31504	31616	31617	31823
5982	5-810.15		Arthroskopische Gelenkrevision: Gelenkspülung mit Drainage, septisch: Proximales Radioulnargelenk		E3	31143	31504	31616	31617	31823
5983	5-810.16		Arthroskopische Gelenkrevision: Gelenkspülung mit Drainage, septisch: Distales Radioulnargelenk		E2	31142	31503	31614	31615	31822
5984	5-810.17		Arthroskopische Gelenkrevision: Gelenkspülung mit Drainage, septisch: Handgelenk		E2	31142	31503	31614	31615	31822
5985	5-810.18		Arthroskopische Gelenkrevision: Gelenkspülung mit Drainage, septisch: Radiokarpalgelenk		E2	31142	31503	31614	31615	31822
5986	5-810.19		Arthroskopische Gelenkrevision: Gelenkspülung mit Drainage, septisch: Ulnakarpalgelenk		E2	31142	31503	31614	31615	31822
5987	5-810.2g		Arthroskopische Gelenkrevision: Gelenkmobilisation [Arthrolyse]: Hüftgelenk		E5	31145	31505	31618	31619	31825
5988	5-810.2h		Arthroskopische Gelenkrevision: Gelenkmobilisation [Arthrolyse]: Kniegelenk		E5	31145	31505	31618	31619	31825
5989	5-810.2k		Arthroskopische Gelenkrevision: Gelenkmobilisation [Arthrolyse]: Oberes Sprunggelenk		E5	31145	31505	31618	31619	31825
5990	5-810.2m		Arthroskopische Gelenkrevision: Gelenkmobilisation [Arthrolyse]: Unteres Sprunggelenk		E5	31145	31505	31618	31619	31825
5991	5-810.2q		Arthroskopische Gelenkrevision: Gelenkmobilisation [Arthrolyse]: Metatarsophalangealgelenk		E3	31143	31504	31616	31617	31823
5992	5-810.2r		Arthroskopische Gelenkrevision: Gelenkmobilisation [Arthrolyse]: Zehengelenk		E2	31142	31503	31614	31615	31822
5993	5-810.20		Arthroskopische Gelenkrevision: Gelenkmobilisation [Arthrolyse]: Humeroglenoidalgelenk		E5	31145	31505	31618	31619	31825
5994	5-810.21		Arthroskopische Gelenkrevision: Gelenkmobilisation [Arthrolyse]: Akromioklavikulargelenk		E4	31144	31504	31618	31619	31824

Fortsetzung 2.21.4 Arthroskopische Gelenkoperationen

lfd. Nr	OPS-301 2004	OPS 2005	Bezeichnung OPS-301 2004	Bezeichnung OPS 2005	Kategorie	OP-Leistung	Überwachung	Nachbeh. Überw.	Nachbeh. Operat.	Narkose
5995	5-810.22		Arthroskopische Gelenkrevision: Gelenkmobilisation [Arthrolyse]: Thorakoskapulargelenk(raum)		E6	31146	31506	31620	31621	31826
5996	5-810.24		Arthroskopische Gelenkrevision: Gelenkmobilisation [Arthrolyse]: Humeroulnargelenk		E5	31145	31505	31618	31619	31825
5997	5-810.25		Arthroskopische Gelenkrevision: Gelenkmobilisation [Arthrolyse]: Proximales Radioulnargelenk		E5	31145	31505	31618	31619	31825
5998	5-810.27		Arthroskopische Gelenkrevision: Gelenkmobilisation [Arthrolyse]: Handgelenk		E5	31145	31505	31618	31619	31825
5999	5-810.3g		Arthroskopische Gelenkrevision: Entfernung von Osteosynthesematerial: Hüftgelenk		E6	31146	31506	31620	31621	31826
6000	5-810.3h		Arthroskopische Gelenkrevision: Entfernung von Osteosynthesematerial: Kniegelenk		E5	31145	31505	31618	31619	31825
6001	5-810.3k		Arthroskopische Gelenkrevision: Entfernung von Osteosynthesematerial: Oberes Sprunggelenk		E5	31145	31505	31618	31619	31825
6002	5-810.3m		Arthroskopische Gelenkrevision: Entfernung von Osteosynthesematerial: Unteres Sprunggelenk		E5	31145	31505	31618	31619	31825
6003	5-810.3q		Arthroskopische Gelenkrevision: Entfernung von Osteosynthesematerial: Metatarsophalangealgelenk		E4	31144	31504	31618	31619	31824
6004	5-810.30		Arthroskopische Gelenkrevision: Entfernung von Osteosynthesematerial: Humeroglenoidalgelenk		E5	31145	31505	31618	31619	31825
6005	5-810.34		Arthroskopische Gelenkrevision: Entfernung von Osteosynthesematerial: Humeroulnargelenk		E5	31145	31505	31618	31619	31825
6006	5-810.35		Arthroskopische Gelenkrevision: Entfernung von Osteosynthesematerial: Proximales Radioulnargelenk		E5	31145	31505	31618	31619	31825
6007	5-810.37		Arthroskopische Gelenkrevision: Entfernung von Osteosynthesematerial: Handgelenk		E5	31145	31505	31618	31619	31825
6008	5-810.4g		Arthroskopische Gelenkrevision: Entfernung freier Gelenkkörper: Hüftgelenk		E5	31145	31505	31618	31619	31825
6009	5-810.4h		Arthroskopische Gelenkrevision: Entfernung freier Gelenkkörper: Kniegelenk		E3	31143	31504	31616	31617	31823
6010	5-810.4k		Arthroskopische Gelenkrevision: Entfernung freier Gelenkkörper: Oberes Sprunggelenk		E4	31144	31504	31618	31619	31824
6011	5-810.4m		Arthroskopische Gelenkrevision: Entfernung freier Gelenkkörper: Unteres Sprunggelenk		E3	31143	31504	31616	31617	31823
6012	5-810.4q		Arthroskopische Gelenkrevision: Entfernung freier Gelenkkörper: Metatarsophalangealgelenk		E2	31142	31503	31614	31615	31822
6013	5-810.4r		Arthroskopische Gelenkrevision: Entfernung freier Gelenkkörper: Zehengelenk		E2	31142	31503	31614	31615	31822
6014	5-810.40		Arthroskopische Gelenkrevision: Entfernung freier Gelenkkörper: Humeroglenoidalgelenk		E4	31144	31504	31618	31619	31824

Fortsetzung 2.21.4 Arthroskopische Gelenkoperationen

lfd. Nr	OPS-301 2004	OPS 2005	Bezeichnung OPS-301 2004	Bezeichnung OPS 2005	Kate-gorie	OP-Leistung	Über-wachung	Nachbeh. Überw.	Nachbeh. Operat.	Narkose
6015	5-810.41		Arthroskopische Gelenkrevision: Entfernung freier Gelenkkörper: Akromioklavikulargelenk		E2	31142	31503	31614	31615	31822
6016	5-810.44		Arthroskopische Gelenkrevision: Entfernung freier Gelenkkörper: Humeroulnargelenk		E4	31144	31504	31618	31619	31824
6017	5-810.45		Arthroskopische Gelenkrevision: Entfernung freier Gelenkkörper: Proximales Radioulnargelenk		E4	31144	31504	31618	31619	31824
6018	5-810.47		Arthroskopische Gelenkrevision: Entfernung freier Gelenkkörper: Handgelenk		E4	31144	31504	31618	31619	31824
6019	5-810.5g		Arthroskopische Gelenkrevision: Entfernung periartikulärer Verkalkungen: Hüftgelenk		E5	31145	31505	31618	31619	31825
6020	5-810.5h		Arthroskopische Gelenkrevision: Entfernung periartikulärer Verkalkungen: Kniegelenk		E4	31144	31504	31618	31619	31824
6021	5-810.50		Arthroskopische Gelenkrevision: Entfernung periartikulärer Verkalkungen: Humeroglenoidalgelenk		E5	31145	31505	31618	31619	31825
6022	5-810.51		Arthroskopische Gelenkrevision: Entfernung periartikulärer Verkalkungen: Akromioklavikulargelenk		E4	31144	31504	31618	31619	31824
6023	5-810.52		Arthroskopische Gelenkrevision: Entfernung periartikulärer Verkalkungen: Thorakoskapulargelenk(raum)		E5	31145	31505	31618	31619	31825
6024	5-810.54		Arthroskopische Gelenkrevision: Entfernung periartikulärer Verkalkungen: Humeroulnargelenk		E5	31145	31505	31618	31619	31825
6025	5-810.57		Arthroskopische Gelenkrevision: Entfernung periartikulärer Verkalkungen: Handgelenk		E5	31145	31505	31618	31619	31825
6026	5-810.6h		Arthroskopische Gelenkrevision: Arthroskopisch assistierte Versorgung einer Fraktur: Kniegelenk		E5	31145	31505	31618	31619	31825
6027	5-810.60		Arthroskopische Gelenkrevision: Arthroskopisch assistierte Versorgung einer Fraktur: Humeroglenoidalgelenk		E6	31146	31506	31620	31621	31826
6028	5-810.67		Arthroskopische Gelenkrevision: Arthroskopisch assistierte Versorgung einer Fraktur: Handgelenk		E4	31144	31504	31618	31619	31824
6029	5-810.7g		Arthroskopische Gelenkrevision: Einlegen eines Medikamententrägers: Hüftgelenk		E3	31143	31504	31616	31617	31823
6030	5-810.7h		Arthroskopische Gelenkrevision: Einlegen eines Medikamententrägers: Kniegelenk		E2	31142	31503	31614	31615	31822
6031	5-810.7k		Arthroskopische Gelenkrevision: Einlegen eines Medikamententrägers: Oberes Sprunggelenk		E2	31142	31503	31614	31615	31822
6032	5-810.7m		Arthroskopische Gelenkrevision: Einlegen eines Medikamententrägers: Unteres Sprunggelenk		E2	31142	31503	31614	31615	31822
6033	5-810.70		Arthroskopische Gelenkrevision: Einlegen eines Medikamententrägers: Humeroglenoidalgelenk		E2	31142	31503	31614	31615	31822

Fortsetzung 2.21.4 Arthroskopische Gelenkoperationen

lfd. Nr	OPS-301 2004	OPS 2005	Bezeichnung OPS-301 2004	Bezeichnung OPS 2005	Kategorie	OP-Leistung	Überwachung	Nachbeh. Überw.	Nachbeh. Operat.	Narkose
6034	5-810.71		Arthroskopische Gelenkrevision: Einlegen eines Medikamententrägers: Akromioklavikulargelenk		E2	31142	31503	31614	31615	31822
6035	5-810.74		Arthroskopische Gelenkrevision: Einlegen eines Medikamententrägers: Humeroulnargelenk		E2	31142	31503	31614	31615	31822
6036	5-810.75		Arthroskopische Gelenkrevision: Einlegen eines Medikamententrägers: Proximales Radioulnargelenk		E2	31142	31503	31614	31615	31822
6037	5-810.77		Arthroskopische Gelenkrevision: Einlegen eines Medikamententrägers: Handgelenk		E2	31142	31503	31614	31615	31822
6038	5-810.8g		Arthroskopische Gelenkrevision: Entfernen eines Medikamententrägers: Hüftgelenk		E3	31143	31504	31616	31617	31823
6039	5-810.8h		Arthroskopische Gelenkrevision: Entfernen eines Medikamententrägers: Kniegelenk		E2	31142	31503	31614	31615	31822
6040	5-810.8k		Arthroskopische Gelenkrevision: Entfernen eines Medikamententrägers: Oberes Sprunggelenk		E2	31142	31503	31614	31615	31822
6041	5-810.8m		Arthroskopische Gelenkrevision: Entfernen eines Medikamententrägers: Unteres Sprunggelenk		E2	31142	31503	31614	31615	31822
6042	5-810.80		Arthroskopische Gelenkrevision: Entfernen eines Medikamententrägers: Humeroglenoidalgelenk		E2	31142	31503	31614	31615	31822
6043	5-810.81		Arthroskopische Gelenkrevision: Entfernen eines Medikamententrägers: Akromioklavikulargelenk		E2	31142	31503	31614	31615	31822
6044	5-810.84		Arthroskopische Gelenkrevision: Entfernen eines Medikamententrägers: Humeroulnargelenk		E2	31142	31503	31614	31615	31822
6045	5-810.85		Arthroskopische Gelenkrevision: Entfernen eines Medikamententrägers: Proximales Radioulnargelenk		E2	31142	31503	31614	31615	31822
6046	5-810.87		Arthroskopische Gelenkrevision: Entfernen eines Medikamententrägers: Handgelenk		E2	31142	31503	31614	31615	31822
6047	5-810.9g		Arthroskopische Gelenkrevision: Resektion von Bandanteilen und Bandresten: Hüftgelenk		E3	31143	31504	31616	31617	31823
6048	5-810.9h		Arthroskopische Gelenkrevision: Resektion von Bandanteilen und Bandresten: Kniegelenk		E3	31143	31504	31616	31617	31823
6049	5-810.9k		Arthroskopische Gelenkrevision: Resektion von Bandanteilen und Bandresten: Oberes Sprunggelenk		E2	31142	31503	31614	31615	31822
6050	5-810.90		Arthroskopische Gelenkrevision: Resektion von Bandanteilen und Bandresten: Humeroglenoidalgelenk		E3	31143	31504	31616	31617	31823
6051	5-810.91		Arthroskopische Gelenkrevision: Resektion von Bandanteilen und Bandresten: Akromioklavikulargelenk		E3	31143	31504	31616	31617	31823

Fortsetzung 2.21.4 Arthroskopische Gelenkoperationen

lfd. Nr	OPS-301 2004	OPS 2005	Bezeichnung OPS-301 2004	Bezeichnung OPS 2005	Kategorie	OP-Leistung	Überwachung	Nachbeh. Überw.	Nachbeh. Operat.	Narkose
6052	5-810.92	entfallen	Arthroskopische Gelenkrevision: Resektion von Bandanteilen und Bandresten: Thorakoskapulargelenk(raum)	In Version 2005 entfallen	E3	31143	31504	31616	31617	31823
6053	5-810.94		Arthroskopische Gelenkrevision: Resektion von Bandanteilen und Bandresten: Humeroulnargelenk		E3	31143	31504	31616	31617	31823
6054	5-810.95		Arthroskopische Gelenkrevision: Resektion von Bandanteilen und Bandresten: Proximales Radioulnargelenk		E3	31143	31504	31616	31617	31823
6055	5-810.97		Arthroskopische Gelenkrevision: Resektion von Bandanteilen und Bandresten: Handgelenk		E2	31142	31503	31614	31615	31822
6056	5-811.0g	entfallen	Arthroskopische Operation an der Synovialis: Resektion einer Plica synovialis: Hüftgelenk	In Version 2005 entfallen	E2	31142	31503	31614	31615	31822
6057	5-811.0h		Arthroskopische Operation an der Synovialis: Resektion einer Plica synovialis: Kniegelenk		E1	31141	31502	31601	31602	31821
6058	5-811.0k	entfallen	Arthroskopische Operation an der Synovialis: Resektion einer Plica synovialis: Oberes Sprunggelenk	In Version 2005 entfallen	E2	31142	31503	31614	31615	31822
6059	5-811.0m	entfallen	Arthroskopische Operation an der Synovialis: Resektion einer Plica synovialis: Unteres Sprunggelenk	In Version 2005 entfallen	E2	31142	31503	31614	31615	31822
6060	5-811.0q	entfallen	Arthroskopische Operation an der Synovialis: Resektion einer Plica synovialis: Metatarsophalangealgelenk	In Version 2005 entfallen	E2	31142	31503	31614	31615	31822
6061	5-811.0r	entfallen	Arthroskopische Operation an der Synovialis: Resektion einer Plica synovialis: Zehengelenk	In Version 2005 entfallen	E2	31142	31503	31614	31615	31822
6062	5-811.00	entfallen	Arthroskopische Operation an der Synovialis: Resektion einer Plica synovialis: Humeroglenoidalgelenk	In Version 2005 entfallen	E2	31142	31503	31614	31615	31822
6063	5-811.02	entfallen	Arthroskopische Operation an der Synovialis: Resektion einer Plica synovialis: Thorakoskapulargelenk(raum)	In Version 2005 entfallen	E2	31142	31503	31614	31615	31822
6064	5-811.04	entfallen	Arthroskopische Operation an der Synovialis: Resektion einer Plica synovialis: Humeroulnargelenk	In Version 2005 entfallen	E2	31142	31503	31614	31615	31822

Fortsetzung 2.21.4 Arthroskopische Gelenkoperationen

lfd. Nr	OPS-301 2004	OPS 2005	Bezeichnung OPS-301 2004	Bezeichnung OPS 2005	Kategorie	OP-Leistung	Überwachung	Nachbeh. Überw.	Nachbeh. Operat.	Narkose
6065	5-811.05	entfallen	Arthroskopische Operation an der Synovialis: Resektion einer Plica synovialis: Proximales Radioulnargelenk	In Version 2005 entfallen	E2	31142	31503	31614	31615	31822
6066	5-811.07		Arthroskopische Operation an der Synovialis: Resektion einer Plica synovialis: Handgelenk		E2	31142	31503	31614	31615	31822
6067	5-811.1g		Arthroskopische Operation an der Synovialis: Resektion an einem Fettkörper (z. B. Hoffa-Fettkörper): Hüftgelenk		E2	31142	31503	31614	31615	31822
6068	5-811.1h		Arthroskopische Operation an der Synovialis: Resektion an einem Fettkörper (z. B. Hoffa-Fettkörper): Kniegelenk		E1	31141	31502	31601	31602	31821
6069	5-811.1k	entfallen	Arthroskopische Operation an der Synovialis: Resektion an einem Fettkörper (z. B. Hoffa-Fettkörper): Oberes Sprunggelenk	In Version 2005 entfallen	E2	31142	31503	31614	31615	31822
6070	5-811.1m	entfallen	Arthroskopische Operation an der Synovialis: Resektion an einem Fettkörper (z. B. Hoffa-Fettkörper): Unteres Sprunggelenk	In Version 2005 entfallen	E2	31142	31503	31614	31615	31822
6071	5-811.10	entfallen	Arthroskopische Operation an der Synovialis: Resektion an einem Fettkörper (z. B. Hoffa-Fettkörper): Humeroglenoidalgelenk	In Version 2005 entfallen	E2	31142	31503	31614	31615	31822
6072	5-811.14	entfallen	Arthroskopische Operation an der Synovialis: Resektion an einem Fettkörper (z. B. Hoffa-Fettkörper): Humeroulnargelenk	In Version 2005 entfallen	E2	31142	31503	31614	31615	31822
6073	5-811.15	entfallen	Arthroskopische Operation an der Synovialis: Resektion an einem Fettkörper (z. B. Hoffa-Fettkörper): Proximales Radioulnargelenk	In Version 2005 entfallen	E2	31142	31503	31614	31615	31822
6074	5-811.17	entfallen	Arthroskopische Operation an der Synovialis: Resektion an einem Fettkörper (z. B. Hoffa-Fettkörper): Handgelenk	In Version 2005 entfallen	E2	31142	31503	31614	31615	31822
6075	5-811.2g		Arthroskopische Operation an der Synovialis: Synovektomie, partiell: Hüftgelenk		E2	31142	31503	31614	31615	31822
6076	5-811.2h		Arthroskopische Operation an der Synovialis: Synovektomie, partiell: Kniegelenk		E2	31142	31503	31614	31615	31822
6077	5-811.2k		Arthroskopische Operation an der Synovialis: Synovektomie, partiell: Oberes Sprunggelenk		E2	31142	31503	31614	31615	31822

Fortsetzung 2.21.4 Arthroskopische Gelenkoperationen

lfd. Nr	OPS-301 2004	OPS 2005	Bezeichnung OPS-301 2004	Bezeichnung OPS 2005	Kategorie	OP-Leistung	Überwachung	Nachbeh. Überw.	Nachbeh. Operat.	Narkose
6078	5-811.2m		Arthroskopische Operation an der Synovialis: Synovektomie, partiell: Unteres Sprunggelenk		E2	31142	31503	31614	31615	31822
6079	5-811.20		Arthroskopische Operation an der Synovialis: Synovektomie, partiell: Humeroglenoidalgelenk		E2	31142	31503	31614	31615	31822
6080	5-811.21		Arthroskopische Operation an der Synovialis: Synovektomie, partiell: Akromioklavikulargelenk		E2	31142	31503	31614	31615	31822
6081	5-811.22	entfallen	Arthroskopische Operation an der Synovialis: Synovektomie, partiell: Thorakoskapulargelenk(raum)	In Version 2005 entfallen	E2	31142	31503	31614	31615	31822
6082	5-811.24		Arthroskopische Operation an der Synovialis: Synovektomie, partiell: Humeroulnargelenk		E2	31142	31503	31614	31615	31822
6083	5-811.25		Arthroskopische Operation an der Synovialis: Synovektomie, partiell: Proximales Radioulnargelenk		E2	31142	31503	31614	31615	31822
6084	5-811.27		Arthroskopische Operation an der Synovialis: Synovektomie, partiell: Handgelenk		E2	31142	31503	31614	31615	31822
6085	5-811.3g		Arthroskopische Operation an der Synovialis: Synovektomie, total: Hüftgelenk		E5	31145	31505	31618	31619	31825
6086	5-811.3h		Arthroskopische Operation an der Synovialis: Synovektomie, total: Kniegelenk		E4	31144	31504	31618	31619	31824
6087	5-811.3k		Arthroskopische Operation an der Synovialis: Synovektomie, total: Oberes Sprunggelenk		E3	31143	31504	31616	31617	31823
6088	5-811.3m		Arthroskopische Operation an der Synovialis: Synovektomie, total: Unteres Sprunggelenk		E3	31143	31504	31616	31617	31823
6089	5-811.30		Arthroskopische Operation an der Synovialis: Synovektomie, total: Humeroglenoidalgelenk		E4	31144	31504	31618	31619	31824
6090	5-811.31		Arthroskopische Operation an der Synovialis: Synovektomie, total: Akromioklavikulargelenk		E4	31144	31504	31618	31619	31824
6091	5-811.32	entfallen	Arthroskopische Operation an der Synovialis: Synovektomie, total: Thorakoskapulargelenk(raum)	In Version 2005 entfallen	E4	31144	31504	31618	31619	31824
6092	5-811.34		Arthroskopische Operation an der Synovialis: Synovektomie, total: Humeroulnargelenk		E4	31144	31504	31618	31619	31824
6093	5-811.35		Arthroskopische Operation an der Synovialis: Synovektomie, total: Proximales Radioulnargelenk		E4	31144	31504	31618	31619	31824
6094	5-811.37		Arthroskopische Operation an der Synovialis: Synovektomie, total: Handgelenk		E4	31144	31504	31618	31619	31824
6095	5-812.b		Arthroskopische Operation am Gelenkknorpel und an den Menisken: Resektion des Discus triangularis		E4	31144	31504	31618	31619	31824
6096	5-812.0g		Arthroskopische Operation am Gelenkknorpel und an den Menisken: Exzision von erkranktem Gewebe am Gelenkknorpel: Hüftgelenk		E2	31142	31503	31614	31615	31822

Fortsetzung 2.21.4 Arthroskopische Gelenkoperationen

lfd. Nr	OPS-301 2004	OPS 2005	Bezeichnung OPS-301 2004	Bezeichnung OPS 2005	Kategorie	OP-Leistung	Überwachung	Nachbeh. Überw.	Nachbeh. Operat.	Narkose
6097	5-812.0h		Arthroskopische Operation am Gelenkknorpel und an den Menisken: Exzision von erkranktem Gewebe am Gelenkknorpel: Kniegelenk		E2	31142	31503	31614	31615	31822
6098	5-812.0k		Arthroskopische Operation am Gelenkknorpel und an den Menisken: Exzision von erkranktem Gewebe am Gelenkknorpel: Oberes Sprunggelenk		E2	31142	31503	31614	31615	31822
6099	5-812.0m		Arthroskopische Operation am Gelenkknorpel und an den Menisken: Exzision von erkranktem Gewebe am Gelenkknorpel: Unteres Sprunggelenk		E2	31142	31503	31614	31615	31822
6100	5-812.0q		Arthroskopische Operation am Gelenkknorpel und an den Menisken: Exzision von erkranktem Gewebe am Gelenkknorpel: Metatarsophalangealgelenk		E2	31142	31503	31614	31615	31822
6101	5-812.0r		Arthroskopische Operation am Gelenkknorpel und an den Menisken: Exzision von erkranktem Gewebe am Gelenkknorpel: Zehengelenk		E2	31142	31503	31614	31615	31822
6102	5-812.00		Arthroskopische Operation am Gelenkknorpel und an den Menisken: Exzision von erkranktem Gewebe am Gelenkknorpel: Humeroglenoidalgelenk		E2	31142	31503	31614	31615	31822
6103	5-812.01		Arthroskopische Operation am Gelenkknorpel und an den Menisken: Exzision von erkranktem Gewebe am Gelenkknorpel: Akromioklavikulargelenk		E2	31142	31503	31614	31615	31822
6104	5-812.03		Arthroskopische Operation am Gelenkknorpel und an den Menisken: Exzision von erkranktem Gewebe am Gelenkknorpel: Sternoklavikulargelenk		E2	31142	31503	31614	31615	31822
6105	5-812.04		Arthroskopische Operation am Gelenkknorpel und an den Menisken: Exzision von erkranktem Gewebe am Gelenkknorpel: Humeroulnargelenk		E2	31142	31503	31614	31615	31822
6106	5-812.05		Arthroskopische Operation am Gelenkknorpel und an den Menisken: Exzision von erkranktem Gewebe am Gelenkknorpel: Proximales Radioulnargelenk		E2	31142	31503	31614	31615	31822
6107	5-812.07		Arthroskopische Operation am Gelenkknorpel und an den Menisken: Exzision von erkranktem Gewebe am Gelenkknorpel: Handgelenk		E2	31142	31503	31614	31615	31822
6108	5-812.1g		Arthroskopische Operation am Gelenkknorpel und an den Menisken: Knorpelglättung (Abrasionsarthroplastik): Hüftgelenk		E2	31142	31503	31614	31615	31822
6109	5-812.1h		Arthroskopische Operation am Gelenkknorpel und an den Menisken: Knorpelglättung (Abrasionsarthroplastik): Kniegelenk		E2	31142	31503	31614	31615	31822
6110	5-812.1k		Arthroskopische Operation am Gelenkknorpel und an den Menisken: Knorpelglättung (Abrasionsarthroplastik): Oberes Sprunggelenk		E2	31142	31503	31614	31615	31822
6111	5-812.1m		Arthroskopische Operation am Gelenkknorpel und an den Menisken: Knorpelglättung (Abrasionsarthroplastik): Unteres Sprunggelenk		E2	31142	31503	31614	31615	31822
6112	5-812.1q		Arthroskopische Operation am Gelenkknorpel und an den Menisken: Knorpelglättung (Abrasionsarthroplastik): Metatarsophalangealgelenk		E2	31142	31503	31614	31615	31822
6113	5-812.1r		Arthroskopische Operation am Gelenkknorpel und an den Menisken: Knorpelglättung (Abrasionsarthroplastik): Zehengelenk		E2	31142	31503	31614	31615	31822
6114	5-812.10		Arthroskopische Operation am Gelenkknorpel und an den Menisken: Knorpelglättung (Abrasionsarthroplastik): Humeroglenoidalgelenk		E2	31142	31503	31614	31615	31822

Fortsetzung 2.21.4 Arthroskopische Gelenkoperationen

lfd. Nr	OPS-301 2004	OPS 2005	Bezeichnung OPS-301 2004	Bezeichnung OPS 2005	Kategorie	OP-Leistung	Überwachung	Nachbeh. Überw.	Nachbeh. Operat.	Narkose
6115	5-812.11		Arthroskopische Operation am Gelenkknorpel und an den Menisken: Knorpelglättung (Abrasionsarthroplastik): Akromioklavikulargelenk		E2	31142	31503	31614	31615	31822
6116	5-812.13		Arthroskopische Operation am Gelenkknorpel und an den Menisken: Knorpelglättung (Abrasionsarthroplastik): Sternoklavikulargelenk		E2	31142	31503	31614	31615	31822
6117	5-812.14		Arthroskopische Operation am Gelenkknorpel und an den Menisken: Knorpelglättung (Abrasionsarthroplastik): Humeroulnargelenk		E2	31142	31503	31614	31615	31822
6118	5-812.15		Arthroskopische Operation am Gelenkknorpel und an den Menisken: Knorpelglättung (Abrasionsarthroplastik): Proximales Radioulnargelenk		E2	31142	31503	31614	31615	31822
6119	5-812.17		Arthroskopische Operation am Gelenkknorpel und an den Menisken: Knorpelglättung (Abrasionsarthroplastik): Handgelenk		E2	31142	31503	31614	31615	31822
6120	5-812.2g		Arthroskopische Operation am Gelenkknorpel und an den Menisken: Subchondrale Bohrung (z.B. Pridie): Hüftgelenk		E4	31144	31504	31618	31619	31824
6121	5-812.2h		Arthroskopische Operation am Gelenkknorpel und an den Menisken: Subchondrale Bohrung (z.B. Pridie): Kniegelenk		E3	31143	31504	31616	31617	31823
6122	5-812.2k		Arthroskopische Operation am Gelenkknorpel und an den Menisken: Subchondrale Bohrung (z.B. Pridie): Oberes Sprunggelenk		E3	31143	31504	31616	31617	31823
6123	5-812.2m		Arthroskopische Operation am Gelenkknorpel und an den Menisken: Subchondrale Bohrung (z.B. Pridie): Unteres Sprunggelenk		E3	31143	31504	31616	31617	31823
6124	5-812.20		Arthroskopische Operation am Gelenkknorpel und an den Menisken: Subchondrale Bohrung (z.B. Pridie): Humeroglenoidalgelenk		E3	31143	31504	31616	31617	31823
6125	5-812.27		Arthroskopische Operation am Gelenkknorpel und an den Menisken: Subchondrale Bohrung (z.B. Pridie): Handgelenk		E3	31143	31504	31616	31617	31823
6126	5-812.3g		Arthroskopische Operation am Gelenkknorpel und an den Menisken: Refixation eines osteochondralen Fragmentes: Hüftgelenk		E5	31145	31505	31618	31619	31825
6127	5-812.3h		Arthroskopische Operation am Gelenkknorpel und an den Menisken: Refixation eines osteochondralen Fragmentes: Kniegelenk		E4	31144	31504	31618	31619	31824
6128	5-812.3k		Arthroskopische Operation am Gelenkknorpel und an den Menisken: Refixation eines osteochondralen Fragmentes: Oberes Sprunggelenk		E4	31144	31504	31618	31619	31824
6129	5-812.3m		Arthroskopische Operation am Gelenkknorpel und an den Menisken: Refixation eines osteochondralen Fragmentes: Unteres Sprunggelenk		E4	31144	31504	31618	31619	31824
6130	5-812.30		Arthroskopische Operation am Gelenkknorpel und an den Menisken: Refixation eines osteochondralen Fragmentes: Humeroglenoidalgelenk		E5	31145	31505	31618	31619	31825
6131	5-812.34		Arthroskopische Operation am Gelenkknorpel und an den Menisken: Refixation eines osteochondralen Fragmentes: Humeroulnargelenk		E4	31144	31504	31618	31619	31824
6132	5-812.35		Arthroskopische Operation am Gelenkknorpel und an den Menisken: Refixation eines osteochondralen Fragmentes: Proximales Radioulnargelenk		E4	31144	31504	31618	31619	31824

Fortsetzung 2.21.4 Arthroskopische Gelenkoperationen

lfd. Nr	OPS-301 2004	OPS 2005	Bezeichnung OPS-301 2004	Bezeichnung OPS 2005	Kategorie	OP-Leistung	Überwachung	Nachbeh. Überw.	Nachbeh. Operat.	Narkose
6133	5-812.37		Arthroskopische Operation am Gelenkknorpel und an den Menisken: Refixation eines osteochondralen Fragmentes: Handgelenk		E4	31144	31504	31618	31619	31824
6134	5-812.4g		Arthroskopische Operation am Gelenkknorpel und an den Menisken: Subchondrale Spongiosaplastik: Hüftgelenk		E5	31145	31505	31618	31619	31825
6135	5-812.4h		Arthroskopische Operation am Gelenkknorpel und an den Menisken: Subchondrale Spongiosaplastik: Kniegelenk		E4	31144	31504	31618	31619	31824
6136	5-812.4k		Arthroskopische Operation am Gelenkknorpel und an den Menisken: Subchondrale Spongiosaplastik: Oberes Sprunggelenk		E4	31144	31504	31618	31619	31824
6137	5-812.4m		Arthroskopische Operation am Gelenkknorpel und an den Menisken: Subchondrale Spongiosaplastik: Unteres Sprunggelenk		E4	31144	31504	31618	31619	31824
6138	5-812.40		Arthroskopische Operation am Gelenkknorpel und an den Menisken: Subchondrale Spongiosaplastik: Humeroglenoidalgelenk		E5	31145	31505	31618	31619	31825
6139	5-812.44		Arthroskopische Operation am Gelenkknorpel und an den Menisken: Subchondrale Spongiosaplastik: Humeroulnargelenk		E4	31144	31504	31618	31619	31824
6140	5-812.45		Arthroskopische Operation am Gelenkknorpel und an den Menisken: Subchondrale Spongiosaplastik: Proximales Radioulnargelenk		E4	31144	31504	31618	31619	31824
6141	5-812.47		Arthroskopische Operation am Gelenkknorpel und an den Menisken: Subchondrale Spongiosaplastik: Handgelenk		E4	31144	31504	31618	31619	31824
6142	5-812.5		Arthroskopische Operation am Gelenkknorpel und an den Menisken: Meniskusresektion, partiell		E2	31142	31503	31614	31615	31822
6143	5-812.6		Arthroskopische Operation am Gelenkknorpel und an den Menisken: Meniskusresektion, total		E3	31143	31504	31616	31617	31823
6144	5-812.7		Arthroskopische Operation am Gelenkknorpel und an den Menisken: Meniskusrefixation		E4	31144	31504	31618	31619	31824
6145	5-812.9h		Arthroskopische Operation am Gelenkknorpel und an den Menisken: Knorpeltransplantation: Kniegelenk		E5	31145	31505	31618	31619	31825
6146	5-812.9k		Arthroskopische Operation am Gelenkknorpel und an den Menisken: Knorpeltransplantation: Oberes Sprunggelenk		E5	31145	31505	31618	31619	31825
6147	5-812.90		Arthroskopische Operation am Gelenkknorpel und an den Menisken: Knorpeltransplantation: Humeroglenoidalgelenk		E4	31144	31504	31618	31619	31824
6148	5-812.97		Arthroskopische Operation am Gelenkknorpel und an den Menisken: Knorpeltransplantation: Handgelenk		E4	31144	31504	31618	31619	31824
6149	5-813.0		Arthroskopische Refixation und Plastik am Kapselbandapparat des Kniegelenkes: Naht eines vorderen Kreuzbandes		E5	31145	31505	31618	31619	31825
6150	5-813.1		Arthroskopische Refixation und Plastik am Kapselbandapparat des Kniegelenkes: Naht eines hinteren Kreuzbandes		E7	31147	31507	31620	31621	31827

Fortsetzung 2.21.4 Arthroskopische Gelenkoperationen

lfd. Nr	OPS-301 2004	OPS 2005	Bezeichnung OPS-301 2004	Bezeichnung OPS 2005	Kategorie	OP-Leistung	Überwachung	Nachbeh. Überw.	Nachbeh. Operat.	Narkose
6151	5-813.2		Arthroskopische Refixation und Plastik am Kapselbandapparat des Kniegelenkes: Knöcherne Refixation eines Kreuzbandes		E6	31146	31506	31620	31621	31826
6152	5-813.3		Arthroskopische Refixation und Plastik am Kapselbandapparat des Kniegelenkes: Plastik vorderes Kreuzband mit autogener Patellarsehne		E6	31146	31506	31620	31621	31826
6153	5-813.4		Arthroskopische Refixation und Plastik am Kapselbandapparat des Kniegelenkes: Plastik vorderes Kreuzband mit sonstiger autogener Sehne		E6	31146	31506	31620	31621	31826
6154	5-813.5		Arthroskopische Refixation und Plastik am Kapselbandapparat des Kniegelenkes: Plastik vorderes Kreuzband mit alloplastischem Bandersatz		E5	31145	31505	31618	31619	31825
6155	5-813.6		Arthroskopische Refixation und Plastik am Kapselbandapparat des Kniegelenkes: Plastik hinteres Kreuzband mit autogener Patellarsehne		E6	31146	31506	31620	31621	31826
6156	5-813.7		Arthroskopische Refixation und Plastik am Kapselbandapparat des Kniegelenkes: Plastik hinteres Kreuzband mit sonstiger autogener Sehne		E6	31146	31506	31620	31621	31826
6157	5-813.8		Arthroskopische Refixation und Plastik am Kapselbandapparat des Kniegelenkes: Plastik hinteres Kreuzband mit alloplastischem Bandersatz		E5	31145	31505	31618	31619	31825
6158	5-813.9		Arthroskopische Refixation und Plastik am Kapselbandapparat des Kniegelenkes: Durchtrennung der Kniegelenkskapsel (Lateral release)		E3	31143	31504	31616	31617	31823
6159	5-814.0	5-814.0	Arthroskopische Refixation und Plastik am Kapselbandapparat des Schultergelenkes: Refixation des Limbus durch Naht	Arthroskopische Refixation und Plastik am Kapselbandapparat des Schultergelenkes: Refixation des Labrum glenoidale durch Naht	E6	31146	31506	31620	31621	31826
6160	5-814.1	5-814.1	Arthroskopische Refixation und Plastik am Kapselbandapparat des Schultergelenkes: Refixation des Limbus durch sonstige Verfahren	Arthroskopische Refixation und Plastik am Kapselbandapparat des Schultergelenkes: Refixation des Labrum glenoidale durch sonstige Verfahren	E5	31145	31505	31618	31619	31825
6161	5-814.2	5-814.2	Arthroskopische Refixation und Plastik am Kapselbandapparat des Schultergelenkes: Refixation eines knöchernen Limbusabrisses	Arthroskopische Refixation und Plastik am Kapselbandapparat des Schultergelenkes: Refixation eines knöchernen Labrumabrisses (Bankart-Läsion)	E6	31146	31506	31620	31621	31826
6162	5-814.3		Arthroskopische Refixation und Plastik am Kapselbandapparat des Schultergelenkes: Erweiterung des subakromialen Raumes		E5	31145	31505	31618	31619	31825
6163	5-814.4	5-814.4	Arthroskopische Refixation und Plastik am Kapselbandapparat des Schultergelenkes: Rekonstruktion der Rotatorenmanschette	Arthroskopische Refixation und Plastik am Kapselbandapparat des Schultergelenkes: Sonstige Rekonstruktion der Rotatorenmanschette	E7	31147	31507	31620	31621	31827
6164	5-814.5		Arthroskopische Refixation und Plastik am Kapselbandapparat des Schultergelenkes: Kapselraffung mit Fixation am Glenoid durch Naht		E5	31145	31505	31618	31619	31825

Fortsetzung 2.21.4 Arthroskopische Gelenkoperationen

lfd. Nr	OPS-301 2004	OPS 2005	Bezeichnung OPS-301 2004	Bezeichnung OPS 2005	Kategorie	OP-Leistung	Überwachung	Nachbeh. Überw.	Nachbeh. Operat.	Narkose
6165	5-819.0g		Andere arthroskopische Operationen: Durchtrennung eines Bandes: Hüftgelenk		E2	31142	31503	31614	31615	31822
6166	5-819.0h		Andere arthroskopische Operationen: Durchtrennung eines Bandes: Kniegelenk		E1	31141	31502	31601	31602	31821
6167	5-819.0k		Andere arthroskopische Operationen: Durchtrennung eines Bandes: Oberes Sprunggelenk		E2	31142	31503	31614	31615	31822
6168	5-819.0m		Andere arthroskopische Operationen: Durchtrennung eines Bandes: Unteres Sprunggelenk		E2	31142	31503	31614	31615	31822
6169	5-819.00		Andere arthroskopische Operationen: Durchtrennung eines Bandes: Humeroglenoidalgelenk		E2	31142	31503	31614	31615	31822
6170	5-819.01		Andere arthroskopische Operationen: Durchtrennung eines Bandes: Akromioklavikulargelenk		E2	31142	31503	31614	31615	31822
6171	5-819.04		Andere arthroskopische Operationen: Durchtrennung eines Bandes: Humeroulnargelenk		E2	31142	31503	31614	31615	31822
6172	5-819.05		Andere arthroskopische Operationen: Durchtrennung eines Bandes: Proximales Radioulnargelenk		E2	31142	31503	31614	31615	31822
6173	5-819.07		Andere arthroskopische Operationen: Durchtrennung eines Bandes: Handgelenk		E2	31142	31503	31614	31615	31822
6174		5-814.6		Arthroskopische Refixation und Plastik am Kapselbandapparat des Schultergelenkes: Rekonstruktion der Rotatorenmanschette durch Transplantat	E7	31147	31507	31620	31621	31827

2.21.5 Endoprothetischer Gelenk- und Knochenersatz

lfd. Nr	OPS-301 2004	OPS 2005	Bezeichnung OPS-301 2004	Bezeichnung OPS 2005	Kategorie	OP-Leistung	Überwachung	Nachbeh. Überw.	Nachbeh. Operat.	Narkose
6175	5-820.00		Implantation einer Endoprothese am Hüftgelenk: Totalendoprothese: Nicht zementiert		D5	31135	31505	31618	31619	31825
6176	5-820.01		Implantation einer Endoprothese am Hüftgelenk: Totalendoprothese: Zementiert		D5	31135	31505	31618	31619	31825
6177	5-820.02		Implantation einer Endoprothese am Hüftgelenk: Totalendoprothese: Hybrid (teilzementiert)		D5	31135	31505	31618	31619	31825
6178	5-820.20		Implantation einer Endoprothese am Hüftgelenk: Totalendoprothese, Sonderprothese: Nicht zementiert		D6	31136	31506	31620	31621	31826
6179	5-820.21		Implantation einer Endoprothese am Hüftgelenk: Totalendoprothese, Sonderprothese: Zementiert		D6	31136	31506	31620	31621	31826
6180	5-820.22		Implantation einer Endoprothese am Hüftgelenk: Totalendoprothese, Sonderprothese: Hybrid (teilzementiert)		D6	31136	31506	31620	31621	31826
6181	5-820.30		Implantation einer Endoprothese am Hüftgelenk: Femurkopfprothese: Nicht zementiert		D4	31134	31504	31618	31619	31824
6182	5-820.31		Implantation einer Endoprothese am Hüftgelenk: Femurkopfprothese: Zementiert		D4	31134	31504	31618	31619	31824
6183	5-820.32		Implantation einer Endoprothese am Hüftgelenk: Femurkopfprothese: Hybrid (teilzementiert)		D4	31134	31504	31618	31619	31824
6184	5-820.40		Implantation einer Endoprothese am Hüftgelenk: Duokopfprothese: Nicht zementiert		D4	31134	31504	31618	31619	31824
6185	5-820.41		Implantation einer Endoprothese am Hüftgelenk: Duokopfprothese: Zementiert		D4	31134	31504	31618	31619	31824
6186	5-820.42		Implantation einer Endoprothese am Hüftgelenk: Duokopfprothese: Hybrid (teilzementiert)		D4	31134	31504	31618	31619	31824
6187	5-821.a		Revision, Wechsel und Entfernung einer Endoprothese am Hüftgelenk: Entfernung einer Femurkopfkappe		D3	31133	31504	31616	31617	31823
6188	5-821.b		Revision, Wechsel und Entfernung einer Endoprothese am Hüftgelenk: Entfernung einer Gelenkpfannenprothese		D4	31134	31504	31618	31619	31824
6189	5-821.c		Revision, Wechsel und Entfernung einer Endoprothese am Hüftgelenk: Entfernung einer Gelenkpfannenstützschale		D5	31135	31505	31618	31619	31825
6190	5-821.d		Revision, Wechsel und Entfernung einer Endoprothese am Hüftgelenk: Entfernung einer Gelenkschnapp-Pfanne		D4	31134	31504	31618	31619	31824
6191	5-821.e		Revision, Wechsel und Entfernung einer Endoprothese am Hüftgelenk: Entfernung einer Totalendoprothese, Sonderprothese		D4	31134	31504	31618	31619	31824
6192	5-821.0		Revision, Wechsel und Entfernung einer Endoprothese am Hüftgelenk: Revision (ohne Wechsel)		D3	31133	31504	31616	31617	31823
6193	5-821.10		Revision, Wechsel und Entfernung einer Endoprothese am Hüftgelenk: Wechsel einer Femurkopfprothese: In Femurkopfprothese nicht zementiert		D5	31135	31505	31618	31619	31825

Fortsetzung 2.21.5 Endoprothetischer Gelenk-und Knochenersatz

lfd. Nr	OPS-301 2004	OPS 2005	Bezeichnung OPS-301 2004	Bezeichnung OPS 2005	Kategorie	OP-Leistung	Überwachung	Nachbeh. Überw.	Nachbeh. Operat.	Narkose
6194	5-821.11		Revision, Wechsel und Entfernung einer Endoprothese am Hüftgelenk: Wechsel einer Femurkopfprothese: In Femurkopfprothese zementiert und n.n.bez.		D6	31136	31506	31620	31621	31826
6195	5-821.12		Revision, Wechsel und Entfernung einer Endoprothese am Hüftgelenk: Wechsel einer Femurkopfprothese: In Totalendoprothese nicht zementiert		D6	31136	31506	31620	31621	31826
6196	5-821.13		Revision, Wechsel und Entfernung einer Endoprothese am Hüftgelenk: Wechsel einer Femurkopfprothese: In Totalendoprothese zementiert und n.n.bez.		D6	31136	31506	31620	31621	31826
6197	5-821.14		Revision, Wechsel und Entfernung einer Endoprothese am Hüftgelenk: Wechsel einer Femurkopfprothese: In Totalendoprothese, Hybrid (teilzementiert)		D6	31136	31506	31620	31621	31826
6198	5-821.15		Revision, Wechsel und Entfernung einer Endoprothese am Hüftgelenk: Wechsel einer Femurkopfprothese: In Totalendoprothese, Sonderprothese		D7	31137	31507	31620	31621	31827
6199	5-821.16		Revision, Wechsel und Entfernung einer Endoprothese am Hüftgelenk: Wechsel einer Femurkopfprothese: In Duokopfprothese		D5	31135	31505	31618	31619	31825
6200	5-821.18		Revision, Wechsel und Entfernung einer Endoprothese am Hüftgelenk: Wechsel einer Femurkopfprothese: Wechsel des Aufsteckkopfes		D4	31134	31504	31618	31619	31824
6201	5-821.20		Revision, Wechsel und Entfernung einer Endoprothese am Hüftgelenk: Wechsel einer Gelenkpfannenprothese: In Gelenkpfannenprothese, nicht zementiert		D5	31135	31505	31618	31619	31825
6202	5-821.21		Revision, Wechsel und Entfernung einer Endoprothese am Hüftgelenk: Wechsel einer Gelenkpfannenprothese: In Gelenkpfannenprothese, nicht zementiert, mit Pfannenbodenaufbau		D7	31137	31507	31620	31621	31827
6203	5-821.22		Revision, Wechsel und Entfernung einer Endoprothese am Hüftgelenk: Wechsel einer Gelenkpfannenprothese: In Gelenkpfannenprothese, zementiert und n.n.bez.		D5	31135	31505	31618	31619	31825
6204	5-821.23		Revision, Wechsel und Entfernung einer Endoprothese am Hüftgelenk: Wechsel einer Gelenkpfannenprothese: In Gelenkpfannenprothese, zementiert und n.n.bez., mit Pfannenbodenaufbau		D7	31137	31507	31620	31621	31827
6205	5-821.24		Revision, Wechsel und Entfernung einer Endoprothese am Hüftgelenk: Wechsel einer Gelenkpfannenprothese: In Gelenkpfannenprothese nicht zementiert, mit Wechsel des Aufsteckkopfes		D5	31135	31505	31618	31619	31825
6206	5-821.25		Revision, Wechsel und Entfernung einer Endoprothese am Hüftgelenk: Wechsel einer Gelenkpfannenprothese: In Gelenkpfannenprothese zementiert und n.n.bez., mit Wechsel des Aufsteckkopfes		D5	31135	31505	31618	31619	31825
6207	5-821.31		Revision, Wechsel und Entfernung einer Endoprothese am Hüftgelenk: Wechsel einer zementierten Totalendoprothese: In Totalendoprothese zementiert und n.n. bez.		D7	31137	31507	31620	31621	31827
6208	5-821.32		Revision, Wechsel und Entfernung einer Endoprothese am Hüftgelenk: Wechsel einer zementierten Totalendoprothese: In Totalendoprothese, Hybrid (teilzementiert)		D7	31137	31507	31620	31621	31827
6209	5-821.33		Revision, Wechsel und Entfernung einer Endoprothese am Hüftgelenk: Wechsel einer zementierten Totalendoprothese: In Totalendoprothese, Sonderprothese		D7	31137	31507	31620	31621	31827

Fortsetzung 2.21.5 Endoprothetischer Gelenk-und Knochenersatz

lfd. Nr	OPS-301 2004	OPS 2005	Bezeichnung OPS-301 2004	Bezeichnung OPS 2005	Kategorie	OP-Leistung	Überwachung	Nachbeh. Überw.	Nachbeh. Operat.	Narkose
6210	5-821.40		Revision, Wechsel und Entfernung einer Endoprothese am Hüftgelenk: Wechsel einer nicht zementierten Totalendoprothese: In Totalendoprothese nicht zementiert		D6	31136	31506	31620	31621	31826
6211	5-821.41		Revision, Wechsel und Entfernung einer Endoprothese am Hüftgelenk: Wechsel einer nicht zementierten Totalendoprothese: In Totalendoprothese zementiert und n. n.bez.		D6	31136	31506	31620	31621	31826
6212	5-821.42		Revision, Wechsel und Entfernung einer Endoprothese am Hüftgelenk: Wechsel einer nicht zementierten Totalendoprothese: In Totalendoprothese, Hybrid (teilzementiert)		D6	31136	31506	31620	31621	31826
6213	5-821.43		Revision, Wechsel und Entfernung einer Endoprothese am Hüftgelenk: Wechsel einer nicht zementierten Totalendoprothese: In Totalendoprothese, Sonderprothese		D7	31137	31507	31620	31621	31827
6214	5-821.50		Revision, Wechsel und Entfernung einer Endoprothese am Hüftgelenk: Wechsel einer Totalendoprothese, Hybrid (teilzementiert): In Totalendoprothese nicht zementiert		D7	31137	31507	31620	31621	31827
6215	5-821.51		Revision, Wechsel und Entfernung einer Endoprothese am Hüftgelenk: Wechsel einer Totalendoprothese, Hybrid (teilzementiert): In Totalendoprothese zementiert und n.n.bez.		D7	31137	31507	31620	31621	31827
6216	5-821.52		Revision, Wechsel und Entfernung einer Endoprothese am Hüftgelenk: Wechsel einer Totalendoprothese, Hybrid (teilzementiert): In Totalendoprothese, Hybrid (teilzementiert)		D7	31137	31507	31620	31621	31827
6217	5-821.53		Revision, Wechsel und Entfernung einer Endoprothese am Hüftgelenk: Wechsel einer Totalendoprothese, Hybrid (teilzementiert): In Totalendoprothese, Sonderprothese		D7	31137	31507	31620	31621	31827
6218	5-821.60		Revision, Wechsel und Entfernung einer Endoprothese am Hüftgelenk: Wechsel einer Totalendoprothese, Sonderprothese: In Totalendoprothese nicht zementiert		D7	31137	31507	31620	31621	31827
6219	5-821.61		Revision, Wechsel und Entfernung einer Endoprothese am Hüftgelenk: Wechsel einer Totalendoprothese, Sonderprothese: In Totalendoprothese zementiert und n.n. bez.		D7	31137	31507	31620	31621	31827
6220	5-821.62		Revision, Wechsel und Entfernung einer Endoprothese am Hüftgelenk: Wechsel einer Totalendoprothese, Sonderprothese: In Totalendoprothese, Hybrid (teilzementiert)		D7	31137	31507	31620	31621	31827
6221	5-821.63		Revision, Wechsel und Entfernung einer Endoprothese am Hüftgelenk: Wechsel einer Totalendoprothese, Sonderprothese: In Totalendoprothese, Sonderprothese		D7	31137	31507	31620	31621	31827
6222	5-821.8		Revision, Wechsel und Entfernung einer Endoprothese am Hüftgelenk: Entfernung einer Femurkopfprothese		D4	31134	31504	31618	31619	31824
6223	5-821.9		Revision, Wechsel und Entfernung einer Endoprothese am Hüftgelenk: Entfernung einer Duokopfprothese		D4	31134	31504	31618	31619	31824
6224	5-822.00		Implantation einer Endoprothese am Kniegelenk: Unikondyläre Schlittenprothese: Nicht zementiert		D5	31135	31505	31618	31619	31825

Fortsetzung 2.21.5 Endoprothetischer Gelenk-und Knochenersatz

lfd. Nr	OPS-301 2004	OPS 2005	Bezeichnung OPS-301 2004	Bezeichnung OPS 2005	Kategorie	OP-Leistung	Überwachung	Nachbeh. Überw.	Nachbeh. Operat.	Narkose
6225	5-822.01		Implantation einer Endoprothese am Kniegelenk: Unikondyläre Schlittenprothese: Zementiert		D5	31135	31505	31618	31619	31825
6226	5-822.02		Implantation einer Endoprothese am Kniegelenk: Unikondyläre Schlittenprothese: Hybrid (teilzementiert)		D5	31135	31505	31618	31619	31825
6227	5-822.10		Implantation einer Endoprothese am Kniegelenk: Bikondyläre Oberflächenersatzprothese, ungekoppelt, ohne Patellaersatz: Nicht zementiert		D5	31135	31505	31618	31619	31825
6228	5-822.11		Implantation einer Endoprothese am Kniegelenk: Bikondyläre Oberflächenersatzprothese, ungekoppelt, ohne Patellaersatz: Zementiert		D5	31135	31505	31618	31619	31825
6229	5-822.12		Implantation einer Endoprothese am Kniegelenk: Bikondyläre Oberflächenersatzprothese, ungekoppelt, ohne Patellaersatz: Hybrid (teilzementiert)		D5	31135	31505	31618	31619	31825
6230	5-822.20		Implantation einer Endoprothese am Kniegelenk: Bikondyläre Oberflächenersatzprothese, ungekoppelt, mit Patellaersatz: Nicht zementiert		D6	31136	31506	31620	31621	31826
6231	5-822.21		Implantation einer Endoprothese am Kniegelenk: Bikondyläre Oberflächenersatzprothese, ungekoppelt, mit Patellaersatz: Zementiert		D6	31136	31506	31620	31621	31826
6232	5-822.22		Implantation einer Endoprothese am Kniegelenk: Bikondyläre Oberflächenersatzprothese, ungekoppelt, mit Patellaersatz: Hybrid (teilzementiert)		D6	31136	31506	31620	31621	31826
6233	5-822.30		Implantation einer Endoprothese am Kniegelenk: Bikondyläre Oberflächenersatzprothese, teilgekoppelt, ohne Patellaersatz: Nicht zementiert		D6	31136	31506	31620	31621	31826
6234	5-822.31		Implantation einer Endoprothese am Kniegelenk: Bikondyläre Oberflächenersatzprothese, teilgekoppelt, ohne Patellaersatz: Zementiert		D6	31136	31506	31620	31621	31826
6235	5-822.32		Implantation einer Endoprothese am Kniegelenk: Bikondyläre Oberflächenersatzprothese, teilgekoppelt, ohne Patellaersatz: Hybrid (teilzementiert)		D6	31136	31506	31620	31621	31826
6236	5-822.40		Implantation einer Endoprothese am Kniegelenk: Bikondyläre Oberflächenersatzprothese, teilgekoppelt, mit Patellaersatz: Nicht zementiert		D6	31136	31506	31620	31621	31826
6237	5-822.41		Implantation einer Endoprothese am Kniegelenk: Bikondyläre Oberflächenersatzprothese, teilgekoppelt, mit Patellaersatz: Zementiert		D6	31136	31506	31620	31621	31826
6238	5-822.42		Implantation einer Endoprothese am Kniegelenk: Bikondyläre Oberflächenersatzprothese, teilgekoppelt, mit Patellaersatz: Hybrid (teilzementiert)		D6	31136	31506	31620	31621	31826
6239	5-822.60		Implantation einer Endoprothese am Kniegelenk: Scharnierendoprothese ohne Patellaersatz: Nicht zementiert		D6	31136	31506	31620	31621	31826
6240	5-822.61		Implantation einer Endoprothese am Kniegelenk: Scharnierendoprothese ohne Patellaersatz: Zementiert		D6	31136	31506	31620	31621	31826
6241	5-822.62		Implantation einer Endoprothese am Kniegelenk: Scharnierendoprothese ohne Patellaersatz: Hybrid (teilzementiert)		D6	31136	31506	31620	31621	31826
6242	5-822.70		Implantation einer Endoprothese am Kniegelenk: Scharnierendoprothese mit Patellaersatz: Nicht zementiert		D7	31137	31507	31620	31621	31827

Fortsetzung 2.21.5 Endoprothetischer Gelenk-und Knochenersatz

lfd. Nr	OPS-301 2004	OPS 2005	Bezeichnung OPS-301 2004	Bezeichnung OPS 2005	Kategorie	OP-Leistung	Überwachung	Nachbeh. Überw.	Nachbeh. Operat.	Narkose
6243	5-822.71		Implantation einer Endoprothese am Kniegelenk: Scharnierendoprothese mit Patellaersatz: Zementiert		D7	31137	31507	31620	31621	31827
6244	5-822.72		Implantation einer Endoprothese am Kniegelenk: Scharnierendoprothese mit Patellaersatz: Hybrid (teilzementiert)		D7	31137	31507	31620	31621	31827
6245	5-822.80		Implantation einer Endoprothese am Kniegelenk: Patellaersatz: Nicht zementiert		D4	31134	31504	31618	31619	31824
6246	5-822.81		Implantation einer Endoprothese am Kniegelenk: Patellaersatz: Zementiert		D4	31134	31504	31618	31619	31824
6247	5-822.82		Implantation einer Endoprothese am Kniegelenk: Patellaersatz: Hybrid (teilzementiert)		D4	31134	31504	31618	31619	31824
6248	5-822.90		Implantation einer Endoprothese am Kniegelenk: Sonderprothese: Nicht zementiert		D7	31137	31507	31620	31621	31827
6249	5-822.91		Implantation einer Endoprothese am Kniegelenk: Sonderprothese: Zementiert		D7	31137	31507	31620	31621	31827
6250	5-822.92		Implantation einer Endoprothese am Kniegelenk: Sonderprothese: Hybrid (teilzementiert)		D7	31137	31507	31620	31621	31827
6251	5-823.a		Revision, Wechsel und Entfernung einer Endoprothese am Kniegelenk: Entfernung einer Sonderprothese		D6	31136	31506	31620	31621	31826
6252	5-823.0		Revision, Wechsel und Entfernung einer Endoprothese am Kniegelenk: Revision (ohne Wechsel)		D3	31133	31504	31616	31617	31823
6253	5-823.10		Revision, Wechsel und Entfernung einer Endoprothese am Kniegelenk: Wechsel einer unikondylären Schlittenprothese: In unikondyläre Oberflächenprothese, nicht zementiert		D6	31136	31506	31620	31621	31826
6254	5-823.11		Revision, Wechsel und Entfernung einer Endoprothese am Kniegelenk: Wechsel einer unikondylären Schlittenprothese: In unikondyläre Oberflächenprothese zementiert		D6	31136	31506	31620	31621	31826
6255	5-823.12		Revision, Wechsel und Entfernung einer Endoprothese am Kniegelenk: Wechsel einer unikondylären Schlittenprothese: In bikondyläre Oberflächenprothese ohne Patellaersatz, nicht zementiert		D7	31137	31507	31620	31621	31827
6256	5-823.13		Revision, Wechsel und Entfernung einer Endoprothese am Kniegelenk: Wechsel einer unikondylären Schlittenprothese: In bikondyläre Oberflächenprothese mit Patellaersatz, nicht zementiert		D7	31137	31507	31620	31621	31827
6257	5-823.14		Revision, Wechsel und Entfernung einer Endoprothese am Kniegelenk: Wechsel einer unikondylären Schlittenprothese: In bikondyläre Oberflächenprothese ohne Patellaersatz, zementiert		D7	31137	31507	31620	31621	31827
6258	5-823.15		Revision, Wechsel und Entfernung einer Endoprothese am Kniegelenk: Wechsel einer unikondylären Schlittenprothese: In bikondyläre Oberflächenprothese mit Patellaersatz, zementiert		D7	31137	31507	31620	31621	31827
6259	5-823.16		Revision, Wechsel und Entfernung einer Endoprothese am Kniegelenk: Wechsel einer unikondylären Schlittenprothese: In Scharnierprothese, nicht zementiert		D7	31137	31507	31620	31621	31827

Fortsetzung 2.21.5 Endoprothetischer Gelenk-und Knochenersatz

lfd. Nr	OPS-301 2004	OPS 2005	Bezeichnung OPS-301 2004	Bezeichnung OPS 2005	Kate-gorie	OP-Leistung	Über-wachung	Nachbeh. Überw.	Nachbeh. Operat.	Narkose
6260	5-823.17		Revision, Wechsel und Entfernung einer Endoprothese am Kniegelenk: Wechsel einer unikondylären Schlittenprothese: In Scharnierprothese zementiert		D7	31137	31507	31620	31621	31827
6261	5-823.18		Revision, Wechsel und Entfernung einer Endoprothese am Kniegelenk: Wechsel einer unikondylären Schlittenprothese: In Scharnierprothese, Hybrid (teilzementiert)		D7	31137	31507	31620	31621	31827
6262	5-823.20		Revision, Wechsel und Entfernung einer Endoprothese am Kniegelenk: Wechsel einer bikondylären Oberflächenersatzprothese: Typgleich		D7	31137	31507	31620	31621	31827
6263	5-823.21		Revision, Wechsel und Entfernung einer Endoprothese am Kniegelenk: Wechsel einer bikondylären Oberflächenersatzprothese: In eine andere Oberflächenersatzprothese, nicht zementiert		D7	31137	31507	31620	31621	31827
6264	5-823.22		Revision, Wechsel und Entfernung einer Endoprothese am Kniegelenk: Wechsel einer bikondylären Oberflächenersatzprothese: In eine andere Oberflächenersatzprothese, (teil-)zementiert		D7	31137	31507	31620	31621	31827
6265	5-823.23		Revision, Wechsel und Entfernung einer Endoprothese am Kniegelenk: Wechsel einer bikondylären Oberflächenersatzprothese: In eine Scharnierprothese, nicht zementiert		D7	31137	31507	31620	31621	31827
6266	5-823.24		Revision, Wechsel und Entfernung einer Endoprothese am Kniegelenk: Wechsel einer bikondylären Oberflächenersatzprothese: In eine Scharnierprothese, (teil-) zementiert		D7	31137	31507	31620	31621	31827
6267	5-823.25		Revision, Wechsel und Entfernung einer Endoprothese am Kniegelenk: Wechsel einer bikondylären Oberflächenersatzprothese: In eine Sonderprothese, nicht zementiert		D7	31137	31507	31620	31621	31827
6268	5-823.26		Revision, Wechsel und Entfernung einer Endoprothese am Kniegelenk: Wechsel einer bikondylären Oberflächenersatzprothese: In eine Sonderprothese, (teil-) zementiert		D7	31137	31507	31620	31621	31827
6269	5-823.27		Revision, Wechsel und Entfernung einer Endoprothese am Kniegelenk: Wechsel einer bikondylären Oberflächenersatzprothese: Inlaywechsel		D4	31134	31504	31618	31619	31824
6270	5-823.28		Revision, Wechsel und Entfernung einer Endoprothese am Kniegelenk: Wechsel einer bikondylären Oberflächenersatzprothese: Teilwechsel Femurteil		D6	31136	31506	31620	31621	31826
6271	5-823.29		Revision, Wechsel und Entfernung einer Endoprothese am Kniegelenk: Wechsel einer bikondylären Oberflächenersatzprothese: Teilwechsel Tibiateil		D6	31136	31506	31620	31621	31826
6272	5-823.30		Revision, Wechsel und Entfernung einer Endoprothese am Kniegelenk: Wechsel einer Scharnierendoprothese: Typgleich		D7	31137	31507	31620	31621	31827
6273	5-823.31		Revision, Wechsel und Entfernung einer Endoprothese am Kniegelenk: Wechsel einer Scharnierendoprothese: In eine andere Scharnierendoprothese, nicht zementiert		D7	31137	31507	31620	31621	31827
6274	5-823.32		Revision, Wechsel und Entfernung einer Endoprothese am Kniegelenk: Wechsel einer Scharnierendoprothese: In eine andere Scharnierendoprothese, (teil-) zementiert		D7	31137	31507	31620	31621	31827

Fortsetzung 2.21.5 Endoprothetischer Gelenk-und Knochenersatz

lfd. Nr	OPS-301 2004	OPS 2005	Bezeichnung OPS-301 2004	Bezeichnung OPS 2005	Kategorie	OP-Leistung	Überwachung	Nachbeh. Überw.	Nachbeh. Operat.	Narkose
6275	5-823.33		Revision, Wechsel und Entfernung einer Endoprothese am Kniegelenk: Wechsel einer Scharnierendoprothese: In eine Sonderprothese, nicht zementiert		D7	31137	31507	31620	31621	31827
6276	5-823.34		Revision, Wechsel und Entfernung einer Endoprothese am Kniegelenk: Wechsel einer Scharnierendoprothese: In eine Sonderprothese, (teil-)zementiert		D7	31137	31507	31620	31621	31827
6277	5-823.35		Revision, Wechsel und Entfernung einer Endoprothese am Kniegelenk: Wechsel einer Scharnierendoprothese: Teilwechsel Femurteil		D6	31136	31506	31620	31621	31826
6278	5-823.36		Revision, Wechsel und Entfernung einer Endoprothese am Kniegelenk: Wechsel einer Scharnierendoprothese: Teilwechsel Tibiateil		D6	31136	31506	31620	31621	31826
6279	5-823.37		Revision, Wechsel und Entfernung einer Endoprothese am Kniegelenk: Wechsel einer Scharnierendoprothese: Teilwechsel Patellateil		D5	31135	31505	31618	31619	31825
6280	5-823.40		Revision, Wechsel und Entfernung einer Endoprothese am Kniegelenk: Wechsel einer Sonderprothese: Typgleich		D7	31137	31507	31620	31621	31827
6281	5-823.41		Revision, Wechsel und Entfernung einer Endoprothese am Kniegelenk: Wechsel einer Sonderprothese: Teilwechsel Femurteil		D7	31137	31507	31620	31621	31827
6282	5-823.42		Revision, Wechsel und Entfernung einer Endoprothese am Kniegelenk: Wechsel einer Sonderprothese: Teilwechsel Tibiateil		D7	31137	31507	31620	31621	31827
6283	5-823.43		Revision, Wechsel und Entfernung einer Endoprothese am Kniegelenk: Wechsel einer Sonderprothese: Teilwechsel Patellateil		D5	31135	31505	31618	31619	31825
6284	5-823.50		Revision, Wechsel und Entfernung einer Endoprothese am Kniegelenk: Wechsel eines Patellaersatzes: Nicht zementiert		D5	31135	31505	31618	31619	31825
6285	5-823.51		Revision, Wechsel und Entfernung einer Endoprothese am Kniegelenk: Wechsel eines Patellaersatzes: (Teil-)zementiert		D5	31135	31505	31618	31619	31825
6286	5-823.6		Revision, Wechsel und Entfernung einer Endoprothese am Kniegelenk: Entfernung einer unikondylären Schlittenprothese		D4	31134	31504	31618	31619	31824
6287	5-823.7		Revision, Wechsel und Entfernung einer Endoprothese am Kniegelenk: Entfernung einer bikondylären Oberflächenersatzprothese		D4	31134	31504	31618	31619	31824
6288	5-823.8		Revision, Wechsel und Entfernung einer Endoprothese am Kniegelenk: Entfernung einer Scharnierendoprothese		D6	31136	31506	31620	31621	31826
6289	5-823.9		Revision, Wechsel und Entfernung einer Endoprothese am Kniegelenk: Entfernung eines Patellaersatzes		D3	31133	31504	31616	31617	31823
6290	5-824.0		Implantation einer Endoprothese an Gelenken der oberen Extremität: Humeruskopfprothese		D5	31135	31505	31618	31619	31825
6291	5-824.1		Implantation einer Endoprothese an Gelenken der oberen Extremität: Glenoidprothese		D5	31135	31505	31618	31619	31825
6292	5-824.2		Implantation einer Endoprothese an Gelenken der oberen Extremität: Totalendoprothese Schultergelenk		D7	31137	31507	31620	31621	31827

Fortsetzung 2.21.5 Endoprothetischer Gelenk-und Knochenersatz

lfd. Nr	OPS-301 2004	OPS 2005	Bezeichnung OPS-301 2004	Bezeichnung OPS 2005	Kategorie	OP-Leistung	Überwachung	Nachbeh. Überw.	Nachbeh. Operat.	Narkose
6293	5-824.3		Implantation einer Endoprothese an Gelenken der oberen Extremität: Radiuskopfprothese		D5	31135	31505	31618	31619	31825
6294	5-824.4		Implantation einer Endoprothese an Gelenken der oberen Extremität: Totalendoprothese Ellenbogengelenk, gekoppelt		D7	31137	31507	31620	31621	31827
6295	5-824.5		Implantation einer Endoprothese an Gelenken der oberen Extremität: Totalendoprothese Ellenbogengelenk, ungekoppelt		D7	31137	31507	31620	31621	31827
6296	5-824.6		Implantation einer Endoprothese an Gelenken der oberen Extremität: Ersatz der distalen Humerusgelenkfläche		D6	31136	31506	31620	31621	31826
6297	5-824.7		Implantation einer Endoprothese an Gelenken der oberen Extremität: Ulnakopfprothese		D5	31135	31505	31618	31619	31825
6298	5-824.8		Implantation einer Endoprothese an Gelenken der oberen Extremität: Handgelenkendoprothese		D6	31136	31506	31620	31621	31826
6299	5-824.9		Implantation einer Endoprothese an Gelenken der oberen Extremität: Fingergelenkendoprothese		D3	31133	31504	31616	31617	31823
6300	5-825.a		Revision, Wechsel und Entfernung einer Endoprothese an Gelenken der oberen Extremität: Entfernung einer Totalendoprothese Ellenbogengelenk		D6	31136	31506	31620	31621	31826
6301	5-825.b		Revision, Wechsel und Entfernung einer Endoprothese an Gelenken der oberen Extremität: Entfernung einer Handgelenkendoprothese		D6	31136	31506	31620	31621	31826
6302	5-825.c		Revision, Wechsel und Entfernung einer Endoprothese an Gelenken der oberen Extremität: Entfernung einer Fingergelenkendoprothese		D3	31133	31504	31616	31617	31823
6303	5-825.0		Revision, Wechsel und Entfernung einer Endoprothese an Gelenken der oberen Extremität: Revision (ohne Wechsel)		D4	31134	31504	31618	31619	31824
6304	5-825.1		Revision, Wechsel und Entfernung einer Endoprothese an Gelenken der oberen Extremität: Wechsel einer Humeruskopfprothese		D7	31137	31507	31620	31621	31827
6305	5-825.2		Revision, Wechsel und Entfernung einer Endoprothese an Gelenken der oberen Extremität: Wechsel einer Totalendoprothese Schultergelenk		D7	31137	31507	31620	31621	31827
6306	5-825.3		Revision, Wechsel und Entfernung einer Endoprothese an Gelenken der oberen Extremität: Wechsel einer Radiuskopfprothese		D5	31135	31505	31618	31619	31825
6307	5-825.4		Revision, Wechsel und Entfernung einer Endoprothese an Gelenken der oberen Extremität: Wechsel einer Totalendoprothese Ellenbogengelenk		D7	31137	31507	31620	31621	31827
6308	5-825.5		Revision, Wechsel und Entfernung einer Endoprothese an Gelenken der oberen Extremität: Wechsel einer Handgelenkendoprothese		D7	31137	31507	31620	31621	31827
6309	5-825.6		Revision, Wechsel und Entfernung einer Endoprothese an Gelenken der oberen Extremität: Wechsel einer Fingergelenkendoprothese		D4	31134	31504	31618	31619	31824
6310	5-825.7		Revision, Wechsel und Entfernung einer Endoprothese an Gelenken der oberen Extremität: Entfernung einer Humeruskopfprothese		D4	31134	31504	31618	31619	31824

Fortsetzung 2.21.5 Endoprothetischer Gelenk-und Knochenersatz

lfd. Nr	OPS-301 2004	OPS 2005	Bezeichnung OPS-301 2004	Bezeichnung OPS 2005	Kategorie	OP-Leistung	Überwachung	Nachbeh. Überw.	Nachbeh. Operat.	Narkose
6311	5-825.8		Revision, Wechsel und Entfernung einer Endoprothese an Gelenken der oberen Extremität: Entfernung einer Totalendoprothese Schultergelenk		D5	31135	31505	31618	31619	31825
6312	5-825.9		Revision, Wechsel und Entfernung einer Endoprothese an Gelenken der oberen Extremität: Entfernung einer Radiuskopfprothese		D3	31133	31504	31616	31617	31823
6313	5-826.0		Implantation einer Endoprothese an Gelenken der unteren Extremität: Sprunggelenkendoprothese		D6	31136	31506	31620	31621	31826
6314	5-826.1		Implantation einer Endoprothese an Gelenken der unteren Extremität: Fußwurzelendoprothese		D5	31135	31505	31618	31619	31825
6315	5-826.2		Implantation einer Endoprothese an Gelenken der unteren Extremität: Vorfuß- oder Zehenendoprothese		D3	31133	31504	31616	31617	31823
6316	5-827.0		Revision, Wechsel und Entfernung einer Endoprothese an Gelenken der unteren Extremität: Revision (ohne Wechsel)		D2	31132	31503	31614	31615	31822
6317	5-827.1		Revision, Wechsel und Entfernung einer Endoprothese an Gelenken der unteren Extremität: Wechsel einer Sprunggelenkendoprothese		D7	31137	31507	31620	31621	31827
6318	5-827.2		Revision, Wechsel und Entfernung einer Endoprothese an Gelenken der unteren Extremität: Wechsel einer Fußwurzelendoprothese		D5	31135	31505	31618	31619	31825
6319	5-827.3		Revision, Wechsel und Entfernung einer Endoprothese an Gelenken der unteren Extremität: Wechsel einer Vorfuß- oder Zehenendoprothese		D3	31133	31504	31616	31617	31823
6320	5-827.5		Revision, Wechsel und Entfernung einer Endoprothese an Gelenken der unteren Extremität: Entfernung einer Sprunggelenkendoprothese		D5	31135	31505	31618	31619	31825
6321	5-827.6		Revision, Wechsel und Entfernung einer Endoprothese an Gelenken der unteren Extremität: Entfernung einer Fußwurzelendoprothese		D5	31135	31505	31618	31619	31825
6322	5-827.7		Revision, Wechsel und Entfernung einer Endoprothese an Gelenken der unteren Extremität: Entfernung einer Vorfuß- oder Zehenendoprothese		D2	31132	31503	31614	31615	31822
6323	5-829.00		Andere gelenkplastische Eingriffe: Arthroplastik am Hüftgelenk mit Osteotomie des Beckens: Einfache Osteotomie		D5	31135	31505	31618	31619	31825
6324	5-829.01		Andere gelenkplastische Eingriffe: Arthroplastik am Hüftgelenk mit Osteotomie des Beckens: Tripelosteotomie		D6	31136	31506	31620	31621	31826
6325	5-829.1		Andere gelenkplastische Eingriffe: Pfannendachplastik am Hüftgelenk		D5	31135	31505	31618	31619	31825
6326	5-829.2		Andere gelenkplastische Eingriffe: Girdlestone-Resektion am Hüftgelenk, primär		D4	31134	31504	31618	31619	31824
6327	5-829.3		Andere gelenkplastische Eingriffe: Resektionsarthroplastik am Schultergelenk		D4	31134	31504	31618	31619	31824
6328	5-829.4		Andere gelenkplastische Eingriffe: Resektionsarthroplastik am Ellenbogengelenk		D4	31134	31504	31618	31619	31824
6329	5-829.5		Andere gelenkplastische Eingriffe: Resektionsarthroplastik am Handgelenk		D4	31134	31504	31618	31619	31824
6330	5-829.6		Andere gelenkplastische Eingriffe: Resektionsarthroplastik am Kniegelenk		D4	31134	31504	31618	31619	31824

Fortsetzung 2.21.5 Endoprothetischer Gelenk-und Knochenersatz

lfd. Nr	OPS-301 2004	OPS 2005	Bezeichnung OPS-301 2004	Bezeichnung OPS 2005	Kate-gorie	OP-Leistung	Über-wachung	Nachbeh. Überw.	Nachbeh. Operat.	Narkose
6331	5-829.7		Andere gelenkplastische Eingriffe: Resektionsarthroplastik am Sprunggelenk		D4	31134	31504	31618	31619	31824
6332	5-829.8		Andere gelenkplastische Eingriffe: Resektionsarthroplastik an Gelenken des Fußes		D2	31132	31503	31614	31615	31822

2.21.6 Operationen an der Wirbelsäule

lfd. Nr	OPS-301 2004	OPS 2005	Bezeichnung OPS-301 2004	Bezeichnung OPS 2005	Kategorie	OP-Leistung	Überwachung	Nachbeh. Überw.	Nachbeh. Operat.	Narkose
6333	5-830.0		Inzision von erkranktem Knochen- und Gelenkgewebe der Wirbelsäule: Debridement		D2	31132	31503	31614	31615	31822
6334	5-830.1		Inzision von erkranktem Knochen- und Gelenkgewebe der Wirbelsäule: Sequesterotomie		D3	31133	31504	31616	31617	31823
6335	5-830.2		Inzision von erkranktem Knochen- und Gelenkgewebe der Wirbelsäule: Facettendenervation		D1	31131	31502	31614	31615	31821
6336	5-830.3		Inzision von erkranktem Knochen- und Gelenkgewebe der Wirbelsäule: Entfernung eines Fremdkörpers		D3	31133	31504	31616	31617	31823
6337	5-830.5		Inzision von erkranktem Knochen- und Gelenkgewebe der Wirbelsäule: Revision einer Fistel		D3	31133	31504	31616	31617	31823
6338	5-830.6		Inzision von erkranktem Knochen- und Gelenkgewebe der Wirbelsäule: Revision einer Fistel mit Sequesterotomie		D4	31134	31504	31618	31619	31824
6339	5-831.0		Exzision von erkranktem Bandscheibengewebe: Exzision einer Bandscheibe		D4	31134	31504	31618	31619	31824
6340	5-831.1		Exzision von erkranktem Bandscheibengewebe: Entfernung eines freien Sequesters		D4	31134	31504	31618	31619	31824
6341	5-831.2		Exzision von erkranktem Bandscheibengewebe: Exzision einer Bandscheibe mit Radikulodekompression		D5	31135	31505	31618	31619	31825
6342	5-831.3		Exzision von erkranktem Bandscheibengewebe: Exzision von extraforaminal gelegenem Bandscheibengewebe		D5	31135	31505	31618	31619	31825
6343	5-831.4		Exzision von erkranktem Bandscheibengewebe: Exzision einer Bandscheibe, perkutan ohne Endoskopie		D3	31133	31504	31616	31617	31823
6344	5-831.5		Exzision von erkranktem Bandscheibengewebe: Exzision einer Bandscheibe, perkutan mit Endoskopie		D3	31133	31504	31616	31617	31823
6345	5-832.0		Exzision von erkranktem Knochen- und Gelenkgewebe der Wirbelsäule: Spondylophyt		D3	31133	31504	31616	31617	31823
6346	5-832.1		Exzision von erkranktem Knochen- und Gelenkgewebe der Wirbelsäule: Wirbelkörper, partiell		D5	31135	31505	31618	31619	31825
6347	5-832.2		Exzision von erkranktem Knochen- und Gelenkgewebe der Wirbelsäule: Wirbelkörper, total		D7	31137	31507	31620	31621	31827
6348	5-832.3		Exzision von erkranktem Knochen- und Gelenkgewebe der Wirbelsäule: Densresektion		D7	31137	31507	31620	31621	31827
6349	5-832.4		Exzision von erkranktem Knochen- und Gelenkgewebe der Wirbelsäule: Arthrektomie, partiell		D4	31134	31504	31618	31619	31824
6350	5-832.5		Exzision von erkranktem Knochen- und Gelenkgewebe der Wirbelsäule: Arthrektomie, total		D5	31135	31505	31618	31619	31825
6351	5-832.6		Exzision von erkranktem Knochen- und Gelenkgewebe der Wirbelsäule: Unkoforaminektomie		D5	31135	31505	31618	31619	31825

Fortsetzung 2.21.6 Operationen an der Wirbelsäule

lfd. Nr	OPS-301 2004	OPS 2005	Bezeichnung OPS-301 2004	Bezeichnung OPS 2005	Kategorie	OP-Leistung	Überwachung	Nachbeh. Überw.	Nachbeh. Operat.	Narkose
6352	5-832.7		Exzision von erkranktem Knochen- und Gelenkgewebe der Wirbelsäule: Mehrere Wirbelsegmente (und angrenzende Strukturen)		D7	31137	31507	31620	31621	31827
6353	5-832.8		Exzision von erkranktem Knochen- und Gelenkgewebe der Wirbelsäule: Wirbelbogen		D4	31134	31504	31618	31619	31824
6354	5-832.9		Exzision von erkranktem Knochen- und Gelenkgewebe der Wirbelsäule: Wirbelbogen (und angrenzende Strukturen)		D5	31135	31505	31618	31619	31825
6355	5-833.0		Geschlossene Reposition der Wirbelsäule mit externer Fixation: Mit Fixateur externe		D5	31135	31505	31618	31619	31825
6356	5-834.0		Offene Reposition der Wirbelsäule mit Osteosynthese: Durch Drahtcerclage		D6	31136	31506	31620	31621	31826
6357	5-834.1		Offene Reposition der Wirbelsäule mit Osteosynthese: Durch Schrauben		D5	31135	31505	31618	31619	31825
6358	5-834.2		Offene Reposition der Wirbelsäule mit Osteosynthese: Durch ventrales Schrauben-Plattensystem		D7	31137	31507	31620	31621	31827
6359	5-834.3		Offene Reposition der Wirbelsäule mit Osteosynthese: Durch dorsales Schrauben-Plattensystem		D6	31136	31506	31620	31621	31826
6360	5-834.4		Offene Reposition der Wirbelsäule mit Osteosynthese: Durch Schrauben-Stabsystem		D6	31136	31506	31620	31621	31826
6361	5-834.5		Offene Reposition der Wirbelsäule mit Osteosynthese: Durch Hakenplatten		D6	31136	31506	31620	31621	31826
6362	5-834.6		Offene Reposition der Wirbelsäule mit Osteosynthese: Durch Fixateur interne-System		D6	31136	31506	31620	31621	31826
6363	5-835.0		Osteosynthese an der Wirbelsäule: Durch Drahtcerclage		D6	31136	31506	31620	31621	31826
6364	5-835.1		Osteosynthese an der Wirbelsäule: Durch Klammersystem		D6	31136	31506	31620	31621	31826
6365	5-835.2		Osteosynthese an der Wirbelsäule: Durch Schrauben		D6	31136	31506	31620	31621	31826
6366	5-835.3		Osteosynthese an der Wirbelsäule: Durch ventrales Schrauben-Plattensystem		D7	31137	31507	31620	31621	31827
6367	5-835.4		Osteosynthese an der Wirbelsäule: Durch dorsales Schrauben-Plattensystem		D6	31136	31506	31620	31621	31826
6368	5-835.5		Osteosynthese an der Wirbelsäule: Durch Schrauben-Stabsystem		D6	31136	31506	31620	31621	31826
6369	5-835.6		Osteosynthese an der Wirbelsäule: Durch Hakenplatten		D6	31136	31506	31620	31621	31826
6370	5-835.7	entfallen	Osteosynthese an der Wirbelsäule: Durch Fixateur interne	In Version 2005 entfallen	D6	31136	31506	31620	31621	31826
6371	5-836.40		Spondylodese: Dorsal und ventral kombiniert, interkorporal: 1 Segment		D6	31136	31506	31620	31621	31826
6372	5-836.41		Spondylodese: Dorsal und ventral kombiniert, interkorporal: 2 Segmente		D7	31137	31507	31620	31621	31827
6373	5-836.43		Spondylodese: Dorsal und ventral kombiniert, interkorporal: Mehr als 5 Segmente		D7	31137	31507	31620	31621	31827

Fortsetzung 2.21.6 Operationen an der Wirbelsäule

lfd. Nr	OPS-301 2004	OPS 2005	Bezeichnung OPS-301 2004	Bezeichnung OPS 2005	Kategorie	OP-Leistung	Überwachung	Nachbeh. Überw.	Nachbeh. Operat.	Narkose
6374	5-837.0	5-837.01	Wirbelkörperersatz und komplexe Rekonstruktion der Wirbelsäule (z.B. bei Kyphose): Wirbelkörperersatz	Wirbelkörperersatz und komplexe Rekonstruktion der Wirbelsäule (z.B. bei Kyphose): Wirbelkörperersatz: 2 Wirbelkörper	D7	31137	31507	31620	31621	31827
6375	5-837.1		Wirbelkörperersatz und komplexe Rekonstruktion der Wirbelsäule (z.B. bei Kyphose): Vorderer Abstützspan ohne Korrektur		D7	31137	31507	31620	31621	31827
6376	5-837.2		Wirbelkörperersatz und komplexe Rekonstruktion der Wirbelsäule (z.B. bei Kyphose): Vorderer Abstützspan mit Korrektur		D7	31137	31507	31620	31621	31827
6377	5-837.3		Wirbelkörperersatz und komplexe Rekonstruktion der Wirbelsäule (z.B. bei Kyphose): Kyphektomie (z.B. nach Lindseth-Selzer)		D7	31137	31507	31620	31621	31827
6378	5-837.4		Wirbelkörperersatz und komplexe Rekonstruktion der Wirbelsäule (z.B. bei Kyphose): Dorsale Korrektur ohne ventrales Release		D7	31137	31507	31620	31621	31827
6379	5-837.5		Wirbelkörperersatz und komplexe Rekonstruktion der Wirbelsäule (z.B. bei Kyphose): Dorsale Korrektur mit ventralem Release		D7	31137	31507	31620	31621	31827
6380	5-837.6		Wirbelkörperersatz und komplexe Rekonstruktion der Wirbelsäule (z.B. bei Kyphose): Dorso-ventrale Korrektur		D7	31137	31507	31620	31621	31827
6381	5-837.7		Wirbelkörperersatz und komplexe Rekonstruktion der Wirbelsäule (z.B. bei Kyphose): Kolumnotomie und polysegmentale dorsale Lordosierungsspondylodese (DLS) nach Zielke		D7	31137	31507	31620	31621	31827
6382	5-837.8		Wirbelkörperersatz und komplexe Rekonstruktion der Wirbelsäule (z.B. bei Kyphose): Kolumnotomie und transpedikuläre Subtraktionsosteotomie (z.B. nach Thomasen oder Hsu-Yau-Leong)		D7	31137	31507	31620	31621	31827
6383	5-837.9		Wirbelkörperersatz und komplexe Rekonstruktion der Wirbelsäule (z.B. bei Kyphose): Kolumnotomie und monosegmentale zervikothorakale Lordosierungsspondylodese (z.B. nach Mason, Urist oder Simmons)		D7	31137	31507	31620	31621	31827
6384	5-838.a0		Andere komplexe Rekonstruktionen der Wirbelsäule (z.B. bei Skoliose): Ventral instrumentierte Korrekturspondylodese: Nicht primärstabil		D7	31137	31507	31620	31621	31827
6385	5-838.0		Andere komplexe Rekonstruktionen der Wirbelsäule (z.B. bei Skoliose): Epiphysiodese, dorso-ventral (beim Kind)		D7	31137	31507	31620	31621	31827
6386	5-838.1		Andere komplexe Rekonstruktionen der Wirbelsäule (z.B. bei Skoliose): Epiphysiodese mit dorsaler Wirbelfusion, unilateral (beim Kind)		D7	31137	31507	31620	31621	31827
6387	5-838.2		Andere komplexe Rekonstruktionen der Wirbelsäule (z.B. bei Skoliose): Epiphysiodese mit dorsaler Wirbelfusion, bilateral (beim Kind)		D7	31137	31507	31620	31621	31827
6388	5-838.3		Andere komplexe Rekonstruktionen der Wirbelsäule (z.B. bei Skoliose): Subkutane Harrington-Instrumentation (beim Kind)		D7	31137	31507	31620	31621	31827
6389	5-838.90		Andere komplexe Rekonstruktionen der Wirbelsäule (z.B. bei Skoliose): Dorsal instrumentierte Korrekturspondylodese: Nicht primärstabil		D7	31137	31507	31620	31621	31827

Fortsetzung 2.21.6 Operationen an der Wirbelsäule

lfd. Nr	OPS-301 2004	OPS 2005	Bezeichnung OPS-301 2004	Bezeichnung OPS 2005	Kategorie	OP-Leistung	Überwachung	Nachbeh. Überw.	Nachbeh. Operat.	Narkose
6390	5-838.91		Andere komplexe Rekonstruktionen der Wirbelsäule (z.B. bei Skoliose): Dorsal instrumentierte Korrekturspondylodese: Primärstabil		D7	31137	31507	31620	31621	31827
6391	5-839.0		Andere Operationen an der Wirbelsäule: Entfernung von Osteosynthesematerial		D4	31134	31504	31618	31619	31824
6392	5-839.1		Andere Operationen an der Wirbelsäule: Implantation einer Bandscheibenendoprothese		D7	31137	31507	31620	31621	31827
6393	5-839.2		Andere Operationen an der Wirbelsäule: Revision einer Bandscheibenendoprothese (ohne Wechsel)		D7	31137	31507	31620	31621	31827
6394	5-839.3		Andere Operationen an der Wirbelsäule: Wechsel einer Bandscheibenendoprothese		D7	31137	31507	31620	31621	31827
6395	5-839.4		Andere Operationen an der Wirbelsäule: Entfernung einer Bandscheibenendoprothese		D7	31137	31507	31620	31621	31827

2.21.7 Operationen an der Hand

lfd. Nr	OPS-301 2004	OPS 2005	Bezeichnung OPS-301 2004	Bezeichnung OPS 2005	Kate-gorie	OP-Leistung	Über-wachung	Nachbeh. Überw.	Nachbeh. Operat.	Narkose
6396	5-840.a0		Operationen an Sehnen der Hand: Verlängerung: Beugesehnen Handgelenk		C4	31124	31504	31618	31619	31824
6397	5-840.a1		Operationen an Sehnen der Hand: Verlängerung: Beugesehnen Langfinger		C3	31123	31504	31616	31617	31823
6398	5-840.a2		Operationen an Sehnen der Hand: Verlängerung: Beugesehnen Daumen		C4	31124	31504	31618	31619	31824
6399	5-840.a3		Operationen an Sehnen der Hand: Verlängerung: Strecksehnen Handgelenk		C4	31124	31504	31618	31619	31824
6400	5-840.a4		Operationen an Sehnen der Hand: Verlängerung: Strecksehnen Langfinger		C3	31123	31504	31616	31617	31823
6401	5-840.a5		Operationen an Sehnen der Hand: Verlängerung: Strecksehnen Daumen		C3	31123	31504	31616	31617	31823
6402	5-840.b0		Operationen an Sehnen der Hand: Verkürzung: Beugesehnen Handgelenk		C2	31122	31503	31614	31615	31822
6403	5-840.b1		Operationen an Sehnen der Hand: Verkürzung: Beugesehnen Langfinger		C2	31122	31503	31614	31615	31822
6404	5-840.b2		Operationen an Sehnen der Hand: Verkürzung: Beugesehnen Daumen		C2	31122	31503	31614	31615	31822
6405	5-840.b3		Operationen an Sehnen der Hand: Verkürzung: Strecksehnen Handgelenk		C2	31122	31503	31614	31615	31822
6406	5-840.b4		Operationen an Sehnen der Hand: Verkürzung: Strecksehnen Langfinger		C2	31122	31503	31614	31615	31822
6407	5-840.b5		Operationen an Sehnen der Hand: Verkürzung: Strecksehnen Daumen		C2	31122	31503	31614	31615	31822
6408	5-840.c0		Operationen an Sehnen der Hand: Transposition: Beugesehnen Handgelenk		C2	31122	31503	31614	31615	31822
6409	5-840.c1		Operationen an Sehnen der Hand: Transposition: Beugesehnen Langfinger		C2	31122	31503	31614	31615	31822
6410	5-840.c2		Operationen an Sehnen der Hand: Transposition: Beugesehnen Daumen		C2	31122	31503	31614	31615	31822
6411	5-840.c3		Operationen an Sehnen der Hand: Transposition: Strecksehnen Handgelenk		C2	31122	31503	31614	31615	31822
6412	5-840.c4		Operationen an Sehnen der Hand: Transposition: Strecksehnen Langfinger		C2	31122	31503	31614	31615	31822
6413	5-840.c5		Operationen an Sehnen der Hand: Transposition: Strecksehnen Daumen		C2	31122	31503	31614	31615	31822
6414	5-840.d0		Operationen an Sehnen der Hand: Schaffung eines Transplantatlagers: Beugesehnen Handgelenk		C2	31122	31503	31614	31615	31822
6415	5-840.d1		Operationen an Sehnen der Hand: Schaffung eines Transplantatlagers: Beugesehnen Langfinger		C2	31122	31503	31614	31615	31822
6416	5-840.d2		Operationen an Sehnen der Hand: Schaffung eines Transplantatlagers: Beugesehnen Daumen		C2	31122	31503	31614	31615	31822
6417	5-840.d3		Operationen an Sehnen der Hand: Schaffung eines Transplantatlagers: Strecksehnen Handgelenk		C2	31122	31503	31614	31615	31822
6418	5-840.d4		Operationen an Sehnen der Hand: Schaffung eines Transplantatlagers: Strecksehnen Langfinger		C2	31122	31503	31614	31615	31822
6419	5-840.d5		Operationen an Sehnen der Hand: Schaffung eines Transplantatlagers: Strecksehnen Daumen		C2	31122	31503	31614	31615	31822

Fortsetzung 2.21.7 Operationen an der Hand

lfd. Nr	OPS-301 2004	OPS 2005	Bezeichnung OPS-301 2004	Bezeichnung OPS 2005	Kate-gorie	OP-Leistung	Über-wachung	Nachbeh. Überw.	Nachbeh. Operat.	Narkose
6420	5-840.e0		Operationen an Sehnen der Hand: Transplantation: Beugesehnen Handgelenk		C5	31125	31505	31618	31619	31825
6421	5-840.e1		Operationen an Sehnen der Hand: Transplantation: Beugesehnen Langfinger		C5	31125	31505	31618	31619	31825
6422	5-840.e2		Operationen an Sehnen der Hand: Transplantation: Beugesehnen Daumen		C5	31125	31505	31618	31619	31825
6423	5-840.e3		Operationen an Sehnen der Hand: Transplantation: Strecksehnen Handgelenk		C4	31124	31504	31618	31619	31824
6424	5-840.e4		Operationen an Sehnen der Hand: Transplantation: Strecksehnen Langfinger		C4	31124	31504	31618	31619	31824
6425	5-840.e5		Operationen an Sehnen der Hand: Transplantation: Strecksehnen Daumen		C4	31124	31504	31618	31619	31824
6426	5-840.f0		Operationen an Sehnen der Hand: Revision eines Implantates (ohne Wechsel): Beugesehnen Handgelenk		C2	31122	31503	31614	31615	31822
6427	5-840.f1		Operationen an Sehnen der Hand: Revision eines Implantates (ohne Wechsel): Beugesehnen Langfinger		C2	31122	31503	31614	31615	31822
6428	5-840.f2		Operationen an Sehnen der Hand: Revision eines Implantates (ohne Wechsel): Beugesehnen Daumen		C2	31122	31503	31614	31615	31822
6429	5-840.f3		Operationen an Sehnen der Hand: Revision eines Implantates (ohne Wechsel): Strecksehnen Handgelenk		C1	31121	31502	31614	31615	31821
6430	5-840.f4		Operationen an Sehnen der Hand: Revision eines Implantates (ohne Wechsel): Strecksehnen Langfinger		C1	31121	31502	31614	31615	31821
6431	5-840.f5		Operationen an Sehnen der Hand: Revision eines Implantates (ohne Wechsel): Strecksehnen Daumen		C1	31121	31502	31614	31615	31821
6432	5-840.g0		Operationen an Sehnen der Hand: Wechsel eines Implantates: Beugesehnen Handgelenk		C3	31123	31504	31616	31617	31823
6433	5-840.g1		Operationen an Sehnen der Hand: Wechsel eines Implantates: Beugesehnen Langfinger		C3	31123	31504	31616	31617	31823
6434	5-840.g2		Operationen an Sehnen der Hand: Wechsel eines Implantates: Beugesehnen Daumen		C3	31123	31504	31616	31617	31823
6435	5-840.g3		Operationen an Sehnen der Hand: Wechsel eines Implantates: Strecksehnen Handgelenk		C3	31123	31504	31616	31617	31823
6436	5-840.g4		Operationen an Sehnen der Hand: Wechsel eines Implantates: Strecksehnen Langfinger		C3	31123	31504	31616	31617	31823
6437	5-840.g5		Operationen an Sehnen der Hand: Wechsel eines Implantates: Strecksehnen Daumen		C3	31123	31504	31616	31617	31823
6438	5-840.h0		Operationen an Sehnen der Hand: Entfernung eines Implantates: Beugesehnen Handgelenk		C1	31121	31502	31614	31615	31821
6439	5-840.h1		Operationen an Sehnen der Hand: Entfernung eines Implantates: Beugesehnen Langfinger		C1	31121	31502	31614	31615	31821

Fortsetzung 2.21.7 Operationen an der Hand

lfd. Nr	OPS-301 2004	OPS 2005	Bezeichnung OPS-301 2004	Bezeichnung OPS 2005	Kategorie	OP-Leistung	Überwachung	Nachbeh. Überw.	Nachbeh. Operat.	Narkose
6440	5-840.h2		Operationen an Sehnen der Hand: Entfernung eines Implantates: Beugesehnen Daumen		C1	31121	31502	31614	31615	31821
6441	5-840.h3		Operationen an Sehnen der Hand: Entfernung eines Implantates: Strecksehnen Handgelenk		C1	31121	31502	31614	31615	31821
6442	5-840.h4		Operationen an Sehnen der Hand: Entfernung eines Implantates: Strecksehnen Langfinger		C1	31121	31502	31614	31615	31821
6443	5-840.h5		Operationen an Sehnen der Hand: Entfernung eines Implantates: Strecksehnen Daumen		C1	31121	31502	31614	31615	31821
6444	5-840.m0		Operationen an Sehnen der Hand: Sehnenkopplung: Beugesehnen Handgelenk		C3	31123	31504	31616	31617	31823
6445	5-840.m1		Operationen an Sehnen der Hand: Sehnenkopplung: Beugesehnen Langfinger		C3	31123	31504	31616	31617	31823
6446	5-840.m2		Operationen an Sehnen der Hand: Sehnenkopplung: Beugesehnen Daumen		C3	31123	31504	31616	31617	31823
6447	5-840.m3		Operationen an Sehnen der Hand: Sehnenkopplung: Strecksehnen Handgelenk		C3	31123	31504	31616	31617	31823
6448	5-840.m4		Operationen an Sehnen der Hand: Sehnenkopplung: Strecksehnen Langfinger		C3	31123	31504	31616	31617	31823
6449	5-840.m5		Operationen an Sehnen der Hand: Sehnenkopplung: Strecksehnen Daumen		C3	31123	31504	31616	31617	31823
6450	5-840.n0		Operationen an Sehnen der Hand: Knöcherne Refixation: Beugesehnen Handgelenk		C3	31123	31504	31616	31617	31823
6451	5-840.n1		Operationen an Sehnen der Hand: Knöcherne Refixation: Beugesehnen Langfinger		C3	31123	31504	31616	31617	31823
6452	5-840.n2		Operationen an Sehnen der Hand: Knöcherne Refixation: Beugesehnen Daumen		C3	31123	31504	31616	31617	31823
6453	5-840.n3		Operationen an Sehnen der Hand: Knöcherne Refixation: Strecksehnen Handgelenk		C3	31123	31504	31616	31617	31823
6454	5-840.n4		Operationen an Sehnen der Hand: Knöcherne Refixation: Strecksehnen Langfinger		C2	31122	31503	31614	31615	31822
6455	5-840.n5		Operationen an Sehnen der Hand: Knöcherne Refixation: Strecksehnen Daumen		C2	31122	31503	31614	31615	31822
6456	5-840.00		Operationen an Sehnen der Hand: Inzision: Beugesehnen Handgelenk		C1	31121	31502	31614	31615	31821
6457	5-840.01		Operationen an Sehnen der Hand: Inzision: Beugesehnen Langfinger		C1	31121	31502	31614	31615	31821
6458	5-840.02		Operationen an Sehnen der Hand: Inzision: Beugesehnen Daumen		C1	31121	31502	31614	31615	31821
6459	5-840.03		Operationen an Sehnen der Hand: Inzision: Strecksehnen Handgelenk		C1	31121	31502	31614	31615	31821
6460	5-840.04		Operationen an Sehnen der Hand: Inzision: Strecksehnen Langfinger		C1	31121	31502	31614	31615	31821
6461	5-840.05		Operationen an Sehnen der Hand: Inzision: Strecksehnen Daumen		C1	31121	31502	31614	31615	31821
6462	5-840.06		Operationen an Sehnen der Hand: Inzision: Sehnenscheiden Handgelenk		C1	31121	31502	31614	31615	31821
6463	5-840.07		Operationen an Sehnen der Hand: Inzision: Sehnenscheiden Langfinger		C1	31121	31502	31614	31615	31821

Fortsetzung 2.21.7 Operationen an der Hand

lfd. Nr	OPS-301 2004	OPS 2005	Bezeichnung OPS-301 2004	Bezeichnung OPS 2005	Kate-gorie	OP-Leistung	Über-wachung	Nachbeh. Überw.	Nachbeh. Operat.	Narkose
6464	5-840.08		Operationen an Sehnen der Hand: Inzision: Sehnenscheiden Daumen		C1	31121	31502	31614	31615	31821
6465	5-840.09		Operationen an Sehnen der Hand: Inzision: Sehnenscheiden Hohlhand		C1	31121	31502	31614	31615	31821
6466	5-840.10		Operationen an Sehnen der Hand: Tenotomie, offen chirurgisch und n.n.bez.: Beugesehnen Handgelenk		C1	31121	31502	31614	31615	31821
6467	5-840.11		Operationen an Sehnen der Hand: Tenotomie, offen chirurgisch und n.n.bez.: Beugesehnen Langfinger		C1	31121	31502	31614	31615	31821
6468	5-840.12		Operationen an Sehnen der Hand: Tenotomie, offen chirurgisch und n.n.bez.: Beugesehnen Daumen		C1	31121	31502	31614	31615	31821
6469	5-840.13		Operationen an Sehnen der Hand: Tenotomie, offen chirurgisch und n.n.bez.: Strecksehnen Handgelenk		C1	31121	31502	31614	31615	31821
6470	5-840.14		Operationen an Sehnen der Hand: Tenotomie, offen chirurgisch und n.n.bez.: Strecksehnen Langfinger		C1	31121	31502	31614	31615	31821
6471	5-840.15		Operationen an Sehnen der Hand: Tenotomie, offen chirurgisch und n.n.bez.: Strecksehnen Daumen		C1	31121	31502	31614	31615	31821
6472	5-840.16		Operationen an Sehnen der Hand: Tenotomie, offen chirurgisch und n.n.bez.: Sehnenscheiden Handgelenk		C1	31121	31502	31614	31615	31821
6473	5-840.17		Operationen an Sehnen der Hand: Tenotomie, offen chirurgisch und n.n.bez.: Sehnenscheiden Langfinger		C1	31121	31502	31614	31615	31821
6474	5-840.18		Operationen an Sehnen der Hand: Tenotomie, offen chirurgisch und n.n.bez.: Sehnenscheiden Daumen		C1	31121	31502	31614	31615	31821
6475	5-840.19		Operationen an Sehnen der Hand: Tenotomie, offen chirurgisch und n.n.bez.: Sehnenscheiden Hohlhand		C1	31121	31502	31614	31615	31821
6476	5-840.30		Operationen an Sehnen der Hand: Sehnenfachspaltung: Beugesehnen Handgelenk		C1	31121	31502	31614	31615	31821
6477	5-840.31		Operationen an Sehnen der Hand: Sehnenfachspaltung: Beugesehnen Langfinger		C1	31121	31502	31614	31615	31821
6478	5-840.32		Operationen an Sehnen der Hand: Sehnenfachspaltung: Beugesehnen Daumen		C1	31121	31502	31614	31615	31821
6479	5-840.33		Operationen an Sehnen der Hand: Sehnenfachspaltung: Strecksehnen Handgelenk		C1	31121	31502	31614	31615	31821
6480	5-840.34		Operationen an Sehnen der Hand: Sehnenfachspaltung: Strecksehnen Langfinger		C1	31121	31502	31614	31615	31821
6481	5-840.35		Operationen an Sehnen der Hand: Sehnenfachspaltung: Strecksehnen Daumen		C1	31121	31502	31614	31615	31821
6482	5-840.36		Operationen an Sehnen der Hand: Sehnenfachspaltung: Sehnenscheiden Handgelenk		C1	31121	31502	31614	31615	31821
6483	5-840.37		Operationen an Sehnen der Hand: Sehnenfachspaltung: Sehnenscheiden Langfinger		C1	31121	31502	31614	31615	31821
6484	5-840.38		Operationen an Sehnen der Hand: Sehnenfachspaltung: Sehnenscheiden Daumen		C1	31121	31502	31614	31615	31821

Fortsetzung 2.21.7 Operationen an der Hand

lfd. Nr	OPS-301 2004	OPS 2005	Bezeichnung OPS-301 2004	Bezeichnung OPS 2005	Kate-gorie	OP-Leistung	Über-wachung	Nachbeh. Überw.	Nachbeh. Operat.	Narkose
6485	5-840.39		Operationen an Sehnen der Hand: Sehnenfachspaltung: Sehnenscheiden Hohlhand		C1	31121	31502	31614	31615	31821
6486	5-840.40		Operationen an Sehnen der Hand: Debridement: Beugesehnen Handgelenk		C2	31122	31503	31614	31615	31822
6487	5-840.41		Operationen an Sehnen der Hand: Debridement: Beugesehnen Langfinger		C2	31122	31503	31614	31615	31822
6488	5-840.42		Operationen an Sehnen der Hand: Debridement: Beugesehnen Daumen		C2	31122	31503	31614	31615	31822
6489	5-840.43		Operationen an Sehnen der Hand: Debridement: Strecksehnen Handgelenk		C2	31122	31503	31614	31615	31822
6490	5-840.44		Operationen an Sehnen der Hand: Debridement: Strecksehnen Langfinger		C2	31122	31503	31614	31615	31822
6491	5-840.45		Operationen an Sehnen der Hand: Debridement: Strecksehnen Daumen		C2	31122	31503	31614	31615	31822
6492	5-840.46		Operationen an Sehnen der Hand: Debridement: Sehnenscheiden Handgelenk		C2	31122	31503	31614	31615	31822
6493	5-840.47		Operationen an Sehnen der Hand: Debridement: Sehnenscheiden Langfinger		C2	31122	31503	31614	31615	31822
6494	5-840.48		Operationen an Sehnen der Hand: Debridement: Sehnenscheiden Daumen		C2	31122	31503	31614	31615	31822
6495	5-840.49		Operationen an Sehnen der Hand: Debridement: Sehnenscheiden Hohlhand		C2	31122	31503	31614	31615	31822
6496	5-840.50		Operationen an Sehnen der Hand: Exzision: Beugesehnen Handgelenk		C2	31122	31503	31614	31615	31822
6497	5-840.51		Operationen an Sehnen der Hand: Exzision: Beugesehnen Langfinger		C2	31122	31503	31614	31615	31822
6498	5-840.52		Operationen an Sehnen der Hand: Exzision: Beugesehnen Daumen		C2	31122	31503	31614	31615	31822
6499	5-840.53		Operationen an Sehnen der Hand: Exzision: Strecksehnen Handgelenk		C2	31122	31503	31614	31615	31822
6500	5-840.54		Operationen an Sehnen der Hand: Exzision: Strecksehnen Langfinger		C2	31122	31503	31614	31615	31822
6501	5-840.55		Operationen an Sehnen der Hand: Exzision: Strecksehnen Daumen		C2	31122	31503	31614	31615	31822
6502	5-840.56		Operationen an Sehnen der Hand: Exzision: Sehnenscheiden Handgelenk		C2	31122	31503	31614	31615	31822
6503	5-840.57		Operationen an Sehnen der Hand: Exzision: Sehnenscheiden Langfinger		C2	31122	31503	31614	31615	31822
6504	5-840.58		Operationen an Sehnen der Hand: Exzision: Sehnenscheiden Daumen		C2	31122	31503	31614	31615	31822
6505	5-840.59		Operationen an Sehnen der Hand: Exzision: Sehnenscheiden Hohlhand		C2	31122	31503	31614	31615	31822
6506	5-840.60		Operationen an Sehnen der Hand: Naht, primär: Beugesehnen Handgelenk		C3	31123	31504	31616	31617	31823
6507	5-840.61		Operationen an Sehnen der Hand: Naht, primär: Beugesehnen Langfinger		C3	31123	31504	31616	31617	31823
6508	5-840.62		Operationen an Sehnen der Hand: Naht, primär: Beugesehnen Daumen		C3	31123	31504	31616	31617	31823
6509	5-840.63		Operationen an Sehnen der Hand: Naht, primär: Strecksehnen Handgelenk		C2	31122	31503	31614	31615	31822
6510	5-840.64		Operationen an Sehnen der Hand: Naht, primär: Strecksehnen Langfinger		C2	31122	31503	31614	31615	31822
6511	5-840.65		Operationen an Sehnen der Hand: Naht, primär: Strecksehnen Daumen		C2	31122	31503	31614	31615	31822

Fortsetzung 2.21.7 Operationen an der Hand

lfd. Nr	OPS-301 2004	OPS 2005	Bezeichnung OPS-301 2004	Bezeichnung OPS 2005	Kate-gorie	OP-Leistung	Über-wachung	Nachbeh. Überw.	Nachbeh. Operat.	Narkose
6512	5-840.66		Operationen an Sehnen der Hand: Naht, primär: Sehnenscheiden Handgelenk		C2	31122	31503	31614	31615	31822
6513	5-840.67		Operationen an Sehnen der Hand: Naht, primär: Sehnenscheiden Langfinger		C2	31122	31503	31614	31615	31822
6514	5-840.68		Operationen an Sehnen der Hand: Naht, primär: Sehnenscheiden Daumen		C2	31122	31503	31614	31615	31822
6515	5-840.69		Operationen an Sehnen der Hand: Naht, primär: Sehnenscheiden Hohlhand		C2	31122	31503	31614	31615	31822
6516	5-840.70		Operationen an Sehnen der Hand: Naht, sekundär: Beugesehnen Handgelenk		C4	31124	31504	31618	31619	31824
6517	5-840.71		Operationen an Sehnen der Hand: Naht, sekundär: Beugesehnen Langfinger		C3	31123	31504	31616	31617	31823
6518	5-840.72		Operationen an Sehnen der Hand: Naht, sekundär: Beugesehnen Daumen		C3	31123	31504	31616	31617	31823
6519	5-840.73		Operationen an Sehnen der Hand: Naht, sekundär: Strecksehnen Handgelenk		C3	31123	31504	31616	31617	31823
6520	5-840.74		Operationen an Sehnen der Hand: Naht, sekundär: Strecksehnen Langfinger		C2	31122	31503	31614	31615	31822
6521	5-840.75		Operationen an Sehnen der Hand: Naht, sekundär: Strecksehnen Daumen		C2	31122	31503	31614	31615	31822
6522	5-840.76		Operationen an Sehnen der Hand: Naht, sekundär: Sehnenscheiden Handgelenk		C3	31123	31504	31616	31617	31823
6523	5-840.77		Operationen an Sehnen der Hand: Naht, sekundär: Sehnenscheiden Langfinger		C2	31122	31503	31614	31615	31822
6524	5-840.78		Operationen an Sehnen der Hand: Naht, sekundär: Sehnenscheiden Daumen		C2	31122	31503	31614	31615	31822
6525	5-840.79		Operationen an Sehnen der Hand: Naht, sekundär: Sehnenscheiden Hohlhand		C3	31123	31504	31616	31617	31823
6526	5-840.80		Operationen an Sehnen der Hand: Tenolyse: Beugesehnen Handgelenk		C2	31122	31503	31614	31615	31822
6527	5-840.81		Operationen an Sehnen der Hand: Tenolyse: Beugesehnen Langfinger		C2	31122	31503	31614	31615	31822
6528	5-840.82		Operationen an Sehnen der Hand: Tenolyse: Beugesehnen Daumen		C2	31122	31503	31614	31615	31822
6529	5-840.83		Operationen an Sehnen der Hand: Tenolyse: Strecksehnen Handgelenk		C2	31122	31503	31614	31615	31822
6530	5-840.84		Operationen an Sehnen der Hand: Tenolyse: Strecksehnen Langfinger		C2	31122	31503	31614	31615	31822
6531	5-840.85		Operationen an Sehnen der Hand: Tenolyse: Strecksehnen Daumen		C2	31122	31503	31614	31615	31822
6532	5-840.86		Operationen an Sehnen der Hand: Tenolyse: Sehnenscheiden Handgelenk		C2	31122	31503	31614	31615	31822
6533	5-840.87		Operationen an Sehnen der Hand: Tenolyse: Sehnenscheiden Langfinger		C2	31122	31503	31614	31615	31822
6534	5-840.88		Operationen an Sehnen der Hand: Tenolyse: Sehnenscheiden Daumen		C2	31122	31503	31614	31615	31822
6535	5-840.89		Operationen an Sehnen der Hand: Tenolyse: Sehnenscheiden Hohlhand		C2	31122	31503	31614	31615	31822
6536	5-840.90		Operationen an Sehnen der Hand: Tenodese: Beugesehnen Handgelenk		C2	31122	31503	31614	31615	31822
6537	5-840.91		Operationen an Sehnen der Hand: Tenodese: Beugesehnen Langfinger		C2	31122	31503	31614	31615	31822
6538	5-840.92		Operationen an Sehnen der Hand: Tenodese: Beugesehnen Daumen		C2	31122	31503	31614	31615	31822

Fortsetzung 2.21.7 Operationen an der Hand

lfd. Nr	OPS-301 2004	OPS 2005	Bezeichnung OPS-301 2004	Bezeichnung OPS 2005	Kate-gorie	OP-Leistung	Über-wachung	Nachbeh. Überw.	Nachbeh. Operat.	Narkose
6539	5-840.93		Operationen an Sehnen der Hand: Tenodese: Strecksehnen Handgelenk		C2	31122	31503	31614	31615	31822
6540	5-840.94		Operationen an Sehnen der Hand: Tenodese: Strecksehnen Langfinger		C2	31122	31503	31614	31615	31822
6541	5-840.95		Operationen an Sehnen der Hand: Tenodese: Strecksehnen Daumen		C2	31122	31503	31614	31615	31822
6542	5-840.96		Operationen an Sehnen der Hand: Tenodese: Sehnenscheiden Handgelenk		C2	31122	31503	31614	31615	31822
6543	5-840.97		Operationen an Sehnen der Hand: Tenodese: Sehnenscheiden Langfinger		C2	31122	31503	31614	31615	31822
6544	5-840.98		Operationen an Sehnen der Hand: Tenodese: Sehnenscheiden Daumen		C2	31122	31503	31614	31615	31822
6545	5-840.99		Operationen an Sehnen der Hand: Tenodese: Sehnenscheiden Hohlhand		C2	31122	31503	31614	31615	31822
6546	5-841.a0		Operationen an Bändern der Hand: Knöcherne Refixation: Radiokarpalband		C3	31123	31504	31616	31617	31823
6547	5-841.a1		Operationen an Bändern der Hand: Knöcherne Refixation: Retinaculum flexorum		C3	31123	31504	31616	31617	31823
6548	5-841.a2		Operationen an Bändern der Hand: Knöcherne Refixation: Andere Bänder der Handwurzelgelenke		C3	31123	31504	31616	31617	31823
6549	5-841.a3		Operationen an Bändern der Hand: Knöcherne Refixation: Bänder der Mittelhand		C3	31123	31504	31616	31617	31823
6550	5-841.a4		Operationen an Bändern der Hand: Knöcherne Refixation: Bänder der Metakarpophalangealgelenke der Langfinger		C3	31123	31504	31616	31617	31823
6551	5-841.a5		Operationen an Bändern der Hand: Knöcherne Refixation: Bänder des Metakarpophalangealgelenkes am Daumen		C3	31123	31504	31616	31617	31823
6552	5-841.a6		Operationen an Bändern der Hand: Knöcherne Refixation: Bänder der Interphalangealgelenke der Langfinger		C3	31123	31504	31616	31617	31823
6553	5-841.a7		Operationen an Bändern der Hand: Knöcherne Refixation: Bänder des Interphalangealgelenkes am Daumen		C3	31123	31504	31616	31617	31823
6554	5-841.00		Operationen an Bändern der Hand: Inzision: Radiokarpalband		C1	31121	31502	31614	31615	31821
6555	5-841.01		Operationen an Bändern der Hand: Inzision: Retinaculum flexorum		C1	31121	31502	31614	31615	31821
6556	5-841.02		Operationen an Bändern der Hand: Inzision: Andere Bänder der Handwurzelgelenke		C1	31121	31502	31614	31615	31821
6557	5-841.03		Operationen an Bändern der Hand: Inzision: Bänder der Mittelhand		C1	31121	31502	31614	31615	31821
6558	5-841.04		Operationen an Bändern der Hand: Inzision: Bänder der Metakarpophalangealgelenke der Langfinger		C1	31121	31502	31614	31615	31821
6559	5-841.05		Operationen an Bändern der Hand: Inzision: Bänder des Metakarpophalangealgelenkes am Daumen		C1	31121	31502	31614	31615	31821
6560	5-841.06		Operationen an Bändern der Hand: Inzision: Bänder der Interphalangealgelenke der Langfinger		C1	31121	31502	31614	31615	31821
6561	5-841.07		Operationen an Bändern der Hand: Inzision: Bänder des Interphalangealgelenkes am Daumen		C1	31121	31502	31614	31615	31821

Fortsetzung 2.21.7 Operationen an der Hand

lfd. Nr	OPS-301 2004	OPS 2005	Bezeichnung OPS-301 2004	Bezeichnung OPS 2005	Kategorie	OP-Leistung	Überwachung	Nachbeh. Überw.	Nachbeh. Operat.	Narkose
6562	5-841.10		Operationen an Bändern der Hand: Durchtrennung: Radiokarpalband		C1	31121	31502	31614	31615	31821
6563	5-841.11		Operationen an Bändern der Hand: Durchtrennung: Retinaculum flexorum		C1	31121	31502	31614	31615	31821
6564	5-841.12		Operationen an Bändern der Hand: Durchtrennung: Andere Bänder der Handwurzelgelenke		C1	31121	31502	31614	31615	31821
6565	5-841.13		Operationen an Bändern der Hand: Durchtrennung: Bänder der Mittelhand		C1	31121	31502	31614	31615	31821
6566	5-841.14		Operationen an Bändern der Hand: Durchtrennung: Bänder der Metakarpophalangealgelenke der Langfinger		C1	31121	31502	31614	31615	31821
6567	5-841.15		Operationen an Bändern der Hand: Durchtrennung: Bänder des Metakarpophalangealgelenkes am Daumen		C1	31121	31502	31614	31615	31821
6568	5-841.16		Operationen an Bändern der Hand: Durchtrennung: Bänder der Interphalangealgelenke der Langfinger		C1	31121	31502	31614	31615	31821
6569	5-841.17		Operationen an Bändern der Hand: Durchtrennung: Bänder des Interphalangealgelenkes am Daumen		C1	31121	31502	31614	31615	31821
6570	5-841.20		Operationen an Bändern der Hand: Exzision, partiell: Radiokarpalband		C1	31121	31502	31614	31615	31821
6571	5-841.21		Operationen an Bändern der Hand: Exzision, partiell: Retinaculum flexorum		C1	31121	31502	31614	31615	31821
6572	5-841.22		Operationen an Bändern der Hand: Exzision, partiell: Andere Bänder der Handwurzelgelenke		C1	31121	31502	31614	31615	31821
6573	5-841.23		Operationen an Bändern der Hand: Exzision, partiell: Bänder der Mittelhand		C1	31121	31502	31614	31615	31821
6574	5-841.24		Operationen an Bändern der Hand: Exzision, partiell: Bänder der Metakarpophalangealgelenke der Langfinger		C1	31121	31502	31614	31615	31821
6575	5-841.25		Operationen an Bändern der Hand: Exzision, partiell: Bänder des Metakarpophalangealgelenkes am Daumen		C1	31121	31502	31614	31615	31821
6576	5-841.26		Operationen an Bändern der Hand: Exzision, partiell: Bänder der Interphalangealgelenke der Langfinger		C1	31121	31502	31614	31615	31821
6577	5-841.27		Operationen an Bändern der Hand: Exzision, partiell: Bänder des Interphalangealgelenkes am Daumen		C1	31121	31502	31614	31615	31821
6578	5-841.30		Operationen an Bändern der Hand: Exzision, total: Radiokarpalband		C1	31121	31502	31614	31615	31821
6579	5-841.31		Operationen an Bändern der Hand: Exzision, total: Retinaculum flexorum		C1	31121	31502	31614	31615	31821
6580	5-841.32		Operationen an Bändern der Hand: Exzision, total: Andere Bänder der Handwurzelgelenke		C1	31121	31502	31614	31615	31821
6581	5-841.33		Operationen an Bändern der Hand: Exzision, total: Bänder der Mittelhand		C1	31121	31502	31614	31615	31821
6582	5-841.34		Operationen an Bändern der Hand: Exzision, total: Bänder der Metakarpophalangealgelenke der Langfinger		C1	31121	31502	31614	31615	31821

Fortsetzung 2.21.7 Operationen an der Hand

lfd. Nr	OPS-301 2004	OPS 2005	Bezeichnung OPS-301 2004	Bezeichnung OPS 2005	Kategorie	OP-Leistung	Überwachung	Nachbeh. Überw.	Nachbeh. Operat.	Narkose
6583	5-841.35		Operationen an Bändern der Hand: Exzision, total: Bänder des Metakarpophalangealgelenkes am Daumen		C1	31121	31502	31614	31615	31821
6584	5-841.36		Operationen an Bändern der Hand: Exzision, total: Bänder der Interphalangealgelenke der Langfinger		C1	31121	31502	31614	31615	31821
6585	5-841.37		Operationen an Bändern der Hand: Exzision, total: Bänder des Interphalangealgelenkes am Daumen		C1	31121	31502	31614	31615	31821
6586	5-841.40		Operationen an Bändern der Hand: Naht, primär: Radiokarpalband		C2	31122	31503	31614	31615	31822
6587	5-841.41		Operationen an Bändern der Hand: Naht, primär: Retinaculum flexorum		C2	31122	31503	31614	31615	31822
6588	5-841.42		Operationen an Bändern der Hand: Naht, primär: Andere Bänder der Handwurzelgelenke		C3	31123	31504	31616	31617	31823
6589	5-841.43		Operationen an Bändern der Hand: Naht, primär: Bänder der Mittelhand		C3	31123	31504	31616	31617	31823
6590	5-841.44		Operationen an Bändern der Hand: Naht, primär: Bänder der Metakarpophalangealgelenke der Langfinger		C2	31122	31503	31614	31615	31822
6591	5-841.45		Operationen an Bändern der Hand: Naht, primär: Bänder des Metakarpophalangealgelenkes am Daumen		C2	31122	31503	31614	31615	31822
6592	5-841.46		Operationen an Bändern der Hand: Naht, primär: Bänder der Interphalangealgelenke der Langfinger		C2	31122	31503	31614	31615	31822
6593	5-841.47		Operationen an Bändern der Hand: Naht, primär: Bänder des Interphalangealgelenkes am Daumen		C2	31122	31503	31614	31615	31822
6594	5-841.50		Operationen an Bändern der Hand: Naht, sekundär: Radiokarpalband		C3	31123	31504	31616	31617	31823
6595	5-841.51		Operationen an Bändern der Hand: Naht, sekundär: Retinaculum flexorum		C3	31123	31504	31616	31617	31823
6596	5-841.52		Operationen an Bändern der Hand: Naht, sekundär: Andere Bänder der Handwurzelgelenke		C4	31124	31504	31618	31619	31824
6597	5-841.53		Operationen an Bändern der Hand: Naht, sekundär: Bänder der Mittelhand		C4	31124	31504	31618	31619	31824
6598	5-841.54		Operationen an Bändern der Hand: Naht, sekundär: Bänder der Metakarpophalangealgelenke der Langfinger		C3	31123	31504	31616	31617	31823
6599	5-841.55		Operationen an Bändern der Hand: Naht, sekundär: Bänder des Metakarpophalangealgelenkes am Daumen		C3	31123	31504	31616	31617	31823
6600	5-841.56		Operationen an Bändern der Hand: Naht, sekundär: Bänder der Interphalangealgelenke der Langfinger		C3	31123	31504	31616	31617	31823
6601	5-841.57		Operationen an Bändern der Hand: Naht, sekundär: Bänder des Interphalangealgelenkes am Daumen		C3	31123	31504	31616	31617	31823
6602	5-841.60		Operationen an Bändern der Hand: Plastische Rekonstruktion mit autogenem Material: Radiokarpalband		C4	31124	31504	31618	31619	31824

Fortsetzung 2.21.7 Operationen an der Hand

lfd. Nr	OPS-301 2004	OPS 2005	Bezeichnung OPS-301 2004	Bezeichnung OPS 2005	Kategorie	OP-Leistung	Überwachung	Nachbeh. Überw.	Nachbeh. Operat.	Narkose
6603	5-841.61		Operationen an Bändern der Hand: Plastische Rekonstruktion mit autogenem Material: Retinaculum flexorum		C4	31124	31504	31618	31619	31824
6604	5-841.62		Operationen an Bändern der Hand: Plastische Rekonstruktion mit autogenem Material: Andere Bänder der Handwurzelgelenke		C4	31124	31504	31618	31619	31824
6605	5-841.63		Operationen an Bändern der Hand: Plastische Rekonstruktion mit autogenem Material: Bänder der Mittelhand		C4	31124	31504	31618	31619	31824
6606	5-841.64		Operationen an Bändern der Hand: Plastische Rekonstruktion mit autogenem Material: Bänder der Metakarpophalangealgelenke der Langfinger		C4	31124	31504	31618	31619	31824
6607	5-841.65		Operationen an Bändern der Hand: Plastische Rekonstruktion mit autogenem Material: Bänder des Metakarpophalangealgelenkes am Daumen		C4	31124	31504	31618	31619	31824
6608	5-841.66		Operationen an Bändern der Hand: Plastische Rekonstruktion mit autogenem Material: Bänder der Interphalangealgelenke der Langfinger		C3	31123	31504	31616	31617	31823
6609	5-841.67		Operationen an Bändern der Hand: Plastische Rekonstruktion mit autogenem Material: Bänder des Interphalangealgelenkes am Daumen		C3	31123	31504	31616	31617	31823
6610	5-841.70		Operationen an Bändern der Hand: Plastische Rekonstruktion mit autogenem Material und interligamentärer Fixation: Radiokarpalband		C4	31124	31504	31618	31619	31824
6611	5-841.71		Operationen an Bändern der Hand: Plastische Rekonstruktion mit autogenem Material und interligamentärer Fixation: Retinaculum flexorum		C4	31124	31504	31618	31619	31824
6612	5-841.72		Operationen an Bändern der Hand: Plastische Rekonstruktion mit autogenem Material und interligamentärer Fixation: Andere Bänder der Handwurzelgelenke		C4	31124	31504	31618	31619	31824
6613	5-841.73		Operationen an Bändern der Hand: Plastische Rekonstruktion mit autogenem Material und interligamentärer Fixation: Bänder der Mittelhand		C4	31124	31504	31618	31619	31824
6614	5-841.74		Operationen an Bändern der Hand: Plastische Rekonstruktion mit autogenem Material und interligamentärer Fixation: Bänder der Metakarpophalangealgelenke der Langfinger		C4	31124	31504	31618	31619	31824
6615	5-841.75		Operationen an Bändern der Hand: Plastische Rekonstruktion mit autogenem Material und interligamentärer Fixation: Bänder des Metakarpophalangealgelenkes am Daumen		C4	31124	31504	31618	31619	31824
6616	5-841.76		Operationen an Bändern der Hand: Plastische Rekonstruktion mit autogenem Material und interligamentärer Fixation: Bänder der Interphalangealgelenke der Langfinger		C3	31123	31504	31616	31617	31823
6617	5-841.77		Operationen an Bändern der Hand: Plastische Rekonstruktion mit autogenem Material und interligamentärer Fixation: Bänder des Interphalangealgelenkes am Daumen		C3	31123	31504	31616	31617	31823
6618	5-841.80		Operationen an Bändern der Hand: Plastische Rekonstruktion mit autogenem Material und transossärer Fixation: Radiokarpalband		C4	31124	31504	31618	31619	31824
6619	5-841.81		Operationen an Bändern der Hand: Plastische Rekonstruktion mit autogenem Material und transossärer Fixation: Retinaculum flexorum		C4	31124	31504	31618	31619	31824

Fortsetzung 2.21.7 Operationen an der Hand

lfd. Nr	OPS-301 2004	OPS 2005	Bezeichnung OPS-301 2004	Bezeichnung OPS 2005	Kategorie	OP-Leistung	Überwachung	Nachbeh. Überw.	Nachbeh. Operat.	Narkose
6620	5-841.82		Operationen an Bändern der Hand: Plastische Rekonstruktion mit autogenem Material und transossärer Fixation: Andere Bänder der Handwurzelgelenke		C4	31124	31504	31618	31619	31824
6621	5-841.83		Operationen an Bändern der Hand: Plastische Rekonstruktion mit autogenem Material und transossärer Fixation: Bänder der Mittelhand		C4	31124	31504	31618	31619	31824
6622	5-841.84		Operationen an Bändern der Hand: Plastische Rekonstruktion mit autogenem Material und transossärer Fixation: Bänder der Metakarpophalangealgelenke der Langfinger		C4	31124	31504	31618	31619	31824
6623	5-841.85		Operationen an Bändern der Hand: Plastische Rekonstruktion mit autogenem Material und transossärer Fixation: Bänder des Metakarpophalangealgelenkes am Daumen		C4	31124	31504	31618	31619	31824
6624	5-841.86		Operationen an Bändern der Hand: Plastische Rekonstruktion mit autogenem Material und transossärer Fixation: Bänder der Interphalangealgelenke der Langfinger		C3	31123	31504	31616	31617	31823
6625	5-841.87		Operationen an Bändern der Hand: Plastische Rekonstruktion mit autogenem Material und transossärer Fixation: Bänder des Interphalangealgelenkes am Daumen		C3	31123	31504	31616	31617	31823
6626	5-841.90		Operationen an Bändern der Hand: Entfernung eines Transplantates: Radiokarpalband		C1	31121	31502	31614	31615	31821
6627	5-841.91		Operationen an Bändern der Hand: Entfernung eines Transplantates: Retinaculum flexorum		C1	31121	31502	31614	31615	31821
6628	5-841.92		Operationen an Bändern der Hand: Entfernung eines Transplantates: Andere Bänder der Handwurzelgelenke		C1	31121	31502	31614	31615	31821
6629	5-841.93		Operationen an Bändern der Hand: Entfernung eines Transplantates: Bänder der Mittelhand		C1	31121	31502	31614	31615	31821
6630	5-841.94		Operationen an Bändern der Hand: Entfernung eines Transplantates: Bänder der Metakarpophalangealgelenke der Langfinger		C1	31121	31502	31614	31615	31821
6631	5-841.95		Operationen an Bändern der Hand: Entfernung eines Transplantates: Bänder des Metakarpophalangealgelenkes am Daumen		C1	31121	31502	31614	31615	31821
6632	5-841.96		Operationen an Bändern der Hand: Entfernung eines Transplantates: Bänder der Interphalangealgelenke der Langfinger		C1	31121	31502	31614	31615	31821
6633	5-841.97		Operationen an Bändern der Hand: Entfernung eines Transplantates: Bänder des Interphalangealgelenkes am Daumen		C1	31121	31502	31614	31615	31821
6634	5-842.1		Operationen an Faszien der Hohlhand und der Finger: Fasziotomie, perkutan		C1	31121	31502	31614	31615	31821
6635	5-842.2		Operationen an Faszien der Hohlhand und der Finger: Fasziektomie partiell, Hohlhand isoliert		C2	31122	31503	31614	31615	31822
6636	5-842.3		Operationen an Faszien der Hohlhand und der Finger: Fasziektomie total, Hohlhand isoliert		C3	31123	31504	31616	31617	31823

Fortsetzung 2.21.7 Operationen an der Hand

lfd. Nr	OPS-301 2004	OPS 2005	Bezeichnung OPS-301 2004	Bezeichnung OPS 2005	Kate-gorie	OP-Leistung	Über-wachung	Nachbeh. Überw.	Nachbeh. Operat.	Narkose
6637	5-842.40		Operationen an Faszien der Hohlhand und der Finger: Fasziektomie mit 1 Neurolyse: Ein Finger		C4	31124	31504	31618	31619	31824
6638	5-842.41		Operationen an Faszien der Hohlhand und der Finger: Fasziektomie mit 1 Neurolyse: Mehrere Finger		C5	31125	31505	31618	31619	31825
6639	5-842.50		Operationen an Faszien der Hohlhand und der Finger: Fasziektomie mit mehreren Neurolysen: Ein Finger		C5	31125	31505	31618	31619	31825
6640	5-842.51		Operationen an Faszien der Hohlhand und der Finger: Fasziektomie mit mehreren Neurolysen: Mehrere Finger		C6	31126	31506	31620	31621	31826
6641	5-842.60		Operationen an Faszien der Hohlhand und der Finger: Fasziektomie mit 1 Neurolyse und 1 Arteriolyse: Ein Finger		C5	31125	31505	31618	31619	31825
6642	5-842.61		Operationen an Faszien der Hohlhand und der Finger: Fasziektomie mit 1 Neurolyse und 1 Arteriolyse: Mehrere Finger		C6	31126	31506	31620	31621	31826
6643	5-842.70		Operationen an Faszien der Hohlhand und der Finger: Fasziektomie mit mehreren Neurolysen und mehreren Arteriolysen: Ein Finger		C5	31125	31505	31618	31619	31825
6644	5-842.71		Operationen an Faszien der Hohlhand und der Finger: Fasziektomie mit mehreren Neurolysen und mehreren Arteriolysen: Mehrere Finger		C7	31127	31507	31620	31621	31827
6645	5-842.80		Operationen an Faszien der Hohlhand und der Finger: Fasziektomie mit Arthrolyse: Ein Finger		C5	31125	31505	31618	31619	31825
6646	5-842.81		Operationen an Faszien der Hohlhand und der Finger: Fasziektomie mit Arthrolyse: Mehrere Finger		C6	31126	31506	31620	31621	31826
6647	5-843.a		Operationen an Muskeln der Hand: Verlängerung		C3	31123	31504	31616	31617	31823
6648	5-843.b		Operationen an Muskeln der Hand: Verkürzung		C3	31123	31504	31616	31617	31823
6649	5-843.0		Operationen an Muskeln der Hand: Inzision		C1	31121	31502	31614	31615	31821
6650	5-843.1		Operationen an Muskeln der Hand: Durchtrennung, partiell		C1	31121	31502	31614	31615	31821
6651	5-843.2		Operationen an Muskeln der Hand: Durchtrennung, total		C1	31121	31502	31614	31615	31821
6652	5-843.3		Operationen an Muskeln der Hand: Desinsertion		C1	31121	31502	31614	31615	31821
6653	5-843.4		Operationen an Muskeln der Hand: Exzision, partiell		C1	31121	31502	31614	31615	31821
6654	5-843.5		Operationen an Muskeln der Hand: Exzision, total		C1	31121	31502	31614	31615	31821
6655	5-843.6		Operationen an Muskeln der Hand: Naht		C1	31121	31502	31614	31615	31821
6656	5-843.7		Operationen an Muskeln der Hand: Reinsertion		C2	31122	31503	31614	31615	31822
6657	5-843.8		Operationen an Muskeln der Hand: Transposition		C3	31123	31504	31616	31617	31823
6658	5-843.9		Operationen an Muskeln der Hand: Transplantation		C4	31124	31504	31618	31619	31824

Fortsetzung 2.21.7 Operationen an der Hand

lfd. Nr	OPS-301 2004	OPS 2005	Bezeichnung OPS-301 2004	Bezeichnung OPS 2005	Kate-gorie	OP-Leistung	Über-wachung	Nachbeh. Überw.	Nachbeh. Operat.	Narkose
6659	5-844.00		Revision an Gelenken der Hand: Arthrotomie: Handwurzelgelenk, einzeln		D2	31132	31503	31614	31615	31822
6660	5-844.01		Revision an Gelenken der Hand: Arthrotomie: Handwurzelgelenk, mehrere		D2	31132	31503	31614	31615	31822
6661	5-844.02		Revision an Gelenken der Hand: Arthrotomie: Daumensattelgelenk		D1	31131	31502	31614	31615	31821
6662	5-844.03		Revision an Gelenken der Hand: Arthrotomie: Metakarpophalangealgelenk, einzeln		D1	31131	31502	31614	31615	31821
6663	5-844.04		Revision an Gelenken der Hand: Arthrotomie: Metakarpophalangealgelenk, mehrere		D2	31132	31503	31614	31615	31822
6664	5-844.05		Revision an Gelenken der Hand: Arthrotomie: Interphalangealgelenk, einzeln		D1	31131	31502	31614	31615	31821
6665	5-844.06		Revision an Gelenken der Hand: Arthrotomie: Interphalangealgelenk, mehrere, an einem Finger		D1	31131	31502	31614	31615	31821
6666	5-844.07		Revision an Gelenken der Hand: Arthrotomie: Interphalangealgelenk, mehrere, an mehreren Fingern		D2	31132	31503	31614	31615	31822
6667	5-844.10		Revision an Gelenken der Hand: Exzision von erkranktem Gewebe: Handwurzelgelenk, einzeln		D2	31132	31503	31614	31615	31822
6668	5-844.11		Revision an Gelenken der Hand: Exzision von erkranktem Gewebe: Handwurzelgelenk, mehrere		D3	31133	31504	31616	31617	31823
6669	5-844.12		Revision an Gelenken der Hand: Exzision von erkranktem Gewebe: Daumensattelgelenk		D1	31131	31502	31614	31615	31821
6670	5-844.13		Revision an Gelenken der Hand: Exzision von erkranktem Gewebe: Metakarpophalangealgelenk, einzeln		D1	31131	31502	31614	31615	31821
6671	5-844.14		Revision an Gelenken der Hand: Exzision von erkranktem Gewebe: Metakarpophalangealgelenk, mehrere		D2	31132	31503	31614	31615	31822
6672	5-844.15		Revision an Gelenken der Hand: Exzision von erkranktem Gewebe: Interphalangealgelenk, einzeln		D1	31131	31502	31614	31615	31821
6673	5-844.16		Revision an Gelenken der Hand: Exzision von erkranktem Gewebe: Interphalangealgelenk, mehrere, an einem Finger		D1	31131	31502	31614	31615	31821
6674	5-844.17		Revision an Gelenken der Hand: Exzision von erkranktem Gewebe: Interphalangealgelenk, mehrere, an mehreren Fingern		D2	31132	31503	31614	31615	31822
6675	5-844.20		Revision an Gelenken der Hand: Gelenkspülung mit Drainage: Handwurzelgelenk, einzeln		D2	31132	31503	31614	31615	31822
6676	5-844.21		Revision an Gelenken der Hand: Gelenkspülung mit Drainage: Handwurzelgelenk, mehrere		D2	31132	31503	31614	31615	31822
6677	5-844.22		Revision an Gelenken der Hand: Gelenkspülung mit Drainage: Daumensattelgelenk		D1	31131	31502	31614	31615	31821
6678	5-844.23		Revision an Gelenken der Hand: Gelenkspülung mit Drainage: Metakarpophalangealgelenk, einzeln		D1	31131	31502	31614	31615	31821
6679	5-844.24		Revision an Gelenken der Hand: Gelenkspülung mit Drainage: Metakarpophalangealgelenk, mehrere		D2	31132	31503	31614	31615	31822

Fortsetzung 2.21.7 Operationen an der Hand

lfd. Nr	OPS-301 2004	OPS 2005	Bezeichnung OPS-301 2004	Bezeichnung OPS 2005	Kategorie	OP-Leistung	Überwachung	Nachbeh. Überw.	Nachbeh. Operat.	Narkose
6680	5-844.25		Revision an Gelenken der Hand: Gelenkspülung mit Drainage: Interphalangealgelenk, einzeln		D1	31131	31502	31614	31615	31821
6681	5-844.26		Revision an Gelenken der Hand: Gelenkspülung mit Drainage: Interphalangealgelenk, mehrere, an einem Finger		D1	31131	31502	31614	31615	31821
6682	5-844.27		Revision an Gelenken der Hand: Gelenkspülung mit Drainage: Interphalangealgelenk, mehrere, an mehreren Fingern		D2	31132	31503	31614	31615	31822
6683	5-844.30		Revision an Gelenken der Hand: Debridement: Handwurzelgelenk, einzeln		D2	31132	31503	31614	31615	31822
6684	5-844.31		Revision an Gelenken der Hand: Debridement: Handwurzelgelenk, mehrere		D2	31132	31503	31614	31615	31822
6685	5-844.32		Revision an Gelenken der Hand: Debridement: Daumensattelgelenk		D1	31131	31502	31614	31615	31821
6686	5-844.33		Revision an Gelenken der Hand: Debridement: Metakarpophalangealgelenk, einzeln		D1	31131	31502	31614	31615	31821
6687	5-844.34		Revision an Gelenken der Hand: Debridement: Metakarpophalangealgelenk, mehrere		D2	31132	31503	31614	31615	31822
6688	5-844.35		Revision an Gelenken der Hand: Debridement: Interphalangealgelenk, einzeln		D1	31131	31502	31614	31615	31821
6689	5-844.36		Revision an Gelenken der Hand: Debridement: Interphalangealgelenk, mehrere, an einem Finger		D1	31131	31502	31614	31615	31821
6690	5-844.37		Revision an Gelenken der Hand: Debridement: Interphalangealgelenk, mehrere, an mehreren Fingern		D2	31132	31503	31614	31615	31822
6691	5-844.40		Revision an Gelenken der Hand: Gelenkflächenglättung: Handwurzelgelenk, einzeln		D2	31132	31503	31614	31615	31822
6692	5-844.41		Revision an Gelenken der Hand: Gelenkflächenglättung: Handwurzeigelenk, mehrere		D2	31132	31503	31614	31615	31822
6693	5-844.42		Revision an Gelenken der Hand: Gelenkflächenglättung: Daumensattelgelenk		D1	31131	31502	31614	31615	31821
6694	5-844.43		Revision an Gelenken der Hand: Gelenkflächenglättung: Metakarpophalangealgelenk, einzeln		D1	31131	31502	31614	31615	31821
6695	5-844.44		Revision an Gelenken der Hand: Gelenkflächenglättung: Metakarpophalangealgelenk, mehrere		D2	31132	31503	31614	31615	31822
6696	5-844.45		Revision an Gelenken der Hand: Gelenkflächenglättung: Interphalangealgelenk, einzeln		D1	31131	31502	31614	31615	31821
6697	5-844.46		Revision an Gelenken der Hand: Gelenkflächenglättung: Interphalangealgelenk, mehrere, an einem Finger		D1	31131	31502	31614	31615	31821
6698	5-844.47		Revision an Gelenken der Hand: Gelenkflächenglättung: Interphalangealgelenk, mehrere, an mehreren Fingern		D2	31132	31503	31614	31615	31822
6699	5-844.52		Revision an Gelenken der Hand: Gelenkmobilisation [Arthrolyse]: Daumensattelgelenk		D1	31131	31502	31614	31615	31821
6700	5-844.53		Revision an Gelenken der Hand: Gelenkmobilisation [Arthrolyse]: Metakarpophalangealgelenk, einzeln		D1	31131	31502	31614	31615	31821

Fortsetzung 2.21.7 Operationen an der Hand

lfd. Nr	OPS-301 2004	OPS 2005	Bezeichnung OPS-301 2004	Bezeichnung OPS 2005	Kategorie	OP-Leistung	Überwachung	Nachbeh. Überw.	Nachbeh. Operat.	Narkose
6701	5-844.54		Revision an Gelenken der Hand: Gelenkmobilisation [Arthrolyse]: Metakarpophalangealgelenk, mehrere		D2	31132	31503	31614	31615	31822
6702	5-844.55		Revision an Gelenken der Hand: Gelenkmobilisation [Arthrolyse]: Interphalangealgelenk, einzeln		D1	31131	31502	31614	31615	31821
6703	5-844.56		Revision an Gelenken der Hand: Gelenkmobilisation [Arthrolyse]: Interphalangealgelenk, mehrere, an einem Finger		D1	31131	31502	31614	31615	31821
6704	5-844.57		Revision an Gelenken der Hand: Gelenkmobilisation [Arthrolyse]: Interphalangealgelenk, mehrere, an mehreren Fingern		D2	31132	31503	31614	31615	31822
6705	5-844.60		Revision an Gelenken der Hand: Entfernung freier Gelenkkörper: Handwurzelgelenk, einzeln		D2	31132	31503	31614	31615	31822
6706	5-844.61		Revision an Gelenken der Hand: Entfernung freier Gelenkkörper: Handwurzelgelenk, mehrere		D2	31132	31503	31614	31615	31822
6707	5-844.62		Revision an Gelenken der Hand: Entfernung freier Gelenkkörper: Daumensattelgelenk		D1	31131	31502	31614	31615	31821
6708	5-844.63		Revision an Gelenken der Hand: Entfernung freier Gelenkkörper: Metakarpophalangealgelenk, einzeln		D1	31131	31502	31614	31615	31821
6709	5-844.64		Revision an Gelenken der Hand: Entfernung freier Gelenkkörper: Metakarpophalangealgelenk, mehrere		D2	31132	31503	31614	31615	31822
6710	5-844.65		Revision an Gelenken der Hand: Entfernung freier Gelenkkörper: Interphalangealgelenk, einzeln		D1	31131	31502	31614	31615	31821
6711	5-844.66		Revision an Gelenken der Hand: Entfernung freier Gelenkkörper: Interphalangealgelenk, mehrere, an einem Finger		D1	31131	31502	31614	31615	31821
6712	5-844.67		Revision an Gelenken der Hand: Entfernung freier Gelenkkörper: Interphalangealgelenk, mehrere, an mehreren Fingern		D2	31132	31503	31614	31615	31822
6713	5-844.70		Revision an Gelenken der Hand: Entfernung eines Fremdkörpers: Handwurzelgelenk, einzeln		D1	31131	31502	31614	31615	31821
6714	5-844.71		Revision an Gelenken der Hand: Entfernung eines Fremdkörpers: Handwurzelgelenk, mehrere		D2	31132	31503	31614	31615	31822
6715	5-844.72		Revision an Gelenken der Hand: Entfernung eines Fremdkörpers: Daumensattelgelenk		D1	31131	31502	31614	31615	31821
6716	5-844.73		Revision an Gelenken der Hand: Entfernung eines Fremdkörpers: Metakarpophalangealgelenk, einzeln		D1	31131	31502	31614	31615	31821
6717	5-844.74		Revision an Gelenken der Hand: Entfernung eines Fremdkörpers: Metakarpophalangealgelenk, mehrere		D1	31131	31502	31614	31615	31821
6718	5-844.75		Revision an Gelenken der Hand: Entfernung eines Fremdkörpers: Interphalangealgelenk, einzeln		D1	31131	31502	31614	31615	31821

Fortsetzung 2.21.7 Operationen an der Hand

lfd. Nr	OPS-301 2004	OPS 2005	Bezeichnung OPS-301 2004	Bezeichnung OPS 2005	Kategorie	OP-Leistung	Überwachung	Nachbeh. Überw.	Nachbeh. Operat.	Narkose
6719	5-844.76		Revision an Gelenken der Hand: Entfernung eines Fremdkörpers: Interphalangealgelenk, mehrere, an einem Finger		D1	31131	31502	31614	31615	31821
6720	5-844.77		Revision an Gelenken der Hand: Entfernung eines Fremdkörpers: Interphalangealgelenk, mehrere, an mehreren Fingern		D2	31132	31503	31614	31615	31822
6721	5-845.00		Synovialektomie an der Hand: Sehnen und Sehnenscheiden, partiell: Beugesehnen Handgelenk		C2	31122	31503	31614	31615	31822
6722	5-845.01		Synovialektomie an der Hand: Sehnen und Sehnenscheiden, partiell: Beugesehnen Langfinger		C2	31122	31503	31614	31615	31822
6723	5-845.02		Synovialektomie an der Hand: Sehnen und Sehnenscheiden, partiell: Beugesehnen Daumen		C2	31122	31503	31614	31615	31822
6724	5-845.03		Synovialektomie an der Hand: Sehnen und Sehnenscheiden, partiell: Strecksehnen Handgelenk		C1	31121	31502	31614	31615	31821
6725	5-845.04		Synovialektomie an der Hand: Sehnen und Sehnenscheiden, partiell: Strecksehnen Langfinger		C1	31121	31502	31614	31615	31821
6726	5-845.05		Synovialektomie an der Hand: Sehnen und Sehnenscheiden, partiell: Strecksehnen Daumen		C1	31121	31502	31614	31615	31821
6727	5-845.10		Synovialektomie an der Hand: Sehnen und Sehnenscheiden, total: Beugesehnen Handgelenk		C3	31123	31504	31616	31617	31823
6728	5-845.11		Synovialektomie an der Hand: Sehnen und Sehnenscheiden, total: Beugesehnen Langfinger		C2	31122	31503	31614	31615	31822
6729	5-845.12		Synovialektomie an der Hand: Sehnen und Sehnenscheiden, total: Beugesehnen Daumen		C2	31122	31503	31614	31615	31822
6730	5-845.13		Synovialektomie an der Hand: Sehnen und Sehnenscheiden, total: Strecksehnen Handgelenk		C2	31122	31503	31614	31615	31822
6731	5-845.14		Synovialektomie an der Hand: Sehnen und Sehnenscheiden, total: Strecksehnen Langfinger		C2	31122	31503	31614	31615	31822
6732	5-845.15		Synovialektomie an der Hand: Sehnen und Sehnenscheiden, total: Strecksehnen Daumen		C2	31122	31503	31614	31615	31822
6733	5-845.2		Synovialektomie an der Hand: Handwurzelgelenk, einzeln		D2	31132	31503	31614	31615	31822
6734	5-845.3		Synovialektomie an der Hand: Handwurzelgelenk, mehrere		D2	31132	31503	31614	31615	31822
6735	5-845.4		Synovialektomie an der Hand: Daumensattelgelenk		D2	31132	31503	31614	31615	31822
6736	5-845.5		Synovialektomie an der Hand: Metakarpophalangealgelenk, einzeln		D1	31131	31502	31614	31615	31821
6737	5-845.6		Synovialektomie an der Hand: Metakarpophalangealgelenk, mehrere		D2	31132	31503	31614	31615	31822
6738	5-845.7		Synovialektomie an der Hand: Interphalangealgelenk, einzeln		D1	31131	31502	31614	31615	31821

Fortsetzung 2.21.7 Operationen an der Hand

lfd. Nr	OPS-301 2004	OPS 2005	Bezeichnung OPS-301 2004	Bezeichnung OPS 2005	Kategorie	OP-Leistung	Überwachung	Nachbeh. Überw.	Nachbeh. Operat.	Narkose
6739	5-845.8		Synovialektomie an der Hand: Interphalangealgelenk, mehrere, an einem Finger		D1	31131	31502	31614	31615	31821
6740	5-845.9		Synovialektomie an der Hand: Interphalangealgelenk, mehrere, an mehreren Fingern		D2	31132	31503	31614	31615	31822
6741	5-846.0		Arthrodese an Gelenken der Hand: Handwurzelgelenk, einzeln		D2	31132	31503	31614	31615	31822
6742	5-846.1		Arthrodese an Gelenken der Hand: Handwurzelgelenk, einzeln, mit Spongiosaplastik		D3	31133	31504	31616	31617	31823
6743	5-846.2		Arthrodese an Gelenken der Hand: Handwurzelgelenk, mehrere		D3	31133	31504	31616	31617	31823
6744	5-846.3		Arthrodese an Gelenken der Hand: Handwurzelgelenk, mehrere, mit Spongiosaplastik		D4	31134	31504	31618	31619	31824
6745	5-846.4		Arthrodese an Gelenken der Hand: Interphalangealgelenk, einzeln		D2	31132	31503	31614	31615	31822
6746	5-846.5		Arthrodese an Gelenken der Hand: Interphalangealgelenk, einzeln, mit Spongiosaplastik		D2	31132	31503	31614	31615	31822
6747	5-846.6		Arthrodese an Gelenken der Hand: Interphalangealgelenk, mehrere		D3	31133	31504	31616	31617	31823
6748	5-846.7		Arthrodese an Gelenken der Hand: Interphalangealgelenk, mehrere, mit Spongiosaplastik		D4	31134	31504	31618	31619	31824
6749	5-847.00		Resektionsarthroplastik an Gelenken der Hand: Rekonstruktion mit autogenem Material: Handwurzelgelenk, einzeln		D4	31134	31504	31618	31619	31824
6750	5-847.01		Resektionsarthroplastik an Gelenken der Hand: Rekonstruktion mit autogenem Material: Handwurzelgelenk, mehrere		D5	31135	31505	31618	31619	31825
6751	5-847.02		Resektionsarthroplastik an Gelenken der Hand: Rekonstruktion mit autogenem Material: Daumensattelgelenk		D4	31134	31504	31618	31619	31824
6752	5-847.03		Resektionsarthroplastik an Gelenken der Hand: Rekonstruktion mit autogenem Material: Metakarpophalangealgelenk, einzeln		D3	31133	31504	31616	31617	31823
6753	5-847.04		Resektionsarthroplastik an Gelenken der Hand: Rekonstruktion mit autogenem Material: Metakarpophalangealgelenk, mehrere		D4	31134	31504	31618	31619	31824
6754	5-847.05		Resektionsarthroplastik an Gelenken der Hand: Rekonstruktion mit autogenem Material: Interphalangealgelenk, einzeln		D2	31132	31503	31614	31615	31822
6755	5-847.06		Resektionsarthroplastik an Gelenken der Hand: Rekonstruktion mit autogenem Material: Interphalangealgelenk, mehrere, an einem Finger		D2	31132	31503	31614	31615	31822
6756	5-847.07		Resektionsarthroplastik an Gelenken der Hand: Rekonstruktion mit autogenem Material: Interphalangealgelenk, mehrere, an mehreren Fingern		D4	31134	31504	31618	31619	31824
6757	5-847.10		Resektionsarthroplastik an Gelenken der Hand: Rekonstruktion mit autogenem Material und Sehneninterposition: Handwurzelgelenk, einzeln		D4	31134	31504	31618	31619	31824
6758	5-847.11		Resektionsarthroplastik an Gelenken der Hand: Rekonstruktion mit autogenem Material und Sehneninterposition: Handwurzelgelenk, mehrere		D5	31135	31505	31618	31619	31825

Fortsetzung 2.21.7 Operationen an der Hand

lfd. Nr	OPS-301 2004	OPS 2005	Bezeichnung OPS-301 2004	Bezeichnung OPS 2005	Kategorie	OP-Leistung	Überwachung	Nachbeh. Überw.	Nachbeh. Operat.	Narkose
6759	5-847.12		Resektionsarthroplastik an Gelenken der Hand: Rekonstruktion mit autogenem Material und Sehneninterposition: Daumensattelgelenk		D4	31134	31504	31618	31619	31824
6760	5-847.13		Resektionsarthroplastik an Gelenken der Hand: Rekonstruktion mit autogenem Material und Sehneninterposition: Metakarpophalangealgelenk, einzeln		D3	31133	31504	31616	31617	31823
6761	5-847.14		Resektionsarthroplastik an Gelenken der Hand: Rekonstruktion mit autogenem Material und Sehneninterposition: Metakarpophalangealgelenk, mehrere		D4	31134	31504	31618	31619	31824
6762	5-847.15		Resektionsarthroplastik an Gelenken der Hand: Rekonstruktion mit autogenem Material und Sehneninterposition: Interphalangealgelenk, einzeln		D2	31132	31503	31614	31615	31822
6763	5-847.16		Resektionsarthroplastik an Gelenken der Hand: Rekonstruktion mit autogenem Material und Sehneninterposition: Interphalangealgelenk, mehrere, an einem Finger		D2	31132	31503	31614	31615	31822
6764	5-847.17		Resektionsarthroplastik an Gelenken der Hand: Rekonstruktion mit autogenem Material und Sehneninterposition: Interphalangealgelenk, mehrere, an mehreren Fingern		D4	31134	31504	31618	31619	31824
6765	5-847.20		Resektionsarthroplastik an Gelenken der Hand: Rekonstruktion mit autogenem Material und Sehnenaufhängung: Handwurzelgelenk, einzeln		D4	31134	31504	31618	31619	31824
6766	5-847.21		Resektionsarthroplastik an Gelenken der Hand: Rekonstruktion mit autogenem Material und Sehnenaufhängung: Handwurzelgelenk, mehrere		D5	31135	31505	31618	31619	31825
6767	5-847.22		Resektionsarthroplastik an Gelenken der Hand: Rekonstruktion mit autogenem Material und Sehnenaufhängung: Daumensattelgelenk		D4	31134	31504	31618	31619	31824
6768	5-847.23		Resektionsarthroplastik an Gelenken der Hand: Rekonstruktion mit autogenem Material und Sehnenaufhängung: Metakarpophalangealgelenk, einzeln		D3	31133	31504	31616	31617	31823
6769	5-847.24		Resektionsarthroplastik an Gelenken der Hand: Rekonstruktion mit autogenem Material und Sehnenaufhängung: Metakarpophalangealgelenk, mehrere		D4	31134	31504	31618	31619	31824
6770	5-847.25		Resektionsarthroplastik an Gelenken der Hand: Rekonstruktion mit autogenem Material und Sehnenaufhängung: Interphalangealgelenk, einzeln		D2	31132	31503	31614	31615	31822
6771	5-847.26		Resektionsarthroplastik an Gelenken der Hand: Rekonstruktion mit autogenem Material und Sehnenaufhängung: Interphalangealgelenk, mehrere, an einem Finger		D2	31132	31503	31614	31615	31822
6772	5-847.27		Resektionsarthroplastik an Gelenken der Hand: Rekonstruktion mit autogenem Material und Sehnenaufhängung: Interphalangealgelenk, mehrere, an mehreren Fingern		D4	31134	31504	31618	31619	31824
6773	5-847.30		Resektionsarthroplastik an Gelenken der Hand: Rekonstruktion mit autogenem Material, mit Sehneninterposition und Sehnenaufhängung: Handwurzelgelenk, einzeln		D4	31134	31504	31618	31619	31824
6774	5-847.31		Resektionsarthroplastik an Gelenken der Hand: Rekonstruktion mit autogenem Material, mit Sehneninterposition und Sehnenaufhängung: Handwurzelgelenk, mehrere		D5	31135	31505	31618	31619	31825
6775	5-847.32		Resektionsarthroplastik an Gelenken der Hand: Rekonstruktion mit autogenem Material, mit Sehneninterposition und Sehnenaufhängung: Daumensattelgelenk		D4	31134	31504	31618	31619	31824

Fortsetzung 2.21.7 Operationen an der Hand

lfd. Nr	OPS-301 2004	OPS 2005	Bezeichnung OPS-301 2004	Bezeichnung OPS 2005	Kate-gorie	OP-Leistung	Über-wachung	Nachbeh. Überw.	Nachbeh. Operat.	Narkose
6776	5-847.33		Resektionsarthroplastik an Gelenken der Hand: Rekonstruktion mit autogenem Material, mit Sehneninterposition und Sehnenaufhängung: Metakarpophalangealgelenk, einzeln		D3	31133	31504	31616	31617	31823
6777	5-847.34		Resektionsarthroplastik an Gelenken der Hand: Rekonstruktion mit autogenem Material, mit Sehneninterposition und Sehnenaufhängung: Metakarpophalangealgelenk, mehrere		D4	31134	31504	31618	31619	31824
6778	5-847.35		Resektionsarthroplastik an Gelenken der Hand: Rekonstruktion mit autogenem Material, mit Sehneninterposition und Sehnenaufhängung: Interphalangealgelenk, einzeln		D2	31132	31503	31614	31615	31822
6779	5-847.36		Resektionsarthroplastik an Gelenken der Hand: Rekonstruktion mit autogenem Material, mit Sehneninterposition und Sehnenaufhängung: Interphalangealgelenk, mehrere, an einem Finger		D2	31132	31503	31614	31615	31822
6780	5-847.37		Resektionsarthroplastik an Gelenken der Hand: Rekonstruktion mit autogenem Material, mit Sehneninterposition und Sehnenaufhängung: Interphalangealgelenk, mehrere, an mehreren Fingern		D4	31134	31504	31618	31619	31824
6781	5-847.40		Resektionsarthroplastik an Gelenken der Hand: Rekonstruktion mit autogenem Material und Rekonstruktion der Gelenkfläche: Handwurzelgelenk, einzeln		D4	31134	31504	31618	31619	31824
6782	5-847.41		Resektionsarthroplastik an Gelenken der Hand: Rekonstruktion mit autogenem Material und Rekonstruktion der Gelenkfläche: Handwurzelgelenk, mehrere		D5	31135	31505	31618	31619	31825
6783	5-847.42		Resektionsarthroplastik an Gelenken der Hand: Rekonstruktion mit autogenem Material und Rekonstruktion der Gelenkfläche: Daumensattelgelenk		D4	31134	31504	31618	31619	31824
6784	5-847.43		Resektionsarthroplastik an Gelenken der Hand: Rekonstruktion mit autogenem Material und Rekonstruktion der Gelenkfläche: Metakarpophalangealgelenk, einzeln		D3	31133	31504	31616	31617	31823
6785	5-847.44		Resektionsarthroplastik an Gelenken der Hand: Rekonstruktion mit autogenem Material und Rekonstruktion der Gelenkfläche: Metakarpophalangealgelenk, mehrere		D4	31134	31504	31618	31619	31824
6786	5-847.45		Resektionsarthroplastik an Gelenken der Hand: Rekonstruktion mit autogenem Material und Rekonstruktion der Gelenkfläche: Interphalangealgelenk, einzeln		D2	31132	31503	31614	31615	31822
6787	5-847.46		Resektionsarthroplastik an Gelenken der Hand: Rekonstruktion mit autogenem Material und Rekonstruktion der Gelenkfläche: Interphalangealgelenk, mehrere, an einem Finger		D2	31132	31503	31614	31615	31822
6788	5-847.47		Resektionsarthroplastik an Gelenken der Hand: Rekonstruktion mit autogenem Material und Rekonstruktion der Gelenkfläche: Interphalangealgelenk, mehrere, an mehreren Fingern		D4	31134	31504	31618	31619	31824
6789	5-847.50		Resektionsarthroplastik an Gelenken der Hand: Rekonstruktion mit alloplastischem Material: Handwurzelgelenk, einzeln		D4	31134	31504	31618	31619	31824
6790	5-847.51		Resektionsarthroplastik an Gelenken der Hand: Rekonstruktion mit alloplastischem Material: Handwurzelgelenk, mehrere		D5	31135	31505	31618	31619	31825

Fortsetzung 2.21.7 Operationen an der Hand

lfd. Nr	OPS-301 2004	OPS 2005	Bezeichnung OPS-301 2004	Bezeichnung OPS 2005	Kate-gorie	OP-Leistung	Über-wachung	Nachbeh. Überw.	Nachbeh. Operat.	Narkose
6791	5-847.52		Resektionsarthroplastik an Gelenken der Hand: Rekonstruktion mit alloplastischem Material: Daumensattelgelenk		D4	31134	31504	31618	31619	31824
6792	5-847.53		Resektionsarthroplastik an Gelenken der Hand: Rekonstruktion mit alloplastischem Material: Metakarpophalangealgelenk, einzeln		D3	31133	31504	31616	31617	31823
6793	5-847.54		Resektionsarthroplastik an Gelenken der Hand: Rekonstruktion mit alloplastischem Material: Metakarpophalangealgelenk, mehrere		D4	31134	31504	31618	31619	31824
6794	5-847.55		Resektionsarthroplastik an Gelenken der Hand: Rekonstruktion mit alloplastischem Material: Interphalangealgelenk, einzeln		D2	31132	31503	31614	31615	31822
6795	5-847.56		Resektionsarthroplastik an Gelenken der Hand: Rekonstruktion mit alloplastischem Material: Interphalangealgelenk, mehrere, an einem Finger		D2	31132	31503	31614	31615	31822
6796	5-847.57		Resektionsarthroplastik an Gelenken der Hand: Rekonstruktion mit alloplastischem Material: Interphalangealgelenk, mehrere, an mehreren Fingern		D4	31134	31504	31618	31619	31824
6797	5-847.60		Resektionsarthroplastik an Gelenken der Hand: Rekonstruktion mit alloplastischem Material und Rekonstruktion des Kapselbandapparates: Handwurzelgelenk, einzeln		D4	31134	31504	31618	31619	31824
6798	5-847.61		Resektionsarthroplastik an Gelenken der Hand: Rekonstruktion mit alloplastischem Material und Rekonstruktion des Kapselbandapparates: Handwurzelgelenk, mehrere		D5	31135	31505	31618	31619	31825
6799	5-847.62		Resektionsarthroplastik an Gelenken der Hand: Rekonstruktion mit alloplastischem Material und Rekonstruktion des Kapselbandapparates: Daumensattelgelenk		D4	31134	31504	31618	31619	31824
6800	5-847.63		Resektionsarthroplastik an Gelenken der Hand: Rekonstruktion mit alloplastischem Material und Rekonstruktion des Kapselbandapparates: Metakarpophalangealgelenk, einzeln		D3	31133	31504	31616	31617	31823
6801	5-847.64		Resektionsarthroplastik an Gelenken der Hand: Rekonstruktion mit alloplastischem Material und Rekonstruktion des Kapselbandapparates: Metakarpophalangealgelenk, mehrere		D4	31134	31504	31618	31619	31824
6802	5-847.65		Resektionsarthroplastik an Gelenken der Hand: Rekonstruktion mit alloplastischem Material und Rekonstruktion des Kapselbandapparates: Interphalangealgelenk, einzeln		D2	31132	31503	31614	31615	31822
6803	5-847.66		Resektionsarthroplastik an Gelenken der Hand: Rekonstruktion mit alloplastischem Material und Rekonstruktion des Kapselbandapparates: Interphalangealgelenk, mehrere, an einem Finger		D2	31132	31503	31614	31615	31822
6804	5-847.67		Resektionsarthroplastik an Gelenken der Hand: Rekonstruktion mit alloplastischem Material und Rekonstruktion des Kapselbandapparates: Interphalangealgelenk, mehrere, an mehreren Fingern		D4	31134	31504	31618	31619	31824
6805	5-848.1		Operationen bei kongenitalen Anomalien der Hand: Radialisation		C5	31125	31505	31618	31619	31825
6806	5-848.2		Operationen bei kongenitalen Anomalien der Hand: Resektion von Schnürringen mit plastischer Rekonstruktion		C3	31123	31504	31616	31617	31823

Fortsetzung 2.21.7 Operationen an der Hand

lfd. Nr	OPS-301 2004	OPS 2005	Bezeichnung OPS-301 2004	Bezeichnung OPS 2005	Kategorie	OP-Leistung	Überwachung	Nachbeh. Überw.	Nachbeh. Operat.	Narkose
6807	5-849.a		Andere Operationen an der Hand: Freie Transplantation einer Zehe als Fingerersatz		D7	31137	31507	31620	31621	31827
6808	5-849.0		Andere Operationen an der Hand: Exzision eines Ganglions		C2	31122	31503	31614	31615	31822
6809	5-849.1		Andere Operationen an der Hand: Temporäre Fixation eines Gelenkes		C1	31121	31502	31614	31615	31821
6810	5-849.3		Andere Operationen an der Hand: Radikale Exzision von erkranktem Gewebe		C1	31121	31502	31614	31615	31821
6811	5-849.4		Andere Operationen an der Hand: Radikale Exzision von erkranktem Gewebe mit spezieller Gefäß- und Nervenpräparation		C2	31122	31503	31614	31615	31822
6812	5-849.5		Andere Operationen an der Hand: Radikale Exzision von erkranktem Gewebe mit erweiterter Präparation		C2	31122	31503	31614	31615	31822
6813	5-849.6		Andere Operationen an der Hand: Arthrorise		D3	31133	31504	31616	31617	31823
6814	5-849.7		Andere Operationen an der Hand: Transposition eines Fingers zum Finger		D7	31137	31507	31620	31621	31827
6815	5-849.80		Andere Operationen an der Hand: Transposition eines Fingers zum Daumen (Pollizisation): Ohne Rekonstruktion des Metakarpale I		D7	31137	31507	31620	31621	31827
6816	5-849.81		Andere Operationen an der Hand: Transposition eines Fingers zum Daumen (Pollizisation): Mit Rekonstruktion des Metakarpale I		D7	31137	31507	31620	31621	31827
6817	5-849.9		Andere Operationen an der Hand: Freie Transplantation eines Fingers		D7	31137	31507	31620	31621	31827

2.21.8 Operationen an Muskeln, Sehnen, Faszien und Schleimbeuteln

lfd. Nr	OPS-301 2004	OPS 2005	Bezeichnung OPS-301 2004	Bezeichnung OPS 2005	Kategorie	OP-Leistung	Überwachung	Nachbeh. Überw.	Nachbeh. Operat.	Narkose
6818	5-850.aa		Inzision an Muskel, Sehne und Faszie: Fremdkörperentfernung aus einer Faszie: Fuß		C1	31121	31502	31614	31615	31821
6819	5-850.a0		Inzision an Muskel, Sehne und Faszie: Fremdkörperentfernung aus einer Faszie: Kopf und Hals		C1	31121	31502	31614	31615	31821
6820	5-850.a1		Inzision an Muskel, Sehne und Faszie: Fremdkörperentfernung aus einer Faszie: Schulter und Axilla		C2	31122	31503	31614	31615	31822
6821	5-850.a2		Inzision an Muskel, Sehne und Faszie: Fremdkörperentfernung aus einer Faszie: Oberarm und Ellenbogen		C2	31122	31503	31614	31615	31822
6822	5-850.a3		Inzision an Muskel, Sehne und Faszie: Fremdkörperentfernung aus einer Faszie: Unterarm		C2	31122	31503	31614	31615	31822
6823	5-850.a5		Inzision an Muskel, Sehne und Faszie: Fremdkörperentfernung aus einer Faszie: Brustwand und Rücken		C1	31121	31502	31614	31615	31821
6824	5-850.a6		Inzision an Muskel, Sehne und Faszie: Fremdkörperentfernung aus einer Faszie: Bauchregion		C1	31121	31502	31614	31615	31821
6825	5-850.a7		Inzision an Muskel, Sehne und Faszie: Fremdkörperentfernung aus einer Faszie: Leisten- und Genitalregion und Gesäß		C2	31122	31503	31614	31615	31822
6826	5-850.a8		Inzision an Muskel, Sehne und Faszie: Fremdkörperentfernung aus einer Faszie: Oberschenkel und Knie		C2	31122	31503	31614	31615	31822
6827	5-850.a9		Inzision an Muskel, Sehne und Faszie: Fremdkörperentfernung aus einer Faszie: Unterschenkel		C2	31122	31503	31614	31615	31822
6828	5-850.ba		Inzision an Muskel, Sehne und Faszie: Debridement eines Muskels: Fuß		C2	31122	31503	31614	31615	31822
6829	5-850.b0		Inzision an Muskel, Sehne und Faszie: Debridement eines Muskels: Kopf und Hals		C1	31121	31502	31614	31615	31821
6830	5-850.b1		Inzision an Muskel, Sehne und Faszie: Debridement eines Muskels: Schulter und Axilla		C2	31122	31503	31614	31615	31822
6831	5-850.b2		Inzision an Muskel, Sehne und Faszie: Debridement eines Muskels: Oberarm und Ellenbogen		C2	31122	31503	31614	31615	31822
6832	5-850.b3		Inzision an Muskel, Sehne und Faszie: Debridement eines Muskels: Unterarm		C2	31122	31503	31614	31615	31822
6833	5-850.b5		Inzision an Muskel, Sehne und Faszie: Debridement eines Muskels: Brustwand und Rücken		C2	31122	31503	31614	31615	31822
6834	5-850.b6		Inzision an Muskel, Sehne und Faszie: Debridement eines Muskels: Bauchregion		C2	31122	31503	31614	31615	31822
6835	5-850.b7		Inzision an Muskel, Sehne und Faszie: Debridement eines Muskels: Leisten- und Genitalregion und Gesäß		C3	31123	31504	31616	31617	31823
6836	5-850.b8		Inzision an Muskel, Sehne und Faszie: Debridement eines Muskels: Oberschenkel und Knie		C2	31122	31503	31614	31615	31822
6837	5-850.b9		Inzision an Muskel, Sehne und Faszie: Debridement eines Muskels: Unterschenkel		C2	31122	31503	31614	31615	31822

Fortsetzung 2.21.8 Operationen an Muskeln, Sehnen, Faszien und Schleimbeuteln

lfd. Nr	OPS-301 2004	OPS 2005	Bezeichnung OPS-301 2004	Bezeichnung OPS 2005	Kategorie	OP-Leistung	Überwachung	Nachbeh. Überw.	Nachbeh. Operat.	Narkose
6838	5-850.ca		Inzision an Muskel, Sehne und Faszie: Debridement einer Sehne: Fuß		C2	31122	31503	31614	31615	31822
6839	5-850.c0		Inzision an Muskel, Sehne und Faszie: Debridement einer Sehne: Kopf und Hals		C2	31122	31503	31614	31615	31822
6840	5-850.c1		Inzision an Muskel, Sehne und Faszie: Debridement einer Sehne: Schulter und Axilla		C3	31123	31504	31616	31617	31823
6841	5-850.c2		Inzision an Muskel, Sehne und Faszie: Debridement einer Sehne: Oberarm und Ellenbogen		C2	31122	31503	31614	31615	31822
6842	5-850.c3		Inzision an Muskel, Sehne und Faszie: Debridement einer Sehne: Unterarm		C2	31122	31503	31614	31615	31822
6843	5-850.c5		Inzision an Muskel, Sehne und Faszie: Debridement einer Sehne: Brustwand und Rücken		C2	31122	31503	31614	31615	31822
6844	5-850.c7		Inzision an Muskel, Sehne und Faszie: Debridement einer Sehne: Leisten- und Genitalregion und Gesäß		C2	31122	31503	31614	31615	31822
6845	5-850.c8		Inzision an Muskel, Sehne und Faszie: Debridement einer Sehne: Oberschenkel und Knie		C2	31122	31503	31614	31615	31822
6846	5-850.c9		Inzision an Muskel, Sehne und Faszie: Debridement einer Sehne: Unterschenkel		C2	31122	31503	31614	31615	31822
6847	5-850.da		Inzision an Muskel, Sehne und Faszie: Debridement einer Faszie: Fuß		C2	31122	31503	31614	31615	31822
6848	5-850.d0		Inzision an Muskel, Sehne und Faszie: Debridement einer Faszie: Kopf und Hals		C2	31122	31503	31614	31615	31822
6849	5-850.d1		Inzision an Muskel, Sehne und Faszie: Debridement einer Faszie: Schulter und Axilla		C2	31122	31503	31614	31615	31822
6850	5-850.d2		Inzision an Muskel, Sehne und Faszie: Debridement einer Faszie: Oberarm und Ellenbogen		C2	31122	31503	31614	31615	31822
6851	5-850.d3		Inzision an Muskel, Sehne und Faszie: Debridement einer Faszie: Unterarm		C2	31122	31503	31614	31615	31822
6852	5-850.d5		Inzision an Muskel, Sehne und Faszie: Debridement einer Faszie: Brustwand und Rücken		C2	31122	31503	31614	31615	31822
6853	5-850.d6		Inzision an Muskel, Sehne und Faszie: Debridement einer Faszie: Bauchregion		C2	31122	31503	31614	31615	31822
6854	5-850.d7		Inzision an Muskel, Sehne und Faszie: Debridement einer Faszie: Leisten- und Genitalregion und Gesäß		C2	31122	31503	31614	31615	31822
6855	5-850.d8		Inzision an Muskel, Sehne und Faszie: Debridement einer Faszie: Oberschenkel und Knie		C2	31122	31503	31614	31615	31822
6856	5-850.d9		Inzision an Muskel, Sehne und Faszie: Debridement einer Faszie: Unterschenkel		C2	31122	31503	31614	31615	31822
6857	5-850.0a		Inzision an Muskel, Sehne und Faszie: Inzision eines Muskels, längs: Fuß		C1	31121	31502	31614	31615	31821
6858	5-850.00		Inzision an Muskel, Sehne und Faszie: Inzision eines Muskels, längs: Kopf und Hals		C1	31121	31502	31614	31615	31821
6859	5-850.01		Inzision an Muskel, Sehne und Faszie: Inzision eines Muskels, längs: Schulter und Axilla		C1	31121	31502	31614	31615	31821

Fortsetzung 2.21.8 Operationen an Muskeln, Sehnen, Faszien und Schleimbeuteln

lfd. Nr	OPS-301 2004	OPS 2005	Bezeichnung OPS-301 2004	Bezeichnung OPS 2005	Kategorie	OP-Leistung	Überwachung	Nachbeh. Überw.	Nachbeh. Operat.	Narkose
6860	5-850.02		Inzision an Muskel, Sehne und Faszie: Inzision eines Muskels, längs: Oberarm und Ellenbogen		C1	31121	31502	31614	31615	31821
6861	5-850.03		Inzision an Muskel, Sehne und Faszie: Inzision eines Muskels, längs: Unterarm		C1	31121	31502	31614	31615	31821
6862	5-850.05		Inzision an Muskel, Sehne und Faszie: Inzision eines Muskels, längs: Brustwand und Rücken		C1	31121	31502	31614	31615	31821
6863	5-850.06		Inzision an Muskel, Sehne und Faszie: Inzision eines Muskels, längs: Bauchregion		C1	31121	31502	31614	31615	31821
6864	5-850.07		Inzision an Muskel, Sehne und Faszie: Inzision eines Muskels, längs: Leisten- und Genitalregion und Gesäß		C1	31121	31502	31614	31615	31821
6865	5-850.08		Inzision an Muskel, Sehne und Faszie: Inzision eines Muskels, längs: Oberschenkel und Knie		C1	31121	31502	31614	31615	31821
6866	5-850.09		Inzision an Muskel, Sehne und Faszie: Inzision eines Muskels, längs: Unterschenkel		C1	31121	31502	31614	31615	31821
6867	5-850.1a		Inzision an Muskel, Sehne und Faszie: Inzision eines Muskels, quer: Fuß		C1	31121	31502	31614	31615	31821
6868	5-850.10		Inzision an Muskel, Sehne und Faszie: Inzision eines Muskels, quer: Kopf und Hals		C1	31121	31502	31614	31615	31821
6869	5-850.11		Inzision an Muskel, Sehne und Faszie: Inzision eines Muskels, quer: Schulter und Axilla		C1	31121	31502	31614	31615	31821
6870	5-850.12		Inzision an Muskel, Sehne und Faszie: Inzision eines Muskels, quer: Oberarm und Ellenbogen		C1	31121	31502	31614	31615	31821
6871	5-850.13		Inzision an Muskel, Sehne und Faszie: Inzision eines Muskels, quer: Unterarm		C1	31121	31502	31614	31615	31821
6872	5-850.15		Inzision an Muskel, Sehne und Faszie: Inzision eines Muskels, quer: Brustwand und Rücken		C1	31121	31502	31614	31615	31821
6873	5-850.16		Inzision an Muskel, Sehne und Faszie: Inzision eines Muskels, quer: Bauchregion		C1	31121	31502	31614	31615	31821
6874	5-850.17		Inzision an Muskel, Sehne und Faszie: Inzision eines Muskels, quer: Leisten- und Genitalregion und Gesäß		C1	31121	31502	31614	31615	31821
6875	5-850.18		Inzision an Muskel, Sehne und Faszie: Inzision eines Muskels, quer: Oberschenkel und Knie		C1	31121	31502	31614	31615	31821
6876	5-850.19		Inzision an Muskel, Sehne und Faszie: Inzision eines Muskels, quer: Unterschenkel		C1	31121	31502	31614	31615	31821
6877	5-850.2a		Inzision an Muskel, Sehne und Faszie: Inzision einer Sehne, längs: Fuß		C1	31121	31502	31614	31615	31821
6878	5-850.20		Inzision an Muskel, Sehne und Faszie: Inzision einer Sehne, längs: Kopf und Hals		C1	31121	31502	31614	31615	31821
6879	5-850.21		Inzision an Muskel, Sehne und Faszie: Inzision einer Sehne, längs: Schulter und Axilla		C1	31121	31502	31614	31615	31821
6880	5-850.22		Inzision an Muskel, Sehne und Faszie: Inzision einer Sehne, längs: Oberarm und Ellenbogen		C1	31121	31502	31614	31615	31821
6881	5-850.23		Inzision an Muskel, Sehne und Faszie: Inzision einer Sehne, längs: Unterarm		C1	31121	31502	31614	31615	31821

Fortsetzung 2.21.8 Operationen an Muskeln, Sehnen, Faszien und Schleimbeuteln

lfd. Nr	OPS-301 2004	OPS 2005	Bezeichnung OPS-301 2004	Bezeichnung OPS 2005	Kategorie	OP-Leistung	Überwachung	Nachbeh. Überw.	Nachbeh. Operat.	Narkose
6882	5-850.25		Inzision an Muskel, Sehne und Faszie: Inzision einer Sehne, längs: Brustwand und Rücken		C1	31121	31502	31614	31615	31821
6883	5-850.27		Inzision an Muskel, Sehne und Faszie: Inzision einer Sehne, längs: Leisten- und Genitalregion und Gesäß		C1	31121	31502	31614	31615	31821
6884	5-850.28		Inzision an Muskel, Sehne und Faszie: Inzision einer Sehne, längs: Oberschenkel und Knie		C1	31121	31502	31614	31615	31821
6885	5-850.29		Inzision an Muskel, Sehne und Faszie: Inzision einer Sehne, längs: Unterschenkel		C1	31121	31502	31614	31615	31821
6886	5-850.3a		Inzision an Muskel, Sehne und Faszie: Inzision einer Sehne, quer: Fuß		C1	31121	31502	31614	31615	31821
6887	5-850.30		Inzision an Muskel, Sehne und Faszie: Inzision einer Sehne, quer: Kopf und Hals		C1	31121	31502	31614	31615	31821
6888	5-850.31		Inzision an Muskel, Sehne und Faszie: Inzision einer Sehne, quer: Schulter und Axilla		C1	31121	31502	31614	31615	31821
6889	5-850.32		Inzision an Muskel, Sehne und Faszie: Inzision einer Sehne, quer: Oberarm und Ellenbogen		C1	31121	31502	31614	31615	31821
6890	5-850.33		Inzision an Muskel, Sehne und Faszie: Inzision einer Sehne, quer: Unterarm		C1	31121	31502	31614	31615	31821
6891	5-850.35		Inzision an Muskel, Sehne und Faszie: Inzision einer Sehne, quer: Brustwand und Rücken		C1	31121	31502	31614	31615	31821
6892	5-850.37		Inzision an Muskel, Sehne und Faszie: Inzision einer Sehne, quer: Leisten- und Genitalregion und Gesäß		C1	31121	31502	31614	31615	31821
6893	5-850.38		Inzision an Muskel, Sehne und Faszie: Inzision einer Sehne, quer: Oberschenkel und Knie		C1	31121	31502	31614	31615	31821
6894	5-850.39		Inzision an Muskel, Sehne und Faszie: Inzision einer Sehne, quer: Unterschenkel		C1	31121	31502	31614	31615	31821
6895	5-850.4a		Inzision an Muskel, Sehne und Faszie: Inzision einer Sehnenscheide isoliert, längs: Fuß		C1	31121	31502	31614	31615	31821
6896	5-850.40		Inzision an Muskel, Sehne und Faszie: Inzision einer Sehnenscheide isoliert, längs: Kopf und Hals		C1	31121	31502	31614	31615	31821
6897	5-850.41		Inzision an Muskel, Sehne und Faszie: Inzision einer Sehnenscheide isoliert, längs: Schulter und Axilla		C1	31121	31502	31614	31615	31821
6898	5-850.42		Inzision an Muskel, Sehne und Faszie: Inzision einer Sehnenscheide isoliert, längs: Oberarm und Ellenbogen		C1	31121	31502	31614	31615	31821
6899	5-850.43		Inzision an Muskel, Sehne und Faszie: Inzision einer Sehnenscheide isoliert, längs: Unterarm		C1	31121	31502	31614	31615	31821
6900	5-850.45		Inzision an Muskel, Sehne und Faszie: Inzision einer Sehnenscheide isoliert, längs: Brustwand und Rücken		C1	31121	31502	31614	31615	31821
6901	5-850.47		Inzision an Muskel, Sehne und Faszie: Inzision einer Sehnenscheide isoliert, längs: Leisten- und Genitalregion und Gesäß		C1	31121	31502	31614	31615	31821

Fortsetzung 2.21.8 Operationen an Muskeln, Sehnen, Faszien und Schleimbeuteln

lfd. Nr	OPS-301 2004	OPS 2005	Bezeichnung OPS-301 2004	Bezeichnung OPS 2005	Kategorie	OP-Leistung	Überwachung	Nachbeh. Überw.	Nachbeh. Operat.	Narkose
6902	5-850.48		Inzision an Muskel, Sehne und Faszie: Inzision einer Sehnenscheide isoliert, längs: Oberschenkel und Knie		C1	31121	31502	31614	31615	31821
6903	5-850.49		Inzision an Muskel, Sehne und Faszie: Inzision einer Sehnenscheide isoliert, längs: Unterschenkel		C1	31121	31502	31614	31615	31821
6904	5-850.5a		Inzision an Muskel, Sehne und Faszie: Inzision einer Sehnenscheide isoliert, quer: Fuß		C1	31121	31502	31614	31615	31821
6905	5-850.50		Inzision an Muskel, Sehne und Faszie: Inzision einer Sehnenscheide isoliert, quer: Kopf und Hals		C1	31121	31502	31614	31615	31821
6906	5-850.51		Inzision an Muskel, Sehne und Faszie: Inzision einer Sehnenscheide isoliert, quer: Schulter und Axilla		C1	31121	31502	31614	31615	31821
6907	5-850.52		Inzision an Muskel, Sehne und Faszie: Inzision einer Sehnenscheide isoliert, quer: Oberarm und Ellenbogen		C1	31121	31502	31614	31615	31821
6908	5-850.53		Inzision an Muskel, Sehne und Faszie: Inzision einer Sehnenscheide isoliert, quer: Unterarm		C1	31121	31502	31614	31615	31821
6909	5-850.55		Inzision an Muskel, Sehne und Faszie: Inzision einer Sehnenscheide isoliert, quer: Brustwand und Rücken		C1	31121	31502	31614	31615	31821
6910	5-850.57		Inzision an Muskel, Sehne und Faszie: Inzision einer Sehnenscheide isoliert, quer: Leisten- und Genitalregion und Gesäß		C1	31121	31502	31614	31615	31821
6911	5-850.58		Inzision an Muskel, Sehne und Faszie: Inzision einer Sehnenscheide isoliert, quer: Oberschenkel und Knie		C1	31121	31502	31614	31615	31821
6912	5-850.59		Inzision an Muskel, Sehne und Faszie: Inzision einer Sehnenscheide isoliert, quer: Unterschenkel		C1	31121	31502	31614	31615	31821
6913	5-850.6a		Inzision an Muskel, Sehne und Faszie: Inzision einer Faszie, offen chirurgisch: Fuß		C1	31121	31502	31614	31615	31821
6914	5-850.60		Inzision an Muskel, Sehne und Faszie: Inzision einer Faszie, offen chirurgisch: Kopf und Hals		C1	31121	31502	31614	31615	31821
6915	5-850.61		Inzision an Muskel, Sehne und Faszie: Inzision einer Faszie, offen chirurgisch: Schulter und Axilla		C1	31121	31502	31614	31615	31821
6916	5-850.62		Inzision an Muskel, Sehne und Faszie: Inzision einer Faszie, offen chirurgisch: Oberarm und Ellenbogen		C1	31121	31502	31614	31615	31821
6917	5-850.63		Inzision an Muskel, Sehne und Faszie: Inzision einer Faszie, offen chirurgisch: Unterarm		C1	31121	31502	31614	31615	31821
6918	5-850.65		Inzision an Muskel, Sehne und Faszie: Inzision einer Faszie, offen chirurgisch: Brustwand und Rücken		C1	31121	31502	31614	31615	31821
6919	5-850.66		Inzision an Muskel, Sehne und Faszie: Inzision einer Faszie, offen chirurgisch: Bauchregion		C1	31121	31502	31614	31615	31821
6920	5-850.67		Inzision an Muskel, Sehne und Faszie: Inzision einer Faszie, offen chirurgisch: Leisten- und Genitalregion und Gesäß		C1	31121	31502	31614	31615	31821

Fortsetzung 2.21.8 Operationen an Muskeln, Sehnen, Faszien und Schleimbeuteln

lfd. Nr	OPS-301 2004	OPS 2005	Bezeichnung OPS-301 2004	Bezeichnung OPS 2005	Kategorie	OP-Leistung	Überwachung	Nachbeh. Überw.	Nachbeh. Operat.	Narkose
6921	5-850.68		Inzision an Muskel, Sehne und Faszie: Inzision einer Faszie, offen chirurgisch: Oberschenkel und Knie		C1	31121	31502	31614	31615	31821
6922	5-850.69		Inzision an Muskel, Sehne und Faszie: Inzision einer Faszie, offen chirurgisch: Unterschenkel		C1	31121	31502	31614	31615	31821
6923	5-850.72		Inzision an Muskel, Sehne und Faszie: Inzision einer Faszie, perkutan: Oberarm und Ellenbogen		C1	31121	31502	31614	31615	31821
6924	5-850.73		Inzision an Muskel, Sehne und Faszie: Inzision einer Faszie, perkutan: Unterarm		C1	31121	31502	31614	31615	31821
6925	5-850.78		Inzision an Muskel, Sehne und Faszie: Inzision einer Faszie, perkutan: Oberschenkel und Knie		C1	31121	31502	31614	31615	31821
6926	5-850.79		Inzision an Muskel, Sehne und Faszie: Inzision einer Faszie, perkutan: Unterschenkel		C1	31121	31502	31614	31615	31821
6927	5-850.8a		Inzision an Muskel, Sehne und Faszie: Fremdkörperentfernung aus einem Muskel: Fuß		C1	31121	31502	31614	31615	31821
6928	5-850.80		Inzision an Muskel, Sehne und Faszie: Fremdkörperentfernung aus einem Muskel: Kopf und Hals		C1	31121	31502	31614	31615	31821
6929	5-850.81		Inzision an Muskel, Sehne und Faszie: Fremdkörperentfernung aus einem Muskel: Schulter und Axilla		C1	31121	31502	31614	31615	31821
6930	5-850.82		Inzision an Muskel, Sehne und Faszie: Fremdkörperentfernung aus einem Muskel: Oberarm und Ellenbogen		C2	31122	31503	31614	31615	31822
6931	5-850.83		Inzision an Muskel, Sehne und Faszie: Fremdkörperentfernung aus einem Muskel: Unterarm		C2	31122	31503	31614	31615	31822
6932	5-850.85		Inzision an Muskel, Sehne und Faszie: Fremdkörperentfernung aus einem Muskel: Brustwand und Rücken		C1	31121	31502	31614	31615	31821
6933	5-850.86		Inzision an Muskel, Sehne und Faszie: Fremdkörperentfernung aus einem Muskel: Bauchregion		C1	31121	31502	31614	31615	31821
6934	5-850.87		Inzision an Muskel, Sehne und Faszie: Fremdkörperentfernung aus einem Muskel: Leisten- und Genitalregion und Gesäß		C2	31122	31503	31614	31615	31822
6935	5-850.88		Inzision an Muskel, Sehne und Faszie: Fremdkörperentfernung aus einem Muskel: Oberschenkel und Knie		C2	31122	31503	31614	31615	31822
6936	5-850.89		Inzision an Muskel, Sehne und Faszie: Fremdkörperentfernung aus einem Muskel: Unterschenkel		C2	31122	31503	31614	31615	31822
6937	5-850.9a		Inzision an Muskel, Sehne und Faszie: Fremdkörperentfernung aus einer Sehne: Fuß		C1	31121	31502	31614	31615	31821
6938	5-850.90		Inzision an Muskel, Sehne und Faszie: Fremdkörperentfernung aus einer Sehne: Kopf und Hals		C1	31121	31502	31614	31615	31821
6939	5-850.91		Inzision an Muskel, Sehne und Faszie: Fremdkörperentfernung aus einer Sehne: Schulter und Axilla		C2	31122	31503	31614	31615	31822

Fortsetzung 2.21.8 Operationen an Muskeln, Sehnen, Faszien und Schleimbeuteln

lfd. Nr	OPS-301 2004	OPS 2005	Bezeichnung OPS-301 2004	Bezeichnung OPS 2005	Kategorie	OP-Leistung	Überwachung	Nachbeh. Überw.	Nachbeh. Operat.	Narkose
6940	5-850.92		Inzision an Muskel, Sehne und Faszie: Fremdkörperentfernung aus einer Sehne: Oberarm und Ellenbogen		C1	31121	31502	31614	31615	31821
6941	5-850.93		Inzision an Muskel, Sehne und Faszie: Fremdkörperentfernung aus einer Sehne: Unterarm		C2	31122	31503	31614	31615	31822
6942	5-850.95		Inzision an Muskel, Sehne und Faszie: Fremdkörperentfernung aus einer Sehne: Brustwand und Rücken		C1	31121	31502	31614	31615	31821
6943	5-850.96		Inzision an Muskel, Sehne und Faszie: Fremdkörperentfernung aus einer Sehne: Bauchregion		C1	31121	31502	31614	31615	31821
6944	5-850.97		Inzision an Muskel, Sehne und Faszie: Fremdkörperentfernung aus einer Sehne: Leisten- und Genitalregion und Gesäß		C2	31122	31503	31614	31615	31822
6945	5-850.98		Inzision an Muskel, Sehne und Faszie: Fremdkörperentfernung aus einer Sehne: Oberschenkel und Knie		C2	31122	31503	31614	31615	31822
6946	5-850.99		Inzision an Muskel, Sehne und Faszie: Fremdkörperentfernung aus einer Sehne: Unterschenkel		C2	31122	31503	31614	31615	31822
6947	5-851.a2		Durchtrennung von Muskel, Sehne und Faszie: Fasziotomie längs, perkutan: Oberarm und Ellenbogen		C1	31121	31502	31614	31615	31821
6948	5-851.a3		Durchtrennung von Muskel, Sehne und Faszie: Fasziotomie längs, perkutan: Unterarm		C1	31121	31502	31614	31615	31821
6949	5-851.a8		Durchtrennung von Muskel, Sehne und Faszie: Fasziotomie längs, perkutan: Oberschenkel und Knie		C1	31121	31502	31614	31615	31821
6950	5-851.a9		Durchtrennung von Muskel, Sehne und Faszie: Fasziotomie längs, perkutan: Unterschenkel		C1	31121	31502	31614	31615	31821
6951	5-851.ba		Durchtrennung von Muskel, Sehne und Faszie: Fasziotomie längs, offen chirurgisch, partiell, mehrere Segmente: Fuß		C1	31121	31502	31614	31615	31821
6952	5-851.b0		Durchtrennung von Muskel, Sehne und Faszie: Fasziotomie längs, offen chirurgisch, partiell, mehrere Segmente: Kopf und Hals		C2	31122	31503	31614	31615	31822
6953	5-851.b1		Durchtrennung von Muskel, Sehne und Faszie: Fasziotomie längs, offen chirurgisch, partiell, mehrere Segmente: Schulter und Axilla		C2	31122	31503	31614	31615	31822
6954	5-851.b2		Durchtrennung von Muskel, Sehne und Faszie: Fasziotomie längs, offen chirurgisch, partiell, mehrere Segmente: Oberarm und Ellenbogen		C2	31122	31503	31614	31615	31822
6955	5-851.b3		Durchtrennung von Muskel, Sehne und Faszie: Fasziotomie längs, offen chirurgisch, partiell, mehrere Segmente: Unterarm		C2	31122	31503	31614	31615	31822
6956	5-851.b5		Durchtrennung von Muskel, Sehne und Faszie: Fasziotomie längs, offen chirurgisch, partiell, mehrere Segmente: Brustwand und Rücken		C2	31122	31503	31614	31615	31822
6957	5-851.b6		Durchtrennung von Muskel, Sehne und Faszie: Fasziotomie längs, offen chirurgisch, partiell, mehrere Segmente: Bauchregion		C2	31122	31503	31614	31615	31822

Fortsetzung 2.21.8 Operationen an Muskeln, Sehnen, Faszien und Schleimbeuteln

lfd. Nr	OPS-301 2004	OPS 2005	Bezeichnung OPS-301 2004	Bezeichnung OPS 2005	Kategorie	OP-Leistung	Überwachung	Nachbeh. Überw.	Nachbeh. Operat.	Narkose
6958	5-851.b7		Durchtrennung von Muskel, Sehne und Faszie: Fasziotomie längs, offen chirurgisch, partiell, mehrere Segmente: Leisten- und Genitalregion und Gesäß		C2	31122	31503	31614	31615	31822
6959	5-851.b8		Durchtrennung von Muskel, Sehne und Faszie: Fasziotomie längs, offen chirurgisch, partiell, mehrere Segmente: Oberschenkel und Knie		C2	31122	31503	31614	31615	31822
6960	5-851.b9		Durchtrennung von Muskel, Sehne und Faszie: Fasziotomie längs, offen chirurgisch, partiell, mehrere Segmente: Unterschenkel		C2	31122	31503	31614	31615	31822
6961	5-851.ca		Durchtrennung von Muskel, Sehne und Faszie: Fasziotomie längs, offen chirurgisch, total, mehrere Segmente: Fuß		C2	31122	31503	31614	31615	31822
6962	5-851.c0		Durchtrennung von Muskel, Sehne und Faszie: Fasziotomie längs, offen chirurgisch, total, mehrere Segmente: Kopf und Hals		C2	31122	31503	31614	31615	31822
6963	5-851.c1		Durchtrennung von Muskel, Sehne und Faszie: Fasziotomie längs, offen chirurgisch, total, mehrere Segmente: Schulter und Axilla		C2	31122	31503	31614	31615	31822
6964	5-851.c2		Durchtrennung von Muskel, Sehne und Faszie: Fasziotomie längs, offen chirurgisch, total, mehrere Segmente: Oberarm und Ellenbogen		C3	31123	31504	31616	31617	31823
6965	5-851.c3		Durchtrennung von Muskel, Sehne und Faszie: Fasziotomie längs, offen chirurgisch, total, mehrere Segmente: Unterarm		C3	31123	31504	31616	31617	31823
6966	5-851.c5		Durchtrennung von Muskel, Sehne und Faszie: Fasziotomie längs, offen chirurgisch, total, mehrere Segmente: Brustwand und Rücken		C2	31122	31503	31614	31615	31822
6967	5-851.c6		Durchtrennung von Muskel, Sehne und Faszie: Fasziotomie längs, offen chirurgisch, total, mehrere Segmente: Bauchregion		C2	31122	31503	31614	31615	31822
6968	5-851.c7		Durchtrennung von Muskel, Sehne und Faszie: Fasziotomie längs, offen chirurgisch, total, mehrere Segmente: Leisten- und Genitalregion und Gesäß		C2	31122	31503	31614	31615	31822
6969	5-851.c8		Durchtrennung von Muskel, Sehne und Faszie: Fasziotomie längs, offen chirurgisch, total, mehrere Segmente: Oberschenkel und Knie		C2	31122	31503	31614	31615	31822
6970	5-851.c9		Durchtrennung von Muskel, Sehne und Faszie: Fasziotomie längs, offen chirurgisch, total, mehrere Segmente: Unterschenkel		C3	31123	31504	31616	31617	31823
6971	5-851.da		Durchtrennung von Muskel, Sehne und Faszie: Desinsertion: Fuß		C2	31122	31503	31614	31615	31822
6972	5-851.d2		Durchtrennung von Muskel, Sehne und Faszie: Desinsertion: Oberarm und Ellenbogen		C2	31122	31503	31614	31615	31822
6973	5-851.d3		Durchtrennung von Muskel, Sehne und Faszie: Desinsertion: Unterarm		C2	31122	31503	31614	31615	31822
6974	5-851.d7		Durchtrennung von Muskel, Sehne und Faszie: Desinsertion: Leisten- und Genitalregion und Gesäß		C3	31123	31504	31616	31617	31823
6975	5-851.d8		Durchtrennung von Muskel, Sehne und Faszie: Desinsertion: Oberschenkel und Knie		C3	31123	31504	31616	31617	31823
6976	5-851.d9		Durchtrennung von Muskel, Sehne und Faszie: Desinsertion: Unterschenkel		C2	31122	31503	31614	31615	31822

Fortsetzung 2.21.8 Operationen an Muskeln, Sehnen, Faszien und Schleimbeuteln

lfd. Nr	OPS-301 2004	OPS 2005	Bezeichnung OPS-301 2004	Bezeichnung OPS 2005	Kategorie	OP-Leistung	Überwachung	Nachbeh. Überw.	Nachbeh. Operat.	Narkose
6977	5-851.0a		Durchtrennung von Muskel, Sehne und Faszie: Durchtrennung eines Muskels: Fuß		C2	31122	31503	31614	31615	31822
6978	5-851.00		Durchtrennung von Muskel, Sehne und Faszie: Durchtrennung eines Muskels: Kopf und Hals		C2	31122	31503	31614	31615	31822
6979	5-851.01		Durchtrennung von Muskel, Sehne und Faszie: Durchtrennung eines Muskels: Schulter und Axilla		C2	31122	31503	31614	31615	31822
6980	5-851.02		Durchtrennung von Muskel, Sehne und Faszie: Durchtrennung eines Muskels: Oberarm und Ellenbogen		C2	31122	31503	31614	31615	31822
6981	5-851.03		Durchtrennung von Muskel, Sehne und Faszie: Durchtrennung eines Muskels: Unterarm		C2	31122	31503	31614	31615	31822
6982	5-851.05		Durchtrennung von Muskel, Sehne und Faszie: Durchtrennung eines Muskels: Brustwand und Rücken		C2	31122	31503	31614	31615	31822
6983	5-851.06		Durchtrennung von Muskel, Sehne und Faszie: Durchtrennung eines Muskels: Bauchregion		C2	31122	31503	31614	31615	31822
6984	5-851.07		Durchtrennung von Muskel, Sehne und Faszie: Durchtrennung eines Muskels: Leisten- und Genitalregion und Gesäß		C2	31122	31503	31614	31615	31822
6985	5-851.08		Durchtrennung von Muskel, Sehne und Faszie: Durchtrennung eines Muskels: Oberschenkel und Knie		C2	31122	31503	31614	31615	31822
6986	5-851.09		Durchtrennung von Muskel, Sehne und Faszie: Durchtrennung eines Muskels: Unterschenkel		C2	31122	31503	31614	31615	31822
6987	5-851.1a		Durchtrennung von Muskel, Sehne und Faszie: Tenotomie, offen chirurgisch: Fuß		C1	31121	31502	31614	31615	31821
6988	5-851.10		Durchtrennung von Muskel, Sehne und Faszie: Tenotomie, offen chirurgisch: Kopf und Hals		C1	31121	31502	31614	31615	31821
6989	5-851.11		Durchtrennung von Muskel, Sehne und Faszie: Tenotomie, offen chirurgisch: Schulter und Axilla		C2	31122	31503	31614	31615	31822
6990	5-851.12		Durchtrennung von Muskel, Sehne und Faszie: Tenotomie, offen chirurgisch: Oberarm und Ellenbogen		C2	31122	31503	31614	31615	31822
6991	5-851.13		Durchtrennung von Muskel, Sehne und Faszie: Tenotomie, offen chirurgisch: Unterarm		C2	31122	31503	31614	31615	31822
6992	5-851.15		Durchtrennung von Muskel, Sehne und Faszie: Tenotomie, offen chirurgisch: Brustwand und Rücken		C1	31121	31502	31614	31615	31821
6993	5-851.17		Durchtrennung von Muskel, Sehne und Faszie: Tenotomie, offen chirurgisch: Leisten- und Genitalregion und Gesäß		C1	31121	31502	31614	31615	31821
6994	5-851.18		Durchtrennung von Muskel, Sehne und Faszie: Tenotomie, offen chirurgisch: Oberschenkel und Knie		C2	31122	31503	31614	31615	31822
6995	5-851.19		Durchtrennung von Muskel, Sehne und Faszie: Tenotomie, offen chirurgisch: Unterschenkel		C2	31122	31503	31614	31615	31822

Fortsetzung 2.21.8 Operationen an Muskeln, Sehnen, Faszien und Schleimbeuteln

lfd. Nr	OPS-301 2004	OPS 2005	Bezeichnung OPS-301 2004	Bezeichnung OPS 2005	Kategorie	OP-Leistung	Überwachung	Nachbeh. Überw.	Nachbeh. Operat.	Narkose
6996	5-851.5a		Durchtrennung von Muskel, Sehne und Faszie: Fasziotomie quer, offen chirurgisch, partiell: Fuß		C1	31121	31502	31614	31615	31821
6997	5-851.50		Durchtrennung von Muskel, Sehne und Faszie: Fasziotomie quer, offen chirurgisch, partiell: Kopf und Hals		C1	31121	31502	31614	31615	31821
6998	5-851.52		Durchtrennung von Muskel, Sehne und Faszie: Fasziotomie quer, offen chirurgisch, partiell: Oberarm und Ellenbogen		C2	31122	31503	31614	31615	31822
6999	5-851.53		Durchtrennung von Muskel, Sehne und Faszie: Fasziotomie quer, offen chirurgisch, partiell: Unterarm		C2	31122	31503	31614	31615	31822
7000	5-851.55		Durchtrennung von Muskel, Sehne und Faszie: Fasziotomie quer, offen chirurgisch, partiell: Brustwand und Rücken		C1	31121	31502	31614	31615	31821
7001	5-851.56		Durchtrennung von Muskel, Sehne und Faszie: Fasziotomie quer, offen chirurgisch, partiell: Bauchregion		C1	31121	31502	31614	31615	31821
7002	5-851.57		Durchtrennung von Muskel, Sehne und Faszie: Fasziotomie quer, offen chirurgisch, partiell: Leisten- und Genitalregion und Gesäß		C1	31121	31502	31614	31615	31821
7003	5-851.58		Durchtrennung von Muskel, Sehne und Faszie: Fasziotomie quer, offen chirurgisch, partiell: Oberschenkel und Knie		C2	31122	31503	31614	31615	31822
7004	5-851.59		Durchtrennung von Muskel, Sehne und Faszie: Fasziotomie quer, offen chirurgisch, partiell: Unterschenkel		C2	31122	31503	31614	31615	31822
7005	5-851.6a		Durchtrennung von Muskel, Sehne und Faszie: Fasziotomie quer, offen chirurgisch, total: Fuß		C1	31121	31502	31614	31615	31821
7006	5-851.60		Durchtrennung von Muskel, Sehne und Faszie: Fasziotomie quer, offen chirurgisch, total: Kopf und Hals		C1	31121	31502	31614	31615	31821
7007	5-851.61		Durchtrennung von Muskel, Sehne und Faszie: Fasziotomie quer, offen chirurgisch, total: Schulter und Axilla		C2	31122	31503	31614	31615	31822
7008	5-851.62		Durchtrennung von Muskel, Sehne und Faszie: Fasziotomie quer, offen chirurgisch, total: Oberarm und Ellenbogen		C2	31122	31503	31614	31615	31822
7009	5-851.63		Durchtrennung von Muskel, Sehne und Faszie: Fasziotomie quer, offen chirurgisch, total: Unterarm		C2	31122	31503	31614	31615	31822
7010	5-851.65		Durchtrennung von Muskel, Sehne und Faszie: Fasziotomie quer, offen chirurgisch, total: Brustwand und Rücken		C2	31122	31503	31614	31615	31822
7011	5-851.66		Durchtrennung von Muskel, Sehne und Faszie: Fasziotomie quer, offen chirurgisch, total: Bauchregion		C2	31122	31503	31614	31615	31822
7012	5-851.67		Durchtrennung von Muskel, Sehne und Faszie: Fasziotomie quer, offen chirurgisch, total: Leisten- und Genitalregion und Gesäß		C2	31122	31503	31614	31615	31822
7013	5-851.68		Durchtrennung von Muskel, Sehne und Faszie: Fasziotomie quer, offen chirurgisch, total: Oberschenkel und Knie		C2	31122	31503	31614	31615	31822

Fortsetzung 2.21.8 Operationen an Muskeln, Sehnen, Faszien und Schleimbeuteln

lfd. Nr	OPS-301 2004	OPS 2005	Bezeichnung OPS-301 2004	Bezeichnung OPS 2005	Kategorie	OP-Leistung	Überwachung	Nachbeh. Überw.	Nachbeh. Operat.	Narkose
7014	5-851.69		Durchtrennung von Muskel, Sehne und Faszie: Fasziotomie quer, offen chirurgisch, total: Unterschenkel		C2	31122	31503	31614	31615	31822
7015	5-851.72		Durchtrennung von Muskel, Sehne und Faszie: Fasziotomie quer, perkutan: Oberarm und Ellenbogen		C1	31121	31502	31614	31615	31821
7016	5-851.73		Durchtrennung von Muskel, Sehne und Faszie: Fasziotomie quer, perkutan: Unterarm		C1	31121	31502	31614	31615	31821
7017	5-851.78		Durchtrennung von Muskel, Sehne und Faszie: Fasziotomie quer, perkutan: Oberschenkel und Knie		C1	31121	31502	31614	31615	31821
7018	5-851.79		Durchtrennung von Muskel, Sehne und Faszie: Fasziotomie quer, perkutan: Unterschenkel		C1	31121	31502	31614	31615	31821
7019	5-851.8a		Durchtrennung von Muskel, Sehne und Faszie: Fasziotomie längs, offen chirurgisch, partiell, ein Segment und n.n.bez.: Fuß		C1	31121	31502	31614	31615	31821
7020	5-851.80		Durchtrennung von Muskel, Sehne und Faszie: Fasziotomie längs, offen chirurgisch, partiell, ein Segment und n.n.bez.: Kopf und Hals		C1	31121	31502	31614	31615	31821
7021	5-851.81		Durchtrennung von Muskel, Sehne und Faszie: Fasziotomie längs, offen chirurgisch, partiell, ein Segment und n.n.bez.: Schulter und Axilla		C1	31121	31502	31614	31615	31821
7022	5-851.82		Durchtrennung von Muskel, Sehne und Faszie: Fasziotomie längs, offen chirurgisch, partiell, ein Segment und n.n.bez.: Oberarm und Ellenbogen		C1	31121	31502	31614	31615	31821
7023	5-851.83		Durchtrennung von Muskel, Sehne und Faszie: Fasziotomie längs, offen chirurgisch, partiell, ein Segment und n.n.bez.: Unterarm		C1	31121	31502	31614	31615	31821
7024	5-851.85		Durchtrennung von Muskel, Sehne und Faszie: Fasziotomie längs, offen chirurgisch, partiell, ein Segment und n.n.bez.: Brustwand und Rücken		C1	31121	31502	31614	31615	31821
7025	5-851.86		Durchtrennung von Muskel, Sehne und Faszie: Fasziotomie längs, offen chirurgisch, partiell, ein Segment und n.n.bez.: Bauchregion		C1	31121	31502	31614	31615	31821
7026	5-851.87		Durchtrennung von Muskel, Sehne und Faszie: Fasziotomie längs, offen chirurgisch, partiell, ein Segment und n.n.bez.: Leisten- und Genitalregion und Gesäß		C1	31121	31502	31614	31615	31821
7027	5-851.88		Durchtrennung von Muskel, Sehne und Faszie: Fasziotomie längs, offen chirurgisch, partiell, ein Segment und n.n.bez.: Oberschenkel und Knie		C1	31121	31502	31614	31615	31821
7028	5-851.89		Durchtrennung von Muskel, Sehne und Faszie: Fasziotomie längs, offen chirurgisch, partiell, ein Segment und n.n.bez.: Unterschenkel		C1	31121	31502	31614	31615	31821
7029	5-851.9a		Durchtrennung von Muskel, Sehne und Faszie: Fasziotomie längs, offen chirurgisch, total, ein Segment und n.n.bez.: Fuß		C1	31121	31502	31614	31615	31821
7030	5-851.90		Durchtrennung von Muskel, Sehne und Faszie: Fasziotomie längs, offen chirurgisch, total, ein Segment und n.n.bez.: Kopf und Hals		C1	31121	31502	31614	31615	31821
7031	5-851.91		Durchtrennung von Muskel, Sehne und Faszie: Fasziotomie längs, offen chirurgisch, total, ein Segment und n.n.bez.: Schulter und Axilla		C2	31122	31503	31614	31615	31822

Fortsetzung 2.21.8 Operationen an Muskeln, Sehnen, Faszien und Schleimbeuteln

lfd. Nr	OPS-301 2004	OPS 2005	Bezeichnung OPS-301 2004	Bezeichnung OPS 2005	Kategorie	OP-Leistung	Überwachung	Nachbeh. Überw.	Nachbeh. Operat.	Narkose
7032	5-851.92		Durchtrennung von Muskel, Sehne und Faszie: Fasziotomie längs, offen chirurgisch, total, ein Segment und n.n.bez.: Oberarm und Ellenbogen		C2	31122	31503	31614	31615	31822
7033	5-851.93		Durchtrennung von Muskel, Sehne und Faszie: Fasziotomie längs, offen chirurgisch, total, ein Segment und n.n.bez.: Unterarm		C2	31122	31503	31614	31615	31822
7034	5-851.95		Durchtrennung von Muskel, Sehne und Faszie: Fasziotomie längs, offen chirurgisch, total, ein Segment und n.n.bez.: Brustwand und Rücken		C2	31122	31503	31614	31615	31822
7035	5-851.96		Durchtrennung von Muskel, Sehne und Faszie: Fasziotomie längs, offen chirurgisch, total, ein Segment und n.n.bez.: Bauchregion		C2	31122	31503	31614	31615	31822
7036	5-851.97		Durchtrennung von Muskel, Sehne und Faszie: Fasziotomie längs, offen chirurgisch, total, ein Segment und n.n.bez.: Leisten- und Genitalregion und Gesäß		C2	31122	31503	31614	31615	31822
7037	5-851.98		Durchtrennung von Muskel, Sehne und Faszie: Fasziotomie längs, offen chirurgisch, total, ein Segment und n.n.bez.: Oberschenkel und Knie		C2	31122	31503	31614	31615	31822
7038	5-851.99		Durchtrennung von Muskel, Sehne und Faszie: Fasziotomie längs, offen chirurgisch, total, ein Segment und n.n.bez.: Unterschenkel		C2	31122	31503	31614	31615	31822
7039	5-852.aa		Exzision von Muskel, Sehne und Faszie: Exzision einer Faszie: Fuß		C1	31121	31502	31614	31615	31821
7040	5-852.a0		Exzision von Muskel, Sehne und Faszie: Exzision einer Faszie: Kopf und Hals		C2	31122	31503	31614	31615	31822
7041	5-852.a1		Exzision von Muskel, Sehne und Faszie: Exzision einer Faszie: Schulter und Axilla		C2	31122	31503	31614	31615	31822
7042	5-852.a2		Exzision von Muskel, Sehne und Faszie: Exzision einer Faszie: Oberarm und Ellenbogen		C1	31121	31502	31614	31615	31821
7043	5-852.a3		Exzision von Muskel, Sehne und Faszie: Exzision einer Faszie: Unterarm		C1	31121	31502	31614	31615	31821
7044	5-852.a5		Exzision von Muskel, Sehne und Faszie: Exzision einer Faszie: Brustwand und Rücken		C2	31122	31503	31614	31615	31822
7045	5-852.a6		Exzision von Muskel, Sehne und Faszie: Exzision einer Faszie: Bauchregion		C1	31121	31502	31614	31615	31821
7046	5-852.a7		Exzision von Muskel, Sehne und Faszie: Exzision einer Faszie: Leisten- und Genitalregion und Gesäß		C2	31122	31503	31614	31615	31822
7047	5-852.a8		Exzision von Muskel, Sehne und Faszie: Exzision einer Faszie: Oberschenkel und Knie		C1	31121	31502	31614	31615	31821
7048	5-852.a9		Exzision von Muskel, Sehne und Faszie: Exzision einer Faszie: Unterschenkel		C2	31122	31503	31614	31615	31822
7049	5-852.ba		Exzision von Muskel, Sehne und Faszie: Kompartmentresektion: Fuß		C3	31123	31504	31616	31617	31823
7050	5-852.b0		Exzision von Muskel, Sehne und Faszie: Kompartmentresektion: Kopf und Hals		C3	31123	31504	31616	31617	31823
7051	5-852.b1		Exzision von Muskel, Sehne und Faszie: Kompartmentresektion: Schulter und Axilla		C3	31123	31504	31616	31617	31823
7052	5-852.b2		Exzision von Muskel, Sehne und Faszie: Kompartmentresektion: Oberarm und Ellenbogen		C3	31123	31504	31616	31617	31823

Fortsetzung 2.21.8 Operationen an Muskeln, Sehnen, Faszien und Schleimbeuteln

lfd. Nr	OPS-301 2004	OPS 2005	Bezeichnung OPS-301 2004	Bezeichnung OPS 2005	Kategorie	OP-Leistung	Überwachung	Nachbeh. Überw.	Nachbeh. Operat.	Narkose
7053	5-852.b3		Exzision von Muskel, Sehne und Faszie: Kompartmentresektion: Unterarm		C3	31123	31504	31616	31617	31823
7054	5-852.b5		Exzision von Muskel, Sehne und Faszie: Kompartmentresektion: Brustwand und Rücken		C3	31123	31504	31616	31617	31823
7055	5-852.b6		Exzision von Muskel, Sehne und Faszie: Kompartmentresektion: Bauchregion		C3	31123	31504	31616	31617	31823
7056	5-852.b7		Exzision von Muskel, Sehne und Faszie: Kompartmentresektion: Leisten- und Genitalregion und Gesäß		C3	31123	31504	31616	31617	31823
7057	5-852.b8		Exzision von Muskel, Sehne und Faszie: Kompartmentresektion: Oberschenkel und Knie		C3	31123	31504	31616	31617	31823
7058	5-852.b9		Exzision von Muskel, Sehne und Faszie: Kompartmentresektion: Unterschenkel		C3	31123	31504	31616	31617	31823
7059	5-852.ca		Exzision von Muskel, Sehne und Faszie: Kompartmentresektion mit spezieller Gefäß- und Nervenpräparation: Fuß		C4	31124	31504	31618	31619	31824
7060	5-852.c0		Exzision von Muskel, Sehne und Faszie: Kompartmentresektion mit spezieller Gefäß- und Nervenpräparation: Kopf und Hals		C4	31124	31504	31618	31619	31824
7061	5-852.c1		Exzision von Muskel, Sehne und Faszie: Kompartmentresektion mit spezieller Gefäß- und Nervenpräparation: Schulter und Axilla		C4	31124	31504	31618	31619	31824
7062	5-852.c2		Exzision von Muskel, Sehne und Faszie: Kompartmentresektion mit spezieller Gefäß- und Nervenpräparation: Oberarm und Ellenbogen		C4	31124	31504	31618	31619	31824
7063	5-852.c3		Exzision von Muskel, Sehne und Faszie: Kompartmentresektion mit spezieller Gefäß- und Nervenpräparation: Unterarm		C4	31124	31504	31618	31619	31824
7064	5-852.c5		Exzision von Muskel, Sehne und Faszie: Kompartmentresektion mit spezieller Gefäß- und Nervenpräparation: Brustwand und Rücken		C4	31124	31504	31618	31619	31824
7065	5-852.c6		Exzision von Muskel, Sehne und Faszie: Kompartmentresektion mit spezieller Gefäß- und Nervenpräparation: Bauchregion		C3	31123	31504	31616	31617	31823
7066	5-852.c7		Exzision von Muskel, Sehne und Faszie: Kompartmentresektion mit spezieller Gefäß- und Nervenpräparation: Leisten- und Genitalregion und Gesäß		C4	31124	31504	31618	31619	31824
7067	5-852.c8		Exzision von Muskel, Sehne und Faszie: Kompartmentresektion mit spezieller Gefäß- und Nervenpräparation: Oberschenkel und Knie		C4	31124	31504	31618	31619	31824
7068	5-852.c9		Exzision von Muskel, Sehne und Faszie: Kompartmentresektion mit spezieller Gefäß- und Nervenpräparation: Unterschenkel		C4	31124	31504	31618	31619	31824
7069	5-852.da		Exzision von Muskel, Sehne und Faszie: Kompartmentresektion mit erweiterter Präparation: Fuß		C4	31124	31504	31618	31619	31824
7070	5-852.d0		Exzision von Muskel, Sehne und Faszie: Kompartmentresektion mit erweiterter Präparation: Kopf und Hals		C4	31124	31504	31618	31619	31824
7071	5-852.d1		Exzision von Muskel, Sehne und Faszie: Kompartmentresektion mit erweiterter Präparation: Schulter und Axilla		C4	31124	31504	31618	31619	31824

Fortsetzung 2.21.8 Operationen an Muskeln, Sehnen, Faszien und Schleimbeuteln

lfd. Nr	OPS-301 2004	OPS 2005	Bezeichnung OPS-301 2004	Bezeichnung OPS 2005	Kategorie	OP-Leistung	Überwachung	Nachbeh. Überw.	Nachbeh. Operat.	Narkose
7072	5-852.d2		Exzision von Muskel, Sehne und Faszie: Kompartmentresektion mit erweiterter Präparation: Oberarm und Ellenbogen		C4	31124	31504	31618	31619	31824
7073	5-852.d3		Exzision von Muskel, Sehne und Faszie: Kompartmentresektion mit erweiterter Präparation: Unterarm		C4	31124	31504	31618	31619	31824
7074	5-852.d5		Exzision von Muskel, Sehne und Faszie: Kompartmentresektion mit erweiterter Präparation: Brustwand und Rücken		C4	31124	31504	31618	31619	31824
7075	5-852.d6		Exzision von Muskel, Sehne und Faszie: Kompartmentresektion mit erweiterter Präparation: Bauchregion		C6	31126	31506	31620	31621	31826
7076	5-852.d7		Exzision von Muskel, Sehne und Faszie: Kompartmentresektion mit erweiterter Präparation: Leisten- und Genitalregion und Gesäß		C4	31124	31504	31618	31619	31824
7077	5-852.d8		Exzision von Muskel, Sehne und Faszie: Kompartmentresektion mit erweiterter Präparation: Oberschenkel und Knie		C4	31124	31504	31618	31619	31824
7078	5-852.d9		Exzision von Muskel, Sehne und Faszie: Kompartmentresektion mit erweiterter Präparation: Unterschenkel		C4	31124	31504	31618	31619	31824
7079	5-852.0a		Exzision von Muskel, Sehne und Faszie: Exzision einer Sehne, partiell: Fuß		C1	31121	31502	31614	31615	31821
7080	5-852.00		Exzision von Muskel, Sehne und Faszie: Exzision einer Sehne, partiell: Kopf und Hals		C2	31122	31503	31614	31615	31822
7081	5-852.01		Exzision von Muskel, Sehne und Faszie: Exzision einer Sehne, partiell: Schulter und Axilla		C2	31122	31503	31614	31615	31822
7082	5-852.02		Exzision von Muskel, Sehne und Faszie: Exzision einer Sehne, partiell: Oberarm und Ellenbogen		C2	31122	31503	31614	31615	31822
7083	5-852.03		Exzision von Muskel, Sehne und Faszie: Exzision einer Sehne, partiell: Unterarm		C2	31122	31503	31614	31615	31822
7084	5-852.07		Exzision von Muskel, Sehne und Faszie: Exzision einer Sehne, partiell: Leisten- und Genitalregion und Gesäß		C2	31122	31503	31614	31615	31822
7085	5-852.08		Exzision von Muskel, Sehne und Faszie: Exzision einer Sehne, partiell: Oberschenkel und Knie		C2	31122	31503	31614	31615	31822
7086	5-852.09		Exzision von Muskel, Sehne und Faszie: Exzision einer Sehne, partiell: Unterschenkel		C2	31122	31503	31614	31615	31822
7087	5-852.1a		Exzision von Muskel, Sehne und Faszie: Exzision einer Sehne, total: Fuß		C2	31122	31503	31614	31615	31822
7088	5-852.10		Exzision von Muskel, Sehne und Faszie: Exzision einer Sehne, total: Kopf und Hals		C2	31122	31503	31614	31615	31822
7089	5-852.11		Exzision von Muskel, Sehne und Faszie: Exzision einer Sehne, total: Schulter und Axilla		C3	31123	31504	31616	31617	31823
7090	5-852.12		Exzision von Muskel, Sehne und Faszie: Exzision einer Sehne, total: Oberarm und Ellenbogen		C2	31122	31503	31614	31615	31822
7091	5-852.13		Exzision von Muskel, Sehne und Faszie: Exzision einer Sehne, total: Unterarm		C2	31122	31503	31614	31615	31822

Fortsetzung 2.21.8 Operationen an Muskeln, Sehnen, Faszien und Schleimbeuteln

lfd. Nr	OPS-301 2004	OPS 2005	Bezeichnung OPS-301 2004	Bezeichnung OPS 2005	Kate-gorie	OP-Leistung	Über-wachung	Nachbeh. Überw.	Nachbeh. Operat.	Narkose
7092	5-852.17		Exzision von Muskel, Sehne und Faszie: Exzision einer Sehne, total: Leisten- und Genitalregion und Gesäß		C2	31122	31503	31614	31615	31822
7093	5-852.18		Exzision von Muskel, Sehne und Faszie: Exzision einer Sehne, total: Oberschenkel und Knie		C3	31123	31504	31616	31617	31823
7094	5-852.19		Exzision von Muskel, Sehne und Faszie: Exzision einer Sehne, total: Unterschenkel		C2	31122	31503	31614	31615	31822
7095	5-852.2a		Exzision von Muskel, Sehne und Faszie: Exzision einer Sehnenscheide, partiell: Fuß		C1	31121	31502	31614	31615	31821
7096	5-852.23		Exzision von Muskel, Sehne und Faszie: Exzision einer Sehnenscheide, partiell: Unterarm		C1	31121	31502	31614	31615	31821
7097	5-852.29		Exzision von Muskel, Sehne und Faszie: Exzision einer Sehnenscheide, partiell: Unterschenkel		C1	31121	31502	31614	31615	31821
7098	5-852.3a		Exzision von Muskel, Sehne und Faszie: Exzision einer Sehnenscheide, total: Fuß		C2	31122	31503	31614	31615	31822
7099	5-852.33		Exzision von Muskel, Sehne und Faszie: Exzision einer Sehnenscheide, total: Unterarm		C2	31122	31503	31614	31615	31822
7100	5-852.39		Exzision von Muskel, Sehne und Faszie: Exzision einer Sehnenscheide, total: Unterschenkel		C2	31122	31503	31614	31615	31822
7101	5-852.6a		Exzision von Muskel, Sehne und Faszie: Exzision eines Muskels, subfaszial, partiell: Fuß		C1	31121	31502	31614	31615	31821
7102	5-852.60		Exzision von Muskel, Sehne und Faszie: Exzision eines Muskels, subfaszial, partiell: Kopf und Hals		C2	31122	31503	31614	31615	31822
7103	5-852.61		Exzision von Muskel, Sehne und Faszie: Exzision eines Muskels, subfaszial, partiell: Schulter und Axilla		C2	31122	31503	31614	31615	31822
7104	5-852.62		Exzision von Muskel, Sehne und Faszie: Exzision eines Muskels, subfaszial, partiell: Oberarm und Ellenbogen		C2	31122	31503	31614	31615	31822
7105	5-852.63		Exzision von Muskel, Sehne und Faszie: Exzision eines Muskels, subfaszial, partiell: Unterarm		C2	31122	31503	31614	31615	31822
7106	5-852.65		Exzision von Muskel, Sehne und Faszie: Exzision eines Muskels, subfaszial, partiell: Brustwand und Rücken		C2	31122	31503	31614	31615	31822
7107	5-852.66		Exzision von Muskel, Sehne und Faszie: Exzision eines Muskels, subfaszial, partiell: Bauchregion		C2	31122	31503	31614	31615	31822
7108	5-852.67		Exzision von Muskel, Sehne und Faszie: Exzision eines Muskels, subfaszial, partiell: Leisten- und Genitalregion und Gesäß		C2	31122	31503	31614	31615	31822
7109	5-852.68		Exzision von Muskel, Sehne und Faszie: Exzision eines Muskels, subfaszial, partiell: Oberschenkel und Knie		C2	31122	31503	31614	31615	31822
7110	5-852.69		Exzision von Muskel, Sehne und Faszie: Exzision eines Muskels, subfaszial, partiell: Unterschenkel		C2	31122	31503	31614	31615	31822

Fortsetzung 2.21.8 Operationen an Muskeln, Sehnen, Faszien und Schleimbeuteln

lfd. Nr	OPS-301 2004	OPS 2005	Bezeichnung OPS-301 2004	Bezeichnung OPS 2005	Kategorie	OP-Leistung	Überwachung	Nachbeh. Überw.	Nachbeh. Operat.	Narkose
7111	5-852.7a		Exzision von Muskel, Sehne und Faszie: Exzision eines Muskels, subfaszial, total: Fuß		C2	31122	31503	31614	31615	31822
7112	5-852.70		Exzision von Muskel, Sehne und Faszie: Exzision eines Muskels, subfaszial, total: Kopf und Hals		C2	31122	31503	31614	31615	31822
7113	5-852.71		Exzision von Muskel, Sehne und Faszie: Exzision eines Muskels, subfaszial, total: Schulter und Axilla		C3	31123	31504	31616	31617	31823
7114	5-852.72		Exzision von Muskel, Sehne und Faszie: Exzision eines Muskels, subfaszial, total: Oberarm und Ellenbogen		C3	31123	31504	31616	31617	31823
7115	5-852.73		Exzision von Muskel, Sehne und Faszie: Exzision eines Muskels, subfaszial, total: Unterarm		C2	31122	31503	31614	31615	31822
7116	5-852.75		Exzision von Muskel, Sehne und Faszie: Exzision eines Muskels, subfaszial, total: Brustwand und Rücken		C3	31123	31504	31616	31617	31823
7117	5-852.76		Exzision von Muskel, Sehne und Faszie: Exzision eines Muskels, subfaszial, total: Bauchregion		C3	31123	31504	31616	31617	31823
7118	5-852.77		Exzision von Muskel, Sehne und Faszie: Exzision eines Muskels, subfaszial, total: Leisten- und Genitalregion und Gesäß		C3	31123	31504	31616	31617	31823
7119	5-852.78		Exzision von Muskel, Sehne und Faszie: Exzision eines Muskels, subfaszial, total: Oberschenkel und Knie		C3	31123	31504	31616	31617	31823
7120	5-852.79		Exzision von Muskel, Sehne und Faszie: Exzision eines Muskels, subfaszial, total: Unterschenkel		C2	31122	31503	31614	31615	31822
7121	5-852.8a		Exzision von Muskel, Sehne und Faszie: Exzision an Sehnen und Muskeln, epifaszial: Fuß		C2	31122	31503	31614	31615	31822
7122	5-852.80		Exzision von Muskel, Sehne und Faszie: Exzision an Sehnen und Muskeln, epifaszial: Kopf und Hals		C2	31122	31503	31614	31615	31822
7123	5-852.81		Exzision von Muskel, Sehne und Faszie: Exzision an Sehnen und Muskeln, epifaszial: Schulter und Axilla		C2	31122	31503	31614	31615	31822
7124	5-852.82		Exzision von Muskel, Sehne und Faszie: Exzision an Sehnen und Muskeln, epifaszial: Oberarm und Ellenbogen		C2	31122	31503	31614	31615	31822
7125	5-852.83		Exzision von Muskel, Sehne und Faszie: Exzision an Sehnen und Muskeln, epifaszial: Unterarm		C2	31122	31503	31614	31615	31822
7126	5-852.85		Exzision von Muskel, Sehne und Faszie: Exzision an Sehnen und Muskeln, epifaszial: Brustwand und Rücken		C2	31122	31503	31614	31615	31822
7127	5-852.86		Exzision von Muskel, Sehne und Faszie: Exzision an Sehnen und Muskeln, epifaszial: Bauchregion		C2	31122	31503	31614	31615	31822
7128	5-852.87		Exzision von Muskel, Sehne und Faszie: Exzision an Sehnen und Muskeln, epifaszial: Leisten- und Genitalregion und Gesäß		C2	31122	31503	31614	31615	31822

Fortsetzung 2.21.8 Operationen an Muskeln, Sehnen, Faszien und Schleimbeuteln

lfd. Nr	OPS-301 2004	OPS 2005	Bezeichnung OPS-301 2004	Bezeichnung OPS 2005	Kate-gorie	OP-Leistung	Über-wachung	Nachbeh. Überw.	Nachbeh. Operat.	Narkose
7129	5-852.88		Exzision von Muskel, Sehne und Faszie: Exzision an Sehnen und Muskeln, epifaszial: Oberschenkel und Knie		C2	31122	31503	31614	31615	31822
7130	5-852.89		Exzision von Muskel, Sehne und Faszie: Exzision an Sehnen und Muskeln, epifaszial: Unterschenkel		C2	31122	31503	31614	31615	31822
7131	5-852.9a		Exzision von Muskel, Sehne und Faszie: Exzision an Sehnen und Muskeln, subfaszial: Fuß		C2	31122	31503	31614	31615	31822
7132	5-852.90		Exzision von Muskel, Sehne und Faszie: Exzision an Sehnen und Muskeln, subfaszial: Kopf und Hals		C2	31122	31503	31614	31615	31822
7133	5-852.91		Exzision von Muskel, Sehne und Faszie: Exzision an Sehnen und Muskeln, subfaszial: Schulter und Axilla		C2	31122	31503	31614	31615	31822
7134	5-852.92		Exzision von Muskel, Sehne und Faszie: Exzision an Sehnen und Muskeln, subfaszial: Oberarm und Ellenbogen		C2	31122	31503	31614	31615	31822
7135	5-852.93		Exzision von Muskel, Sehne und Faszie: Exzision an Sehnen und Muskeln, subfaszial: Unterarm		C2	31122	31503	31614	31615	31822
7136	5-852.95		Exzision von Muskel, Sehne und Faszie: Exzision an Sehnen und Muskeln, subfaszial: Brustwand und Rücken		C2	31122	31503	31614	31615	31822
7137	5-852.96		Exzision von Muskel, Sehne und Faszie: Exzision an Sehnen und Muskeln, subfaszial: Bauchregion		C2	31122	31503	31614	31615	31822
7138	5-852.97		Exzision von Muskel, Sehne und Faszie: Exzision an Sehnen und Muskeln, subfaszial: Leisten- und Genitalregion und Gesäß		C2	31122	31503	31614	31615	31822
7139	5-852.98		Exzision von Muskel, Sehne und Faszie: Exzision an Sehnen und Muskeln, subfaszial: Oberschenkel und Knie		C2	31122	31503	31614	31615	31822
7140	5-852.99		Exzision von Muskel, Sehne und Faszie: Exzision an Sehnen und Muskeln, subfaszial: Unterschenkel		C2	31122	31503	31614	31615	31822
7141	5-853.0a		Rekonstruktion von Muskeln: Refixation: Fuß		C3	31123	31504	31616	31617	31823
7142	5-853.00		Rekonstruktion von Muskeln: Refixation: Kopf und Hals		C3	31123	31504	31616	31617	31823
7143	5-853.01		Rekonstruktion von Muskeln: Refixation: Schulter und Axilla		C4	31124	31504	31618	31619	31824
7144	5-853.02		Rekonstruktion von Muskeln: Refixation: Oberarm und Ellenbogen		C4	31124	31504	31618	31619	31824
7145	5-853.03		Rekonstruktion von Muskeln: Refixation: Unterarm		C3	31123	31504	31616	31617	31823
7146	5-853.05		Rekonstruktion von Muskeln: Refixation: Brustwand und Rücken		C3	31123	31504	31616	31617	31823
7147	5-853.06		Rekonstruktion von Muskeln: Refixation: Bauchregion		C3	31123	31504	31616	31617	31823
7148	5-853.07		Rekonstruktion von Muskeln: Refixation: Leisten- und Genitalregion und Gesäß		C4	31124	31504	31618	31619	31824
7149	5-853.08		Rekonstruktion von Muskeln: Refixation: Oberschenkel und Knie		C4	31124	31504	31618	31619	31824

Fortsetzung 2.21.8 Operationen an Muskeln, Sehnen, Faszien und Schleimbeuteln

lfd. Nr	OPS-301 2004	OPS 2005	Bezeichnung OPS-301 2004	Bezeichnung OPS 2005	Kategorie	OP-Leistung	Überwachung	Nachbeh. Überw.	Nachbeh. Operat.	Narkose
7150	5-853.09		Rekonstruktion von Muskeln: Refixation: Unterschenkel		C3	31123	31504	31616	31617	31823
7151	5-853.1a		Rekonstruktion von Muskeln: Naht: Fuß		C2	31122	31503	31614	31615	31822
7152	5-853.10		Rekonstruktion von Muskeln: Naht: Kopf und Hals		C2	31122	31503	31614	31615	31822
7153	5-853.11		Rekonstruktion von Muskeln: Naht: Schulter und Axilla		C3	31123	31504	31616	31617	31823
7154	5-853.12		Rekonstruktion von Muskeln: Naht: Oberarm und Ellenbogen		C3	31123	31504	31616	31617	31823
7155	5-853.13		Rekonstruktion von Muskeln: Naht: Unterarm		C2	31122	31503	31614	31615	31822
7156	5-853.15		Rekonstruktion von Muskeln: Naht: Brustwand und Rücken		C2	31122	31503	31614	31615	31822
7157	5-853.16		Rekonstruktion von Muskeln: Naht: Bauchregion		C2	31122	31503	31614	31615	31822
7158	5-853.17		Rekonstruktion von Muskeln: Naht: Leisten- und Genitalregion und Gesäß		C3	31123	31504	31616	31617	31823
7159	5-853.18		Rekonstruktion von Muskeln: Naht: Oberschenkel und Knie		C3	31123	31504	31616	31617	31823
7160	5-853.19		Rekonstruktion von Muskeln: Naht: Unterschenkel		C2	31122	31503	31614	31615	31822
7161	5-853.2a		Rekonstruktion von Muskeln: Verlängerung und Naht: Fuß		C3	31123	31504	31616	31617	31823
7162	5-853.20		Rekonstruktion von Muskeln: Verlängerung und Naht: Kopf und Hals		C3	31123	31504	31616	31617	31823
7163	5-853.21		Rekonstruktion von Muskeln: Verlängerung und Naht: Schulter und Axilla		C4	31124	31504	31618	31619	31824
7164	5-853.22		Rekonstruktion von Muskeln: Verlängerung und Naht: Oberarm und Ellenbogen		C3	31123	31504	31616	31617	31823
7165	5-853.23		Rekonstruktion von Muskeln: Verlängerung und Naht: Unterarm		C3	31123	31504	31616	31617	31823
7166	5-853.25		Rekonstruktion von Muskeln: Verlängerung und Naht: Brustwand und Rücken		C3	31123	31504	31616	31617	31823
7167	5-853.26		Rekonstruktion von Muskeln: Verlängerung und Naht: Bauchregion		C3	31123	31504	31616	31617	31823
7168	5-853.27		Rekonstruktion von Muskeln: Verlängerung und Naht: Leisten- und Genitalregion und Gesäß		C4	31124	31504	31618	31619	31824
7169	5-853.28		Rekonstruktion von Muskeln: Verlängerung und Naht: Oberschenkel und Knie		C4	31124	31504	31618	31619	31824
7170	5-853.29		Rekonstruktion von Muskeln: Verlängerung und Naht: Unterschenkel		C3	31123	31504	31616	31617	31823
7171	5-853.3a		Rekonstruktion von Muskeln: Verkürzung und Naht: Fuß		C3	31123	31504	31616	31617	31823
7172	5-853.30		Rekonstruktion von Muskeln: Verkürzung und Naht: Kopf und Hals		C3	31123	31504	31616	31617	31823
7173	5-853.31		Rekonstruktion von Muskeln: Verkürzung und Naht: Schulter und Axilla		C4	31124	31504	31618	31619	31824
7174	5-853.32		Rekonstruktion von Muskeln: Verkürzung und Naht: Oberarm und Ellenbogen		C3	31123	31504	31616	31617	31823
7175	5-853.33		Rekonstruktion von Muskeln: Verkürzung und Naht: Unterarm		C3	31123	31504	31616	31617	31823
7176	5-853.35		Rekonstruktion von Muskeln: Verkürzung und Naht: Brustwand und Rücken		C3	31123	31504	31616	31617	31823

Fortsetzung 2.21.8 Operationen an Muskeln, Sehnen, Faszien und Schleimbeuteln

lfd. Nr	OPS-301 2004	OPS 2005	Bezeichnung OPS-301 2004	Bezeichnung OPS 2005	Kategorie	OP-Leistung	Überwachung	Nachbeh. Überw.	Nachbeh. Operat.	Narkose
7177	5-853.36		Rekonstruktion von Muskeln: Verkürzung und Naht: Bauchregion		C3	31123	31504	31616	31617	31823
7178	5-853.37		Rekonstruktion von Muskeln: Verkürzung und Naht: Leisten- und Genitalregion und Gesäß		C4	31124	31504	31618	31619	31824
7179	5-853.38		Rekonstruktion von Muskeln: Verkürzung und Naht: Oberschenkel und Knie		C4	31124	31504	31618	31619	31824
7180	5-853.39		Rekonstruktion von Muskeln: Verkürzung und Naht: Unterschenkel		C3	31123	31504	31616	31617	31823
7181	5-853.4a		Rekonstruktion von Muskeln: Plastik: Fuß		C3	31123	31504	31616	31617	31823
7182	5-853.40		Rekonstruktion von Muskeln: Plastik: Kopf und Hals		C3	31123	31504	31616	31617	31823
7183	5-853.41		Rekonstruktion von Muskeln: Plastik: Schulter und Axilla		C4	31124	31504	31618	31619	31824
7184	5-853.42		Rekonstruktion von Muskeln: Plastik: Oberarm und Ellenbogen		C3	31123	31504	31616	31617	31823
7185	5-853.43		Rekonstruktion von Muskeln: Plastik: Unterarm		C3	31123	31504	31616	31617	31823
7186	5-853.45		Rekonstruktion von Muskeln: Plastik: Brustwand und Rücken		C3	31123	31504	31616	31617	31823
7187	5-853.46		Rekonstruktion von Muskeln: Plastik: Bauchregion		C3	31123	31504	31616	31617	31823
7188	5-853.47		Rekonstruktion von Muskeln: Plastik: Leisten- und Genitalregion und Gesäß		C4	31124	31504	31618	31619	31824
7189	5-853.48		Rekonstruktion von Muskeln: Plastik: Oberschenkel und Knie		C4	31124	31504	31618	31619	31824
7190	5-853.49		Rekonstruktion von Muskeln: Plastik: Unterschenkel		C3	31123	31504	31616	31617	31823
7191	5-853.5a		Rekonstruktion von Muskeln: Transposition: Fuß		C3	31123	31504	31616	31617	31823
7192	5-853.50		Rekonstruktion von Muskeln: Transposition: Kopf und Hals		C3	31123	31504	31616	31617	31823
7193	5-853.51		Rekonstruktion von Muskeln: Transposition: Schulter und Axilla		C4	31124	31504	31618	31619	31824
7194	5-853.52		Rekonstruktion von Muskeln: Transposition: Oberarm und Ellenbogen		C4	31124	31504	31618	31619	31824
7195	5-853.53		Rekonstruktion von Muskeln: Transposition: Unterarm		C3	31123	31504	31616	31617	31823
7196	5-853.55		Rekonstruktion von Muskeln: Transposition: Brustwand und Rücken		C3	31123	31504	31616	31617	31823
7197	5-853.56		Rekonstruktion von Muskeln: Transposition: Bauchregion		C3	31123	31504	31616	31617	31823
7198	5-853.57		Rekonstruktion von Muskeln: Transposition: Leisten- und Genitalregion und Gesäß		C4	31124	31504	31618	31619	31824
7199	5-853.58		Rekonstruktion von Muskeln: Transposition: Oberschenkel und Knie		C4	31124	31504	31618	31619	31824
7200	5-853.59		Rekonstruktion von Muskeln: Transposition: Unterschenkel		C3	31123	31504	31616	31617	31823
7201	5-853.6a		Rekonstruktion von Muskeln: Transplantation: Fuß		C4	31124	31504	31618	31619	31824
7202	5-853.60		Rekonstruktion von Muskeln: Transplantation: Kopf und Hals		C4	31124	31504	31618	31619	31824
7203	5-853.61		Rekonstruktion von Muskeln: Transplantation: Schulter und Axilla		C5	31125	31505	31618	31619	31825

Fortsetzung 2.21.8 Operationen an Muskeln, Sehnen, Faszien und Schleimbeuteln

lfd. Nr	OPS-301 2004	OPS 2005	Bezeichnung OPS-301 2004	Bezeichnung OPS 2005	Kate-gorie	OP-Leistung	Über-wachung	Nachbeh. Überw.	Nachbeh. Operat.	Narkose
7204	5-853.62		Rekonstruktion von Muskeln: Transplantation: Oberarm und Ellenbogen		C5	31125	31505	31618	31619	31825
7205	5-853.63		Rekonstruktion von Muskeln: Transplantation: Unterarm		C4	31124	31504	31618	31619	31824
7206	5-853.65		Rekonstruktion von Muskeln: Transplantation: Brustwand und Rücken		C4	31124	31504	31618	31619	31824
7207	5-853.66		Rekonstruktion von Muskeln: Transplantation: Bauchregion		C4	31124	31504	31618	31619	31824
7208	5-853.67		Rekonstruktion von Muskeln: Transplantation: Leisten- und Genitalregion und Gesäß		C5	31125	31505	31618	31619	31825
7209	5-853.68		Rekonstruktion von Muskeln: Transplantation: Oberschenkel und Knie		C5	31125	31505	31618	31619	31825
7210	5-853.69		Rekonstruktion von Muskeln: Transplantation: Unterschenkel		C4	31124	31504	31618	31619	31824
7211	5-853.8a		Rekonstruktion von Muskeln: Transplantatwechsel: Fuß		C4	31124	31504	31618	31619	31824
7212	5-853.80		Rekonstruktion von Muskeln: Transplantatwechsel: Kopf und Hals		C4	31124	31504	31618	31619	31824
7213	5-853.81		Rekonstruktion von Muskeln: Transplantatwechsel: Schulter und Axilla		C5	31125	31505	31618	31619	31825
7214	5-853.82		Rekonstruktion von Muskeln: Transplantatwechsel: Oberarm und Ellenbogen		C5	31125	31505	31618	31619	31825
7215	5-853.83		Rekonstruktion von Muskeln: Transplantatwechsel: Unterarm		C4	31124	31504	31618	31619	31824
7216	5-853.85		Rekonstruktion von Muskeln: Transplantatwechsel: Brustwand und Rücken		C4	31124	31504	31618	31619	31824
7217	5-853.86		Rekonstruktion von Muskeln: Transplantatwechsel: Bauchregion		C4	31124	31504	31618	31619	31824
7218	5-853.87		Rekonstruktion von Muskeln: Transplantatwechsel: Leisten- und Genitalregion und Gesäß		C5	31125	31505	31618	31619	31825
7219	5-853.88		Rekonstruktion von Muskeln: Transplantatwechsel: Oberschenkel und Knie		C5	31125	31505	31618	31619	31825
7220	5-853.89		Rekonstruktion von Muskeln: Transplantatwechsel: Unterschenkel		C4	31124	31504	31618	31619	31824
7221	5-853.9a		Rekonstruktion von Muskeln: Transplantatentfernung: Fuß		C2	31122	31503	31614	31615	31822
7222	5-853.90		Rekonstruktion von Muskeln: Transplantatentfernung: Kopf und Hals		C2	31122	31503	31614	31615	31822
7223	5-853.91		Rekonstruktion von Muskeln: Transplantatentfernung: Schulter und Axilla		C2	31122	31503	31614	31615	31822
7224	5-853.92		Rekonstruktion von Muskeln: Transplantatentfernung: Oberarm und Ellenbogen		C2	31122	31503	31614	31615	31822
7225	5-853.93		Rekonstruktion von Muskeln: Transplantatentfernung: Unterarm		C2	31122	31503	31614	31615	31822
7226	5-853.95		Rekonstruktion von Muskeln: Transplantatentfernung: Brustwand und Rücken		C2	31122	31503	31614	31615	31822
7227	5-853.96		Rekonstruktion von Muskeln: Transplantatentfernung: Bauchregion		C2	31122	31503	31614	31615	31822
7228	5-853.97		Rekonstruktion von Muskeln: Transplantatentfernung: Leisten- und Genitalregion und Gesäß		C2	31122	31503	31614	31615	31822
7229	5-853.98		Rekonstruktion von Muskeln: Transplantatentfernung: Oberschenkel und Knie		C2	31122	31503	31614	31615	31822

Fortsetzung 2.21.8 Operationen an Muskeln, Sehnen, Faszien und Schleimbeuteln

lfd. Nr	OPS-301 2004	OPS 2005	Bezeichnung OPS-301 2004	Bezeichnung OPS 2005	Kategorie	OP-Leistung	Überwachung	Nachbeh. Überw.	Nachbeh. Operat.	Narkose
7230	5-853.99		Rekonstruktion von Muskeln: Transplantatentfernung: Unterschenkel		C2	31122	31503	31614	31615	31822
7231	5-854.0a		Rekonstruktion von Sehnen: Verlängerung: Fuß		C3	31123	31504	31616	31617	31823
7232	5-854.00		Rekonstruktion von Sehnen: Verlängerung: Kopf und Hals		C3	31123	31504	31616	31617	31823
7233	5-854.01		Rekonstruktion von Sehnen: Verlängerung: Schulter und Axilla		C4	31124	31504	31618	31619	31824
7234	5-854.02		Rekonstruktion von Sehnen: Verlängerung: Oberarm und Ellenbogen		C3	31123	31504	31616	31617	31823
7235	5-854.03		Rekonstruktion von Sehnen: Verlängerung: Unterarm		C3	31123	31504	31616	31617	31823
7236	5-854.05		Rekonstruktion von Sehnen: Verlängerung: Brustwand und Rücken		C3	31123	31504	31616	31617	31823
7237	5-854.06		Rekonstruktion von Sehnen: Verlängerung: Bauchregion		C3	31123	31504	31616	31617	31823
7238	5-854.07		Rekonstruktion von Sehnen: Verlängerung: Leisten- und Genitalregion und Gesäß		C3	31123	31504	31616	31617	31823
7239	5-854.08		Rekonstruktion von Sehnen: Verlängerung: Oberschenkel und Knie		C3	31123	31504	31616	31617	31823
7240	5-854.09		Rekonstruktion von Sehnen: Verlängerung: Unterschenkel		C3	31123	31504	31616	31617	31823
7241	5-854.1a		Rekonstruktion von Sehnen: Verkürzung: Fuß		C3	31123	31504	31616	31617	31823
7242	5-854.10		Rekonstruktion von Sehnen: Verkürzung: Kopf und Hals		C3	31123	31504	31616	31617	31823
7243	5-854.11		Rekonstruktion von Sehnen: Verkürzung: Schulter und Axilla		C4	31124	31504	31618	31619	31824
7244	5-854.12		Rekonstruktion von Sehnen: Verkürzung: Oberarm und Ellenbogen		C3	31123	31504	31616	31617	31823
7245	5-854.13		Rekonstruktion von Sehnen: Verkürzung: Unterarm		C3	31123	31504	31616	31617	31823
7246	5-854.15		Rekonstruktion von Sehnen: Verkürzung: Brustwand und Rücken		C3	31123	31504	31616	31617	31823
7247	5-854.16		Rekonstruktion von Sehnen: Verkürzung: Bauchregion		C3	31123	31504	31616	31617	31823
7248	5-854.17		Rekonstruktion von Sehnen: Verkürzung: Leisten- und Genitalregion und Gesäß		C3	31123	31504	31616	31617	31823
7249	5-854.18		Rekonstruktion von Sehnen: Verkürzung: Oberschenkel und Knie		C3	31123	31504	31616	31617	31823
7250	5-854.19		Rekonstruktion von Sehnen: Verkürzung: Unterschenkel		C3	31123	31504	31616	31617	31823
7251	5-854.2a		Rekonstruktion von Sehnen: Transposition: Fuß		C2	31122	31503	31614	31615	31822
7252	5-854.20		Rekonstruktion von Sehnen: Transposition: Kopf und Hals		C2	31122	31503	31614	31615	31822
7253	5-854.21		Rekonstruktion von Sehnen: Transposition: Schulter und Axilla		C3	31123	31504	31616	31617	31823
7254	5-854.22		Rekonstruktion von Sehnen: Transposition: Oberarm und Ellenbogen		C3	31123	31504	31616	31617	31823
7255	5-854.23		Rekonstruktion von Sehnen: Transposition: Unterarm		C3	31123	31504	31616	31617	31823
7256	5-854.25		Rekonstruktion von Sehnen: Transposition: Brustwand und Rücken		C2	31122	31503	31614	31615	31822

Fortsetzung 2.21.8 Operationen an Muskeln, Sehnen, Faszien und Schleimbeuteln

lfd. Nr	OPS-301 2004	OPS 2005	Bezeichnung OPS-301 2004	Bezeichnung OPS 2005	Kategorie	OP-Leistung	Überwachung	Nachbeh. Überw.	Nachbeh. Operat.	Narkose
7257	5-854.26		Rekonstruktion von Sehnen: Transposition: Bauchregion		C2	31122	31503	31614	31615	31822
7258	5-854.27		Rekonstruktion von Sehnen: Transposition: Leisten- und Genitalregion und Gesäß		C3	31123	31504	31616	31617	31823
7259	5-854.28		Rekonstruktion von Sehnen: Transposition: Oberschenkel und Knie		C3	31123	31504	31616	31617	31823
7260	5-854.29		Rekonstruktion von Sehnen: Transposition: Unterschenkel		C3	31123	31504	31616	31617	31823
7261	5-854.3a		Rekonstruktion von Sehnen: Augmentation: Fuß		C3	31123	31504	31616	31617	31823
7262	5-854.30		Rekonstruktion von Sehnen: Augmentation: Kopf und Hals		C3	31123	31504	31616	31617	31823
7263	5-854.31		Rekonstruktion von Sehnen: Augmentation: Schulter und Axilla		C4	31124	31504	31618	31619	31824
7264	5-854.32		Rekonstruktion von Sehnen: Augmentation: Oberarm und Ellenbogen		C4	31124	31504	31618	31619	31824
7265	5-854.33		Rekonstruktion von Sehnen: Augmentation: Unterarm		C4	31124	31504	31618	31619	31824
7266	5-854.35		Rekonstruktion von Sehnen: Augmentation: Brustwand und Rücken		C3	31123	31504	31616	31617	31823
7267	5-854.36		Rekonstruktion von Sehnen: Augmentation: Bauchregion		C3	31123	31504	31616	31617	31823
7268	5-854.37		Rekonstruktion von Sehnen: Augmentation: Leisten- und Genitalregion und Gesäß		C4	31124	31504	31618	31619	31824
7269	5-854.38		Rekonstruktion von Sehnen: Augmentation: Oberschenkel und Knie		C4	31124	31504	31618	31619	31824
7270	5-854.39		Rekonstruktion von Sehnen: Augmentation: Unterschenkel		C4	31124	31504	31618	31619	31824
7271	5-854.4a		Rekonstruktion von Sehnen: Ersatzplastik: Fuß		C4	31124	31504	31618	31619	31824
7272	5-854.40		Rekonstruktion von Sehnen: Ersatzplastik: Kopf und Hals		C4	31124	31504	31618	31619	31824
7273	5-854.41		Rekonstruktion von Sehnen: Ersatzplastik: Schulter und Axilla		C5	31125	31505	31618	31619	31825
7274	5-854.42		Rekonstruktion von Sehnen: Ersatzplastik: Oberarm und Ellenbogen		C5	31125	31505	31618	31619	31825
7275	5-854.43		Rekonstruktion von Sehnen: Ersatzplastik: Unterarm		C4	31124	31504	31618	31619	31824
7276	5-854.45		Rekonstruktion von Sehnen: Ersatzplastik: Brustwand und Rücken		C3	31123	31504	31616	31617	31823
7277	5-854.46		Rekonstruktion von Sehnen: Ersatzplastik: Bauchregion		C3	31123	31504	31616	31617	31823
7278	5-854.47		Rekonstruktion von Sehnen: Ersatzplastik: Leisten- und Genitalregion und Gesäß		C5	31125	31505	31618	31619	31825
7279	5-854.48		Rekonstruktion von Sehnen: Ersatzplastik: Oberschenkel und Knie		C5	31125	31505	31618	31619	31825
7280	5-854.49		Rekonstruktion von Sehnen: Ersatzplastik: Unterschenkel		C4	31124	31504	31618	31619	31824
7281	5-854.5a		Rekonstruktion von Sehnen: Ersatzplastik mit Interponat: Fuß		C4	31124	31504	31618	31619	31824
7282	5-854.50		Rekonstruktion von Sehnen: Ersatzplastik mit Interponat: Kopf und Hals		C4	31124	31504	31618	31619	31824
7283	5-854.51		Rekonstruktion von Sehnen: Ersatzplastik mit Interponat: Schulter und Axilla		C5	31125	31505	31618	31619	31825

Fortsetzung 2.21.8 Operationen an Muskeln, Sehnen, Faszien und Schleimbeuteln

lfd. Nr	OPS-301 2004	OPS 2005	Bezeichnung OPS-301 2004	Bezeichnung OPS 2005	Kategorie	OP-Leistung	Überwachung	Nachbeh. Überw.	Nachbeh. Operat.	Narkose
7284	5-854.52		Rekonstruktion von Sehnen: Ersatzplastik mit Interponat: Oberarm und Ellenbogen		C5	31125	31505	31618	31619	31825
7285	5-854.53		Rekonstruktion von Sehnen: Ersatzplastik mit Interponat: Unterarm		C4	31124	31504	31618	31619	31824
7286	5-854.55		Rekonstruktion von Sehnen: Ersatzplastik mit Interponat: Brustwand und Rücken		C3	31123	31504	31616	31617	31823
7287	5-854.56		Rekonstruktion von Sehnen: Ersatzplastik mit Interponat: Bauchregion		C3	31123	31504	31616	31617	31823
7288	5-854.57		Rekonstruktion von Sehnen: Ersatzplastik mit Interponat: Leisten- und Genitalregion und Gesäß		C5	31125	31505	31618	31619	31825
7289	5-854.58		Rekonstruktion von Sehnen: Ersatzplastik mit Interponat: Oberschenkel und Knie		C5	31125	31505	31618	31619	31825
7290	5-854.59		Rekonstruktion von Sehnen: Ersatzplastik mit Interponat: Unterschenkel		C4	31124	31504	31618	31619	31824
7291	5-854.7a		Rekonstruktion von Sehnen: Transplantation: Fuß		C4	31124	31504	31618	31619	31824
7292	5-854.70		Rekonstruktion von Sehnen: Transplantation: Kopf und Hals		C4	31124	31504	31618	31619	31824
7293	5-854.71		Rekonstruktion von Sehnen: Transplantation: Schulter und Axilla		C5	31125	31505	31618	31619	31825
7294	5-854.72		Rekonstruktion von Sehnen: Transplantation: Oberarm und Ellenbogen		C5	31125	31505	31618	31619	31825
7295	5-854.73		Rekonstruktion von Sehnen: Transplantation: Unterarm		C4	31124	31504	31618	31619	31824
7296	5-854.75		Rekonstruktion von Sehnen: Transplantation: Brustwand und Rücken		C4	31124	31504	31618	31619	31824
7297	5-854.76		Rekonstruktion von Sehnen: Transplantation: Bauchregion		C4	31124	31504	31618	31619	31824
7298	5-854.77		Rekonstruktion von Sehnen: Transplantation: Leisten- und Genitalregion und Gesäß		C5	31125	31505	31618	31619	31825
7299	5-854.78		Rekonstruktion von Sehnen: Transplantation: Oberschenkel und Knie		C5	31125	31505	31618	31619	31825
7300	5-854.79		Rekonstruktion von Sehnen: Transplantation: Unterschenkel		C5	31125	31505	31618	31619	31825
7301	5-854.9a		Rekonstruktion von Sehnen: Transplantatentfernung: Fuß		C2	31122	31503	31614	31615	31822
7302	5-854.90		Rekonstruktion von Sehnen: Transplantatentfernung: Kopf und Hals		C2	31122	31503	31614	31615	31822
7303	5-854.91		Rekonstruktion von Sehnen: Transplantatentfernung: Schulter und Axilla		C2	31122	31503	31614	31615	31822
7304	5-854.92		Rekonstruktion von Sehnen: Transplantatentfernung: Oberarm und Ellenbogen		C2	31122	31503	31614	31615	31822
7305	5-854.93		Rekonstruktion von Sehnen: Transplantatentfernung: Unterarm		C2	31122	31503	31614	31615	31822
7306	5-854.95		Rekonstruktion von Sehnen: Transplantatentfernung: Brustwand und Rücken		C2	31122	31503	31614	31615	31822
7307	5-854.96		Rekonstruktion von Sehnen: Transplantatentfernung: Bauchregion		C2	31122	31503	31614	31615	31822
7308	5-854.97		Rekonstruktion von Sehnen: Transplantatentfernung: Leisten- und Genitalregion und Gesäß		C2	31122	31503	31614	31615	31822
7309	5-854.98		Rekonstruktion von Sehnen: Transplantatentfernung: Oberschenkel und Knie		C2	31122	31503	31614	31615	31822

Fortsetzung 2.21.8 Operationen an Muskeln, Sehnen, Faszien und Schleimbeuteln

lfd. Nr	OPS-301 2004	OPS 2005	Bezeichnung OPS-301 2004	Bezeichnung OPS 2005	Kategorie	OP-Leistung	Überwachung	Nachbeh. Überw.	Nachbeh. Operat.	Narkose
7310	5-854.99		Rekonstruktion von Sehnen: Transplantatentfernung: Unterschenkel		C2	31122	31503	31614	31615	31822
7311	5-855.aa		Naht und andere Operationen an Sehnen und Sehnenscheide: Tenodese mehrere Sehnen, sekundär: Fuß		C3	31123	31504	31616	31617	31823
7312	5-855.a0		Naht und andere Operationen an Sehnen und Sehnenscheide: Tenodese mehrere Sehnen, sekundär: Kopf und Hals		C3	31123	31504	31616	31617	31823
7313	5-855.a1		Naht und andere Operationen an Sehnen und Sehnenscheide: Tenodese mehrere Sehnen, sekundär: Schulter und Axilla		C4	31124	31504	31618	31619	31824
7314	5-855.a2		Naht und andere Operationen an Sehnen und Sehnenscheide: Tenodese mehrere Sehnen, sekundär: Oberarm und Ellenbogen		C4	31124	31504	31618	31619	31824
7315	5-855.a3		Naht und andere Operationen an Sehnen und Sehnenscheide: Tenodese mehrere Sehnen, sekundär: Unterarm		C4	31124	31504	31618	31619	31824
7316	5-855.a5		Naht und andere Operationen an Sehnen und Sehnenscheide: Tenodese mehrere Sehnen, sekundär: Brustwand und Rücken		C3	31123	31504	31616	31617	31823
7317	5-855.a6		Naht und andere Operationen an Sehnen und Sehnenscheide: Tenodese mehrere Sehnen, sekundär: Bauchregion		C3	31123	31504	31616	31617	31823
7318	5-855.a7		Naht und andere Operationen an Sehnen und Sehnenscheide: Tenodese mehrere Sehnen, sekundär: Leisten- und Genitalregion und Gesäß		C4	31124	31504	31618	31619	31824
7319	5-855.a8		Naht und andere Operationen an Sehnen und Sehnenscheide: Tenodese mehrere Sehnen, sekundär: Oberschenkel und Knie		C4	31124	31504	31618	31619	31824
7320	5-855.a9		Naht und andere Operationen an Sehnen und Sehnenscheide: Tenodese mehrere Sehnen, sekundär: Unterschenkel		C4	31124	31504	31618	31619	31824
7321	5-855.ba		Naht und andere Operationen an Sehnen und Sehnenscheide: Spülung einer Sehnenscheide: Fuß		C1	31121	31502	31614	31615	31821
7322	5-855.b0		Naht und andere Operationen an Sehnen und Sehnenscheide: Spülung einer Sehnenscheide: Kopf und Hals		C1	31121	31502	31614	31615	31821
7323	5-855.b1		Naht und andere Operationen an Sehnen und Sehnenscheide: Spülung einer Sehnenscheide: Schulter und Axilla		C1	31121	31502	31614	31615	31821
7324	5-855.b2		Naht und andere Operationen an Sehnen und Sehnenscheide: Spülung einer Sehnenscheide: Oberarm und Ellenbogen		C1	31121	31502	31614	31615	31821
7325	5-855.b3		Naht und andere Operationen an Sehnen und Sehnenscheide: Spülung einer Sehnenscheide: Unterarm		C1	31121	31502	31614	31615	31821
7326	5-855.b5		Naht und andere Operationen an Sehnen und Sehnenscheide: Spülung einer Sehnenscheide: Brustwand und Rücken		C1	31121	31502	31614	31615	31821
7327	5-855.b6		Naht und andere Operationen an Sehnen und Sehnenscheide: Spülung einer Sehnenscheide: Bauchregion		C1	31121	31502	31614	31615	31821
7328	5-855.b7		Naht und andere Operationen an Sehnen und Sehnenscheide: Spülung einer Sehnenscheide: Leisten- und Genitalregion und Gesäß		C1	31121	31502	31614	31615	31821

Fortsetzung 2.21.8 Operationen an Muskeln, Sehnen, Faszien und Schleimbeuteln

lfd. Nr	OPS-301 2004	OPS 2005	Bezeichnung OPS-301 2004	Bezeichnung OPS 2005	Kategorie	OP-Leistung	Überwachung	Nachbeh. Überw.	Nachbeh. Operat.	Narkose
7329	5-855.b8		Naht und andere Operationen an Sehnen und Sehnenscheide: Spülung einer Sehnenscheide: Oberschenkel und Knie		C1	31121	31502	31614	31615	31821
7330	5-855.b9		Naht und andere Operationen an Sehnen und Sehnenscheide: Spülung einer Sehnenscheide: Unterschenkel		C1	31121	31502	31614	31615	31821
7331	5-855.0a		Naht und andere Operationen an Sehnen und Sehnenscheide: Reinsertion einer Sehne: Fuß		C3	31123	31504	31616	31617	31823
7332	5-855.00		Naht und andere Operationen an Sehnen und Sehnenscheide: Reinsertion einer Sehne: Kopf und Hals		C3	31123	31504	31616	31617	31823
7333	5-855.01		Naht und andere Operationen an Sehnen und Sehnenscheide: Reinsertion einer Sehne: Schulter und Axilla		C4	31124	31504	31618	31619	31824
7334	5-855.02		Naht und andere Operationen an Sehnen und Sehnenscheide: Reinsertion einer Sehne: Oberarm und Ellenbogen		C4	31124	31504	31618	31619	31824
7335	5-855.03		Naht und andere Operationen an Sehnen und Sehnenscheide: Reinsertion einer Sehne: Unterarm		C3	31123	31504	31616	31617	31823
7336	5-855.05		Naht und andere Operationen an Sehnen und Sehnenscheide: Reinsertion einer Sehne: Brustwand und Rücken		C3	31123	31504	31616	31617	31823
7337	5-855.06		Naht und andere Operationen an Sehnen und Sehnenscheide: Reinsertion einer Sehne: Bauchregion		C3	31123	31504	31616	31617	31823
7338	5-855.07		Naht und andere Operationen an Sehnen und Sehnenscheide: Reinsertion einer Sehne: Leisten- und Genitalregion und Gesäß		C4	31124	31504	31618	31619	31824
7339	5-855.08		Naht und andere Operationen an Sehnen und Sehnenscheide: Reinsertion einer Sehne: Oberschenkel und Knie		C4	31124	31504	31618	31619	31824
7340	5-855.09		Naht und andere Operationen an Sehnen und Sehnenscheide: Reinsertion einer Sehne: Unterschenkel		C3	31123	31504	31616	31617	31823
7341	5-855.1a		Naht und andere Operationen an Sehnen und Sehnenscheide: Naht einer Sehne, primär: Fuß		C3	31123	31504	31616	31617	31823
7342	5-855.10		Naht und andere Operationen an Sehnen und Sehnenscheide: Naht einer Sehne, primär: Kopf und Hals		C2	31122	31503	31614	31615	31822
7343	5-855.11		Naht und andere Operationen an Sehnen und Sehnenscheide: Naht einer Sehne, primär: Schulter und Axilla		C4	31124	31504	31618	31619	31824
7344	5-855.12		Naht und andere Operationen an Sehnen und Sehnenscheide: Naht einer Sehne, primär: Oberarm und Ellenbogen		C3	31123	31504	31616	31617	31823
7345	5-855.13		Naht und andere Operationen an Sehnen und Sehnenscheide: Naht einer Sehne, primär: Unterarm		C3	31123	31504	31616	31617	31823
7346	5-855.15		Naht und andere Operationen an Sehnen und Sehnenscheide: Naht einer Sehne, primär: Brustwand und Rücken		C3	31123	31504	31616	31617	31823

Fortsetzung 2.21.8 Operationen an Muskeln, Sehnen, Faszien und Schleimbeuteln

lfd. Nr	OPS-301 2004	OPS 2005	Bezeichnung OPS-301 2004	Bezeichnung OPS 2005	Kategorie	OP-Leistung	Überwachung	Nachbeh. Überw.	Nachbeh. Operat.	Narkose
7347	5-855.16		Naht und andere Operationen an Sehnen und Sehnenscheide: Naht einer Sehne, primär: Bauchregion		C3	31123	31504	31616	31617	31823
7348	5-855.17		Naht und andere Operationen an Sehnen und Sehnenscheide: Naht einer Sehne, primär: Leisten- und Genitalregion und Gesäß		C4	31124	31504	31618	31619	31824
7349	5-855.18		Naht und andere Operationen an Sehnen und Sehnenscheide: Naht einer Sehne, primär: Oberschenkel und Knie		C4	31124	31504	31618	31619	31824
7350	5-855.19		Naht und andere Operationen an Sehnen und Sehnenscheide: Naht einer Sehne, primär: Unterschenkel		C3	31123	31504	31616	31617	31823
7351	5-855.2a		Naht und andere Operationen an Sehnen und Sehnenscheide: Naht einer Sehne, sekundär: Fuß		C3	31123	31504	31616	31617	31823
7352	5-855.20		Naht und andere Operationen an Sehnen und Sehnenscheide: Naht einer Sehne, sekundär: Kopf und Hals		C2	31122	31503	31614	31615	31822
7353	5-855.21		Naht und andere Operationen an Sehnen und Sehnenscheide: Naht einer Sehne, sekundär: Schulter und Axilla		C4	31124	31504	31618	31619	31824
7354	5-855.22		Naht und andere Operationen an Sehnen und Sehnenscheide: Naht einer Sehne, sekundär: Oberarm und Ellenbogen		C3	31123	31504	31616	31617	31823
7355	5-855.23		Naht und andere Operationen an Sehnen und Sehnenscheide: Naht einer Sehne, sekundär: Unterarm		C4	31124	31504	31618	31619	31824
7356	5-855.25		Naht und andere Operationen an Sehnen und Sehnenscheide: Naht einer Sehne, sekundär: Brustwand und Rücken		C3	31123	31504	31616	31617	31823
7357	5-855.26		Naht und andere Operationen an Sehnen und Sehnenscheide: Naht einer Sehne, sekundär: Bauchregion		C3	31123	31504	31616	31617	31823
7358	5-855.27		Naht und andere Operationen an Sehnen und Sehnenscheide: Naht einer Sehne, sekundär: Leisten- und Genitalregion und Gesäß		C4	31124	31504	31618	31619	31824
7359	5-855.28		Naht und andere Operationen an Sehnen und Sehnenscheide: Naht einer Sehne, sekundär: Oberschenkel und Knie		C4	31124	31504	31618	31619	31824
7360	5-855.29		Naht und andere Operationen an Sehnen und Sehnenscheide: Naht einer Sehne, sekundär: Unterschenkel		C4	31124	31504	31618	31619	31824
7361	5-855.3a		Naht und andere Operationen an Sehnen und Sehnenscheide: Naht der Sehnenscheide, primär: Fuß		C2	31122	31503	31614	31615	31822
7362	5-855.30		Naht und andere Operationen an Sehnen und Sehnenscheide: Naht der Sehnenscheide, primär: Kopf und Hals		C2	31122	31503	31614	31615	31822
7363	5-855.31		Naht und andere Operationen an Sehnen und Sehnenscheide: Naht der Sehnenscheide, primär: Schulter und Axilla		C3	31123	31504	31616	31617	31823
7364	5-855.32		Naht und andere Operationen an Sehnen und Sehnenscheide: Naht der Sehnenscheide, primär: Oberarm und Ellenbogen		C3	31123	31504	31616	31617	31823

Fortsetzung 2.21.8 Operationen an Muskeln, Sehnen, Faszien und Schleimbeuteln

lfd. Nr	OPS-301 2004	OPS 2005	Bezeichnung OPS-301 2004	Bezeichnung OPS 2005	Kategorie	OP-Leistung	Überwachung	Nachbeh. Überw.	Nachbeh. Operat.	Narkose
7365	5-855.33		Naht und andere Operationen an Sehnen und Sehnenscheide: Naht der Sehnenscheide, primär: Unterarm		C3	31123	31504	31616	31617	31823
7366	5-855.35		Naht und andere Operationen an Sehnen und Sehnenscheide: Naht der Sehnenscheide, primär: Brustwand und Rücken		C2	31122	31503	31614	31615	31822
7367	5-855.36		Naht und andere Operationen an Sehnen und Sehnenscheide: Naht der Sehnenscheide, primär: Bauchregion		C2	31122	31503	31614	31615	31822
7368	5-855.37		Naht und andere Operationen an Sehnen und Sehnenscheide: Naht der Sehnenscheide, primär: Leisten- und Genitalregion und Gesäß		C3	31123	31504	31616	31617	31823
7369	5-855.38		Naht und andere Operationen an Sehnen und Sehnenscheide: Naht der Sehnenscheide, primär: Oberschenkel und Knie		C3	31123	31504	31616	31617	31823
7370	5-855.39		Naht und andere Operationen an Sehnen und Sehnenscheide: Naht der Sehnenscheide, primär: Unterschenkel		C3	31123	31504	31616	31617	31823
7371	5-855.4a		Naht und andere Operationen an Sehnen und Sehnenscheide: Naht der Sehnenscheide, sekundär: Fuß		C2	31122	31503	31614	31615	31822
7372	5-855.40		Naht und andere Operationen an Sehnen und Sehnenscheide: Naht der Sehnenscheide, sekundär: Kopf und Hals		C2	31122	31503	31614	31615	31822
7373	5-855.41		Naht und andere Operationen an Sehnen und Sehnenscheide: Naht der Sehnenscheide, sekundär: Schulter und Axilla		C3	31123	31504	31616	31617	31823
7374	5-855.42		Naht und andere Operationen an Sehnen und Sehnenscheide: Naht der Sehnenscheide, sekundär: Oberarm und Ellenbogen		C3	31123	31504	31616	31617	31823
7375	5-855.43		Naht und andere Operationen an Sehnen und Sehnenscheide: Naht der Sehnenscheide, sekundär: Unterarm		C3	31123	31504	31616	31617	31823
7376	5-855.45		Naht und andere Operationen an Sehnen und Sehnenscheide: Naht der Sehnenscheide, sekundär: Brustwand und Rücken		C2	31122	31503	31614	31615	31822
7377	5-855.46		Naht und andere Operationen an Sehnen und Sehnenscheide: Naht der Sehnenscheide, sekundär: Bauchregion		C2	31122	31503	31614	31615	31822
7378	5-855.47		Naht und andere Operationen an Sehnen und Sehnenscheide: Naht der Sehnenscheide, sekundär: Leisten- und Genitalregion und Gesäß		C3	31123	31504	31616	31617	31823
7379	5-855.48		Naht und andere Operationen an Sehnen und Sehnenscheide: Naht der Sehnenscheide, sekundär: Oberschenkel und Knie		C3	31123	31504	31616	31617	31823
7380	5-855.49		Naht und andere Operationen an Sehnen und Sehnenscheide: Naht der Sehnenscheide, sekundär: Unterschenkel		C3	31123	31504	31616	31617	31823
7381	5-855.5a		Naht und andere Operationen an Sehnen und Sehnenscheide: Tenolyse, eine Sehne: Fuß		C2	31122	31503	31614	31615	31822
7382	5-855.50		Naht und andere Operationen an Sehnen und Sehnenscheide: Tenolyse, eine Sehne: Kopf und Hals		C2	31122	31503	31614	31615	31822

Fortsetzung 2.21.8 Operationen an Muskeln, Sehnen, Faszien und Schleimbeuteln

lfd. Nr	OPS-301 2004	OPS 2005	Bezeichnung OPS-301 2004	Bezeichnung OPS 2005	Kategorie	OP-Leistung	Überwachung	Nachbeh. Überw.	Nachbeh. Operat.	Narkose
7383	5-855.51		Naht und andere Operationen an Sehnen und Sehnenscheide: Tenolyse, eine Sehne: Schulter und Axilla		C2	31122	31503	31614	31615	31822
7384	5-855.52		Naht und andere Operationen an Sehnen und Sehnenscheide: Tenolyse, eine Sehne: Oberarm und Ellenbogen		C2	31122	31503	31614	31615	31822
7385	5-855.53		Naht und andere Operationen an Sehnen und Sehnenscheide: Tenolyse, eine Sehne: Unterarm		C2	31122	31503	31614	31615	31822
7386	5-855.55		Naht und andere Operationen an Sehnen und Sehnenscheide: Tenolyse, eine Sehne: Brustwand und Rücken		C2	31122	31503	31614	31615	31822
7387	5-855.56		Naht und andere Operationen an Sehnen und Sehnenscheide: Tenolyse, eine Sehne: Bauchregion		C2	31122	31503	31614	31615	31822
7388	5-855.57		Naht und andere Operationen an Sehnen und Sehnenscheide: Tenolyse, eine Sehne: Leisten- und Genitalregion und Gesäß		C2	31122	31503	31614	31615	31822
7389	5-855.58		Naht und andere Operationen an Sehnen und Sehnenscheide: Tenolyse, eine Sehne: Oberschenkel und Knie		C2	31122	31503	31614	31615	31822
7390	5-855.59		Naht und andere Operationen an Sehnen und Sehnenscheide: Tenolyse, eine Sehne: Unterschenkel		C2	31122	31503	31614	31615	31822
7391	5-855.6a		Naht und andere Operationen an Sehnen und Sehnenscheide: Tenolyse, mehrere Sehnen: Fuß		C2	31122	31503	31614	31615	31822
7392	5-855.60		Naht und andere Operationen an Sehnen und Sehnenscheide: Tenolyse, mehrere Sehnen: Kopf und Hals		C2	31122	31503	31614	31615	31822
7393	5-855.61		Naht und andere Operationen an Sehnen und Sehnenscheide: Tenolyse, mehrere Sehnen: Schulter und Axilla		C3	31123	31504	31616	31617	31823
7394	5-855.62		Naht und andere Operationen an Sehnen und Sehnenscheide: Tenolyse, mehrere Sehnen: Oberarm und Ellenbogen		C3	31123	31504	31616	31617	31823
7395	5-855.63		Naht und andere Operationen an Sehnen und Sehnenscheide: Tenolyse, mehrere Sehnen: Unterarm		C3	31123	31504	31616	31617	31823
7396	5-855.65		Naht und andere Operationen an Sehnen und Sehnenscheide: Tenolyse, mehrere Sehnen: Brustwand und Rücken		C2	31122	31503	31614	31615	31822
7397	5-855.66		Naht und andere Operationen an Sehnen und Sehnenscheide: Tenolyse, mehrere Sehnen: Bauchregion		C2	31122	31503	31614	31615	31822
7398	5-855.67		Naht und andere Operationen an Sehnen und Sehnenscheide: Tenolyse, mehrere Sehnen: Leisten- und Genitalregion und Gesäß		C3	31123	31504	31616	31617	31823
7399	5-855.68		Naht und andere Operationen an Sehnen und Sehnenscheide: Tenolyse, mehrere Sehnen: Oberschenkel und Knie		C3	31123	31504	31616	31617	31823
7400	5-855.69		Naht und andere Operationen an Sehnen und Sehnenscheide: Tenolyse, mehrere Sehnen: Unterschenkel		C3	31123	31504	31616	31617	31823

Fortsetzung 2.21.8 Operationen an Muskeln, Sehnen, Faszien und Schleimbeuteln

lfd. Nr	OPS-301 2004	OPS 2005	Bezeichnung OPS-301 2004	Bezeichnung OPS 2005	Kategorie	OP-Leistung	Überwachung	Nachbeh. Überw.	Nachbeh. Operat.	Narkose
7401	5-855.7a		Naht und andere Operationen an Sehnen und Sehnenscheide: Tenodese eine Sehne, primär: Fuß		C3	31123	31504	31616	31617	31823
7402	5-855.70		Naht und andere Operationen an Sehnen und Sehnenscheide: Tenodese eine Sehne, primär: Kopf und Hals		C3	31123	31504	31616	31617	31823
7403	5-855.71		Naht und andere Operationen an Sehnen und Sehnenscheide: Tenodese eine Sehne, primär: Schulter und Axilla		C4	31124	31504	31618	31619	31824
7404	5-855.72		Naht und andere Operationen an Sehnen und Sehnenscheide: Tenodese eine Sehne, primär: Oberarm und Ellenbogen		C4	31124	31504	31618	31619	31824
7405	5-855.73		Naht und andere Operationen an Sehnen und Sehnenscheide: Tenodese eine Sehne, primär: Unterarm		C4	31124	31504	31618	31619	31824
7406	5-855.75		Naht und andere Operationen an Sehnen und Sehnenscheide: Tenodese eine Sehne, primär: Brustwand und Rücken		C3	31123	31504	31616	31617	31823
7407	5-855.76		Naht und andere Operationen an Sehnen und Sehnenscheide: Tenodese eine Sehne, primär: Bauchregion		C3	31123	31504	31616	31617	31823
7408	5-855.77		Naht und andere Operationen an Sehnen und Sehnenscheide: Tenodese eine Sehne, primär: Leisten- und Genitalregion und Gesäß		C4	31124	31504	31618	31619	31824
7409	5-855.78		Naht und andere Operationen an Sehnen und Sehnenscheide: Tenodese eine Sehne, primär: Oberschenkel und Knie		C4	31124	31504	31618	31619	31824
7410	5-855.79		Naht und andere Operationen an Sehnen und Sehnenscheide: Tenodese eine Sehne, primär: Unterschenkel		C4	31124	31504	31618	31619	31824
7411	5-855.8a		Naht und andere Operationen an Sehnen und Sehnenscheide: Tenodese eine Sehne, sekundär: Fuß		C3	31123	31504	31616	31617	31823
7412	5-855.80		Naht und andere Operationen an Sehnen und Sehnenscheide: Tenodese eine Sehne, sekundär: Kopf und Hals		C3	31123	31504	31616	31617	31823
7413	5-855.81		Naht und andere Operationen an Sehnen und Sehnenscheide: Tenodese eine Sehne, sekundär: Schulter und Axilla		C4	31124	31504	31618	31619	31824
7414	5-855.82		Naht und andere Operationen an Sehnen und Sehnenscheide: Tenodese eine Sehne, sekundär: Oberarm und Ellenbogen		C4	31124	31504	31618	31619	31824
7415	5-855.83		Naht und andere Operationen an Sehnen und Sehnenscheide: Tenodese eine Sehne, sekundär: Unterarm		C4	31124	31504	31618	31619	31824
7416	5-855.85		Naht und andere Operationen an Sehnen und Sehnenscheide: Tenodese eine Sehne, sekundär: Brustwand und Rücken		C3	31123	31504	31616	31617	31823
7417	5-855.86		Naht und andere Operationen an Sehnen und Sehnenscheide: Tenodese eine Sehne, sekundär: Bauchregion		C3	31123	31504	31616	31617	31823
7418	5-855.87		Naht und andere Operationen an Sehnen und Sehnenscheide: Tenodese eine Sehne, sekundär: Leisten- und Genitalregion und Gesäß		C4	31124	31504	31618	31619	31824

Fortsetzung 2.21.8 Operationen an Muskeln, Sehnen, Faszien und Schleimbeuteln

lfd. Nr	OPS-301 2004	OPS 2005	Bezeichnung OPS-301 2004	Bezeichnung OPS 2005	Kategorie	OP-Leistung	Überwachung	Nachbeh. Überw.	Nachbeh. Operat.	Narkose
7419	5-855.88		Naht und andere Operationen an Sehnen und Sehnenscheide: Tenodese eine Sehne, sekundär: Oberschenkel und Knie		C4	31124	31504	31618	31619	31824
7420	5-855.89		Naht und andere Operationen an Sehnen und Sehnenscheide: Tenodese eine Sehne, sekundär: Unterschenkel		C4	31124	31504	31618	31619	31824
7421	5-855.9a		Naht und andere Operationen an Sehnen und Sehnenscheide: Tenodese mehrere Sehnen, primär: Fuß		C3	31123	31504	31616	31617	31823
7422	5-855.90		Naht und andere Operationen an Sehnen und Sehnenscheide: Tenodese mehrere Sehnen, primär: Kopf und Hals		C3	31123	31504	31616	31617	31823
7423	5-855.91		Naht und andere Operationen an Sehnen und Sehnenscheide: Tenodese mehrere Sehnen, primär: Schulter und Axilla		C4	31124	31504	31618	31619	31824
7424	5-855.92		Naht und andere Operationen an Sehnen und Sehnenscheide: Tenodese mehrere Sehnen, primär: Oberarm und Ellenbogen		C4	31124	31504	31618	31619	31824
7425	5-855.93		Naht und andere Operationen an Sehnen und Sehnenscheide: Tenodese mehrere Sehnen, primär: Unterarm		C4	31124	31504	31618	31619	31824
7426	5-855.95		Naht und andere Operationen an Sehnen und Sehnenscheide: Tenodese mehrere Sehnen, primär: Brustwand und Rücken		C3	31123	31504	31616	31617	31823
7427	5-855.96		Naht und andere Operationen an Sehnen und Sehnenscheide: Tenodese mehrere Sehnen, primär: Bauchregion		C3	31123	31504	31616	31617	31823
7428	5-855.97		Naht und andere Operationen an Sehnen und Sehnenscheide: Tenodese mehrere Sehnen, primär: Leisten- und Genitalregion und Gesäß		C4	31124	31504	31618	31619	31824
7429	5-855.98		Naht und andere Operationen an Sehnen und Sehnenscheide: Tenodese mehrere Sehnen, primär: Oberschenkel und Knie		C4	31124	31504	31618	31619	31824
7430	5-855.99		Naht und andere Operationen an Sehnen und Sehnenscheide: Tenodese mehrere Sehnen, primär: Unterschenkel		C4	31124	31504	31618	31619	31824
7431	5-856.aa		Rekonstruktion von Faszien: Deckung eines Defektes mit allogenem Material: Fuß		C2	31122	31503	31614	31615	31822
7432	5-856.a0		Rekonstruktion von Faszien: Deckung eines Defektes mit allogenem Material: Kopf und Hals		C2	31122	31503	31614	31615	31822
7433	5-856.a1		Rekonstruktion von Faszien: Deckung eines Defektes mit allogenem Material: Schulter und Axilla		C2	31122	31503	31614	31615	31822
7434	5-856.a2		Rekonstruktion von Faszien: Deckung eines Defektes mit allogenem Material: Oberarm und Ellenbogen		C2	31122	31503	31614	31615	31822
7435	5-856.a3		Rekonstruktion von Faszien: Deckung eines Defektes mit allogenem Material: Unterarm		C2	31122	31503	31614	31615	31822
7436	5-856.a5		Rekonstruktion von Faszien: Deckung eines Defektes mit allogenem Material: Brustwand und Rücken		C2	31122	31503	31614	31615	31822
7437	5-856.a6		Rekonstruktion von Faszien: Deckung eines Defektes mit allogenem Material: Bauchregion		C2	31122	31503	31614	31615	31822

Fortsetzung 2.21.8 Operationen an Muskeln, Sehnen, Faszien und Schleimbeuteln

lfd. Nr	OPS-301 2004	OPS 2005	Bezeichnung OPS-301 2004	Bezeichnung OPS 2005	Kategorie	OP-Leistung	Überwachung	Nachbeh. Überw.	Nachbeh. Operat.	Narkose
7438	5-856.a7		Rekonstruktion von Faszien: Deckung eines Defektes mit allogenem Material: Leisten- und Genitalregion und Gesäß		C2	31122	31503	31614	31615	31822
7439	5-856.a8		Rekonstruktion von Faszien: Deckung eines Defektes mit allogenem Material: Oberschenkel und Knie		C2	31122	31503	31614	31615	31822
7440	5-856.a9		Rekonstruktion von Faszien: Deckung eines Defektes mit allogenem Material: Unterschenkel		C2	31122	31503	31614	31615	31822
7441	5-856.0a		Rekonstruktion von Faszien: Naht: Fuß		C1	31121	31502	31614	31615	31821
7442	5-856.00		Rekonstruktion von Faszien: Naht: Kopf und Hals		C1	31121	31502	31614	31615	31821
7443	5-856.01		Rekonstruktion von Faszien: Naht: Schulter und Axilla		C1	31121	31502	31614	31615	31821
7444	5-856.02		Rekonstruktion von Faszien: Naht: Oberarm und Ellenbogen		C1	31121	31502	31614	31615	31821
7445	5-856.03		Rekonstruktion von Faszien: Naht: Unterarm		C1	31121	31502	31614	31615	31821
7446	5-856.05		Rekonstruktion von Faszien: Naht: Brustwand und Rücken		C1	31121	31502	31614	31615	31821
7447	5-856.06		Rekonstruktion von Faszien: Naht: Bauchregion		C1	31121	31502	31614	31615	31821
7448	5-856.07		Rekonstruktion von Faszien: Naht: Leisten- und Genitalregion und Gesäß		C1	31121	31502	31614	31615	31821
7449	5-856.08		Rekonstruktion von Faszien: Naht: Oberschenkel und Knie		C1	31121	31502	31614	31615	31821
7450	5-856.09		Rekonstruktion von Faszien: Naht: Unterschenkel		C1	31121	31502	31614	31615	31821
7451	5-856.1a		Rekonstruktion von Faszien: Verlängerung: Fuß		C2	31122	31503	31614	31615	31822
7452	5-856.10		Rekonstruktion von Faszien: Verlängerung: Kopf und Hals		C2	31122	31503	31614	31615	31822
7453	5-856.11		Rekonstruktion von Faszien: Verlängerung: Schulter und Axilla		C2	31122	31503	31614	31615	31822
7454	5-856.12		Rekonstruktion von Faszien: Verlängerung: Oberarm und Ellenbogen		C2	31122	31503	31614	31615	31822
7455	5-856.13		Rekonstruktion von Faszien: Verlängerung: Unterarm		C2	31122	31503	31614	31615	31822
7456	5-856.15		Rekonstruktion von Faszien: Verlängerung: Brustwand und Rücken		C2	31122	31503	31614	31615	31822
7457	5-856.16		Rekonstruktion von Faszien: Verlängerung: Bauchregion		C2	31122	31503	31614	31615	31822
7458	5-856.17		Rekonstruktion von Faszien: Verlängerung: Leisten- und Genitalregion und Gesäß		C2	31122	31503	31614	31615	31822
7459	5-856.18		Rekonstruktion von Faszien: Verlängerung: Oberschenkel und Knie		C2	31122	31503	31614	31615	31822
7460	5-856.19		Rekonstruktion von Faszien: Verlängerung: Unterschenkel		C2	31122	31503	31614	31615	31822
7461	5-856.2a		Rekonstruktion von Faszien: Verkürzung (Raffung): Fuß		C2	31122	31503	31614	31615	31822
7462	5-856.20		Rekonstruktion von Faszien: Verkürzung (Raffung): Kopf und Hals		C2	31122	31503	31614	31615	31822
7463	5-856.21		Rekonstruktion von Faszien: Verkürzung (Raffung): Schulter und Axilla		C2	31122	31503	31614	31615	31822

Fortsetzung 2.21.8 Operationen an Muskeln, Sehnen, Faszien und Schleimbeuteln

lfd. Nr	OPS-301 2004	OPS 2005	Bezeichnung OPS-301 2004	Bezeichnung OPS 2005	Kategorie	OP-Leistung	Überwachung	Nachbeh. Überw.	Nachbeh. Operat.	Narkose
7464	5-856.22		Rekonstruktion von Faszien: Verkürzung (Raffung): Oberarm und Ellenbogen		C2	31122	31503	31614	31615	31822
7465	5-856.23		Rekonstruktion von Faszien: Verkürzung (Raffung): Unterarm		C2	31122	31503	31614	31615	31822
7466	5-856.25		Rekonstruktion von Faszien: Verkürzung (Raffung): Brustwand und Rücken		C2	31122	31503	31614	31615	31822
7467	5-856.26		Rekonstruktion von Faszien: Verkürzung (Raffung): Bauchregion		C2	31122	31503	31614	31615	31822
7468	5-856.27		Rekonstruktion von Faszien: Verkürzung (Raffung): Leisten- und Genitalregion und Gesäß		C2	31122	31503	31614	31615	31822
7469	5-856.28		Rekonstruktion von Faszien: Verkürzung (Raffung): Oberschenkel und Knie		C2	31122	31503	31614	31615	31822
7470	5-856.29		Rekonstruktion von Faszien: Verkürzung (Raffung): Unterschenkel		C2	31122	31503	31614	31615	31822
7471	5-856.3a		Rekonstruktion von Faszien: Doppelung einer Faszie: Fuß		C2	31122	31503	31614	31615	31822
7472	5-856.30		Rekonstruktion von Faszien: Doppelung einer Faszie: Kopf und Hals		C2	31122	31503	31614	31615	31822
7473	5-856.31		Rekonstruktion von Faszien: Doppelung einer Faszie: Schulter und Axilla		C2	31122	31503	31614	31615	31822
7474	5-856.32		Rekonstruktion von Faszien: Doppelung einer Faszie: Oberarm und Ellenbogen		C2	31122	31503	31614	31615	31822
7475	5-856.33		Rekonstruktion von Faszien: Doppelung einer Faszie: Unterarm		C2	31122	31503	31614	31615	31822
7476	5-856.35		Rekonstruktion von Faszien: Doppelung einer Faszie: Brustwand und Rücken		C2	31122	31503	31614	31615	31822
7477	5-856.36		Rekonstruktion von Faszien: Doppelung einer Faszie: Bauchregion		C2	31122	31503	31614	31615	31822
7478	5-856.37		Rekonstruktion von Faszien: Doppelung einer Faszie: Leisten- und Genitalregion und Gesäß		C2	31122	31503	31614	31615	31822
7479	5-856.38		Rekonstruktion von Faszien: Doppelung einer Faszie: Oberschenkel und Knie		C2	31122	31503	31614	31615	31822
7480	5-856.39		Rekonstruktion von Faszien: Doppelung einer Faszie: Unterschenkel		C2	31122	31503	31614	31615	31822
7481	5-856.4a		Rekonstruktion von Faszien: Transplantation, autogen: Fuß		C3	31123	31504	31616	31617	31823
7482	5-856.40		Rekonstruktion von Faszien: Transplantation, autogen: Kopf und Hals		C3	31123	31504	31616	31617	31823
7483	5-856.41		Rekonstruktion von Faszien: Transplantation, autogen: Schulter und Axilla		C3	31123	31504	31616	31617	31823
7484	5-856.42		Rekonstruktion von Faszien: Transplantation, autogen: Oberarm und Ellenbogen		C3	31123	31504	31616	31617	31823
7485	5-856.43		Rekonstruktion von Faszien: Transplantation, autogen: Unterarm		C3	31123	31504	31616	31617	31823
7486	5-856.45		Rekonstruktion von Faszien: Transplantation, autogen: Brustwand und Rücken		C3	31123	31504	31616	31617	31823
7487	5-856.46		Rekonstruktion von Faszien: Transplantation, autogen: Bauchregion		C3	31123	31504	31616	31617	31823
7488	5-856.47		Rekonstruktion von Faszien: Transplantation, autogen: Leisten- und Genitalregion und Gesäß		C3	31123	31504	31616	31617	31823
7489	5-856.48		Rekonstruktion von Faszien: Transplantation, autogen: Oberschenkel und Knie		C3	31123	31504	31616	31617	31823

Fortsetzung 2.21.8 Operationen an Muskeln, Sehnen, Faszien und Schleimbeuteln

lfd. Nr	OPS-301 2004	OPS 2005	Bezeichnung OPS-301 2004	Bezeichnung OPS 2005	Kategorie	OP-Leistung	Überwachung	Nachbeh. Überw.	Nachbeh. Operat.	Narkose
7490	5-856.49		Rekonstruktion von Faszien: Transplantation, autogen: Unterschenkel		C3	31123	31504	31616	31617	31823
7491	5-856.5a		Rekonstruktion von Faszien: Transplantation, allogen: Fuß		C2	31122	31503	31614	31615	31822
7492	5-856.50		Rekonstruktion von Faszien: Transplantation, allogen: Kopf und Hals		C2	31122	31503	31614	31615	31822
7493	5-856.51		Rekonstruktion von Faszien: Transplantation, allogen: Schulter und Axilla		C2	31122	31503	31614	31615	31822
7494	5-856.53		Rekonstruktion von Faszien: Transplantation, allogen: Unterarm		C2	31122	31503	31614	31615	31822
7495	5-856.55		Rekonstruktion von Faszien: Transplantation, allogen: Brustwand und Rücken		C2	31122	31503	31614	31615	31822
7496	5-856.56		Rekonstruktion von Faszien: Transplantation, allogen: Bauchregion		C2	31122	31503	31614	31615	31822
7497	5-856.57		Rekonstruktion von Faszien: Transplantation, allogen: Leisten- und Genitalregion und Gesäß		C2	31122	31503	31614	31615	31822
7498	5-856.8a		Rekonstruktion von Faszien: Transplantatentfernung: Fuß		C2	31122	31503	31614	31615	31822
7499	5-856.80		Rekonstruktion von Faszien: Transplantatentfernung: Kopf und Hals		C2	31122	31503	31614	31615	31822
7500	5-856.81		Rekonstruktion von Faszien: Transplantatentfernung: Schulter und Axilla		C2	31122	31503	31614	31615	31822
7501	5-856.82		Rekonstruktion von Faszien: Transplantatentfernung: Oberarm und Ellenbogen		C2	31122	31503	31614	31615	31822
7502	5-856.83		Rekonstruktion von Faszien: Transplantatentfernung: Unterarm		C2	31122	31503	31614	31615	31822
7503	5-856.85		Rekonstruktion von Faszien: Transplantatentfernung: Brustwand und Rücken		C2	31122	31503	31614	31615	31822
7504	5-856.86		Rekonstruktion von Faszien: Transplantatentfernung: Bauchregion		C2	31122	31503	31614	31615	31822
7505	5-856.87		Rekonstruktion von Faszien: Transplantatentfernung: Leisten- und Genitalregion und Gesäß		C2	31122	31503	31614	31615	31822
7506	5-856.88		Rekonstruktion von Faszien: Transplantatentfernung: Oberschenkel und Knie		C2	31122	31503	31614	31615	31822
7507	5-856.89		Rekonstruktion von Faszien: Transplantatentfernung: Unterschenkel		C2	31122	31503	31614	31615	31822
7508	5-856.9a		Rekonstruktion von Faszien: Deckung eines Defektes mit autogenem Material: Fuß		C3	31123	31504	31616	31617	31823
7509	5-856.90		Rekonstruktion von Faszien: Deckung eines Defektes mit autogenem Material: Kopf und Hals		C3	31123	31504	31616	31617	31823
7510	5-856.91		Rekonstruktion von Faszien: Deckung eines Defektes mit autogenem Material: Schulter und Axilla		C3	31123	31504	31616	31617	31823
7511	5-856.92		Rekonstruktion von Faszien: Deckung eines Defektes mit autogenem Material: Oberarm und Ellenbogen		C3	31123	31504	31616	31617	31823
7512	5-856.93		Rekonstruktion von Faszien: Deckung eines Defektes mit autogenem Material: Unterarm		C3	31123	31504	31616	31617	31823
7513	5-856.95		Rekonstruktion von Faszien: Deckung eines Defektes mit autogenem Material: Brustwand und Rücken		C3	31123	31504	31616	31617	31823

Fortsetzung 2.21.8 Operationen an Muskeln, Sehnen, Faszien und Schleimbeuteln

lfd. Nr	OPS-301 2004	OPS 2005	Bezeichnung OPS-301 2004	Bezeichnung OPS 2005	Kategorie	OP-Leistung	Überwachung	Nachbeh. Überw.	Nachbeh. Operat.	Narkose
7514	5-856.96		Rekonstruktion von Faszien: Deckung eines Defektes mit autogenem Material: Bauchregion		C3	31123	31504	31616	31617	31823
7515	5-856.97		Rekonstruktion von Faszien: Deckung eines Defektes mit autogenem Material: Leisten- und Genitalregion und Gesäß		C3	31123	31504	31616	31617	31823
7516	5-856.98		Rekonstruktion von Faszien: Deckung eines Defektes mit autogenem Material: Oberschenkel und Knie		C3	31123	31504	31616	31617	31823
7517	5-856.99		Rekonstruktion von Faszien: Deckung eines Defektes mit autogenem Material: Unterschenkel		C3	31123	31504	31616	31617	31823
7518	5-857.aa		Plastische Rekonstruktion mit lokalen Lappen an Muskeln und Faszien: Lappenstieldurchtrennung: Fuß		C1	31121	31502	31614	31615	31821
7519	5-857.a0		Plastische Rekonstruktion mit lokalen Lappen an Muskeln und Faszien: Lappenstieldurchtrennung: Kopf und Hals		C1	31121	31502	31614	31615	31821
7520	5-857.a1		Plastische Rekonstruktion mit lokalen Lappen an Muskeln und Faszien: Lappenstieldurchtrennung: Schulter und Axilla		C1	31121	31502	31614	31615	31821
7521	5-857.a2		Plastische Rekonstruktion mit lokalen Lappen an Muskeln und Faszien: Lappenstieldurchtrennung: Oberarm und Ellenbogen		C1	31121	31502	31614	31615	31821
7522	5-857.a3		Plastische Rekonstruktion mit lokalen Lappen an Muskeln und Faszien: Lappenstieldurchtrennung: Unterarm		C1	31121	31502	31614	31615	31821
7523	5-857.a4		Plastische Rekonstruktion mit lokalen Lappen an Muskeln und Faszien: Lappenstieldurchtrennung: Hand		C1	31121	31502	31614	31615	31821
7524	5-857.a5		Plastische Rekonstruktion mit lokalen Lappen an Muskeln und Faszien: Lappenstieldurchtrennung: Brustwand und Rücken		C1	31121	31502	31614	31615	31821
7525	5-857.a6		Plastische Rekonstruktion mit lokalen Lappen an Muskeln und Faszien: Lappenstieldurchtrennung: Bauchregion		C1	31121	31502	31614	31615	31821
7526	5-857.a7		Plastische Rekonstruktion mit lokalen Lappen an Muskeln und Faszien: Lappenstieldurchtrennung: Leisten- und Genitalregion und Gesäß		C1	31121	31502	31614	31615	31821
7527	5-857.a8		Plastische Rekonstruktion mit lokalen Lappen an Muskeln und Faszien: Lappenstieldurchtrennung: Oberschenkel und Knie		C1	31121	31502	31614	31615	31821
7528	5-857.a9		Plastische Rekonstruktion mit lokalen Lappen an Muskeln und Faszien: Lappenstieldurchtrennung: Unterschenkel		C1	31121	31502	31614	31615	31821
7529	5-857.0a		Plastische Rekonstruktion mit lokalen Lappen an Muskeln und Faszien: Fasziokutaner Lappen: Fuß		C3	31123	31504	31616	31617	31823
7530	5-857.00		Plastische Rekonstruktion mit lokalen Lappen an Muskeln und Faszien: Fasziokutaner Lappen: Kopf und Hals		C4	31124	31504	31618	31619	31824
7531	5-857.01		Plastische Rekonstruktion mit lokalen Lappen an Muskeln und Faszien: Fasziokutaner Lappen: Schulter und Axilla		C3	31123	31504	31616	31617	31823

Fortsetzung 2.21.8 Operationen an Muskeln, Sehnen, Faszien und Schleimbeuteln

lfd. Nr	OPS-301 2004	OPS 2005	Bezeichnung OPS-301 2004	Bezeichnung OPS 2005	Kategorie	OP-Leistung	Überwachung	Nachbeh. Überw.	Nachbeh. Operat.	Narkose
7532	5-857.02		Plastische Rekonstruktion mit lokalen Lappen an Muskeln und Faszien: Fasziokutaner Lappen: Oberarm und Ellenbogen		C3	31123	31504	31616	31617	31823
7533	5-857.03		Plastische Rekonstruktion mit lokalen Lappen an Muskeln und Faszien: Fasziokutaner Lappen: Unterarm		C3	31123	31504	31616	31617	31823
7534	5-857.04		Plastische Rekonstruktion mit lokalen Lappen an Muskeln und Faszien: Fasziokutaner Lappen: Hand		C3	31123	31504	31616	31617	31823
7535	5-857.05		Plastische Rekonstruktion mit lokalen Lappen an Muskeln und Faszien: Fasziokutaner Lappen: Brustwand und Rücken		C3	31123	31504	31616	31617	31823
7536	5-857.06		Plastische Rekonstruktion mit lokalen Lappen an Muskeln und Faszien: Fasziokutaner Lappen: Bauchregion		C3	31123	31504	31616	31617	31823
7537	5-857.07		Plastische Rekonstruktion mit lokalen Lappen an Muskeln und Faszien: Fasziokutaner Lappen: Leisten- und Genitalregion und Gesäß		C4	31124	31504	31618	31619	31824
7538	5-857.08		Plastische Rekonstruktion mit lokalen Lappen an Muskeln und Faszien: Fasziokutaner Lappen: Oberschenkel und Knie		C3	31123	31504	31616	31617	31823
7539	5-857.09		Plastische Rekonstruktion mit lokalen Lappen an Muskeln und Faszien: Fasziokutaner Lappen: Unterschenkel		C3	31123	31504	31616	31617	31823
7540	5-857.1a		Plastische Rekonstruktion mit lokalen Lappen an Muskeln und Faszien: Fasziokutaner Lappen, gefäßgestielt: Fuß		C7	31127	31507	31620	31621	31827
7541	5-857.10		Plastische Rekonstruktion mit lokalen Lappen an Muskeln und Faszien: Fasziokutaner Lappen, gefäßgestielt: Kopf und Hals		C7	31127	31507	31620	31621	31827
7542	5-857.11		Plastische Rekonstruktion mit lokalen Lappen an Muskeln und Faszien: Fasziokutaner Lappen, gefäßgestielt: Schulter und Axilla		C7	31127	31507	31620	31621	31827
7543	5-857.12		Plastische Rekonstruktion mit lokalen Lappen an Muskeln und Faszien: Fasziokutaner Lappen, gefäßgestielt: Oberarm und Ellenbogen		C7	31127	31507	31620	31621	31827
7544	5-857.13		Plastische Rekonstruktion mit lokalen Lappen an Muskeln und Faszien: Fasziokutaner Lappen, gefäßgestielt: Unterarm		C7	31127	31507	31620	31621	31827
7545	5-857.14		Plastische Rekonstruktion mit lokalen Lappen an Muskeln und Faszien: Fasziokutaner Lappen, gefäßgestielt: Hand		C7	31127	31507	31620	31621	31827
7546	5-857.15		Plastische Rekonstruktion mit lokalen Lappen an Muskeln und Faszien: Fasziokutaner Lappen, gefäßgestielt: Brustwand und Rücken		C7	31127	31507	31620	31621	31827
7547	5-857.16		Plastische Rekonstruktion mit lokalen Lappen an Muskeln und Faszien: Fasziokutaner Lappen, gefäßgestielt: Bauchregion		C7	31127	31507	31620	31621	31827
7548	5-857.17		Plastische Rekonstruktion mit lokalen Lappen an Muskeln und Faszien: Fasziokutaner Lappen, gefäßgestielt: Leisten- und Genitalregion und Gesäß		C7	31127	31507	31620	31621	31827
7549	5-857.18		Plastische Rekonstruktion mit lokalen Lappen an Muskeln und Faszien: Fasziokutaner Lappen, gefäßgestielt: Oberschenkel und Knie		C7	31127	31507	31620	31621	31827

Fortsetzung 2.21.8 Operationen an Muskeln, Sehnen, Faszien und Schleimbeuteln

lfd. Nr	OPS-301 2004	OPS 2005	Bezeichnung OPS-301 2004	Bezeichnung OPS 2005	Kategorie	OP-Leistung	Überwachung	Nachbeh. Überw.	Nachbeh. Operat.	Narkose
7550	5-857.19		Plastische Rekonstruktion mit lokalen Lappen an Muskeln und Faszien: Fasziokutaner Lappen, gefäßgestielt: Unterschenkel		C7	31127	31507	31620	31621	31827
7551	5-857.2a		Plastische Rekonstruktion mit lokalen Lappen an Muskeln und Faszien: Adipofaszialer Lappen: Fuß		C4	31124	31504	31618	31619	31824
7552	5-857.20		Plastische Rekonstruktion mit lokalen Lappen an Muskeln und Faszien: Adipofaszialer Lappen: Kopf und Hals		C4	31124	31504	31618	31619	31824
7553	5-857.21		Plastische Rekonstruktion mit lokalen Lappen an Muskeln und Faszien: Adipofaszialer Lappen: Schulter und Axilla		C4	31124	31504	31618	31619	31824
7554	5-857.22		Plastische Rekonstruktion mit lokalen Lappen an Muskeln und Faszien: Adipofaszialer Lappen: Oberarm und Ellenbogen		C4	31124	31504	31618	31619	31824
7555	5-857.23		Plastische Rekonstruktion mit lokalen Lappen an Muskeln und Faszien: Adipofaszialer Lappen: Unterarm		C4	31124	31504	31618	31619	31824
7556	5-857.24		Plastische Rekonstruktion mit lokalen Lappen an Muskeln und Faszien: Adipofaszialer Lappen: Hand		C4	31124	31504	31618	31619	31824
7557	5-857.25		Plastische Rekonstruktion mit lokalen Lappen an Muskeln und Faszien: Adipofaszialer Lappen: Brustwand und Rücken		C4	31124	31504	31618	31619	31824
7558	5-857.26		Plastische Rekonstruktion mit lokalen Lappen an Muskeln und Faszien: Adipofaszialer Lappen: Bauchregion		C4	31124	31504	31618	31619	31824
7559	5-857.27		Plastische Rekonstruktion mit lokalen Lappen an Muskeln und Faszien: Adipofaszialer Lappen: Leisten- und Genitalregion und Gesäß		C4	31124	31504	31618	31619	31824
7560	5-857.28		Plastische Rekonstruktion mit lokalen Lappen an Muskeln und Faszien: Adipofaszialer Lappen: Oberschenkel und Knie		C4	31124	31504	31618	31619	31824
7561	5-857.29		Plastische Rekonstruktion mit lokalen Lappen an Muskeln und Faszien: Adipofaszialer Lappen: Unterschenkel		C4	31124	31504	31618	31619	31824
7562	5-857.3a		Plastische Rekonstruktion mit lokalen Lappen an Muskeln und Faszien: Adipofaszialer Lappen, gefäßgestielt: Fuß		C7	31127	31507	31620	31621	31827
7563	5-857.30		Plastische Rekonstruktion mit lokalen Lappen an Muskeln und Faszien: Adipofaszialer Lappen, gefäßgestielt: Kopf und Hals		C7	31127	31507	31620	31621	31827
7564	5-857.31		Plastische Rekonstruktion mit lokalen Lappen an Muskeln und Faszien: Adipofaszialer Lappen, gefäßgestielt: Schulter und Axilla		C7	31127	31507	31620	31621	31827
7565	5-857.32		Plastische Rekonstruktion mit lokalen Lappen an Muskeln und Faszien: Adipofaszialer Lappen, gefäßgestielt: Oberarm und Ellenbogen		C7	31127	31507	31620	31621	31827
7566	5-857.33		Plastische Rekonstruktion mit lokalen Lappen an Muskeln und Faszien: Adipofaszialer Lappen, gefäßgestielt: Unterarm		C7	31127	31507	31620	31621	31827
7567	5-857.34		Plastische Rekonstruktion mit lokalen Lappen an Muskeln und Faszien: Adipofaszialer Lappen, gefäßgestielt: Hand		C7	31127	31507	31620	31621	31827

Fortsetzung 2.21.8 Operationen an Muskeln, Sehnen, Faszien und Schleimbeuteln

lfd. Nr	OPS-301 2004	OPS 2005	Bezeichnung OPS-301 2004	Bezeichnung OPS 2005	Kategorie	OP-Leistung	Überwachung	Nachbeh. Überw.	Nachbeh. Operat.	Narkose
7568	5-857.35		Plastische Rekonstruktion mit lokalen Lappen an Muskeln und Faszien: Adipofaszialer Lappen, gefäßgestielt: Brustwand und Rücken		C7	31127	31507	31620	31621	31827
7569	5-857.36		Plastische Rekonstruktion mit lokalen Lappen an Muskeln und Faszien: Adipofaszialer Lappen, gefäßgestielt: Bauchregion		C7	31127	31507	31620	31621	31827
7570	5-857.37		Plastische Rekonstruktion mit lokalen Lappen an Muskeln und Faszien: Adipofaszialer Lappen, gefäßgestielt: Leisten- und Genitalregion und Gesäß		C7	31127	31507	31620	31621	31827
7571	5-857.38		Plastische Rekonstruktion mit lokalen Lappen an Muskeln und Faszien: Adipofaszialer Lappen, gefäßgestielt: Oberschenkel und Knie		C7	31127	31507	31620	31621	31827
7572	5-857.39		Plastische Rekonstruktion mit lokalen Lappen an Muskeln und Faszien: Adipofaszialer Lappen, gefäßgestielt: Unterschenkel		C7	31127	31507	31620	31621	31827
7573	5-857.4a		Plastische Rekonstruktion mit lokalen Lappen an Muskeln und Faszien: Faszienlappen: Fuß		C4	31124	31504	31618	31619	31824
7574	5-857.40		Plastische Rekonstruktion mit lokalen Lappen an Muskeln und Faszien: Faszienlappen: Kopf und Hals		C4	31124	31504	31618	31619	31824
7575	5-857.41		Plastische Rekonstruktion mit lokalen Lappen an Muskeln und Faszien: Faszienlappen: Schulter und Axilla		C4	31124	31504	31618	31619	31824
7576	5-857.42		Plastische Rekonstruktion mit lokalen Lappen an Muskeln und Faszien: Faszienlappen: Oberarm und Ellenbogen		C4	31124	31504	31618	31619	31824
7577	5-857.43		Plastische Rekonstruktion mit lokalen Lappen an Muskeln und Faszien: Faszienlappen: Unterarm		C4	31124	31504	31618	31619	31824
7578	5-857.44		Plastische Rekonstruktion mit lokalen Lappen an Muskeln und Faszien: Faszienlappen: Hand		C4	31124	31504	31618	31619	31824
7579	5-857.45		Plastische Rekonstruktion mit lokalen Lappen an Muskeln und Faszien: Faszienlappen: Brustwand und Rücken		C4	31124	31504	31618	31619	31824
7580	5-857.46		Plastische Rekonstruktion mit lokalen Lappen an Muskeln und Faszien: Faszienlappen: Bauchregion		C4	31124	31504	31618	31619	31824
7581	5-857.47		Plastische Rekonstruktion mit lokalen Lappen an Muskeln und Faszien: Faszienlappen: Leisten- und Genitalregion und Gesäß		C4	31124	31504	31618	31619	31824
7582	5-857.48		Plastische Rekonstruktion mit lokalen Lappen an Muskeln und Faszien: Faszienlappen: Oberschenkel und Knie		C4	31124	31504	31618	31619	31824
7583	5-857.49		Plastische Rekonstruktion mit lokalen Lappen an Muskeln und Faszien: Faszienlappen: Unterschenkel		C4	31124	31504	31618	31619	31824
7584	5-857.5a		Plastische Rekonstruktion mit lokalen Lappen an Muskeln und Faszien: Faszienlappen, gefäßgestielt: Fuß		C7	31127	31507	31620	31621	31827
7585	5-857.50		Plastische Rekonstruktion mit lokalen Lappen an Muskeln und Faszien: Faszienlappen, gefäßgestielt: Kopf und Hals		C7	31127	31507	31620	31621	31827

Fortsetzung 2.21.8 Operationen an Muskeln, Sehnen, Faszien und Schleimbeuteln

lfd. Nr	OPS-301 2004	OPS 2005	Bezeichnung OPS-301 2004	Bezeichnung OPS 2005	Kategorie	OP-Leistung	Überwachung	Nachbeh. Überw.	Nachbeh. Operat.	Narkose
7586	5-857.51		Plastische Rekonstruktion mit lokalen Lappen an Muskeln und Faszien: Faszienlappen, gefäßgestielt: Schulter und Axilla		C7	31127	31507	31620	31621	31827
7587	5-857.52		Plastische Rekonstruktion mit lokalen Lappen an Muskeln und Faszien: Faszienlappen, gefäßgestielt: Oberarm und Ellenbogen		C7	31127	31507	31620	31621	31827
7588	5-857.53		Plastische Rekonstruktion mit lokalen Lappen an Muskeln und Faszien: Faszienlappen, gefäßgestielt: Unterarm		C7	31127	31507	31620	31621	31827
7589	5-857.54		Plastische Rekonstruktion mit lokalen Lappen an Muskeln und Faszien: Faszienlappen, gefäßgestielt: Hand		C7	31127	31507	31620	31621	31827
7590	5-857.55		Plastische Rekonstruktion mit lokalen Lappen an Muskeln und Faszien: Faszienlappen, gefäßgestielt: Brustwand und Rücken		C7	31127	31507	31620	31621	31827
7591	5-857.56		Plastische Rekonstruktion mit lokalen Lappen an Muskeln und Faszien: Faszienlappen, gefäßgestielt: Bauchregion		C7	31127	31507	31620	31621	31827
7592	5-857.57		Plastische Rekonstruktion mit lokalen Lappen an Muskeln und Faszien: Faszienlappen, gefäßgestielt: Leisten- und Genitalregion und Gesäß		C7	31127	31507	31620	31621	31827
7593	5-857.58		Plastische Rekonstruktion mit lokalen Lappen an Muskeln und Faszien: Faszienlappen, gefäßgestielt: Oberschenkel und Knie		C7	31127	31507	31620	31621	31827
7594	5-857.59		Plastische Rekonstruktion mit lokalen Lappen an Muskeln und Faszien: Faszienlappen, gefäßgestielt: Unterschenkel		C7	31127	31507	31620	31621	31827
7595	5-857.6a		Plastische Rekonstruktion mit lokalen Lappen an Muskeln und Faszien: Myokutaner Lappen: Fuß		C4	31124	31504	31618	31619	31824
7596	5-857.60		Plastische Rekonstruktion mit lokalen Lappen an Muskeln und Faszien: Myokutaner Lappen: Kopf und Hals		C4	31124	31504	31618	31619	31824
7597	5-857.61		Plastische Rekonstruktion mit lokalen Lappen an Muskeln und Faszien: Myokutaner Lappen: Schulter und Axilla		C4	31124	31504	31618	31619	31824
7598	5-857.62		Plastische Rekonstruktion mit lokalen Lappen an Muskeln und Faszien: Myokutaner Lappen: Oberarm und Ellenbogen		C4	31124	31504	31618	31619	31824
7599	5-857.63		Plastische Rekonstruktion mit lokalen Lappen an Muskeln und Faszien: Myokutaner Lappen: Unterarm		C4	31124	31504	31618	31619	31824
7600	5-857.64		Plastische Rekonstruktion mit lokalen Lappen an Muskeln und Faszien: Myokutaner Lappen: Hand		C4	31124	31504	31618	31619	31824
7601	5-857.65		Plastische Rekonstruktion mit lokalen Lappen an Muskeln und Faszien: Myokutaner Lappen: Brustwand und Rücken		C4	31124	31504	31618	31619	31824
7602	5-857.66		Plastische Rekonstruktion mit lokalen Lappen an Muskeln und Faszien: Myokutaner Lappen: Bauchregion		C4	31124	31504	31618	31619	31824
7603	5-857.67		Plastische Rekonstruktion mit lokalen Lappen an Muskeln und Faszien: Myokutaner Lappen: Leisten- und Genitalregion und Gesäß		C4	31124	31504	31618	31619	31824

Fortsetzung 2.21.8 Operationen an Muskeln, Sehnen, Faszien und Schleimbeuteln

lfd. Nr	OPS-301 2004	OPS 2005	Bezeichnung OPS-301 2004	Bezeichnung OPS 2005	Kategorie	OP-Leistung	Überwachung	Nachbeh. Überw.	Nachbeh. Operat.	Narkose
7604	5-857.68		Plastische Rekonstruktion mit lokalen Lappen an Muskeln und Faszien: Myokutaner Lappen: Oberschenkel und Knie		C4	31124	31504	31618	31619	31824
7605	5-857.69		Plastische Rekonstruktion mit lokalen Lappen an Muskeln und Faszien: Myokutaner Lappen: Unterschenkel		C4	31124	31504	31618	31619	31824
7606	5-857.7a		Plastische Rekonstruktion mit lokalen Lappen an Muskeln und Faszien: Myokutaner Lappen, gefäßgestielt: Fuß		C7	31127	31507	31620	31621	31827
7607	5-857.70		Plastische Rekonstruktion mit lokalen Lappen an Muskeln und Faszien: Myokutaner Lappen, gefäßgestielt: Kopf und Hals		C7	31127	31507	31620	31621	31827
7608	5-857.71		Plastische Rekonstruktion mit lokalen Lappen an Muskeln und Faszien: Myokutaner Lappen, gefäßgestielt: Schulter und Axilla		C7	31127	31507	31620	31621	31827
7609	5-857.72		Plastische Rekonstruktion mit lokalen Lappen an Muskeln und Faszien: Myokutaner Lappen, gefäßgestielt: Oberarm und Ellenbogen		C7	31127	31507	31620	31621	31827
7610	5-857.73		Plastische Rekonstruktion mit lokalen Lappen an Muskeln und Faszien: Myokutaner Lappen, gefäßgestielt: Unterarm		C7	31127	31507	31620	31621	31827
7611	5-857.74		Plastische Rekonstruktion mit lokalen Lappen an Muskeln und Faszien: Myokutaner Lappen, gefäßgestielt: Hand		C7	31127	31507	31620	31621	31827
7612	5-857.75		Plastische Rekonstruktion mit lokalen Lappen an Muskeln und Faszien: Myokutaner Lappen, gefäßgestielt: Brustwand und Rücken		C7	31127	31507	31620	31621	31827
7613	5-857.76		Plastische Rekonstruktion mit lokalen Lappen an Muskeln und Faszien: Myokutaner Lappen, gefäßgestielt: Bauchregion		C7	31127	31507	31620	31621	31827
7614	5-857.77		Plastische Rekonstruktion mit lokalen Lappen an Muskeln und Faszien: Myokutaner Lappen, gefäßgestielt: Leisten- und Genitalregion und Gesäß		C7	31127	31507	31620	31621	31827
7615	5-857.78		Plastische Rekonstruktion mit lokalen Lappen an Muskeln und Faszien: Myokutaner Lappen, gefäßgestielt: Oberschenkel und Knie		C7	31127	31507	31620	31621	31827
7616	5-857.79		Plastische Rekonstruktion mit lokalen Lappen an Muskeln und Faszien: Myokutaner Lappen, gefäßgestielt: Unterschenkel		C7	31127	31507	31620	31621	31827
7617	5-857.8a		Plastische Rekonstruktion mit lokalen Lappen an Muskeln und Faszien: Muskellappen: Fuß		C4	31124	31504	31618	31619	31824
7618	5-857.80		Plastische Rekonstruktion mit lokalen Lappen an Muskeln und Faszien: Muskellappen: Kopf und Hals		C4	31124	31504	31618	31619	31824
7619	5-857.81		Plastische Rekonstruktion mit lokalen Lappen an Muskeln und Faszien: Muskellappen: Schulter und Axilla		C4	31124	31504	31618	31619	31824
7620	5-857.82		Plastische Rekonstruktion mit lokalen Lappen an Muskeln und Faszien: Muskellappen: Oberarm und Ellenbogen		C4	31124	31504	31618	31619	31824
7621	5-857.83		Plastische Rekonstruktion mit lokalen Lappen an Muskeln und Faszien: Muskellappen: Unterarm		C4	31124	31504	31618	31619	31824

Fortsetzung 2.21.8 Operationen an Muskeln, Sehnen, Faszien und Schleimbeuteln

lfd. Nr	OPS-301 2004	OPS 2005	Bezeichnung OPS-301 2004	Bezeichnung OPS 2005	Kategorie	OP-Leistung	Überwachung	Nachbeh. Überw.	Nachbeh. Operat.	Narkose
7622	5-857.84		Plastische Rekonstruktion mit lokalen Lappen an Muskeln und Faszien: Muskellappen: Hand		C4	31124	31504	31618	31619	31824
7623	5-857.85		Plastische Rekonstruktion mit lokalen Lappen an Muskeln und Faszien: Muskellappen: Brustwand und Rücken		C4	31124	31504	31618	31619	31824
7624	5-857.86		Plastische Rekonstruktion mit lokalen Lappen an Muskeln und Faszien: Muskellappen: Bauchregion		C4	31124	31504	31618	31619	31824
7625	5-857.87		Plastische Rekonstruktion mit lokalen Lappen an Muskeln und Faszien: Muskellappen: Leisten- und Genitalregion und Gesäß		C4	31124	31504	31618	31619	31824
7626	5-857.88		Plastische Rekonstruktion mit lokalen Lappen an Muskeln und Faszien: Muskellappen: Oberschenkel und Knie		C4	31124	31504	31618	31619	31824
7627	5-857.89		Plastische Rekonstruktion mit lokalen Lappen an Muskeln und Faszien: Muskellappen: Unterschenkel		C4	31124	31504	31618	31619	31824
7628	5-857.9a		Plastische Rekonstruktion mit lokalen Lappen an Muskeln und Faszien: Muskellappen, gefäßgestielt: Fuß		C7	31127	31507	31620	31621	31827
7629	5-857.90		Plastische Rekonstruktion mit lokalen Lappen an Muskeln und Faszien: Muskellappen, gefäßgestielt: Kopf und Hals		C7	31127	31507	31620	31621	31827
7630	5-857.91		Plastische Rekonstruktion mit lokalen Lappen an Muskeln und Faszien: Muskellappen, gefäßgestielt: Schulter und Axilla		C7	31127	31507	31620	31621	31827
7631	5-857.92		Plastische Rekonstruktion mit lokalen Lappen an Muskeln und Faszien: Muskellappen, gefäßgestielt: Oberarm und Ellenbogen		C7	31127	31507	31620	31621	31827
7632	5-857.93		Plastische Rekonstruktion mit lokalen Lappen an Muskeln und Faszien: Muskellappen, gefäßgestielt: Unterarm		C7	31127	31507	31620	31621	31827
7633	5-857.94		Plastische Rekonstruktion mit lokalen Lappen an Muskeln und Faszien: Muskellappen, gefäßgestielt: Hand		C7	31127	31507	31620	31621	31827
7634	5-857.95		Plastische Rekonstruktion mit lokalen Lappen an Muskeln und Faszien: Muskellappen, gefäßgestielt: Brustwand und Rücken		C7	31127	31507	31620	31621	31827
7635	5-857.96		Plastische Rekonstruktion mit lokalen Lappen an Muskeln und Faszien: Muskellappen, gefäßgestielt: Bauchregion		C7	31127	31507	31620	31621	31827
7636	5-857.97		Plastische Rekonstruktion mit lokalen Lappen an Muskeln und Faszien: Muskellappen, gefäßgestielt: Leisten- und Genitalregion und Gesäß		C7	31127	31507	31620	31621	31827
7637	5-857.98		Plastische Rekonstruktion mit lokalen Lappen an Muskeln und Faszien: Muskellappen, gefäßgestielt: Oberschenkel und Knie		C7	31127	31507	31620	31621	31827
7638	5-857.99		Plastische Rekonstruktion mit lokalen Lappen an Muskeln und Faszien: Muskellappen, gefäßgestielt: Unterschenkel		C7	31127	31507	31620	31621	31827
7639	5-859.1a		Andere Operationen an Muskeln, Sehnen, Faszien und Schleimbeuteln: Totale Resektion eines Schleimbeutels: Fuß		C1	31121	31502	31614	31615	31821

Fortsetzung 2.21.8 Operationen an Muskeln, Sehnen, Faszien und Schleimbeuteln

lfd. Nr	OPS-301 2004	OPS 2005	Bezeichnung OPS-301 2004	Bezeichnung OPS 2005	Kate-gorie	OP-Leistung	Über-wachung	Nachbeh. Überw.	Nachbeh. Operat.	Narkose
7640	5-859.10		Andere Operationen an Muskeln, Sehnen, Faszien und Schleimbeuteln: Totale Resektion eines Schleimbeutels: Kopf und Hals		C1	31121	31502	31614	31615	31821
7641	5-859.11		Andere Operationen an Muskeln, Sehnen, Faszien und Schleimbeuteln: Totale Resektion eines Schleimbeutels: Schulter und Axilla		C1	31121	31502	31614	31615	31821
7642	5-859.12		Andere Operationen an Muskeln, Sehnen, Faszien und Schleimbeuteln: Totale Resektion eines Schleimbeutels: Oberarm und Ellenbogen		C1	31121	31502	31614	31615	31821
7643	5-859.13		Andere Operationen an Muskeln, Sehnen, Faszien und Schleimbeuteln: Totale Resektion eines Schleimbeutels: Unterarm		C1	31121	31502	31614	31615	31821
7644	5-859.14		Andere Operationen an Muskeln, Sehnen, Faszien und Schleimbeuteln: Totale Resektion eines Schleimbeutels: Hand		C1	31121	31502	31614	31615	31821
7645	5-859.15		Andere Operationen an Muskeln, Sehnen, Faszien und Schleimbeuteln: Totale Resektion eines Schleimbeutels: Brustwand und Rücken		C1	31121	31502	31614	31615	31821
7646	5-859.16		Andere Operationen an Muskeln, Sehnen, Faszien und Schleimbeuteln: Totale Resektion eines Schleimbeutels: Bauchregion		C1	31121	31502	31614	31615	31821
7647	5-859.17		Andere Operationen an Muskeln, Sehnen, Faszien und Schleimbeuteln: Totale Resektion eines Schleimbeutels: Leisten- und Genitalregion und Gesäß		C1	31121	31502	31614	31615	31821
7648	5-859.18		Andere Operationen an Muskeln, Sehnen, Faszien und Schleimbeuteln: Totale Resektion eines Schleimbeutels: Oberschenkel und Knie		C2	31122	31503	31614	31615	31822
7649	5-859.19		Andere Operationen an Muskeln, Sehnen, Faszien und Schleimbeuteln: Totale Resektion eines Schleimbeutels: Unterschenkel		C1	31121	31502	31614	31615	31821

2.21.9 Replantation, Exartikulation und Amputation von Extremitäten und andere Operationen an den Bewegungsorganen

lfd. Nr	OPS-301 2004	OPS 2005	Bezeichnung OPS-301 2004	Bezeichnung OPS 2005	Kategorie	OP-Leistung	Überwachung	Nachbeh. Überw.	Nachbeh. Operat.	Narkose
7650	5-862.0		Amputation und Exartikulation obere Extremität: Amputation interthorakoskapulär		D5	31135	31505	31618	31619	31825
7651	5-862.1		Amputation und Exartikulation obere Extremität: Exartikulation Schulter		D5	31135	31505	31618	31619	31825
7652	5-862.2		Amputation und Exartikulation obere Extremität: Amputation Oberarm		D4	31134	31504	31618	31619	31824
7653	5-862.3		Amputation und Exartikulation obere Extremität: Exartikulation Ellenbogen		D4	31134	31504	31618	31619	31824
7654	5-862.4		Amputation und Exartikulation obere Extremität: Amputation Unterarm		D4	31134	31504	31618	31619	31824
7655	5-863.a		Amputation und Exartikulation Hand: Amputation transmetakarpal		D3	31133	31504	31616	31617	31823
7656	5-863.0		Amputation und Exartikulation Hand: Exartikulation Handgelenk		D3	31133	31504	31616	31617	31823
7657	5-863.1		Amputation und Exartikulation Hand: Amputation Handwurzel		D3	31133	31504	31616	31617	31823
7658	5-863.2		Amputation und Exartikulation Hand: Amputation Mittelhand		D2	31132	31503	31614	31615	31822
7659	5-863.3		Amputation und Exartikulation Hand: Fingeramputation		D1	31131	31502	31614	31615	31821
7660	5-863.4		Amputation und Exartikulation Hand: Fingeramputation mit Haut- oder Muskelplastik		D2	31132	31503	31614	31615	31822
7661	5-863.5		Amputation und Exartikulation Hand: Fingerexartikulation		D1	31131	31502	31614	31615	31821
7662	5-863.6		Amputation und Exartikulation Hand: Fingerexartikulation mit Haut- oder Muskelplastik		D2	31132	31503	31614	31615	31822
7663	5-863.7		Amputation und Exartikulation Hand: Handverschmälerung durch Strahlresektion 5		D2	31132	31503	31614	31615	31822
7664	5-863.8		Amputation und Exartikulation Hand: Handverschmälerung durch Strahlresektion 2		D3	31133	31504	31616	31617	31823
7665	5-863.9		Amputation und Exartikulation Hand: Handverschmälerung durch Strahlresektion 3 oder 4		D4	31134	31504	31618	31619	31824
7666	5-864.a		Amputation und Exartikulation untere Extremität: Amputation mittlerer Unterschenkel		D3	31133	31504	31616	31617	31823
7667	5-864.0		Amputation und Exartikulation untere Extremität: Hemipelvektomie		D7	31137	31507	31620	31621	31827
7668	5-864.1		Amputation und Exartikulation untere Extremität: Inkomplette Hemipelvektomie		D7	31137	31507	31620	31621	31827
7669	5-864.2		Amputation und Exartikulation untere Extremität: Exartikulation im Hüftgelenk		D5	31135	31505	31618	31619	31825
7670	5-864.3		Amputation und Exartikulation untere Extremität: Oberschenkelamputation, n.n.bez.		D3	31133	31504	31616	31617	31823
7671	5-864.4		Amputation und Exartikulation untere Extremität: Amputation proximaler Oberschenkel		D3	31133	31504	31616	31617	31823
7672	5-864.5		Amputation und Exartikulation untere Extremität: Amputation mittlerer und distaler Oberschenkel		D3	31133	31504	31616	31617	31823
7673	5-864.6		Amputation und Exartikulation untere Extremität: Amputation im Kniebereich		D4	31134	31504	31618	31619	31824

Fortsetzung 2.21.9 Replantation, Exartikulation und Amputation von Extremitäten und andere Operationen an den Bewegungsorganen

lfd. Nr	OPS-301 2004	OPS 2005	Bezeichnung OPS-301 2004	Bezeichnung OPS 2005	Kategorie	OP-Leistung	Überwachung	Nachbeh. Überw.	Nachbeh. Operat.	Narkose
7674	5-864.7		Amputation und Exartikulation untere Extremität: Exartikulation im Knie		D4	31134	31504	31618	31619	31824
7675	5-864.8		Amputation und Exartikulation untere Extremität: Unterschenkelamputation, n.n. bez.		D3	31133	31504	31616	31617	31823
7676	5-864.9		Amputation und Exartikulation untere Extremität: Amputation proximaler Unterschenkel		D3	31133	31504	31616	31617	31823
7677	5-865.0		Amputation und Exartikulation Fuß: Amputation tiefer Unterschenkel nach Syme		D3	31133	31504	31616	31617	31823
7678	5-865.1		Amputation und Exartikulation Fuß: Fußamputation, n.n.bez.		D3	31133	31504	31616	31617	31823
7679	5-865.2		Amputation und Exartikulation Fuß: Fußamputation nach Spitzy		D3	31133	31504	31616	31617	31823
7680	5-865.3		Amputation und Exartikulation Fuß: Fußamputation nach Pirogoff		D3	31133	31504	31616	31617	31823
7681	5-865.4		Amputation und Exartikulation Fuß: Vorfußamputation nach Chopart		D3	31133	31504	31616	31617	31823
7682	5-865.5		Amputation und Exartikulation Fuß: Mittelfußamputation nach Lisfranc		D3	31133	31504	31616	31617	31823
7683	5-865.6		Amputation und Exartikulation Fuß: Amputation transmetatarsal		D2	31132	31503	31614	31615	31822
7684	5-865.7		Amputation und Exartikulation Fuß: Zehenamputation		D1	31131	31502	31614	31615	31821
7685	5-865.8		Amputation und Exartikulation Fuß: Zehenstrahlresektion		D2	31132	31503	31614	31615	31822

2.22 Operationen an der Mamma

lfd. Nr	OPS-301 2004	OPS 2005	Bezeichnung OPS-301 2004	Bezeichnung OPS 2005	Kategorie	OP-Leistung	Überwachung	Nachbeh. Überw.	Nachbeh. Operat.	Narkose
7686	5-870.0		Partielle (brusterhaltende) Exzision der Mamma und Destruktion von Mammagewebe ohne axilläre Lymphadenektomie: Lokale Exzision		B2	31112	31503	31608	31609	31822
7687	5-870.1		Partielle (brusterhaltende) Exzision der Mamma und Destruktion von Mammagewebe ohne axilläre Lymphadenektomie: Konusexzision		B2	31112	31503	31608	31609	31822
7688	5-870.2		Partielle (brusterhaltende) Exzision der Mamma und Destruktion von Mammagewebe ohne axilläre Lymphadenektomie: Duktektomie		B2	31112	31503	31608	31609	31822
7689	5-870.3		Partielle (brusterhaltende) Exzision der Mamma und Destruktion von Mammagewebe ohne axilläre Lymphadenektomie: Lumpektomie (ohne Hautsegment)		B2	31112	31503	31608	31609	31822
7690	5-870.4		Partielle (brusterhaltende) Exzision der Mamma und Destruktion von Mammagewebe ohne axilläre Lymphadenektomie: Segmentresektion (mit Hautsegment ohne Mamille)		B3	31113	31504	31608	31609	31823
7691	5-870.5		Partielle (brusterhaltende) Exzision der Mamma und Destruktion von Mammagewebe ohne axilläre Lymphadenektomie: Quadrantenresektion (mit Mamillensegment)		B3	31113	31504	31608	31609	31823
7692	5-871.0		Partielle (brusterhaltende) Exzision der Mamma mit axillärer Lymphadenektomie: Lumpektomie (ohne Hautsegment)		B5	31115	31505	31610	31611	31825
7693	5-871.1		Partielle (brusterhaltende) Exzision der Mamma mit axillärer Lymphadenektomie: Segmentresektion (mit Hautsegment ohne Mamille)		B5	31115	31505	31610	31611	31825
7694	5-871.2		Partielle (brusterhaltende) Exzision der Mamma mit axillärer Lymphadenektomie: Quadrantenresektion (mit Mamillensegment)		B5	31115	31505	31610	31611	31825
7695	5-871.3		Partielle (brusterhaltende) Exzision der Mamma mit axillärer Lymphadenektomie: Tumorreduktionsmastektomie		B5	31115	31505	31610	31611	31825
7696	5-872.0		Mastektomie ohne axilläre Lymphadenektomie: Ohne Resektion der M. pectoralis-Faszie		B3	31113	31504	31608	31609	31823
7697	5-872.1		Mastektomie ohne axilläre Lymphadenektomie: Mit Resektion der M. pectoralis-Faszie		B4	31114	31504	31610	31611	31824
7698	5-873.00		Mastektomie mit axillärer Lymphadenektomie: Ohne Resektion der M. pectoralis-Faszie: Lymphadenektomie Level 1		B5	31115	31505	31610	31611	31825
7699	5-873.01		Mastektomie mit axillärer Lymphadenektomie: Ohne Resektion der M. pectoralis-Faszie: Lymphadenektomie Level 1 und 2		B5	31115	31505	31610	31611	31825
7700	5-873.02		Mastektomie mit axillärer Lymphadenektomie: Ohne Resektion der M. pectoralis-Faszie: Lymphadenektomie Level 1, 2 und 3		B6	31116	31506	31612	31613	31826
7701	5-873.10		Mastektomie mit axillärer Lymphadenektomie: Mit Resektion der M. pectoralis-Faszie: Lymphadenektomie Level 1		B5	31115	31505	31610	31611	31825
7702	5-873.11		Mastektomie mit axillärer Lymphadenektomie: Mit Resektion der M. pectoralis-Faszie: Lymphadenektomie Level 1 und 2		B5	31115	31505	31610	31611	31825

Fortsetzung 2.22 Operationen an der Mamma

lfd. Nr	OPS-301 2004	OPS 2005	Bezeichnung OPS-301 2004	Bezeichnung OPS 2005	Kategorie	OP-Leistung	Überwachung	Nachbeh. Überw.	Nachbeh. Operat.	Narkose
7703	5-873.12		Mastektomie mit axillärer Lymphadenektomie: Mit Resektion der M. pectoralis-Faszie: Lymphadenektomie Level 1, 2 und 3		B6	31116	31506	31612	31613	31826
7704	5-874.01		Erweiterte Mastektomie (mit Resektion an den Mm. pectorales major et minor): Mit Teilresektion des M. pectoralis major: Ohne Lymphadenektomie		B4	31114	31504	31610	31611	31824
7705	5-874.02		Erweiterte Mastektomie (mit Resektion an den Mm. pectorales major et minor): Mit Teilresektion des M. pectoralis major: Lymphadenektomie Level 1		B5	31115	31505	31610	31611	31825
7706	5-874.03		Erweiterte Mastektomie (mit Resektion an den Mm. pectorales major et minor): Mit Teilresektion des M. pectoralis major: Lymphadenektomie Level 1 und 2		B5	31115	31505	31610	31611	31825
7707	5-874.04		Erweiterte Mastektomie (mit Resektion an den Mm. pectorales major et minor): Mit Teilresektion des M. pectoralis major: Lymphadenektomie Level 1, 2 und 3		B6	31116	31506	31612	31613	31826
7708	5-874.11		Erweiterte Mastektomie (mit Resektion an den Mm. pectorales major et minor): Mit Teilresektion der Mm. pectorales major et minor: Ohne Lymphadenektomie		B5	31115	31505	31610	31611	31825
7709	5-874.12		Erweiterte Mastektomie (mit Resektion an den Mm. pectorales major et minor): Mit Teilresektion der Mm. pectorales major et minor: Lymphadenektomie Level 1		B6	31116	31506	31612	31613	31826
7710	5-874.13		Erweiterte Mastektomie (mit Resektion an den Mm. pectorales major et minor): Mit Teilresektion der Mm. pectorales major et minor: Lymphadenektomie Level 1 und 2		B6	31116	31506	31612	31613	31826
7711	5-874.14		Erweiterte Mastektomie (mit Resektion an den Mm. pectorales major et minor): Mit Teilresektion der Mm. pectorales major et minor: Lymphadenektomie Level 1, 2 und 3		B6	31116	31506	31612	31613	31826
7712	5-874.21		Erweiterte Mastektomie (mit Resektion an den Mm. pectorales major et minor): Mit Resektion der Mm. pectorales major et minor: Ohne Lymphadenektomie		B5	31115	31505	31610	31611	31825
7713	5-874.22		Erweiterte Mastektomie (mit Resektion an den Mm. pectorales major et minor): Mit Resektion der Mm. pectorales major et minor: Lymphadenektomie Level 1		B6	31116	31506	31612	31613	31826
7714	5-874.23		Erweiterte Mastektomie (mit Resektion an den Mm. pectorales major et minor): Mit Resektion der Mm. pectorales major et minor: Lymphadenektomie Level 1 und 2		B6	31116	31506	31612	31613	31826
7715	5-874.24		Erweiterte Mastektomie (mit Resektion an den Mm. pectorales major et minor): Mit Resektion der Mm. pectorales major et minor: Lymphadenektomie Level 1, 2 und 3		B6	31116	31506	31612	31613	31826
7716	5-875.0		Supraradikale Mastektomie mit Pektoralisresektion und Lymphadenektomie: Mit axillärer und supraklavikulärer Lymphadenektomie		B6	31116	31506	31612	31613	31826
7717	5-875.1		Supraradikale Mastektomie mit Pektoralisresektion und Lymphadenektomie: Mit axillärer, supraklavikulärer und Mammaria-interna-Lymphadenektomie		B7	31117	31507	31612	31613	31827
7718	5-875.2		Supraradikale Mastektomie mit Pektoralisresektion und Lymphadenektomie: Mit axillärer, supraklavikulärer, Mammaria-interna- und mediastinaler Lymphadenektomie		B7	31117	31507	31612	31613	31827
7719	5-876.0		Subkutane Mastektomie: Ohne Prothesenimplantation		B4	31114	31504	31610	31611	31824
7720	5-876.2		Subkutane Mastektomie: Mit Prothesenimplantation, subkutan		B5	31115	31505	31610	31611	31825

Fortsetzung 2.22 Operationen an der Mamma

lfd. Nr	OPS-301 2004	OPS 2005	Bezeichnung OPS-301 2004	Bezeichnung OPS 2005	Kategorie	OP-Leistung	Überwachung	Nachbeh. Überw.	Nachbeh. Operat.	Narkose
7721	5-876.3		Subkutane Mastektomie: Mit Prothesenimplantation, subpektoral		B6	31116	31506	31612	31613	31826
7722	5-879.0		Andere Exzision und Resektion der Mamma: Exzision von ektopischem Mammagewebe		B4	31114	31504	31610	31611	31824
7723	5-879.1		Andere Exzision und Resektion der Mamma: Operation bei Gynäkomastie		B3	31113	31504	31608	31609	31823
7724	5-881.10	5-881.1L	Inzision der Mamma: Drainage: Einseitig	Inzision der Mamma: Drainage	B1	31111	31502	31601	31602	31821
7725	5-881.10	5-881.1R	Inzision der Mamma: Drainage: Einseitig	Inzision der Mamma: Drainage	B1	31111	31502	31601	31602	31821
7726	5-881.11	5-881.1B	Inzision der Mamma: Drainage: Beidseitig	Inzision der Mamma: Drainage	B2	31112	31503	31608	31609	31822
7727	5-881.20	5-881.2L	Inzision der Mamma: Durchtrennung der Kapsel bei Mammaprothese: Einseitig	Inzision der Mamma: Durchtrennung der Kapsel bei Mammaprothese	B2	31112	31503	31608	31609	31822
7728	5-881.20	5-881.2R	Inzision der Mamma: Durchtrennung der Kapsel bei Mammaprothese: Einseitig	Inzision der Mamma: Durchtrennung der Kapsel bei Mammaprothese	B2	31112	31503	31608	31609	31822
7729	5-881.21	5-881.2B	Inzision der Mamma: Durchtrennung der Kapsel bei Mammaprothese: Beidseitig	Inzision der Mamma: Durchtrennung der Kapsel bei Mammaprothese	B4	31114	31504	31610	31611	31824
7730	5-882.00	5-882.0L	Operationen an der Brustwarze: Naht (nach Verletzung): Einseitig	Operationen an der Brustwarze: Naht (nach Verletzung)	B1	31111	31502	31601	31602	31821
7731	5-882.00	5-882.0R	Operationen an der Brustwarze: Naht (nach Verletzung): Einseitig	Operationen an der Brustwarze: Naht (nach Verletzung)	B1	31111	31502	31601	31602	31821
7732	5-882.01	5-882.0B	Operationen an der Brustwarze: Naht (nach Verletzung): Beidseitig	Operationen an der Brustwarze: Naht (nach Verletzung)	B2	31112	31503	31608	31609	31822
7733	5-882.20	5-882.2L	Operationen an der Brustwarze: Exzision mit Einpflanzung in die Haut an anderer Stelle: Einseitig	Operationen an der Brustwarze: Exzision mit Einpflanzung in die Haut an anderer Stelle	B2	31112	31503	31608	31609	31822
7734	5-882.20	5-882.2R	Operationen an der Brustwarze: Exzision mit Einpflanzung in die Haut an anderer Stelle: Einseitig	Operationen an der Brustwarze: Exzision mit Einpflanzung in die Haut an anderer Stelle	B2	31112	31503	31608	31609	31822
7735	5-882.21	5-882.2B	Operationen an der Brustwarze: Exzision mit Einpflanzung in die Haut an anderer Stelle: Beidseitig	Operationen an der Brustwarze: Exzision mit Einpflanzung in die Haut an anderer Stelle	B3	31113	31504	31608	31609	31823
7736	5-882.40	5-882.4L	Operationen an der Brustwarze: Replantation: Einseitig	Operationen an der Brustwarze: Replantation	B3	31113	31504	31608	31609	31823
7737	5-882.40	5-882.4R	Operationen an der Brustwarze: Replantation: Einseitig	Operationen an der Brustwarze: Replantation	B3	31113	31504	31608	31609	31823
7738	5-882.41	5-882.4B	Operationen an der Brustwarze: Replantation: Beidseitig	Operationen an der Brustwarze: Replantation	B4	31114	31504	31610	31611	31824

Fortsetzung 2.22 Operationen an der Mamma

lfd. Nr	OPS-301 2004	OPS 2005	Bezeichnung OPS-301 2004	Bezeichnung OPS 2005	Kategorie	OP-Leistung	Überwachung	Nachbeh. Überw.	Nachbeh. Operat.	Narkose
7739	5-882.50	5-882.5L	Operationen an der Brustwarze: Plastische Rekonstruktion durch Hauttransplantation: Einseitig	Operationen an der Brustwarze: Plastische Rekonstruktion durch Hauttransplantation	B3	31113	31504	31608	31609	31823
7740	5-882.50	5-882.5R	Operationen an der Brustwarze: Plastische Rekonstruktion durch Hauttransplantation: Einseitig	Operationen an der Brustwarze: Plastische Rekonstruktion durch Hauttransplantation	B3	31113	31504	31608	31609	31823
7741	5-882.51	5-882.5B	Operationen an der Brustwarze: Plastische Rekonstruktion durch Hauttransplantation: Beidseitig	Operationen an der Brustwarze: Plastische Rekonstruktion durch Hauttransplantation	B4	31114	31504	31610	31611	31824
7742	5-882.70	5-882.7L	Operationen an der Brustwarze: Chirurgische Eversion einer invertierten Brustwarze: Einseitig	Operationen an der Brustwarze: Chirurgische Eversion einer invertierten Brustwarze	B2	31112	31503	31608	31609	31822
7743	5-882.70	5-882.7R	Operationen an der Brustwarze: Chirurgische Eversion einer invertierten Brustwarze: Einseitig	Operationen an der Brustwarze: Chirurgische Eversion einer invertierten Brustwarze	B2	31112	31503	31608	31609	31822
7744	5-882.71	5-882.7B	Operationen an der Brustwarze: Chirurgische Eversion einer invertierten Brustwarze: Beidseitig	Operationen an der Brustwarze: Chirurgische Eversion einer invertierten Brustwarze	B4	31114	31504	31610	31611	31824
7745	5-882.80	5-882.8L	Operationen an der Brustwarze: Plastische Rekonstruktion des Warzenhofes: Einseitig	Operationen an der Brustwarze: Plastische Rekonstruktion des Warzenhofes	B2	31112	31503	31608	31609	31822
7746	5-882.80	5-882.8R	Operationen an der Brustwarze: Plastische Rekonstruktion des Warzenhofes: Einseitig	Operationen an der Brustwarze: Plastische Rekonstruktion des Warzenhofes	B2	31112	31503	31608	31609	31822
7747	5-882.81	5-882.8B	Operationen an der Brustwarze: Plastische Rekonstruktion des Warzenhofes: Beidseitig	Operationen an der Brustwarze: Plastische Rekonstruktion des Warzenhofes	B4	31114	31504	31610	31611	31824
7748	5-883.10	5-883.1L	Plastische Operationen zur Vergrößerung der Mamma: Implantation einer Alloprothese, submammär: Einseitig	Plastische Operationen zur Vergrößerung der Mamma: Implantation einer Alloprothese, submammär	B3	31113	31504	31608	31609	31823
7749	5-883.10	5-883.1R	Plastische Operationen zur Vergrößerung der Mamma: Implantation einer Alloprothese, submammär: Einseitig	Plastische Operationen zur Vergrößerung der Mamma: Implantation einer Alloprothese, submammär	B3	31113	31504	31608	31609	31823
7750	5-883.11	5-883.1B	Plastische Operationen zur Vergrößerung der Mamma: Implantation einer Alloprothese, submammär: Beidseitig	Plastische Operationen zur Vergrößerung der Mamma: Implantation einer Alloprothese, submammär	B5	31115	31505	31610	31611	31825

Fortsetzung 2.22 Operationen an der Mamma

lfd. Nr	OPS-301 2004	OPS 2005	Bezeichnung OPS-301 2004	Bezeichnung OPS 2005	Kategorie	OP-Leistung	Überwachung	Nachbeh. Überw.	Nachbeh. Operat.	Narkose
7751	5-883.20	5-883.2L	Plastische Operationen zur Vergrößerung der Mamma: Implantation einer Alloprothese, subpektoral: Einseitig	Plastische Operationen zur Vergrößerung der Mamma: Implantation einer Alloprothese, subpektoral	B4	31114	31504	31610	31611	31824
7752	5-883.20	5-883.2R	Plastische Operationen zur Vergrößerung der Mamma: Implantation einer Alloprothese, subpektoral: Einseitig	Plastische Operationen zur Vergrößerung der Mamma: Implantation einer Alloprothese, subpektoral	B4	31114	31504	31610	31611	31824
7753	5-883.21	5-883.2B	Plastische Operationen zur Vergrößerung der Mamma: Implantation einer Alloprothese, subpektoral: Beidseitig	Plastische Operationen zur Vergrößerung der Mamma: Implantation einer Alloprothese, subpektoral	B6	31116	31506	31612	31613	31826
7754	5-883.40	5-883.4L	Plastische Operationen zur Vergrößerung der Mamma: Implantation einer Alloprothese, submammär, nach Mastektomie: Einseitig	Plastische Operationen zur Vergrößerung der Mamma: Implantation einer Alloprothese, submammär, nach Mastektomie	B3	31113	31504	31608	31609	31823
7755	5-883.40	5-883.4R	Plastische Operationen zur Vergrößerung der Mamma: Implantation einer Alloprothese, submammär, nach Mastektomie: Einseitig	Plastische Operationen zur Vergrößerung der Mamma: Implantation einer Alloprothese, submammär, nach Mastektomie	B3	31113	31504	31608	31609	31823
7756	5-883.41	5-883.4B	Plastische Operationen zur Vergrößerung der Mamma: Implantation einer Alloprothese, submammär, nach Mastektomie: Beidseitig	Plastische Operationen zur Vergrößerung der Mamma: Implantation einer Alloprothese, submammär, nach Mastektomie	B5	31115	31505	31610	31611	31825
7757	5-883.50	5-883.5L	Plastische Operationen zur Vergrößerung der Mamma: Implantation einer Alloprothese, subpektoral, nach Mastektomie: Einseitig	Plastische Operationen zur Vergrößerung der Mamma: Implantation einer Alloprothese, subpektoral, nach Mastektomie	B4	31114	31504	31610	31611	31824
7758	5-883.50	5-883.5R	Plastische Operationen zur Vergrößerung der Mamma: Implantation einer Alloprothese, subpektoral, nach Mastektomie: Einseitig	Plastische Operationen zur Vergrößerung der Mamma: Implantation einer Alloprothese, subpektoral, nach Mastektomie	B4	31114	31504	31610	31611	31824
7759	5-883.51	5-883.5B	Plastische Operationen zur Vergrößerung der Mamma: Implantation einer Alloprothese, subpektoral, nach Mastektomie: Beidseitig	Plastische Operationen zur Vergrößerung der Mamma: Implantation einer Alloprothese, subpektoral, nach Mastektomie	B6	31116	31506	31612	31613	31826
7760	5-884.00	5-884.0L	Mammareduktionsplastik: Ohne Brustwarzentransplantation: Einseitig	Mammareduktionsplastik: Ohne Brustwarzentransplantation	B4	31114	31504	31610	31611	31824
7761	5-884.00	5-884.0R	Mammareduktionsplastik: Ohne Brustwarzentransplantation: Einseitig	Mammareduktionsplastik: Ohne Brustwarzentransplantation	B4	31114	31504	31610	31611	31824
7762	5-884.01	5-884.0B	Mammareduktionsplastik: Ohne Brustwarzentransplantation: Beidseitig	Mammareduktionsplastik: Ohne Brustwarzentransplantation	B6	31116	31506	31612	31613	31826

Fortsetzung 2.22 Operationen an der Mamma

lfd. Nr	OPS-301 2004	OPS 2005	Bezeichnung OPS-301 2004	Bezeichnung OPS 2005	Kategorie	OP-Leistung	Überwachung	Nachbeh. Überw.	Nachbeh. Operat.	Narkose
7763	5-884.10	5-884.1L	Mammareduktionsplastik: Mit freiem Brustwarzentransplantat: Einseitig	Mammareduktionsplastik: Mit freiem Brustwarzentransplantat	B4	31114	31504	31610	31611	31824
7764	5-884.10	5-884.1R	Mammareduktionsplastik: Mit freiem Brustwarzentransplantat: Einseitig	Mammareduktionsplastik: Mit freiem Brustwarzentransplantat	B4	31114	31504	31610	31611	31824
7765	5-884.11	5-884.1B	Mammareduktionsplastik: Mit freiem Brustwarzentransplantat: Beidseitig	Mammareduktionsplastik: Mit freiem Brustwarzentransplantat	B6	31116	31506	31612	31613	31826
7766	5-884.20	5-884.2L	Mammareduktionsplastik: Mit gestieltem Brustwarzentransplantat: Einseitig	Mammareduktionsplastik: Mit gestieltem Brustwarzentransplantat	B4	31114	31504	31610	31611	31824
7767	5-884.20	5-884.2R	Mammareduktionsplastik: Mit gestieltem Brustwarzentransplantat: Einseitig	Mammareduktionsplastik: Mit gestieltem Brustwarzentransplantat	B4	31114	31504	31610	31611	31824
7768	5-884.21	5-884.2B	Mammareduktionsplastik: Mit gestieltem Brustwarzentransplantat: Beidseitig	Mammareduktionsplastik: Mit gestieltem Brustwarzentransplantat	B6	31116	31506	31612	31613	31826
7769	5-885.30	5-885.3L	Plastische Rekonstruktion der Mamma mit Haut- und Muskeltransplantation: Freies Haut-Muskel-Transplantat: Einseitig	Plastische Rekonstruktion der Mamma mit Haut- und Muskeltransplantation: Freies Haut-Muskel-Transplantat	B5	31115	31505	31610	31611	31825
7770	5-885.30	5-885.3R	Plastische Rekonstruktion der Mamma mit Haut- und Muskeltransplantation: Freies Haut-Muskel-Transplantat: Einseitig	Plastische Rekonstruktion der Mamma mit Haut- und Muskeltransplantation: Freies Haut-Muskel-Transplantat	B5	31115	31505	31610	31611	31825
7771	5-885.31	5-885.3B	Plastische Rekonstruktion der Mamma mit Haut- und Muskeltransplantation: Freies Haut-Muskel-Transplantat: Beidseitig	Plastische Rekonstruktion der Mamma mit Haut- und Muskeltransplantation: Freies Haut-Muskel-Transplantat	B7	31117	31507	31612	31613	31827
7772	5-885.40	5-885.4L	Plastische Rekonstruktion der Mamma mit Haut- und Muskeltransplantation: Gestieltes Hauttransplantat: Einseitig	Plastische Rekonstruktion der Mamma mit Haut- und Muskeltransplantation: Gestieltes Hauttransplantat	B5	31115	31505	31610	31611	31825
7773	5-885.40	5-885.4R	Plastische Rekonstruktion der Mamma mit Haut- und Muskeltransplantation: Gestieltes Hauttransplantat: Einseitig	Plastische Rekonstruktion der Mamma mit Haut- und Muskeltransplantation: Gestieltes Hauttransplantat	B5	31115	31505	31610	31611	31825
7774	5-885.41	5-885.4B	Plastische Rekonstruktion der Mamma mit Haut- und Muskeltransplantation: Gestieltes Hauttransplantat: Beidseitig	Plastische Rekonstruktion der Mamma mit Haut- und Muskeltransplantation: Gestieltes Hauttransplantat	B7	31117	31507	31612	31613	31827
7775	5-885.50	5-885.5L	Plastische Rekonstruktion der Mamma mit Haut- und Muskeltransplantation: Gestieltes Muskeltransplantat: Einseitig	Plastische Rekonstruktion der Mamma mit Haut- und Muskeltransplantation: Gestieltes Muskeltransplantat	B6	31116	31506	31612	31613	31826

Fortsetzung 2.22 Operationen an der Mamma

lfd. Nr	OPS-301 2004	OPS 2005	Bezeichnung OPS-301 2004	Bezeichnung OPS 2005	Kate-gorie	OP-Leistung	Über-wachung	Nachbeh. Überw.	Nachbeh. Operat.	Narkose
7776	5-885.50	5-885.5R	Plastische Rekonstruktion der Mamma mit Haut- und Muskeltransplantation: Gestieltes Muskeltransplantat: Einseitig	Plastische Rekonstruktion der Mamma mit Haut- und Muskeltransplantation: Gestieltes Muskeltransplantat	B6	31116	31506	31612	31613	31826
7777	5-885.51	5-885.5B	Plastische Rekonstruktion der Mamma mit Haut- und Muskeltransplantation: Gestieltes Muskeltransplantat: Beidseitig	Plastische Rekonstruktion der Mamma mit Haut- und Muskeltransplantation: Gestieltes Muskeltransplantat	B7	31117	31507	31612	31613	31827
7778	5-885.60	5-885.6L	Plastische Rekonstruktion der Mamma mit Haut- und Muskeltransplantation: Gestieltes Haut-Muskel-Transplantat [myokutaner Lappen], ohne Prothesenimplantation: Einseitig	Plastische Rekonstruktion der Mamma mit Haut- und Muskeltransplantation: Gestieltes Haut-Muskel-Transplantat [myokutaner Lappen], ohne Prothesenimplantation	B6	31116	31506	31612	31613	31826
7779	5-885.60	5-885.6R	Plastische Rekonstruktion der Mamma mit Haut- und Muskeltransplantation: Gestieltes Haut-Muskel-Transplantat [myokutaner Lappen], ohne Prothesenimplantation: Einseitig	Plastische Rekonstruktion der Mamma mit Haut- und Muskeltransplantation: Gestieltes Haut-Muskel-Transplantat [myokutaner Lappen], ohne Prothesenimplantation	B6	31116	31506	31612	31613	31826
7780	5-885.61	5-885.6B	Plastische Rekonstruktion der Mamma mit Haut- und Muskeltransplantation: Gestieltes Haut-Muskel-Transplantat [myokutaner Lappen], ohne Prothesenimplantation: Beidseitig	Plastische Rekonstruktion der Mamma mit Haut- und Muskeltransplantation: Gestieltes Haut-Muskel-Transplantat [myokutaner Lappen], ohne Prothesenimplantation	B7	31117	31507	31612	31613	31827
7781	5-885.70	5-885.7R	Plastische Rekonstruktion der Mamma mit Haut- und Muskeltransplantation: Gestieltes Haut-Muskel-Transplantat [myokutaner Lappen], mit Prothesenimplantation: Einseitig	Plastische Rekonstruktion der Mamma mit Haut- und Muskeltransplantation: Gestieltes Haut-Muskel-Transplantat [myokutaner Lappen], mit Prothesenimplantation	B6	31116	31506	31612	31613	31826
7782	5-885.70	5-885.7L	Plastische Rekonstruktion der Mamma mit Haut- und Muskeltransplantation: Gestieltes Haut-Muskel-Transplantat [myokutaner Lappen], mit Prothesenimplantation: Einseitig	Plastische Rekonstruktion der Mamma mit Haut- und Muskeltransplantation: Gestieltes Haut-Muskel-Transplantat [myokutaner Lappen], mit Prothesenimplantation	B6	31116	31506	31612	31613	31826
7783	5-885.71	5-885.7B	Plastische Rekonstruktion der Mamma mit Haut- und Muskeltransplantation: Gestieltes Haut-Muskel-Transplantat [myokutaner Lappen], mit Prothesenimplantation: Beidseitig	Plastische Rekonstruktion der Mamma mit Haut- und Muskeltransplantation: Gestieltes Haut-Muskel-Transplantat [myokutaner Lappen], mit Prothesenimplantation	B7	31117	31507	31612	31613	31827
7784	5-889.00	5-889.0L	Andere Operationen an der Mamma: Entfernung einer Mammaprothese: Einseitig	Andere Operationen an der Mamma: Entfernung einer Mammaprothese	B2	31112	31503	31608	31609	31822

Fortsetzung 2.22 Operationen an der Mamma

lfd. Nr	OPS-301 2004	OPS 2005	Bezeichnung OPS-301 2004	Bezeichnung OPS 2005	Kategorie	OP-Leistung	Überwachung	Nachbeh. Überw.	Nachbeh. Operat.	Narkose
7785	5-889.00	5-889.0R	Andere Operationen an der Mamma: Entfernung einer Mammaprothese: Einseitig	Andere Operationen an der Mamma: Entfernung einer Mammaprothese	B2	31112	31503	31608	31609	31822
7786	5-889.01	5-889.0B	Andere Operationen an der Mamma: Entfernung einer Mammaprothese: Beidseitig	Andere Operationen an der Mamma: Entfernung einer Mammaprothese	B4	31114	31504	31610	31611	31824
7787	5-889.10	5-889.1L	Andere Operationen an der Mamma: Entfernung einer Mammaprothese mit Exzision einer Kapselfibrose: Einseitig	Andere Operationen an der Mamma: Entfernung einer Mammaprothese mit Exzision einer Kapselfibrose	B4	31114	31504	31610	31611	31824
7788	5-889.10	5-889.1R	Andere Operationen an der Mamma: Entfernung einer Mammaprothese mit Exzision einer Kapselfibrose: Einseitig	Andere Operationen an der Mamma: Entfernung einer Mammaprothese mit Exzision einer Kapselfibrose	B4	31114	31504	31610	31611	31824
7789	5-889.11	5-889.1B	Andere Operationen an der Mamma: Entfernung einer Mammaprothese mit Exzision einer Kapselfibrose: Beidseitig	Andere Operationen an der Mamma: Entfernung einer Mammaprothese mit Exzision einer Kapselfibrose	B6	31116	31506	31612	31613	31826
7790	5-889.20	5-889.2L	Andere Operationen an der Mamma: Entfernung einer Mammaprothese mit Exzision einer Kapselfibrose und Prothesenwechsel: Einseitig	Andere Operationen an der Mamma: Entfernung einer Mammaprothese mit Exzision einer Kapselfibrose und Prothesenwechsel	B4	31114	31504	31610	31611	31824
7791	5-889.20	5-889.2R	Andere Operationen an der Mamma: Entfernung einer Mammaprothese mit Exzision einer Kapselfibrose und Prothesenwechsel: Einseitig	Andere Operationen an der Mamma: Entfernung einer Mammaprothese mit Exzision einer Kapselfibrose und Prothesenwechsel	B4	31114	31504	31610	31611	31824
7792	5-889.21	5-889.2B	Andere Operationen an der Mamma: Entfernung einer Mammaprothese mit Exzision einer Kapselfibrose und Prothesenwechsel: Beidseitig	Andere Operationen an der Mamma: Entfernung einer Mammaprothese mit Exzision einer Kapselfibrose und Prothesenwechsel	B6	31116	31506	31612	31613	31826
7793	5-889.30	5-889.3L	Andere Operationen an der Mamma: Entfernung einer Mammaprothese mit Exzision einer Kapselfibrose, Prothesenwechsel und Formierung einer neuen Tasche: Einseitig	Andere Operationen an der Mamma: Entfernung einer Mammaprothese mit Exzision einer Kapselfibrose, Prothesenwechsel und Formierung einer neuen Tasche	B5	31115	31505	31610	31611	31825
7794	5-889.30	5-889.3R	Andere Operationen an der Mamma: Entfernung einer Mammaprothese mit Exzision einer Kapselfibrose, Prothesenwechsel und Formierung einer neuen Tasche: Einseitig	Andere Operationen an der Mamma: Entfernung einer Mammaprothese mit Exzision einer Kapselfibrose, Prothesenwechsel und Formierung einer neuen Tasche	B5	31115	31505	31610	31611	31825

Fortsetzung 2.22 Operationen an der Mamma

lfd. Nr	OPS-301 2004	OPS 2005	Bezeichnung OPS-301 2004	Bezeichnung OPS 2005	Kate-gorie	OP-Leistung	Über-wachung	Nachbeh. Überw.	Nachbeh. Operat.	Narkose
7795	5-889.31	5-889.3B	Andere Operationen an der Mamma: Entfernung einer Mammaprothese mit Exzision einer Kapselfibrose, Prothesenwechsel und Formierung einer neuen Tasche: Beidseitig	Andere Operationen an der Mamma: Entfernung einer Mammaprothese mit Exzision einer Kapselfibrose, Prothesenwechsel und Formierung einer neuen Tasche	B7	31117	31507	31612	31613	31827
7796	5-889.40	5-889.4L	Andere Operationen an der Mamma: Wechsel einer Mammaprothese: Einseitig	Andere Operationen an der Mamma: Wechsel einer Mammaprothese	B2	31112	31503	31608	31609	31822
7797	5-889.40	5-889.4R	Andere Operationen an der Mamma: Wechsel einer Mammaprothese: Einseitig	Andere Operationen an der Mamma: Wechsel einer Mammaprothese	B2	31112	31503	31608	31609	31822
7798	5-889.41	5-889.4B	Andere Operationen an der Mamma: Wechsel einer Mammaprothese: Beidseitig	Andere Operationen an der Mamma: Wechsel einer Mammaprothese	B4	31114	31504	31610	31611	31824
7799	5-889.50	5-889.5L	Andere Operationen an der Mamma: Implantation eines Hautexpanders: Einseitig	Andere Operationen an der Mamma: Implantation eines Hautexpanders	B3	31113	31504	31608	31609	31823
7800	5-889.50	5-889.5R	Andere Operationen an der Mamma: Implantation eines Hautexpanders: Einseitig	Andere Operationen an der Mamma: Implantation eines Hautexpanders	B3	31113	31504	31608	31609	31823
7801	5-889.51	5-889.5B	Andere Operationen an der Mamma: Implantation eines Hautexpanders: Beidseitig	Andere Operationen an der Mamma: Implantation eines Hautexpanders	B5	31115	31505	31610	31611	31825
7802	5-889.60	5-889.6L	Andere Operationen an der Mamma: Entfernung eines Hautexpanders: Einseitig	Andere Operationen an der Mamma: Entfernung eines Hautexpanders	B2	31112	31503	31608	31609	31822
7803	5-889.60	5-889.6R	Andere Operationen an der Mamma: Entfernung eines Hautexpanders: Einseitig	Andere Operationen an der Mamma: Entfernung eines Hautexpanders	B2	31112	31503	31608	31609	31822
7804	5-889.61	5-889.6B	Andere Operationen an der Mamma: Entfernung eines Hautexpanders: Beidseitig	Andere Operationen an der Mamma: Entfernung eines Hautexpanders	B3	31113	31504	31608	31609	31823
7805	5-889.70	5-889.7L	Andere Operationen an der Mamma: Entfernung eines Prothesenventils: Einseitig	Andere Operationen an der Mamma: Entfernung eines Prothesenventils	B1	31111	31502	31601	31602	31821
7806	5-889.70	5-889.7R	Andere Operationen an der Mamma: Entfernung eines Prothesenventils: Einseitig	Andere Operationen an der Mamma: Entfernung eines Prothesenventils	B1	31111	31502	31601	31602	31821

Fortsetzung 2.22 Operationen an der Mamma

lfd. Nr	OPS-301 2004	OPS 2005	Bezeichnung OPS-301 2004	Bezeichnung OPS 2005	Kate-gorie	OP-Leistung	Über-wachung	Nachbeh. Überw.	Nachbeh. Operat.	Narkose
7807	5-889.71	5-889.7B	Andere Operationen an der Mamma: Entfernung eines Prothesenventils: Beidseitig	Andere Operationen an der Mamma: Entfernung eines Prothesenventils	B2	31112	31503	31608	31609	31822

2.23 Operationen an Haut und Unterhaut

lfd. Nr	OPS-301 2004	OPS 2005	Bezeichnung OPS-301 2004	Bezeichnung OPS 2005	Kategorie	OP-Leistung	Überwachung	Nachbeh. Überw.	Nachbeh. Operat.	Narkose
7808	5-895.2a		Radikale und ausgedehnte Exzision von erkranktem Gewebe an Haut und Unterhaut: Mit primärem Wundverschluß: Brustwand und Rücken		A1	31101	31502	31601	31602	31821
7809	5-895.2b		Radikale und ausgedehnte Exzision von erkranktem Gewebe an Haut und Unterhaut: Mit primärem Wundverschluß: Bauchregion		A1	31101	31502	31601	31602	31821
7810	5-895.2c		Radikale und ausgedehnte Exzision von erkranktem Gewebe an Haut und Unterhaut: Mit primärem Wundverschluß: Leisten- und Genitalregion		A1	31101	31502	31601	31602	31821
7811	5-895.2d		Radikale und ausgedehnte Exzision von erkranktem Gewebe an Haut und Unterhaut: Mit primärem Wundverschluß: Gesäß		A1	31101	31502	31601	31602	31821
7812	5-895.2e		Radikale und ausgedehnte Exzision von erkranktem Gewebe an Haut und Unterhaut: Mit primärem Wundverschluß: Oberschenkel und Knie		A1	31101	31502	31601	31602	31821
7813	5-895.2f		Radikale und ausgedehnte Exzision von erkranktem Gewebe an Haut und Unterhaut: Mit primärem Wundverschluß: Unterschenkel		A1	31101	31502	31601	31602	31821
7814	5-895.2g		Radikale und ausgedehnte Exzision von erkranktem Gewebe an Haut und Unterhaut: Mit primärem Wundverschluß: Fuß		A1	31101	31502	31601	31602	31821
7815	5-895.20		Radikale und ausgedehnte Exzision von erkranktem Gewebe an Haut und Unterhaut: Mit primärem Wundverschluß: Lippe		A1	31101	31502	31601	31602	31821
7816	5-895.24		Radikale und ausgedehnte Exzision von erkranktem Gewebe an Haut und Unterhaut: Mit primärem Wundverschluß: Sonstige Teile Kopf		A1	31101	31502	31601	31602	31821
7817	5-895.25		Radikale und ausgedehnte Exzision von erkranktem Gewebe an Haut und Unterhaut: Mit primärem Wundverschluß: Hals		A1	31101	31502	31601	31602	31821
7818	5-895.26		Radikale und ausgedehnte Exzision von erkranktem Gewebe an Haut und Unterhaut: Mit primärem Wundverschluß: Schulter und Axilla		A1	31101	31502	31601	31602	31821
7819	5-895.27		Radikale und ausgedehnte Exzision von erkranktem Gewebe an Haut und Unterhaut: Mit primärem Wundverschluß: Oberarm und Ellenbogen		A1	31101	31502	31601	31602	31821
7820	5-895.28		Radikale und ausgedehnte Exzision von erkranktem Gewebe an Haut und Unterhaut: Mit primärem Wundverschluß: Unterarm		A1	31101	31502	31601	31602	31821
7821	5-895.29		Radikale und ausgedehnte Exzision von erkranktem Gewebe an Haut und Unterhaut: Mit primärem Wundverschluß: Hand		A1	31101	31502	31601	31602	31821
7822	5-895.3a		Radikale und ausgedehnte Exzision von erkranktem Gewebe an Haut und Unterhaut: Mit primärem Wundverschluß, histographisch kontrolliert (mikrographische Chirurgie): Brustwand und Rücken		A2	31102	31503	31608	31609	31822
7823	5-895.3b		Radikale und ausgedehnte Exzision von erkranktem Gewebe an Haut und Unterhaut: Mit primärem Wundverschluß, histographisch kontrolliert (mikrographische Chirurgie): Bauchregion		A2	31102	31503	31608	31609	31822
7824	5-895.3c		Radikale und ausgedehnte Exzision von erkranktem Gewebe an Haut und Unterhaut: Mit primärem Wundverschluß, histographisch kontrolliert (mikrographische Chirurgie): Leisten- und Genitalregion		A2	31102	31503	31608	31609	31822

Fortsetzung 2.23 Operationen an Haut und Unterhaut

lfd. Nr	OPS-301 2004	OPS 2005	Bezeichnung OPS-301 2004	Bezeichnung OPS 2005	Kategorie	OP-Leistung	Überwachung	Nachbeh. Überw.	Nachbeh. Operat.	Narkose
7825	5-895.3d		Radikale und ausgedehnte Exzision von erkranktem Gewebe an Haut und Unterhaut: Mit primärem Wundverschluß, histographisch kontrolliert (mikrographische Chirurgie): Gesäß		A2	31102	31503	31608	31609	31822
7826	5-895.3e		Radikale und ausgedehnte Exzision von erkranktem Gewebe an Haut und Unterhaut: Mit primärem Wundverschluß, histographisch kontrolliert (mikrographische Chirurgie): Oberschenkel und Knie		A2	31102	31503	31608	31609	31822
7827	5-895.3f		Radikale und ausgedehnte Exzision von erkranktem Gewebe an Haut und Unterhaut: Mit primärem Wundverschluß, histographisch kontrolliert (mikrographische Chirurgie): Unterschenkel		A2	31102	31503	31608	31609	31822
7828	5-895.3g		Radikale und ausgedehnte Exzision von erkranktem Gewebe an Haut und Unterhaut: Mit primärem Wundverschluß, histographisch kontrolliert (mikrographische Chirurgie): Fuß		A2	31102	31503	31608	31609	31822
7829	5-895.30		Radikale und ausgedehnte Exzision von erkranktem Gewebe an Haut und Unterhaut: Mit primärem Wundverschluß, histographisch kontrolliert (mikrographische Chirurgie): Lippe		A2	31102	31503	31608	31609	31822
7830	5-895.34		Radikale und ausgedehnte Exzision von erkranktem Gewebe an Haut und Unterhaut: Mit primärem Wundverschluß, histographisch kontrolliert (mikrographische Chirurgie): Sonstige Teile Kopf		A2	31102	31503	31608	31609	31822
7831	5-895.35		Radikale und ausgedehnte Exzision von erkranktem Gewebe an Haut und Unterhaut: Mit primärem Wundverschluß, histographisch kontrolliert (mikrographische Chirurgie): Hals		A2	31102	31503	31608	31609	31822
7832	5-895.36		Radikale und ausgedehnte Exzision von erkranktem Gewebe an Haut und Unterhaut: Mit primärem Wundverschluß, histographisch kontrolliert (mikrographische Chirurgie): Schulter und Axilla		A2	31102	31503	31608	31609	31822
7833	5-895.37		Radikale und ausgedehnte Exzision von erkranktem Gewebe an Haut und Unterhaut: Mit primärem Wundverschluß, histographisch kontrolliert (mikrographische Chirurgie): Oberarm und Ellenbogen		A2	31102	31503	31608	31609	31822
7834	5-895.38		Radikale und ausgedehnte Exzision von erkranktem Gewebe an Haut und Unterhaut: Mit primärem Wundverschluß, histographisch kontrolliert (mikrographische Chirurgie): Unterarm		A2	31102	31503	31608	31609	31822
7835	5-895.39		Radikale und ausgedehnte Exzision von erkranktem Gewebe an Haut und Unterhaut: Mit primärem Wundverschluß, histographisch kontrolliert (mikrographische Chirurgie): Hand		A2	31102	31503	31608	31609	31822
7836	5-895.4a		Radikale und ausgedehnte Exzision von erkranktem Gewebe an Haut und Unterhaut: Mit Transplantation oder Transposition: Brustwand und Rücken		A2	31102	31503	31608	31609	31822
7837	5-895.4b		Radikale und ausgedehnte Exzision von erkranktem Gewebe an Haut und Unterhaut: Mit Transplantation oder Transposition: Bauchregion		A2	31102	31503	31608	31609	31822

Fortsetzung 2.23 Operationen an Haut und Unterhaut

lfd. Nr	OPS-301 2004	OPS 2005	Bezeichnung OPS-301 2004	Bezeichnung OPS 2005	Kate-gorie	OP-Leistung	Über-wachung	Nachbeh. Überw.	Nachbeh. Operat.	Narkose
7838	5-895.4c		Radikale und ausgedehnte Exzision von erkranktem Gewebe an Haut und Unterhaut: Mit Transplantation oder Transposition: Leisten- und Genitalregion		A3	31103	31504	31608	31609	31823
7839	5-895.4d		Radikale und ausgedehnte Exzision von erkranktem Gewebe an Haut und Unterhaut: Mit Transplantation oder Transposition: Gesäß		A2	31102	31503	31608	31609	31822
7840	5-895.4e		Radikale und ausgedehnte Exzision von erkranktem Gewebe an Haut und Unterhaut: Mit Transplantation oder Transposition: Oberschenkel und Knie		A2	31102	31503	31608	31609	31822
7841	5-895.4f		Radikale und ausgedehnte Exzision von erkranktem Gewebe an Haut und Unterhaut: Mit Transplantation oder Transposition: Unterschenkel		A2	31102	31503	31608	31609	31822
7842	5-895.4g		Radikale und ausgedehnte Exzision von erkranktem Gewebe an Haut und Unterhaut: Mit Transplantation oder Transposition: Fuß		A2	31102	31503	31608	31609	31822
7843	5-895.40		Radikale und ausgedehnte Exzision von erkranktem Gewebe an Haut und Unterhaut: Mit Transplantation oder Transposition: Lippe		A3	31103	31504	31608	31609	31823
7844	5-895.44		Radikale und ausgedehnte Exzision von erkranktem Gewebe an Haut und Unterhaut: Mit Transplantation oder Transposition: Sonstige Teile Kopf		A3	31103	31504	31608	31609	31823
7845	5-895.45		Radikale und ausgedehnte Exzision von erkranktem Gewebe an Haut und Unterhaut: Mit Transplantation oder Transposition: Hals		A2	31102	31503	31608	31609	31822
7846	5-895.46		Radikale und ausgedehnte Exzision von erkranktem Gewebe an Haut und Unterhaut: Mit Transplantation oder Transposition: Schulter und Axilla		A2	31102	31503	31608	31609	31822
7847	5-895.47		Radikale und ausgedehnte Exzision von erkranktem Gewebe an Haut und Unterhaut: Mit Transplantation oder Transposition: Oberarm und Ellenbogen		A2	31102	31503	31608	31609	31822
7848	5-895.48		Radikale und ausgedehnte Exzision von erkranktem Gewebe an Haut und Unterhaut: Mit Transplantation oder Transposition: Unterarm		A2	31102	31503	31608	31609	31822
7849	5-895.49		Radikale und ausgedehnte Exzision von erkranktem Gewebe an Haut und Unterhaut: Mit Transplantation oder Transposition: Hand		A3	31103	31504	31608	31609	31823
7850	5-897.0		Exzision und Rekonstruktion eines Sinus pilonidalis: Exzision		H4	31174	31505	31626	31627	31824
7851	5-897.1		Exzision und Rekonstruktion eines Sinus pilonidalis: Plastische Rekonstruktion		H5	31175	31506	31626	31627	31825
7852	5-898.7		Operationen am Nagelorgan: Transplantation des Nagelbettes		A2	31102	31503	31608	31609	31822
7853	5-902.0a		Freie Hauttransplantation, Empfängerstelle: Spalthaut, kleinflächig: Brustwand und Rücken		A1	31101	31502	31601	31602	31821
7854	5-902.0b		Freie Hauttransplantation, Empfängerstelle: Spalthaut, kleinflächig: Bauchregion		A1	31101	31502	31601	31602	31821
7855	5-902.0c		Freie Hauttransplantation, Empfängerstelle: Spalthaut, kleinflächig: Leisten- und Genitalregion		A1	31101	31502	31601	31602	31821
7856	5-902.0d		Freie Hauttransplantation, Empfängerstelle: Spalthaut, kleinflächig: Gesäß		A1	31101	31502	31601	31602	31821
7857	5-902.0e		Freie Hauttransplantation, Empfängerstelle: Spalthaut, kleinflächig: Oberschenkel und Knie		A1	31101	31502	31601	31602	31821

Fortsetzung 2.23 Operationen an Haut und Unterhaut

lfd. Nr	OPS-301 2004	OPS 2005	Bezeichnung OPS-301 2004	Bezeichnung OPS 2005	Kate-gorie	OP-Leistung	Über-wachung	Nachbeh. Überw.	Nachbeh. Operat.	Narkose
7858	5-902.0f		Freie Hauttransplantation, Empfängerstelle: Spalthaut, kleinflächig: Unterschenkel		A1	31101	31502	31601	31602	31821
7859	5-902.0g		Freie Hauttransplantation, Empfängerstelle: Spalthaut, kleinflächig: Fuß		A1	31101	31502	31601	31602	31821
7860	5-902.00		Freie Hauttransplantation, Empfängerstelle: Spalthaut, kleinflächig: Lippe		A2	31102	31503	31608	31609	31822
7861	5-902.04		Freie Hauttransplantation, Empfängerstelle: Spalthaut, kleinflächig: Sonstige Teile Kopf		A2	31102	31503	31608	31609	31822
7862	5-902.05		Freie Hauttransplantation, Empfängerstelle: Spalthaut, kleinflächig: Hals		A1	31101	31502	31601	31602	31821
7863	5-902.06		Freie Hauttransplantation, Empfängerstelle: Spalthaut, kleinflächig: Schulter und Axilla		A1	31101	31502	31601	31602	31821
7864	5-902.07		Freie Hauttransplantation, Empfängerstelle: Spalthaut, kleinflächig: Oberarm und Ellenbogen		A1	31101	31502	31601	31602	31821
7865	5-902.08		Freie Hauttransplantation, Empfängerstelle: Spalthaut, kleinflächig: Unterarm		A1	31101	31502	31601	31602	31821
7866	5-902.09		Freie Hauttransplantation, Empfängerstelle: Spalthaut, kleinflächig: Hand		A1	31101	31502	31601	31602	31821
7867	5-902.1a		Freie Hauttransplantation, Empfängerstelle: Spalthaut auf granulierendes Hautareal, kleinflächig: Brustwand und Rücken		A1	31101	31502	31601	31602	31821
7868	5-902.1b		Freie Hauttransplantation, Empfängerstelle: Spalthaut auf granulierendes Hautareal, kleinflächig: Bauchregion		A1	31101	31502	31601	31602	31821
7869	5-902.1c		Freie Hauttransplantation, Empfängerstelle: Spalthaut auf granulierendes Hautareal, kleinflächig: Leisten- und Genitalregion		A1	31101	31502	31601	31602	31821
7870	5-902.1d		Freie Hauttransplantation, Empfängerstelle: Spalthaut auf granulierendes Hautareal, kleinflächig: Gesäß		A1	31101	31502	31601	31602	31821
7871	5-902.1e		Freie Hauttransplantation, Empfängerstelle: Spalthaut auf granulierendes Hautareal, kleinflächig: Oberschenkel und Knie		A1	31101	31502	31601	31602	31821
7872	5-902.1f		Freie Hauttransplantation, Empfängerstelle: Spalthaut auf granulierendes Hautareal, kleinflächig: Unterschenkel		A1	31101	31502	31601	31602	31821
7873	5-902.1g		Freie Hauttransplantation, Empfängerstelle: Spalthaut auf granulierendes Hautareal, kleinflächig: Fuß		A1	31101	31502	31601	31602	31821
7874	5-902.10		Freie Hauttransplantation, Empfängerstelle: Spalthaut auf granulierendes Hautareal, kleinflächig: Lippe		A2	31102	31503	31608	31609	31822
7875	5-902.14		Freie Hauttransplantation, Empfängerstelle: Spalthaut auf granulierendes Hautareal, kleinflächig: Sonstige Teile Kopf		A2	31102	31503	31608	31609	31822
7876	5-902.15		Freie Hauttransplantation, Empfängerstelle: Spalthaut auf granulierendes Hautareal, kleinflächig: Hals		A1	31101	31502	31601	31602	31821
7877	5-902.16		Freie Hauttransplantation, Empfängerstelle: Spalthaut auf granulierendes Hautareal, kleinflächig: Schulter und Axilla		A1	31101	31502	31601	31602	31821

Fortsetzung 2.23 Operationen an Haut und Unterhaut

lfd. Nr	OPS-301 2004	OPS 2005	Bezeichnung OPS-301 2004	Bezeichnung OPS 2005	Kategorie	OP-Leistung	Überwachung	Nachbeh. Überw.	Nachbeh. Operat.	Narkose
7878	5-902.17		Freie Hauttransplantation, Empfängerstelle: Spalthaut auf granulierendes Hautareal, kleinflächig: Oberarm und Ellenbogen		A1	31101	31502	31601	31602	31821
7879	5-902.18		Freie Hauttransplantation, Empfängerstelle: Spalthaut auf granulierendes Hautareal, kleinflächig: Unterarm		A1	31101	31502	31601	31602	31821
7880	5-902.19		Freie Hauttransplantation, Empfängerstelle: Spalthaut auf granulierendes Hautareal, kleinflächig: Hand		A1	31101	31502	31601	31602	31821
7881	5-902.2a		Freie Hauttransplantation, Empfängerstelle: Vollhaut, kleinflächig: Brustwand und Rücken		A1	31101	31502	31601	31602	31821
7882	5-902.2b		Freie Hauttransplantation, Empfängerstelle: Vollhaut, kleinflächig: Bauchregion		A1	31101	31502	31601	31602	31821
7883	5-902.2c		Freie Hauttransplantation, Empfängerstelle: Vollhaut, kleinflächig: Leisten- und Genitalregion		A1	31101	31502	31601	31602	31821
7884	5-902.2d		Freie Hauttransplantation, Empfängerstelle: Vollhaut, kleinflächig: Gesäß		A1	31101	31502	31601	31602	31821
7885	5-902.2e		Freie Hauttransplantation, Empfängerstelle: Vollhaut, kleinflächig: Oberschenkel und Knie		A1	31101	31502	31601	31602	31821
7886	5-902.2f		Freie Hauttransplantation, Empfängerstelle: Vollhaut, kleinflächig: Unterschenkel		A1	31101	31502	31601	31602	31821
7887	5-902.2g		Freie Hauttransplantation, Empfängerstelle: Vollhaut, kleinflächig: Fuß		A1	31101	31502	31601	31602	31821
7888	5-902.20		Freie Hauttransplantation, Empfängerstelle: Vollhaut, kleinflächig: Lippe		A2	31102	31503	31608	31609	31822
7889	5-902.24		Freie Hauttransplantation, Empfängerstelle: Vollhaut, kleinflächig: Sonstige Teile Kopf		A2	31102	31503	31608	31609	31822
7890	5-902.25		Freie Hauttransplantation, Empfängerstelle: Vollhaut, kleinflächig: Hals		A1	31101	31502	31601	31602	31821
7891	5-902.26		Freie Hauttransplantation, Empfängerstelle: Vollhaut, kleinflächig: Schulter und Axilla		A1	31101	31502	31601	31602	31821
7892	5-902.27		Freie Hauttransplantation, Empfängerstelle: Vollhaut, kleinflächig: Oberarm und Ellenbogen		A1	31101	31502	31601	31602	31821
7893	5-902.28		Freie Hauttransplantation, Empfängerstelle: Vollhaut, kleinflächig: Unterarm		A1	31101	31502	31601	31602	31821
7894	5-902.29		Freie Hauttransplantation, Empfängerstelle: Vollhaut, kleinflächig: Hand		A1	31101	31502	31601	31602	31821
7895	5-902.34		Freie Hauttransplantation, Empfängerstelle: Composite graft, kleinflächig: Sonstige Teile Kopf		A2	31102	31503	31608	31609	31822
7896	5-902.4a		Freie Hauttransplantation, Empfängerstelle: Spalthaut, großflächig: Brustwand und Rücken		A2	31102	31503	31608	31609	31822
7897	5-902.4b		Freie Hauttransplantation, Empfängerstelle: Spalthaut, großflächig: Bauchregion		A2	31102	31503	31608	31609	31822
7898	5-902.4c		Freie Hauttransplantation, Empfängerstelle: Spalthaut, großflächig: Leisten- und Genitalregion		A2	31102	31503	31608	31609	31822

Fortsetzung 2.23 Operationen an Haut und Unterhaut

lfd. Nr	OPS-301 2004	OPS 2005	Bezeichnung OPS-301 2004	Bezeichnung OPS 2005	Kate-gorie	OP-Leistung	Über-wachung	Nachbeh. Überw.	Nachbeh. Operat.	Narkose
7899	5-902.4d		Freie Hauttransplantation, Empfängerstelle: Spalthaut, großflächig: Gesäß		A2	31102	31503	31608	31609	31822
7900	5-902.4e		Freie Hauttransplantation, Empfängerstelle: Spalthaut, großflächig: Oberschenkel und Knie		A2	31102	31503	31608	31609	31822
7901	5-902.4f		Freie Hauttransplantation, Empfängerstelle: Spalthaut, großflächig: Unterschenkel		A2	31102	31503	31608	31609	31822
7902	5-902.4g		Freie Hauttransplantation, Empfängerstelle: Spalthaut, großflächig: Fuß		A3	31103	31504	31608	31609	31823
7903	5-902.40		Freie Hauttransplantation, Empfängerstelle: Spalthaut, großflächig: Lippe		A2	31102	31503	31608	31609	31822
7904	5-902.44		Freie Hauttransplantation, Empfängerstelle: Spalthaut, großflächig: Sonstige Teile Kopf		A2	31102	31503	31608	31609	31822
7905	5-902.45		Freie Hauttransplantation, Empfängerstelle: Spalthaut, großflächig: Hals		A2	31102	31503	31608	31609	31822
7906	5-902.46		Freie Hauttransplantation, Empfängerstelle: Spalthaut, großflächig: Schulter und Axilla		A2	31102	31503	31608	31609	31822
7907	5-902.47		Freie Hauttransplantation, Empfängerstelle: Spalthaut, großflächig: Oberarm und Ellenbogen		A2	31102	31503	31608	31609	31822
7908	5-902.48		Freie Hauttransplantation, Empfängerstelle: Spalthaut, großflächig: Unterarm		A2	31102	31503	31608	31609	31822
7909	5-902.49		Freie Hauttransplantation, Empfängerstelle: Spalthaut, großflächig: Hand		A3	31103	31504	31608	31609	31823
7910	5-902.5a		Freie Hauttransplantation, Empfängerstelle: Spalthaut auf granulierendes Hautareal, großflächig: Brustwand und Rücken		A2	31102	31503	31608	31609	31822
7911	5-902.5b		Freie Hauttransplantation, Empfängerstelle: Spalthaut auf granulierendes Hautareal, großflächig: Bauchregion		A2	31102	31503	31608	31609	31822
7912	5-902.5c		Freie Hauttransplantation, Empfängerstelle: Spalthaut auf granulierendes Hautareal, großflächig: Leisten- und Genitalregion		A2	31102	31503	31608	31609	31822
7913	5-902.5d		Freie Hauttransplantation, Empfängerstelle: Spalthaut auf granulierendes Hautareal, großflächig: Gesäß		A2	31102	31503	31608	31609	31822
7914	5-902.5e		Freie Hauttransplantation, Empfängerstelle: Spalthaut auf granulierendes Hautareal, großflächig: Oberschenkel und Knie		A2	31102	31503	31608	31609	31822
7915	5-902.5f		Freie Hauttransplantation, Empfängerstelle: Spalthaut auf granulierendes Hautareal, großflächig: Unterschenkel		A2	31102	31503	31608	31609	31822
7916	5-902.5g		Freie Hauttransplantation, Empfängerstelle: Spalthaut auf granulierendes Hautareal, großflächig: Fuß		A3	31103	31504	31608	31609	31823
7917	5-902.50		Freie Hauttransplantation, Empfängerstelle: Spalthaut auf granulierendes Hautareal, großflächig: Lippe		A2	31102	31503	31608	31609	31822
7918	5-902.54		Freie Hauttransplantation, Empfängerstelle: Spalthaut auf granulierendes Hautareal, großflächig: Sonstige Teile Kopf		A2	31102	31503	31608	31609	31822
7919	5-902.55		Freie Hauttransplantation, Empfängerstelle: Spalthaut auf granulierendes Hautareal, großflächig: Hals		A2	31102	31503	31608	31609	31822

Fortsetzung 2.23 Operationen an Haut und Unterhaut

lfd. Nr	OPS-301 2004	OPS 2005	Bezeichnung OPS-301 2004	Bezeichnung OPS 2005	Kategorie	OP-Leistung	Überwachung	Nachbeh. Überw.	Nachbeh. Operat.	Narkose
7920	5-902.56		Freie Hauttransplantation, Empfängerstelle: Spalthaut auf granulierendes Hautareal, großflächig: Schulter und Axilla		A2	31102	31503	31608	31609	31822
7921	5-902.57		Freie Hauttransplantation, Empfängerstelle: Spalthaut auf granulierendes Hautareal, großflächig: Oberarm und Ellenbogen		A2	31102	31503	31608	31609	31822
7922	5-902.58		Freie Hauttransplantation, Empfängerstelle: Spalthaut auf granulierendes Hautareal, großflächig: Unterarm		A2	31102	31503	31608	31609	31822
7923	5-902.59		Freie Hauttransplantation, Empfängerstelle: Spalthaut auf granulierendes Hautareal, großflächig: Hand		A3	31103	31504	31608	31609	31823
7924	5-902.6a		Freie Hauttransplantation, Empfängerstelle: Vollhaut, großflächig: Brustwand und Rücken		A3	31103	31504	31608	31609	31823
7925	5-902.6b		Freie Hauttransplantation, Empfängerstelle: Vollhaut, großflächig: Bauchregion		A3	31103	31504	31608	31609	31823
7926	5-902.6c		Freie Hauttransplantation, Empfängerstelle: Vollhaut, großflächig: Leisten- und Genitalregion		A3	31103	31504	31608	31609	31823
7927	5-902.6d		Freie Hauttransplantation, Empfängerstelle: Vollhaut, großflächig: Gesäß		A3	31103	31504	31608	31609	31823
7928	5-902.6e		Freie Hauttransplantation, Empfängerstelle: Vollhaut, großflächig: Oberschenkel und Knie		A3	31103	31504	31608	31609	31823
7929	5-902.6f		Freie Hauttransplantation, Empfängerstelle: Vollhaut, großflächig: Unterschenkel		A3	31103	31504	31608	31609	31823
7930	5-902.6g		Freie Hauttransplantation, Empfängerstelle: Vollhaut, großflächig: Fuß		A3	31103	31504	31608	31609	31823
7931	5-902.60		Freie Hauttransplantation, Empfängerstelle: Vollhaut, großflächig: Lippe		A3	31103	31504	31608	31609	31823
7932	5-902.64		Freie Hauttransplantation, Empfängerstelle: Vollhaut, großflächig: Sonstige Teile Kopf		A3	31103	31504	31608	31609	31823
7933	5-902.65		Freie Hauttransplantation, Empfängerstelle: Vollhaut, großflächig: Hals		A3	31103	31504	31608	31609	31823
7934	5-902.66		Freie Hauttransplantation, Empfängerstelle: Vollhaut, großflächig: Schulter und Axilla		A3	31103	31504	31608	31609	31823
7935	5-902.67		Freie Hauttransplantation, Empfängerstelle: Vollhaut, großflächig: Oberarm und Ellenbogen		A3	31103	31504	31608	31609	31823
7936	5-902.68		Freie Hauttransplantation, Empfängerstelle: Vollhaut, großflächig: Unterarm		A3	31103	31504	31608	31609	31823
7937	5-902.69		Freie Hauttransplantation, Empfängerstelle: Vollhaut, großflächig: Hand		A3	31103	31504	31608	31609	31823
7938	5-903.1a		Lokale Lappenplastik an Haut und Unterhaut: Verschiebe-Rotationsplastik, kleinflächig: Brustwand und Rücken		A1	31101	31502	31601	31602	31821
7939	5-903.1b		Lokale Lappenplastik an Haut und Unterhaut: Verschiebe-Rotationsplastik, kleinflächig: Bauchregion		A1	31101	31502	31601	31602	31821
7940	5-903.1c		Lokale Lappenplastik an Haut und Unterhaut: Verschiebe-Rotationsplastik, kleinflächig: Leisten- und Genitalregion		A2	31102	31503	31608	31609	31822

Fortsetzung 2.23 Operationen an Haut und Unterhaut

lfd. Nr	OPS-301 2004	OPS 2005	Bezeichnung OPS-301 2004	Bezeichnung OPS 2005	Kategorie	OP-Leistung	Überwachung	Nachbeh. Überw.	Nachbeh. Operat.	Narkose
7941	5-903.1d		Lokale Lappenplastik an Haut und Unterhaut: Verschiebe-Rotationsplastik, kleinflächig: Gesäß		A1	31101	31502	31601	31602	31821
7942	5-903.1e		Lokale Lappenplastik an Haut und Unterhaut: Verschiebe-Rotationsplastik, kleinflächig: Oberschenkel und Knie		A1	31101	31502	31601	31602	31821
7943	5-903.1f		Lokale Lappenplastik an Haut und Unterhaut: Verschiebe-Rotationsplastik, kleinflächig: Unterschenkel		A1	31101	31502	31601	31602	31821
7944	5-903.1g		Lokale Lappenplastik an Haut und Unterhaut: Verschiebe-Rotationsplastik, kleinflächig: Fuß		A2	31102	31503	31608	31609	31822
7945	5-903.10		Lokale Lappenplastik an Haut und Unterhaut: Verschiebe-Rotationsplastik, kleinflächig: Lippe		A2	31102	31503	31608	31609	31822
7946	5-903.14		Lokale Lappenplastik an Haut und Unterhaut: Verschiebe-Rotationsplastik, kleinflächig: Sonstige Teile Kopf		A2	31102	31503	31608	31609	31822
7947	5-903.15		Lokale Lappenplastik an Haut und Unterhaut: Verschiebe-Rotationsplastik, kleinflächig: Hals		A1	31101	31502	31601	31602	31821
7948	5-903.16		Lokale Lappenplastik an Haut und Unterhaut: Verschiebe-Rotationsplastik, kleinflächig: Schulter und Axilla		A1	31101	31502	31601	31602	31821
7949	5-903.17		Lokale Lappenplastik an Haut und Unterhaut: Verschiebe-Rotationsplastik, kleinflächig: Oberarm und Ellenbogen		A1	31101	31502	31601	31602	31821
7950	5-903.18		Lokale Lappenplastik an Haut und Unterhaut: Verschiebe-Rotationsplastik, kleinflächig: Unterarm		A1	31101	31502	31601	31602	31821
7951	5-903.19		Lokale Lappenplastik an Haut und Unterhaut: Verschiebe-Rotationsplastik, kleinflächig: Hand		A2	31102	31503	31608	31609	31822
7952	5-903.2a		Lokale Lappenplastik an Haut und Unterhaut: Transpositionsplastik, kleinflächig: Brustwand und Rücken		A1	31101	31502	31601	31602	31821
7953	5-903.2b		Lokale Lappenplastik an Haut und Unterhaut: Transpositionsplastik, kleinflächig: Bauchregion		A1	31101	31502	31601	31602	31821
7954	5-903.2c		Lokale Lappenplastik an Haut und Unterhaut: Transpositionsplastik, kleinflächig: Leisten- und Genitalregion		A2	31102	31503	31608	31609	31822
7955	5-903.2d		Lokale Lappenplastik an Haut und Unterhaut: Transpositionsplastik, kleinflächig: Gesäß		A1	31101	31502	31601	31602	31821
7956	5-903.2e		Lokale Lappenplastik an Haut und Unterhaut: Transpositionsplastik, kleinflächig: Oberschenkel und Knie		A1	31101	31502	31601	31602	31821
7957	5-903.2f		Lokale Lappenplastik an Haut und Unterhaut: Transpositionsplastik, kleinflächig: Unterschenkel		A1	31101	31502	31601	31602	31821
7958	5-903.2g		Lokale Lappenplastik an Haut und Unterhaut: Transpositionsplastik, kleinflächig: Fuß		A2	31102	31503	31608	31609	31822

Fortsetzung 2.23 Operationen an Haut und Unterhaut

lfd. Nr	OPS-301 2004	OPS 2005	Bezeichnung OPS-301 2004	Bezeichnung OPS 2005	Kate-gorie	OP-Leistung	Über-wachung	Nachbeh. Überw.	Nachbeh. Operat.	Narkose
7959	5-903.20		Lokale Lappenplastik an Haut und Unterhaut: Transpositionsplastik, kleinflächig: Lippe		A2	31102	31503	31608	31609	31822
7960	5-903.24		Lokale Lappenplastik an Haut und Unterhaut: Transpositionsplastik, kleinflächig: Sonstige Teile Kopf		A2	31102	31503	31608	31609	31822
7961	5-903.25		Lokale Lappenplastik an Haut und Unterhaut: Transpositionsplastik, kleinflächig: Hals		A1	31101	31502	31601	31602	31821
7962	5-903.26		Lokale Lappenplastik an Haut und Unterhaut: Transpositionsplastik, kleinflächig: Schulter und Axilla		A1	31101	31502	31601	31602	31821
7963	5-903.27		Lokale Lappenplastik an Haut und Unterhaut: Transpositionsplastik, kleinflächig: Oberarm und Ellenbogen		A1	31101	31502	31601	31602	31821
7964	5-903.28		Lokale Lappenplastik an Haut und Unterhaut: Transpositionsplastik, kleinflächig: Unterarm		A1	31101	31502	31601	31602	31821
7965	5-903.29		Lokale Lappenplastik an Haut und Unterhaut: Transpositionsplastik, kleinflächig: Hand		A2	31102	31503	31608	31609	31822
7966	5-903.3a		Lokale Lappenplastik an Haut und Unterhaut: Insellappenplastik, kleinflächig: Brustwand und Rücken		A1	31101	31502	31601	31602	31821
7967	5-903.3b		Lokale Lappenplastik an Haut und Unterhaut: Insellappenplastik, kleinflächig: Bauchregion		A1	31101	31502	31601	31602	31821
7968	5-903.3c		Lokale Lappenplastik an Haut und Unterhaut: Insellappenplastik, kleinflächig: Leisten- und Genitalregion		A2	31102	31503	31608	31609	31822
7969	5-903.3d		Lokale Lappenplastik an Haut und Unterhaut: Insellappenplastik, kleinflächig: Gesäß		A1	31101	31502	31601	31602	31821
7970	5-903.3e		Lokale Lappenplastik an Haut und Unterhaut: Insellappenplastik, kleinflächig: Oberschenkel und Knie		A1	31101	31502	31601	31602	31821
7971	5-903.3f		Lokale Lappenplastik an Haut und Unterhaut: Insellappenplastik, kleinflächig: Unterschenkel		A1	31101	31502	31601	31602	31821
7972	5-903.3g		Lokale Lappenplastik an Haut und Unterhaut: Insellappenplastik, kleinflächig: Fuß		A2	31102	31503	31608	31609	31822
7973	5-903.30		Lokale Lappenplastik an Haut und Unterhaut: Insellappenplastik, kleinflächig: Lippe		A2	31102	31503	31608	31609	31822
7974	5-903.34		Lokale Lappenplastik an Haut und Unterhaut: Insellappenplastik, kleinflächig: Sonstige Teile Kopf		A2	31102	31503	31608	31609	31822
7975	5-903.35		Lokale Lappenplastik an Haut und Unterhaut: Insellappenplastik, kleinflächig: Hals		A1	31101	31502	31601	31602	31821
7976	5-903.36		Lokale Lappenplastik an Haut und Unterhaut: Insellappenplastik, kleinflächig: Schulter und Axilla		A1	31101	31502	31601	31602	31821
7977	5-903.37		Lokale Lappenplastik an Haut und Unterhaut: Insellappenplastik, kleinflächig: Oberarm und Ellenbogen		A1	31101	31502	31601	31602	31821

Fortsetzung 2.23 Operationen an Haut und Unterhaut

lfd. Nr	OPS-301 2004	OPS 2005	Bezeichnung OPS-301 2004	Bezeichnung OPS 2005	Kategorie	OP-Leistung	Überwachung	Nachbeh. Überw.	Nachbeh. Operat.	Narkose
7978	5-903.38		Lokale Lappenplastik an Haut und Unterhaut: Insellappenplastik, kleinflächig: Unterarm		A1	31101	31502	31601	31602	31821
7979	5-903.39		Lokale Lappenplastik an Haut und Unterhaut: Insellappenplastik, kleinflächig: Hand		A2	31102	31503	31608	31609	31822
7980	5-903.4a		Lokale Lappenplastik an Haut und Unterhaut: Z-Plastik, kleinflächig: Brustwand und Rücken		A1	31101	31502	31601	31602	31821
7981	5-903.4b		Lokale Lappenplastik an Haut und Unterhaut: Z-Plastik, kleinflächig: Bauchregion		A1	31101	31502	31601	31602	31821
7982	5-903.4c		Lokale Lappenplastik an Haut und Unterhaut: Z-Plastik, kleinflächig: Leisten- und Genitalregion		A2	31102	31503	31608	31609	31822
7983	5-903.4d		Lokale Lappenplastik an Haut und Unterhaut: Z-Plastik, kleinflächig: Gesäß		A1	31101	31502	31601	31602	31821
7984	5-903.4e		Lokale Lappenplastik an Haut und Unterhaut: Z-Plastik, kleinflächig: Oberschenkel und Knie		A1	31101	31502	31601	31602	31821
7985	5-903.4f		Lokale Lappenplastik an Haut und Unterhaut: Z-Plastik, kleinflächig: Unterschenkel		A1	31101	31502	31601	31602	31821
7986	5-903.4g		Lokale Lappenplastik an Haut und Unterhaut: Z-Plastik, kleinflächig: Fuß		A2	31102	31503	31608	31609	31822
7987	5-903.40		Lokale Lappenplastik an Haut und Unterhaut: Z-Plastik, kleinflächig: Lippe		A2	31102	31503	31608	31609	31822
7988	5-903.44		Lokale Lappenplastik an Haut und Unterhaut: Z-Plastik, kleinflächig: Sonstige Teile Kopf		A2	31102	31503	31608	31609	31822
7989	5-903.45		Lokale Lappenplastik an Haut und Unterhaut: Z-Plastik, kleinflächig: Hals		A1	31101	31502	31601	31602	31821
7990	5-903.46		Lokale Lappenplastik an Haut und Unterhaut: Z-Plastik, kleinflächig: Schulter und Axilla		A1	31101	31502	31601	31602	31821
7991	5-903.47		Lokale Lappenplastik an Haut und Unterhaut: Z-Plastik, kleinflächig: Oberarm und Ellenbogen		A1	31101	31502	31601	31602	31821
7992	5-903.48		Lokale Lappenplastik an Haut und Unterhaut: Z-Plastik, kleinflächig: Unterarm		A1	31101	31502	31601	31602	31821
7993	5-903.49		Lokale Lappenplastik an Haut und Unterhaut: Z-Plastik, kleinflächig: Hand		A2	31102	31503	31608	31609	31822
7994	5-903.6a		Lokale Lappenplastik an Haut und Unterhaut: Verschiebe-Rotationsplastik, großflächig: Brustwand und Rücken		A3	31103	31504	31608	31609	31823
7995	5-903.6b		Lokale Lappenplastik an Haut und Unterhaut: Verschiebe-Rotationsplastik, großflächig: Bauchregion		A3	31103	31504	31608	31609	31823
7996	5-903.6c		Lokale Lappenplastik an Haut und Unterhaut: Verschiebe-Rotationsplastik, großflächig: Leisten- und Genitalregion		A3	31103	31504	31608	31609	31823
7997	5-903.6d		Lokale Lappenplastik an Haut und Unterhaut: Verschiebe-Rotationsplastik, großflächig: Gesäß		A3	31103	31504	31608	31609	31823
7998	5-903.6e		Lokale Lappenplastik an Haut und Unterhaut: Verschiebe-Rotationsplastik, großflächig: Oberschenkel und Knie		A3	31103	31504	31608	31609	31823

Fortsetzung 2.23 Operationen an Haut und Unterhaut

lfd. Nr	OPS-301 2004	OPS 2005	Bezeichnung OPS-301 2004	Bezeichnung OPS 2005	Kate-gorie	OP-Leistung	Über-wachung	Nachbeh. Überw.	Nachbeh. Operat.	Narkose
7999	5-903.6f		Lokale Lappenplastik an Haut und Unterhaut: Verschiebe-Rotationsplastik, großflächig: Unterschenkel		A3	31103	31504	31608	31609	31823
8000	5-903.6g		Lokale Lappenplastik an Haut und Unterhaut: Verschiebe-Rotationsplastik, großflächig: Fuß		A3	31103	31504	31608	31609	31823
8001	5-903.60		Lokale Lappenplastik an Haut und Unterhaut: Verschiebe-Rotationsplastik, großflächig: Lippe		A2	31102	31503	31608	31609	31822
8002	5-903.64		Lokale Lappenplastik an Haut und Unterhaut: Verschiebe-Rotationsplastik, großflächig: Sonstige Teile Kopf		A3	31103	31504	31608	31609	31823
8003	5-903.65		Lokale Lappenplastik an Haut und Unterhaut: Verschiebe-Rotationsplastik, großflächig: Hals		A3	31103	31504	31608	31609	31823
8004	5-903.66		Lokale Lappenplastik an Haut und Unterhaut: Verschiebe-Rotationsplastik, großflächig: Schulter und Axilla		A3	31103	31504	31608	31609	31823
8005	5-903.67		Lokale Lappenplastik an Haut und Unterhaut: Verschiebe-Rotationsplastik, großflächig: Oberarm und Ellenbogen		A3	31103	31504	31608	31609	31823
8006	5-903.68		Lokale Lappenplastik an Haut und Unterhaut: Verschiebe-Rotationsplastik, großflächig: Unterarm		A3	31103	31504	31608	31609	31823
8007	5-903.69		Lokale Lappenplastik an Haut und Unterhaut: Verschiebe-Rotationsplastik, großflächig: Hand		A3	31103	31504	31608	31609	31823
8008	5-903.7a		Lokale Lappenplastik an Haut und Unterhaut: Transpositionsplastik, großflächig: Brustwand und Rücken		A3	31103	31504	31608	31609	31823
8009	5-903.7b		Lokale Lappenplastik an Haut und Unterhaut: Transpositionsplastik, großflächig: Bauchregion		A3	31103	31504	31608	31609	31823
8010	5-903.7c		Lokale Lappenplastik an Haut und Unterhaut: Transpositionsplastik, großflächig: Leisten- und Genitalregion		A3	31103	31504	31608	31609	31823
8011	5-903.7d		Lokale Lappenplastik an Haut und Unterhaut: Transpositionsplastik, großflächig: Gesäß		A3	31103	31504	31608	31609	31823
8012	5-903.7e		Lokale Lappenplastik an Haut und Unterhaut: Transpositionsplastik, großflächig: Oberschenkel und Knie		A3	31103	31504	31608	31609	31823
8013	5-903.7f		Lokale Lappenplastik an Haut und Unterhaut: Transpositionsplastik, großflächig: Unterschenkel		A3	31103	31504	31608	31609	31823
8014	5-903.7g		Lokale Lappenplastik an Haut und Unterhaut: Transpositionsplastik, großflächig: Fuß		A3	31103	31504	31608	31609	31823
8015	5-903.70		Lokale Lappenplastik an Haut und Unterhaut: Transpositionsplastik, großflächig: Lippe		A2	31102	31503	31608	31609	31822
8016	5-903.74		Lokale Lappenplastik an Haut und Unterhaut: Transpositionsplastik, großflächig: Sonstige Teile Kopf		A3	31103	31504	31608	31609	31823

Fortsetzung 2.23 Operationen an Haut und Unterhaut

lfd. Nr	OPS-301 2004	OPS 2005	Bezeichnung OPS-301 2004	Bezeichnung OPS 2005	Kategorie	OP-Leistung	Überwachung	Nachbeh. Überw.	Nachbeh. Operat.	Narkose
8017	5-903.75		Lokale Lappenplastik an Haut und Unterhaut: Transpositionsplastik, großflächig: Hals		A3	31103	31504	31608	31609	31823
8018	5-903.76		Lokale Lappenplastik an Haut und Unterhaut: Transpositionsplastik, großflächig: Schulter und Axilla		A3	31103	31504	31608	31609	31823
8019	5-903.77		Lokale Lappenplastik an Haut und Unterhaut: Transpositionsplastik, großflächig: Oberarm und Ellenbogen		A3	31103	31504	31608	31609	31823
8020	5-903.78		Lokale Lappenplastik an Haut und Unterhaut: Transpositionsplastik, großflächig: Unterarm		A3	31103	31504	31608	31609	31823
8021	5-903.79		Lokale Lappenplastik an Haut und Unterhaut: Transpositionsplastik, großflächig: Hand		A3	31103	31504	31608	31609	31823
8022	5-903.8a		Lokale Lappenplastik an Haut und Unterhaut: Insellappenplastik, großflächig: Brustwand und Rücken		A3	31103	31504	31608	31609	31823
8023	5-903.8b		Lokale Lappenplastik an Haut und Unterhaut: Insellappenplastik, großflächig: Bauchregion		A3	31103	31504	31608	31609	31823
8024	5-903.8c		Lokale Lappenplastik an Haut und Unterhaut: Insellappenplastik, großflächig: Leisten- und Genitalregion		A3	31103	31504	31608	31609	31823
8025	5-903.8d		Lokale Lappenplastik an Haut und Unterhaut: Insellappenplastik, großflächig: Gesäß		A3	31103	31504	31608	31609	31823
8026	5-903.8e		Lokale Lappenplastik an Haut und Unterhaut: Insellappenplastik, großflächig: Oberschenkel und Knie		A3	31103	31504	31608	31609	31823
8027	5-903.8f		Lokale Lappenplastik an Haut und Unterhaut: Insellappenplastik, großflächig: Unterschenkel		A3	31103	31504	31608	31609	31823
8028	5-903.8g		Lokale Lappenplastik an Haut und Unterhaut: Insellappenplastik, großflächig: Fuß		A3	31103	31504	31608	31609	31823
8029	5-903.80		Lokale Lappenplastik an Haut und Unterhaut: Insellappenplastik, großflächig: Lippe		A2	31102	31503	31608	31609	31822
8030	5-903.84		Lokale Lappenplastik an Haut und Unterhaut: Insellappenplastik, großflächig: Sonstige Teile Kopf		A3	31103	31504	31608	31609	31823
8031	5-903.85		Lokale Lappenplastik an Haut und Unterhaut: Insellappenplastik, großflächig: Hals		A3	31103	31504	31608	31609	31823
8032	5-903.86		Lokale Lappenplastik an Haut und Unterhaut: Insellappenplastik, großflächig: Schulter und Axilla		A3	31103	31504	31608	31609	31823
8033	5-903.87		Lokale Lappenplastik an Haut und Unterhaut: Insellappenplastik, großflächig: Oberarm und Ellenbogen		A3	31103	31504	31608	31609	31823
8034	5-903.88		Lokale Lappenplastik an Haut und Unterhaut: Insellappenplastik, großflächig: Unterarm		A3	31103	31504	31608	31609	31823
8035	5-903.89		Lokale Lappenplastik an Haut und Unterhaut: Insellappenplastik, großflächig: Hand		A3	31103	31504	31608	31609	31823
8036	5-903.9a		Lokale Lappenplastik an Haut und Unterhaut: Z-Plastik, großflächig: Brustwand und Rücken		A3	31103	31504	31608	31609	31823

Fortsetzung 2.23 Operationen an Haut und Unterhaut

lfd. Nr	OPS-301 2004	OPS 2005	Bezeichnung OPS-301 2004	Bezeichnung OPS 2005	Kate-gorie	OP-Leistung	Über-wachung	Nachbeh. Überw.	Nachbeh. Operat.	Narkose
8037	5-903.9b		Lokale Lappenplastik an Haut und Unterhaut: Z-Plastik, großflächig: Bauchregion		A3	31103	31504	31608	31609	31823
8038	5-903.9c		Lokale Lappenplastik an Haut und Unterhaut: Z-Plastik, großflächig: Leisten- und Genitalregion		A3	31103	31504	31608	31609	31823
8039	5-903.9d		Lokale Lappenplastik an Haut und Unterhaut: Z-Plastik, großflächig: Gesäß		A3	31103	31504	31608	31609	31823
8040	5-903.9e		Lokale Lappenplastik an Haut und Unterhaut: Z-Plastik, großflächig: Oberschenkel und Knie		A3	31103	31504	31608	31609	31823
8041	5-903.9f		Lokale Lappenplastik an Haut und Unterhaut: Z-Plastik, großflächig: Unterschenkel		A3	31103	31504	31608	31609	31823
8042	5-903.9g		Lokale Lappenplastik an Haut und Unterhaut: Z-Plastik, großflächig: Fuß		A3	31103	31504	31608	31609	31823
8043	5-903.90		Lokale Lappenplastik an Haut und Unterhaut: Z-Plastik, großflächig: Lippe		A2	31102	31503	31608	31609	31822
8044	5-903.94		Lokale Lappenplastik an Haut und Unterhaut: Z-Plastik, großflächig: Sonstige Teile Kopf		A3	31103	31504	31608	31609	31823
8045	5-903.95		Lokale Lappenplastik an Haut und Unterhaut: Z-Plastik, großflächig: Hals		A2	31102	31503	31608	31609	31822
8046	5-903.96		Lokale Lappenplastik an Haut und Unterhaut: Z-Plastik, großflächig: Schulter und Axilla		A2	31102	31503	31608	31609	31822
8047	5-903.97		Lokale Lappenplastik an Haut und Unterhaut: Z-Plastik, großflächig: Oberarm und Ellenbogen		A3	31103	31504	31608	31609	31823
8048	5-903.98		Lokale Lappenplastik an Haut und Unterhaut: Z-Plastik, großflächig: Unterarm		A3	31103	31504	31608	31609	31823
8049	5-903.99		Lokale Lappenplastik an Haut und Unterhaut: Z-Plastik, großflächig: Hand		A3	31103	31504	31608	31609	31823
8050	5-905.xa		Lappenplastik an Haut und Unterhaut, Empfängerstelle: Sonstige: Brustwand und Rücken		A2	31102	31503	31608	31609	31822
8051	5-905.xb		Lappenplastik an Haut und Unterhaut, Empfängerstelle: Sonstige: Bauchregion		A2	31102	31503	31608	31609	31822
8052	5-905.xc		Lappenplastik an Haut und Unterhaut, Empfängerstelle: Sonstige: Leisten- und Genitalregion		A2	31102	31503	31608	31609	31822
8053	5-905.xd		Lappenplastik an Haut und Unterhaut, Empfängerstelle: Sonstige: Gesäß		A2	31102	31503	31608	31609	31822
8054	5-905.xe		Lappenplastik an Haut und Unterhaut, Empfängerstelle: Sonstige: Oberschenkel und Knie		A2	31102	31503	31608	31609	31822
8055	5-905.xf		Lappenplastik an Haut und Unterhaut, Empfängerstelle: Sonstige: Unterschenkel		A2	31102	31503	31608	31609	31822
8056	5-905.xg		Lappenplastik an Haut und Unterhaut, Empfängerstelle: Sonstige: Fuß		A2	31102	31503	31608	31609	31822
8057	5-905.x0		Lappenplastik an Haut und Unterhaut, Empfängerstelle: Sonstige: Lippe		A2	31102	31503	31608	31609	31822
8058	5-905.x4		Lappenplastik an Haut und Unterhaut, Empfängerstelle: Sonstige: Sonstige Teile Kopf		A2	31102	31503	31608	31609	31822
8059	5-905.x5		Lappenplastik an Haut und Unterhaut, Empfängerstelle: Sonstige: Hals		A2	31102	31503	31608	31609	31822

Fortsetzung 2.23 Operationen an Haut und Unterhaut

lfd. Nr	OPS-301 2004	OPS 2005	Bezeichnung OPS-301 2004	Bezeichnung OPS 2005	Kate-gorie	OP-Leistung	Über-wachung	Nachbeh. Überw.	Nachbeh. Operat.	Narkose
8060	5-905.x6		Lappenplastik an Haut und Unterhaut, Empfängerstelle: Sonstige: Schulter und Axilla		A2	31102	31503	31608	31609	31822
8061	5-905.x7		Lappenplastik an Haut und Unterhaut, Empfängerstelle: Sonstige: Oberarm und Ellenbogen		A2	31102	31503	31608	31609	31822
8062	5-905.x8		Lappenplastik an Haut und Unterhaut, Empfängerstelle: Sonstige: Unterarm		A2	31102	31503	31608	31609	31822
8063	5-905.x9		Lappenplastik an Haut und Unterhaut, Empfängerstelle: Sonstige: Hand		A2	31102	31503	31608	31609	31822
8064	5-905.1a		Lappenplastik an Haut und Unterhaut, Empfängerstelle: Gestielter regionaler Lappen: Brustwand und Rücken		A2	31102	31503	31608	31609	31822
8065	5-905.1b		Lappenplastik an Haut und Unterhaut, Empfängerstelle: Gestielter regionaler Lappen: Bauchregion		A2	31102	31503	31608	31609	31822
8066	5-905.1c		Lappenplastik an Haut und Unterhaut, Empfängerstelle: Gestielter regionaler Lappen: Leisten- und Genitalregion		A2	31102	31503	31608	31609	31822
8067	5-905.1d		Lappenplastik an Haut und Unterhaut, Empfängerstelle: Gestielter regionaler Lappen: Gesäß		A2	31102	31503	31608	31609	31822
8068	5-905.1e		Lappenplastik an Haut und Unterhaut, Empfängerstelle: Gestielter regionaler Lappen: Oberschenkel und Knie		A2	31102	31503	31608	31609	31822
8069	5-905.1f		Lappenplastik an Haut und Unterhaut, Empfängerstelle: Gestielter regionaler Lappen: Unterschenkel		A2	31102	31503	31608	31609	31822
8070	5-905.1g		Lappenplastik an Haut und Unterhaut, Empfängerstelle: Gestielter regionaler Lappen: Fuß		A2	31102	31503	31608	31609	31822
8071	5-905.10		Lappenplastik an Haut und Unterhaut, Empfängerstelle: Gestielter regionaler Lappen: Lippe		A2	31102	31503	31608	31609	31822
8072	5-905.14		Lappenplastik an Haut und Unterhaut, Empfängerstelle: Gestielter regionaler Lappen: Sonstige Teile Kopf		A2	31102	31503	31608	31609	31822
8073	5-905.15		Lappenplastik an Haut und Unterhaut, Empfängerstelle: Gestielter regionaler Lappen: Hals		A2	31102	31503	31608	31609	31822
8074	5-905.16		Lappenplastik an Haut und Unterhaut, Empfängerstelle: Gestielter regionaler Lappen: Schulter und Axilla		A2	31102	31503	31608	31609	31822
8075	5-905.17		Lappenplastik an Haut und Unterhaut, Empfängerstelle: Gestielter regionaler Lappen: Oberarm und Ellenbogen		A2	31102	31503	31608	31609	31822
8076	5-905.18		Lappenplastik an Haut und Unterhaut, Empfängerstelle: Gestielter regionaler Lappen: Unterarm		A2	31102	31503	31608	31609	31822
8077	5-905.19		Lappenplastik an Haut und Unterhaut, Empfängerstelle: Gestielter regionaler Lappen: Hand		A2	31102	31503	31608	31609	31822
8078	5-905.2a		Lappenplastik an Haut und Unterhaut, Empfängerstelle: Gestielter Fernlappen: Brustwand und Rücken		A5	31105	31505	31610	31611	31825

Fortsetzung 2.23 Operationen an Haut und Unterhaut

lfd. Nr	OPS-301 2004	OPS 2005	Bezeichnung OPS-301 2004	Bezeichnung OPS 2005	Kate-gorie	OP-Leistung	Über-wachung	Nachbeh. Überw.	Nachbeh. Operat.	Narkose
8079	5-905.2b		Lappenplastik an Haut und Unterhaut, Empfängerstelle: Gestielter Fernlappen: Bauchregion		A5	31105	31505	31610	31611	31825
8080	5-905.2c		Lappenplastik an Haut und Unterhaut, Empfängerstelle: Gestielter Fernlappen: Leisten- und Genitalregion		A4	31104	31504	31610	31611	31824
8081	5-905.2d		Lappenplastik an Haut und Unterhaut, Empfängerstelle: Gestielter Fernlappen: Gesäß		A4	31104	31504	31610	31611	31824
8082	5-905.2e		Lappenplastik an Haut und Unterhaut, Empfängerstelle: Gestielter Fernlappen: Oberschenkel und Knie		A5	31105	31505	31610	31611	31825
8083	5-905.2f		Lappenplastik an Haut und Unterhaut, Empfängerstelle: Gestielter Fernlappen: Unterschenkel		A4	31104	31504	31610	31611	31824
8084	5-905.2g		Lappenplastik an Haut und Unterhaut, Empfängerstelle: Gestielter Fernlappen: Fuß		A4	31104	31504	31610	31611	31824
8085	5-905.20		Lappenplastik an Haut und Unterhaut, Empfängerstelle: Gestielter Fernlappen: Lippe		A3	31103	31504	31608	31609	31823
8086	5-905.24		Lappenplastik an Haut und Unterhaut, Empfängerstelle: Gestielter Fernlappen: Sonstige Teile Kopf		A4	31104	31504	31610	31611	31824
8087	5-905.25		Lappenplastik an Haut und Unterhaut, Empfängerstelle: Gestielter Fernlappen: Hals		A4	31104	31504	31610	31611	31824
8088	5-905.26		Lappenplastik an Haut und Unterhaut, Empfängerstelle: Gestielter Fernlappen: Schulter und Axilla		A5	31105	31505	31610	31611	31825
8089	5-905.27		Lappenplastik an Haut und Unterhaut, Empfängerstelle: Gestielter Fernlappen: Oberarm und Ellenbogen		A4	31104	31504	31610	31611	31824
8090	5-905.28		Lappenplastik an Haut und Unterhaut, Empfängerstelle: Gestielter Fernlappen: Unterarm		A4	31104	31504	31610	31611	31824
8091	5-905.29		Lappenplastik an Haut und Unterhaut, Empfängerstelle: Gestielter Fernlappen: Hand		A4	31104	31504	31610	31611	31824
8092	5-906.0a		Kombinierte plastische Eingriffe an Haut und Unterhaut: Kombinierte Lappenplastiken: Brustwand und Rücken		A5	31105	31505	31610	31611	31825
8093	5-906.0b		Kombinierte plastische Eingriffe an Haut und Unterhaut: Kombinierte Lappenplastiken: Bauchregion		A5	31105	31505	31610	31611	31825
8094	5-906.0c		Kombinierte plastische Eingriffe an Haut und Unterhaut: Kombinierte Lappenplastiken: Leisten- und Genitalregion		A4	31104	31504	31610	31611	31824
8095	5-906.0d		Kombinierte plastische Eingriffe an Haut und Unterhaut: Kombinierte Lappenplastiken: Gesäß		A4	31104	31504	31610	31611	31824
8096	5-906.0e		Kombinierte plastische Eingriffe an Haut und Unterhaut: Kombinierte Lappenplastiken: Oberschenkel und Knie		A5	31105	31505	31610	31611	31825
8097	5-906.0f		Kombinierte plastische Eingriffe an Haut und Unterhaut: Kombinierte Lappenplastiken: Unterschenkel		A4	31104	31504	31610	31611	31824

Fortsetzung 2.23 Operationen an Haut und Unterhaut

lfd. Nr	OPS-301 2004	OPS 2005	Bezeichnung OPS-301 2004	Bezeichnung OPS 2005	Kategorie	OP-Leistung	Überwachung	Nachbeh. Überw.	Nachbeh. Operat.	Narkose
8098	5-906.0g		Kombinierte plastische Eingriffe an Haut und Unterhaut: Kombinierte Lappenplastiken: Fuß		A4	31104	31504	31610	31611	31824
8099	5-906.00		Kombinierte plastische Eingriffe an Haut und Unterhaut: Kombinierte Lappenplastiken: Lippe		A3	31103	31504	31608	31609	31823
8100	5-906.04		Kombinierte plastische Eingriffe an Haut und Unterhaut: Kombinierte Lappenplastiken: Sonstige Teile Kopf		A4	31104	31504	31610	31611	31824
8101	5-906.05		Kombinierte plastische Eingriffe an Haut und Unterhaut: Kombinierte Lappenplastiken: Hals		A4	31104	31504	31610	31611	31824
8102	5-906.06		Kombinierte plastische Eingriffe an Haut und Unterhaut: Kombinierte Lappenplastiken: Schulter und Axilla		A5	31105	31505	31610	31611	31825
8103	5-906.07		Kombinierte plastische Eingriffe an Haut und Unterhaut: Kombinierte Lappenplastiken: Oberarm und Ellenbogen		A4	31104	31504	31610	31611	31824
8104	5-906.08		Kombinierte plastische Eingriffe an Haut und Unterhaut: Kombinierte Lappenplastiken: Unterarm		A4	31104	31504	31610	31611	31824
8105	5-906.09		Kombinierte plastische Eingriffe an Haut und Unterhaut: Kombinierte Lappenplastiken: Hand		A4	31104	31504	31610	31611	31824
8106	5-906.1a		Kombinierte plastische Eingriffe an Haut und Unterhaut: Kombination von Lappenplastiken und freiem Hauttransplantat: Brustwand und Rücken		A5	31105	31505	31610	31611	31825
8107	5-906.1b		Kombinierte plastische Eingriffe an Haut und Unterhaut: Kombination von Lappenplastiken und freiem Hauttransplantat: Bauchregion		A5	31105	31505	31610	31611	31825
8108	5-906.1c		Kombinierte plastische Eingriffe an Haut und Unterhaut: Kombination von Lappenplastiken und freiem Hauttransplantat: Leisten- und Genitalregion		A5	31105	31505	31610	31611	31825
8109	5-906.1d		Kombinierte plastische Eingriffe an Haut und Unterhaut: Kombination von Lappenplastiken und freiem Hauttransplantat: Gesäß		A5	31105	31505	31610	31611	31825
8110	5-906.1e		Kombinierte plastische Eingriffe an Haut und Unterhaut: Kombination von Lappenplastiken und freiem Hauttransplantat: Oberschenkel und Knie		A5	31105	31505	31610	31611	31825
8111	5-906.1f		Kombinierte plastische Eingriffe an Haut und Unterhaut: Kombination von Lappenplastiken und freiem Hauttransplantat: Unterschenkel		A5	31105	31505	31610	31611	31825
8112	5-906.1g		Kombinierte plastische Eingriffe an Haut und Unterhaut: Kombination von Lappenplastiken und freiem Hauttransplantat: Fuß		A5	31105	31505	31610	31611	31825
8113	5-906.10		Kombinierte plastische Eingriffe an Haut und Unterhaut: Kombination von Lappenplastiken und freiem Hauttransplantat: Lippe		A4	31104	31504	31610	31611	31824
8114	5-906.14		Kombinierte plastische Eingriffe an Haut und Unterhaut: Kombination von Lappenplastiken und freiem Hauttransplantat: Sonstige Teile Kopf		A5	31105	31505	31610	31611	31825
8115	5-906.15		Kombinierte plastische Eingriffe an Haut und Unterhaut: Kombination von Lappenplastiken und freiem Hauttransplantat: Hals		A5	31105	31505	31610	31611	31825

Fortsetzung 2.23 Operationen an Haut und Unterhaut

lfd. Nr	OPS-301 2004	OPS 2005	Bezeichnung OPS-301 2004	Bezeichnung OPS 2005	Kate-gorie	OP-Leistung	Über-wachung	Nachbeh. Überw.	Nachbeh. Operat.	Narkose
8116	5-906.16		Kombinierte plastische Eingriffe an Haut und Unterhaut: Kombination von Lappenplastiken und freiem Hauttransplantat: Schulter und Axilla		A5	31105	31505	31610	31611	31825
8117	5-906.17		Kombinierte plastische Eingriffe an Haut und Unterhaut: Kombination von Lappenplastiken und freiem Hauttransplantat: Oberarm und Ellenbogen		A5	31105	31505	31610	31611	31825
8118	5-906.18		Kombinierte plastische Eingriffe an Haut und Unterhaut: Kombination von Lappenplastiken und freiem Hauttransplantat: Unterarm		A5	31105	31505	31610	31611	31825
8119	5-906.19		Kombinierte plastische Eingriffe an Haut und Unterhaut: Kombination von Lappenplastiken und freiem Hauttransplantat: Hand		A5	31105	31505	31610	31611	31825
8120	5-906.2a		Kombinierte plastische Eingriffe an Haut und Unterhaut: Gestielter regionaler Lappen mit Fernlappen: Brustwand und Rücken		A5	31105	31505	31610	31611	31825
8121	5-906.2b		Kombinierte plastische Eingriffe an Haut und Unterhaut: Gestielter regionaler Lappen mit Fernlappen: Bauchregion		A5	31105	31505	31610	31611	31825
8122	5-906.2c		Kombinierte plastische Eingriffe an Haut und Unterhaut: Gestielter regionaler Lappen mit Fernlappen: Leisten- und Genitalregion		A5	31105	31505	31610	31611	31825
8123	5-906.2d		Kombinierte plastische Eingriffe an Haut und Unterhaut: Gestielter regionaler Lappen mit Fernlappen: Gesäß		A5	31105	31505	31610	31611	31825
8124	5-906.2e		Kombinierte plastische Eingriffe an Haut und Unterhaut: Gestielter regionaler Lappen mit Fernlappen: Oberschenkel und Knie		A5	31105	31505	31610	31611	31825
8125	5-906.2f		Kombinierte plastische Eingriffe an Haut und Unterhaut: Gestielter regionaler Lappen mit Fernlappen: Unterschenkel		A5	31105	31505	31610	31611	31825
8126	5-906.2g		Kombinierte plastische Eingriffe an Haut und Unterhaut: Gestielter regionaler Lappen mit Fernlappen: Fuß		A5	31105	31505	31610	31611	31825
8127	5-906.20		Kombinierte plastische Eingriffe an Haut und Unterhaut: Gestielter regionaler Lappen mit Fernlappen: Lippe		A4	31104	31504	31610	31611	31824
8128	5-906.24		Kombinierte plastische Eingriffe an Haut und Unterhaut: Gestielter regionaler Lappen mit Fernlappen: Sonstige Teile Kopf		A5	31105	31505	31610	31611	31825
8129	5-906.25		Kombinierte plastische Eingriffe an Haut und Unterhaut: Gestielter regionaler Lappen mit Fernlappen: Hals		A5	31105	31505	31610	31611	31825
8130	5-906.26		Kombinierte plastische Eingriffe an Haut und Unterhaut: Gestielter regionaler Lappen mit Fernlappen: Schulter und Axilla		A5	31105	31505	31610	31611	31825
8131	5-906.27		Kombinierte plastische Eingriffe an Haut und Unterhaut: Gestielter regionaler Lappen mit Fernlappen: Oberarm und Ellenbogen		A5	31105	31505	31610	31611	31825
8132	5-906.28		Kombinierte plastische Eingriffe an Haut und Unterhaut: Gestielter regionaler Lappen mit Fernlappen: Unterarm		A5	31105	31505	31610	31611	31825
8133	5-906.29		Kombinierte plastische Eingriffe an Haut und Unterhaut: Gestielter regionaler Lappen mit Fernlappen: Hand		A5	31105	31505	31610	31611	31825

Fortsetzung 2.23 Operationen an Haut und Unterhaut

lfd. Nr	OPS-301 2004	OPS 2005	Bezeichnung OPS-301 2004	Bezeichnung OPS 2005	Kategorie	OP-Leistung	Überwachung	Nachbeh. Überw.	Nachbeh. Operat.	Narkose
8134	5-906.3a		Kombinierte plastische Eingriffe an Haut und Unterhaut: Gestielter regionaler Lappen, Fernlappen und freies Hauttransplantat: Brustwand und Rücken		A5	31105	31505	31610	31611	31825
8135	5-906.3b		Kombinierte plastische Eingriffe an Haut und Unterhaut: Gestielter regionaler Lappen, Fernlappen und freies Hauttransplantat: Bauchregion		A5	31105	31505	31610	31611	31825
8136	5-906.3c		Kombinierte plastische Eingriffe an Haut und Unterhaut: Gestielter regionaler Lappen, Fernlappen und freies Hauttransplantat: Leisten- und Genitalregion		A5	31105	31505	31610	31611	31825
8137	5-906.3d		Kombinierte plastische Eingriffe an Haut und Unterhaut: Gestielter regionaler Lappen, Fernlappen und freies Hauttransplantat: Gesäß		A5	31105	31505	31610	31611	31825
8138	5-906.3e		Kombinierte plastische Eingriffe an Haut und Unterhaut: Gestielter regionaler Lappen, Fernlappen und freies Hauttransplantat: Oberschenkel und Knie		A5	31105	31505	31610	31611	31825
8139	5-906.3f		Kombinierte plastische Eingriffe an Haut und Unterhaut: Gestielter regionaler Lappen, Fernlappen und freies Hauttransplantat: Unterschenkel		A5	31105	31505	31610	31611	31825
8140	5-906.3g		Kombinierte plastische Eingriffe an Haut und Unterhaut: Gestielter regionaler Lappen, Fernlappen und freies Hauttransplantat: Fuß		A5	31105	31505	31610	31611	31825
8141	5-906.30		Kombinierte plastische Eingriffe an Haut und Unterhaut: Gestielter regionaler Lappen, Fernlappen und freies Hauttransplantat: Lippe		A4	31104	31504	31610	31611	31824
8142	5-906.34		Kombinierte plastische Eingriffe an Haut und Unterhaut: Gestielter regionaler Lappen, Fernlappen und freies Hauttransplantat: Sonstige Teile Kopf		A5	31105	31505	31610	31611	31825
8143	5-906.35		Kombinierte plastische Eingriffe an Haut und Unterhaut: Gestielter regionaler Lappen, Fernlappen und freies Hauttransplantat: Hals		A5	31105	31505	31610	31611	31825
8144	5-906.36		Kombinierte plastische Eingriffe an Haut und Unterhaut: Gestielter regionaler Lappen, Fernlappen und freies Hauttransplantat: Schulter und Axilla		A5	31105	31505	31610	31611	31825
8145	5-906.37		Kombinierte plastische Eingriffe an Haut und Unterhaut: Gestielter regionaler Lappen, Fernlappen und freies Hauttransplantat: Oberarm und Ellenbogen		A5	31105	31505	31610	31611	31825
8146	5-906.38		Kombinierte plastische Eingriffe an Haut und Unterhaut: Gestielter regionaler Lappen, Fernlappen und freies Hauttransplantat: Unterarm		A5	31105	31505	31610	31611	31825
8147	5-906.39		Kombinierte plastische Eingriffe an Haut und Unterhaut: Gestielter regionaler Lappen, Fernlappen und freies Hauttransplantat: Hand		A5	31105	31505	31610	31611	31825
8148	5-909.0a		Andere Wiederherstellung und Rekonstruktion von Haut und Unterhaut: Implantation eines Hautexpanders: Brustwand und Rücken		A1	31101	31502	31601	31602	31821
8149	5-909.0b		Andere Wiederherstellung und Rekonstruktion von Haut und Unterhaut: Implantation eines Hautexpanders: Bauchregion		A1	31101	31502	31601	31602	31821
8150	5-909.0c		Andere Wiederherstellung und Rekonstruktion von Haut und Unterhaut: Implantation eines Hautexpanders: Leisten- und Genitalregion		A2	31102	31503	31608	31609	31822
8151	5-909.0d		Andere Wiederherstellung und Rekonstruktion von Haut und Unterhaut: Implantation eines Hautexpanders: Gesäß		A1	31101	31502	31601	31602	31821

Fortsetzung 2.23 Operationen an Haut und Unterhaut

lfd. Nr	OPS-301 2004	OPS 2005	Bezeichnung OPS-301 2004	Bezeichnung OPS 2005	Kategorie	OP-Leistung	Überwachung	Nachbeh. Überw.	Nachbeh. Operat.	Narkose
8152	5-909.0e		Andere Wiederherstellung und Rekonstruktion von Haut und Unterhaut: Implantation eines Hautexpanders: Oberschenkel und Knie		A2	31102	31503	31608	31609	31822
8153	5-909.0f		Andere Wiederherstellung und Rekonstruktion von Haut und Unterhaut: Implantation eines Hautexpanders: Unterschenkel		A1	31101	31502	31601	31602	31821
8154	5-909.0g		Andere Wiederherstellung und Rekonstruktion von Haut und Unterhaut: Implantation eines Hautexpanders: Fuß		A1	31101	31502	31601	31602	31821
8155	5-909.00		Andere Wiederherstellung und Rekonstruktion von Haut und Unterhaut: Implantation eines Hautexpanders: Lippe		A1	31101	31502	31601	31602	31821
8156	5-909.04		Andere Wiederherstellung und Rekonstruktion von Haut und Unterhaut: Implantation eines Hautexpanders: Sonstige Teile Kopf		A1	31101	31502	31601	31602	31821
8157	5-909.05		Andere Wiederherstellung und Rekonstruktion von Haut und Unterhaut: Implantation eines Hautexpanders: Hals		A1	31101	31502	31601	31602	31821
8158	5-909.06		Andere Wiederherstellung und Rekonstruktion von Haut und Unterhaut: Implantation eines Hautexpanders: Schulter und Axilla		A1	31101	31502	31601	31602	31821
8159	5-909.07		Andere Wiederherstellung und Rekonstruktion von Haut und Unterhaut: Implantation eines Hautexpanders: Oberarm und Ellenbogen		A2	31102	31503	31608	31609	31822
8160	5-909.08		Andere Wiederherstellung und Rekonstruktion von Haut und Unterhaut: Implantation eines Hautexpanders: Unterarm		A1	31101	31502	31601	31602	31821
8161	5-909.09		Andere Wiederherstellung und Rekonstruktion von Haut und Unterhaut: Implantation eines Hautexpanders: Hand		A1	31101	31502	31601	31602	31821
8162	5-909.1a		Andere Wiederherstellung und Rekonstruktion von Haut und Unterhaut: Explantation eines Hautexpanders: Brustwand und Rücken		A1	31101	31502	31601	31602	31821
8163	5-909.1b		Andere Wiederherstellung und Rekonstruktion von Haut und Unterhaut: Explantation eines Hautexpanders: Bauchregion		A1	31101	31502	31601	31602	31821
8164	5-909.1c		Andere Wiederherstellung und Rekonstruktion von Haut und Unterhaut: Explantation eines Hautexpanders: Leisten- und Genitalregion		A1	31101	31502	31601	31602	31821
8165	5-909.1d		Andere Wiederherstellung und Rekonstruktion von Haut und Unterhaut: Explantation eines Hautexpanders: Gesäß		A1	31101	31502	31601	31602	31821
8166	5-909.1e		Andere Wiederherstellung und Rekonstruktion von Haut und Unterhaut: Explantation eines Hautexpanders: Oberschenkel und Knie		A1	31101	31502	31601	31602	31821
8167	5-909.1f		Andere Wiederherstellung und Rekonstruktion von Haut und Unterhaut: Explantation eines Hautexpanders: Unterschenkel		A1	31101	31502	31601	31602	31821
8168	5-909.1g		Andere Wiederherstellung und Rekonstruktion von Haut und Unterhaut: Explantation eines Hautexpanders: Fuß		A1	31101	31502	31601	31602	31821
8169	5-909.10		Andere Wiederherstellung und Rekonstruktion von Haut und Unterhaut: Explantation eines Hautexpanders: Lippe		A1	31101	31502	31601	31602	31821

Fortsetzung 2.23 Operationen an Haut und Unterhaut

lfd. Nr	OPS-301 2004	OPS 2005	Bezeichnung OPS-301 2004	Bezeichnung OPS 2005	Kategorie	OP-Leistung	Überwachung	Nachbeh. Überw.	Nachbeh. Operat.	Narkose
8170	5-909.14		Andere Wiederherstellung und Rekonstruktion von Haut und Unterhaut: Explantation eines Hautexpanders: Sonstige Teile Kopf		A1	31101	31502	31601	31602	31821
8171	5-909.15		Andere Wiederherstellung und Rekonstruktion von Haut und Unterhaut: Explantation eines Hautexpanders: Hals		A1	31101	31502	31601	31602	31821
8172	5-909.16		Andere Wiederherstellung und Rekonstruktion von Haut und Unterhaut: Explantation eines Hautexpanders: Schulter und Axilla		A1	31101	31502	31601	31602	31821
8173	5-909.17		Andere Wiederherstellung und Rekonstruktion von Haut und Unterhaut: Explantation eines Hautexpanders: Oberarm und Ellenbogen		A1	31101	31502	31601	31602	31821
8174	5-909.18		Andere Wiederherstellung und Rekonstruktion von Haut und Unterhaut: Explantation eines Hautexpanders: Unterarm		A1	31101	31502	31601	31602	31821
8175	5-909.19		Andere Wiederherstellung und Rekonstruktion von Haut und Unterhaut: Explantation eines Hautexpanders: Hand		A1	31101	31502	31601	31602	31821
8176	5-909.2a		Andere Wiederherstellung und Rekonstruktion von Haut und Unterhaut: Lappenstieldurchtrennung: Brustwand und Rücken		A1	31101	31502	31601	31602	31821
8177	5-909.2b		Andere Wiederherstellung und Rekonstruktion von Haut und Unterhaut: Lappenstieldurchtrennung: Bauchregion		A1	31101	31502	31601	31602	31821
8178	5-909.2c		Andere Wiederherstellung und Rekonstruktion von Haut und Unterhaut: Lappenstieldurchtrennung: Leisten- und Genitalregion		A1	31101	31502	31601	31602	31821
8179	5-909.2d		Andere Wiederherstellung und Rekonstruktion von Haut und Unterhaut: Lappenstieldurchtrennung: Gesäß		A1	31101	31502	31601	31602	31821
8180	5-909.2e		Andere Wiederherstellung und Rekonstruktion von Haut und Unterhaut: Lappenstieldurchtrennung: Oberschenkel und Knie		A1	31101	31502	31601	31602	31821
8181	5-909.2f		Andere Wiederherstellung und Rekonstruktion von Haut und Unterhaut: Lappenstieldurchtrennung: Unterschenkel		A1	31101	31502	31601	31602	31821
8182	5-909.2g		Andere Wiederherstellung und Rekonstruktion von Haut und Unterhaut: Lappenstieldurchtrennung: Fuß		A1	31101	31502	31601	31602	31821
8183	5-909.20		Andere Wiederherstellung und Rekonstruktion von Haut und Unterhaut: Lappenstieldurchtrennung: Lippe		A1	31101	31502	31601	31602	31821
8184	5-909.24		Andere Wiederherstellung und Rekonstruktion von Haut und Unterhaut: Lappenstieldurchtrennung: Sonstige Teile Kopf		A1	31101	31502	31601	31602	31821
8185	5-909.25		Andere Wiederherstellung und Rekonstruktion von Haut und Unterhaut: Lappenstieldurchtrennung: Hals		A1	31101	31502	31601	31602	31821
8186	5-909.26		Andere Wiederherstellung und Rekonstruktion von Haut und Unterhaut: Lappenstieldurchtrennung: Schulter und Axilla		A1	31101	31502	31601	31602	31821
8187	5-909.27		Andere Wiederherstellung und Rekonstruktion von Haut und Unterhaut: Lappenstieldurchtrennung: Oberarm und Ellenbogen		A1	31101	31502	31601	31602	31821

Fortsetzung 2.23 Operationen an Haut und Unterhaut

lfd. Nr	OPS-301 2004	OPS 2005	Bezeichnung OPS-301 2004	Bezeichnung OPS 2005	Kategorie	OP-Leistung	Überwachung	Nachbeh. Überw.	Nachbeh. Operat.	Narkose
8188	5-909.28		Andere Wiederherstellung und Rekonstruktion von Haut und Unterhaut: Lappenstieldurchtrennung: Unterarm		A1	31101	31502	31601	31602	31821
8189	5-909.29		Andere Wiederherstellung und Rekonstruktion von Haut und Unterhaut: Lappenstieldurchtrennung: Hand		A1	31101	31502	31601	31602	31821
8190	5-916.2a		Temporäre Weichteildeckung: Durch alloplastisches Material, kleinflächig: Brustwand und Rücken		A1	31101	31502	31601	31602	31821
8191	5-916.2b		Temporäre Weichteildeckung: Durch alloplastisches Material, kleinflächig: Bauchregion		A1	31101	31502	31601	31602	31821
8192	5-916.2c		Temporäre Weichteildeckung: Durch alloplastisches Material, kleinflächig: Leisten- und Genitalregion		A1	31101	31502	31601	31602	31821
8193	5-916.2d		Temporäre Weichteildeckung: Durch alloplastisches Material, kleinflächig: Gesäß		A1	31101	31502	31601	31602	31821
8194	5-916.2e		Temporäre Weichteildeckung: Durch alloplastisches Material, kleinflächig: Oberschenkel und Knie		A1	31101	31502	31601	31602	31821
8195	5-916.2f		Temporäre Weichteildeckung: Durch alloplastisches Material, kleinflächig: Unterschenkel		A1	31101	31502	31601	31602	31821
8196	5-916.2g		Temporäre Weichteildeckung: Durch alloplastisches Material, kleinflächig: Fuß		A1	31101	31502	31601	31602	31821
8197	5-916.20		Temporäre Weichteildeckung: Durch alloplastisches Material, kleinflächig: Lippe		A1	31101	31502	31601	31602	31821
8198	5-916.24		Temporäre Weichteildeckung: Durch alloplastisches Material, kleinflächig: Sonstige Teile Kopf		A1	31101	31502	31601	31602	31821
8199	5-916.25		Temporäre Weichteildeckung: Durch alloplastisches Material, kleinflächig: Hals		A1	31101	31502	31601	31602	31821
8200	5-916.26		Temporäre Weichteildeckung: Durch alloplastisches Material, kleinflächig: Schulter und Axilla		A1	31101	31502	31601	31602	31821
8201	5-916.27		Temporäre Weichteildeckung: Durch alloplastisches Material, kleinflächig: Oberarm und Ellenbogen		A1	31101	31502	31601	31602	31821
8202	5-916.28		Temporäre Weichteildeckung: Durch alloplastisches Material, kleinflächig: Unterarm		A1	31101	31502	31601	31602	31821
8203	5-916.29		Temporäre Weichteildeckung: Durch alloplastisches Material, kleinflächig: Hand		A1	31101	31502	31601	31602	31821
8204	5-916.4a		Temporäre Weichteildeckung: Durch Kombination mehrerer Verfahren, kleinflächig: Brustwand und Rücken		A1	31101	31502	31601	31602	31821
8205	5-916.4b		Temporäre Weichteildeckung: Durch Kombination mehrerer Verfahren, kleinflächig: Bauchregion		A1	31101	31502	31601	31602	31821
8206	5-916.4c		Temporäre Weichteildeckung: Durch Kombination mehrerer Verfahren, kleinflächig: Leisten- und Genitalregion		A1	31101	31502	31601	31602	31821
8207	5-916.4d		Temporäre Weichteildeckung: Durch Kombination mehrerer Verfahren, kleinflächig: Gesäß		A1	31101	31502	31601	31602	31821

Fortsetzung 2.23 Operationen an Haut und Unterhaut

lfd. Nr	OPS-301 2004	OPS 2005	Bezeichnung OPS-301 2004	Bezeichnung OPS 2005	Kategorie	OP-Leistung	Überwachung	Nachbeh. Überw.	Nachbeh. Operat.	Narkose
8208	5-916.4e		Temporäre Weichteildeckung: Durch Kombination mehrerer Verfahren, kleinflächig: Oberschenkel und Knie		A1	31101	31502	31601	31602	31821
8209	5-916.4f		Temporäre Weichteildeckung: Durch Kombination mehrerer Verfahren, kleinflächig: Unterschenkel		A1	31101	31502	31601	31602	31821
8210	5-916.4g		Temporäre Weichteildeckung: Durch Kombination mehrerer Verfahren, kleinflächig: Fuß		A1	31101	31502	31601	31602	31821
8211	5-916.40		Temporäre Weichteildeckung: Durch Kombination mehrerer Verfahren, kleinflächig: Lippe		A1	31101	31502	31601	31602	31821
8212	5-916.44		Temporäre Weichteildeckung: Durch Kombination mehrerer Verfahren, kleinflächig: Sonstige Teile Kopf		A1	31101	31502	31601	31602	31821
8213	5-916.45		Temporäre Weichteildeckung: Durch Kombination mehrerer Verfahren, kleinflächig: Hals		A1	31101	31502	31601	31602	31821
8214	5-916.46		Temporäre Weichteildeckung: Durch Kombination mehrerer Verfahren, kleinflächig: Schulter und Axilla		A1	31101	31502	31601	31602	31821
8215	5-916.47		Temporäre Weichteildeckung: Durch Kombination mehrerer Verfahren, kleinflächig: Oberarm und Ellenbogen		A1	31101	31502	31601	31602	31821
8216	5-916.48		Temporäre Weichteildeckung: Durch Kombination mehrerer Verfahren, kleinflächig: Unterarm		A1	31101	31502	31601	31602	31821
8217	5-916.49		Temporäre Weichteildeckung: Durch Kombination mehrerer Verfahren, kleinflächig: Hand		A1	31101	31502	31601	31602	31821
8218	5-916.7a		Temporäre Weichteildeckung: Durch alloplastisches Material, großflächig: Brustwand und Rücken		A2	31102	31503	31608	31609	31822
8219	5-916.7b		Temporäre Weichteildeckung: Durch alloplastisches Material, großflächig: Bauchregion		A2	31102	31503	31608	31609	31822
8220	5-916.7c		Temporäre Weichteildeckung: Durch alloplastisches Material, großflächig: Leisten- und Genitalregion		A2	31102	31503	31608	31609	31822
8221	5-916.7d		Temporäre Weichteildeckung: Durch alloplastisches Material, großflächig: Gesäß		A2	31102	31503	31608	31609	31822
8222	5-916.7e		Temporäre Weichteildeckung: Durch alloplastisches Material, großflächig: Oberschenkel und Knie		A2	31102	31503	31608	31609	31822
8223	5-916.7f		Temporäre Weichteildeckung: Durch alloplastisches Material, großflächig: Unterschenkel		A2	31102	31503	31608	31609	31822
8224	5-916.7g		Temporäre Weichteildeckung: Durch alloplastisches Material, großflächig: Fuß		A3	31103	31504	31608	31609	31823
8225	5-916.70		Temporäre Weichteildeckung: Durch alloplastisches Material, großflächig: Lippe		A2	31102	31503	31608	31609	31822
8226	5-916.74		Temporäre Weichteildeckung: Durch alloplastisches Material, großflächig: Sonstige Teile Kopf		A2	31102	31503	31608	31609	31822

Fortsetzung 2.23 Operationen an Haut und Unterhaut

lfd. Nr	OPS-301 2004	OPS 2005	Bezeichnung OPS-301 2004	Bezeichnung OPS 2005	Kategorie	OP-Leistung	Überwachung	Nachbeh. Überw.	Nachbeh. Operat.	Narkose
8227	5-916.75		Temporäre Weichteildeckung: Durch alloplastisches Material, großflächig: Hals		A2	31102	31503	31608	31609	31822
8228	5-916.76		Temporäre Weichteildeckung: Durch alloplastisches Material, großflächig: Schulter und Axilla		A2	31102	31503	31608	31609	31822
8229	5-916.77		Temporäre Weichteildeckung: Durch alloplastisches Material, großflächig: Oberarm und Ellenbogen		A2	31102	31503	31608	31609	31822
8230	5-916.78		Temporäre Weichteildeckung: Durch alloplastisches Material, großflächig: Unterarm		A2	31102	31503	31608	31609	31822
8231	5-916.79		Temporäre Weichteildeckung: Durch alloplastisches Material, großflächig: Hand		A3	31103	31504	31608	31609	31823
8232	5-916.9a		Temporäre Weichteildeckung: Durch Kombination mehrerer Verfahren, großflächig: Brustwand und Rücken		A3	31103	31504	31608	31609	31823
8233	5-916.9b		Temporäre Weichteildeckung: Durch Kombination mehrerer Verfahren, großflächig: Bauchregion		A3	31103	31504	31608	31609	31823
8234	5-916.9c		Temporäre Weichteildeckung: Durch Kombination mehrerer Verfahren, großflächig: Leisten- und Genitalregion		A3	31103	31504	31608	31609	31823
8235	5-916.9d		Temporäre Weichteildeckung: Durch Kombination mehrerer Verfahren, großflächig: Gesäß		A3	31103	31504	31608	31609	31823
8236	5-916.9e		Temporäre Weichteildeckung: Durch Kombination mehrerer Verfahren, großflächig: Oberschenkel und Knie		A3	31103	31504	31608	31609	31823
8237	5-916.9f		Temporäre Weichteildeckung: Durch Kombination mehrerer Verfahren, großflächig: Unterschenkel		A3	31103	31504	31608	31609	31823
8238	5-916.9g		Temporäre Weichteildeckung: Durch Kombination mehrerer Verfahren, großflächig: Fuß		A3	31103	31504	31608	31609	31823
8239	5-916.90		Temporäre Weichteildeckung: Durch Kombination mehrerer Verfahren, großflächig: Lippe		A2	31102	31503	31608	31609	31822
8240	5-916.94		Temporäre Weichteildeckung: Durch Kombination mehrerer Verfahren, großflächig: Sonstige Teile Kopf		A3	31103	31504	31608	31609	31823
8241	5-916.95		Temporäre Weichteildeckung: Durch Kombination mehrerer Verfahren, großflächig: Hals		A3	31103	31504	31608	31609	31823
8242	5-916.96		Temporäre Weichteildeckung: Durch Kombination mehrerer Verfahren, großflächig: Schulter und Axilla		A3	31103	31504	31608	31609	31823
8243	5-916.97		Temporäre Weichteildeckung: Durch Kombination mehrerer Verfahren, großflächig: Oberarm und Ellenbogen		A3	31103	31504	31608	31609	31823
8244	5-916.98		Temporäre Weichteildeckung: Durch Kombination mehrerer Verfahren, großflächig: Unterarm		A3	31103	31504	31608	31609	31823
8245	5-916.99		Temporäre Weichteildeckung: Durch Kombination mehrerer Verfahren, großflächig: Hand		A3	31103	31504	31608	31609	31823

Fortsetzung 2.23 Operationen an Haut und Unterhaut

lfd. Nr	OPS-301 2004	OPS 2005	Bezeichnung OPS-301 2004	Bezeichnung OPS 2005	Kate-gorie	OP-Leistung	Über-wachung	Nachbeh. Überw.	Nachbeh. Operat.	Narkose
8246	5-917.00		Syndaktylie- und Polydaktyliekorrektur: Vertiefung einer Zwischenfingerspalte: Mit Verschiebeplastik		C3	31123	31504	31616	31617	31823
8247	5-917.10		Syndaktylie- und Polydaktyliekorrektur: Trennung einer partiellen Syndaktylie: Mit Verschiebeplastik		C4	31124	31504	31618	31619	31824
8248	5-917.20		Syndaktylie- und Polydaktyliekorrektur: Trennung einer kompletten Syndaktylie: Mit Kuppenplastik		C6	31126	31506	31620	31621	31826
8249	5-917.21		Syndaktylie- und Polydaktyliekorrektur: Trennung einer kompletten Syndaktylie: Mit Seitenbandrekonstruktion		C6	31126	31506	31620	31621	31826
8250	5-917.3		Syndaktylie- und Polydaktyliekorrektur: Teilresektion gedoppelter Anteile		C2	31122	31503	31614	31615	31822
8251	5-917.40		Syndaktylie- und Polydaktyliekorrektur: Resektion gedoppelter Anteile: Ohne Gelenkrekonstruktion		C3	31123	31504	31616	31617	31823
8252	5-917.5		Syndaktylie- und Polydaktyliekorrektur: Korrektur einer Polysyndaktylie durch Fusion gedoppelter Anteile (OP nach Bilhaut - Cloquet)		C6	31126	31506	31620	31621	31826
8253	5-920.0b		Inzision an Haut und Unterhaut bei Verbrennungen und Verätzungen: Inzision eines Verbrennungsschorfes [Escharotomie]: Bauchregion		A1	31101	31502	31601	31602	31821
8254	5-920.0j		Inzision an Haut und Unterhaut bei Verbrennungen und Verätzungen: Inzision eines Verbrennungsschorfes [Escharotomie]: Rücken		A1	31101	31502	31601	31602	31821
8255	5-920.05		Inzision an Haut und Unterhaut bei Verbrennungen und Verätzungen: Inzision eines Verbrennungsschorfes [Escharotomie]: Hals		A1	31101	31502	31601	31602	31821
8256	5-920.1b		Inzision an Haut und Unterhaut bei Verbrennungen und Verätzungen: Fasziotomie: Bauchregion		A2	31102	31503	31608	31609	31822
8257	5-920.1e		Inzision an Haut und Unterhaut bei Verbrennungen und Verätzungen: Fasziotomie: Oberschenkel und Knie		A2	31102	31503	31608	31609	31822
8258	5-920.1f		Inzision an Haut und Unterhaut bei Verbrennungen und Verätzungen: Fasziotomie: Unterschenkel		A2	31102	31503	31608	31609	31822
8259	5-920.1g		Inzision an Haut und Unterhaut bei Verbrennungen und Verätzungen: Fasziotomie: Fuß		A2	31102	31503	31608	31609	31822
8260	5-920.1j		Inzision an Haut und Unterhaut bei Verbrennungen und Verätzungen: Fasziotomie: Rücken		A2	31102	31503	31608	31609	31822
8261	5-920.15		Inzision an Haut und Unterhaut bei Verbrennungen und Verätzungen: Fasziotomie: Hals		A1	31101	31502	31601	31602	31821
8262	5-920.16		Inzision an Haut und Unterhaut bei Verbrennungen und Verätzungen: Fasziotomie: Schulter und Axilla		A2	31102	31503	31608	31609	31822
8263	5-920.17		Inzision an Haut und Unterhaut bei Verbrennungen und Verätzungen: Fasziotomie: Oberarm und Ellenbogen		A2	31102	31503	31608	31609	31822
8264	5-920.18		Inzision an Haut und Unterhaut bei Verbrennungen und Verätzungen: Fasziotomie: Unterarm		A2	31102	31503	31608	31609	31822

Fortsetzung 2.23 Operationen an Haut und Unterhaut

lfd. Nr	OPS-301 2004	OPS 2005	Bezeichnung OPS-301 2004	Bezeichnung OPS 2005	Kategorie	OP-Leistung	Überwachung	Nachbeh. Überw.	Nachbeh. Operat.	Narkose
8265	5-920.19		Inzision an Haut und Unterhaut bei Verbrennungen und Verätzungen: Fasziotomie: Hand		A2	31102	31503	31608	31609	31822
8266	5-920.2b		Inzision an Haut und Unterhaut bei Verbrennungen und Verätzungen: Inzision eines Verbrennungsschorfes [Escharotomie] mit Fasziotomie: Bauchregion		A2	31102	31503	31608	31609	31822
8267	5-920.2e		Inzision an Haut und Unterhaut bei Verbrennungen und Verätzungen: Inzision eines Verbrennungsschorfes [Escharotomie] mit Fasziotomie: Oberschenkel und Knie		A2	31102	31503	31608	31609	31822
8268	5-920.2f		Inzision an Haut und Unterhaut bei Verbrennungen und Verätzungen: Inzision eines Verbrennungsschorfes [Escharotomie] mit Fasziotomie: Unterschenkel		A2	31102	31503	31608	31609	31822
8269	5-920.2g		Inzision an Haut und Unterhaut bei Verbrennungen und Verätzungen: Inzision eines Verbrennungsschorfes [Escharotomie] mit Fasziotomie: Fuß		A2	31102	31503	31608	31609	31822
8270	5-920.2j		Inzision an Haut und Unterhaut bei Verbrennungen und Verätzungen: Inzision eines Verbrennungsschorfes [Escharotomie] mit Fasziotomie: Rücken		A2	31102	31503	31608	31609	31822
8271	5-920.2k		Inzision an Haut und Unterhaut bei Verbrennungen und Verätzungen: Inzision eines Verbrennungsschorfes [Escharotomie] mit Fasziotomie: Skrotum		A2	31102	31503	31608	31609	31822
8272	5-920.25		Inzision an Haut und Unterhaut bei Verbrennungen und Verätzungen: Inzision eines Verbrennungsschorfes [Escharotomie] mit Fasziotomie: Hals		A1	31101	31502	31601	31602	31821
8273	5-920.26		Inzision an Haut und Unterhaut bei Verbrennungen und Verätzungen: Inzision eines Verbrennungsschorfes [Escharotomie] mit Fasziotomie: Schulter und Axilla		A2	31102	31503	31608	31609	31822
8274	5-920.27		Inzision an Haut und Unterhaut bei Verbrennungen und Verätzungen: Inzision eines Verbrennungsschorfes [Escharotomie] mit Fasziotomie: Oberarm und Ellenbogen		A2	31102	31503	31608	31609	31822
8275	5-920.28		Inzision an Haut und Unterhaut bei Verbrennungen und Verätzungen: Inzision eines Verbrennungsschorfes [Escharotomie] mit Fasziotomie: Unterarm		A2	31102	31503	31608	31609	31822
8276	5-920.29		Inzision an Haut und Unterhaut bei Verbrennungen und Verätzungen: Inzision eines Verbrennungsschorfes [Escharotomie] mit Fasziotomie: Hand		A2	31102	31503	31608	31609	31822
8277	5-920.3e		Inzision an Haut und Unterhaut bei Verbrennungen und Verätzungen: Inzision eines Verbrennungsschorfes [Escharotomie] mit Dekompression peripherer Nerven: Oberschenkel und Knie		A1	31101	31502	31601	31602	31821
8278	5-920.3f		Inzision an Haut und Unterhaut bei Verbrennungen und Verätzungen: Inzision eines Verbrennungsschorfes [Escharotomie] mit Dekompression peripherer Nerven: Unterschenkel		A1	31101	31502	31601	31602	31821
8279	5-920.3g		Inzision an Haut und Unterhaut bei Verbrennungen und Verätzungen: Inzision eines Verbrennungsschorfes [Escharotomie] mit Dekompression peripherer Nerven: Fuß		A1	31101	31502	31601	31602	31821
8280	5-920.3k		Inzision an Haut und Unterhaut bei Verbrennungen und Verätzungen: Inzision eines Verbrennungsschorfes [Escharotomie] mit Dekompression peripherer Nerven: Skrotum		A1	31101	31502	31601	31602	31821
8281	5-920.36		Inzision an Haut und Unterhaut bei Verbrennungen und Verätzungen: Inzision eines Verbrennungsschorfes [Escharotomie] mit Dekompression peripherer Nerven: Schulter und Axilla		A1	31101	31502	31601	31602	31821

Fortsetzung 2.23 Operationen an Haut und Unterhaut

lfd. Nr	OPS-301 2004	OPS 2005	Bezeichnung OPS-301 2004	Bezeichnung OPS 2005	Kategorie	OP-Leistung	Überwachung	Nachbeh. Überw.	Nachbeh. Operat.	Narkose
8282	5-920.37		Inzision an Haut und Unterhaut bei Verbrennungen und Verätzungen: Inzision eines Verbrennungsschorfes [Escharotomie] mit Dekompression peripherer Nerven: Oberarm und Ellenbogen		A1	31101	31502	31601	31602	31821
8283	5-920.38		Inzision an Haut und Unterhaut bei Verbrennungen und Verätzungen: Inzision eines Verbrennungsschorfes [Escharotomie] mit Dekompression peripherer Nerven: Unterarm		A1	31101	31502	31601	31602	31821
8284	5-920.39		Inzision an Haut und Unterhaut bei Verbrennungen und Verätzungen: Inzision eines Verbrennungsschorfes [Escharotomie] mit Dekompression peripherer Nerven: Hand		A1	31101	31502	31601	31602	31821
8285	5-921.3b		Chirurgische Wundtoilette [Wunddebridement] und Entfernung von erkranktem Gewebe an Haut und Unterhaut bei Verbrennungen und Verätzungen: Tangentiale Exzision: Bauchregion		A2	31102	31503	31608	31609	31822
8286	5-921.3d		Chirurgische Wundtoilette [Wunddebridement] und Entfernung von erkranktem Gewebe an Haut und Unterhaut bei Verbrennungen und Verätzungen: Tangentiale Exzision: Gesäß		A2	31102	31503	31608	31609	31822
8287	5-921.3e		Chirurgische Wundtoilette [Wunddebridement] und Entfernung von erkranktem Gewebe an Haut und Unterhaut bei Verbrennungen und Verätzungen: Tangentiale Exzision: Oberschenkel und Knie		A2	31102	31503	31608	31609	31822
8288	5-921.3f		Chirurgische Wundtoilette [Wunddebridement] und Entfernung von erkranktem Gewebe an Haut und Unterhaut bei Verbrennungen und Verätzungen: Tangentiale Exzision: Unterschenkel		A2	31102	31503	31608	31609	31822
8289	5-921.3g		Chirurgische Wundtoilette [Wunddebridement] und Entfernung von erkranktem Gewebe an Haut und Unterhaut bei Verbrennungen und Verätzungen: Tangentiale Exzision: Fuß		A1	31101	31502	31601	31602	31821
8290	5-921.3h		Chirurgische Wundtoilette [Wunddebridement] und Entfernung von erkranktem Gewebe an Haut und Unterhaut bei Verbrennungen und Verätzungen: Tangentiale Exzision: Behaarte Kopfhaut		A1	31101	31502	31601	31602	31821
8291	5-921.3j		Chirurgische Wundtoilette [Wunddebridement] und Entfernung von erkranktem Gewebe an Haut und Unterhaut bei Verbrennungen und Verätzungen: Tangentiale Exzision: Rücken		A2	31102	31503	31608	31609	31822
8292	5-921.3k		Chirurgische Wundtoilette [Wunddebridement] und Entfernung von erkranktem Gewebe an Haut und Unterhaut bei Verbrennungen und Verätzungen: Tangentiale Exzision: Skrotum		A2	31102	31503	31608	31609	31822
8293	5-921.30		Chirurgische Wundtoilette [Wunddebridement] und Entfernung von erkranktem Gewebe an Haut und Unterhaut bei Verbrennungen und Verätzungen: Tangentiale Exzision: Lippe		A1	31101	31502	31601	31602	31821
8294	5-921.31		Chirurgische Wundtoilette [Wunddebridement] und Entfernung von erkranktem Gewebe an Haut und Unterhaut bei Verbrennungen und Verätzungen: Tangentiale Exzision: Nase		A1	31101	31502	31601	31602	31821

Fortsetzung 2.23 Operationen an Haut und Unterhaut

lfd. Nr	OPS-301 2004	OPS 2005	Bezeichnung OPS-301 2004	Bezeichnung OPS 2005	Kategorie	OP-Leistung	Überwachung	Nachbeh. Überw.	Nachbeh. Operat.	Narkose
8295	5-921.32		Chirurgische Wundtoilette [Wunddebridement] und Entfernung von erkranktem Gewebe an Haut und Unterhaut bei Verbrennungen und Verätzungen: Tangentiale Exzision: Ohr		A1	31101	31502	31601	31602	31821
8296	5-921.33		Chirurgische Wundtoilette [Wunddebridement] und Entfernung von erkranktem Gewebe an Haut und Unterhaut bei Verbrennungen und Verätzungen: Tangentiale Exzision: Augenlid		A1	31101	31502	31601	31602	31821
8297	5-921.35		Chirurgische Wundtoilette [Wunddebridement] und Entfernung von erkranktem Gewebe an Haut und Unterhaut bei Verbrennungen und Verätzungen: Tangentiale Exzision: Hals		A1	31101	31502	31601	31602	31821
8298	5-921.36		Chirurgische Wundtoilette [Wunddebridement] und Entfernung von erkranktem Gewebe an Haut und Unterhaut bei Verbrennungen und Verätzungen: Tangentiale Exzision: Schulter und Axilla		A2	31102	31503	31608	31609	31822
8299	5-921.37		Chirurgische Wundtoilette [Wunddebridement] und Entfernung von erkranktem Gewebe an Haut und Unterhaut bei Verbrennungen und Verätzungen: Tangentiale Exzision: Oberarm und Ellenbogen		A2	31102	31503	31608	31609	31822
8300	5-921.38		Chirurgische Wundtoilette [Wunddebridement] und Entfernung von erkranktem Gewebe an Haut und Unterhaut bei Verbrennungen und Verätzungen: Tangentiale Exzision: Unterarm		A2	31102	31503	31608	31609	31822
8301	5-921.39		Chirurgische Wundtoilette [Wunddebridement] und Entfernung von erkranktem Gewebe an Haut und Unterhaut bei Verbrennungen und Verätzungen: Tangentiale Exzision: Hand		A2	31102	31503	31608	31609	31822
8302	5-922.0		Wunddebridement an Muskel, Sehne und Faszie bei Verbrennungen und Verätzungen: Debridement eines Muskels		C3	31123	31504	31616	31617	31823
8303	5-922.1		Wunddebridement an Muskel, Sehne und Faszie bei Verbrennungen und Verätzungen: Debridement einer Sehne		C3	31123	31504	31616	31617	31823
8304	5-922.2		Wunddebridement an Muskel, Sehne und Faszie bei Verbrennungen und Verätzungen: Debridement einer Faszie		C3	31123	31504	31616	31617	31823
8305	5-922.3		Wunddebridement an Muskel, Sehne und Faszie bei Verbrennungen und Verätzungen: Weichteildebridement, schichtenübergreifend		C3	31123	31504	31616	31617	31823
8306	5-923.2b		Temporäre Weichteildeckung bei Verbrennungen und Verätzungen: Durch alloplastisches Material, kleinflächig: Bauchregion		A1	31101	31502	31601	31602	31821
8307	5-923.2d		Temporäre Weichteildeckung bei Verbrennungen und Verätzungen: Durch alloplastisches Material, kleinflächig: Gesäß		A1	31101	31502	31601	31602	31821
8308	5-923.2e		Temporäre Weichteildeckung bei Verbrennungen und Verätzungen: Durch alloplastisches Material, kleinflächig: Oberschenkel und Knie		A1	31101	31502	31601	31602	31821
8309	5-923.2f		Temporäre Weichteildeckung bei Verbrennungen und Verätzungen: Durch alloplastisches Material, kleinflächig: Unterschenkel		A1	31101	31502	31601	31602	31821

Fortsetzung 2.23 Operationen an Haut und Unterhaut

lfd. Nr	OPS-301 2004	OPS 2005	Bezeichnung OPS-301 2004	Bezeichnung OPS 2005	Kategorie	OP-Leistung	Überwachung	Nachbeh. Überw.	Nachbeh. Operat.	Narkose
8310	5-923.2g		Temporäre Weichteildeckung bei Verbrennungen und Verätzungen: Durch alloplastisches Material, kleinflächig: Fuß		A1	31101	31502	31601	31602	31821
8311	5-923.2h		Temporäre Weichteildeckung bei Verbrennungen und Verätzungen: Durch alloplastisches Material, kleinflächig: Behaarte Kopfhaut		A1	31101	31502	31601	31602	31821
8312	5-923.2j		Temporäre Weichteildeckung bei Verbrennungen und Verätzungen: Durch alloplastisches Material, kleinflächig: Rücken		A1	31101	31502	31601	31602	31821
8313	5-923.2k		Temporäre Weichteildeckung bei Verbrennungen und Verätzungen: Durch alloplastisches Material, kleinflächig: Skrotum		A1	31101	31502	31601	31602	31821
8314	5-923.20		Temporäre Weichteildeckung bei Verbrennungen und Verätzungen: Durch alloplastisches Material, kleinflächig: Lippe		A1	31101	31502	31601	31602	31821
8315	5-923.21		Temporäre Weichteildeckung bei Verbrennungen und Verätzungen: Durch alloplastisches Material, kleinflächig: Nase		A1	31101	31502	31601	31602	31821
8316	5-923.22		Temporäre Weichteildeckung bei Verbrennungen und Verätzungen: Durch alloplastisches Material, kleinflächig: Ohr		A1	31101	31502	31601	31602	31821
8317	5-923.23		Temporäre Weichteildeckung bei Verbrennungen und Verätzungen: Durch alloplastisches Material, kleinflächig: Augenlid		A1	31101	31502	31601	31602	31821
8318	5-923.25		Temporäre Weichteildeckung bei Verbrennungen und Verätzungen: Durch alloplastisches Material, kleinflächig: Hals		A1	31101	31502	31601	31602	31821
8319	5-923.26		Temporäre Weichteildeckung bei Verbrennungen und Verätzungen: Durch alloplastisches Material, kleinflächig: Schulter und Axilla		A1	31101	31502	31601	31602	31821
8320	5-923.27		Temporäre Weichteildeckung bei Verbrennungen und Verätzungen: Durch alloplastisches Material, kleinflächig: Oberarm und Ellenbogen		A1	31101	31502	31601	31602	31821
8321	5-923.28		Temporäre Weichteildeckung bei Verbrennungen und Verätzungen: Durch alloplastisches Material, kleinflächig: Unterarm		A1	31101	31502	31601	31602	31821
8322	5-923.29		Temporäre Weichteildeckung bei Verbrennungen und Verätzungen: Durch alloplastisches Material, kleinflächig: Hand		A1	31101	31502	31601	31602	31821
8323	5-923.4b		Temporäre Weichteildeckung bei Verbrennungen und Verätzungen: Durch Kombination mehrerer Verfahren, kleinflächig: Bauchregion		A1	31101	31502	31601	31602	31821
8324	5-923.4d		Temporäre Weichteildeckung bei Verbrennungen und Verätzungen: Durch Kombination mehrerer Verfahren, kleinflächig: Gesäß		A1	31101	31502	31601	31602	31821
8325	5-923.4e		Temporäre Weichteildeckung bei Verbrennungen und Verätzungen: Durch Kombination mehrerer Verfahren, kleinflächig: Oberschenkel und Knie		A1	31101	31502	31601	31602	31821
8326	5-923.4f		Temporäre Weichteildeckung bei Verbrennungen und Verätzungen: Durch Kombination mehrerer Verfahren, kleinflächig: Unterschenkel		A1	31101	31502	31601	31602	31821
8327	5-923.4g		Temporäre Weichteildeckung bei Verbrennungen und Verätzungen: Durch Kombination mehrerer Verfahren, kleinflächig: Fuß		A1	31101	31502	31601	31602	31821

Fortsetzung 2.23 Operationen an Haut und Unterhaut

lfd. Nr	OPS-301 2004	OPS 2005	Bezeichnung OPS-301 2004	Bezeichnung OPS 2005	Kategorie	OP-Leistung	Überwachung	Nachbeh. Überw.	Nachbeh. Operat.	Narkose
8328	5-923.4h		Temporäre Weichteildeckung bei Verbrennungen und Verätzungen: Durch Kombination mehrerer Verfahren, kleinflächig: Behaarte Kopfhaut		A1	31101	31502	31601	31602	31821
8329	5-923.4j		Temporäre Weichteildeckung bei Verbrennungen und Verätzungen: Durch Kombination mehrerer Verfahren, kleinflächig: Rücken		A1	31101	31502	31601	31602	31821
8330	5-923.4k		Temporäre Weichteildeckung bei Verbrennungen und Verätzungen: Durch Kombination mehrerer Verfahren, kleinflächig: Skrotum		A1	31101	31502	31601	31602	31821
8331	5-923.40		Temporäre Weichteildeckung bei Verbrennungen und Verätzungen: Durch Kombination mehrerer Verfahren, kleinflächig: Lippe		A1	31101	31502	31601	31602	31821
8332	5-923.41		Temporäre Weichteildeckung bei Verbrennungen und Verätzungen: Durch Kombination mehrerer Verfahren, kleinflächig: Nase		A1	31101	31502	31601	31602	31821
8333	5-923.42		Temporäre Weichteildeckung bei Verbrennungen und Verätzungen: Durch Kombination mehrerer Verfahren, kleinflächig: Ohr		A1	31101	31502	31601	31602	31821
8334	5-923.43		Temporäre Weichteildeckung bei Verbrennungen und Verätzungen: Durch Kombination mehrerer Verfahren, kleinflächig: Augenlid		A1	31101	31502	31601	31602	31821
8335	5-923.45		Temporäre Weichteildeckung bei Verbrennungen und Verätzungen: Durch Kombination mehrerer Verfahren, kleinflächig: Hals		A1	31101	31502	31601	31602	31821
8336	5-923.46		Temporäre Weichteildeckung bei Verbrennungen und Verätzungen: Durch Kombination mehrerer Verfahren, kleinflächig: Schulter und Axilla		A1	31101	31502	31601	31602	31821
8337	5-923.47		Temporäre Weichteildeckung bei Verbrennungen und Verätzungen: Durch Kombination mehrerer Verfahren, kleinflächig: Oberarm und Ellenbogen		A1	31101	31502	31601	31602	31821
8338	5-923.48		Temporäre Weichteildeckung bei Verbrennungen und Verätzungen: Durch Kombination mehrerer Verfahren, kleinflächig: Unterarm		A1	31101	31502	31601	31602	31821
8339	5-923.49		Temporäre Weichteildeckung bei Verbrennungen und Verätzungen: Durch Kombination mehrerer Verfahren, kleinflächig: Hand		A1	31101	31502	31601	31602	31821
8340	5-923.7b		Temporäre Weichteildeckung bei Verbrennungen und Verätzungen: Durch alloplastisches Material, großflächig: Bauchregion		A3	31103	31504	31608	31609	31823
8341	5-923.7d		Temporäre Weichteildeckung bei Verbrennungen und Verätzungen: Durch alloplastisches Material, großflächig: Gesäß		A3	31103	31504	31608	31609	31823
8342	5-923.7e		Temporäre Weichteildeckung bei Verbrennungen und Verätzungen: Durch alloplastisches Material, großflächig: Oberschenkel und Knie		A3	31103	31504	31608	31609	31823
8343	5-923.7f		Temporäre Weichteildeckung bei Verbrennungen und Verätzungen: Durch alloplastisches Material, großflächig: Unterschenkel		A3	31103	31504	31608	31609	31823
8344	5-923.7g		Temporäre Weichteildeckung bei Verbrennungen und Verätzungen: Durch alloplastisches Material, großflächig: Fuß		A4	31104	31504	31610	31611	31824
8345	5-923.7h		Temporäre Weichteildeckung bei Verbrennungen und Verätzungen: Durch alloplastisches Material, großflächig: Behaarte Kopfhaut		A3	31103	31504	31608	31609	31823

Fortsetzung 2.23 Operationen an Haut und Unterhaut

lfd. Nr	OPS-301 2004	OPS 2005	Bezeichnung OPS-301 2004	Bezeichnung OPS 2005	Kategorie	OP-Leistung	Überwachung	Nachbeh. Überw.	Nachbeh. Operat.	Narkose
8346	5-923.7j		Temporäre Weichteildeckung bei Verbrennungen und Verätzungen: Durch alloplastisches Material, großflächig: Rücken		A3	31103	31504	31608	31609	31823
8347	5-923.7k		Temporäre Weichteildeckung bei Verbrennungen und Verätzungen: Durch alloplastisches Material, großflächig: Skrotum		A3	31103	31504	31608	31609	31823
8348	5-923.70		Temporäre Weichteildeckung bei Verbrennungen und Verätzungen: Durch alloplastisches Material, großflächig: Lippe		A2	31102	31503	31608	31609	31822
8349	5-923.71		Temporäre Weichteildeckung bei Verbrennungen und Verätzungen: Durch alloplastisches Material, großflächig: Nase		A2	31102	31503	31608	31609	31822
8350	5-923.72		Temporäre Weichteildeckung bei Verbrennungen und Verätzungen: Durch alloplastisches Material, großflächig: Ohr		A2	31102	31503	31608	31609	31822
8351	5-923.73		Temporäre Weichteildeckung bei Verbrennungen und Verätzungen: Durch alloplastisches Material, großflächig: Augenlid		A2	31102	31503	31608	31609	31822
8352	5-923.75		Temporäre Weichteildeckung bei Verbrennungen und Verätzungen: Durch alloplastisches Material, großflächig: Hals		A3	31103	31504	31608	31609	31823
8353	5-923.76		Temporäre Weichteildeckung bei Verbrennungen und Verätzungen: Durch alloplastisches Material, großflächig: Schulter und Axilla		A3	31103	31504	31608	31609	31823
8354	5-923.77		Temporäre Weichteildeckung bei Verbrennungen und Verätzungen: Durch alloplastisches Material, großflächig: Oberarm und Ellenbogen		A3	31103	31504	31608	31609	31823
8355	5-923.78		Temporäre Weichteildeckung bei Verbrennungen und Verätzungen: Durch alloplastisches Material, großflächig: Unterarm		A3	31103	31504	31608	31609	31823
8356	5-923.79		Temporäre Weichteildeckung bei Verbrennungen und Verätzungen: Durch alloplastisches Material, großflächig: Hand		A4	31104	31504	31610	31611	31824
8357	5-923.9b		Temporäre Weichteildeckung bei Verbrennungen und Verätzungen: Durch Kombination mehrerer Verfahren, großflächig: Bauchregion		A3	31103	31504	31608	31609	31823
8358	5-923.9d		Temporäre Weichteildeckung bei Verbrennungen und Verätzungen: Durch Kombination mehrerer Verfahren, großflächig: Gesäß		A3	31103	31504	31608	31609	31823
8359	5-923.9e		Temporäre Weichteildeckung bei Verbrennungen und Verätzungen: Durch Kombination mehrerer Verfahren, großflächig: Oberschenkel und Knie		A3	31103	31504	31608	31609	31823
8360	5-923.9f		Temporäre Weichteildeckung bei Verbrennungen und Verätzungen: Durch Kombination mehrerer Verfahren, großflächig: Unterschenkel		A3	31103	31504	31608	31609	31823
8361	5-923.9g		Temporäre Weichteildeckung bei Verbrennungen und Verätzungen: Durch Kombination mehrerer Verfahren, großflächig: Fuß		A4	31104	31504	31610	31611	31824
8362	5-923.9h		Temporäre Weichteildeckung bei Verbrennungen und Verätzungen: Durch Kombination mehrerer Verfahren, großflächig: Behaarte Kopfhaut		A3	31103	31504	31608	31609	31823
8363	5-923.9j		Temporäre Weichteildeckung bei Verbrennungen und Verätzungen: Durch Kombination mehrerer Verfahren, großflächig: Rücken		A3	31103	31504	31608	31609	31823

Fortsetzung 2.23 Operationen an Haut und Unterhaut

lfd. Nr	OPS-301 2004	OPS 2005	Bezeichnung OPS-301 2004	Bezeichnung OPS 2005	Kategorie	OP-Leistung	Überwachung	Nachbeh. Überw.	Nachbeh. Operat.	Narkose
8364	5-923.9k		Temporäre Weichteildeckung bei Verbrennungen und Verätzungen: Durch Kombination mehrerer Verfahren, großflächig: Skrotum		A4	31104	31504	31610	31611	31824
8365	5-923.90		Temporäre Weichteildeckung bei Verbrennungen und Verätzungen: Durch Kombination mehrerer Verfahren, großflächig: Lippe		A3	31103	31504	31608	31609	31823
8366	5-923.91		Temporäre Weichteildeckung bei Verbrennungen und Verätzungen: Durch Kombination mehrerer Verfahren, großflächig: Nase		A3	31103	31504	31608	31609	31823
8367	5-923.92		Temporäre Weichteildeckung bei Verbrennungen und Verätzungen: Durch Kombination mehrerer Verfahren, großflächig: Ohr		A3	31103	31504	31608	31609	31823
8368	5-923.93		Temporäre Weichteildeckung bei Verbrennungen und Verätzungen: Durch Kombination mehrerer Verfahren, großflächig: Augenlid		A3	31103	31504	31608	31609	31823
8369	5-923.95		Temporäre Weichteildeckung bei Verbrennungen und Verätzungen: Durch Kombination mehrerer Verfahren, großflächig: Hals		A3	31103	31504	31608	31609	31823
8370	5-923.96		Temporäre Weichteildeckung bei Verbrennungen und Verätzungen: Durch Kombination mehrerer Verfahren, großflächig: Schulter und Axilla		A3	31103	31504	31608	31609	31823
8371	5-923.97		Temporäre Weichteildeckung bei Verbrennungen und Verätzungen: Durch Kombination mehrerer Verfahren, großflächig: Oberarm und Ellenbogen		A3	31103	31504	31608	31609	31823
8372	5-923.98		Temporäre Weichteildeckung bei Verbrennungen und Verätzungen: Durch Kombination mehrerer Verfahren, großflächig: Unterarm		A3	31103	31504	31608	31609	31823
8373	5-923.99		Temporäre Weichteildeckung bei Verbrennungen und Verätzungen: Durch Kombination mehrerer Verfahren, großflächig: Hand		A4	31104	31504	31610	31611	31824
8374	5-925.0b		Freie Hauttransplantation und Lappenplastik an Haut und Unterhaut bei Verbrennungen und Verätzungen, Empfängerstelle: Spalthaut: Bauchregion		A4	31104	31504	31610	31611	31824
8375	5-925.0d		Freie Hauttransplantation und Lappenplastik an Haut und Unterhaut bei Verbrennungen und Verätzungen, Empfängerstelle: Spalthaut: Gesäß		A4	31104	31504	31610	31611	31824
8376	5-925.0e		Freie Hauttransplantation und Lappenplastik an Haut und Unterhaut bei Verbrennungen und Verätzungen, Empfängerstelle: Spalthaut: Oberschenkel und Knie		A4	31104	31504	31610	31611	31824
8377	5-925.0f		Freie Hauttransplantation und Lappenplastik an Haut und Unterhaut bei Verbrennungen und Verätzungen, Empfängerstelle: Spalthaut: Unterschenkel		A3	31103	31504	31608	31609	31823
8378	5-925.0g		Freie Hauttransplantation und Lappenplastik an Haut und Unterhaut bei Verbrennungen und Verätzungen, Empfängerstelle: Spalthaut: Fuß		A4	31104	31504	31610	31611	31824
8379	5-925.0h		Freie Hauttransplantation und Lappenplastik an Haut und Unterhaut bei Verbrennungen und Verätzungen, Empfängerstelle: Spalthaut: Behaarte Kopfhaut		A3	31103	31504	31608	31609	31823
8380	5-925.0j		Freie Hauttransplantation und Lappenplastik an Haut und Unterhaut bei Verbrennungen und Verätzungen, Empfängerstelle: Spalthaut: Rücken		A4	31104	31504	31610	31611	31824
8381	5-925.0k		Freie Hauttransplantation und Lappenplastik an Haut und Unterhaut bei Verbrennungen und Verätzungen, Empfängerstelle: Spalthaut: Skrotum		A4	31104	31504	31610	31611	31824

Fortsetzung 2.23 Operationen an Haut und Unterhaut

lfd. Nr	OPS-301 2004	OPS 2005	Bezeichnung OPS-301 2004	Bezeichnung OPS 2005	Kategorie	OP-Leistung	Überwachung	Nachbeh. Überw.	Nachbeh. Operat.	Narkose
8382	5-925.00		Freie Hauttransplantation und Lappenplastik an Haut und Unterhaut bei Verbrennungen und Verätzungen, Empfängerstelle: Spalthaut: Lippe		A3	31103	31504	31608	31609	31823
8383	5-925.01		Freie Hauttransplantation und Lappenplastik an Haut und Unterhaut bei Verbrennungen und Verätzungen, Empfängerstelle: Spalthaut: Nase		A3	31103	31504	31608	31609	31823
8384	5-925.02		Freie Hauttransplantation und Lappenplastik an Haut und Unterhaut bei Verbrennungen und Verätzungen, Empfängerstelle: Spalthaut: Ohr		A3	31103	31504	31608	31609	31823
8385	5-925.03		Freie Hauttransplantation und Lappenplastik an Haut und Unterhaut bei Verbrennungen und Verätzungen, Empfängerstelle: Spalthaut: Augenlid		A3	31103	31504	31608	31609	31823
8386	5-925.05		Freie Hauttransplantation und Lappenplastik an Haut und Unterhaut bei Verbrennungen und Verätzungen, Empfängerstelle: Spalthaut: Hals		A3	31103	31504	31608	31609	31823
8387	5-925.06		Freie Hauttransplantation und Lappenplastik an Haut und Unterhaut bei Verbrennungen und Verätzungen, Empfängerstelle: Spalthaut: Schulter und Axilla		A4	31104	31504	31610	31611	31824
8388	5-925.07		Freie Hauttransplantation und Lappenplastik an Haut und Unterhaut bei Verbrennungen und Verätzungen, Empfängerstelle: Spalthaut: Oberarm und Ellenbogen		A4	31104	31504	31610	31611	31824
8389	5-925.08		Freie Hauttransplantation und Lappenplastik an Haut und Unterhaut bei Verbrennungen und Verätzungen, Empfängerstelle: Spalthaut: Unterarm		A3	31103	31504	31608	31609	31823
8390	5-925.09		Freie Hauttransplantation und Lappenplastik an Haut und Unterhaut bei Verbrennungen und Verätzungen, Empfängerstelle: Spalthaut: Hand		A4	31104	31504	31610	31611	31824
8391	5-925.2b		Freie Hauttransplantation und Lappenplastik an Haut und Unterhaut bei Verbrennungen und Verätzungen, Empfängerstelle: Vollhaut: Bauchregion		A5	31105	31505	31610	31611	31825
8392	5-925.2d		Freie Hauttransplantation und Lappenplastik an Haut und Unterhaut bei Verbrennungen und Verätzungen, Empfängerstelle: Vollhaut: Gesäß		A3	31103	31504	31608	31609	31823
8393	5-925.2e		Freie Hauttransplantation und Lappenplastik an Haut und Unterhaut bei Verbrennungen und Verätzungen, Empfängerstelle: Vollhaut: Oberschenkel und Knie		A5	31105	31505	31610	31611	31825
8394	5-925.2f		Freie Hauttransplantation und Lappenplastik an Haut und Unterhaut bei Verbrennungen und Verätzungen, Empfängerstelle: Vollhaut: Unterschenkel		A3	31103	31504	31608	31609	31823
8395	5-925.2g		Freie Hauttransplantation und Lappenplastik an Haut und Unterhaut bei Verbrennungen und Verätzungen, Empfängerstelle: Vollhaut: Fuß		A3	31103	31504	31608	31609	31823
8396	5-925.2h		Freie Hauttransplantation und Lappenplastik an Haut und Unterhaut bei Verbrennungen und Verätzungen, Empfängerstelle: Vollhaut: Behaarte Kopfhaut		A3	31103	31504	31608	31609	31823
8397	5-925.2j		Freie Hauttransplantation und Lappenplastik an Haut und Unterhaut bei Verbrennungen und Verätzungen, Empfängerstelle: Vollhaut: Rücken		A5	31105	31505	31610	31611	31825
8398	5-925.2k		Freie Hauttransplantation und Lappenplastik an Haut und Unterhaut bei Verbrennungen und Verätzungen, Empfängerstelle: Vollhaut: Skrotum		A3	31103	31504	31608	31609	31823

Fortsetzung 2.23 Operationen an Haut und Unterhaut

lfd. Nr	OPS-301 2004	OPS 2005	Bezeichnung OPS-301 2004	Bezeichnung OPS 2005	Kategorie	OP-Leistung	Überwachung	Nachbeh. Überw.	Nachbeh. Operat.	Narkose
8399	5-925.20		Freie Hauttransplantation und Lappenplastik an Haut und Unterhaut bei Verbrennungen und Verätzungen, Empfängerstelle: Vollhaut: Lippe		A3	31103	31504	31608	31609	31823
8400	5-925.21		Freie Hauttransplantation und Lappenplastik an Haut und Unterhaut bei Verbrennungen und Verätzungen, Empfängerstelle: Vollhaut: Nase		A3	31103	31504	31608	31609	31823
8401	5-925.22		Freie Hauttransplantation und Lappenplastik an Haut und Unterhaut bei Verbrennungen und Verätzungen, Empfängerstelle: Vollhaut: Ohr		A3	31103	31504	31608	31609	31823
8402	5-925.23		Freie Hauttransplantation und Lappenplastik an Haut und Unterhaut bei Verbrennungen und Verätzungen, Empfängerstelle: Vollhaut: Augenlid		A3	31103	31504	31608	31609	31823
8403	5-925.25		Freie Hauttransplantation und Lappenplastik an Haut und Unterhaut bei Verbrennungen und Verätzungen, Empfängerstelle: Vollhaut: Hals		A3	31103	31504	31608	31609	31823
8404	5-925.26		Freie Hauttransplantation und Lappenplastik an Haut und Unterhaut bei Verbrennungen und Verätzungen, Empfängerstelle: Vollhaut: Schulter und Axilla		A5	31105	31505	31610	31611	31825
8405	5-925.27		Freie Hauttransplantation und Lappenplastik an Haut und Unterhaut bei Verbrennungen und Verätzungen, Empfängerstelle: Vollhaut: Oberarm und Ellenbogen		A3	31103	31504	31608	31609	31823
8406	5-925.28		Freie Hauttransplantation und Lappenplastik an Haut und Unterhaut bei Verbrennungen und Verätzungen, Empfängerstelle: Vollhaut: Unterarm		A3	31103	31504	31608	31609	31823
8407	5-925.29		Freie Hauttransplantation und Lappenplastik an Haut und Unterhaut bei Verbrennungen und Verätzungen, Empfängerstelle: Vollhaut: Hand		A3	31103	31504	31608	31609	31823
8408	5-925.31		Freie Hauttransplantation und Lappenplastik an Haut und Unterhaut bei Verbrennungen und Verätzungen, Empfängerstelle: Composite graft: Nase		A3	31103	31504	31608	31609	31823
8409	5-925.32		Freie Hauttransplantation und Lappenplastik an Haut und Unterhaut bei Verbrennungen und Verätzungen, Empfängerstelle: Composite graft: Ohr		A3	31103	31504	31608	31609	31823
8410	5-925.33		Freie Hauttransplantation und Lappenplastik an Haut und Unterhaut bei Verbrennungen und Verätzungen, Empfängerstelle: Composite graft: Augenlid		A3	31103	31504	31608	31609	31823
8411	5-925.5b		Freie Hauttransplantation und Lappenplastik an Haut und Unterhaut bei Verbrennungen und Verätzungen, Empfängerstelle: Gestielter regionaler Lappen: Bauchregion		A4	31104	31504	31610	31611	31824
8412	5-925.5d		Freie Hauttransplantation und Lappenplastik an Haut und Unterhaut bei Verbrennungen und Verätzungen, Empfängerstelle: Gestielter regionaler Lappen: Gesäß		A4	31104	31504	31610	31611	31824
8413	5-925.5e		Freie Hauttransplantation und Lappenplastik an Haut und Unterhaut bei Verbrennungen und Verätzungen, Empfängerstelle: Gestielter regionaler Lappen: Oberschenkel und Knie		A4	31104	31504	31610	31611	31824
8414	5-925.5f		Freie Hauttransplantation und Lappenplastik an Haut und Unterhaut bei Verbrennungen und Verätzungen, Empfängerstelle: Gestielter regionaler Lappen: Unterschenkel		A3	31103	31504	31608	31609	31823

Fortsetzung 2.23 Operationen an Haut und Unterhaut

lfd. Nr	OPS-301 2004	OPS 2005	Bezeichnung OPS-301 2004	Bezeichnung OPS 2005	Kategorie	OP-Leistung	Überwachung	Nachbeh. Überw.	Nachbeh. Operat.	Narkose
8415	5-925.5g		Freie Hauttransplantation und Lappenplastik an Haut und Unterhaut bei Verbrennungen und Verätzungen, Empfängerstelle: Gestielter regionaler Lappen: Fuß		A4	31104	31504	31610	31611	31824
8416	5-925.5h		Freie Hauttransplantation und Lappenplastik an Haut und Unterhaut bei Verbrennungen und Verätzungen, Empfängerstelle: Gestielter regionaler Lappen: Behaarte Kopfhaut		A3	31103	31504	31608	31609	31823
8417	5-925.5j		Freie Hauttransplantation und Lappenplastik an Haut und Unterhaut bei Verbrennungen und Verätzungen, Empfängerstelle: Gestielter regionaler Lappen: Rücken		A4	31104	31504	31610	31611	31824
8418	5-925.5k		Freie Hauttransplantation und Lappenplastik an Haut und Unterhaut bei Verbrennungen und Verätzungen, Empfängerstelle: Gestielter regionaler Lappen: Skrotum		A4	31104	31504	31610	31611	31824
8419	5-925.50		Freie Hauttransplantation und Lappenplastik an Haut und Unterhaut bei Verbrennungen und Verätzungen, Empfängerstelle: Gestielter regionaler Lappen: Lippe		A3	31103	31504	31608	31609	31823
8420	5-925.51		Freie Hauttransplantation und Lappenplastik an Haut und Unterhaut bei Verbrennungen und Verätzungen, Empfängerstelle: Gestielter regionaler Lappen: Nase		A3	31103	31504	31608	31609	31823
8421	5-925.52		Freie Hauttransplantation und Lappenplastik an Haut und Unterhaut bei Verbrennungen und Verätzungen, Empfängerstelle: Gestielter regionaler Lappen: Ohr		A3	31103	31504	31608	31609	31823
8422	5-925.53		Freie Hauttransplantation und Lappenplastik an Haut und Unterhaut bei Verbrennungen und Verätzungen, Empfängerstelle: Gestielter regionaler Lappen: Augenlid		A3	31103	31504	31608	31609	31823
8423	5-925.55		Freie Hauttransplantation und Lappenplastik an Haut und Unterhaut bei Verbrennungen und Verätzungen, Empfängerstelle: Gestielter regionaler Lappen: Hals		A3	31103	31504	31608	31609	31823
8424	5-925.56		Freie Hauttransplantation und Lappenplastik an Haut und Unterhaut bei Verbrennungen und Verätzungen, Empfängerstelle: Gestielter regionaler Lappen: Schulter und Axilla		A4	31104	31504	31610	31611	31824
8425	5-925.57		Freie Hauttransplantation und Lappenplastik an Haut und Unterhaut bei Verbrennungen und Verätzungen, Empfängerstelle: Gestielter regionaler Lappen: Oberarm und Ellenbogen		A4	31104	31504	31610	31611	31824
8426	5-925.58		Freie Hauttransplantation und Lappenplastik an Haut und Unterhaut bei Verbrennungen und Verätzungen, Empfängerstelle: Gestielter regionaler Lappen: Unterarm		A3	31103	31504	31608	31609	31823

Fortsetzung 2.23 Operationen an Haut und Unterhaut

lfd. Nr	OPS-301 2004	OPS 2005	Bezeichnung OPS-301 2004	Bezeichnung OPS 2005	Kategorie	OP-Leistung	Überwachung	Nachbeh. Überw.	Nachbeh. Operat.	Narkose
8427	5-925.59		Freie Hauttransplantation und Lappenplastik an Haut und Unterhaut bei Verbrennungen und Verätzungen, Empfängerstelle: Gestielter regionaler Lappen: Hand		A4	31104	31504	31610	31611	31824
8428	5-925.6b		Freie Hauttransplantation und Lappenplastik an Haut und Unterhaut bei Verbrennungen und Verätzungen, Empfängerstelle: Gestielter Fernlappen: Bauchregion		A6	31106	31506	31612	31613	31826
8429	5-925.6d		Freie Hauttransplantation und Lappenplastik an Haut und Unterhaut bei Verbrennungen und Verätzungen, Empfängerstelle: Gestielter Fernlappen: Gesäß		A6	31106	31506	31612	31613	31826
8430	5-925.6e		Freie Hauttransplantation und Lappenplastik an Haut und Unterhaut bei Verbrennungen und Verätzungen, Empfängerstelle: Gestielter Fernlappen: Oberschenkel und Knie		A6	31106	31506	31612	31613	31826
8431	5-925.6f		Freie Hauttransplantation und Lappenplastik an Haut und Unterhaut bei Verbrennungen und Verätzungen, Empfängerstelle: Gestielter Fernlappen: Unterschenkel		A6	31106	31506	31612	31613	31826
8432	5-925.6g		Freie Hauttransplantation und Lappenplastik an Haut und Unterhaut bei Verbrennungen und Verätzungen, Empfängerstelle: Gestielter Fernlappen: Fuß		A5	31105	31505	31610	31611	31825
8433	5-925.6h		Freie Hauttransplantation und Lappenplastik an Haut und Unterhaut bei Verbrennungen und Verätzungen, Empfängerstelle: Gestielter Fernlappen: Behaarte Kopfhaut		A5	31105	31505	31610	31611	31825
8434	5-925.6j		Freie Hauttransplantation und Lappenplastik an Haut und Unterhaut bei Verbrennungen und Verätzungen, Empfängerstelle: Gestielter Fernlappen: Rücken		A6	31106	31506	31612	31613	31826
8435	5-925.6k		Freie Hauttransplantation und Lappenplastik an Haut und Unterhaut bei Verbrennungen und Verätzungen, Empfängerstelle: Gestielter Fernlappen: Skrotum		A6	31106	31506	31612	31613	31826
8436	5-925.60		Freie Hauttransplantation und Lappenplastik an Haut und Unterhaut bei Verbrennungen und Verätzungen, Empfängerstelle: Gestielter Fernlappen: Lippe		A4	31104	31504	31610	31611	31824
8437	5-925.61		Freie Hauttransplantation und Lappenplastik an Haut und Unterhaut bei Verbrennungen und Verätzungen, Empfängerstelle: Gestielter Fernlappen: Nase		A4	31104	31504	31610	31611	31824
8438	5-925.62		Freie Hauttransplantation und Lappenplastik an Haut und Unterhaut bei Verbrennungen und Verätzungen, Empfängerstelle: Gestielter Fernlappen: Ohr		A4	31104	31504	31610	31611	31824
8439	5-925.63		Freie Hauttransplantation und Lappenplastik an Haut und Unterhaut bei Verbrennungen und Verätzungen, Empfängerstelle: Gestielter Fernlappen: Augenlid		A4	31104	31504	31610	31611	31824
8440	5-925.65		Freie Hauttransplantation und Lappenplastik an Haut und Unterhaut bei Verbrennungen und Verätzungen, Empfängerstelle: Gestielter Fernlappen: Hals		A5	31105	31505	31610	31611	31825
8441	5-925.66		Freie Hauttransplantation und Lappenplastik an Haut und Unterhaut bei Verbrennungen und Verätzungen, Empfängerstelle: Gestielter Fernlappen: Schulter und Axilla		A6	31106	31506	31612	31613	31826

Fortsetzung 2.23 Operationen an Haut und Unterhaut

lfd. Nr	OPS-301 2004	OPS 2005	Bezeichnung OPS-301 2004	Bezeichnung OPS 2005	Kategorie	OP-Leistung	Überwachung	Nachbeh. Überw.	Nachbeh. Operat.	Narkose
8442	5-925.67		Freie Hauttransplantation und Lappenplastik an Haut und Unterhaut bei Verbrennungen und Verätzungen, Empfängerstelle: Gestielter Fernlappen: Oberarm und Ellenbogen		A6	31106	31506	31612	31613	31826
8443	5-925.68		Freie Hauttransplantation und Lappenplastik an Haut und Unterhaut bei Verbrennungen und Verätzungen, Empfängerstelle: Gestielter Fernlappen: Unterarm		A5	31105	31505	31610	31611	31825
8444	5-925.69		Freie Hauttransplantation und Lappenplastik an Haut und Unterhaut bei Verbrennungen und Verätzungen, Empfängerstelle: Gestielter Fernlappen: Hand		A5	31105	31505	31610	31611	31825
8445	5-926.0b		Lokale Lappenplastik an Haut und Unterhaut bei Verbrennungen und Verätzungen: Dehnungsplastik: Bauchregion		A1	31101	31502	31601	31602	31821
8446	5-926.0d		Lokale Lappenplastik an Haut und Unterhaut bei Verbrennungen und Verätzungen: Dehnungsplastik: Gesäß		A1	31101	31502	31601	31602	31821
8447	5-926.0e		Lokale Lappenplastik an Haut und Unterhaut bei Verbrennungen und Verätzungen: Dehnungsplastik: Oberschenkel und Knie		A1	31101	31502	31601	31602	31821
8448	5-926.0f		Lokale Lappenplastik an Haut und Unterhaut bei Verbrennungen und Verätzungen: Dehnungsplastik: Unterschenkel		A1	31101	31502	31601	31602	31821
8449	5-926.0g		Lokale Lappenplastik an Haut und Unterhaut bei Verbrennungen und Verätzungen: Dehnungsplastik: Fuß		A1	31101	31502	31601	31602	31821
8450	5-926.0h		Lokale Lappenplastik an Haut und Unterhaut bei Verbrennungen und Verätzungen: Dehnungsplastik: Behaarte Kopfhaut		A1	31101	31502	31601	31602	31821
8451	5-926.0j		Lokale Lappenplastik an Haut und Unterhaut bei Verbrennungen und Verätzungen: Dehnungsplastik: Rücken		A1	31101	31502	31601	31602	31821
8452	5-926.0k		Lokale Lappenplastik an Haut und Unterhaut bei Verbrennungen und Verätzungen: Dehnungsplastik: Skrotum		A1	31101	31502	31601	31602	31821
8453	5-926.0m		Lokale Lappenplastik an Haut und Unterhaut bei Verbrennungen und Verätzungen: Dehnungsplastik: Dammregion		A1	31101	31502	31601	31602	31821
8454	5-926.00		Lokale Lappenplastik an Haut und Unterhaut bei Verbrennungen und Verätzungen: Dehnungsplastik: Lippe		A1	31101	31502	31601	31602	31821
8455	5-926.01		Lokale Lappenplastik an Haut und Unterhaut bei Verbrennungen und Verätzungen: Dehnungsplastik: Nase		A1	31101	31502	31601	31602	31821
8456	5-926.02		Lokale Lappenplastik an Haut und Unterhaut bei Verbrennungen und Verätzungen: Dehnungsplastik: Ohr		A1	31101	31502	31601	31602	31821
8457	5-926.03		Lokale Lappenplastik an Haut und Unterhaut bei Verbrennungen und Verätzungen: Dehnungsplastik: Augenlid		A1	31101	31502	31601	31602	31821
8458	5-926.05		Lokale Lappenplastik an Haut und Unterhaut bei Verbrennungen und Verätzungen: Dehnungsplastik: Hals		A1	31101	31502	31601	31602	31821
8459	5-926.06		Lokale Lappenplastik an Haut und Unterhaut bei Verbrennungen und Verätzungen: Dehnungsplastik: Schulter und Axilla		A1	31101	31502	31601	31602	31821

Fortsetzung 2.23 Operationen an Haut und Unterhaut

lfd. Nr	OPS-301 2004	OPS 2005	Bezeichnung OPS-301 2004	Bezeichnung OPS 2005	Kategorie	OP-Leistung	Überwachung	Nachbeh. Überw.	Nachbeh. Operat.	Narkose
8460	5-926.07		Lokale Lappenplastik an Haut und Unterhaut bei Verbrennungen und Verätzungen: Dehnungsplastik: Oberarm und Ellenbogen		A1	31101	31502	31601	31602	31821
8461	5-926.08		Lokale Lappenplastik an Haut und Unterhaut bei Verbrennungen und Verätzungen: Dehnungsplastik: Unterarm		A1	31101	31502	31601	31602	31821
8462	5-926.09		Lokale Lappenplastik an Haut und Unterhaut bei Verbrennungen und Verätzungen: Dehnungsplastik: Hand		A1	31101	31502	31601	31602	31821
8463	5-926.1b		Lokale Lappenplastik an Haut und Unterhaut bei Verbrennungen und Verätzungen: Verschiebe- Rotationsplastik: Bauchregion		A3	31103	31504	31608	31609	31823
8464	5-926.1d		Lokale Lappenplastik an Haut und Unterhaut bei Verbrennungen und Verätzungen: Verschiebe- Rotationsplastik: Gesäß		A3	31103	31504	31608	31609	31823
8465	5-926.1e		Lokale Lappenplastik an Haut und Unterhaut bei Verbrennungen und Verätzungen: Verschiebe- Rotationsplastik: Oberschenkel und Knie		A3	31103	31504	31608	31609	31823
8466	5-926.1f		Lokale Lappenplastik an Haut und Unterhaut bei Verbrennungen und Verätzungen: Verschiebe- Rotationsplastik: Unterschenkel		A2	31102	31503	31608	31609	31822
8467	5-926.1g		Lokale Lappenplastik an Haut und Unterhaut bei Verbrennungen und Verätzungen: Verschiebe- Rotationsplastik: Fuß		A3	31103	31504	31608	31609	31823
8468	5-926.1h		Lokale Lappenplastik an Haut und Unterhaut bei Verbrennungen und Verätzungen: Verschiebe- Rotationsplastik: Behaarte Kopfhaut		A3	31103	31504	31608	31609	31823
8469	5-926.1j		Lokale Lappenplastik an Haut und Unterhaut bei Verbrennungen und Verätzungen: Verschiebe- Rotationsplastik: Rücken		A3	31103	31504	31608	31609	31823
8470	5-926.1k		Lokale Lappenplastik an Haut und Unterhaut bei Verbrennungen und Verätzungen: Verschiebe- Rotationsplastik: Skrotum		A3	31103	31504	31608	31609	31823
8471	5-926.10		Lokale Lappenplastik an Haut und Unterhaut bei Verbrennungen und Verätzungen: Verschiebe- Rotationsplastik: Lippe		A3	31103	31504	31608	31609	31823
8472	5-926.11		Lokale Lappenplastik an Haut und Unterhaut bei Verbrennungen und Verätzungen: Verschiebe- Rotationsplastik: Nase		A3	31103	31504	31608	31609	31823
8473	5-926.12		Lokale Lappenplastik an Haut und Unterhaut bei Verbrennungen und Verätzungen: Verschiebe- Rotationsplastik: Ohr		A3	31103	31504	31608	31609	31823
8474	5-926.13		Lokale Lappenplastik an Haut und Unterhaut bei Verbrennungen und Verätzungen: Verschiebe- Rotationsplastik: Augenlid		A3	31103	31504	31608	31609	31823
8475	5-926.15		Lokale Lappenplastik an Haut und Unterhaut bei Verbrennungen und Verätzungen: Verschiebe- Rotationsplastik: Hals		A2	31102	31503	31608	31609	31822
8476	5-926.16		Lokale Lappenplastik an Haut und Unterhaut bei Verbrennungen und Verätzungen: Verschiebe- Rotationsplastik: Schulter und Axilla		A3	31103	31504	31608	31609	31823
8477	5-926.17		Lokale Lappenplastik an Haut und Unterhaut bei Verbrennungen und Verätzungen: Verschiebe- Rotationsplastik: Oberarm und Ellenbogen		A3	31103	31504	31608	31609	31823

Fortsetzung 2.23 Operationen an Haut und Unterhaut

lfd. Nr	OPS-301 2004	OPS 2005	Bezeichnung OPS-301 2004	Bezeichnung OPS 2005	Kategorie	OP-Leistung	Überwachung	Nachbeh. Überw.	Nachbeh. Operat.	Narkose
8478	5-926.18		Lokale Lappenplastik an Haut und Unterhaut bei Verbrennungen und Verätzungen: Verschiebe- Rotationsplastik: Unterarm		A2	31102	31503	31608	31609	31822
8479	5-926.19		Lokale Lappenplastik an Haut und Unterhaut bei Verbrennungen und Verätzungen: Verschiebe- Rotationsplastik: Hand		A3	31103	31504	31608	31609	31823
8480	5-926.2b		Lokale Lappenplastik an Haut und Unterhaut bei Verbrennungen und Verätzungen: Transpositionsplastik: Bauchregion		A3	31103	31504	31608	31609	31823
8481	5-926.2d		Lokale Lappenplastik an Haut und Unterhaut bei Verbrennungen und Verätzungen: Transpositionsplastik: Gesäß		A3	31103	31504	31608	31609	31823
8482	5-926.2e		Lokale Lappenplastik an Haut und Unterhaut bei Verbrennungen und Verätzungen: Transpositionsplastik: Oberschenkel und Knie		A3	31103	31504	31608	31609	31823
8483	5-926.2f		Lokale Lappenplastik an Haut und Unterhaut bei Verbrennungen und Verätzungen: Transpositionsplastik: Unterschenkel		A2	31102	31503	31608	31609	31822
8484	5-926.2g		Lokale Lappenplastik an Haut und Unterhaut bei Verbrennungen und Verätzungen: Transpositionsplastik: Fuß		A3	31103	31504	31608	31609	31823
8485	5-926.2h		Lokale Lappenplastik an Haut und Unterhaut bei Verbrennungen und Verätzungen: Transpositionsplastik: Behaarte Kopfhaut		A2	31102	31503	31608	31609	31822
8486	5-926.2j		Lokale Lappenplastik an Haut und Unterhaut bei Verbrennungen und Verätzungen: Transpositionsplastik: Rücken		A3	31103	31504	31608	31609	31823
8487	5-926.2k		Lokale Lappenplastik an Haut und Unterhaut bei Verbrennungen und Verätzungen: Transpositionsplastik: Skrotum		A3	31103	31504	31608	31609	31823
8488	5-926.20		Lokale Lappenplastik an Haut und Unterhaut bei Verbrennungen und Verätzungen: Transpositionsplastik: Lippe		A2	31102	31503	31608	31609	31822
8489	5-926.21		Lokale Lappenplastik an Haut und Unterhaut bei Verbrennungen und Verätzungen: Transpositionsplastik: Nase		A2	31102	31503	31608	31609	31822
8490	5-926.22		Lokale Lappenplastik an Haut und Unterhaut bei Verbrennungen und Verätzungen: Transpositionsplastik: Ohr		A2	31102	31503	31608	31609	31822
8491	5-926.23		Lokale Lappenplastik an Haut und Unterhaut bei Verbrennungen und Verätzungen: Transpositionsplastik: Augenlid		A2	31102	31503	31608	31609	31822
8492	5-926.25		Lokale Lappenplastik an Haut und Unterhaut bei Verbrennungen und Verätzungen: Transpositionsplastik: Hals		A2	31102	31503	31608	31609	31822
8493	5-926.26		Lokale Lappenplastik an Haut und Unterhaut bei Verbrennungen und Verätzungen: Transpositionsplastik: Schulter und Axilla		A3	31103	31504	31608	31609	31823
8494	5-926.27		Lokale Lappenplastik an Haut und Unterhaut bei Verbrennungen und Verätzungen: Transpositionsplastik: Oberarm und Ellenbogen		A3	31103	31504	31608	31609	31823
8495	5-926.28		Lokale Lappenplastik an Haut und Unterhaut bei Verbrennungen und Verätzungen: Transpositionsplastik: Unterarm		A2	31102	31503	31608	31609	31822

Fortsetzung 2.23 Operationen an Haut und Unterhaut

lfd. Nr	OPS-301 2004	OPS 2005	Bezeichnung OPS-301 2004	Bezeichnung OPS 2005	Kategorie	OP-Leistung	Überwachung	Nachbeh. Überw.	Nachbeh. Operat.	Narkose
8496	5-926.29		Lokale Lappenplastik an Haut und Unterhaut bei Verbrennungen und Verätzungen: Transpositionsplastik: Hand		A3	31103	31504	31608	31609	31823
8497	5-926.3b		Lokale Lappenplastik an Haut und Unterhaut bei Verbrennungen und Verätzungen: Insellappenplastik: Bauchregion		A3	31103	31504	31608	31609	31823
8498	5-926.3d		Lokale Lappenplastik an Haut und Unterhaut bei Verbrennungen und Verätzungen: Insellappenplastik: Gesäß		A3	31103	31504	31608	31609	31823
8499	5-926.3e		Lokale Lappenplastik an Haut und Unterhaut bei Verbrennungen und Verätzungen: Insellappenplastik: Oberschenkel und Knie		A3	31103	31504	31608	31609	31823
8500	5-926.3f		Lokale Lappenplastik an Haut und Unterhaut bei Verbrennungen und Verätzungen: Insellappenplastik: Unterschenkel		A2	31102	31503	31608	31609	31822
8501	5-926.3g		Lokale Lappenplastik an Haut und Unterhaut bei Verbrennungen und Verätzungen: Insellappenplastik: Fuß		A3	31103	31504	31608	31609	31823
8502	5-926.3h		Lokale Lappenplastik an Haut und Unterhaut bei Verbrennungen und Verätzungen: Insellappenplastik: Behaarte Kopfhaut		A3	31103	31504	31608	31609	31823
8503	5-926.3j		Lokale Lappenplastik an Haut und Unterhaut bei Verbrennungen und Verätzungen: Insellappenplastik: Rücken		A3	31103	31504	31608	31609	31823
8504	5-926.3k		Lokale Lappenplastik an Haut und Unterhaut bei Verbrennungen und Verätzungen: Insellappenplastik: Skrotum		A3	31103	31504	31608	31609	31823
8505	5-926.30		Lokale Lappenplastik an Haut und Unterhaut bei Verbrennungen und Verätzungen: Insellappenplastik: Lippe		A3	31103	31504	31608	31609	31823
8506	5-926.31		Lokale Lappenplastik an Haut und Unterhaut bei Verbrennungen und Verätzungen: Insellappenplastik: Nase		A3	31103	31504	31608	31609	31823
8507	5-926.32		Lokale Lappenplastik an Haut und Unterhaut bei Verbrennungen und Verätzungen: Insellappenplastik: Ohr		A3	31103	31504	31608	31609	31823
8508	5-926.33		Lokale Lappenplastik an Haut und Unterhaut bei Verbrennungen und Verätzungen: Insellappenplastik: Augenlid		A3	31103	31504	31608	31609	31823
8509	5-926.35		Lokale Lappenplastik an Haut und Unterhaut bei Verbrennungen und Verätzungen: Insellappenplastik: Hals		A2	31102	31503	31608	31609	31822
8510	5-926.36		Lokale Lappenplastik an Haut und Unterhaut bei Verbrennungen und Verätzungen: Insellappenplastik: Schulter und Axilla		A3	31103	31504	31608	31609	31823
8511	5-926.37		Lokale Lappenplastik an Haut und Unterhaut bei Verbrennungen und Verätzungen: Insellappenplastik: Oberarm und Ellenbogen		A3	31103	31504	31608	31609	31823
8512	5-926.38		Lokale Lappenplastik an Haut und Unterhaut bei Verbrennungen und Verätzungen: Insellappenplastik: Unterarm		A2	31102	31503	31608	31609	31822
8513	5-926.39		Lokale Lappenplastik an Haut und Unterhaut bei Verbrennungen und Verätzungen: Insellappenplastik: Hand		A3	31103	31504	31608	31609	31823

Fortsetzung 2.23 Operationen an Haut und Unterhaut

lfd. Nr	OPS-301 2004	OPS 2005	Bezeichnung OPS-301 2004	Bezeichnung OPS 2005	Kate-gorie	OP-Leistung	Über-wachung	Nachbeh. Überw.	Nachbeh. Operat.	Narkose
8514	5-926.4b		Lokale Lappenplastik an Haut und Unterhaut bei Verbrennungen und Verätzungen: Z-Plastik: Bauchregion		A3	31103	31504	31608	31609	31823
8515	5-926.4d		Lokale Lappenplastik an Haut und Unterhaut bei Verbrennungen und Verätzungen: Z-Plastik: Gesäß		A3	31103	31504	31608	31609	31823
8516	5-926.4e		Lokale Lappenplastik an Haut und Unterhaut bei Verbrennungen und Verätzungen: Z-Plastik: Oberschenkel und Knie		A3	31103	31504	31608	31609	31823
8517	5-926.4f		Lokale Lappenplastik an Haut und Unterhaut bei Verbrennungen und Verätzungen: Z-Plastik: Unterschenkel		A3	31103	31504	31608	31609	31823
8518	5-926.4g		Lokale Lappenplastik an Haut und Unterhaut bei Verbrennungen und Verätzungen: Z-Plastik: Fuß		A3	31103	31504	31608	31609	31823
8519	5-926.4h		Lokale Lappenplastik an Haut und Unterhaut bei Verbrennungen und Verätzungen: Z-Plastik: Behaarte Kopfhaut		A3	31103	31504	31608	31609	31823
8520	5-926.4j		Lokale Lappenplastik an Haut und Unterhaut bei Verbrennungen und Verätzungen: Z-Plastik: Rücken		A3	31103	31504	31608	31609	31823
8521	5-926.4k		Lokale Lappenplastik an Haut und Unterhaut bei Verbrennungen und Verätzungen: Z-Plastik: Skrotum		A3	31103	31504	31608	31609	31823
8522	5-926.40		Lokale Lappenplastik an Haut und Unterhaut bei Verbrennungen und Verätzungen: Z-Plastik: Lippe		A3	31103	31504	31608	31609	31823
8523	5-926.41		Lokale Lappenplastik an Haut und Unterhaut bei Verbrennungen und Verätzungen: Z-Plastik: Nase		A2	31102	31503	31608	31609	31822
8524	5-926.42		Lokale Lappenplastik an Haut und Unterhaut bei Verbrennungen und Verätzungen: Z-Plastik: Ohr		A2	31102	31503	31608	31609	31822
8525	5-926.43		Lokale Lappenplastik an Haut und Unterhaut bei Verbrennungen und Verätzungen: Z-Plastik: Augenlid		A2	31102	31503	31608	31609	31822
8526	5-926.45		Lokale Lappenplastik an Haut und Unterhaut bei Verbrennungen und Verätzungen: Z-Plastik: Hals		A2	31102	31503	31608	31609	31822
8527	5-926.46		Lokale Lappenplastik an Haut und Unterhaut bei Verbrennungen und Verätzungen: Z-Plastik: Schulter und Axilla		A3	31103	31504	31608	31609	31823
8528	5-926.47		Lokale Lappenplastik an Haut und Unterhaut bei Verbrennungen und Verätzungen: Z-Plastik: Oberarm und Ellenbogen		A3	31103	31504	31608	31609	31823
8529	5-926.48		Lokale Lappenplastik an Haut und Unterhaut bei Verbrennungen und Verätzungen: Z-Plastik: Unterarm		A3	31103	31504	31608	31609	31823
8530	5-926.49		Lokale Lappenplastik an Haut und Unterhaut bei Verbrennungen und Verätzungen: Z-Plastik: Hand		A3	31103	31504	31608	31609	31823
8531	5-927.xb		Kombinierte plastische Eingriffe an Haut und Unterhaut bei Verbrennungen und Verätzungen: Sonstige: Bauchregion		A3	31103	31504	31608	31609	31823

Fortsetzung 2.23 Operationen an Haut und Unterhaut

lfd. Nr	OPS-301 2004	OPS 2005	Bezeichnung OPS-301 2004	Bezeichnung OPS 2005	Kategorie	OP-Leistung	Überwachung	Nachbeh. Überw.	Nachbeh. Operat.	Narkose
8532	5-927.xd		Kombinierte plastische Eingriffe an Haut und Unterhaut bei Verbrennungen und Verätzungen: Sonstige: Gesäß		A3	31103	31504	31608	31609	31823
8533	5-927.xe		Kombinierte plastische Eingriffe an Haut und Unterhaut bei Verbrennungen und Verätzungen: Sonstige: Oberschenkel und Knie		A3	31103	31504	31608	31609	31823
8534	5-927.xf		Kombinierte plastische Eingriffe an Haut und Unterhaut bei Verbrennungen und Verätzungen: Sonstige: Unterschenkel		A3	31103	31504	31608	31609	31823
8535	5-927.xh		Kombinierte plastische Eingriffe an Haut und Unterhaut bei Verbrennungen und Verätzungen: Sonstige: Behaarte Kopfhaut		A3	31103	31504	31608	31609	31823
8536	5-927.xj		Kombinierte plastische Eingriffe an Haut und Unterhaut bei Verbrennungen und Verätzungen: Sonstige: Rücken		A3	31103	31504	31608	31609	31823
8537	5-927.xk		Kombinierte plastische Eingriffe an Haut und Unterhaut bei Verbrennungen und Verätzungen: Sonstige: Skrotum		A3	31103	31504	31608	31609	31823
8538	5-927.x5		Kombinierte plastische Eingriffe an Haut und Unterhaut bei Verbrennungen und Verätzungen: Sonstige: Hals		A3	31103	31504	31608	31609	31823
8539	5-927.x6		Kombinierte plastische Eingriffe an Haut und Unterhaut bei Verbrennungen und Verätzungen: Sonstige: Schulter und Axilla		A3	31103	31504	31608	31609	31823
8540	5-927.x7		Kombinierte plastische Eingriffe an Haut und Unterhaut bei Verbrennungen und Verätzungen: Sonstige: Oberarm und Ellenbogen		A3	31103	31504	31608	31609	31823
8541	5-927.x8		Kombinierte plastische Eingriffe an Haut und Unterhaut bei Verbrennungen und Verätzungen: Sonstige: Unterarm		A3	31103	31504	31608	31609	31823
8542	5-927.0b		Kombinierte plastische Eingriffe an Haut und Unterhaut bei Verbrennungen und Verätzungen: Kombinierte Lappenplastiken: Bauchregion		A6	31106	31506	31612	31613	31826
8543	5-927.0d		Kombinierte plastische Eingriffe an Haut und Unterhaut bei Verbrennungen und Verätzungen: Kombinierte Lappenplastiken: Gesäß		A6	31106	31506	31612	31613	31826
8544	5-927.0e		Kombinierte plastische Eingriffe an Haut und Unterhaut bei Verbrennungen und Verätzungen: Kombinierte Lappenplastiken: Oberschenkel und Knie		A6	31106	31506	31612	31613	31826
8545	5-927.0f		Kombinierte plastische Eingriffe an Haut und Unterhaut bei Verbrennungen und Verätzungen: Kombinierte Lappenplastiken: Unterschenkel		A6	31106	31506	31612	31613	31826
8546	5-927.0g		Kombinierte plastische Eingriffe an Haut und Unterhaut bei Verbrennungen und Verätzungen: Kombinierte Lappenplastiken: Fuß		A5	31105	31505	31610	31611	31825
8547	5-927.0h		Kombinierte plastische Eingriffe an Haut und Unterhaut bei Verbrennungen und Verätzungen: Kombinierte Lappenplastiken: Behaarte Kopfhaut		A5	31105	31505	31610	31611	31825
8548	5-927.0j		Kombinierte plastische Eingriffe an Haut und Unterhaut bei Verbrennungen und Verätzungen: Kombinierte Lappenplastiken: Rücken		A6	31106	31506	31612	31613	31826
8549	5-927.0k		Kombinierte plastische Eingriffe an Haut und Unterhaut bei Verbrennungen und Verätzungen: Kombinierte Lappenplastiken: Skrotum		A6	31106	31506	31612	31613	31826

Fortsetzung 2.23 Operationen an Haut und Unterhaut

lfd. Nr	OPS-301 2004	OPS 2005	Bezeichnung OPS-301 2004	Bezeichnung OPS 2005	Kategorie	OP-Leistung	Überwachung	Nachbeh. Überw.	Nachbeh. Operat.	Narkose
8550	5-927.00		Kombinierte plastische Eingriffe an Haut und Unterhaut bei Verbrennungen und Verätzungen: Kombinierte Lappenplastiken: Lippe		A3	31103	31504	31608	31609	31823
8551	5-927.01		Kombinierte plastische Eingriffe an Haut und Unterhaut bei Verbrennungen und Verätzungen: Kombinierte Lappenplastiken: Nase		A3	31103	31504	31608	31609	31823
8552	5-927.02		Kombinierte plastische Eingriffe an Haut und Unterhaut bei Verbrennungen und Verätzungen: Kombinierte Lappenplastiken: Ohr		A3	31103	31504	31608	31609	31823
8553	5-927.03		Kombinierte plastische Eingriffe an Haut und Unterhaut bei Verbrennungen und Verätzungen: Kombinierte Lappenplastiken: Augenlid		A3	31103	31504	31608	31609	31823
8554	5-927.05		Kombinierte plastische Eingriffe an Haut und Unterhaut bei Verbrennungen und Verätzungen: Kombinierte Lappenplastiken: Hals		A5	31105	31505	31610	31611	31825
8555	5-927.06		Kombinierte plastische Eingriffe an Haut und Unterhaut bei Verbrennungen und Verätzungen: Kombinierte Lappenplastiken: Schulter und Axilla		A6	31106	31506	31612	31613	31826
8556	5-927.07		Kombinierte plastische Eingriffe an Haut und Unterhaut bei Verbrennungen und Verätzungen: Kombinierte Lappenplastiken: Oberarm und Ellenbogen		A6	31106	31506	31612	31613	31826
8557	5-927.08		Kombinierte plastische Eingriffe an Haut und Unterhaut bei Verbrennungen und Verätzungen: Kombinierte Lappenplastiken: Unterarm		A5	31105	31505	31610	31611	31825
8558	5-927.09		Kombinierte plastische Eingriffe an Haut und Unterhaut bei Verbrennungen und Verätzungen: Kombinierte Lappenplastiken: Hand		A5	31105	31505	31610	31611	31825
8559	5-927.1b		Kombinierte plastische Eingriffe an Haut und Unterhaut bei Verbrennungen und Verätzungen: Kombination von Lappenplastiken und freiem Hauttransplantat: Bauchregion		A6	31106	31506	31612	31613	31826
8560	5-927.1d		Kombinierte plastische Eingriffe an Haut und Unterhaut bei Verbrennungen und Verätzungen: Kombination von Lappenplastiken und freiem Hauttransplantat: Gesäß		A6	31106	31506	31612	31613	31826
8561	5-927.1e		Kombinierte plastische Eingriffe an Haut und Unterhaut bei Verbrennungen und Verätzungen: Kombination von Lappenplastiken und freiem Hauttransplantat: Oberschenkel und Knie		A6	31106	31506	31612	31613	31826
8562	5-927.1f		Kombinierte plastische Eingriffe an Haut und Unterhaut bei Verbrennungen und Verätzungen: Kombination von Lappenplastiken und freiem Hauttransplantat: Unterschenkel		A6	31106	31506	31612	31613	31826
8563	5-927.1g		Kombinierte plastische Eingriffe an Haut und Unterhaut bei Verbrennungen und Verätzungen: Kombination von Lappenplastiken und freiem Hauttransplantat: Fuß		A5	31105	31505	31610	31611	31825
8564	5-927.1h		Kombinierte plastische Eingriffe an Haut und Unterhaut bei Verbrennungen und Verätzungen: Kombination von Lappenplastiken und freiem Hauttransplantat: Behaarte Kopfhaut		A5	31105	31505	31610	31611	31825
8565	5-927.1j		Kombinierte plastische Eingriffe an Haut und Unterhaut bei Verbrennungen und Verätzungen: Kombination von Lappenplastiken und freiem Hauttransplantat: Rücken		A6	31106	31506	31612	31613	31826

Fortsetzung 2.23 Operationen an Haut und Unterhaut

lfd. Nr	OPS-301 2004	OPS 2005	Bezeichnung OPS-301 2004	Bezeichnung OPS 2005	Kategorie	OP-Leistung	Überwachung	Nachbeh. Überw.	Nachbeh. Operat.	Narkose
8566	5-927.1k		Kombinierte plastische Eingriffe an Haut und Unterhaut bei Verbrennungen und Verätzungen: Kombination von Lappenplastiken und freiem Hauttransplantat: Skrotum		A6	31106	31506	31612	31613	31826
8567	5-927.10		Kombinierte plastische Eingriffe an Haut und Unterhaut bei Verbrennungen und Verätzungen: Kombination von Lappenplastiken und freiem Hauttransplantat: Lippe		A4	31104	31504	31610	31611	31824
8568	5-927.11		Kombinierte plastische Eingriffe an Haut und Unterhaut bei Verbrennungen und Verätzungen: Kombination von Lappenplastiken und freiem Hauttransplantat: Nase		A4	31104	31504	31610	31611	31824
8569	5-927.12		Kombinierte plastische Eingriffe an Haut und Unterhaut bei Verbrennungen und Verätzungen: Kombination von Lappenplastiken und freiem Hauttransplantat: Ohr		A4	31104	31504	31610	31611	31824
8570	5-927.13		Kombinierte plastische Eingriffe an Haut und Unterhaut bei Verbrennungen und Verätzungen: Kombination von Lappenplastiken und freiem Hauttransplantat: Augenlid		A4	31104	31504	31610	31611	31824
8571	5-927.15		Kombinierte plastische Eingriffe an Haut und Unterhaut bei Verbrennungen und Verätzungen: Kombination von Lappenplastiken und freiem Hauttransplantat: Hals		A5	31105	31505	31610	31611	31825
8572	5-927.16		Kombinierte plastische Eingriffe an Haut und Unterhaut bei Verbrennungen und Verätzungen: Kombination von Lappenplastiken und freiem Hauttransplantat: Schulter und Axilla		A6	31106	31506	31612	31613	31826
8573	5-927.17		Kombinierte plastische Eingriffe an Haut und Unterhaut bei Verbrennungen und Verätzungen: Kombination von Lappenplastiken und freiem Hauttransplantat: Oberarm und Ellenbogen		A6	31106	31506	31612	31613	31826
8574	5-927.18		Kombinierte plastische Eingriffe an Haut und Unterhaut bei Verbrennungen und Verätzungen: Kombination von Lappenplastiken und freiem Hauttransplantat: Unterarm		A5	31105	31505	31610	31611	31825
8575	5-927.19		Kombinierte plastische Eingriffe an Haut und Unterhaut bei Verbrennungen und Verätzungen: Kombination von Lappenplastiken und freiem Hauttransplantat: Hand		A5	31105	31505	31610	31611	31825
8576	5-927.2b		Kombinierte plastische Eingriffe an Haut und Unterhaut bei Verbrennungen und Verätzungen: Gestielter regionaler Lappen mit Fernlappen: Bauchregion		A6	31106	31506	31612	31613	31826
8577	5-927.2d		Kombinierte plastische Eingriffe an Haut und Unterhaut bei Verbrennungen und Verätzungen: Gestielter regionaler Lappen mit Fernlappen: Gesäß		A6	31106	31506	31612	31613	31826
8578	5-927.2e		Kombinierte plastische Eingriffe an Haut und Unterhaut bei Verbrennungen und Verätzungen: Gestielter regionaler Lappen mit Fernlappen: Oberschenkel und Knie		A6	31106	31506	31612	31613	31826
8579	5-927.2f		Kombinierte plastische Eingriffe an Haut und Unterhaut bei Verbrennungen und Verätzungen: Gestielter regionaler Lappen mit Fernlappen: Unterschenkel		A6	31106	31506	31612	31613	31826
8580	5-927.2g		Kombinierte plastische Eingriffe an Haut und Unterhaut bei Verbrennungen und Verätzungen: Gestielter regionaler Lappen mit Fernlappen: Fuß		A5	31105	31505	31610	31611	31825
8581	5-927.2h		Kombinierte plastische Eingriffe an Haut und Unterhaut bei Verbrennungen und Verätzungen: Gestielter regionaler Lappen mit Fernlappen: Behaarte Kopfhaut		A5	31105	31505	31610	31611	31825

Fortsetzung 2.23 Operationen an Haut und Unterhaut

lfd. Nr	OPS-301 2004	OPS 2005	Bezeichnung OPS-301 2004	Bezeichnung OPS 2005	Kategorie	OP-Leistung	Überwachung	Nachbeh. Überw.	Nachbeh. Operat.	Narkose
8582	5-927.2j		Kombinierte plastische Eingriffe an Haut und Unterhaut bei Verbrennungen und Verätzungen: Gestielter regionaler Lappen mit Fernlappen: Rücken		A6	31106	31506	31612	31613	31826
8583	5-927.2k		Kombinierte plastische Eingriffe an Haut und Unterhaut bei Verbrennungen und Verätzungen: Gestielter regionaler Lappen mit Fernlappen: Skrotum		A6	31106	31506	31612	31613	31826
8584	5-927.20		Kombinierte plastische Eingriffe an Haut und Unterhaut bei Verbrennungen und Verätzungen: Gestielter regionaler Lappen mit Fernlappen: Lippe		A4	31104	31504	31610	31611	31824
8585	5-927.21		Kombinierte plastische Eingriffe an Haut und Unterhaut bei Verbrennungen und Verätzungen: Gestielter regionaler Lappen mit Fernlappen: Nase		A4	31104	31504	31610	31611	31824
8586	5-927.22		Kombinierte plastische Eingriffe an Haut und Unterhaut bei Verbrennungen und Verätzungen: Gestielter regionaler Lappen mit Fernlappen: Ohr		A4	31104	31504	31610	31611	31824
8587	5-927.23		Kombinierte plastische Eingriffe an Haut und Unterhaut bei Verbrennungen und Verätzungen: Gestielter regionaler Lappen mit Fernlappen: Augenlid		A4	31104	31504	31610	31611	31824
8588	5-927.25		Kombinierte plastische Eingriffe an Haut und Unterhaut bei Verbrennungen und Verätzungen: Gestielter regionaler Lappen mit Fernlappen: Hals		A5	31105	31505	31610	31611	31825
8589	5-927.26		Kombinierte plastische Eingriffe an Haut und Unterhaut bei Verbrennungen und Verätzungen: Gestielter regionaler Lappen mit Fernlappen: Schulter und Axilla		A6	31106	31506	31612	31613	31826
8590	5-927.27		Kombinierte plastische Eingriffe an Haut und Unterhaut bei Verbrennungen und Verätzungen: Gestielter regionaler Lappen mit Fernlappen: Oberarm und Ellenbogen		A6	31106	31506	31612	31613	31826
8591	5-927.28		Kombinierte plastische Eingriffe an Haut und Unterhaut bei Verbrennungen und Verätzungen: Gestielter regionaler Lappen mit Fernlappen: Unterarm		A5	31105	31505	31610	31611	31825
8592	5-927.29		Kombinierte plastische Eingriffe an Haut und Unterhaut bei Verbrennungen und Verätzungen: Gestielter regionaler Lappen mit Fernlappen: Hand		A5	31105	31505	31610	31611	31825
8593	5-927.3b		Kombinierte plastische Eingriffe an Haut und Unterhaut bei Verbrennungen und Verätzungen: Gestielter regionaler Lappen, Fernlappen und freies Hauttransplantat: Bauchregion		A6	31106	31506	31612	31613	31826
8594	5-927.3d		Kombinierte plastische Eingriffe an Haut und Unterhaut bei Verbrennungen und Verätzungen: Gestielter regionaler Lappen, Fernlappen und freies Hauttransplantat: Gesäß		A6	31106	31506	31612	31613	31826
8595	5-927.3e		Kombinierte plastische Eingriffe an Haut und Unterhaut bei Verbrennungen und Verätzungen: Gestielter regionaler Lappen, Fernlappen und freies Hauttransplantat: Oberschenkel und Knie		A6	31106	31506	31612	31613	31826
8596	5-927.3f		Kombinierte plastische Eingriffe an Haut und Unterhaut bei Verbrennungen und Verätzungen: Gestielter regionaler Lappen, Fernlappen und freies Hauttransplantat: Unterschenkel		A6	31106	31506	31612	31613	31826
8597	5-927.3g		Kombinierte plastische Eingriffe an Haut und Unterhaut bei Verbrennungen und Verätzungen: Gestielter regionaler Lappen, Fernlappen und freies Hauttransplantat: Fuß		A5	31105	31505	31610	31611	31825

Fortsetzung 2.23 Operationen an Haut und Unterhaut

lfd. Nr	OPS-301 2004	OPS 2005	Bezeichnung OPS-301 2004	Bezeichnung OPS 2005	Kategorie	OP-Leistung	Überwachung	Nachbeh. Überw.	Nachbeh. Operat.	Narkose
8598	5-927.3h		Kombinierte plastische Eingriffe an Haut und Unterhaut bei Verbrennungen und Verätzungen: Gestielter regionaler Lappen, Fernlappen und freies Hauttransplantat: Behaarte Kopfhaut		A5	31105	31505	31610	31611	31825
8599	5-927.3j		Kombinierte plastische Eingriffe an Haut und Unterhaut bei Verbrennungen und Verätzungen: Gestielter regionaler Lappen, Fernlappen und freies Hauttransplantat: Rücken		A6	31106	31506	31612	31613	31826
8600	5-927.3k		Kombinierte plastische Eingriffe an Haut und Unterhaut bei Verbrennungen und Verätzungen: Gestielter regionaler Lappen, Fernlappen und freies Hauttransplantat: Skrotum		A6	31106	31506	31612	31613	31826
8601	5-927.30		Kombinierte plastische Eingriffe an Haut und Unterhaut bei Verbrennungen und Verätzungen: Gestielter regionaler Lappen, Fernlappen und freies Hauttransplantat: Lippe		A4	31104	31504	31610	31611	31824
8602	5-927.31		Kombinierte plastische Eingriffe an Haut und Unterhaut bei Verbrennungen und Verätzungen: Gestielter regionaler Lappen, Fernlappen und freies Hauttransplantat: Nase		A4	31104	31504	31610	31611	31824
8603	5-927.32		Kombinierte plastische Eingriffe an Haut und Unterhaut bei Verbrennungen und Verätzungen: Gestielter regionaler Lappen, Fernlappen und freies Hauttransplantat: Ohr		A4	31104	31504	31610	31611	31824
8604	5-927.33		Kombinierte plastische Eingriffe an Haut und Unterhaut bei Verbrennungen und Verätzungen: Gestielter regionaler Lappen, Fernlappen und freies Hauttransplantat: Augenlid		A4	31104	31504	31610	31611	31824
8605	5-927.35		Kombinierte plastische Eingriffe an Haut und Unterhaut bei Verbrennungen und Verätzungen: Gestielter regionaler Lappen, Fernlappen und freies Hauttransplantat: Hals		A5	31105	31505	31610	31611	31825
8606	5-927.36		Kombinierte plastische Eingriffe an Haut und Unterhaut bei Verbrennungen und Verätzungen: Gestielter regionaler Lappen, Fernlappen und freies Hauttransplantat: Schulter und Axilla		A6	31106	31506	31612	31613	31826
8607	5-927.37		Kombinierte plastische Eingriffe an Haut und Unterhaut bei Verbrennungen und Verätzungen: Gestielter regionaler Lappen, Fernlappen und freies Hauttransplantat: Oberarm und Ellenbogen		A6	31106	31506	31612	31613	31826
8608	5-927.38		Kombinierte plastische Eingriffe an Haut und Unterhaut bei Verbrennungen und Verätzungen: Gestielter regionaler Lappen, Fernlappen und freies Hauttransplantat: Unterarm		A5	31105	31505	31610	31611	31825
8609	5-927.39		Kombinierte plastische Eingriffe an Haut und Unterhaut bei Verbrennungen und Verätzungen: Gestielter regionaler Lappen, Fernlappen und freies Hauttransplantat: Hand		A5	31105	31505	31610	31611	31825
8610	5-929.0b		Andere Operationen bei Verbrennungen und Verätzungen: Lappenstieldurchtrennung: Bauchregion		A1	31101	31502	31601	31602	31821

Fortsetzung 2.23 Operationen an Haut und Unterhaut

lfd. Nr	OPS-301 2004	OPS 2005	Bezeichnung OPS-301 2004	Bezeichnung OPS 2005	Kategorie	OP-Leistung	Überwachung	Nachbeh. Überw.	Nachbeh. Operat.	Narkose
8611	5-929.0d		Andere Operationen bei Verbrennungen und Verätzungen: Lappenstieldurchtrennung: Gesäß		A1	31101	31502	31601	31602	31821
8612	5-929.0e		Andere Operationen bei Verbrennungen und Verätzungen: Lappenstieldurchtrennung: Oberschenkel und Knie		A1	31101	31502	31601	31602	31821
8613	5-929.0f		Andere Operationen bei Verbrennungen und Verätzungen: Lappenstieldurchtrennung: Unterschenkel		A1	31101	31502	31601	31602	31821
8614	5-929.0g		Andere Operationen bei Verbrennungen und Verätzungen: Lappenstieldurchtrennung: Fuß		A1	31101	31502	31601	31602	31821
8615	5-929.0h		Andere Operationen bei Verbrennungen und Verätzungen: Lappenstieldurchtrennung: Behaarte Kopfhaut		A1	31101	31502	31601	31602	31821
8616	5-929.0j		Andere Operationen bei Verbrennungen und Verätzungen: Lappenstieldurchtrennung: Rücken		A1	31101	31502	31601	31602	31821
8617	5-929.0k		Andere Operationen bei Verbrennungen und Verätzungen: Lappenstieldurchtrennung: Skrotum		A1	31101	31502	31601	31602	31821
8618	5-929.00		Andere Operationen bei Verbrennungen und Verätzungen: Lappenstieldurchtrennung: Lippe		A1	31101	31502	31601	31602	31821
8619	5-929.01		Andere Operationen bei Verbrennungen und Verätzungen: Lappenstieldurchtrennung: Nase		A1	31101	31502	31601	31602	31821
8620	5-929.02		Andere Operationen bei Verbrennungen und Verätzungen: Lappenstieldurchtrennung: Ohr		A1	31101	31502	31601	31602	31821
8621	5-929.03		Andere Operationen bei Verbrennungen und Verätzungen: Lappenstieldurchtrennung: Augenlid		A1	31101	31502	31601	31602	31821
8622	5-929.05		Andere Operationen bei Verbrennungen und Verätzungen: Lappenstieldurchtrennung: Hals		A1	31101	31502	31601	31602	31821
8623	5-929.06		Andere Operationen bei Verbrennungen und Verätzungen: Lappenstieldurchtrennung: Schulter und Axilla		A1	31101	31502	31601	31602	31821
8624	5-929.07		Andere Operationen bei Verbrennungen und Verätzungen: Lappenstieldurchtrennung: Oberarm und Ellenbogen		A1	31101	31502	31601	31602	31821
8625	5-929.08		Andere Operationen bei Verbrennungen und Verätzungen: Lappenstieldurchtrennung: Unterarm		A1	31101	31502	31601	31602	31821
8626	5-929.09		Andere Operationen bei Verbrennungen und Verätzungen: Lappenstieldurchtrennung: Hand		A1	31101	31502	31601	31602	31821

3 Angaben für den zur Leistungserbringung erforderlichen Zeitaufwand des Vertragsarztes gemäß § 87 Abs. 2 S. 1 SGB V in Verbindung mit § 106a Abs. 2 SGB V

Glossar

KA	Für diese Leistung hat der Bewertungsausschuss keine Kalkulationszeit vorgegeben
./.	Keine Angabe einer Prüfzeit
*	Bei Nachweis der Anstellung eines/einer Orthoptisten/ Orthoptistin gegenüber der KV entfällt Prüfzeit
**	Bei Nachweis der Anstellung eines/einer qualifizierten Mitarbeiters/Mitarbeiterin gegenüber der KV entfällt Prüfzeit

Anmerkungen:

1) Laboratoriumsmedizinische Leistungen und vertraglich vereinbarte Kostenerstattungen sind nicht aufgeführt

2) Der im Standardbewertungssystem verwendete Zeitbedarf für die ärztliche Leistung

GOP[1]	Kurzlegende	Kalkulationszeit in Minuten[2]	Prüfzeit in Minuten	Eignung der Prüfzeit
01100	Unvorhergesehene Inanspruchnahme I	KA	./.	Keine Eignung
01101	Unvorhergesehene Inanspruchnahme II	KA	./.	Keine Eignung
01102	Inanspruchnahme an Samstagen	KA	./.	Keine Eignung
01210	Ordinationskomplex im organisierten Not(fall)dienst	KA	./.	Keine Eignung
01215	Konsultationskomplex im organisierten Notfalldienst	KA	./.	Keine Eignung
01218	Notfallbehandlung von Nicht-Vertragsärzten	KA	./.	Keine Eignung
01220	Reanimation	KA	./.	Keine Eignung
01221	Zuschlag Beatmung	KA	./.	Keine Eignung
01222	Zuschlag Defibrillation	KA	./.	Keine Eignung
01310	Ordinationskomplex bis 5. Lebensjahr	8	6	Nur Quartalsprofil
01311	Ordinationskomplex 6.- 59. Lebensjahr	7	6	Nur Quartalsprofil
01312	Ordinationskomplex ab 60. Lebensjahr	8	6	Nur Quartalsprofil
01410	Besuch	KA	15	Tages- und Quartalsprofil
01411	Dringender Besuch I	KA	./.	Keine Eignung
01412	Dringender Besuch II	KA	./.	Keine Eignung
01413	Besuch eines weiteren Kranken	KA	7	Keine Eignung

GOP[1)]	Kurzlegende	Kalkulationszeit in Minuten[2)]	Prüfzeit in Minuten	Eignung der Prüfzeit
01414	Visite auf der Belegstation, je Patient	KA	./.	Keine Eignung
01420	Prüfung der häuslichen Krankenpflege	KA	3	Nur Quartalsprofil
01430	Verwaltungskomplex	KA	./.	Keine Eignung
01440	Verweilen außerhalb der Praxis	30	30	Tages- und Quartalsprofil
01510	Praxisklinische Betreuung 2h	10	10	Tages- und Quartalsprofil
01511	Praxisklinische Betreuung 4h	10	10	Tages- und Quartalsprofil
01512	Praxisklinische Betreuung 6h	10	10	Tages- und Quartalsprofil
01520	Beobachtung nach diagnostischer Koronarangiografie	10	10	Tages- und Quartalsprofil
01521	Beobachtung nach therapeutischer Koronarangiografie	15	15	Tages- und Quartalsprofil
01530	Beobachtung nach diagnostischer Angiografie	10	10	Tages- und Quartalsprofil
01531	Beobachtung nach therapeutischer Angiografie	15	15	Tages- und Quartalsprofil
01600	Ärztlicher Bericht nach Untersuchung	KA	1	Tages- und Quartalsprofil
01601	Individueller Arztbrief	KA	2	Tages- und Quartalsprofil
01602	Mehrfertigung (z.B. Kopie) eines Berichtes oder Briefes an den Hausarzt	KA	./.	Keine Eignung
01610	Bescheinigung zur Belastungsgrenze	KA	./.	Keine Eignung
01611	Verordnung von medizinischer Rehabilitation	KA	25	Tages- und Quartalsprofil
01612	Konsiliarbericht vor Psychotherapie	KA	1	Tages- und Quartalsprofil
01620	Bescheinigung oder Zeugnis	KA	./.	Keine Eignung
01621	Krankheitsbericht	KA	./.	Keine Eignung
01622	Kurplan, Gutachten, Stellungnahme	KA	./.	Keine Eignung
01623	Kurvorschlag	KA	./.	Keine Eignung
01700	Grundpauschale für Fachärzte für Laboratoriumsmedizin u.a.	KA	1	Tages- und Quartalsprofil
01701	Grundpauschale für Vertragsärzte aus nicht in der Nr. 01700 aufgeführten Arztgruppen	KA	1	Tages- und Quartalsprofil
01710	TSH-Screening	KA	./.	Keine Eignung
01711	U1	11	8	Tages- und Quartalsprofil
01712	U2	27	19	Tages- und Quartalsprofil
01713	U3	27	19	Tages- und Quartalsprofil

GOP[1]	Kurzlegende	Kalkulationszeit in Minuten[2]	Prüfzeit in Minuten	Eignung der Prüfzeit
01714	U4	27	19	Tages- und Quartalsprofil
01715	U5	27	19	Tages- und Quartalsprofil
01716	U6	27	19	Tages- und Quartalsprofil
01717	U7	27	19	Tages- und Quartalsprofil
01718	U8	27	19	Tages- und Quartalsprofil
01719	U9	27	19	Tages- und Quartalsprofil
01720	J1	31	22	Tages- und Quartalsprofil
01721	Besuch wegen U1 - U2	KA	15	Tages- und Quartalsprofil
01722	Sonographie der Säuglingshüften bei U3	12	9	Tages- und Quartalsprofil
01730	Krebsfrüherkennungs-Untersuchung bei der Frau	14	11	Tages- und Quartalsprofil
01731	Krebsfrüherkennungs-Untersuchung beim Mann	12	10	Tages- und Quartalsprofil
01732	Gesundheitsuntersuchung	26	21	Tages- und Quartalsprofil
01733	Zytologische Untersuchung (Krebsvorsorge)	1	1	Tages- und Quartalsprofil
01734	Untersuchung auf Blut im Stuhl	KA	./.	Keine Eignung
01740	Beratung zur Früherkennung des kolorektalen Karzinoms	9	7	Tages- und Quartalsprofil
01741	Totale Koloskopie gem. Krebsfrüherkennungsrichtlinien	KA	30	Tages- und Quartalsprofil
01742	Zuschlag zu Nr. 01741 für Abtragung von Polypen	10	7	Tages- und Quartalsprofil
01743	Histologie bei Früherkennungskoloskopie	KA	3	Tages- und Quartalsprofil
01750	Röntgenuntersuchung im Rahmen des Mammographie-Screening	KA	./.	Keine Eignung
01751	Koordination der Röntgenuntersuchung nach der Nr. 01750	KA	./.	Keine Eignung
01752	Beurteilung von Mammographieaufnahmen im Rahmen des Mammographie-Screening	KA	1	Tages- und Quartalsprofil
01753	Abklärungsdiagnostik I im Rahmen des Mammographie-Screening	KA	25	Tages- und Quartalsprofil
01754	Abklärungsdiagnostik II einschl. ultraschallgest. Biopsie im Rahmen des Mammographie-Screening	KA	20	Tages- und Quartalsprofil
01755	Stanzbiopsie unter Röntgenkontrolle im Rahmen des Mammographie-Screening	KA	15	Tages- und Quartalsprofil

GOP[1)]	Kurzlegende	Kalkulations-zeit in Minuten[2)]	Prüfzeit in Minuten	Eignung der Prüfzeit
01756	Histopathologische Untersuchung im Rahmen des Mammographie-Screening	KA	6	Tages- und Quartalsprofil
01757	Zuschlag Nr. 01756 für Aufarbeitung	KA	./.	Keine Eignung
01758	Teilnahme an einer multidiziplinären Fallkonferenz im Rahmen des Mammographie-Screening	KA	10	Tages- und Quartalsprofil
01770	Betreuung einer Schwangeren	58	44	Nur Quartalsprofil
01772	Weiterführende Sonographie I	17	12	Nur Quartalsprofil
01773	Weiterführende Sonographie II	35	28	Nur Quartalsprofil
01774	Weiterführende Dopplersonographie I	35	28	Nur Quartalsprofil
01775	Weiterführende Dopplersonographie II	25	20	Nur Quartalsprofil
01780	Planung der Geburtsleitung	20	14	Tages- und Quartalsprofil
01781	Fruchtwasserentnahme durch Amniozentese	10	8	Tages- und Quartalsprofil
01782	Blutentnahme aus der Nabelschnur	19	15	Tages- und Quartalsprofil
01783	AFP-Bestimmung	0	./.	Keine Eignung
01784	Amnioskopie	3	3	Tages- und Quartalsprofil
01785	Tokographie vor 28. Woche	2	2	Tages- und Quartalsprofil
01786	CTG	2	2	Tages- und Quartalsprofil
01787	Chorionzotten-Biopsie	14	11	Tages- und Quartalsprofil
01790	Humangenetische Beurteilung	9	9	Nur Quartalsprofil
01791	Humangenetische Beurteilung nach Fremdbefunden	17	17	Nur Quartalsprofil
01792	Ausführliche humangenetische Beurteilung wegen evidentem genetischen und/oder teratogenem Risiko	71	71	Nur Quartalsprofil
01793	Pränatale zytogenetische Untersuchung(en) im Rahmen der Mutterschaftsvorsorge	12	8	Tages- und Quartalsprofil
01800	TPHA-Antikörper-Test	0	./.	Keine Eignung
01801	Röteln-HAH-Test	0	./.	Keine Eignung
01802	Röteln-HIG-Test	0	./.	Keine Eignung
01803	Röteln-IgM-Immunoassay	0	./.	Keine Eignung
01804	Blutgruppen- und Rhesusfaktor Bestimmung	0	./.	Keine Eignung

GOP[1)]	Kurzlegende	Kalkulationszeit in Minuten[2)]	Prüfzeit in Minuten	Eignung der Prüfzeit
01805	Untersuchung auf Dweak	0	./.	Keine Eignung
01806	Bestimmung der Rhesusformel	0	./.	Keine Eignung
01807	Antikörper-Suchtest	0	./.	Keine Eignung
01808	Antikörper-Differenzierung	0	./.	Keine Eignung
01809	Quantitativer Antikörpernachweis	0	./.	Keine Eignung
01810	HBs-Antigen-Test	0	./.	Keine Eignung
01811	HIV-Immunoassay	0	./.	Keine Eignung
01812	Chlamydien-Antigen, vorgefertigter Testträger	0	./.	Keine Eignung
01813	Chlamydien-Antigen, markierte Sonden	0	./.	Keine Eignung
01815	Untersuchung und Beratung der Wöchnerin	11	9	Tages- und Quartalsprofil
01820	Rezepte, Überweisungen, Befundübermittlung	KA	./.	Keine Eignung
01821	Beratung im Rahmen der Empfängnisregelung	8	8	Nur Quartalsprofil
01822	Beratung und Untersuchung im Rahmen der Empfängnisregelung	12	12	Nur Quartalsprofil
01825	Entnahme von Zellmaterial von der Ektozervix und aus der Endozervi im Rahmen der Empfängisregelung	KA	1	Tages- und Quartalsprofil
01826	Zytologische Untersuchung (Empfängnisregelung)	1	1	Tages- und Quartalsprofil
01827	Scheidensekret- Mikroskopie	KA	1	Tages- und Quartalsprofil
01828	Blutentnahme für Röteln-Test	KA	./.	Keine Eignung
01829	Röteln-HAH-Test	0	./.	Keine Eignung
01830	Applikation eines Intrauterinpessars (IUP)	14	9	Tages- und Quartalsprofil
01831	Ultraschallkontrolle nach IUP-Applikation	9	6	Tages- und Quartalsprofil
01832	Applikation eines Depot-Kontrazeptivums	5	4	Tages- und Quartalsprofil
01835	Humangenetische Beurteilung	9	9	Nur Quartalsprofil
01836	Humangenetische Beurteilung nach Fremdbefunden	17	17	Nur Quartalsprofil
01837	Ausführliche humangenetische Beurteilung wegen evidentem genetischen und/oder teratogenem Risiko	71	71	Nur Quartalsprofil
01838	Postnatale zytogenetische Untersuchung	9	6	Nur Quartalsprofil
01839	Zuschlag zu der Leistung nach der Nr. 01838 für die spezielle Darstellung der Strukturen einzelner Chromosomen durch Anwendung besonderer Techniken	1	1	Tages- und Quartalsprofil

GOP[1)]	Kurzlegende	Kalkulations-zeit in Minuten[2)]	Prüfzeit in Minuten	Eignung der Prüfzeit
01850	Beratung wegen Sterilisation	8	6	Nur Quartalsprofil
01851	Untersuchung vor Sterilisation	6	5	Nur Quartalsprofil
01852	Präanästhesiologische Untersuchung	17	14	Tages- und Quartalsprofil
01853	Lokale Anästhesie vor Sterilisation des Mannes	3	2	Tages- und Quartalsprofil
01854	Sterilisation des Mannes	29	25	Tages- und Quartalsprofil
01855	Sterilisation der Frau	48	38	Nur Quartalsprofil
01856	Narkose bei Sterilisation	75	68	Nur Quartalsprofil
01857	Beoabachtung und Betreuung nach Sterilisation	10	10	Nur Quartalsprofil
01900	Beratung wegen geplanter Abruptio	9	9	Nur Quartalsprofil
01901	Untersuchung vor Abruptio	10	10	Nur Quartalsprofil
01902	Feststellung des Schwangerschaftsalters	9	8	Nur Quartalsprofil
01903	Präanästhesiologische Untersuchung	17	14	Nur Quartalsprofil
01904	Abruptio, medizinische oder kriminologische Indikation, operativ	30	24	Tages- und Quartalsprofil
01905	Abruptio, medizinische Indikation	38	30	Tages- und Quartalsprofil
01906	Abruptio, medizinische oder kriminologische Indikation, medikamentös	32	25	Tages- und Quartalsprofil
01910	Dauer mehr als 2 Stunden	10	10	Tages- und Quartalsprofil
01911	Dauer mehr als 4 Stunden	20	20	Tages- und Quartalsprofil
01912	Kontrolluntersuchung nach Abruptio	15	10	Nur Quartalsprofil
01913	Narkose bei Abruptio	75	68	Nur Quartalsprofil
01914	Beobachtung und Betreuung nach Schwangerschaftsabbruch	10	10	Nur Quartalsprofil
01950	Substitutionsgestützte Behandlung Opiatabhängiger	4	4	Tages- und Quartalsprofil
01951	Zuschlag Wochenende, Feiertage	KA	./.	Keine Eignung
01952	Zuschlag Therapiegespräch	12	10	Tages- und Quartalsprofil
02100	Infusion	2	2	Tages- und Quartalsprofil
02101	Infusion, Dauer mind. 60 Minuten	8	8	Tages- und Quartalsprofil

GOP[1]	Kurzlegende	Kalkulationszeit in Minuten[2]	Prüfzeit in Minuten	Eignung der Prüfzeit
02110	Erst-Transfusion	8	8	Tages- und Quartalsprofil
02111	Folge-Transfusion	5	5	Tages- und Quartalsprofil
02112	Eigenblut-Reinfusion	2	2	Tages- und Quartalsprofil
02120	Erstprogrammierung einer Zytostatikapumpe	12	12	Tages- und Quartalsprofil
02200	Tuberkulintestung	1	./.	Keine Eignung
02300	Kleiner operativer Eingriff I	4	3	Tages- und Quartalsprofil
02301	Kleiner operativer Eingriff II	7	6	Tages- und Quartalsprofil
02302	Kleiner operativer Eingriff III	13	10	Tages- und Quartalsprofil
02310	Behandlungskomplex einer/von sekundär heilenden Wunde(n)	12	9	Nur Quartalsprofil
02311	Behandlung Diabetischer Fuß	7	5	Tages- und Quartalsprofil
02312	Behandlungskomplex eines oder mehrerer chronisch venöser Ulcera cruris	4	3	Tages- und Quartalsprofil
02313	Kompressionstherapie bei der chronisch venösen Insuffizienz, beim postthrombotischen Syndrom, bei oberflächlichen und tiefen Beinvenenthrombosen und/oder bei Lymphödem	5	3	Tages- und Quartalsprofil
02320	Magenverweilsonde	4	3	Tages- und Quartalsprofil
02321	Legen eines suprapubischen Harnblasenkatheter	12	9	Tages- und Quartalsprofil
02322	Wechsel/Entfernung suprapubischer Harnblasenkatheter	4	3	Tages- und Quartalsprofil
02323	Legen/Wechsel transurethraler Dauerkatheter	6	4	Tages- und Quartalsprofil
02330	Blutentnahme durch Arterienpunktion	3	2	Tages- und Quartalsprofil
02331	Intraarterielle Injektion	5	3	Tages- und Quartalsprofil
02340	Punktion I	3	2	Tages- und Quartalsprofil
02341	Punktion II	10	7	Tages- und Quartalsprofil
02342	Lumbalpunktion	14	11	Tages- und Quartalsprofil
02343	Entlastungspunktion des Pleuraraums und/oder Pleuradrainage	15	12	Nur Quartalsprofil
02350	Fixierender Verband	5	4	Nur Quartalsprofil

GOP[1)]	Kurzlegende	Kalkulationszeit in Minuten[2)]	Prüfzeit in Minuten	Eignung der Prüfzeit
02360	Anwendung von Lokalanästhetika	KA	4	Nur Quartalsprofil
02400	13C-Harnstoff-Atemtest	1	1	Tages- und Quartalsprofil
02401	H2-Atemtest	6	3	Tages- und Quartalsprofil
02500	Einzelinhalationstherapie mit Vernebler	0	./.	Keine Eignung
02501	Einzelinhalationstherapie mit speziellem Verneblersystem	KA	./.	Keine Eignung
02510	Wärmetherapie	0	./.	Keine Eignung
02511	Elektrotherapie	0	./.	Keine Eignung
02512	Gezielte Elektrostimulation	0	./.	Keine Eignung
02520	Phototherapie eines Neugeborenen	0	./.	Keine Eignung
03000	Hausärztliche Grundvergütung	KA	./.	Keine Eignung
03001	Koordination der hausärztlichen Betreuung	55	42	Nur Quartalsprofil
03002	Koordination der hausärztlichen Betreuung eines Kranken entspr. der Leistung nach der Nr. 03001 bei Versorgung in beschützenden Wohnheimen / Pflege- und Altenheimen	25	19	Nur Quartalsprofil
03005	Versorgungsbereichsspezifische Bereitschaft	KA	./.	Keine Eignung
03110	Ordinationskomplex bis 5. Lebensjahr	10	8	Nur Quartalsprofil
03111	Ordinationskomplex 6.- 59. Lebensjahr	10	7	Nur Quartalsprofil
03112	Ordinationskomplex ab 60. Lebensjahr	15	11	Nur Quartalsprofil
03115	Konsultationskomplex	2	2	Tages- und Quartalsprofil
03120	Beratung, Erörterung, Abklärung	10	10	Tages- und Quartalsprofil
03210	Behandlung und Betreuung eines Patienten mit chronisch-internistischer Grunderkrankung(en)	21	18	Nur Quartalsprofil
03211	Behandlung und Betreuung eines Patienten mit chronisch-degenerativer und/oder entzündlicher Erkrankung(en) des Bewegungsapparates	20	18	Nur Quartalsprofil
03311	Ganzkörperstatus	12	11	Nur Quartalsprofil
03312	Klinisch-neurologische Basisdiagnostik	7	7	Nur Quartalsprofil
03313	Orientierende Erhebung des psychopathologischen Status	7	7	Nur Quartalsprofil

GOP[1)]	Kurzlegende	Kalkulationszeit in Minuten[2)]	Prüfzeit in Minuten	Eignung der Prüfzeit
03314	Zuschlag für die Durchführung von Testverfahren bei Demenzverdacht	KA	./.	Keine Eignung
03320	EKG	3	3	Tages- und Quartalsprofil
03321	Belastungs-EKG	11	10	Tages- und Quartalsprofil
03322	Aufzeichnung eines Langzeit-EKG von mindestens 18 Stunden Dauer	2	2	Tages- und Quartalsprofil
03323	Computergestützte Auswertung eines kontinuierlich aufgezeichneten Langzeit-EKG von mindestens 18 Stunden Dauer	10	10	Tages- und Quartalsprofil
03324	Langzeit-Blutdruckmessung	5	5	Tages- und Quartalsprofil
03330	Spirographische Untersuchung	3	3	Tages- und Quartalsprofil
03331	Proktoskopie, Rektoskopie	5	4	Tages- und Quartalsprofil
03332	Zuschlag für die Polypenentfernung	6	5	Tages- und Quartalsprofil
03333	Orientierende Audiometrie	5	4	Nur Quartalsprofil
03340	Allergologische Basisdiagnostik	5	5	Nur Quartalsprofil
03341	Hausärztlich-geriatrisches Basisassessment	KA	10	Nur Quartalsprofil
03350	Entwicklungsneurologische Untersuchung	10	9	Tages- und Quartalsprofil
03351	Untersuchung zur Sprachentwicklung	16	14	Nur Quartalsprofil
03352	Zuschlag neben Früherkennungsuntersuchungen	7	6	Tages- und Quartalsprofil
04000	Kinder- und jugendmedizinische Grundvergütung	KA	./.	Keine Eignung
04001	Koordination der kinder- und jugendmedizinischen Betreuung	55	42	Nur Quartalsprofil
04002	Koordination der kinder- und jugendmedizinischen Betreuung eines Kranken entspr. der Leistung nach der Nr. 04001 bei Versorgung in beschützenden Wohnheimen/ Pflege- u. Altenheimen	25	19	Nur Quartalsprofil
04005	Versorgungsbereichsspezifische Bereitschaft	KA	./.	Keine Eignung
04110	Ordinationskomplex bis 5. Lebensjahr	10	8	Nur Quartalsprofil
04111	Ordinationskomplex abBeginn des 6. bis zum vollendeten 59. Lebensjahr	10	7	Nur Quartalsprofil
04112	für Versicherte ab Beginn des 60. Lebensjahres	15	./.	Keine Eignung
04115	Konsultationskomplex	2	2	Tages- und Quartalsprofil

GOP[1)]	Kurzlegende	Kalkulations-zeit in Minuten[2)]	Prüfzeit in Minuten	Eignung der Prüfzeit
04120	Beratung, Erörterung, Abklärung	10	10	Tages- und Quartalsprofil
04210	Behandlung und Betreuung eines Patienten mit chronisch-internistischer Grunderkrankung(en)	20	18	Nur Quartalsprofil
04211	Behandlung und Betreuung eines Patienten mit chronisch-degenerativer und/oder entzündlicher Erkrankung des Bewegungsapparates	20	18	Nur Quartalsprofil
04311	Ganzkörperstatus	12	11	Nur Quartalsprofil
04312	Klinisch-neurologische Basisdiagnostik	7	7	Nur Quartalsprofil
04313	Orientierende Erhebung des psychopathologischen Status	7	7	Nur Quartalsprofil
04320	EKG	3	3	Tages- und Quartalsprofil
04321	Belastungs-EKG	11	10	Tages- und Quartalsprofil
04322	Aufzeichnung eines Langzeit-EKG von mindestens 18 Stunden Dauer	2	2	Tages- und Quartalsprofil
04323	Computergestützte Auswertung eines kontinuierlich aufgezeichneten Langzeit-EKG von mindestens 18 Stunden Dauer	10	10	Tages- und Quartalsprofil
04324	Langzeit-Blutdruckmessung	5	5	Tages- und Quartalsprofil
04330	Spirographische Untersuchung	3	3	Tages- und Quartalsprofil
04331	Proktoskopie, Rektoskopie	5	4	Tages- und Quartalsprofil
04332	Orientierende Audiometrie	5	4	Nur Quartalsprofil
04333	Blutgasanalyse, Säure-Basen-Status	2	2	Tages- und Quartalsprofil
04334	Atemwegswiderstand	2	2	Tages- und Quartalsprofil
04340	Allergologische Basisdiagnostik	5	5	Nur Quartalsprofil
04341	Mukoviszidose-Diagnostik	4	4	Tages- und Quartalsprofil
04350	Untersuchung zur funktionellen Entwicklung	18	14	Tages- und Quartalsprofil
04351	Entwicklungsneurologische Untersuchung	10	9	Tages- und Quartalsprofil
04352	Vollständiger Entwicklungsstatus	30	23	Nur Quartalsprofil
04353	Untersuchung zur Sprachentwicklung	16	14	Nur Quartalsprofil
04354	Zuschlag neben Früherkennungsuntersuchungen	7	6	Tages- und Quartalsprofil

GOP[1)]	Kurzlegende	Kalkulationszeit in Minuten[2)]	Prüfzeit in Minuten	Eignung der Prüfzeit
04360	Funktionelle Einzel-Entwicklungstherapie	2	2	Tages- und Quartalsprofil
04361	Funktionelle Gruppen-Entwicklungstherapie	1	1	Tages- und Quartalsprofil
05210	Ordinationskomplex bis 5. Lebensjahr	8	6	Nur Quartalsprofil
05211	Ordinationskomplex 6.- 59. Lebensjahr	7	5	Nur Quartalsprofil
05212	Ordinationskomplex ab 60. Lebensjahr	8	6	Nur Quartalsprofil
05215	Konsultationskomplex	2	2	Tages- und Quartalsprofil
05220	Beratung, Erörterung, Abklärung	10	10	Tages- und Quartalsprofil
05230	Aufsuchen eines Kranken	KA	./.	Keine Eignung
05310	Präanästhesiologische Untersuchung	17	15	Nur Quartalsprofil
05320	Leitungsanästhesie an der Schädelbasis	10	9	Tages- und Quartalsprofil
05330	Anästhesie oder Kurznarkose	43	38	Tages- und Quartalsprofil
05331	Zuschlag weitere 15 Minuten	17	15	Nur Quartalsprofil
05340	Überwachung der Vitalfunktionen	10	15	Tages- und Quartalsprofil
05341	Analgesie	10	10	Tages- und Quartalsprofil
05350	Beobachtung und Betreuung	10	10	Tages- und Quartalsprofil
06210	Ordinationskomplex bis 5. Lebensjahr	17	14	Nur Quartalsprofil
06211	Ordinationskomplex 6.- 59. Lebensjahr	15	12	Nur Quartalsprofil
06212	Ordinationskomplex ab 60. Lebensjahr	17	14	Nur Quartalsprofil
06215	Konsultationskomplex	2	2	Tages- und Quartalsprofil
06220	Beratung, Erörterung, Abklärung	10	10	Tages- und Quartalsprofil
06310	Fortlaufende Tonometrie	9	7	Tages- und Quartalsprofil
06312	Elektrophysiologische Untersuchung	15	12	Nur Quartalsprofil
06320	Schielbehandlung bis 5. Lebensjahr*	9	6	Nur Quartalsprofil
06321	Schielbehandlung ab 6. Lebensjahr*	9	6	Nur Quartalsprofil
06330	Perimetrie	3	3	Tages- und Quartalsprofil
06331	Fluoreszenzangiographie	12	11	Tages- und Quartalsprofil

GOP[1)]	Kurzlegende	Kalkulationszeit in Minuten[2)]	Prüfzeit in Minuten	Eignung der Prüfzeit
06332	PDT	KA	40	Nur Quartalsprofil
06333	Binokulare Untersuchung des Augenhintergrundes	4	4	Tages- und Quartalsprofil
06340	Anpassung einer Verbandlinse	10	10	Nur Quartalsprofil
06341	Erstanpassung und Auswahl der Kontaktlinse(n)	40	40	Nur Quartalsprofil
06342	Prüfung auf Sitz und Verträglichkeit einer (von) Kontaktlinsen	7	7	Nur Quartalsprofil
06343	Bestimmung von Sehhilfen	15	15	Nur Quartalsprofil
06350	Kleiner operativer Eingriff am Auge I	7	6	Tages- und Quartalsprofil
06351	Kleiner operativer Eingriff am Auge II und/oder primäre Wundversorgung am Auge	7	6	Tages- und Quartalsprofil
06352	Kleiner operativer Eingriff am Auge III und/oder primäre Wundversorgung am Auge bei Säuglingen, Kleinkindern und Kindern	14	13	Tages- und Quartalsprofil
07210	Ordinationskomplex bis 5. Lebensjahr	13	10	Nur Quartalsprofil
07211	Ordinationskomplex 6.- 59. Lebensjahr	13	10	Nur Quartalsprofil
07212	Ordinationskomplex ab 60. Lebensjahr	14	11	Nur Quartalsprofil
07215	Konsultationskomplex	2	2	Tages- und Quartalsprofil
07220	Beratung, Erörterung, Abklärung	10	10	Tages- und Quartalsprofil
07310	Behandlung und ggf. Diagnostik von Erkrankungen des Stütz- und Bewegungsapparates bei Neugeborenen, Säuglingen, Kleinkindern und Kindern	20	18	Nur Quartalsprofil
07311	Behandlung und ggf. Diagnostik von Erkrankungen des Stütz- und Bewegungsapparates bei Jugendlichen und Erwachsenen	20	18	Nur Quartalsprofil
07320	Diagnostik und/oder Therapie bei visceralchirurgischen Erkrankungen und/oder Eingriffen	15	13	Nur Quartalsprofil
07330	Behandlung eines Patienten mit einer Funktionsstörung der Hand	20	18	Nur Quartalsprofil
07340	Behandlungskomplex einer/von sekundär heilenden Wunde(n)	18	16	Nur Quartalsprofil
08210	Ordinationskomplex bis 5. Lebensjahr	9	8	Nur Quartalsprofil
08211	Ordinationskomplex 6.- 59. Lebensjahr	10	8	Nur Quartalsprofil
08212	Ordinationskomplex ab 60. Lebensjahr	11	9	Nur Quartalsprofil

GOP[1)]	Kurzlegende	Kalkulations-zeit in Minuten[2)]	Prüfzeit in Minuten	Eignung der Prüfzeit
08215	Konsultationskomplex	2	2	Tages- und Quartalsprofil
08220	Beratung, Erörterung, Abklärung	10	10	Tages- und Quartalsprofil
08310	Apparative Untersuchung bei Harninkontinenz	59	44	Nur Quartalsprofil
08311	Urethro(-zysto)skopie	8	6	Tages- und Quartalsprofil
08320	Mammastanzbiopsie	22	17	Tages- und Quartalsprofil
08330	Ring, Pessar Applikation	7	5	Tages- und Quartalsprofil
08331	Subkutane Applikation eines Depot-Kontrazeptivums	5	4	Tages- und Quartalsprofil
08332	Vaginoskopie	5	3	Tages- und Quartalsprofil
08333	Proktoskopie, Rektoskopie	5	4	Tages- und Quartalsprofil
08334	Zuschlag für die Polypenentfernung	6	5	Tages- und Quartalsprofil
08340	Gewinnung von Zellmaterial aus der Gebärmutterhöhle	6	6	Tages- und Quartalsprofil
08341	Prüfung der Eileiter auf Durchgängigkeit mittels sonographischer Kontrastmitteluntersuchung	10	9	Nur Quartalsprofil
08410	Verweilen im Gebärraum	30	30	Tages- und Quartalsprofil
08411	Geburt	75	66	Tages- und Quartalsprofil
08412	Zuschlag Leitung und Betreuung einer komplizierten Geburt	35	26	Tages- und Quartalsprofil
08413	Äußere Wendung	18	14	Tages- und Quartalsprofil
08414	Innere oder kombinierte Wendung	30	23	Tages- und Quartalsprofil
08415	Zuschlag Schnittentbindung	45	34	Tages- und Quartalsprofil
08416	Zuschlag Entfernung der Nachgeburt	20	15	Tages- und Quartalsprofil
08510	Erstellung eines Behandlungsplans	KA	./.	Keine Eignung
08520	Beratung des Ehepaares gemäß Nr. 16 der Richtlinien über künstliche Befruchtung	KA	15	Nur Quartalsprofil
08521	Beratung des Ehepaares gemäß Nr. 14 der Richtlinien über künstliche Befruchtung	KA	20	Nur Quartalsprofil
08530	Intrazervikale, intrauterine oder intratubare homologe Insemination im Spontanzyklus	KA	30	Nur Quartalsprofil
08531	Intrazervikale, intrauterine oder intratubare homologe Insemination nach hormoneller Stimulation	KA	30	Nur Quartalsprofil

GOP[1)]	Kurzlegende	Kalkulationszeit in Minuten[2)]	Prüfzeit in Minuten	Eignung der Prüfzeit
08540	Gewinnung und Untersuchung(en) des Spermas	KA	./.	Keine Eignung
08541	Ultraschallgezielte und/oder laparoskopische Eizellentnahme	KA	35	Nur Quartalsprofil
08542	Zuschlag zu der Leistung nach der Nr. 08541 bei ambulanter Durchführung	KA	./.	Keine Eignung
08550	In-vitro-Fertilisation (IVF) mit anschließendem Embryo-Transfer (ET)	KA	109	Nur Quartalsprofil
08551	Maßnahmen zur In-vitro-Fertilsation (IVF) entsprechend der Leistung nach der Nr. 08550 bis zum Ausbleiben der Zellteilung	KA	68	Nur Quartalsprofil
08552	Maßnahmen zur In-vitro-Fertilisation (IVF) entsprechend der Leistung nach der Nr. 08550 bis frühestens zwei Tage vor der geplanten Follikelpunktion	KA	34	Nur Quartalsprofil
08560	IVF einschl. ICSI mit anschließendem Embryo-Transfer (ET)	KA	109	Nur Quartalsprofil
08561	IVF einschl. ICSI bis zum Ausbleiben der Zellteilung	KA	68	Nur Quartalsprofil
08570	Humangenetische Abklärung	9	9	Nur Quartalsprofil
08571	Ausführliches schriftliches wissenschaftlich begründetes humangenetisches Gutachten	17	17	Nur Quartalsprofil
08572	Humangenetische Beratung und Begutachtung	71	71	Nur Quartalsprofil
08573	Chromosomenanalyse	9	9	Nur Quartalsprofil
08574	Zuschlag zu der Leistung nach der Nr. 08573 für die spezielle Darstellung der Strukturen einzelner Chromosomen durch Anwendung besonderer Techniken	1	1	Nur Quartalsprofil
09210	Ordinationskomplex bis 5. Lebensjahr	20	15	Nur Quartalsprofil
09211	Ordinationskomplex 6.- 59. Lebensjahr	15	11	Nur Quartalsprofil
09212	Ordinationskomplex ab 60. Lebensjahr	16	12	Nur Quartalsprofil
09215	Konsultationskomplex	2	2	Tages- und Quartalsprofil
09220	Beratung, Erörterung, Abklärung	10	10	Tages- und Quartalsprofil
09310	Tamponade der hinteren Nasenabschnitte und/oder des Nasenrachenraumes	7	6	Tages- und Quartalsprofil
09311	Lupenlaryngoskopie	8	5	Tages- und Quartalsprofil

GOP[1]	Kurzlegende	Kalkulationszeit in Minuten[2]	Prüfzeit in Minuten	Eignung der Prüfzeit
09312	Schwebe- oder Stützlaryngoskopie	17	15	Tages- und Quartalsprofil
09313	Direkte Laryngoskopie beim Kind bis zum vollendeten 12. Lebensjahr	20	15	Tages- und Quartalsprofil
09314	Stroboskopische Untersuchung der Stimmlippen	8	7	Tages- und Quartalsprofil
09315	Bronchoskopie	25	19	Tages- und Quartalsprofil
09316	Zuschlag Intervention, Perbronchale Biopsie, BAL	13	12	Tages- und Quartalsprofil
09317	Ösophagoskopie	14	11	Tages- und Quartalsprofil
09318	Videostroboskopie	16	./.	Keine Eignung
09320	Tonschwellenaudiometrie	4	4	Tages- und Quartalsprofil
09321	Zuschlag Sprachaudiometrie	5	4	Tages- und Quartalsprofil
09322	Zuschlag Kinderaudiometrie	2	2	Tages- und Quartalsprofil
09323	Reflexbestimmung an den Mittelohrmuskeln	KA	2	Tages- und Quartalsprofil
09324	Abklärung einer vestibulo-cochleären Erkrankung mittels Messung(en) otoakustischer Emissionen	4	3	Tages- und Quartalsprofil
09325	Prüfung der Labyrinthe mit nystagmographischer Aufzeichnung	12	9	Tages- und Quartalsprofil
09326	Retro-cochleäre Erkrankung	27	21	Tages- und Quartalsprofil
09327	Hörschwellenbestimmung in Sedierung	27	21	Tages- und Quartalsprofil
09330	Untersuchung der Stimme	20	20	Tages- und Quartalsprofil
09331	Untersuchung des Sprechens und der Sprache	15	15	Tages- und Quartalsprofil
09332	Aphasie, Dysarthrie und/oder Dysphagie	34	29	Nur Quartalsprofil
09333	Stimmfeldmessung	4	4	Tages- und Quartalsprofil
09340	Hörgeräteanpassungs- und Gebrauchsschulung bei einem Säugling, Kleinkind, Kind oder Jugendlichen	20	18	Tages- und Quartalsprofil
09350	Wechsel und/oder Entfernung einer pharyngo-trachealen Sprechprothese	13	13	Tages- und Quartalsprofil
09351	Anlage einer Paukenhöhlendrainage	KA	5	Tages- und Quartalsprofil
09360	Kleiner operativer Eingriff im Hals-Nasen-Ohren-Mund-Bereich I	6	6	Tages- und Quartalsprofil

GOP[1)]	Kurzlegende	Kalkulationszeit in Minuten[2)]	Prüfzeit in Minuten	Eignung der Prüfzeit
09361	Kleiner operativer Eingriff im Hals-Nasen-Ohren-Mund-Bereich II und/oder primäre Wundversorgung im Hals-Nasen-Ohren-Mund-Bereich	7	6	Tages- und Quartalsprofil
09362	Kleiner operativer Eingriff im Hals-Nasen-Ohren-Mund-Bereich III und/oder primäre Wundversorgung bei Säuglingen, Kleinkindern und Kindern im Hals-Nasen-Ohren-Mund-Bereich	10	9	Tages- und Quartalsprofil
10210	Ordinationskomplex bis 5. Lebensjahr	7	5	Nur Quartalsprofil
10211	Ordinationskomplex 6.- 59. Lebensjahr	7	5	Nur Quartalsprofil
10212	Ordinationskomplex ab 60. Lebensjahr	7	5	Nur Quartalsprofil
10215	Konsultationskomplex	2	2	Tages- und Quartalsprofil
10220	Beratung, Erörterung, Abklärung	10	10	Tages- und Quartalsprofil
10310	Bestimmung der Erythemschwelle	4	3	Tages- und Quartalsprofil
10320	Behandlung von Naevi flammei	KA	1	Tages- und Quartalsprofil
10322	Behandlung von Hämangiomen	KA	1	Tages- und Quartalsprofil
10324	Behandlung von Naevi flammei und/oder Hämangiomen	KA	1	Tages- und Quartalsprofil
10330	Komplex Wundbehandlung	18	16	Nur Quartalsprofil
10340	Kleiner operativer Eingriff I	4	4	Tages- und Quartalsprofil
10341	Kleiner operativer Eingriff II und/oder primäre Wundversorgung	7	6	Tages- und Quartalsprofil
10342	Kleiner operativer Eingriff III und/oder primäre Wundversorgung bei Säuglingen, Kleinkindern und Kindern	13	12	Tages- und Quartalsprofil
11210	Ordinationskomplex bis 5. Lebensjahr	7	5	Nur Quartalsprofil
11211	Ordinationskomplex 6.- 59. Lebensjahr	7	5	Nur Quartalsprofil
11212	Ordinationskomplex ab 60. Lebensjahr	7	5	Nur Quartalsprofil
11215	Konsultationskomplex	2	2	Tages- und Quartalsprofil
11220	Beratung, Erörterung und/oder Abklärung	10	10	Tages- und Quartalsprofil
11230	Humangenetische Beurteilung	9	9	Nur Quartalsprofil
11231	Humangenetische Beurteilung nach Fremdbefunden	17	17	Nur Quartalsprofil

GOP[1)]	Kurzlegende	Kalkulationszeit in Minuten[2)]	Prüfzeit in Minuten	Eignung der Prüfzeit
11232	Ausführliche humangenetische Beurteilung wegen evidentem genetischen und/oder teratogenem Risiko	71	71	Nur Quartalsprofil
11310	Chromosomenanalyse aus Zellen des hämatopoetischen Systems	9	9	Tages- und Quartalsprofil
11311	Chromosomenanalyse aus Fibroblasten	10	10	Tages- und Quartalsprofil
11312	Zuschlag zu den Leistungen nach den Nrn. 11310 und 11311 für die spezielle Darstellung der Strukturen einzelner Chromosomen durch Anwendung besonderer Techniken	1	1	Tages- und Quartalsprofil
11320	Nachweis oder Ausschluss einer krankheitsrelevanten genomischen Mutation mittels Hybridisierung menschlicher DNA	1	1	Tages- und Quartalsprofil
11321	Nachweis oder Ausschluss einer krankheitsrelevanten genomischen Mutation mittels Amplifikation menschlicher DNA mittels Polymerase-Kettenreaktion	1	1	Tages- und Quartalsprofil
11322	Nachweis oder Ausschluss einer krankheitsrelevanten genomischen Mutation mittels Sequenzierung menschlicher DNA	4	4	Tages- und Quartalsprofil
12210	Konsiliarkomplex	8	6	Nur Quartalsprofil
12220	Grundpauschale für Laborärzte u.a. (bis 6000 Fälle)	0	./.	Keine Eignung
12225	Grundpauschale für andere Ärzte (bis 12000 Fälle)	0	./.	Keine Eignung
13210	Ordinationskomplex bis 5. Lebensjahr	7	6	Nur Quartalsprofil
13211	Ordinationskomplex 6.- 59. Lebensjahr	9	8	Nur Quartalsprofil
13212	Ordinationskomplex ab 60. Lebensjahr	9	8	Nur Quartalsprofil
13215	Konsultationskomplex	2	2	Tages- und Quartalsprofil
13220	Beratung, Erörterung, Abklärung	10	10	Tages- und Quartalsprofil
13250	Fachinternistischer Basiskomplex	12	11	Nur Quartalsprofil
13251	Belastungs-EKG	11	10	Tages- und Quartalsprofil
13252	Aufzeichnung eines Langzeit-EKG von mindestens 18 Stunden Dauer	2	2	Nur Quartalsprofil
13253	Computergestützte Auswertung eines kontinuierlich aufgezeichneten Langzeit-EKG von mindestens 18 Stunden Dauer	10	10	Nur Quartalsprofil

GOP[1)]	Kurzlegende	Kalkulationszeit in Minuten[2)]	Prüfzeit in Minuten	Eignung der Prüfzeit
13254	Langzeit-Blutdruckmessung	5	5	Tages- und Quartalsprofil
13255	Spirographische Untersuchung	3	3	Tages- und Quartalsprofil
13256	Säure-Basen-Status und Blutgasanalyse	2	2	Tages- und Quartalsprofil
13257	Prokto-/Rektoskopie	5	4	Tages- und Quartalsprofil
13258	Allergologische Basisdiagnostik	5	5	Nur Quartalsprofil
13300	Angiologisch-diagnostischer Komplex	39	36	Nur Quartalsprofil
13301	Zuschlag Laufbandergometrie	2	2	Tages- und Quartalsprofil
13310	Intermittierende fibrinolytische Therapie und/oder Prostanoidtherapie	5	5	Tages- und Quartalsprofil
13311	Systemische fibrinolytische Therapie arterieller oder venöser Thrombosen bei belegärztlicher Behandlung	8	8	Tages- und Quartalsprofil
13350	Komplex Hormondrüsen-Fehlfunktion	18	16	Nur Quartalsprofil
13400	Ösophago-Gastroduodenaler Komplex	21	16	Tages- und Quartalsprofil
13401	Zuschlag Intervention	17	10	Tages- und Quartalsprofil
13402	Zuschlag Polypektomie(n)	12	9	Tages- und Quartalsprofil
13410	Bougierung des Ösophagus oder Kardiasprengung	10	9	Tages- und Quartalsprofil
13411	Einsetzen einer Ösophagusprothese	34	30	Tages- und Quartalsprofil
13412	Perkutane Gastrostomie	35	31	Tages- und Quartalsprofil
13420	Saugbiopsie des Dünndarms beim Kleinkind oder Kind	3	3	Tages- und Quartalsprofil
13421	Koloskopischer Komplex	KA	30	Tages- und Quartalsprofil
13422	(Teil-)Koloskopischer Komplex	27	21	Tages- und Quartalsprofil
13423	Zuschlag Intervention	10	9	Tages- und Quartalsprofil
13424	Zuschlag Laservaporisation	16	12	Tages- und Quartalsprofil
13430	Bilio-pankreatisch-diagnostischer Komplex	35	31	Tages- und Quartalsprofil
13431	Bilio-pankreatisch-therapeutischer Komplex	57	50	Tages- und Quartalsprofil
13500	Komplex hämatologische, onkologische, immunologische Erkrankung	20	18	Nur Quartalsprofil

GOP[1)]	Kurzlegende	Kalkulationszeit in Minuten[2)]	Prüfzeit in Minuten	Eignung der Prüfzeit
13501	Komplex Betreuung nach Transplantation	20	18	Nur Quartalsprofil
13502	Komplex aplasieinduzierende/ Toxiditäts-adaptierte Therapie	20	18	Nur Quartalsprofil
13550	Kardiologischer-diagnostischer Komplex	36	34	Nur Quartalsprofil
13551	Elektrostimulation des Herzens	30	27	Tages- und Quartalsprofil
13552	Kontrolle Herzschrittmacher, Kardioverter, Defibrillator	KA	12	Tages- und Quartalsprofil
13560	Ergospirometrie	17	15	Tages- und Quartalsprofil
13561	Behandlung eines Herz-Transplantatträgers	KA	18	Nur Quartalsprofil
13600	Kontinuierliche Betreuung eines chronisch niereninsuffizienten Patienten	KA	18	Nur Quartalsprofil
13601	Behandlung eines Nieren-Transplantatträgers	KA	18	Nur Quartalsprofil
13602	Kontinuierliche Betreuung eines dialysepflichtigen Patienten	KA	18	Nur Quartalsprofil
13610	Ärztliche Betreuung bei Hämodialyse, Peritonealdialyse und Sonderverfahren	KA	10	Tages- und Quartalsprofil
13611	Ärztliche Betreuung bei Peritonealdialyse	KA	5	Tages- und Quartalsprofil
13612	Zuschlag zu den Leistungen nach der Nr. 13610 und 13611 für die Durchführung einer Trainingsdialyse	KA	15	Nur Quartalsprofil
13620	Ärztliche Betreuung bei LDL-Apherese	KA	10	Tages- und Quartalsprofil
13621	Ärztliche Betreuung bei Apherese bei rheumatoider Arthritis	KA	10	Tages- und Quartalsprofil
13650	Pneumologisch-Diagnostischer Komplex	14	11	Nur Quartalsprofil
13651	Zuschlag unspezifischer Provokationstest	15	8	Tages- und Quartalsprofil
13660	Ergospirometrie	17	15	Tages- und Quartalsprofil
13661	Bestimmung des Säurebasenhaushalts und Blutgasanalyse	6	5	Tages- und Quartalsprofil
13662	Bronchoskopie	25	19	Tages- und Quartalsprofil
13663	Zuschlag Intervention, perbronchiale Biopsie, BAL, Broncho-alveoläre Lavage	13	12	Tages- und Quartalsprofil
13664	Zuschlag Laservaporisation	16	12	Tages- und Quartalsprofil
13670	Thorakoskopie	50	38	Tages- und Quartalsprofil

GOP[1)]	Kurzlegende	Kalkulations-zeit in Minuten[2)]	Prüfzeit in Minuten	Eignung der Prüfzeit
13700	Komplex internistische Rheumatologie	20	18	Nur Quartalsprofil
13701	Rheumatologische Funktionsdiagnostik	18	16	Nur Quartalsprofil
14210	Ordinationskomplex bis 5. Lebensjahr	22	16	Nur Quartalsprofil
14211	Ordinationskomplex ab Beginn des 6. bis zum vollendeten 21. Lebensjahr	22	16	Nur Quartalsprofil
14212	Konsultationskomplex	2	2	Tages- und Quartalsprofil
14220	Gespräch, Beratung, Erörterung, Abklärung (Einzelbehandlung)	12	10	Tages- und Quartalsprofil
14221	Gruppenbehandlung	7	4	Tages- und Quartalsprofil
14222	Anleitung Bezugs- oder Kontaktperson	10	10	Tages- und Quartalsprofil
14240	Psychiatrische Betreuung	15	15	Nur Quartalsprofil
14310	Funktionelle Entwicklungstherapie (Einzelbehandlung)	2	2	Tages- und Quartalsprofil
14311	Funktionelle Entwicklungstherapie (Gruppenbehandlung)	1	1	Tages- und Quartalsprofil
14312	Untersuchung zur funktionellen Entwicklung	18	14	Tages- und Quartalsprofil
14313	Kontinuierliche Mitbetreuung in häuslicher Umgebung	50	42	Nur Quartalsprofil
14314	Kontinuierliche Mitbetreuung in beschützenden Einrichtungen oder Heimen	30	23	Nur Quartalsprofil
14320	EEG	15	12	Tages- und Quartalsprofil
14321	Langzeit-EEG	50	38	Tages- und Quartalsprofil
14330	Elektronystagmo-/Okulographie, Blinkreflexprüfung	10	8	Nur Quartalsprofil
14331	Abklärung einer spinalen Erkrankung	21	16	Nur Quartalsprofil
15210	Ordinationskomplex bis 5. Lebensjahr	6	5	Nur Quartalsprofil
15211	Ordinationskomplex 6.- 59. Lebensjahr	5	4	Nur Quartalsprofil
15212	Ordinationskomplex ab 60. Lebensjahr	6	5	Nur Quartalsprofil
15215	Konsultationskomplex	2	2	Tages- und Quartalsprofil
15220	Beratung, Erörterung, Abklärung	10	10	Tages- und Quartalsprofil
15310	Myoarthropathien der Kiefergelenke	5	5	Nur Quartalsprofil
15311	Situationsmodell Kiefer	5	5	Tages- und Quartalsprofil

GOP[1)]	Kurzlegende	Kalkulations-zeit in Minuten[2)]	Prüfzeit in Minuten	Eignung der Prüfzeit
15321	Kleiner operativer Eingriff im Mund-Kiefer-Gesichts-Bereich I	4	5	Tages- und Quartalsprofil
15322	Kleiner operativer Eingriff im Mund-Kiefer-Gesichts-Bereich II und/oder primäre Wundversorgung im Hals-Nasen-Ohren-Mund-Bereich	10	9	Tages- und Quartalsprofil
15323	Kleiner operativer Eingriff im Mund-Kiefer-Gesichts-Bereich III und/ oder primäre Wundversorgung bei Säuglingen, Kleinkindern und Kindern im Mund-Kiefer-Gesichts-Bereich	15	13	Tages- und Quartalsprofil
15324	Zuschlag zu den Leistungen nach den Nrn. 15321 bis 15323 für die zusätzliche Wurzelkanalbehandlung	5	5	Nur Quartalsprofil
16210	Ordinationskomplex bis 5. Lebensjahr	KA	13	Nur Quartalsprofil
16211	Ordinationskomplex 6.- 59. Lebensjahr	KA	13	Nur Quartalsprofil
16212	Ordinationskomplex ab 60. Lebensjahr	KA	13	Nur Quartalsprofil
16215	Konsultationskomplex	2	2	Tages- und Quartalsprofil
16220	Beratung, Erörterung, Abklärung	10	10	Tages- und Quartalsprofil
16230	Koordination der Mitbetreuung in der häuslichen Umgebung	50	42	Nur Quartalsprofil
16231	Kontinuierliche Mitbetreuung in beschützenden Einrichtungen oder Heimen	30	23	Nur Quartalsprofil
16310	EEG	15	12	Tages- und Quartalsprofil
16311	Elektronystagmo-/Okulographie, Blinkreflexprüfung	10	8	Nur Quartalsprofil
16312	Neurophysiologische Untersuchung (SEP, VEP, AEP, MEP)	21	16	Nur Quartalsprofil
16313	Abklärung einer peripheren neuromuskulären Erkrankung	10	9	Tages- und Quartalsprofil
16314	Langzeit-EEG	50	38	Tages- und Quartalsprofil
16320	Testverfahren bei Demenzverdacht	KA	1	Nur Quartalsprofil
17210	Konsiliarkomplex	9	7	Nur Quartalsprofil
17214	Zuschlag bei Neugeborenen, Säuglingen, Kleinkindern und Kindern	7	7	Tages- und Quartalsprofil
17310	Teilkörperszintigraphie	6	5	Tages- und Quartalsprofil
17311	Ganzkörperszintigraphie	6	5	Tages- und Quartalsprofil

GOP[1)]	Kurzlegende	Kalkulationszeit in Minuten[2)]	Prüfzeit in Minuten	Eignung der Prüfzeit
17312	Zuschlag Ganzkörperzusatz	KA	./.	Keine Eignung
17320	Schilddrüsen-Szintigraphie	4	3	Nur Quartalsprofil
17321	Radiojod-Zweiphasentest	6	5	Nur Quartalsprofil
17330	Myokard-Szintigraphie unter Belastung	12	8	Tages- und Quartalsprofil
17331	Myokard-Szintigraphie in Ruhe	5	3	Tages- und Quartalsprofil
17332	Nuklearmedizinische Herzfunktionsdiagnostik unter Belastung	12	8	Tages- und Quartalsprofil
17333	Nuklearmedizinische Herzfunktionsdiagnostik in Ruhe	5	3	Tages- und Quartalsprofil
17340	Nierenfunktionsdiagnostik	8	5	Tages- und Quartalsprofil
17341	Zuschlag bei Intervention	4	2	Tages- und Quartalsprofil
17350	Nuklearmedizinisch-hämatologische Untersuchung	6	4	Tages- und Quartalsprofil
17351	Nuklearmedizinisch-intestinale Funktionsdiagnostik	6	4	Tages- und Quartalsprofil
17360	Zuschlag Extravasalphasenuntersuchung bei Mehrphasenszintigraphie	0	./.	Tages- und Quartalsprofil
17361	Zuschlag sequentielle Aufnahmetechnik	0	./.	Tages- und Quartalsprofil
17362	Zuschlag SPECT, Einkopf	KA	./.	Tages- und Quartalsprofil
17363	Zuschlag SPECT, Zwei- oder Mehrkopf	KA	./.	Tages- und Quartalsprofil
17370	Radiojodtherapie	17	13	Tages- und Quartalsprofil
17371	Radiosynoviorthese	9	7	Tages- und Quartalsprofil
17372	Radionuklidtherapie	13	10	Tages- und Quartalsprofil
18210	Ordinationskomplex bis 5. Lebensjahr	13	10	Nur Quartalsprofil
18211	Ordinationskomplex 6.- 59. Lebensjahr	11	8	Nur Quartalsprofil
18212	Ordinationskomplex ab 60. Lebensjahr	12	9	Nur Quartalsprofil
18215	Konsultationskomplex	2	2	Tages- und Quartalsprofil
18220	Beratung, Erörterung, Abklärung	10	10	Tages- und Quartalsprofil
18310	Behandlung und ggf. Diagnostik von Erkrankungen des Stütz- und Bewegungsapparates bei Neugeborenen, Säuglingen, Kleinkindern und Kindern	20	18	Nur Quartalsprofil

GOP[1]	Kurzlegende	Kalkulationszeit in Minuten[2]	Prüfzeit in Minuten	Eignung der Prüfzeit
18311	Behandlung und ggf. Diagnostik von Erkrankungen des Stütz- und Bewegungsapparates bei Jugendlichen und bei Erwachsenen	20	18	Nur Quartalsprofil
18320	Orthopädische oder orthopädisch-rheumatologische Funktionsdiagnostik bzw. Assessment mittels Untersuchungsinventaren	18	16	Nur Quartalsprofil
18330	Diagnostik und/oder orthopädische Therapie eines Patienten mit einer Funktionsstörung der Hand	20	18	Nur Quartalsprofil
18331	Diagnostik und/oder Behandlung von degenerativen Erkrankungen der Wirbelsäule bei Jugendlichen und bei Erwachsenen	15	13	Nur Quartalsprofil
18340	Behandlung von sekundär heilenden Wunden oder Decubitalulcera	18	16	Nur Quartalsprofil
19210	Konsiliarkomplex	7	5	Nur Quartalsprofil
19310	Histologische oder zytologische Untersuchung eines Materials	5	4	Tages- und Quartalsprofil
19311	Zytologische Untersuchung eines Materials	1	1	Tages- und Quartalsprofil
19312	Zuschlag zu den Leistungen nach den Nrn. 19310 und 19311	3	2	Tages- und Quartalsprofil
19313	Zuschlag zu der Leistung nach der Nr. 19310	15	12	Tages- und Quartalsprofil
19314	Zuschlag zu der Leistung nach der Nr. 19310, Einbettung in Kunststoff	3	2	Tages- und Quartalsprofil
19320	Histologische oder zytologische Untersuchung unter Anwendung immunchemischer Sonderverfahren	4	3	Tages- und Quartalsprofil
19321	Immunhistochemischer und/oder immunzytochemischer Nachweis von Rezeptoren	4	3	Tages- und Quartalsprofil
19322	Immunhistochemischer Nachweis des HER2-Rezeptors	5	4	Tages- und Quartalsprofil
19330	Zytologische Untersuchung eines Materials mit DNA-Bestimmung	5	4	Tages- und Quartalsprofil
19331	Zytologische Untersuchung zur Diagnostik der hormonellen Funktion	2	2	Nur Quartalsprofil
19332	Identifizierung von Zell- oder Gewebsstrukturen an morphologischem Untersuchungsgut	16	12	Tages- und Quartalsprofil
20210	Ordinationskomplex bis 5. Lebensjahr	25	15	Nur Quartalsprofil
20211	Ordinationskomplex 6.- 59. Lebensjahr	16	11	Nur Quartalsprofil

GOP[1)]	Kurzlegende	Kalkulations-zeit in Minuten[2)]	Prüfzeit in Minuten	Eignung der Prüfzeit
20212	Ordinationskomplex ab 60. Lebensjahr	16	12	Nur Quartalsprofil
20215	Konsultationskomplex	2	2	Tages- und Quartalsprofil
20220	Beratung, Erörterung, Abklärung	10	10	Tages- und Quartalsprofil
20310	Lupenlaryngoskopie	8	5	Tages- und Quartalsprofil
20311	Schwebe- oder Stützlaryngoskopie	17	15	Tages- und Quartalsprofil
20312	Direkte Laryngoskopie beim Kind	20	15	Tages- und Quartalsprofil
20313	Stroboskopische Untersuchung der Stimmlippen	8	7	Tages- und Quartalsprofil
20314	Videostroboskopie der Stimmlippen	16	12	Tages- und Quartalsprofil
20320	Tonschwellenaudiometrie	4	4	Tages- und Quartalsprofil
20321	Zuschlag Sprachaudiometrie	5	4	Tages- und Quartalsprofil
20322	Zuschlag Kinderaudiometrie	2	2	Tages- und Quartalsprofil
20323	Reflexbestimmung an den Mittelohrmuskeln	KA	2	Tages- und Quartalsprofil
20324	Abklärung einer vestibulo-cochleären Erkrankung mittels Messung(en) otoakustischer Emissionen	4	3	Tages- und Quartalsprofil
20325	Prüfung der Labyrinthe mit elektronystagmographischer Aufzeichnung mittels ENG/VNG	12	9	Tages- und Quartalsprofil
20326	Retro-cochleäre Erkrankung	27	21	Tages- und Quartalsprofil
20327	Hörschwellenbestimmung in Sedierung	27	21	Tages- und Quartalsprofil
20330	Untersuchung der Stimme	20	20	Tages- und Quartalsprofil
20331	Untersuchung des Sprechens und der Sprache	15	15	Tages- und Quartalsprofil
20332	Aphasie, Dysarthrie und/oder Dysphagie	34	29	Tages- und Quartalsprofil
20340	Hörgeräteanpassungs- und Gebrauchsschulung beim Säugling, Kleinkind, Kind oder Jugendlichen	20	18	Tages- und Quartalsprofil
20350	Pneumographie	10	9	Tages- und Quartalsprofil
20351	Elektroglottographie	11	10	Tages- und Quartalsprofil
20352	Schallspektrographie	11	10	Tages- und Quartalsprofil
20353	Palatographie	11	10	Tages- und Quartalsprofil

GOP[1)]	Kurzlegende	Kalkulationszeit in Minuten[2)]	Prüfzeit in Minuten	Eignung der Prüfzeit
20360	Stimm- und/oder Sprachtherapie in Einzelbehandlung	15	15	Tages- und Quartalsprofil
20361	Stimm- und/oder Sprachtherapie als Gruppenbehandlung	8	8	Tages- und Quartalsprofil
20370	Störung der zentral-auditiven Wahrnehmung	10	10	Tages- und Quartalsprofil
20371	Eingangsdiagnostik vor der Erstverordnung einer Stimm-, Sprech- und/oder Sprachtherapie	40	35	Nur Quartalsprofil
21210	Ordinationskomplex bis 5. Lebensjahr	21	11	Nur Quartalsprofil
21211	Ordinationskomplex 6.- 59. Lebensjahr	16	12	Nur Quartalsprofil
21212	Ordinationskomplex ab 60. Lebensjahr	17	13	Nur Quartalsprofil
21215	Konsultationskomplex	2	2	Tages- und Quartalsprofil
21216	Zuschlag Fremdanamnese	12	11	Tages- und Quartalsprofil
21217	Zuschlag supportive psychiatrische Behandlung	3	3	Tages- und Quartalsprofil
21220	Gespräch, Beratung, Erörterung, Abklärung (Einzelbehandlung)	12	11	Tages- und Quartalsprofil
21221	Psychiatrische Behandlung (Gruppenbehandlung)	7	5	Tages- und Quartalsprofil
21230	Kontinuierliche Mitbetreuung in häuslicher Umgebung	50	42	Nur Quartalsprofil
21231	Kontinuierliche Mitbetreuung in beschützenden Einrichtungen oder Heimen	30	23	Nur Quartalsprofil
21232	Psychiatrische Betreuung	15	15	Nur Quartalsprofil
21310	EEG	15	12	Tages- und Quartalsprofil
21311	Langzeit-EEG	50	38	Tages- und Quartalsprofil
21320	Elektronystagmo-/Okulographie, Blinkreflexprüfung	10	8	Nur Quartalsprofil
21321	Abklärung einer spinalen Erkrankung	21	16	Nur Quartalsprofil
21330	Konvulsionsbehandlung	KA	./.	Tages- und Quartalsprofil
21340	Testverfahren bei Demenzverdacht	KA	1	Nur Quartalsprofil
22210	Ordinationskomplex bis 5. Lebensjahr	10	8	Nur Quartalsprofil
22211	Ordinationskomplex 6.- 59. Lebensjahr	10	8	Nur Quartalsprofil
22212	Ordinationskomplex ab 60. Lebensjahr	10	8	Nur Quartalsprofil
22215	Konsultationskomplex	2	2	Tages- und Quartalsprofil

GOP[1)]	Kurzlegende	Kalkulationszeit in Minuten[2)]	Prüfzeit in Minuten	Eignung der Prüfzeit
22220	Psychotherapeutisches Gespräch (Einzelbehandlung)	12	10	Tages- und Quartalsprofil
22221	Psychosomatik (Einzelbehandlung)	10	10	Tages- und Quartalsprofil
22222	Psychotherapeutisch medizinische Behandlung (Gruppenbehandlung)	6	5	Tages- und Quartalsprofil
22230	Klinisch-neurologische Basisdiagnostik	7	7	Nur Quartalsprofil
23210	Ordinationskomplex bis 5. Lebensjahr	5	4	Nur Quartalsprofil
23211	Ordinationskomplex 6.- 59. Lebensjahr	5	4	Nur Quartalsprofil
23212	Ordinationskomplex ab 60. Lebensjahr	5	4	Nur Quartalsprofil
23214	Ordinationskomplex Kinder- und Jugendlichenpsychotherapeuten	KA	10	Nur Quartalsprofil
23215	Konsultationskomplex	2	2	Tages- und Quartalsprofil
23220	Psychotherapeutisches Gespräch (Einzelbehandlung)	12	11	Tages- und Quartalsprofil
24210	Konsiliarkomplex bis 5. Lebensjahr	6	5	Nur Quartalsprofil
24211	Konsiliarkomplex 6. - 59. Lebensjahr	5	4	Nur Quartalsprofil
24212	Konsiliarkomplex ab 60. Lebensjahr	6	5	Nur Quartalsprofil
25210	Konsiliarkomplex bei gutartiger Erkrankung	30	27	Nur Quartalsprofil
25211	Konsiliarkomplex bei bösartiger Erkrankung	65	57	Nur Quartalsprofil
25213	Zuschlag bei Neugeborenen, Säuglingen, Kleinkindern und Kindern	10	10	Nur Quartalsprofil
25214	Konsiliarkomplex nach strahlentherapeutischer Behandlung	10	9	Nur Quartalsprofil
25310	Weichstrahl-, Orthovolt- oder Hochvolttherapie	0	1	Tages- und Quartalsprofil
25320	Bestrahlung bösartiger Erkrankungen mit Telekobaltgerät	0	1	Tages- und Quartalsprofil
25321	Bestrahlung mit Linearbeschleuniger	0	1	Tages- und Quartalsprofil
25322	Zuschlag Bestrahlungsfelder	0	1	Tages- und Quartalsprofil
25323	3-D-Technik, Großfeld-, Halbkörperbestrahlung	0	./.	Keine Eignung
25330	Moulagen- oder Flabtherapie	5	4	Tages- und Quartalsprofil
25331	Intrakavitäre/Intraluminale Brachytherapie	10	8	Tages- und Quartalsprofil
25332	Intrakavitäre vaginale Brachytherapie	2	2	Tages- und Quartalsprofil

GOP[1)]	Kurzlegende	Kalkulationszeit in Minuten[2)]	Prüfzeit in Minuten	Eignung der Prüfzeit
25333	Interstitielle Brachytherapie	10	8	Tages- und Quartalsprofil
25340	Bestrahlungsplanung I	3	3	Tages- und Quartalsprofil
25341	Bestrahlungsplanung II	15	12	Tages- und Quartalsprofil
25342	Bestrahlungsplanung III	30	23	Tages- und Quartalsprofil
26210	Ordinationskomplex bis 5. Lebensjahr	8	7	Nur Quartalsprofil
26211	Ordinationskomplex 6.- 59. Lebensjahr	9	8	Nur Quartalsprofil
26212	Ordinationskomplex ab 60. Lebensjahr	13	11	Nur Quartalsprofil
26215	Konsultationskomplex	2	2	Tages- und Quartalsprofil
26220	Beratung, Erörterung, Abklärung	10	10	Tages- und Quartalsprofil
26310	Urethro(-zysto)skopie des Mannes	15	13	Tages- und Quartalsprofil
26311	Urethro(-zysto)skopie der Frau	8	6	Tages- und Quartalsprofil
26312	Urethradruckprofilmessung mit fortlaufender Registrierung	4	3	Tages- und Quartalsprofil
26313	Apparative Untersuchung bei Harninkontinenz oder neurogener Blasenentleerungsstörung	59	44	Nur Quartalsprofil
26320	Zuschlag zu den Leistungen nach den Nrn. 26310 und 26311 für die Ausräumung einer Bluttamponade der Harnblase	5	5	Tages- und Quartalsprofil
26321	Zuschlag zu den Leistungen nach den Nrn. 26310 und 26311 für die Durchführung von (einer) endoskopischen Harnleitersondierung(en)	6	6	Tages- und Quartalsprofil
26322	Zuschlag zu den Leistungen nach den Nrn. 26310 und 26311 für das Einlegen einer Ureterverweilschiene	10	9	Tages- und Quartalsprofil
26323	Zuschlag zu den Leistungen nach den Nrn. 26310 und 26311 für den Wechsel einer Ureterverweilschiene	5	5	Tages- und Quartalsprofil
26324	Zuschlag zu den Leistungen nach den Nrn. 26310 und 26311 für die endoskopische Entfernung einer Ureterverweilschiene	2	2	Tages- und Quartalsprofil
26325	Wechsel eines Nierenfistelkatheters	12	11	Tages- und Quartalsprofil
26330	ESWL	60	45	Tages- und Quartalsprofil
26340	Kalibrierung/Bougierung der Harnröhre	3	3	Tages- und Quartalsprofil

GOP[1)]	Kurzlegende	Kalkulations-zeit in Minuten[2)]	Prüfzeit in Minuten	Eignung der Prüfzeit
26341	Prostatabiopsie	14	11	Tages- und Quartalsprofil
26350	Kleiner urologisch operativer Eingriff I	7	6	Tages- und Quartalsprofil
26351	Kleiner urologisch operativer Eingriff II	7	6	Tages- und Quartalsprofil
26352	Kleiner urologisch operativer Eingriff III und/oder primäre Wundversorgung bei Säuglingen, Kleinkindern und Kindern	10	10	Tages- und Quartalsprofil
27210	Ordinationskomplex bis 5. Lebensjahr	14	11	Nur Quartalsprofil
27211	Ordinationskomplex 6.- 59. Lebensjahr	14	11	Nur Quartalsprofil
27212	Ordinationskomplex ab 60. Lebensjahr	14	11	Nur Quartalsprofil
27215	Konsultationskomplex	2	2	Tages- und Quartalsprofil
27220	Beratung, Erörterung, Abklärung	10	10	Tages- und Quartalsprofil
27310	Ganzkörperstatus	12	11	Nur Quartalsprofil
27311	Klinisch-neurologische Basisdiagnostik	7	7	Nur Quartalsprofil
27320	Elektrokardiographische Untersuchung	3	3	Tages- und Quartalsprofil
27321	Belastungs-EKG	11	10	Nur Quartalsprofil
27322	Aufzeichnung eines Langzeit-EKG von mindestens 18 Stunden Dauer	2	2	Tages- und Quartalsprofil
27323	Computergestützte Auswertung eines kontinuierlich aufgezeichneten Langzeit-EKG von mindestens 18 Stunden Dauer	10	10	Tages- und Quartalsprofil
27324	Langzeit-Blutdruckmessung	5	5	Tages- und Quartalsprofil
27330	Spirographische Untersuchung	3	3	Tages- und Quartalsprofil
27331	Abklärung einer peripheren neuromuskulären Erkrankung	10	9	Tages- und Quartalsprofil
27332	Physikalisch-rehabilitative Funktionsdiagnostik	45	45	Nur Quartalsprofil
27333	Zuschlag für weitere Untersuchung	7	7	Tages- und Quartalsprofil
30110	Allergologiediagnostik I	40	31	Nur Quartalsprofil
30111	Allergologiediagnostik II	30	26	Nur Quartalsprofil
30120	Rhinomanometrischer Provokationstest	5	4	Tages- und Quartalsprofil
30121	Subkutaner Provokationstest	2	2	Tages- und Quartalsprofil

GOP[1)]	Kurzlegende	Kalkulations-zeit in Minuten[2)]	Prüfzeit in Minuten	Eignung der Prüfzeit
30122	Bronchialer Provokationstest	20	16	Tages- und Quartalsprofil
30123	Oraler Provokationstest	2	2	Tages- und Quartalsprofil
30130	Hyposensibilisierungsbehandlung	3	3	Tages- und Quartalsprofil
30200	Chirotherapeutischer Eingriff	5	5	Tages- und Quartalsprofil
30201	Chirotherapeutischer Eingriff an der Wirbelsäule	7	7	Tages- und Quartalsprofil
30300	Sensomotorische Übungsbehandlung (Einzelbehandlung)**	KA	15	Tages- und Quartalsprofil
30301	Sensomotorische Übungsbehandlung (Gruppenbehandlung)**	KA	15	Tages- und Quartalsprofil
30400	Massagetherapie**	KA	5	Tages- und Quartalsprofil
30401	Intermittierende apparative Kompressionstherapie**	KA	2	Tages- und Quartalsprofil
30402	Unterwassermassage**	KA	5	Tages- und Quartalsprofil
30410	Atemgymnastik (Einzelbehandlung)**	KA	15	Tages- und Quartalsprofil
30411	Atemgymnastik (Gruppenbehandlung)**	KA	5	Tages- und Quartalsprofil
30420	Krankengymnastik (Einzelbehandlung)**	KA	15	Tages- und Quartalsprofil
30421	Krankengymnastik (Gruppenbehandlung)**	KA	5	Tages- und Quartalsprofil
30430	Selektive Phototherapie	1	1	Nur Quartalsprofil
30431	Zuschlag Photochemotherapie, PUVA	1	1	Tages- und Quartalsprofil
30500	Phlebologischer Basiskomplex	13	11	Nur Quartalsprofil
30501	Verödung von Varizen	5	5	Tages- und Quartalsprofil
30600	Proktologischer Basiskomplex	5	4	Nur Quartalsprofil
30601	Zuschlag für die Polypenentfernung	6	5	Tages- und Quartalsprofil
30610	Hämorrhoiden-Sklerosierung	9	5	Tages- und Quartalsprofil
30611	Hämorrhoiden-Ligatur	KA	5	Tages- und Quartalsprofil
30710	Infusion von nach der BtMVV verschreibungspflichtigen Analgetika oder von Lokalanästhetika	KA	4	Tages- und Quartalsprofil

GOP[1]	Kurzlegende	Kalkulationszeit in Minuten[2]	Prüfzeit in Minuten	Eignung der Prüfzeit
30712	Anleitung des Patienten zur Selbstanwendung der transkutanen elektrischen Nervenstimulation	KA	3	Tages- und Quartalsprofil
30720	Analgesie eines Hirnnerven oder eines Hirnnervenganglions	KA	2	Tages- und Quartalsprofil
30721	Sympathikusblockade am zervikalen Grenzstrang	KA	4	Tages- und Quartalsprofil
30722	Sympathikusblockade am thorakalen oder lumbalen Grenzstrang	KA	4	Tages- und Quartalsprofil
30723	Ganglionäre Opioid-Applikation	KA	3	Tages- und Quartalsprofil
30724	Spinalnerven-Analgesie und Analgesie der Rami communicantes an den Foramina intervertebralea	KA	3	Tages- und Quartalsprofil
30730	Intravenöse regionale Sympathikusblockade in Blutleere	KA	5	Tages- und Quartalsprofil
30731	Plexusanalgesie, Spinal- oder Periduralanalgesie	KA	5	Tages- und Quartalsprofil
30740	Überprüfung eines zur Langzeitanalgesie angelegten Plexus-, Peridural- oder Spinalkatheters oder Funktionskontrolle und/oder Wiederauffüllung einer Medikamentenpumpe und/oder eines programmierbaren Stimulationsgerätes	KA	5	Tages- und Quartalsprofil
30750	Erstprogrammierung einer externen Medikamentenpumpe zur Langzeitanalgesie	KA	5	Tages- und Quartalsprofil
30751	Langzeitanalgospasmolyse	KA	5	Tages- und Quartalsprofil
30760	Dokumentierte Überwachung im Anschluss an die Leistungen nach den Nrn. 30710, 30721, 30722, 30724 und 30730	KA	5	Tages- und Quartalsprofil
30800	Hinzuziehung soziotherapeutischer Leistungserbringer	KA	1	Tages- und Quartalsprofil
30810	Erstverordnung Soziotherapie	KA	2	Nur Quartalsprofil
30811	Folgeverordnung Soziotherapie	KA	2	Tages- und Quartalsprofil
30900	Kardiorespiratorische Polygraphie	KA	./.	nicht ermittelt
31010	Operationsvorbereitung bei Neugeborenen, Säuglingen, Kleinkindern und Kindern bis zum 12. Lebensjahr	32	24	Nur Quartalsprofil
31011	Operationsvorbereitung für Eingriffe bei Jugendlichen und Erwachsenen bis zum vollendeten 40. Lebensjahr	32	27	Nur Quartalsprofil

GOP[1)]	Kurzlegende	Kalkulationszeit in Minuten[2)]	Prüfzeit in Minuten	Eignung der Prüfzeit
31012	Operationsvorbereitung bei Eingriffen bei Patienten nach Vollendung des 40. Lj	35	29	Nur Quartalsprofil
31013	Operationvorbereitung bei Patienten nach Vollendung des 60. Lebensjahres	37	30	Nur Quartalsprofil
31101	Dermatochirurgischer Eingriff der Kategorie A1	29	25	Tages- und Quartalsprofil
31102	Dermatochirurgischer Eingriff der Kategorie A2	45	36	Tages- und Quartalsprofil
31103	Dermatochirurgischer Eingriff der Kategorie A3	59	44	Tages- und Quartalsprofil
31104	Dermatochirurgischer Eingriff der Kategorie A4	78	55	Tages- und Quartalsprofil
31105	Dermatochirurgischer Eingriff der Kategorie A5	110	72	Tages- und Quartalsprofil
31106	Dermatochirurgischer Eingriff der Kategorie A6	138	83	Tages- und Quartalsprofil
31107	Dermatochirurgischer Eingriff der Kategorie A7	148	120	Tages- und Quartalsprofil
31108	Zuschlag zu den Leistungen nach den Nrn. 31101 bis 31107	15	15	Tages- und Quartalsprofil
31111	Eingriff an der Brustdrüse der Kategorie B1	29	25	Tages- und Quartalsprofil
31112	Eingriff an der Brustdrüse der Kategorie B2	45	36	Tages- und Quartalsprofil
31113	Eingriff an der Brustdrüse der Kategorie B3	59	44	Tages- und Quartalsprofil
31114	Eingriff an der Brustdrüse der Kategorie B4	78	55	Tages- und Quartalsprofil
31115	Eingriff an der Brustdrüse der Kategorie B5	110	72	Tages- und Quartalsprofil
31116	Eingriff an der Brustdrüse der Kategorie B6	138	83	Tages- und Quartalsprofil
31117	Eingriff an der Brustdrüse der Kategorie B7	148	120	Tages- und Quartalsprofil
31118	Zuschlag zu den Leistungen nach den Nrn. 31111 bis 31117	15	15	Tages- und Quartalsprofil
31121	Eingriff an den Extremitäten der Kategorie C1	29	25	Tages- und Quartalsprofil
31122	Eingriff an Extremitäten der Kategorie C2	45	36	Tages- und Quartalsprofil
31123	Eingriff an den Extremitäten der Kategorie C3	59	44	Tages- und Quartalsprofil
31124	Eingriff an den Extremitäten der Kategorie C4	78	55	Tages- und Quartalsprofil
31125	Eingriff an den Extremitäten der Kategorie C5	110	72	Tages- und Quartalsprofil
31126	Eingriff an den Extremitäten der Kategorie C6	138	83	Tages- und Quartalsprofil
31127	Eingriff an den Extremitäten der Kategorie C7	148	120	Tages- und Quartalsprofil

GOP[1)]	Kurzlegende	Kalkulationszeit in Minuten[2)]	Prüfzeit in Minuten	Eignung der Prüfzeit
31128	Zuschlag zu den Leistungen nach den Nrn. 31221 bis 31227	15	15	Tages- und Quartalsprofil
31131	Eingriff an Knochen und Gelenken der Kategorie D1	29	25	Tages- und Quartalsprofil
31132	Eingriff an Knochen und Gelenken der Kategorie D2	45	36	Tages- und Quartalsprofil
31133	Eingriff an Knochen und Gelenken der Kategorie D3	59	44	Tages- und Quartalsprofil
31134	Eingriff an Knochen und Gelenken der Kategorie D4	78	55	Tages- und Quartalsprofil
31135	Eingriff an Knochen und Gelenken der Kategorie D5	110	72	Tages- und Quartalsprofil
31136	Eingriff an Knochen und Gelenken der Kategorie D6	138	83	Tages- und Quartalsprofil
31137	Eingriff an Knochen und Gelenken der Kategorie D7	148	120	Tages- und Quartalsprofil
31138	Zuschlag zu den Leistungen nach den Nrn. 31131 bis 31137	15	15	Tages- und Quartalsprofil
31141	Endoskopischer Gelenkeingriff (Arthroskopie) der Kategorie E1	29	25	Tages- und Quartalsprofil
31142	Endoskopischer Gelenkeingriff (Arthroskopie) der Kategorie E2	45	36	Tages- und Quartalsprofil
31143	Endoskopischer Gelenkeingriff (Arthroskopie) der Kategorie E3	59	44	Tages- und Quartalsprofil
31144	Endoskopischer Gelenkeingriff (Arthroskopie) der Kategorie E4	78	55	Tages- und Quartalsprofil
31145	Endoskopischer Gelenkeingriff (Arthroskopie) der Kategorie E5	110	72	Tages- und Quartalsprofil
31146	Endoskopischer Gelenkeingriff (Arthroskopie) der Kategorie E6	138	83	Tages- und Quartalsprofil
31147	Endoskopischer Gelenkeingriff (Arthroskopie) der Kategorie E7	148	120	Tages- und Quartalsprofil
31148	Zuschlag zu den Leistungen nach den Nrn. 31141 bis 31147	15	15	Tages- und Quartalsprofil
31151	Visceralchirurgischer Eingriff der Kategorie F1	29	25	Tages- und Quartalsprofil
31152	Visceralchirurgischer Eingriff der Kategorie F2	45	36	Tages- und Quartalsprofil
31153	Visceralchirurgischer Eingriff der Kategorie F3	59	44	Tages- und Quartalsprofil
31154	Visceralchirurgischer Eingriff der Kategorie F4	78	55	Tages- und Quartalsprofil
31155	Visceralchirurgischer Eingriff der Kategorie F5	110	72	Tages- und Quartalsprofil
31156	Visceralchirurgischer Eingriff der Kategorie F6	138	83	Tages- und Quartalsprofil
31157	Visceralchirurgischer Eingriff der Kategorie F7	148	120	Tages- und Quartalsprofil
31158	Zuschlag zu den Leistungen nach den Nrn. 31151 bis 31157	15	15	Tages- und Quartalsprofil
31161	Endoskopischer Visceralchirurgischer Eingriff der Kategorie G1	29	25	Tages- und Quartalsprofil

GOP[1)]	Kurzlegende	Kalkulationszeit in Minuten[2)]	Prüfzeit in Minuten	Eignung der Prüfzeit
31162	Endoskopischer Visceralchirurgischer Eingriff der Kategorie G2	45	36	Tages- und Quartalsprofil
31163	Endoskopischer Visceralchirurgischer Eingriff der Kategorie G3	59	44	Tages- und Quartalsprofil
31164	Endoskopischer Visceralchirurgischer Eingriff der Kategorie G4	78	55	Tages- und Quartalsprofil
31165	Endoskopischer Visceralchirurgischer Eingriff der Kategorie G5	110	72	Tages- und Quartalsprofil
31166	Endoskopischer Visceralchirurgischer Eingriff der Kategorie G6	138	83	Tages- und Quartalsprofil
31167	Endoskopischer Visceralchirurgischer Eingriff der Kategorie G7	148	120	Tages- und Quartalsprofil
31168	Zuschlag zu den Leistungen nach den Nrn. 31161 bis 31167	15	15	Tages- und Quartalsprofil
31171	Proktologischer Eingriff der Kategorie H1	29	25	Tages- und Quartalsprofil
31172	Proktologischer Eingriff der Kategorie H2	45	36	Tages- und Quartalsprofil
31173	Proktologischer Eingriff der Kategorie H3	59	44	Tages- und Quartalsprofil
31174	Proktologischer Eingriff der Kategorie H4	78	55	Tages- und Quartalsprofil
31175	Proktologischer Eingriff der Kategorie H5	110	72	Tages- und Quartalsprofil
31176	Proktologischer Eingriff der Kategorie H6	138	83	Tages- und Quartalsprofil
31177	Proktologischer Eingriff der Kategorie H7	148	120	Tages- und Quartalsprofil
31178	Zuschlag zu den Leistungen nach den Nrn. 31171 bis 31177	15	15	Tages- und Quartalsprofil
31181	Kardiochirurgischer Eingriff der Kategorie I1	29	25	Tages- und Quartalsprofil
31182	Kardiochirurgischer Eingriff der Kategorie I2	45	36	Tages- und Quartalsprofil
31183	Kardiochirurgischer Eingriff der Kategorie I3	59	44	Tages- und Quartalsprofil
31184	Kardiochirurgischer Eingriff der Kategorie I4	78	55	Tages- und Quartalsprofil
31185	Kardiochirurgischer Eingriff der Kategorie I5	110	72	Tages- und Quartalsprofil
31186	Kardiochirurgischer Eingriff der Kategorie I6	138	83	Tages- und Quartalsprofil
31187	Kardiochirurgischer Eingriff der Kategorie I7	148	120	Tages- und Quartalsprofil
31188	Zuschlag zu den Leistungen nach den Nrn. 31181 bis 31187	15	15	Tages- und Quartalsprofil

GOP[1)]	Kurzlegende	Kalkulationszeit in Minuten[2)]	Prüfzeit in Minuten	Eignung der Prüfzeit
31191	Thoraxchirurgischer Eingriff der Kategorie J1	29	25	Tages- und Quartalsprofil
31192	Thoraxchirurgischer Eingriff der Kategorie J2	45	36	Tages- und Quartalsprofil
31193	Thoraxchirurgischer Eingriff der Kategorie J3	59	44	Tages- und Quartalsprofil
31194	Thoraxchirurgischer Eingriff der Kategorie J4	78	55	Tages- und Quartalsprofil
31195	Thoraxchirurgischer Eingriff der Kategorie J5	110	72	Tages- und Quartalsprofil
31196	Thoraxchirurgischer Eingriff der Kategorie J6	138	83	Tages- und Quartalsprofil
31197	Thoraxchirurgischer Eingriff der Kategorie J7	148	120	Tages- und Quartalsprofil
31198	Zuschlag zu den Leistungen nach den Nrn. 31191 bis 31197	15	15	Tages- und Quartalsprofil
31201	Eingriff am Gefäßsystem der Kategorie K1	29	25	Tages- und Quartalsprofil
31202	Eingriff am Gefäßsystem der Kategorie K2	45	36	Tages- und Quartalsprofil
31203	Eingriff am Gefäßsystem der Kategorie K3	59	44	Tages- und Quartalsprofil
31204	Eingriff am Gefäßsystem der Kategorie K4	78	55	Tages- und Quartalsprofil
31205	Eingriff am Gefäßsystem der Kategorie K5	110	72	Tages- und Quartalsprofil
31206	Eingriff am Gefäßsystem der Kategorie K6	138	83	Tages- und Quartalsprofil
31207	Eingriff am Gefäßsystem der Kategorie K7	148	120	Tages- und Quartalsprofil
31208	Zuschlag zu den Leistungen nach den Nrn. 31201 bis 31207	15	15	Tages- und Quartalsprofil
31211	Schrittmacher der Kategorie L1	29	25	Tages- und Quartalsprofil
31212	Schrittmacher der Kategorie L2	45	36	Tages- und Quartalsprofil
31213	Schrittmacher der Kategorie L3	59	44	Tages- und Quartalsprofil
31214	Schrittmacher der Kategorie L4	78	55	Tages- und Quartalsprofil
31215	Schrittmacher der Kategorie L5	110	72	Tages- und Quartalsprofil
31216	Schrittmacher der Kategorie L6	138	83	Tages- und Quartalsprofil
31217	Schrittmacher der Kategorie L7	148	120	Tages- und Quartalsprofil
31218	Zuschlag zu den Leistungen nach den Nrn. 31211 bis 31217	15	15	Tages- und Quartalsprofil
31221	Eingriff der MKG-Chirurgie der Kategorie M1	29	25	Tages- und Quartalsprofil
31222	Eingriff der MKG-Chirurgie der Kategorie M2	45	36	Tages- und Quartalsprofil

GOP[1)]	Kurzlegende	Kalkulationszeit in Minuten[2)]	Prüfzeit in Minuten	Eignung der Prüfzeit
31223	Eingriff der MKG-Chirurgie der Kategorie M3	59	44	Tages- und Quartalsprofil
31224	Eingriff der MKG-Chirurgie der Kategorie M4	78	55	Tages- und Quartalsprofil
31225	Eingriff der MKG-Chirurgie der Kategorie M5	110	72	Tages- und Quartalsprofil
31226	Eingriff der MKG-Chirurgie der Kategorie M6	138	83	Tages- und Quartalsprofil
31227	Eingriff der MKG-Chirurgie der Kategorie M7	148	120	Tages- und Quartalsprofil
31228	Zuschlag zu den Leistungen nach den Nrn. 31221 bis 31227	15	15	Tages- und Quartalsprofil
31231	Eingriff der HNO-Chirurgie der Kategorie N1	29	25	Tages- und Quartalsprofil
31232	Eingriff der HNO-Chirurgie der Kategorie N2	45	36	Tages- und Quartalsprofil
31233	Eingriff der HNO-Chirurgie der Kategorie N3	59	44	Tages- und Quartalsprofil
31234	Eingriff der HNO-Chirurgie der Kategorie N4	78	55	Tages- und Quartalsprofil
31235	Eingriff der HNO-Chirurgie der Kategorie N5	110	72	Tages- und Quartalsprofil
31236	Eingriff der HNO-Chirurgie der Kategorie N6	138	83	Tages- und Quartalsprofil
31237	Eingriff der HNO-Chirurgie der Kategorie N7	148	120	Tages- und Quartalsprofil
31238	Zuschlag zu den Leistungen nach den Nrn. 31231 bis 31237	15	15	Tages- und Quartalsprofil
31241	Peripherer neurochirurgischer Eingriff der Kategorie O1	29	25	Tages- und Quartalsprofil
31242	Peripherer neurochirurgischer Eingriff der Kategorie O2	45	36	Tages- und Quartalsprofil
31243	Peripherer neurochirurgischer Eingriff der Kategorie O3	59	44	Tages- und Quartalsprofil
31244	Peripherer neurochirurgischer Eingriff der Kategorie O4	78	55	Tages- und Quartalsprofil
31245	Peripherer neurochirurgischer Eingriff der Kategorie O5	110	72	Tages- und Quartalsprofil
31246	Peripherer neurochirurgischer Eingriff der Kategorie O6	138	83	Tages- und Quartalsprofil
31247	Peripherer neurochirurgischer Eingriff der Kategorie O7	148	120	Tages- und Quartalsprofil
31248	Zuschlag zu den Leistungen nach den Nrn. 31241 bis 31247	15	15	Tages- und Quartalsprofil
31251	Zentraler neurochirurgischer Eingriff der Kategorie P1	29	25	Tages- und Quartalsprofil
31252	Zentraler neurochirurgischer Eingriff der Kategorie P2	45	36	Tages- und Quartalsprofil
31253	Zentraler neurochirurgischer Eingriff der Kategorie P3	59	44	Tages- und Quartalsprofil
31254	Zentraler neurochirurgischer Eingriff der Kategorie P4	78	55	Tages- und Quartalsprofil

GOP[1)]	Kurzlegende	Kalkulationszeit in Minuten[2)]	Prüfzeit in Minuten	Eignung der Prüfzeit
31255	Zentraler neurochirurgischer Eingriff der Kategorie P5	110	72	Tages- und Quartalsprofil
31256	Zentraler neurochirurgischer Eingriff der Kategorie P6	138	83	Tages- und Quartalsprofil
31257	Zentraler neurochirurgischer Eingriff der Kategorie P7	148	120	Tages- und Quartalsprofil
31258	Zuschlag zu den Leistungen nach den Nrn. 31251 bis 31257	15	15	Tages- und Quartalsprofil
31261	Stereotaktischer neurochirurgischer Eingriff der Kategorie PP1	29	25	Tages- und Quartalsprofil
31262	Stereotaktischer neurochirurgischer Eingriff der Kategorie PP2	45	36	Tages- und Quartalsprofil
31263	Stereotaktischer neurochirurgischer Eingriff der Kategorie PP3	59	44	Tages- und Quartalsprofil
31264	Stereotaktischer neurochirurgischer Eingriff der Kategorie PP4	78	55	Tages- und Quartalsprofil
31265	Stereotaktischer neurochirurgischer Eingriff der Kategorie PP5	110	72	Tages- und Quartalsprofil
31266	Stereotaktischer neurochirurgischer Eingriff der Kategorie PP6	138	83	Tages- und Quartalsprofil
31267	Stereotaktischer neurochirurgischer Eingriff der Kategorie PP7	148	120	Tages- und Quartalsprofil
31268	Zuschlag zu den Leistungen nach den Nrn. 31261 bis 31267	15	15	Tages- und Quartalsprofil
31271	Urologischer Eingriff der Kategorie Q1	29	25	Tages- und Quartalsprofil
31272	Urologischer Eingriff der Kategorie Q2	45	36	Tages- und Quartalsprofil
31273	Urologischer Eingriff der Kategorie Q3	59	44	Tages- und Quartalsprofil
31274	Urologischer Eingriff der Kategorie Q4	78	55	Tages- und Quartalsprofil
31275	Urologischer Eingriff der Kategorie Q5	110	72	Tages- und Quartalsprofil
31276	Urologischer Eingriff der Kategorie Q6	138	83	Tages- und Quartalsprofil
31277	Urologischer Eingriff der Kategorie Q7	148	120	Tages- und Quartalsprofil
31278	Zuschlag zu den Leistungen nach den Nrn. 31271 bis 31277	15	15	Tages- und Quartalsprofil
31281	Endoskopischer urologischer Eingriff der Kategorie R1	29	25	Tages- und Quartalsprofil
31282	Endoskopischer urologischer Eingriff der Kategorie R2	45	36	Tages- und Quartalsprofil
31283	Endoskopischer urologischer Eingriff der Kategorie R3	59	44	Tages- und Quartalsprofil

GOP[1)]	Kurzlegende	Kalkulationszeit in Minuten[2)]	Prüfzeit in Minuten	Eignung der Prüfzeit
31284	Endoskopischer urologischer Eingriff der Kategorie R4	78	55	Tages- und Quartalsprofil
31285	Endoskopischer urologischer Eingriff der Kategorie R5	110	72	Tages- und Quartalsprofil
31286	Endoskopischer urologischer Eingriff der Kategorie R6	138	83	Tages- und Quartalsprofil
31287	Endoskopischer urologischer Eingriff der Kategorie R7	148	120	Tages- und Quartalsprofil
31288	Zuschlag zu den Leistungen nach den Nrn. 31281 bis 31287	15	15	Tages- und Quartalsprofil
31291	Urologischer Eingriff mit Bildwandler der Kategorie RR1	29	25	Tages- und Quartalsprofil
31292	Urologischer Eingriff mit Bildwandler der Kategorie RR2	45	36	Tages- und Quartalsprofil
31293	Urologischer Eingriff mit Bildwandler der Kategorie RR3	59	44	Tages- und Quartalsprofil
31294	Urologischer Eingriff mit Bildwandler der Kategorie RR4	78	55	Tages- und Quartalsprofil
31295	Urologischer Eingriff mit Bildwandler der Kategorie RR5	110	72	Tages- und Quartalsprofil
31296	Urologischer Eingriff mit Bildwandler der Kategorie RR6	138	83	Tages- und Quartalsprofil
31297	Urologischer Eingriff mit Bildwandler der Kategorie RR7	148	120	Tages- und Quartalsprofil
31298	Zuschlag zu den Leistungen nach den Nrn. 31291 bis 31297	15	15	Tages- und Quartalsprofil
31301	Gynäkologischer Eingriff der Kategorie S1	29	25	Tages- und Quartalsprofil
31302	Gynäkologischer Eingriff der Kategorie S2	45	36	Tages- und Quartalsprofil
31303	Gynäkologischer Eingriff der Kategorie S3	59	44	Tages- und Quartalsprofil
31304	Gynäkologischer Eingriff der Kategorie S4	78	55	Tages- und Quartalsprofil
31305	Gynäkologischer Eingriff der Kategorie S5	110	72	Tages- und Quartalsprofil
31306	Gynäkologischer Eingriff der Kategorie S6	138	83	Tages- und Quartalsprofil
31307	Gynäkologischer Eingriff der Kategorie S7	148	120	Tages- und Quartalsprofil
31308	Zuschlag zu den Leistungen nach den Nrn. 31301 bis 31307	15	15	Tages- und Quartalsprofil
31311	Endoskopischer gynäkologischer Eingriff der Kategorie T1	29	25	Tages- und Quartalsprofil
31312	Endoskopischer gynäkologischer Eingriff der Kategorie T2	45	36	Tages- und Quartalsprofil
31313	Endoskopischer gynäkologischer Eingriff der Kategorie T3	59	44	Tages- und Quartalsprofil
31314	Endoskopischer gynäkologischer Eingriff der Kategorie T4	78	55	Tages- und Quartalsprofil
31315	Endoskopischer gynäkologischer Eingriff der Kategorie T5	110	72	Tages- und Quartalsprofil

GOP[1)]	Kurzlegende	Kalkulations-zeit in Minuten[2)]	Prüfzeit in Minuten	Eignung der Prüfzeit
31316	Endoskopischer gynäkologischer Eingriff der Kategorie T6	138	83	Tages- und Quartalsprofil
31317	Endoskopischer gynäkologischer Eingriff der Kategorie T7	148	120	Tages- und Quartalsprofil
31318	Zuschlag zu den Leistungen nach den Nrn. 31311 bis 31317	15	15	Tages- und Quartalsprofil
31321	Extraocularer Eingriff der Kategorie U1	29	25	Tages- und Quartalsprofil
31322	Extraocularer Eingriff der Kategorie U2	45	36	Tages- und Quartalsprofil
31323	Extraocularer Eingriff der Kategorie U3	59	44	Tages- und Quartalsprofil
31324	Extraocularer Eingriff der Kategorie U4	78	55	Tages- und Quartalsprofil
31325	Extraocularer Eingriff der Kategorie U5	110	72	Tages- und Quartalsprofil
31326	Extraocularer Eingriff der Kategorie U6	138	83	Tages- und Quartalsprofil
31327	Extraocularer Eingriff der Kategorie U7	148	120	Tages- und Quartalsprofil
31328	Zuschlag zu den Leistungen nach den Nrn. 31321 bis 31327	15	15	Tages- und Quartalsprofil
31331	Intraocularer Eingriff der Kategorie V1	29	25	Tages- und Quartalsprofil
31332	Intraocularer Eingriff der Kategorie V2	45	36	Tages- und Quartalsprofil
31333	Intraocularer Eingriff der Kategorie V3	59	44	Tages- und Quartalsprofil
31334	Intraocularer Eingriff der Kategorie V4	78	55	Tages- und Quartalsprofil
31335	Intraocularer Eingriff der Kategorie V5	110	72	Tages- und Quartalsprofil
31336	Intraocularer Eingriff der Kategorie V6	138	83	Tages- und Quartalsprofil
31337	Intraocularer Eingriff der Kategorie V7	148	120	Tages- und Quartalsprofil
31338	Zuschlag zu den Leistungen nach den Nrn. 31331 bis 31337	15	15	Tages- und Quartalsprofil
31341	Laserchirurgischer Eingriff der Kategorie W1	29	25	Tages- und Quartalsprofil
31342	Laserchirurgischer Eingriff der Kategorie W2	45	36	Tages- und Quartalsprofil
31343	Laserchirurgischer Eingriff der Kategorie W3	59	44	Tages- und Quartalsprofil
31344	Laserchirurgischer Eingriff der Kategorie W4	78	55	Tages- und Quartalsprofil
31345	Laserchirurgischer Eingriff der Kategorie W5	110	72	Tages- und Quartalsprofil
31346	Laserchirurgischer Eingriff der Kategorie W6	138	83	Tages- und Quartalsprofil
31347	Laserchirurgischer Eingriff der Kategorie W7	148	120	Tages- und Quartalsprofil

GOP[1)]	Kurzlegende	Kalkulationszeit in Minuten[2)]	Prüfzeit in Minuten	Eignung der Prüfzeit
31348	Zuschlag zu den Leistungen nach den Nrn. 31341 bis 31347	15	15	Tages- und Quartalsprofil
31350	Intraocularer Eingriff der Kategorie X1 (Phakoemulsifikation)	23	20	Tages- und Quartalsprofil
31351	Intraocularer Eingriff der Kategorie X2 (Phakoemulsifikation)	39	31	Tages- und Quartalsprofil
31501	Postoperative Überwachung 1	5	5	Tages- und Quartalsprofil
31502	Postoperative Überwachung 2	5	5	Tages- und Quartalsprofil
31503	Postoperative Überwachung 3	10	10	Tages- und Quartalsprofil
31504	Postoperative Überwachung 4	10	10	Tages- und Quartalsprofil
31505	Postoperative Überwachung 5	20	20	Tages- und Quartalsprofil
31506	Postoperative Überwachung 6	20	20	Tages- und Quartalsprofil
31507	Postoperative Überwachung 7	25	25	Tages- und Quartalsprofil
31601	Postoperative Behandlung I/1a	13	13	Tages- und Quartalsprofil
31602	Postoperative Behandlung I/1b	7	7	Tages- und Quartalsprofil
31608	Postoperative Behandlung Chirurgie I/2a	20	20	Tages- und Quartalsprofil
31609	Postoperative Behandlung Chirurgie I/2b	14	14	Tages- und Quartalsprofil
31610	Postoperative Behandlung Chirurgie I/3a	26	26	Tages- und Quartalsprofil
31611	Postoperative Behandlung Chirurgie I/3b	20	20	Tages- und Quartalsprofil
31612	Postoperative Behandlung Chirurgie I/4a	30	30	Tages- und Quartalsprofil
31613	Postoperative Behandlung Chirurgie I/4b	24	24	Tages- und Quartalsprofil
31614	Postoperative Behandlung Chirurgie II/1a	13	13	Tages- und Quartalsprofil
31615	Postoperative Behandlung Chirurgie II/1b	7	7	Tages- und Quartalsprofil
31616	Postoperative Behandlung Chirurgie II/2a	20	20	Tages- und Quartalsprofil
31617	Postoperative Behandlung Chirurgie II/2b	14	14	Tages- und Quartalsprofil
31618	Postoperative Behandlung Chirurgie II/3a	26	26	Tages- und Quartalsprofil
31619	Postoperative Behandlung Chirurgie II/3b	20	20	Tages- und Quartalsprofil
31620	Postoperative Behandlung Chirurgie II/4a	30	30	Tages- und Quartalsprofil
31621	Postoperative Behandlung Chirurgie II/4b	24	24	Tages- und Quartalsprofil

GOP[1)]	Kurzlegende	Kalkulations-zeit in Minuten[2)]	Prüfzeit in Minuten	Eignung der Prüfzeit
31622	Postoperative Behandlung Chirurgie III/1a	16	16	Tages- und Quartalsprofil
31623	Postoperative Behandlung Chirurgie III/1b	10	10	Tages- und Quartalsprofil
31624	Postoperative Behandlung Chirurgie III/2a	20	20	Tages- und Quartalsprofil
31625	Postoperative Behandlung Chirurgie III/2b	14	14	Tages- und Quartalsprofil
31626	Postoperative Behandlung Chirurgie III/3a	26	26	Tages- und Quartalsprofil
31627	Postoperative Behandlung Chirurgie III/3b	20	20	Tages- und Quartalsprofil
31628	Postoperative Behandlung Chirurgie III/4a	30	30	Tages- und Quartalsprofil
31629	Postoperative Behandlung Chirurgie III/4b	24	24	Tages- und Quartalsprofil
31630	Postoperative Behandlung Chirurgie IV/1a	16	16	Tages- und Quartalsprofil
31631	Postoperative Behandlung Chirurgie IV/1b	10	10	Tages- und Quartalsprofil
31632	Postoperative Behandlung Chirurgie IV/2a	20	20	Tages- und Quartalsprofil
31633	Postoperative Behandlung Chirurgie IV/2b	14	14	Tages- und Quartalsprofil
31634	Postoperative Behandlung Chirurgie IV/3a	26	26	Tages- und Quartalsprofil
31635	Postoperative Behandlung Chirurgie IV/3b	20	20	Tages- und Quartalsprofil
31636	Postoperative Behandlung Chirurgie IV/4a	30	30	Tages- und Quartalsprofil
31637	Postoperative Behandlung Chirurgie IV/4b	24	24	Tages- und Quartalsprofil
31643	Postoperative Behandlung Mund-Kiefer-Gesichtschirurgie V/1a	13	13	Tages- und Quartalsprofil
31644	Postoperative Behandlung Mund-Kiefer-Gesichtschirurgie V/1b	7	7	Tages- und Quartalsprofil
31645	Postoperative Behandlung Mund-Kiefer-Gesichtschirurgie V/2a	20	20	Tages- und Quartalsprofil
31646	Postoperative Behandlung Mund-Kiefer-Gesichtschirurgie V/2b	14	14	Tages- und Quartalsprofil
31647	Postoperative Behandlung Mund-Kiefer-Gesichtschirurgie V/3a	26	26	Tages- und Quartalsprofil
31648	Postoperative Behandlung Mund-Kiefer-Gesichtschirurgie V/3b	20	20	Tages- und Quartalsprofil
31649	Postoperative Behandlung Mund-Kiefer-Gesichtschirurgie V/4a	30	30	Tages- und Quartalsprofil
31650	Postoperative Behandlung Mund-Kiefer-Gesichtschirurgie V/4b	24	24	Tages- und Quartalsprofil
31656	Postoperative Behandlung Hals-Nasen-Ohren VI/1a	13	13	Tages- und Quartalsprofil
31657	Postoperative Behandlung Hals-Nasen-Ohren VI/1b	7	7	Tages- und Quartalsprofil

GOP[1]	Kurzlegende	Kalkulationszeit in Minuten[2]	Prüfzeit in Minuten	Eignung der Prüfzeit
31658	Postoperative Behandlung Hals-Nasen-Ohren VI/2a	27	27	Tages- und Quartalsprofil
31659	Postoperative Behandlung Hals-Nasen-Ohren VI/2b	21	21	Tages- und Quartalsprofil
31660	Postoperative Behandlung Hals-Nasen-Ohren VI/3a	33	33	Tages- und Quartalsprofil
31661	Postoperative Behandlung Hals-Nasen-Ohren VI/3b	27	27	Tages- und Quartalsprofil
31662	Postoperative Behandlung Hals-Nasen-Ohren VI/4a	41	41	Tages- und Quartalsprofil
31663	Postoperative Behandlung Hals-Nasen-Ohren VI/4b	35	35	Tages- und Quartalsprofil
31669	Postoperative Behandlung zentrale Neurochirurgie VII/1a	13	13	Tages- und Quartalsprofil
31670	Postoperative Behandlung zentrale Neurochirurgie VII/1b	7	7	Tages- und Quartalsprofil
31671	Postoperative Behandlung zentrale Neurochirurgie VII/2a	20	20	Tages- und Quartalsprofil
31672	Postoperative Behandlung zentrale Neurochirurgie VII/2b	14	14	Tages- und Quartalsprofil
31673	Postoperative Behandlung zentrale Neurochirurgie VII/3a	26	26	Tages- und Quartalsprofil
31674	Postoperative Behandlung zentrale Neurochirurgie VII/3b	20	20	Tages- und Quartalsprofil
31675	Postoperative Behandlung zentrale Neurochirurgie VII/4a	30	30	Tages- und Quartalsprofil
31676	Postoperative Behandlung zentrale Neurochirurgie VII/4b	24	24	Tages- und Quartalsprofil
31682	Postoperative Behandlung Urologie VIII/1a	13	13	Tages- und Quartalsprofil
31683	Postoperative Behandlung Urologie VIII/1b	7	7	Tages- und Quartalsprofil
31684	Postoperative Behandlung Urologie VIII/2a	20	20	Tages- und Quartalsprofil
31685	Postoperative Behandlung Urologie VIII/2b	14	14	Tages- und Quartalsprofil
31686	Postoperative Behandlung Urologie VIII/3a	26	26	Tages- und Quartalsprofil
31687	Postoperative Behandlung Urologie VIII/3b	20	20	Tages- und Quartalsprofil
31688	Postoperative Behandlung Urologie VIII/4a	30	30	Tages- und Quartalsprofil
31689	Postoperative Behandlung Urologie VIII/4b	24	24	Tages- und Quartalsprofil
31695	Postoperative Behandlung Gynäkologie IX/1a	13	13	Tages- und Quartalsprofil
31696	Postoperative Behandlung Gynäkologie IX/1b	7	7	Tages- und Quartalsprofil
31697	Postoperative Behandlung Gynäkologie IX/2a	24	24	Tages- und Quartalsprofil
31698	Postoperative Behandlung Gynäkologie IX/2b	18	18	Tages- und Quartalsprofil

GOP[1)]	Kurzlegende	Kalkulationszeit in Minuten[2)]	Prüfzeit in Minuten	Eignung der Prüfzeit
31699	Postoperative Behandlung Gynäkologie IX/3a	32	32	Tages- und Quartalsprofil
31700	Postoperative Behandlung Gynäkologie IX/3b	26	26	Tages- und Quartalsprofil
31701	Postoperative Behandlung Gynäkologie IX/4a	38	38	Tages- und Quartalsprofil
31702	Postoperative Behandlung Gynäkologie IX/4b	32	32	Tages- und Quartalsprofil
31708	Postoperative Behandlung Augenheilkunde X/1a	13	13	Tages- und Quartalsprofil
31709	Postoperative Behandlung Augenheilkunde X/1b	7	7	Tages- und Quartalsprofil
31710	Postoperative Behandlung Augenheilkunde X/2a	20	20	Tages- und Quartalsprofil
31711	Postoperative Behandlung Augenheilkunde X/2b	14	14	Tages- und Quartalsprofil
31712	Postoperative Behandlung Augenheilkunde X/3a	26	26	Tages- und Quartalsprofil
31713	Postoperative Behandlung Augenheilkunde X/3b	20	20	Tages- und Quartalsprofil
31714	Postoperative Behandlung Augenheilkunde X/4a	30	30	Tages- und Quartalsprofil
31715	Postoperative Behandlung Augenheilkunde X/4b	24	24	Tages- und Quartalsprofil
31716	Postoperative Behandlung Augenheilkunde XI/1a	17	17	Tages- und Quartalsprofil
31717	Postoperative Behandlung Augenheilkunde XI/1b	11	11	Tages- und Quartalsprofil
31718	Postoperative Behandlung Augenheilkunde XI/2a	29	29	Tages- und Quartalsprofil
31719	Postoperative Behandlung Augenheilkunde XI/2b	23	23	Tages- und Quartalsprofil
31720	Postoperative Behandlung Augenheilkunde XI/3a	35	35	Tages- und Quartalsprofil
31721	Postoperative Behandlung Augenheilkunde XI/3b	29	29	Tages- und Quartalsprofil
31722	Postoperative Behandlung Augenheilkunde XI/4a	39	39	Tages- und Quartalsprofil
31723	Postoperative Behandlung Augenheilkunde XI/4b	33	33	Tages- und Quartalsprofil
31724	Postoperative Behandlung Augenheilkunde XII/1a	10	10	Tages- und Quartalsprofil
31725	Postoperative Behandlung Augenheilkunde XII/1b	4	4	Tages- und Quartalsprofil
31726	Postoperative Behandlung Augenheilkunde XII/2a	10	10	Tages- und Quartalsprofil
31727	Postoperative Behandlung Augenheilkunde XII/2b	4	4	Tages- und Quartalsprofil
31728	Postoperative Behandlung Augenheilkunde XII/3a	14	14	Tages- und Quartalsprofil
31729	Postoperative Behandlung Augenheilkunde XII/3b	8	8	Tages- und Quartalsprofil

GOP[1)]	Kurzlegende	Kalkulationszeit in Minuten[2)]	Prüfzeit in Minuten	Eignung der Prüfzeit
31730	Postoperative Behandlung Augenheilkunde XII/4a	18	18	Tages- und Quartalsprofil
31731	Postoperative Behandlung Augenheilkunde XII/4b	12	12	Tages- und Quartalsprofil
31800	Regionalanästhesie durch den Operateur	15	15	Tages- und Quartalsprofil
31801	Retrobulbäre Anästhesie	5	4	Tages- und Quartalsprofil
31820	Leitungsanästhesie an der Schädelbasis	10	9	Tages- und Quartalsprofil
31821	Anästhesie oder Kurznarkose 1	43	38	Tages- und Quartalsprofil
31822	Anästhesie oder Narkose 2	60	53	Tages- und Quartalsprofil
31823	Anästhesie oder Narkose 3	77	68	Tages- und Quartalsprofil
31824	Anästhesie oder Narkose 4	94	83	Tages- und Quartalsprofil
31825	Anästhesie oder Narkose 5	128	98	Tages- und Quartalsprofil
31826	Anästhesie oder Narkose 6	155	113	Tages- und Quartalsprofil
31827	Anästhesie oder Narkose 7	162	128	Tages- und Quartalsprofil
31828	Zuschlag zu den Anästhesieleistungen nach den Nrn. 31821 bis 31827	17	15	Tages- und Quartalsprofil
31830	Analgesie bei Phakoemulsifikation I	17	17	Tages- und Quartalsprofil
31831	Analgesie bei Phakoemulsifikation II	32	32	Tages- und Quartalsprofil
31900	Praktische Schulung	0	3	Tages- und Quartalsprofil
31910	Fraktur-Einrichtung distal der Hand-/Fußwurzel	0	3	Tages- und Quartalsprofil
31912	Fraktur-Einrichtung Ellenbogen-/ Kniegelenk	0	6	Tages- und Quartalsprofil
31914	Fraktur-Einrichtung proximal von Knie- oder Ellenbogengelenk	0	12	Tages- und Quartalsprofil
31920	Kontraktionsmobilisierung	0	9	Tages- und Quartalsprofil
31930	Anlegen einer orofazialen Stütz-, Halte- oder Hilfsvorrichtung	0	12	Tages- und Quartalsprofil
31932	Behandlung mit einer orthopädischen Hilfsvorrichtung	0	12	Tages- und Quartalsprofil
31941	Abdrücke und Modelle I	0	3	Tages- und Quartalsprofil
31942	Abdrücke und Modelle II	0	5	Tages- und Quartalsprofil
31943	Abdrücke und Modelle III	0	6	Tages- und Quartalsprofil
31944	Abdrücke und Modelle IV	0	9	Tages- und Quartalsprofil

GOP[1)]	Kurzlegende	Kalkulationszeit in Minuten[2)]	Prüfzeit in Minuten	Eignung der Prüfzeit
31945	Abdrücke und Modelle V	0	12	Tages- und Quartalsprofil
31946	Abdrücke und Modelle VI	0	13	Tages- und Quartalsprofil
33000	Sonographie des Auges	9	7	Tages- und Quartalsprofil
33001	Ultraschall-Biometrie des Auges	4	3	Tages- und Quartalsprofil
33002	Ultraschall-Pachymetrie der Hornhaut eines Auges	5	4	Tages- und Quartalsprofil
33010	Nasennebenhöhlen - Sonographie	5	4	Tages- und Quartalsprofil
33011	Sonographie der Gesichtsweichteile und/oder Halsweichteile und/oder Speicheldrüsen	8	6	Tages- und Quartalsprofil
33012	Schilddrüsen - Sonographie	7	5	Tages- und Quartalsprofil
33020	Echokardiographie (M-Mode- und B-Mode-Verfahren)	14	12	Tages- und Quartalsprofil
33021	Doppler-Echokardiographie (PW- / CW-Doppler)	17	15	Tages- und Quartalsprofil
33022	Duplex-Echokardiographie (Farbduplex)	20	16	Tages- und Quartalsprofil
33023	Zuschlag TEE	20	18	Tages- und Quartalsprofil
33030	Echokardiographie mit physikalischer Stufenbelastung	40	35	Tages- und Quartalsprofil
33031	Echokardiographie mit pharmakainduzierter Stufenbelastung	45	40	Tages- und Quartalsprofil
33040	Sonographie der Thoraxorgane	10	9	Tages- und Quartalsprofil
33041	Mamma - Sonographie	10	9	Tages- und Quartalsprofil
33042	Abdominelle Sonographie	12	9	Tages- und Quartalsprofil
33043	Uro-Genital-Sonographie	7	5	Tages- und Quartalsprofil
33044	Sonographie der weiblichen Genitalorgane	9	7	Tages- und Quartalsprofil
33050	Gelenk-Sonographie, Sonographie von Sehnen, Muskeln, Bursae	6	6	Tages- und Quartalsprofil
33051	Sonographie der Säuglingshüften	10	9	Tages- und Quartalsprofil
33052	Sonographie offene Fontanelle beim Säugling	8	7	Tages- und Quartalsprofil
33060	CW-Doppler-Sonographie extrakranieller Gefäße	17	15	Tages- und Quartalsprofil
33061	CW-Doppler-Sonographie extremitätenversorgender Gefäße	9	7	Tages- und Quartalsprofil

GOP[1]	Kurzlegende	Kalkulationszeit in Minuten[2]	Prüfzeit in Minuten	Eignung der Prüfzeit
33062	CW-Doppler-Sonographie der Gefäße des männlichen Genitalsystems	6	6	Tages- und Quartalsprofil
33063	PW-Doppler-Sonographie der intrakraniellen Gefäße	15	13	Tages- und Quartalsprofil
33070	Duplex-Sonographie der extrakraniellen Gefäße	24	21	Tages- und Quartalsprofil
33071	Duplex-Sonographie der intrakraniellen Gefäße	18	16	Tages- und Quartalsprofil
33072	Duplex-Sonographie der extremitätenvers- und/oder entsorgender Gefäße	17	14	Tages- und Quartalsprofil
33073	Duplex-Sonographie abdomineller, retroperitonealer, mediastinaler Gefäße	17	15	Tages- und Quartalsprofil
33074	Duplex-Sonographie der Gefäße des weiblichen Genitalsystems	15	13	Tages- und Quartalsprofil
33075	Zuschlag Farbduplex	0	./.	Keine Eignung
33076	Sonographie von Extremitätenvenen	7	6	Tages- und Quartalsprofil
33080	Sonographie von Haut und Subkutis	6	6	Tages- und Quartalsprofil
33081	Sonographie weiterer Organe oder Organteile	6	6	Tages- und Quartalsprofil
33090	Zuschlag Transkavitäre Untersuchung	2	2	Tages- und Quartalsprofil
33091	Zuschlag für optische Führungshilfe	8	6	Tages- und Quartalsprofil
33092	Zuschlag für optische Führungshilfe	10	8	Tages- und Quartalsprofil
34210	Übersichtsaufnahmen des Schädels	3	2	Tages- und Quartalsprofil
34211	Panoramaschichtaufnahme(n) des Ober- und/oder Unterkiefers	3	2	Tages- und Quartalsprofil
34212	Aufnahme der Halsorgane und/ oder des Mundbodens	3	2	Tages- und Quartalsprofil
34220	Aufnahmen des knöchernen Thorax	3	2	Tages- und Quartalsprofil
34221	Aufnahmen von Teilen der Wirbelsäule	6	4	Tages- und Quartalsprofil
34222	Aufnahmen der gesamten Wirbelsäule	10	7	Tages- und Quartalsprofil
34223	Myelographie(n)	28	25	Tages- und Quartalsprofil
34230	Aufnahme von Teilen des Skeletts oder des Kopfes	2	2	Tages- und Quartalsprofil
34231	Aufnahmen der Schulter, des Schultergürtels	4	3	Tages- und Quartalsprofil
34232	Aufnahmen der Hand, des Fußes	3	2	Tages- und Quartalsprofil
34233	Aufnahmen der Extremitäten	3	2	Tages- und Quartalsprofil

GOP[1]	Kurzlegende	Kalkulationszeit in Minuten[2]	Prüfzeit in Minuten	Eignung der Prüfzeit
34234	Aufnahmen des Beckens, der Beckenweichteile	3	2	Tages- und Quartalsprofil
34235	Kontrastuntersuchung eines Schulter-, Ellenbogen-, Hüft- oder Kniegelenks	20	14	Tages- und Quartalsprofil
34236	Kontrastuntersuchung eines Gelenks (nicht Schulter, Ellenbogen, Hüfte, Knie)	20	14	Tages- und Quartalsprofil
34240	Übersichtsaufnahme der Brustorgane, eine Ebene	3	2	Tages- und Quartalsprofil
34241	Übersichtsaufnahme der Brustorgane, zwei Ebenen	5	4	Tages- und Quartalsprofil
34242	Übersichtsaufnahmen und Durchleuchtung der Brustorgane	7	5	Tages- und Quartalsprofil
34243	Übersichtsaufnahme des Abdomens, eine Ebene	3	2	Tages- und Quartalsprofil
34244	Übersichtsaufnahmen des Abdomens, zwei Ebenen	4	3	Tages- und Quartalsprofil
34245	Röntgenaufnahme von Teilen des Abdomens	2	2	Tages- und Quartalsprofil
34246	Kontrastuntersuchung der Speiseröhre	9	7	Tages- und Quartalsprofil
34247	Doppelkontrast-Untersuchung des Magens, des Zwölffingerdarms	17	12	Tages- und Quartalsprofil
34248	Doppelkontrast-Untersuchung des Dünndarms nach Sellink	33	23	Tages- und Quartalsprofil
34250	Kontrastuntersuchung der Gallenblase, der Gallengänge, der Pankreasgänge	10	7	Tages- und Quartalsprofil
34251	Röntgenkontrastuntersuchung des Dickdarms	33	23	Tages- und Quartalsprofil
34252	Röntgenkontrastuntersuchung des Dickdarms beim Kind bis zum vollendeten 12. Lebensjahr	28	20	Tages- und Quartalsprofil
34255	Ausscheidungsurographie	10	7	Tages- und Quartalsprofil
34256	Urethrozystographie oder Refluxzystogramm	20	14	Tages- und Quartalsprofil
34257	Retrograde Pyelographie	30	21	Tages- und Quartalsprofil
34260	Kontrastuntersuchung von Gangsystemen, Höhlen oder Fisteln	12	9	Tages- und Quartalsprofil
34270	Mammographie	7	5	Tages- und Quartalsprofil
34271	Zuschlag Markierung, Stanzbiopsie	18	16	Tages- und Quartalsprofil
34272	Mamma-Teilaufnahme (Vergrößerungstechnik)	5	5	Tages- und Quartalsprofil
34273	Röntgenuntersuchung eines Mammapräparates	4	4	Tages- und Quartalsprofil
34280	Durchleuchtung(en)	3	3	Tages- und Quartalsprofil

GOP[1)]	Kurzlegende	Kalkulationszeit in Minuten[2)]	Prüfzeit in Minuten	Eignung der Prüfzeit
34281	Durchleuchtung bei Fraktur, Luxation, Fremdkörper	3	3	Tages- und Quartalsprofil
34282	Schichtaufnahmen	10	7	Tages- und Quartalsprofil
34283	Serienangiographie	33	29	Tages- und Quartalsprofil
34284	Zuschlag Selektive Darstellung hirnversorgender Gefäße	24	21	Tages- und Quartalsprofil
34285	Zuschlag Selektive Darstellung anderer Gefäße	13	12	Tages- und Quartalsprofil
34286	Zuschlag Intervention	53	47	Tages- und Quartalsprofil
34287	Zuschlag Verwendung eines C-Bogens	5	3	Tages- und Quartalsprofil
34290	Angiokardiographie bei Kindern, Jugendlichen	5	5	Tages- und Quartalsprofil
34291	Koronarangiographie	48	42	Nur Quartalsprofil
34292	Zuschlag Intervention (PTCA, Stent)	70	62	Nur Quartalsprofil
34293	Lymphographie	33	29	Tages- und Quartalsprofil
34294	Phlebographie	18	16	Tages- und Quartalsprofil
34295	Zuschlag Computergestützte Analyse	3	./.	Tages- und Quartalsprofil
34296	Phlebographie des Brust- und/ oder Bauchraumes	28	25	Tages- und Quartalsprofil
34297	Embolisations- und/ oder Sklerosierungsbehandlung von Varikozelen	25	22	Tages- und Quartalsprofil
34310	CT-Untersuchung des Neurocraniums	13	9	Tages- und Quartalsprofil
34311	CT-Untersuchung von Teilen der Wirbelsäule	13	9	Tages- und Quartalsprofil
34312	Zuschlag Intrathekale Kontrastmittelgabe	14	9	Tages- und Quartalsprofil
34320	CT-Untersuchung des Gesichtsschädels	16	11	Tages- und Quartalsprofil
34321	CT-Untersuchung der Schädelbasis	15	10	Tages- und Quartalsprofil
34322	CT-Untersuchung der Halsweichteile	18	12	Tages- und Quartalsprofil
34330	CT-Untersuchung des Thorax	18	12	Tages- und Quartalsprofil
34340	CT-Untersuchung des Oberbauches	20	13	Tages- und Quartalsprofil
34341	CT-Untersuchung des gesamten Abdomens	25	18	Tages- und Quartalsprofil
34342	CT-Untersuchung des Beckens	20	14	Tages- und Quartalsprofil
34343	Zuschlag Vollständige zweite Serie	13	9	Tages- und Quartalsprofil

GOP[1)]	Kurzlegende	Kalkulationszeit in Minuten[2)]	Prüfzeit in Minuten	Eignung der Prüfzeit
34344	Zuschlag Dynamische Serien	15	10	Tages- und Quartalsprofil
34345	Zuschlag Kontrastmitteluntersuchung	8	5	Tages- und Quartalsprofil
34350	CT- Untersuchung der Extremitäten außer der Hand, des Fußes	13	9	Tages- und Quartalsprofil
34351	CT-Untersuchung der Hand, des Fußes	13	9	Tages- und Quartalsprofil
34360	CT- gestützte Bestrahlungsplanung	5	5	Tages- und Quartalsprofil
34410	MRT-Untersuchung des Neurocraniums	21	14	Tages- und Quartalsprofil
34411	MRT-Untersuchung von Teilen der Wirbelsäule	21	14	Tages- und Quartalsprofil
34420	MRT-Untersuchung des Gesichtsschädels	21	14	Tages- und Quartalsprofil
34421	MRT-Untersuchung der Schädelbasis	21	14	Tages- und Quartalsprofil
34422	MRT-Untersuchung der Halsweichteile	21	14	Tages- und Quartalsprofil
34430	MRT-Untersuchung des Thorax	21	14	Tages- und Quartalsprofil
34431	MRT-Untersuchung der Mamma	KA	14	Tages- und Quartalsprofil
34440	MRT-Untersuchung des Oberbauchs	21	14	Tages- und Quartalsprofil
34441	MRT-Untersuchung des Abdomens	21	14	Tages- und Quartalsprofil
34442	MRT-Untersuchung des Beckens	21	14	Tages- und Quartalsprofil
34450	MRT- Untersuchung der Extremitäten außer der Hand, des Fußes	21	14	Tages- und Quartalsprofil
34451	MRT-Untersuchung der Hand, des Fußes	21	14	Tages- und Quartalsprofil
34452	Weitere Sequenzen nach Kontrastmitteleinbringung	13	9	Tages- und Quartalsprofil
34460	Bestrahlungsplanung MRT	5	5	Tages- und Quartalsprofil
34500	Durchleuchtungsgestützte Intervention bei PTC	KA	23	Nur Quartalsprofil
34501	Durchleuchtungsgestützte Intervention bei Anlage eines Ösophagus-Stent	KA	30	Nur Quartalsprofil
34502	CT-gesteuerte Intervention	25	25	Tages- und Quartalsprofil
34600	Osteodensitometrie (Photonenabsorptions-Technik)	7	7	Tages- und Quartalsprofil
35100	Differentialdiagnostische Klärung psychosomatischer Krankheitszustände	17	16	Tages- und Quartalsprofil

GOP[1)]	Kurzlegende	Kalkulationszeit in Minuten[2)]	Prüfzeit in Minuten	Eignung der Prüfzeit
35110	Verbale Intervention bei psychosomatischen Krankheitszuständen	17	16	Tages- und Quartalsprofil
35111	Übende Verfahren, Einzelbehandlung	26	26	Tages- und Quartalsprofil
35112	Übende Verfahren, Gruppenbehandlung	7	5	Tages- und Quartalsprofil
35113	Übende Verfahren bei Kindern und Jugendlichen, Gruppenbehandlung	10	5	Tages- und Quartalsprofil
35120	Hypnose	16	16	Tages- und Quartalsprofil
35130	Feststellung der Leistungspflicht zur Einleitung einer Kurzzeittherapie	30	30	Tages- und Quartalsprofil
35131	Feststellung der Leistungspflicht zur Einleitung / Verlängerung einer Langzeittherapie	60	60	Tages- und Quartalsprofil
35140	Biographische Anamnese	55	70	Tages- und Quartalsprofil
35141	Vertiefte Exploration	20	21	Tages- und Quartalsprofil
35142	Zuschlag Erhebung neurologischer und psychiatrischer Befunde	7	5	Tages- und Quartalsprofil
35150	Probatorische Sitzung	60	70	Tages- und Quartalsprofil
35200	Tiefenpsychologisch fundierte Psychotherapie (Kurzzeittherapie, Einzelbehandlung)	60	70	Tages- und Quartalsprofil
35201	Tiefenpsychologisch fundierte Psychotherapie (Langzeittherapie, Einzelbehandlung)	60	70	Tages- und Quartalsprofil
35202	Tiefenpsychologisch fundierte Psychotherapie (Kurzzeittherapie, Gruppenbehandlung)	25	11	Tages- und Quartalsprofil
35203	Tiefenpsychologisch fundierte Psychotherapie (Langzeittherapie, Gruppenbehandlung)	25	11	Tages- und Quartalsprofil
35210	Analytische Psychotherapie (Einzelbehandlung)	60	70	Tages- und Quartalsprofil
35211	Analytische Psychotherapie (Gruppenbehandlung)	25	11	Tages- und Quartalsprofil
35220	Verhaltenstherapie (Kurzzeittherapie, Einzelbehandlung)	60	70	Tages- und Quartalsprofil
35221	Verhaltenstherapie (Langzeittherapie, Einzelbehandlung)	60	70	Tages- und Quartalsprofil
35222	Verhaltenstherapie (Kurzzeittherapie, kleine Gruppe)	25	12	Tages- und Quartalsprofil
35223	Verhaltenstherapie (Langzeittherapie, kleine Gruppe)	25	12	Tages- und Quartalsprofil
35224	Verhaltenstherapie (Kurzzeittherapie, große Gruppe)	13	5	Tages- und Quartalsprofil

GOP[1)]	Kurzlegende	Kalkulationszeit in Minuten[2)]	Prüfzeit in Minuten	Eignung der Prüfzeit
35225	Verhaltenstherapie (Langzeittherapie, große Gruppe)	13	5	Tages- und Quartalsprofil
35300	Testverfahren, standardisierte	2	2	Tages- und Quartalsprofil
35301	Testverfahren, psychometrische	2	2	Tages- und Quartalsprofil
35302	Verfahren, projektive	5	5	Tages- und Quartalsprofil

Notizen

Notizen

Notizen